€ 34,99 MPal

Auf einen Blick

Thieme

Taschenatlas Anatomie

in 3 Bänden

Band 2
Innere Organe

Helga Fritsch
Wolfgang Kühnel

begründet von Helmut Leonhardt

11., überarbeitete und erweiterte Auflage

204 Farbtafeln in 715 Einzeldarstellungen
Zeichnungen von Gerhard Spitzer und Holger Vanselow

Georg Thieme Verlag
Stuttgart · New York

Prof. Dr. med. Helga Fritsch
Department für Anatomie und Histologie der Medizinischen Universität Innsbruck

Prof. Dr. med. Dr. h.c. mult. Wolfgang Kühnel
Institut für Anatomie der Universität zu Lübeck

Zeichnungen:
Prof. Gerhard Spitzer, Frankfurt unter Mitarbeit von Stephan Spitzer, Frankfurt, Karl Wesker, Berlin, Holger Vanselow, Stuttgart, Gay & Sender, Bremen

Bibliografische Information der Deutschen Nationalbibliothek

Die Deutsche Nationalbibliothek verzeichnet diese Publikation in der Deutschen Nationalbibliografie; detaillierte bibliografische Daten sind im Internet über http://dnb.d-nb.de abrufbar.

1. Auflage 1976
2. Auflage 1978
3. Auflage 1979
4. Auflage 1982
5. Auflage 1986
6. Auflage 1991
7. Auflage 2001
8. Auflage 2003
9. Auflage 2005
10. Auflage 2009

Rüdigerstraße 14
D-70469 Stuttgart
Unsere Homepage: http://www.thieme.de

Printed in Italy

Umschlaggestaltung:
Thieme Verlagsgruppe
Umschlagabbildung:
© Sebastian Kaulitzki – Fotolia.com
Satz: Druckhaus Götz GmbH,
71636 Ludwigsburg
(gesetzt auf CCS-Textline)
Druck:
L.E.G.O. S.p.a. Lavis TN

ISBN 978-3-13-492111-3 1 2 3 4 5 6
Auch erhältlich als E-book.
eISBN (PDF) 978-3-13-150921-5

1. bulgarische Auflage 2006
1. chinesische Auflage 2000
1. englische Auflage 1978
2. englische Auflage 1984
3. englische Auflage 1986
4. englische Auflage 1993
5. englische Auflage 2007
1. französische Auflage 1979
2. französische Auflage 1983
3. französische Auflage 2003
4. französische Auflage 2007
1. griechische Auflage 1985
2. griechische Auflage 2009
1. indonesische Auflage 1983
2. indonesische Auflage 2000
1. italienische Auflage 1979
2. italienische Auflage 1987
3. italienische Auflage 2002
4. italienische Auflage 2007
1. japanische Auflage 1979
2. japanische Auflage 1981
3. japanische Auflage 1984
4. japanische Auflage 1990
5. japanische Auflage 2005
6. japanische Auflage 2011
1. serbokroatische Auflage 1991
2. kroatische Auflage 2006
3. kroatische Auflage 2012
1. niederländische Auflage 1978
2. niederländische Auflage 1981
3. niederländische Auflage 1990
4. niederländische Auflage 2000
5. niederländische Auflage 2006
6. niederländische Auflage 2012
1. polnische Auflage 1998
1. portugiesische Auflage 1988
2. portugiesische Auflage 2007
1. spanische Auflage 1977
2. spanische Auflage 1988
3. spanische Auflage 2003
4. spanische Auflage 2008
1. türkische Auflage 1987
1. ungarische Auflage 1996

Vorwort zur 11. Auflage

Im Frühjahr 2001 erschien der Taschenatlas der Anatomie, Band 2, „Innere Organe", in der 7. Auflage unter neuer Federführung mit komplett neu bearbeiteten Text- und Bildseiten. Bereits zwei Jahre später wurde eine korrigierte 8. Auflage herausgegeben. In der 9. Auflage von 2005 folgte die inhaltliche Ergänzung mit dem Kapitel „Schwangerschaft und menschliche Entwicklung". In der 10. Auflage wurden insbesondere die klinischen Hinweise erweitert, diese wurden mit entsprechenden Fachkollegen abgestimmt. Darüber hinaus wurde das Kapitel „Schwangerschaft und menschliche Entwicklung" durch die Beschreibung der Entwicklung der Organsysteme erweitert. Die grafische Gestaltung übernahm Herr Vanselow, der mit großem Geschick die neue Bildgeneration in das von Herrn Prof. G. Spitzer grafisch geprägte Buch einfügte.

Um die Zusammenhänge zwischen theoretischem Wissen und klinischer Anwendung noch weiter zu vertiefen, wurden in der jetzt vorliegenden 11. Auflage schnittanatomische Darstellungen durch korrespondierende MRT- oder CT-Aufnahmen ergänzt. Hierbei hat uns Prof. W. Jaschke, Klinik für Radiologie der Medizinischen Universität Innsbruck, unterstützt. Frau M. Mauch danken wir für konstruktive Vorschläge und gute Zusammenarbeit. Weiterhin wurden in der aktuellen Auflage zahlreiche schematische Darstellungen von Geweben durch entsprechende histologische Bilder ersetzt. Hintergedanke dabei war es, auch auf mikroskopischer Ebene wichtige Praxisbezüge zu liefern.

Mit der aktuellen Überarbeitung haben wir als Autoren erneut die Anregungen unserer Leserschaft umgesetzt und den Taschenatlas „Innere Organe" inhaltlich abgerundet. Wir freuen uns, den Studierenden von Human- und Zahnmedizin und den Auszubildenden in medizinnahen Fachgebieten ein inhaltlich dichtes, in der Abbildungsqualität hervorragendes und am Präparat bzw. Bild orientiertes Kurzlehrbuch zur Verfügung stellen zu können.

Wir sind überzeugt, dass der Taschenatlas konzeptionell - insbesondere zum Lernen am Präparat - neben den großen Atlanten und elektronischen Medien besteht und hoffen, wie in der Vergangenheit, auf positiven Zuspruch. Gerne setzen wir auch künftig konstruktive Anregungen und Verbesserungsvorschläge in weiteren Auflagen um.

Innsbruck und Lübeck im Juni 2013

Helga Fritsch und Wolfgang Kühnel

Vorwort zur 1. Auflage

Der Taschenbuchatlas soll dem Studierenden der Medizin eine anschauliche Zusammenfassung der wichtigsten Kenntnisse aus der Anatomie des Menschen geben, gleichzeitig kann er dem interessierten Laien einen Einblick in dieses Gebiet verschaffen.

Für den *Studierenden der Medizin* sollte die Examensvorbereitung hauptsächlich eine Repetition von Anschauungserfahrungen sein. Die Gegenüberstellung von Text und Bild soll der Veranschaulichung des anatomischen Wissens dienen.

Der dreibändige Taschenbuchatlas ist nach Systemen gegliedert. Der 1. Band umfaßt den Bewegungsapparat, der 2. Band die Eingeweide, der 3. Band das Nervensystem und die Sinnesorgane. Die topographischen Verhältnisse der peripheren Leitungsbahnen, der Nerven und Gefäße, werden, soweit sie sich eng an den Bewegungsapparat anlehnen, im 1. Band berücksichtigt; im 2. Band wird lediglich die *systematische* Aufgliederung der Gefäße behandelt. Der Beckenboden, der in enger funktioneller Beziehung zu den Organen des kleinen Beckens steht, wurde einschließlich der damit zusammenhängenden Topographie in den 2. Band aufgenommen. Die Entwicklungsgeschichte der Zähne wird im 2. Band kurz berührt, weil sie das Verständnis für den Zahndurchbruch erleichtert, – die gemeinsamen embryonalen Anlagen der männlichen und weiblichen Geschlechtsorgane werden besprochen, weil sie deren Aufbau und die nicht seltenen Varietäten und Mißbildungen verständlich machen, – im Kapitel über die weiblichen Geschlechtsorgane kommen einige Fragen im Zusammenhang mit Schwangerschaft und Geburt zur Sprache; das für den Medizinstudenten nötige Wissen in der Entwicklungsgeschichte ist damit aber keinesfalls umrissen! Die Bemerkungen zur Physiologie und Biochemie sind in jedem Fall unvollständig und dienen lediglich dem besseren Verständnis struktureller Besonderheiten; es wird auf die Lehrbücher der Physiologie und Biochemie verwiesen. Schließlich sei betont, daß das Taschenbuch selbstverständlich auch ein großes Lehrbuch nicht ersetzt, viel weniger noch das Studium in den makroskopischen und mikroskopischen Kursen. In das Literaturverzeichnis wurden Titel aufgenommen, die weiterführende Literaturhinweise enthalten – darunter auch klinische Bücher, soweit sie einen starken Bezug zur Anatomie haben.

Der *interessierte Laie*, der nach dem Bau des menschlichen Körpers fragt, wird u.a. die anatomischen Grundlagen von häufig angewandten ärztlichen Untersuchungsverfahren allgemein verständlich abgebildet finden. Es wurde damit der Anregung des Verlages entsprochen, den Inhalt des Buches um diese Aspekte zu erweitern. Im Hinblick auf den nichtmedizinischen Leser werden alle für den Laien erfahrbaren Organe und Organteile auch in deutschen Bezeichnungen benannt; sie sind auch im Sachverzeichnis berücksichtigt.

Frankfurt/M., Kiel, Innsbruck

Die Herausgeber

Abkürzungen

A.	=	Arteria
a.	=	arteriae
Aa.	=	Arteriae
Lig.	=	Ligamentum
lig.	=	ligamenti
Ligg.	=	Ligamenta
M.	=	Musculus
m.	=	musculi
Mm.	=	Musculi
mm.	=	musculorum
Ln.	=	Nodus lymphaticus
Lnn.	=	Nodi lymphatici
N.	=	Nervus
n.	=	nervi
Nn.	=	Nervi
R.	=	Ramus
Rr.	=	Rami
V.	=	Vena
Vv.	=	Venae

Inhaltsverzeichnis

Eingeweide im Überblick

Als Eingeweide, **Viscera**, werden die am Hals, im Brust-, Bauch- und Beckenraum gelegenen sog. inneren Organe zusammengefasst. Diese Organe ermöglichen das Leben des Gesamtorganismus.

Funktionelle Gliederung

Sie bildet die Grundlage für die Kapiteleinteilung in diesem Buch.
Man unterscheidet: **Herz-Keislauf-System**: Hierzu zählen das *Herz*, die *Blut-* und die *Lymphgefäße*. **Hämolymphatisches System**: Es besteht aus *Blutzellen*, *Lymphozyten* und *lymphatischen Organen*. **Endokrines System**: Es setzt sich aus mehreren spezialisierten *endokrinen Drüsen* und überall im Organismus verteilten einzelnen oder in Gruppen liegenden *Drüsenzellen* zusammen, deren Produkte (*Hormone*) u.a. in Blut- und Lymphwege abgegeben und verteilt werden. **Atmungssystem**: Hier werden die aus verschiedenen Strukturen bestehenden oberen und unteren *Luftwege* und die *gasaustauschende Oberfläche in den Lungen* unterschieden. **Verdauungssystem**: Dieses Organsystem wird in **Kopf-** und **Rumpfdarm** gegliedert. Die großen Verdauungsdrüsen, *Leber* und *Pankreas*, sind Teile des Rumpfdarms. **Harnsystem**: Es wird in die *harnbereitenden Abschnitte der Nieren* und die *harnableitenden Wege* gegliedert. **Männliches Genitalsystem**: Hierzu zählen *Hoden*, *Nebenhoden*, *Samenleiter*, *Bläschendrüsen*, *Penis* und die *akzessorischen Geschlechtsdrüsen*. **Weibliches Genitalsystem**: Es besteht aus den im kleinen Becken untergebrachten *inneren Geschlechtsorganen* sowie den außerhalb des Beckenbodens gelegenen *äußeren Geschlechtsorganen*.

Regionale Gliederung

Die Organsysteme können auch nach ihrer Lage in den jeweiligen Körperabschnitten gegliedert werden (**A**).
Im **Kopf- und Halsbereich** liegen die **Anfangsabschnitte der Atmungs- und Verdauungsorgane**. Sie sind großenteils in *Nasenhöhle* (**A1**) und *Mundhöhle* (**A2**) untergebracht. Im Hals liegen Teile dieser Organsysteme als Verbindungswege zwischen Kopf und Brusthöhle. Sie sind zwischen dem mittleren und tiefen Blatt der Halsfaszie (Bd. 1 S. 330) lokalisiert.
Im **Rumpf** unterscheidet man zwischen **Brust-, Bauch- und Beckenorganen**. Die Brusthöhle, **Cavum thoracis** (**A3**), wird in 3 Abschnitte gegliedert, in die *rechte* und *linke Pleurahöhle*, die jeweils eine *Lunge* beherbergen, und den dazwischenliegenden mittelständigen Bindegewebsraum, das *Mediastinum*, in dem u.a. der *Herzbeutel* mit dem *Herzen* untergebracht ist. Die Bauchhöhle wird in die von Bauchfell, *Peritoneum*, ausgekleidete eigentliche **Bauchhöhle** (**A4**) und den dahinter gelegenen retroperitonealen Bindegewebsraum, **Spatium retroperitoneale**, gegliedert. Unterhalb der Bauchhöhle liegen die Beckenorgane im **subperitonealen Bindegewebsraum** des kleinen Beckens (**A5**).

Seröse Höhlen und Bindegewebsräume

Es gibt 2 unterschiedliche Möglichkeiten, wie Organe in die jeweilige Körperregion eingebaut sein können: Organe, die starken Volumenänderungen gegen Nachbarorgane ausgesetzt sind, liegen in serösen Höhlen. Eine **seröse Höhle** ist ein *allseits geschlossener Spaltraum*, der von einer spiegelnd glatten Haut, Serosa, ausgekleidet ist und eine geringe Menge seröser Flüssigkeit enthält. Die **Serosa** besteht aus 2 Blättern: Die *Lamina visceralis* ist eingeweidebedeckend und liegt den Organen direkt an; die *Lamina parietalis* kleidet die Wand der serösen Höhle aus. Viszerales und parietales Blatt gehen an *Umschlagsstellen* bzw. *-linien* ineinander über. Seröse Höhlen sind die Pleurahöhle, **Cavitas pleuralis**, zur Aufnahme der Lunge, die Perikardhöhle, **Cavitas pericardiaca**, zur Aufnahme des Herzens und die Bauchhöhle, **Cavitas peritonealis** (**C**), für einen großen Teil der Bauchorgane.
Die Organe und Organteile, die nicht in serösen Höhlen untergebracht sind, liegen zumeist in **Bindegewebsräumen**. Die Bezeichnung von kleineren Bindegewebsräumen (**B**) richtet sich nach den benachbarten Organen. Große Bindegewebsräume sind das **Mediastinum**, der **Retroperitonealraum** und der **Subperitonealraum** (**D**).

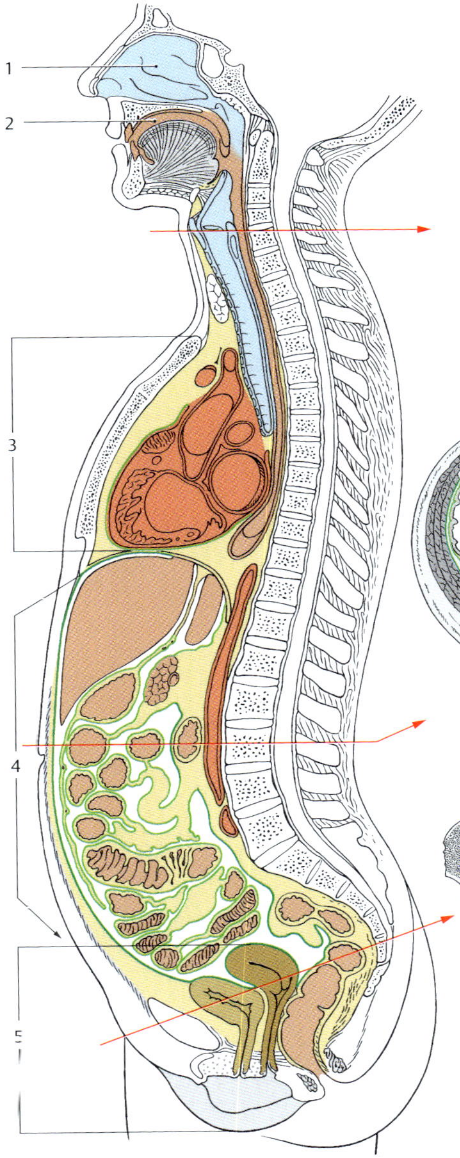

A Eingeweide im Mediansagittalschnitt

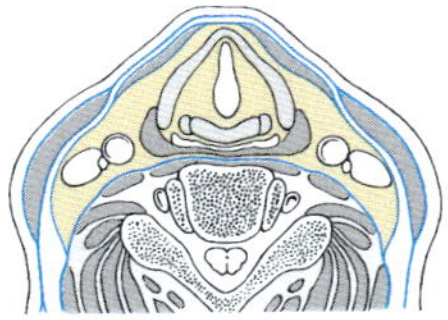

B Schnittebene durch den Hals

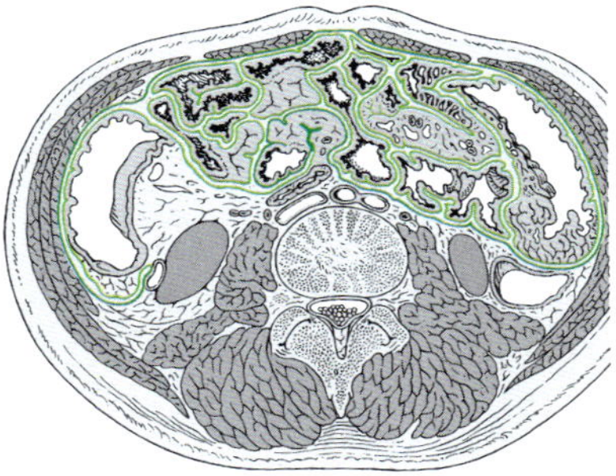

C Schnittebene durch den Bauch

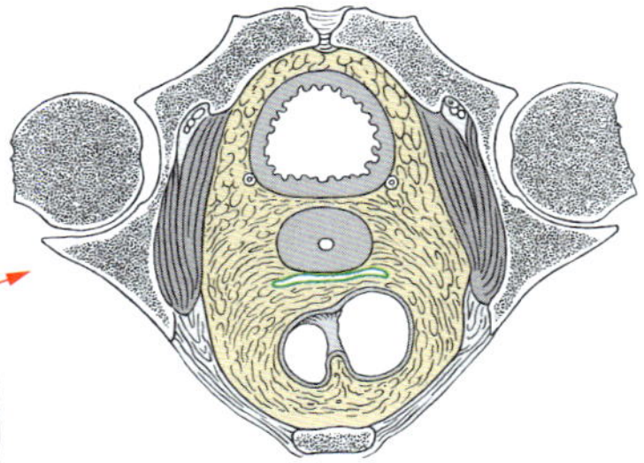

D Schnittebene durch das Becken

A – D Serosa, grün;
Bindegewebe, gelb

Herz-Kreislauf-System

Übersicht

Blutkreislauf und Lymphgefäße

Der Blutumlauf vollzieht sich in einem **geschlossenen Röhrensystem aus Blutgefäßen**, in das als **zentrale Pumpe** das **Herz** eingebaut ist. Das Herz ist zweigeteilt in eine *rechte* und eine *linke Herzhälfte*. Jede Hälfte besteht aus Vorhof, *Atrium*, und Kammer, *Ventriculus*. Unabhängig vom Sauerstoffgehalt des Blutes werden als Schlagadern, **Arterien**, alle Gefäße bezeichnet, die vom Herzen wegführen, und als Blutadern, **Venen**, alle Gefäße, die zum Herzen hinführen. Die Organisation des menschlichen Blutkreislaufs hat einen hohen Differenzierungsgrad erreicht. Postnatal unterscheidet man den **kleinen Kreislauf** bzw. **Lungenkreislauf** und den **großen Kreislauf** bzw. **Körperkreislauf**. Im großen Kreislauf führen Arterien sauerstoffreiches und Venen sauerstoffarmes Blut. Funktionell sind Lungen- und Körperkreislauf hintereinandergeschaltet. Der postnatale Blutkreislauf des Menschen wird schematisiert als Achtertour dargestellt, in deren Kreuzung als Saug- und Druckpumpe das Herz liegt (**A**). Die treibende Kraft für den Blutumlauf ist der arterielle Blutdruck (Formel: arterieller Blutdruck = Herzminutenvolumen × peripherer Gefäßwiderstand).

Lungenkreislauf. Das sauerstoffarme Blut aus dem Körperkreislauf gelangt aus dem **rechten Vorhof** (**A1**) in die **rechte Kammer** (**A2**) des Herzens und von dort in den kleinen Kreislauf. Dieser beginnt mit dem **Truncus pulmonalis** (**A3**), der sich in eine rechte und linke Lungenarterie, **Aa. pulmonales dextra** (**A4**) et **sinistra** (**A5**), teilt. Innerhalb der Lungen (**A6**) teilen sich diese Gefäße parallel zur Aufzweigung der Luftwege bis zu den **Kapillaren** auf, die die Endabschnitte der Atemwege, die Alveolen, umgeben. Dort wird das Blut mit Sauerstoff angereichert und Kohlendioxid in die Luftwege abgegeben. Das oxygenierte Blut fließt über die **Vv. pulmonales** (**A7**) aus den Lungen in den **linken Vorhof** (**A8**).

Körperkreislauf. Das in der Lunge oxygenierte Blut gelangt aus dem **linken Vorhof** (**A8**) des Herzens in die **linke Kammer** (**A9**). Von hier aus wird es über die **Aorta** (**A10**) in den Körperkreislauf gepumpt, in dem es für Organe und Körperregionen **zahlreiche Teilkreisläufe** (**A11 – A14**) gibt. Von der Aorta zweigen große **Arterien** zu den einzelnen Teilkreisläufen ab, wo sie sich mehrfach aufteilen und durch Verzweigung letztlich in **Arteriolen** übergehen. Diese münden in ein Netz aus Haargefäßen, **Kapillaren**. Hier findet der Austausch von Gasen und Stoffwechselprodukten statt. Im Kapillarnetz geht der arterielle Schenkel des Körperkreislaufes in den venösen Schenkel über, in dem das desoxygenierte Blut zunächst in **Venulen** geleitet wird, die sich herzwärts zu immer größeren **Venen** vereinigen. Das Venenblut der Beine und der unteren Rumpfhälfte wird der unteren Hohlvene, **V. cava inferior** (**A15**), dasjenige aus Kopf, Armen und oberer Rumpfhälfte der oberen Hohlvene, **V. cava superior** (**A16**), zugeführt. V. cava superior und V. cava inferior münden in den **rechten Vorhof** (**A1**).
Eine Sonderstellung im Körperkreislauf nimmt der **Pfortaderkreislauf** ein. Das **venöse Blut aus den unpaaren Bauchorganen** (*Magen*, *Darm*, *Pankreas* und *Milz*) gelangt nicht direkt in die V. cava inferior. Es enthält die im Darm resorbierten Substanzen und wird über die Pfortader, **Vena portae** (**A17**), in ein weiteres **Kapillarbett** geleitet, das innerhalb der Leber liegt. Nach Verstoffwechselung durch die Leber wird das Blut in den **Vv. hepaticae** (**A18**) gesammelt und in die **V. cava inferior** geleitet.

Lymphgefäßsystem. Im Nebenschluss des venösen Schenkels liegt im großen Kreislauf das Lymphgefäßsystem (grün) (S. 78). Es ist im Gegensatz zum Blutgefäßsystem ein blind beginnendes Abflusssystem, das Flüssigkeit aus dem extrazellulären Raum in der Peripherie über **Lymphkapillaren** (**A19**) aufnimmt, über größere **Lymphgefäße** und die Hauptlymphstämme, **Ductus thoracicus** (**A20**) und **Ductus lymphaticus dexter**, letztendlich der *V. cava superior* zuleitet. In die Lymphgefäße sind biologische Filter, **Lymphknoten** (**A21**), eingeschaltet (S. 80 –83, 410).

Klinischer Hinweis. Sauerstoffreiches Blut wird im klinischen Sprachgebrauch häufig als arteriell, sauerstoffarmes als venös bezeichnet.

A22 Cisterna chyli.

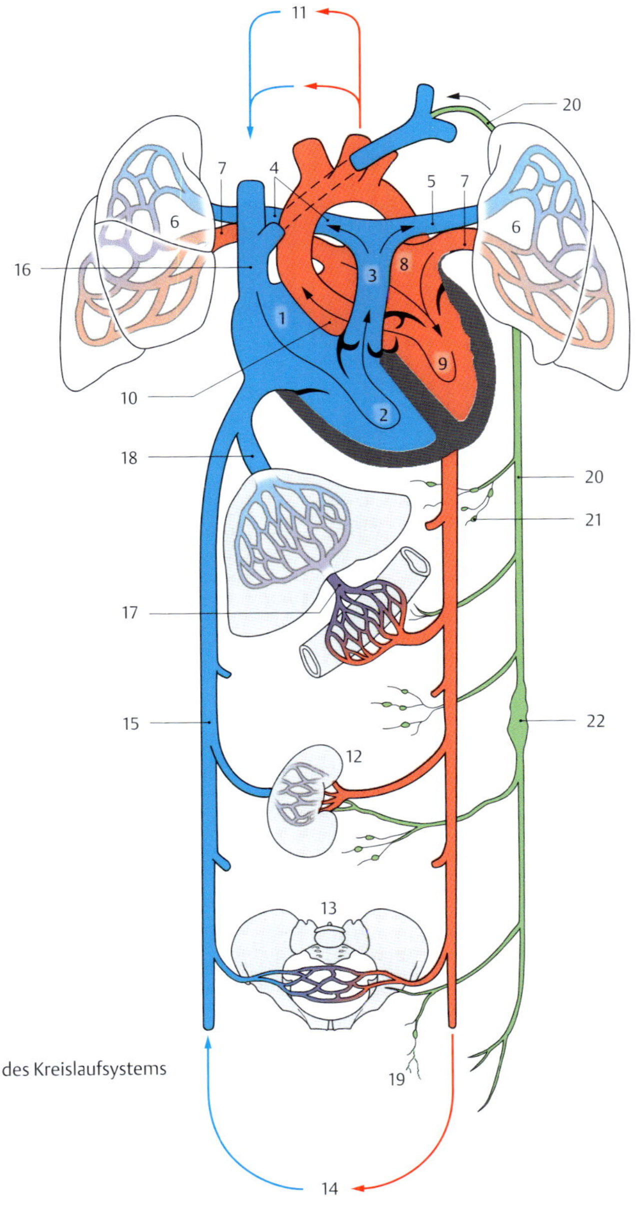

A Schema des Kreislaufsystems

Fetaler Kreislauf (A)

Im vorgeburtlichen Leben erhält der Fetus (ungeborene Frucht von der 9. Woche nach der Befruchtung bis zur Geburt) Sauerstoff und Nahrungsstoffe aus dem mütterlichen Blut, in das er seinerseits Kohlendioxid und Stoffwechselabbauprodukte abgibt. Verbindendes Stoffaustauschorgan zwischen Mutter und Fetus ist der Mutterkuchen, **Plazenta** (**A1**). Das sauerstoff- und nährstoffreiche Blut erreicht den Fetus aus der Plazenta über die Nabelvene, **V. umbilicalis** (**A2**), die zunächst in der Nabelschnur gelegen ist. Am Nabel, Umbilicus (**A3**), tritt die V. umbilicalis in die fetale Bauchhöhle ein und zieht zur viszeralen Fläche der Leber (**A4**), wo sie mit dem linken Ast der *V. portae* (**A5**) in Verbindung steht. Ein Teil des Blutes aus der V. umbilicalis gelangt daher in den Pfortaderkreislauf. Der größte Teil wird jedoch über einen Kurzschlussweg, **Ductus venosus** (**A6**), an der Leber vorbeigeführt und in die **V. cava inferior** (**A7**) geleitet. Das Blut aus dem Ductus venosus vermischt sich dabei mit dem sauerstoffarmen Blut aus der V. cava inferior und den *Lebervenen* (**A8**). Es bleibt wegen der relativ geringen Beimischung an sauerstoffarmem Blut noch gut oxygeniert und gelangt über die V. cava inferior in den **rechten Vorhof** (**A9**). Hier wird das Blut durch eine Klappe, *Valvula venae cavae inferioris*, in Richtung auf das **Foramen ovale** (**A10**) gelenkt, das in der Scheidewand zwischen rechtem und linkem Vorhof liegt und diese miteinander verbindet. Der größte Teil des Blutes gelangt somit in den **linken Vorhof** (**A11**), von dort in die **linke Kammer** (**A12**) und erreicht über die **Äste des Arcus aortae** (**A13**) Herz, Kopf und obere Extremitäten. Das aus Kopf und Armen des Fetus über die **V. cava superior** (**A14**) in den **rechten Vorhof** fließende sauerstoffarme Blut kreuzt den aus der V. cava inferior kommenden Blutstrom, gelangt in die **rechte Kammer** (**A15**) und von dort in den **Truncus pulmonalis** (**A16**). Nur ein kleiner Teil dieses Blutes gelangt über die *Pulmonalarterien* (**A17**) in die noch nicht belüfteten Lungen und von dort über die *Pulmonalvenen* (**A18**) zum *linken Vorhof* (**A11**). Der größte Teil des Blutes aus dem Truncus pulmonalis wird über einen Kurzschluss, der die Aufgabelung des Truncus pulmonalis oder die A. pulmonalis sinistra mit der Aorta verbindet, **Ductus arteriosus** (**A19**), direkt in die **Aorta** geleitet. Die nach der Einmündung des Ductus arteriosus abgehenden Aortenäste erhalten somit sauerstoffärmeres Blut als die vor der Einmündung gelegenen Äste für Kopf und obere Extremitäten. Eine beträchtliche Menge des Blutes aus der fetalen Aorta gelangt über die paarigen **Aa. umbilicales** (**A20**) zurück zur Plazenta.

Perinatale Kreislaufumstellung (B)

Mit der Geburt vollzieht sich die Umstellung des fetalen Kreislaufs zum postnatalen Kreislauf. Unter der Geburt werden mit dem ersten Schrei des Neugeborenen die *Lungen entfaltet und belüftet*, so dass der *Widerstand im Lungenkreislauf abnimmt* und eine zunehmende Menge Blut aus dem Truncus pulmonalis in die Lungenarterien fließt. Das Blut wird in den Lungen oxygeniert und über die Lungenvenen in den linken Vorhof geleitet. *Der Rückstrom des Blutes aus den Lungen erhöht den Druck im linken Vorhof* und führt zu einem *mechanischen Verschluss des Foramen ovale*, der durch das Aneinanderlegen der kulissenartigen Begrenzungen dieser Öffnung erfolgt. Aus dem *Foramen ovale* wird die meist vollständig verschlossene **Fossa ovalis**. Die **Kurzschlusswege** Ductus venosus und Ductus arteriosus verschließen sich durch Kontraktion ihrer Wandmuskulatur. Der *Ductus venosus* verödet zum **Lig. venosum** (**B21**), der *Ductus arteriosus* zum **Lig. arteriosum** (**B22**). Durch die Abnabelung wird die Verbindung von der Plazenta zu den Nabelschnurgefäßen unterbrochen, es kommt zur Thrombosierung und zum allmählichen Veröden dieser Gefäße. Aus der *V. umbilicalis* wird das **Lig. teres hepatis** (**B23**), aus den *Aa. umbilicales* die **Chordae aa. umbilicales** (**B24**).

Klinischer Hinweis. Bei Fehlbildungen mit Defekten in der Scheidewand kann es zur Shunt-Umkehr kommen; dabei gelangt venöses Shunt-Blut direkt in den großen Kreislauf und setzt damit die arterielle Sauerstoffsättigung herab, zyanotischer Herzfehler.

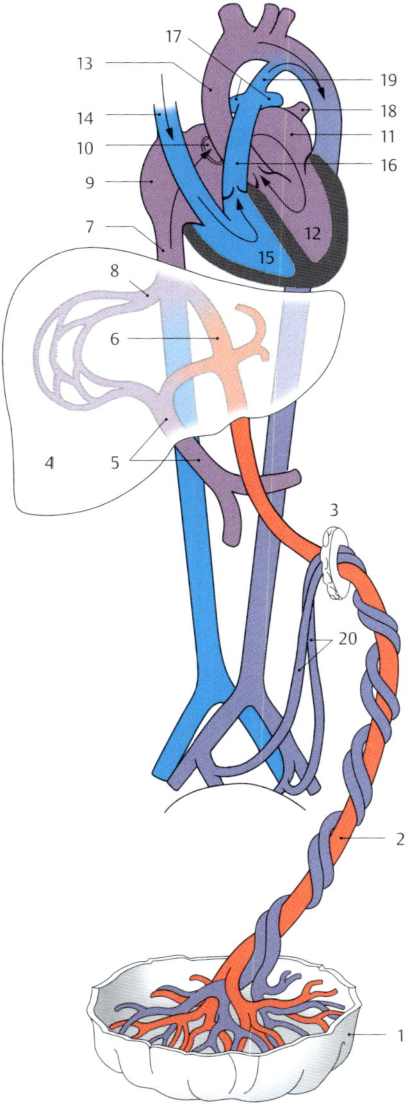

A Fetaler Blutkreislauf

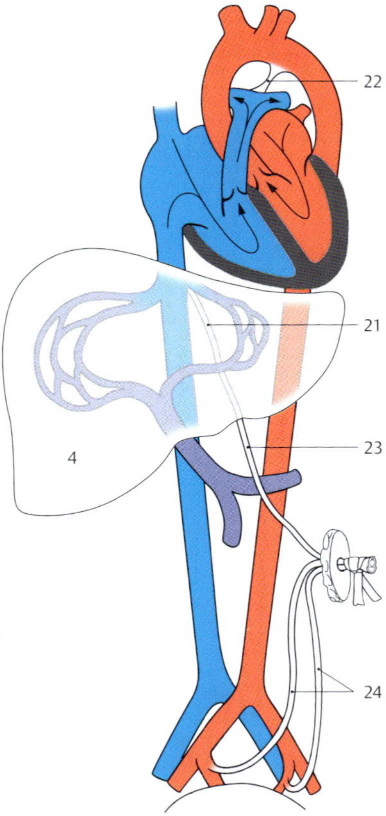

B Umstellung des fetalen Blutkreislaufs nach der Geburt

Herz

Das Herz, **Cor** (**A1**), ist ein muskuläres Hohlorgan, das die Form eines abgerundeten Kegels bzw. einer dreiseitigen Pyramide hat. Es liegt schräg zur Körperachse im Brustraum, Thorax (**A**), so dass die Herzspitze, **Apex cordis** (**AB2**), nach links unten vorne und die Herzbasis, **Basis cordis** (**A3**), nach rechts oben hinten zeigt. Aufgrund seiner schiefen Stellung im Brustraum liegt das Herz zu einem Drittel rechts und zu zwei Dritteln links der Medianebene. Die Größe des Herzens hängt u. a. vom Geschlecht, Alter und Trainingszustand des Individuums ab.

Äußere Form

Ventrale Ansicht

Aufbau. Betrachtet man das Herz nach Eröffnung des Herzbeutels in seiner natürlichen Lage von ventral, so kommt die **Facies sternocostalis** (**B**) zur Ansicht. Sie wird größtenteils von der Vorderwand der rechten Kammer, **Ventriculus dexter** (**B4**), dem rechten Vorhof, **Atrium dextrum**, mit seinem dreikantigen Herzohr und nur von einem schmalen Streifen der Wand der linken Kammer, **Ventriculus sinister** (**B5**), gebildet. Die linke Kammer läuft nach links in die Herzspitze, **Apex cordis** (**B2**), aus. Die Grenze zwischen den Ventrikeln wird durch eine Furche, **Sulcus interventricularis anterior** (**B6**), markiert. Dort liegen, eingebettet in Fettgewebe, ein Ast der linken Herzkranzarterie (*R. interventricularis anterior*) und der begleitenden Herzvene (*V. interventricularis anterior*). Diese Gefäße füllen den Sulcus interventricularis anterior so aus, dass die ventrale Herzoberfläche glatt wird. Auf der rechten Seite wird die Herzkontur vom rechten Vorhof, **Atrium dextrum** (**B7**), und der V. cava superior (**B8**) gebildet. Die V. cava inferior ist bei dieser Ansicht verborgen. Der rechte Vorhof besitzt eine Aussackung, das rechte Herzohr, **Auricula dextra** (**B9**), das den Raum zwischen V. cava superior und der Wurzel der Aorta (**B10**) ausfüllt. Rechter Vorhof und rechtes Herzohr werden durch die Herzkranzfurche, **Sulcus coronarius** (**B11**), vom rechten Ventrikel getrennt. Auch diese Furche wird von den Herzkranzgefäßen und Fettgewebe ausgeglichen. Die Kontur der linken Herzseite wird von einem kleinen Teil des linken Herzohrs, **Auricula sinistra** (**B12**), und vom linken Ventrikel gebildet. Das linke Herzohr liegt dem Stamm der Lungenarterie, Truncus pulmonalis (**B13**), an.

Angrenzende Gefäße. Bei Betrachtung der Facies sternocostalis des Herzens wird deutlich, dass der aus dem rechten Ventrikel hervorgehende **Truncus pulmonalis** (**B13**) vor der **Aorta** (**B10**) liegt, die aus dem linken Ventrikel entspringt. Aorta und Truncus pulmonalis sind spiralig umeinander gewunden. Die im Ursprung zunächst hinten liegende Aorta gelangt als **Pars ascendens aortae** (**B10 a**) nach ventral, überkreuzt mit dem Aortenbogen, **Arcus aortae** (**B10 b**), den Truncus pulmonalis und verdeckt dabei teilweise dessen Aufgabelung in die *A. pulmonalis sinistra* (**B14**) und die *A. pulmonalis dextra* (von ventral nicht zu sehen). Die Schnittkanten der linken Lungenvenen, **Vv. pulmonales sinistrae** (**B15**), kommen unterhalb der linken Lungenarterie zur Ansicht. Aus dem Aortenbogen entspringen die Gefäße für Kopf und Arm, *Truncus brachiocephalicus* (**B16**) mit *A. subclavia dextra* (**B17**) und *A. carotis communis dextra* (**B18**), *A. carotis communis sinistra* (**B19**) und *A. subclavia sinistra* (**B20**).

Im Bereich der großen Gefäße V. cava superior (**B8**), Pars ascendens aortae (**B10 a**) und Truncus pulmonalis (**B13**) sind die Schnittkanten des Herzbeutels, **Perikard** (**B21**) (S. 30), zu erkennen. Zwischen Unterseite des Aortenbogens und Oberseite der Pulmonalisgabel verläuft ein kurzes Band, das **Lig. arteriosum** (**B22**). Es stellt den Rest des fetalen *Ductus arteriosus* dar (S. 8). Die Grenze zwischen Facies sternocostalis und Facies diaphragmatica wird am rechten Ventrikel durch den **Margo dexter** (**B23**) markiert.

Die Farbgebung der Abbildungen zu den äußeren und inneren Herzstrukturen entspricht weitestgehend den Verhältnissen in vivo.

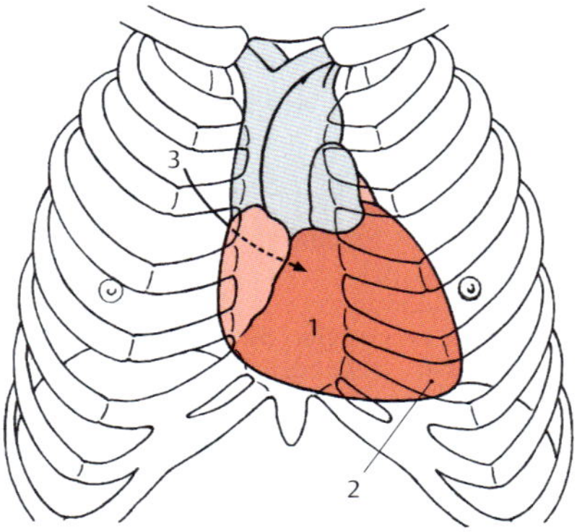

A Lage des Herzens im Thorax

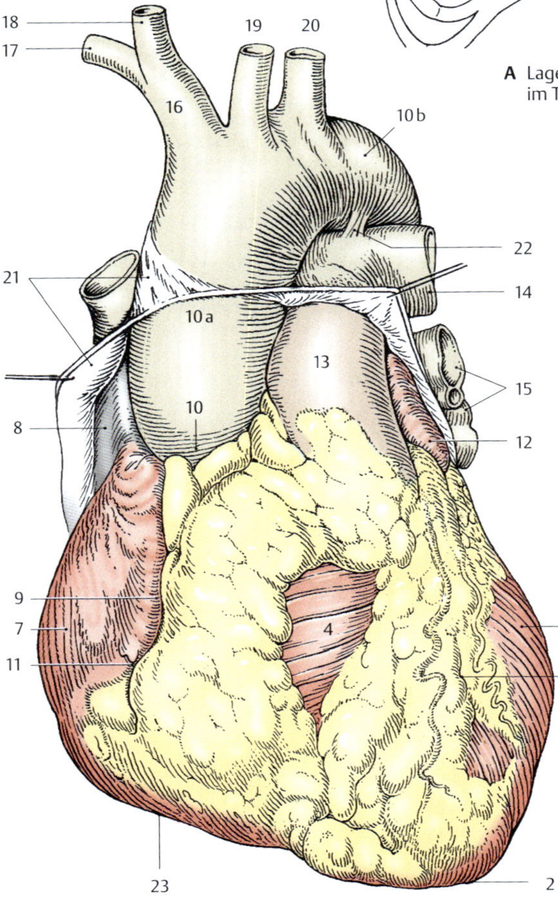

B Herz von ventral

Äußere Form, Fortsetzung

Dorsale Ansicht (A)

Aufbau und angrenzende Gefäße. Betrachtet man das Herz in seiner natürlichen Lage bei eröffnetem Herzbeutel von dorsal, so kommen die **Basis cordis** (**I**) und ein Teil der Unterfläche des Herzens, **Facies diaphragmatica cordis (II)**, zur Ansicht. Man überblickt die Mündungen von **V. cava superior** (**AB1**) und **V. cava inferior** (**AB2**) in den nahezu senkrecht stehenden **rechten Vorhof** (**AB3**). Die Längsachse beider Hohlvenen ist leicht nach ventral geneigt. Durch eine Furche, **Sulcus terminalis** (**A4**), sind die Hohlvenen von der Basis des rechten Herzohrs getrennt. In den horizontal liegenden **linken Vorhof** (**A5**) münden die rechten und linken Lungenvenen, **Vv. pulmonales dextrae** (**AB6**) und **Vv. pulmonales sinistrae** (**AB7**). An der Hinterwand des linken Vorhofs ist die Schnittkante des **Herzbeutels** (**A8**) zu erkennen. Über dem linken Vorhof gabelt sich der **Truncus pulmonalis** in die *A. pulmonalis dextra* (**A9**) und *A. pulmonalis sinistra* (**A10**). Die Gabelung des Truncus pulmonalis wird vom **Aortenbogen** (**A11**) überquert, der bereits vorher die 3 Hauptäste *Truncus brachiocephalicus* (**A12**) mit A. subclavia dextra (**A13**) und A. carotis communis dextra (**A14**) sowie *A. carotis communis sinistra* (**A15**) und *A. subclavia sinistra* (**A16**) entlassen hat. Nach Überqueren der Pulmonalisgabel geht die Aorta in den absteigenden Teil, **Pars descendens aortae** (**A17**), über.

Kaudale Ansicht (B)

Die **Facies diaphragmatica cordis** (**II**) liegt größtenteils dem Zwerchfell auf und ist nur dann vollständig zu überblicken, wenn man das Herz von kaudal betrachtet. Dann verfolgt man im **rechten Vorhof** (**AB3**) nahezu die Achse der Hohlvenen, d. h. man sieht aus der Mündung der **V. cava inferior** (**AB2**) in die der **V. cava superior** (**AB1**). Die Facies diaphragmatica cordis wird zu großen Teilen vom **linken Ventrikel** (**B18**) und nur zu einem kleineren Teil auch von der rechten Kammer eingenommen. Der linke Ventrikel wird vom linken Vorhof durch den **Sulcus coronarius** (**B19**) getrennt, in dem der venöse *Sinus coronarius* (**B20**) und ein *Ast der linken Herzkranzarterie* verlaufen. Der linke Ventrikel wird vom rechten Ventrikel (**B21**), der in der Ansicht von hinten nur ein Stück weit zu übersehen ist, durch den **Sulcus interventricularis posterior** (**B22**) (mit *R. interventricularis posterior* und *V. cardiaca media*) getrennt.

Klinischer Hinweis. In der klinischen Diagnostik, insbesondere in der **Diagnostik von Herzinfarkten**, werden für die Wände der linken Kammer die Bezeichnungen Vorderwand und Hinterwand benutzt. Als **Vorderwand** wird der Teil der linken Kammerwand bezeichnet, der die Facies sternocostalis bildet, und als **Hinterwand** jener Teil, der die Facies diaphragmatica ausmacht. An der Vorderwand werden *anterobasale, anterolaterale, anteroseptale* und *apikale Infarkte* unterschieden. An der Hinterwand werden *posterobasale, posterolaterale* und *posteroseptale Infarkte* von *posteroinferioren* oder *diaphragmalen Infarkten* abgegrenzt.
Die Diagnostik des Herzinfarktes ruht auf der **EKG**-(Elektrokardiogramm-)**Manifestation**.
Darüber hinaus können sich infarzierte Myokardareale des linken Ventrikels **echokardiografisch** als akinetische oder dyskinetische Regionen demonstrieren. Die infarktbedingten Auswirkungen auf die Pumpfunktion des linken Ventrikels hängen vom prozentualen Verlust der kontraktilen Substanz ab.

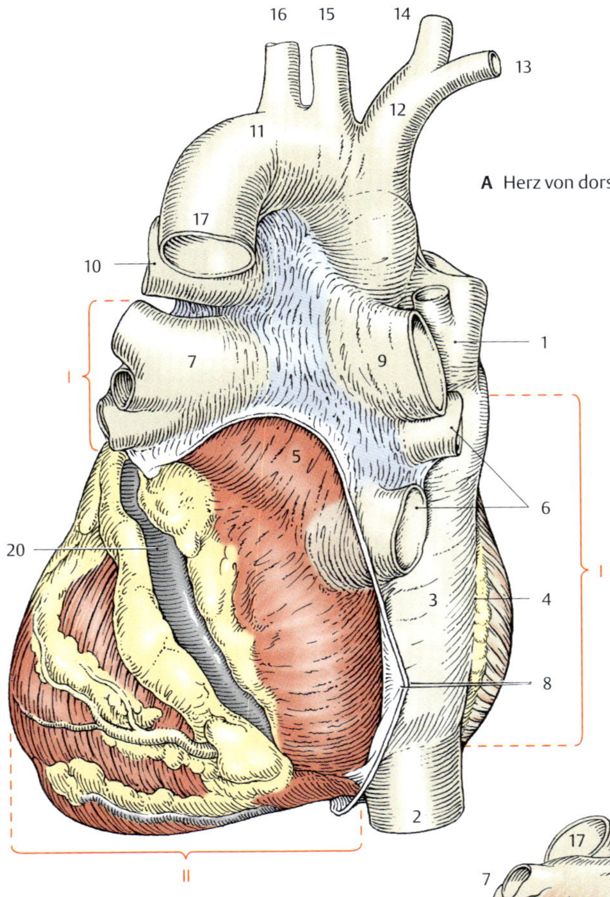

A Herz von dorsal

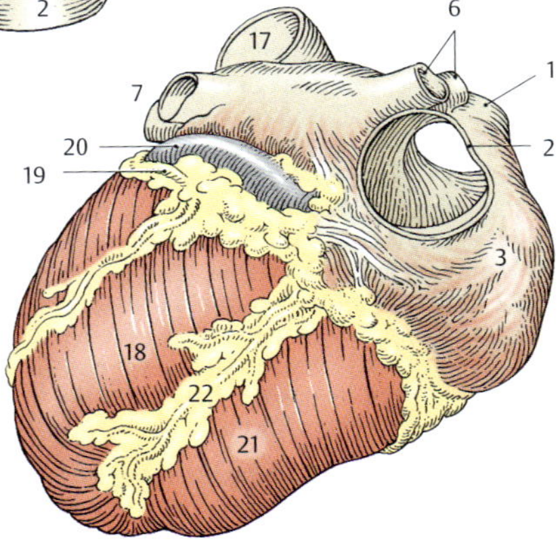

B Herz von kaudal

Innenräume

Die Reihenfolge der Besprechung der Innenräume des Herzens folgt der Strömungsrichtung des Blutes.

Rechter Vorhof

Der rechte Vorhof, Atrium dextrum (**A**), gliedert sich in 2 Anteile. In den hinteren Abschnitt münden die beiden Hohlvenen, *V. cava superior* (**A1**) und *V. cava inferior* (**A2**). Dieser hintere Abschnitt ist aufgrund seiner embryologischen Herkunft glattwandig und wird als **Sinus venarum cavarum** bezeichnet (S. 320). Davor liegt der **eigentliche Vorhof**, der aus dem ursprünglichen embryologischen Vorhof hervorgegangen ist. In dieser Portion springt die Herzmuskulatur in Form von Bälkchen, *Mm. pectinati* (**A3**), in die Lichtung vor. Der eigentliche Vorhof geht ventral in das **rechte Herzohr** (**A4**) über.

Sinus venarum cavarum. Die Mündung der V. cava superior, **Ostium venae cavae superioris** (**A1 a**), ist nach unten und vorn gerichtet und besitzt keine Klappe. Die V. cava inferior mündet am tiefsten Punkt des rechten Vorhofs. Das **Ostium venae cavae inferioris** (**A2 a**) wird nach vorn von einer sichelförmigen Klappe, *Valvula venae cavae inferioris* (**A5**), abgeschirmt. Während der Fetalzeit ist diese Klappe groß und leitet den Blutstrom aus der V. cava inferior direkt durch das im Vorhofseptum, **Septum interatriale** (**A6**), gelegene *Foramen ovale* (S. 8) in den linken Vorhof. Postnatal findet sich an dieser Stelle eine Vertiefung, **Fossa ovalis** (**A7**), die von einem Randwulst, *Limbus fossae ovalis* (**A7 a**), umsäumt wird. Medial der Valvula venae cavae inferioris öffnet sich der venöse *Sinus coronarius* in den rechten Vorhof. Er bringt den größten Teil des Rückflusses an desoxygeniertem Blut aus dem Herzen selbst zurück. Seine Einmündung, **Ostium sinus coronarii** (**A8**), wird ebenfalls von einer klappenartigen Falte, *Valvula sinus coronarii*, abgeschirmt. An verschiedenen Stellen münden darüber hinaus feinste Herzvenen mit winzigen Öffnungen, *Foramina venarum minimarum*, in den rechten Vorhof.

Eigentlicher Vorhof und rechtes Herzohr. Diese Region wird innen vom glattwandigen Sinus venarum cavarum durch eine Leiste, **Crista terminalis** (**A9**), abgegrenzt. Außen entspricht der Crista terminalis, von der die *Mm. pectinati* entspringen, eine leichte Vertiefung, *Sulcus terminalis* (S. 12).

Rechte Kammer

Der Binnenraum der rechten Kammer (**B**) wird durch 2 Muskelleisten, *Crista supraventricularis* (**B10**) und *Trabecula septomarginalis* (**B11**), in die posteroinferior gelegene **Einflussbahn** (Pfeil) und die anterosuperior gelegene **Ausflussbahn** (Pfeil) gegliedert. Die muskuläre Wand der rechten Kammer (**B12**) ist dünn.

Einflussbahn. Aus der Wand der Einflussbahn treten Muskelbalken, **Trabeculae carneae** (**B13**), lumenwärts hervor. Durch die **Valva atrioventricularis dextra (tricuspidalis)** (Trikuspidalklappe) (**AB14**) strömt das Blut durch die Vorhof-Kammer-Mündung, *Ostium atrioventriculare*, aus dem rechten Vorhof in die Einflussbahn der rechten Kammer. Die Trikuspidalklappe ist eine *dreizipflige Segelklappe* (S. 22), deren Segel über Sehnenfäden, *Chordae tendineae* (**B15**), an Papillarmuskeln, **Mm. papillares** (**B16 – 17**), befestigt sind. Die Papillarmuskeln sind eine besondere Form der Trabeculae carneae. *M. papillaris anterior* (**B16**) und *M. papillaris posterior* sind in ihrer Lage konstant, die Lage des septalen Papillarmuskels, *M. papillaris septalis* (**B17**), variiert.

Ausflussbahn. Der trichterförmige **Conus arteriosus** (**B18**) (Infundibulum) ist glattwandig und lenkt den Blutstrom zur Öffnung der Pulmonalklappe, *Ostium trunci pulmonalis*. Die Pulmonalklappe, **Valva trunci pulmonalis** (**B19**), liegt am Ursprung des Truncus pulmonalis (**B20**) und setzt sich aus 3 Taschenklappen, *Valvulae semilunares* (S. 22), zusammen.

An der Kammerscheidewand, **Septum interventriculare**, die sich bogenförmig gegen den Ventrikelraum vorwölbt, können eine etwa 1,2 cm starke *Pars muscularis* und vorhofnah eine kleine, nur etwa 1 mm dünne bindegewebige *Pars membranacea* unterschieden werden, von der das septale Segel der Trikuspidalklappe entspringt.

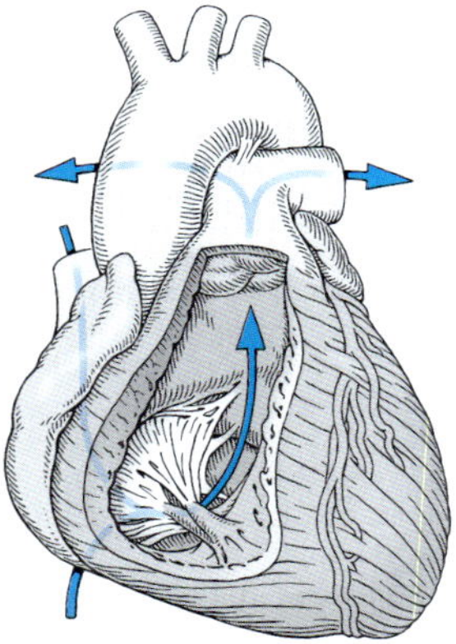

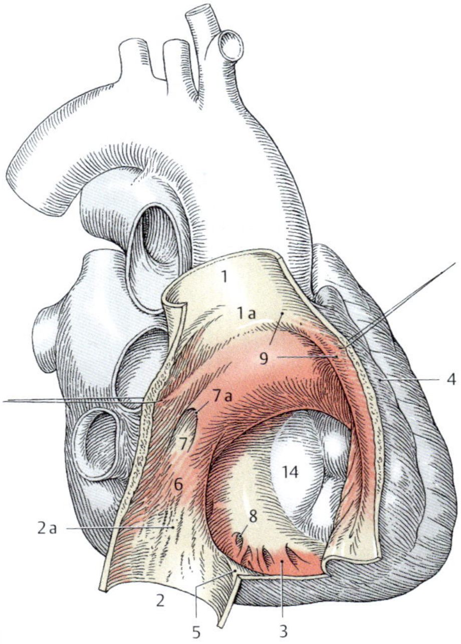

A Rechter Vorhof, eröffnet, Ansicht von rechts lateral

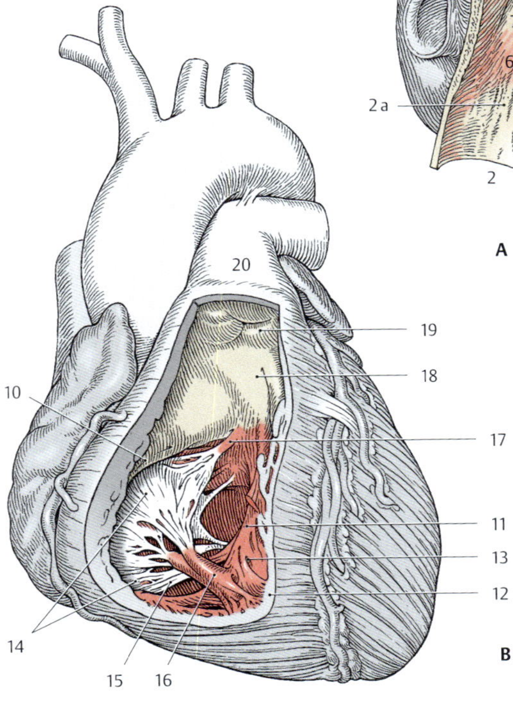

B Rechte Kammer, eröffnet, Ansicht von ventral

Innenräume, Fortsetzung

Linker Vorhof

Der überwiegend glattwandige Innenraum des linken Vorhofs, **Atrium sinistrum** (**A**), ist kleiner als der des rechten. Ein großer Teil dieses Binnenraums wird von den Lungenvenen, **Vv. pulmonales dextrae und sinistrae** (**A1 – 2**), eingenommen, die während der ontogenetischen Entwicklung in den linken Vorhof einbezogen werden. In der Regel münden 4 Vv. pulmonales, je 2 von jeder Seite, in den oberen Teil des linken Vorhofs. An den Einmündungen der Pulmonalvenen, **Ostia venarum pulmonalium**, liegen keine Klappen. Nach ventral geht der linke Vorhof in das **linke Herzohr, Auricula sinistra**, über, in dessen Lumen kleine *Mm. pectinati* ragen. Eine auffällige Abgrenzung zwischen glattwandigem und muskulärem Vorhofteil ist im linken Vorhof nicht vorhanden. Im Bereich der Scheidewand zwischen rechtem und linkem Vorhof, **Septum interatriale**, kann eine **Valvula foraminis ovalis** (**A3**) gefunden werden, die von der *Fossa ovalis* des rechten Vorhofs hervorgerufen wird.

Linke Kammer

Der Innenraum der linken Kammer, **Ventriculus sinister**, ist von konischer Gestalt und wird wie jener der rechten Kammer in die von *Trabeculae carneae* (**B4**) zerklüftete **Einflussbahn** (Pfeil) und eine glattwandige **Ausflussbahn** (Pfeil) gegliedert. Die Muskelwand der linken Kammer (**B5**) ist etwa dreimal so dick wie die der rechten.

Einflussbahn. Die **Valva atrioventricularis sinistra (mitralis)** oder Bikuspidalklappe (Mitralklappe) (**B6**) liegt in der linken Vorhof-Kammer-Mündung, *Ostium atrioventriculare sinistrum*, und lenkt das Blut aus dem linken Vorhof in die Einflussbahn der linken Kammer. Die Bikuspidalklappe besitzt 2 große Segel, *Cuspis anterior* (**AB7**) und *Cuspis posterior* (**AB8**). Sie sind über dicke und kräftige *Chordae tendineae* (**B9**) an doppelkuppligen oder mehrkuppligen **Papillarmuskeln** befestigt, die als *M. papillaris anterior* (**B10**) und *M. papillaris posterior* (**B11**) bezeichnet werden. Der M. papillaris anterior entspringt an der sternokostalen Fläche der linken Kammer, der M. papillaris posterior an der diaphragmalen Fläche. Das vordere Segel der Bikuspidalklappe geht an seinem Ursprung in die Aortenwand über. Es trennt die Einflussbahn von der Ausflussbahn.

Ausflussbahn. Sie ist glattwandig und führt entlang der Kammerscheidewand (**B12**) zur Aorta, an deren Ursprung die Aortenklappe, **Valva aortae** (**B13**), liegt. Diese besteht aus 3 kräftigen Taschenklappen, *Valvulae semilunares*. Der größte Teil der Kammerscheidewand, **Septum interventriculare** (**B12**), besteht aus Herzmuskulatur, *Pars muscularis*. Ein kleiner Teil unmittelbar kaudal von der rechten und hinteren Aortenklappe ist membranös, *Pars membranacea* (S. 40). Den Rändern des Kammerseptums entsprechen an der Herzoberfläche der *Sulcus interventricularis anterior* (**B14**) und der *Sulcus interventricularis posterior*.

Klinischer Hinweis. Nach **Entzündungen der Herzklappen** kann es zur Narbenbildung an den Klappenrändern kommen. Eine hierdurch verursachte Verengung der Klappenöffnung nennt man **Stenose**. Eine **Insuffizienz** entsteht, wenn sich die durch Narben verkürzten Klappenränder beim Klappenschluss nicht mehr völlig aneinanderlegen.
Die Domäne in der Diagnostik von Herzklappenerkrankungen ist die **Echokardiografie**, mit deren Hilfe der Schweregrad eines Herzklappenfehlers evaluiert und die Entscheidung über die Notwendigkeit einer operativen Sanierung getroffen werden kann.

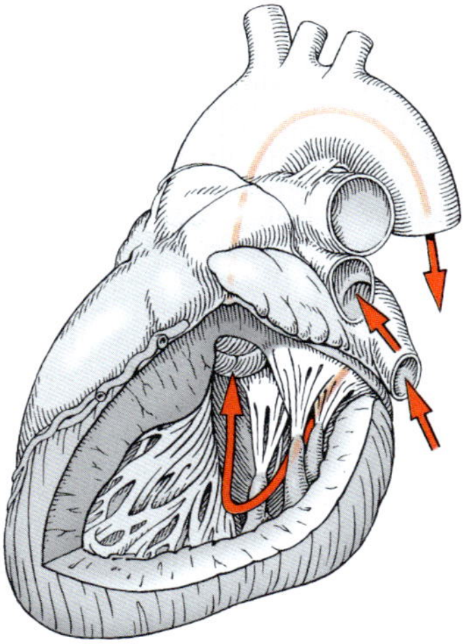

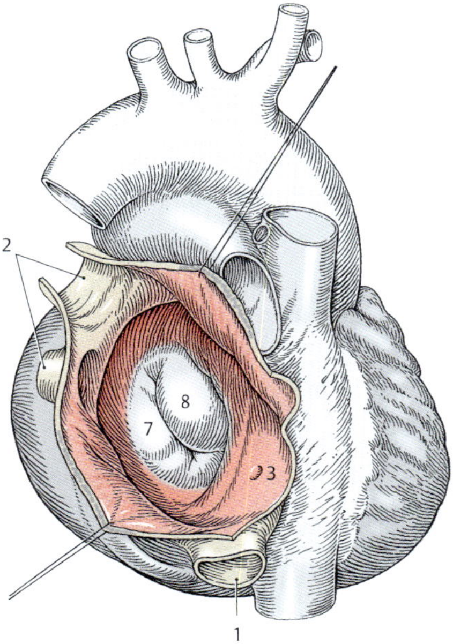

A Linker Vorhof, eröffnet, Ansicht von dorsal

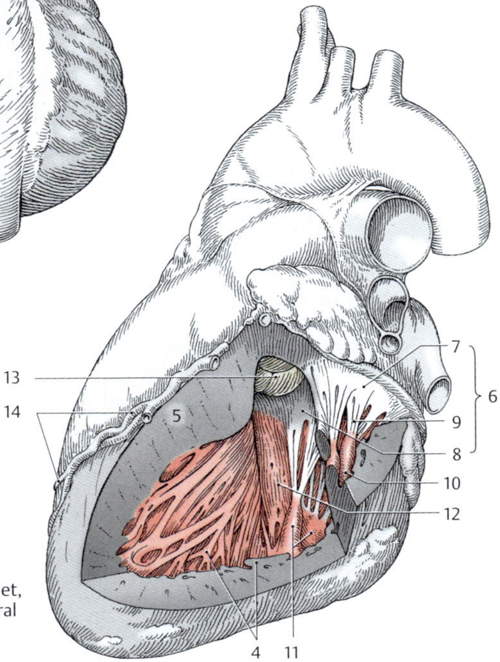

B Linke Kammer, eröffnet, Ansicht von links lateral

Herzskelett

Alle Herzklappen liegen etwa in einer Ebene, der sog. **Ventilebene**, die zur Darstellung kommt, wenn man die Vorhöfe oberhalb des Sulcus coronarius abträgt und die Herzbasis von kranial betrachtet (**A**). In der Ventilebene verdichtet sich das umgebende Bindegewebe zum **Herzskelett** (**A, B**). Es trennt die Muskulatur der Vorhöfe und Kammern vollständig voneinander. Die stärkste Verdichtung erfährt das Bindegewebe an der Stelle, an der *Aorten-* (**AB1**), *Trikuspidal-* (**AB2**) und *Bikuspidalklappe* (**AB3**) zusammentreffen. Dieser Bereich wird als **Trigonum fibrosum dextrum** (**B4**) oder zentraler Bindegewebskörper bezeichnet. Die Stelle, an der *Aorten- und Bikuspidalklappe* zusammenstoßen, bezeichnet man als **Trigonum fibrosum sinistrum** (**B5**). Die Ostien der *Trikuspidalklappe und* der *Bikuspidalklappe* werden von 2 unvollständigen Faserringen, **Anulus fibrosus dexter** (**B6**) und **Anulus fibrosus sinister** (**B7**), umgeben, die den Segeln dieser Klappen als Ursprung dienen. Die *Pulmonalklappe* (**A8**) hat keine größere Verankerung am Herzskelett. Von den Anuli fibrosi dexter und sinister entspringt auch die Arbeitsmuskulatur der Vorhöfe und Kammern.

Herzwandschichten

Die Wand des Herzens ist aus 3 verschiedenen Schichten aufgebaut. **Epikard**, **Myokard** und **Endokard**, wobei die Dicke der Herzwand überwiegend vom Herzmuskel, Myokard, bestimmt wird. Die Dicke dieser Myokardschicht stimmt in den einzelnen Teilen des Herzens mit der Beanspruchung überein: Die Wand der Vorhöfe ist muskelschwach, die des rechten Ventrikels ist erheblich dünner als die des linken.

Myokard

Vorhofmuskulatur (C, D). Sie kann in eine oberflächliche und eine tiefe Schicht untergegliedert werden. Die **oberflächliche Schicht** erstreckt sich über beide Vorhöfe und ist ventral (**C**) kräftiger ausgebildet als dorsal (**D**). Die **tiefe Schicht** ist charakteristisch für jeden einzelnen Vorhof, sie enthält *schlingenförmige* oder *zirkuläre Muskelzüge*, die bis zur jeweiligen Atrioventrikularöffnung verlaufen oder die Mündungen der Venen umgeben.

Kammermuskulatur (C-E). Die räumliche Anordnung des Myokards in den Kammerwänden ist sehr komplex. Man kann morphologisch eine subepikardiale, eine mittlere und eine subendokardiale Schicht unterscheiden. In der äußeren **subepikardialen Schicht** (**C – E**) umgeben die Muskelzüge des rechten Ventrikels die Oberfläche nahezu in horizontaler Verlaufsrichtung, während sie in der linken Kammer fast longitudinal in Richtung auf die Facies diaphragmatica verlaufen. Die oberflächlichen subepikardialen Muskelzüge bilden an der Spitze beider Ventrikel einen Wirbel, *Vortex cordis* (**E9**), und biegen in die subendokardiale innere Schicht um. Der linke Ventrikel und das Kammerseptum besitzen eine kräftig ausgebildete **mittlere Muskelschicht**, die meist zirkulär verläuft und in der Wand des rechten Ventrikels fehlt. Die innere, **subendokardiale Schicht** ist an der Bildung von *Trabeculae carneae* und *Papillarmuskeln* beteiligt. An den Myokardpräparaten des Herzens treten die Furchen, *Sulcus coronarius* (**CD10**), *Sulcus interventricularis anterior* (**CE11**) und *Sulcus interventricularis posterior* (**DE12**), deutlich hervor

Endokard und Epikard

Das Myokard wird innen vom **Endokard** ausgekleidet, das als Fortsetzung der inneren Gefäßwandschicht anzusehen ist (S. 86) und aus einer *Endothelschicht* und einer dünnen Lage von *Bindegewebe* besteht. Außen besitzt der Herzmuskel einen spiegelnd glatten Überzug aus **Epikard**, das von einem *Mesothel*, einer dünnen *Bindegewebslage* und einer mehr oder weniger breiten subepikardialen *Fettgewebsschicht* gebildet wird, die die Unebenheiten auf der Herzoberfläche ausfüllt.

Klinischer Hinweis. Eine entzündliche Erkrankung der Herzinnenhaut wird als **Endokarditis** bezeichnet. Sie zählt zu den häufigsten Erkrankungen des Herzens. Endokarditiden können direkt durch Krankheitserreger (infektiöse Endokarditis), aber auch durch andere Mechanismen hervorgerufen werden (thrombotische und rheumatische Endokarditis). Bei der infektiösen Endokarditis ist vor allem das Endokard der Herzklappen betroffen.

C13 Auricula sinistra, **CD14** Ventriculus sinister, **CD15** Ventriculus dexter, **CD16** Atrium dextrum, **C17** Auricula dextra, **CD18** V. cava superior, **D19** V. cava inferior, **D20** Vv. pulmonales, **D21** Atrium sinistrum.

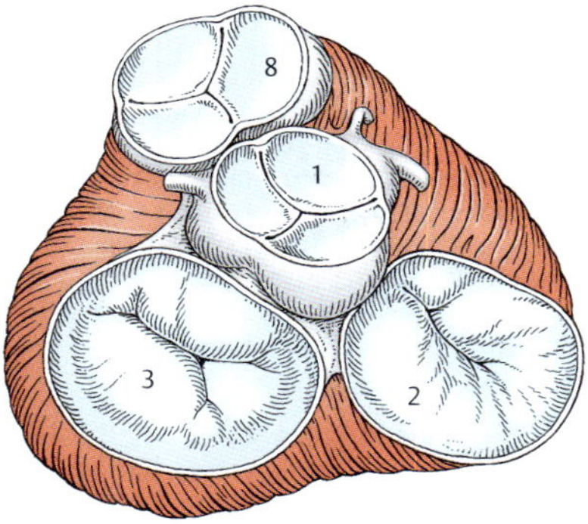

A Ventilebene von kranial

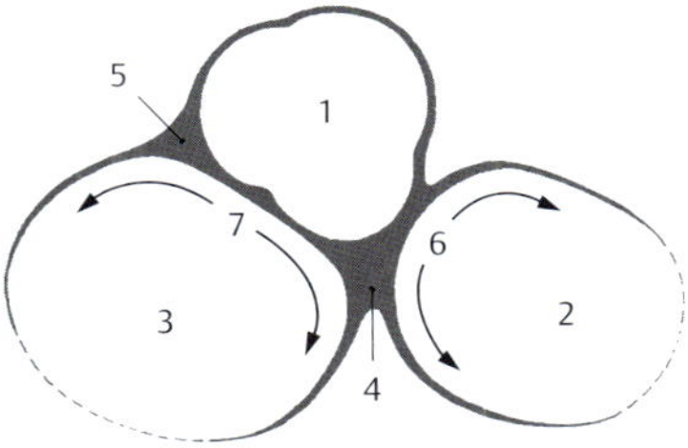

B Herzskelett, isoliert, von kranial

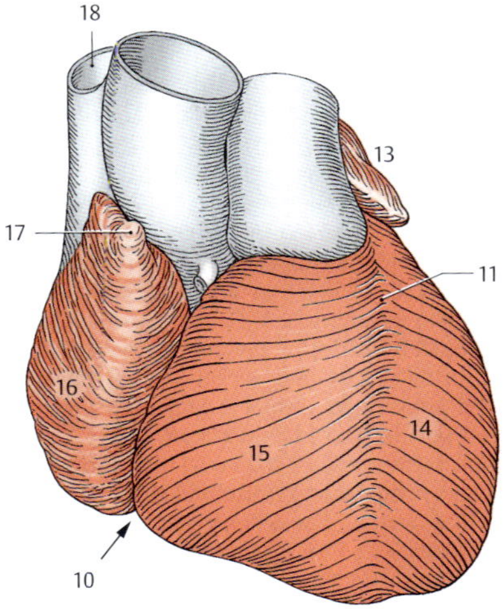

C Herz von ventral, Herzmuskulatur

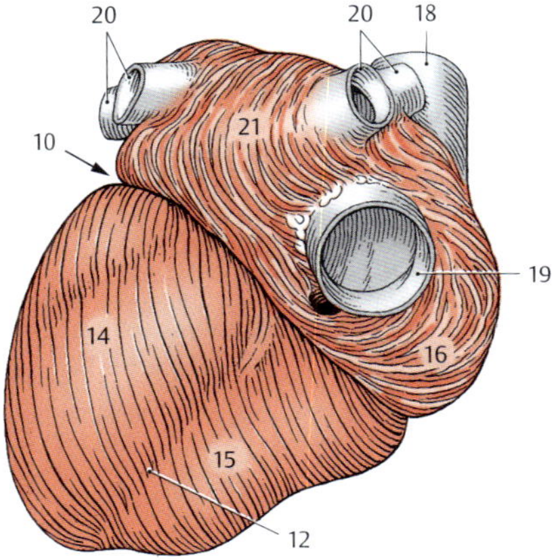

D Herz von dorsal, Herzmuskulatur

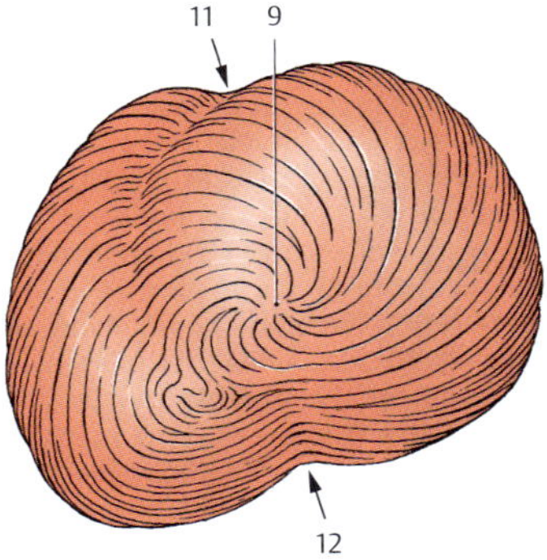

E Herzmuskulatur an der Herzspitze

Herzwandschichten, Histologie und Ultrastruktur

Arbeitsmyokard

Das Arbeitsmyokard besteht aus einzelnen Muskelzellen, die eine im Prinzip der Skelettmuskulatur gleichartige, an Myofibrillen gebundene **Querstreifung** aufweisen. Die kontraktilen Proteine sind wie in der Skelettmuskulatur in *Sarkomeren* organisiert (Bd. 1 S. 18).

Lichtmikroskopisches Bild (AB). Die **Herzmuskelzellen** (Kardiomyozyten) (**AB1**) sind bis zu 120 µm lang und haben beim gesunden Erwachsenen einen mittleren Durchmesser von 12 – 15 µm. Sie sind *verzweigt*, gehen *End-zu-End-Verbindungen* mit benachbarten Zellen ein und lagern sich zu *Bündeln* zusammen. Auf diese Weise bilden sie ein kompliziertes **dreidimensionales Gefüge**, in dessen Spalten *lockeres Bindegewebe* (**AB2**) mit einem *dichten Kapillarnetz* untergebracht ist. Der blasse **Zellkern** (**AB3**) einer Herzmuskelzelle liegt zentral und wird von einer **perinukleären myofibrillenfreien Zone** (**A4**) umgeben, die *sarkoplasma- und organellenreich* ist und in der sich *Glykogengranula* und gelbbraune *Lipofuszintröpfchen* ansammeln können. Die *queren Zellgrenzen* zwischen aneinanderstoßenden Herzmuskelzellen werden als Glanzstreifen, **Disci intercalares** (**A5**), bezeichnet.

Elektronenmikroskopisches Bild (C). Man erkennt, dass sich hinter einem Discus intercalaris die Stelle verbirgt, an der einander gegenüberliegende Membranen, **Sarkolemmata** (**C6**), verschiedener Herzmuskelzellen auf komplizierte Weise miteinander verzahnt sind und für die Erregungsausbreitung wichtige **Zellkontakte** in Form von *Desmosomen* (**C7**) und *Gap junctions* (*Nexus*) (**C8**) ausbilden. An den Disci intercalares enden die *Aktinfäden* (**C9**) einer Zelle in einer verdichteten **Grenzschicht** *(Zonulae adhaerentes)* (**C10**), ihre Verlaufsrichtung wird jedoch von den Aktinfilamenten der angrenzenden Zelle fortgesetzt. Herzmuskelzellen sind reich an großen **Mitochondrien** (**C11**), die zwischen den Myofibrillen liegen. Sie dekken den hohen Energiebedarf für die Kontraktion der Myofibrillen. Über die Herzmuskelzelle verteilt finden sich 2 Systeme membranumschlossener, intrazellulärer Kanälchen. Das System aus transversalen Tubuli oder **T-Tubuli** (**C12**) ist ein spezielles *Derivat des Sarkolemms*, das System aus longitudinalen Tubuli oder **L-Tubuli** (**C13**) wird vom *endoplasmatischen Retikulum* der Herzmuskelzelle gebildet.

Spezifisches Erregungsbildungs- und Erregungsleitungssystem (D)

Die zugehörigen Zellen (**D14**) (S. 26) haben häufig einen *größeren Durchmesser* als diejenigen des Arbeitsmyokards und liegen, eingebettet in Bindegewebe, meist direkt unter dem Endokard (**D15**). Sie sind *fibrillenärmer* aber auffällig reich an Sarkoplasma sowie an *Glykogen*. In diesen Zellen ist auch anaerobe Energiegewinnung möglich. Weitere Informationen s. Lehrbücher der Histologie.

Klinischer Hinweis. Herzmuskelzellen sind nicht regenerationsfähig. Temporäre Mangelversorgung führt zu reversiblen Schäden, während langandauernde Mangelversorgung, **Ischämie**, zu irreversiblen Schäden in Form von Nekrosen mit Ersatz durch bindegewebige Narben führt.

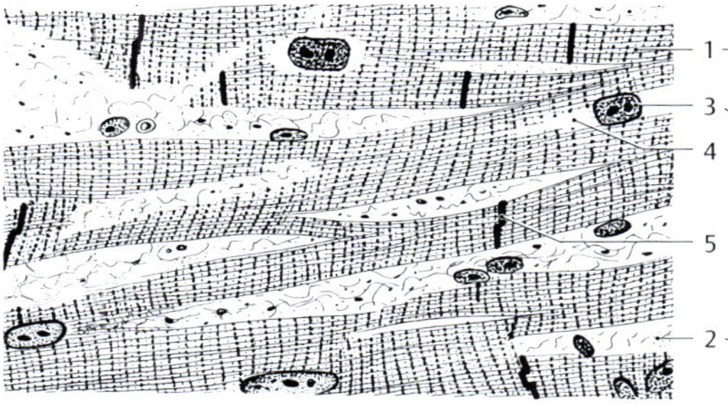

A Herzmuskelgewebe, längs, lichtmikroskopische Dimension

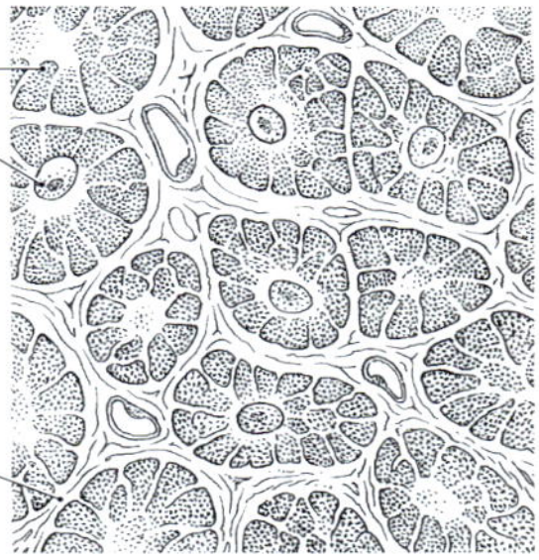

B Herzmuskelgewebe, quer, lichtmikroskopische Dimension

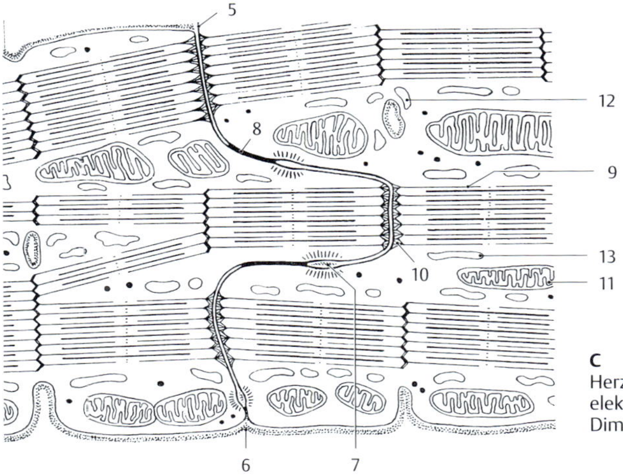

C Herzmuskelgewebe, elektronenmikroskopische Dimension

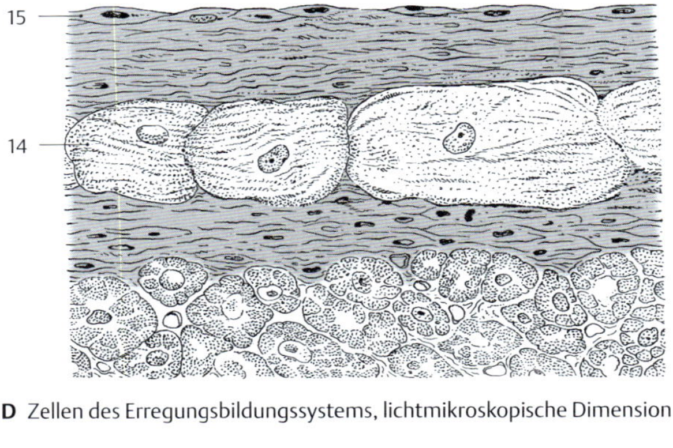

D Zellen des Erregungsbildungssystems, lichtmikroskopische Dimension

Herzklappen

Segelklappen (Valvae cuspidales)

Die Segelklappen, Valvae atrioventriculares, sind für den Verschluss zwischen Vorhof und Kammern während der Systole verantwortlich. Die Segel (Cuspes) bestehen aus einer Bindegewebsplatte, die beidseits von Endokard überzogen ist und keine Blutgefäße enthält. Die Vorhoffläche der Segel ist glatt, von ihren freien Rändern und von ihrer Unterseite entspringen die Sehnenfäden, Chordae tendineae.

Trikuspidalklappe. Die drei Segel dieser Klappe liegen vorn, **Cuspis anterior** (**A–C1**), hinten, **Cuspis posterior** (**A–C2**), und an der Kammerscheidewand, **Cuspis septalis** (**A–C3**). Das vordere Segel (**A–C1**) ist das größte; seine Sehnenfäden sind am starken *M. papillaris anterior* (**C4**) verankert, der aus der *Trabecula septomarginalis* hervorgeht. Der Ansatz des septalen Segels (**C5**) liegt auf Höhe der *Pars membranacea* der Scheidewand und unterteilt diese in eine *vordere, interventrikuläre Portion* zwischen den beiden Ventrikeln und eine *hintere, atrioventrikuläre Portion* zwischen rechtem Vorhof und linker Kammer. Zwischen den 3 großen Segeln liegen kleine **Verbindungssegel** (**A–C6**), die nicht bis zum Anulus fibrosus reichen.

Bikuspidalklappe. Die zweizipflige Bikuspidalklappe (Valva mitralis, Mitralklappe) verschließt das Ostium atrioventriculare sinistrum und besitzt ein medial vorn gelegenes Segel, **Cuspis anterior** (**AB7**), und ein lateral hinten gelegenes, **Cuspis posterior** (**AB8**). Die kurzen und kräftigen Sehnenfäden sind an einem vorderen und einem hinteren *Papillarmuskel* so befestigt, dass jeder Papillarmuskel die einander benachbarten Teile beider Klappensegel trägt. Das vordere Segel geht an seinem septalen Ursprung in die Wand der Aorta (**AB9**) über. Neben den beiden großen besitzt die Mitralklappe 2 kleine Segel, **Cuspides commissurales** (**AB10**), die jedoch nicht bis zum Anulus fibrosus reichen.

Funktionelle Anatomie. In der Füllungsphase, **Kammerdiastole**, in der das Blut aus den Vorhöfen in die Kammern strömt, entfernen sich die Segelränder voneinander und die Klappen sind geöffnet (**A**). In der Austreibungsphase, **Kammersystole**, kontrahiert sich das Kammermyokard und die Blutsäule wird in die Ausflussbahn getrieben (**B**). Dabei verhindert der komplizierte Befestigungsapparat der Segelklappen, dass die Segel in den Vorhof zurückschlagen.

Taschenklappen (Valvae semilunares)

Die Klappen von Truncus pulmonalis (**AB11**) und Aorta (**AB9**) sind aus je 3 nahezu gleich großen Klappen, **Valvulae semilunares**, zusammengesetzt. Sie sind **Endokardduplikaturen**. Der Ansatz der Taschenklappen ist bogenförmig, die Arterienwände sind im Bereich der Klappen dünn und ausgebuchtet (**D**). Der freie Rand jeder Klappe besitzt in der Mitte ein Faserknötchen, *Nodulus valvulae semilunaris* (**D12**). Zu beiden Seiten des Knötchens erstreckt sich längs des Klappenrandes ein dünner, halbmondförmiger Saum, *Lunula valvulae semilunaris* (**D13**).

Pulmonalklappe (Valva trunci pulmonalis). Sie befindet sich an der Grenze zwischen Conus arteriosus und Truncus pulmonalis und setzt sich aus einer vorderen Klappe, **Valvula semilunaris anterior** (**A14**), einer rechten, **Valvula semilunaris dextra** (**A15**), und einer linken, **Valvula semilunaris sinistra** (**A16**) zusammen. Die Wand des Truncus pulmonalis ist gegenüber der Klappe zu einem seichten *Sinus* (**A17**) ausgebuchtet.

Aortenklappe (Valva aortae). Sie liegt an der Grenze zwischen Vestibulum aortae und Aorta und besitzt eine hintere Klappe, **Valvula semilunaris posterior** (**A18**), eine rechte, **Valvula semilunaris dextra** (**A19**) und eine linke, **Valvula semilunaris sinistra** (**A20**). Die Gefäßwand ist im Klappenbereich nach außen vorgebuchtet, *Sinus aortae* (**A21**), der Gesamtquerschnitt dadurch vergrößert (*Bulbus aortae*). Im Sinus aortae der linken Taschenklappe (**D**) entspringt die *A. coronaria sinistra* (**AD22**), im Sinus aortae der rechten Taschenklappe die *A. coronaria dextra* (**AD23**).

Funktionelle Anatomie. In der **Kammerdiastole** (**A**), während die Blutsäule im Truncus pulmonalis und in der Aorta Druck auf die Gefäßwand ausübt, werden die Taschen entfaltet, das Ventil wird geschlossen. Die Knötchen an den Taschenrändern sichern den Verschluss. In der **Kammersystole** (**B**) werden die Taschenränder durch den höheren Druck im vorgeschalteten Ventrikel voneinander entfernt, sie legen sich jedoch wegen Wirbelbildungen der Gefäßwand nicht vollständig an.

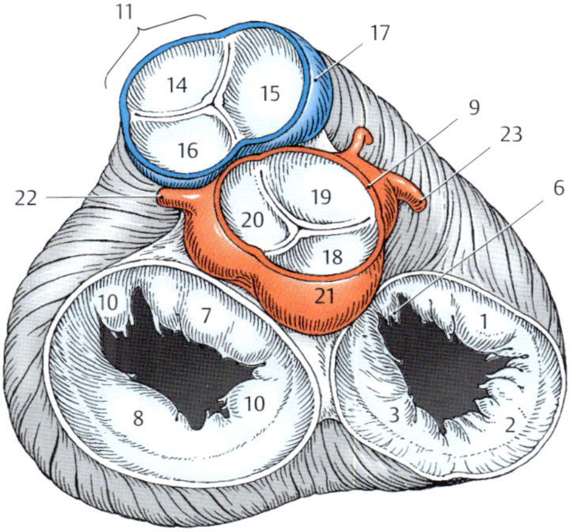

A Herzklappenebene, Diastole

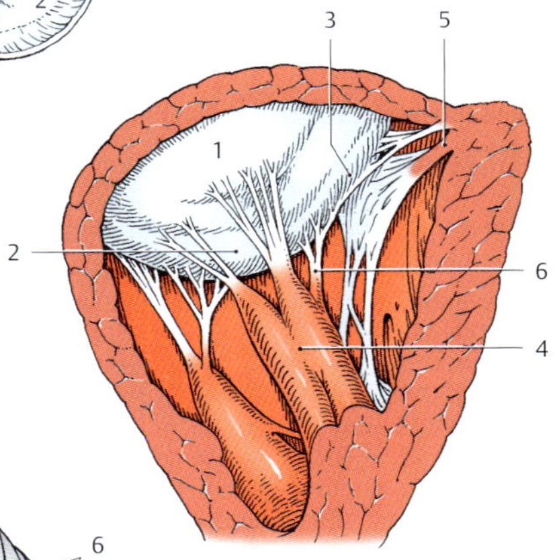

C Trikuspidalklappe, Ansicht von ventral

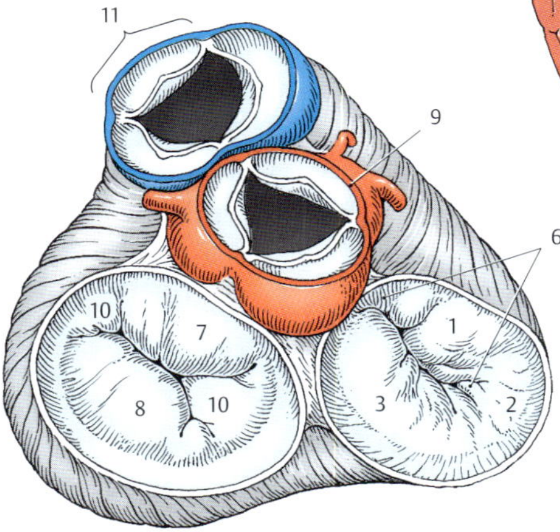

B Herzklappenebene, Systole

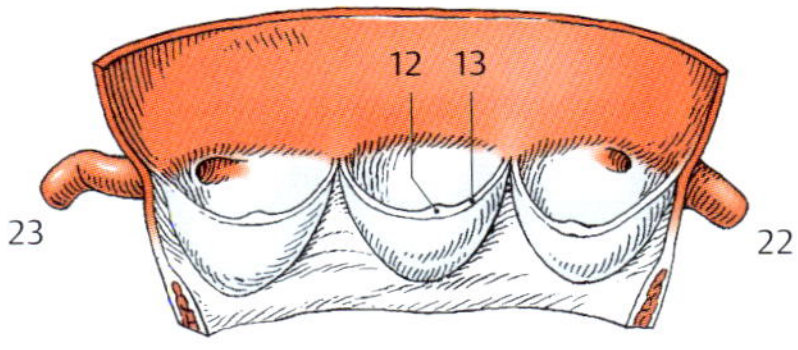

D Ostium aorticum, gespalten und aufgeklappt

Gefäße des Herzens

Die **Vasa privata** oder Vasa nutricia des Herzens sind jene Blutgefäße, über die die Ernährung des Herzmuskels erfolgt. Die **Vasa publica** sind die großen „Funktions"-Gefäße an der Herzbasis. Aufgrund der Lage ihrer Stammgefäße in der Herzkranzfurche, Sulcus coronarius, werden die Vasa privata als Herzkranzgefäße oder **Koronargefäße** bezeichnet. Der kurze **Koronarkreislauf** setzt sich aus den *Herzkranzarterien* (den ersten Ästen der Aorta), einem dicht unter der myokardialen Oberfläche gelegenen *Kapillarnetz* und den *Herzkranzvenen* zusammen, die zum größten Teil im *Sinus coronarius* zusammenfließen und in den rechten Vorhof münden.

Koronararterien, Aa. coronariae (A – C)

Die Hauptstammgefäße, **Aa. coronaria dextra** (**AC1**) et **sinistra** (**AC2**), entspringen im *Sinus aortae* der rechten und linken Taschenklappe.

A. coronaria dextra (A1). Sie tritt in den *Sulcus coronarius* (**A3**) der rechten Seite ein und wird dabei zunächst vom rechten Herzohr (**A4**) überlagert. Nach Astabgaben zum rechten Vorhof, zur Vorderseite des rechten Ventrikels und Abgang des **R. marginalis dexter** (**A5**) folgt sie dem Sulcus coronarius nach dorsal bis zum *Sulcus interventricularis posterior* (**B6**), in den sie den **R. interventricularis posterior** (**B7**) entlässt. Die A. coronaria dextra versorgt in den meisten Fällen (beim sog. **ausgeglichenen Versorgungstyp**) den rechten Vorhof, das Erregungsbildungssystem, den größten Teil des rechten Ventrikels, den dorsalen Teil des Kammerseptums und die angrenzende Facies diaphragmatica.

A. coronaria sinistra (A2). Der kurze Stamm verläuft zunächst zwischen Truncus pulmonalis (**A8**) und linkem Herzohr (**A9**) und teilt sich dann in den **R. interventricularis anterior** (**A10**), der im *Sulcus interventricularis anterior* (**A11**) nach kaudal zieht, und den **R. circumflexus** (**A12**), der im *Sulcus coronarius* nach dorsal verläuft. Während die Stammgefäße der Herzkranzarterien oberflächlich im subepikardialen Fettgewebe der Sulci liegen, werden ihre Äste häufig schon von Myokard oder Myokardbrücken umgeben. Die A. coronaria sinistra versorgt beim **ausgeglichenen Versorgungstyp** den größten Teil des linken Ventrikels, den ventralen Teil des Kammerseptums, ein Stück des rechten Ventrikels an der Facies sternocostalis und den linken Vorhof.

Klinischer Hinweis. Die Koronararterien besitzen untereinander kleine Anastomosen, die jedoch bei einem Gefäßverschluss nicht zur Ausbildung eines Kollateralkreislaufs ausreichen. Die Koronararterien werden deshalb als **funktionelle Endarterien** bezeichnet. Bei einem Gefäßverschluss kann der zugehörige Myokardabschnitt nicht mehr ausreichend mit Blut versorgt werden, es kommt zum **Herzinfarkt**. Der akute Herzinfarkt entsteht in über 90 % der Fälle durch eine frische Koronarthrombose auf dem Boden eines rupturierten atherosklerotischen Plaques.

Herzkranzvenen, Vv. cordis (A – B)

Der größte Teil des sauerstoffarmen Blutes aus den Herzwänden fließt über Venen, die in Begleitung der Arterien verlaufen, zum **Sinus coronarius** (**B13**), der im hinteren Teil des *Sulcus coronarius* (**AB3**) liegt. Größere Zuflüsse zum Sinus coronarius sind die **V. interventricularis anterior** (**A14**), die im linken Sulcus coronarius zur **V. cardiaca magna** (**B15**) wird, die **V. cardiaca media** (**B16**) im *Sulcus interventricularis posterior* und die **V. cardiaca parva** (**B17**) von rechts. Während etwa ²/₃ des sauerstoffarmen Blutes über größere Venen und den Sinus coronarius direkt in den rechten Vorhof gelangen, münden kleinere Venen, *Vv. ventriculi dextri*, direkt in den rechten Vorhof und kleinste Venen, *Vv. cardiacae minimae*, direkt in die Innenräume des Herzens.

Lymphgefäße

Das dichte Lymphgefäßnetz des Herzens gliedert sich in ein **tiefes endokardiales**, ein **mittleres myokardiales** und ein **oberflächliches epikardiales Netz**. Größere Sammelgefäße verlaufen epikardial in Begleitung von Aorta und Truncus pulmonalis. Die zugehörigen regionalen Lymphknoten gehören zur Gruppe der tracheobronchialen und der **vorderen mediastinalen Lymphknoten** (S. 82).

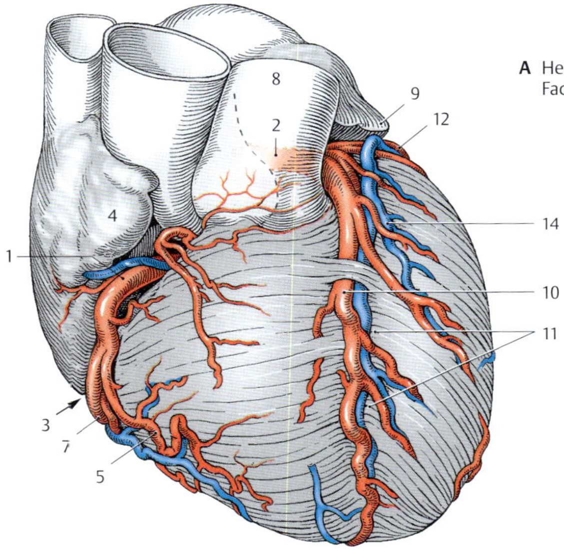

A Herzkranzgefäße an der Facies sternocostalis

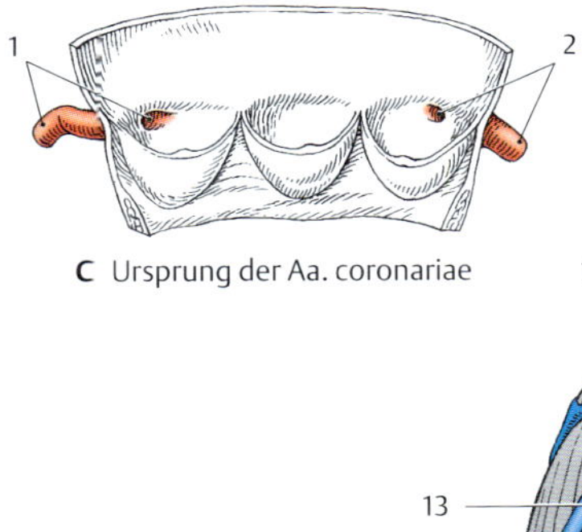

C Ursprung der Aa. coronariae

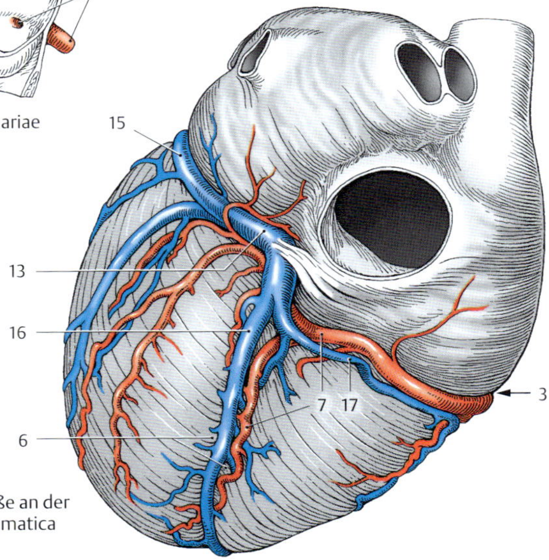

B Herzkranzgefäße an der Facies diaphragmatica

Erregungsbildungs- und Erregungsleitungssystem

Das Herz besitzt spezifische Muskelzellen, die für Bildung und Weiterleitung der spontanen, rhythmischen Erregung, die den Herzschlag auslöst, verantwortlich sind und in ihrer Gesamtheit als Erregungsbildungs- und Erregungsleitungssystem, **Complexus stimulans cordis** und **Systema conducente cordis**, bezeichnet werden. Diese spezifischen Herzmuskelzellen unterscheiden sich histologisch und funktionell von der übrigen Herzmuskulatur, dem sog. *Arbeitsmyokard*. An 2 Stellen sind sie zu **knotenförmigen Gebilden** zusammengelagert, *Sinusknoten (Nodus sinuatrialis)* und *Atrioventrikular-(AV-)knoten (Nodus atrioventricularis)*. Größtenteils verlaufen sie jedoch in Form von **Bündeln**, die in ein Atrioventrikularbündel, *Fasciculus atrioventricularis*, und einen rechten und linken ventrikulären Erregungsleitungsschenkel, *Crus dextrum* und *Crus sinistrum*, gegliedert werden. Der Weg, den die Erregung von ihrer Bildungsstätte bis zur funktionellen Überleitung auf die Arbeitsmuskulatur nimmt, wird im Folgenden anhand der nachweisbaren morphologischen Strukturen beschrieben (**A-B**). Der **Sinusknoten** (**A1**) (Keith-Flack-Knoten) liegt in der Nähe der Einmündungsstelle der V. cava superior (**A2**) subepikardial im *Sulcus terminalis* auf der Dorsalseite des rechten Vorhofs. Der spindelförmige, etwa 10 mm lange Knoten wird als **Schrittmacher der Herzaktion** bezeichnet, da er regelmäßig etwa 60–80 Erregungen pro Minute bildet und an die übrigen Teile des Erregungsbildungs- und Erregungsleitungssystems weiterleitet. Der zweite Abschnitt des spezifischen Herzmuskelgewebes ist der an der Vorhofkammergrenze gelegene ca. 5 mm lange **Atrioventrikularknoten** (AV-Knoten, Aschoff-Tawara-Knoten) (**A3**). Er liegt im *Septum interatriale* (**A4**) zwischen der Einmündung des Sinus coronarius (**A5**) und dem septalen Segel der Trikuspidalklappe (**A6**). Die vom Sinusknoten erzeugte Erregung wird über das Arbeitsmyokard des rechten Vorhofs zum AV-Knoten geleitet. Hier beginnen die Bündel des Erregungsleitungssystems. Sie bilden den **Fasciculus atrioventricularis** (**A7**) oder das **His-Bündel**, dessen Stamm, **Truncus fasciculi atrioventricularis**, das Herzskelett in Richtung auf die Ventrikel durchsetzt. Der Fasciculus atrioventricularis erreicht auf der Seite des rechten Ventrikels den oberen Rand der muskulären Kammerscheidewand und spaltet sich in einen rechten und linken Erregungsleitungsschenkel. Diese ziehen beiderseits subendokardial in der Kammerscheidewand in Richtung auf die Herzspitze. Das **Crus dextrum** (**A8**) verläuft bogenförmig abwärts und zieht in die *Trabecula septomarginalis* (**A9**), über die es den *vorderen Papillarmuskel* (**A10**) erreicht. Die peripheren Äste des Erregungsleitungsschenkels sind die **Rami subendocardiales** (**A11**), die subendokardial ein Geflecht bilden. Dieses endet in funktionellen Verbindungen zunächst an den *Papillarmuskeln* oder dem *herzspitzennahen Kammermyokard* und zieht dann mit rückläufigen Bündeln in den *Trabeculae carneae* zum *Myokard der Herzbasis*. Vereinzelt bilden spezialisierte Herzmuskelzellen falsche Sehnenfäden, **Purkinje-Fasern**, die zu Papillarmuskeln ziehen.

Das **Crus sinistrum** (**B12**) breitet sich fächerförmig in flachen Bündeln auf dem Kammerseptum aus. Diese Bündel sind meistens in *2 Hauptzügen* angeordnet. Sie ziehen zur *Basis der Papillarmuskeln*, verzweigen sich zu *subendokardialen Netzen*, bilden funktionelle Verbindungen zum *herzspitzennahen Kammermyokard* und erreichen rückläufig das *Kammermyokard der Herzbasis*.

Funktionelle Anatomie. Alle Teile des Erregungsbildungs- und -leitungssystems sind grundsätzlich in der Lage, Reize zu bilden, doch ist die Erregungsfrequenz des Sinusknotens mit etwa 70/min größer als die des AV-Knotens mit 50–60/min und die der Kammer mit 25–45/min. Deshalb läuft in der Regel eine vom Sinusknoten bestimmte, koordinierte Herzaktion (**Sinusrhythmus**) ab und die nachfolgenden Zentren bleiben stumm.

Klinischer Hinweis. Unter krankhaften Bedingungen kann es zu Störungen in der Erregungsbildung und -leitung kommen, die mit Hilfe des **Elektrokardiogramms (EKG)** analysiert werden können. Herzrhythmusstörungen können mittels Ableitung intrakardialer EKGs diagnostisch exakt zugeordnet werden.

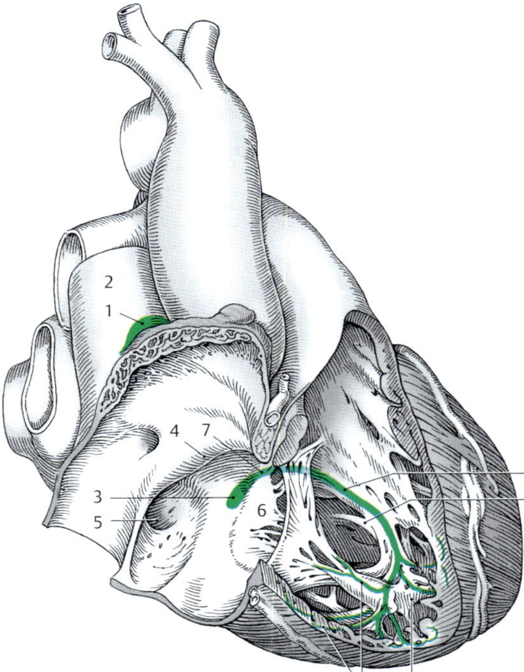

A Erregungsbildungs- und Erregungsleitungssystem von rechts

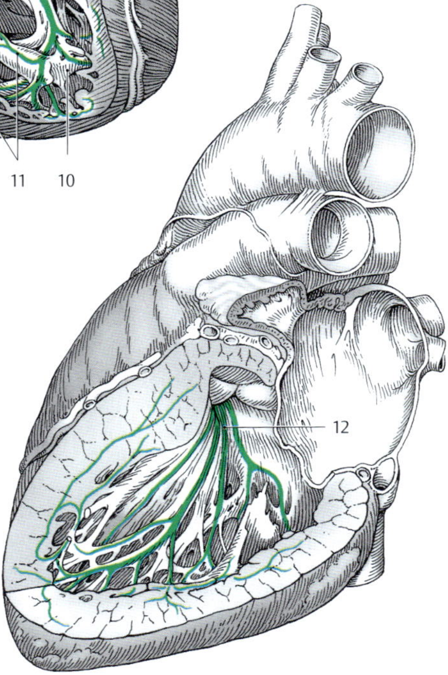

B Erregungsbildungs- und Erregungsleitungssystem von links

Innervation des Herzens

Die vom Sinusknoten ausgehende Herzaktion wird durch das autonome Nervensystem beeinflusst (Bd. 3 S. 292 ff.). Die Nervenversorgung für das Herz (**A**) erfolgt sowohl vom **sympathischen** als auch vom **parasympathischen** Teil des autonomen Nervensystems. Die Herznerven führen *autonom efferente* Fasern sowie *viszerosensible afferente* Fasern.

Sympathicus. Aus dem Halsteil des Sympathicus entspringen in Höhe der Halsganglien beidseits meistens 3 Herznerven, **N. cardiacus cervicalis superior** (**A1**), **N. cardiacus cervicalis medius** (**A2**) und **N. cardiacus cervicalis inferior** (**A3**). Sie ziehen dorsal vom Gefäß-Nerven-Strang nach kaudal zum Herzgeflecht, **Plexus cardiacus** (**A4**). Aus den oberen Thorakalganglien gehen zusätzlich *Rr. cardiaci thoracici* (**A5**) hervor, die ebenfalls zum Herzgeflecht ziehen. Die Herznerven des Sympathicus führen *postganglionäre autonome Fasern*, deren präganglionäre Abschnitte aus den oberen thorakalen Rückenmarkssegmenten (Th1 – Th4) stammen. Die sympathischen Herznerven enthalten zusätzlich *viszerosensible Fasern*, vor allem *Schmerzfasern*, deren Perikaryen in den zervikalen und thorakalen Spinalganglien liegen.
Eine **Reizung der sympathischen Herznerven** führt zu erhöhter Schlagfrequenz, größerer Schlagstärke und Erregbarkeit und zu beschleunigter Reizüberleitung im AV-Knoten.

Parasympathicus. Die parasympathischen Herznerven stammen aus dem **N. vagus** (**A6**). Sie zweigen in unterschiedlicher Höhe aus dem Halsteil des N. vagus als *Rr. cardiaci cervicales superiores* (**A7**) und *inferiores* (**A8**) ab und ziehen zum **Plexus cardiacus**. Aus dem thorakalen N. vagus strahlen zusätzlich *Rr. cardiaci thoracici* (**A9**) in das Herzgeflecht. Die Herznerven des N. vagus enthalten meist *präganglionäre autonome Fasern*, die in subepikardialen Nervenzellen im Bereich der Herzbasis auf postganglionäre Fasern umgeschaltet werden. Die *viszerosensiblen Fasern* der parasympathischen Rr. cardiaci leiten insbesondere Erregungen aus den *Druck- und Dehnungsrezeptoren*.

Eine **Reizung der parasympathischen Herznerven** führt zur Abnahme von Schlagfrequenz und Schlagstärke, zu verminderter Erregbarkeit und zu verlangsamter Reizüberleitung im AV-Knoten.

Plexus cardiacus

Die sympathischen Nn. cardiaci und die parasympathischen Rr. cardiaci verzweigen sich oberhalb des Aortenbogens und laufen an der Herzbasis zum **Plexus cardiacus** (**A4**) zusammen, der nach topografischen Gesichtspunkten in einen oberflächlichen (**A4 a**) und einen tiefen Teil (**A4 b**) gegliedert wird. In den Plexus sind Nervenzellen eingelagert, die in kleineren und größeren Ansammlungen, u. a. *Ganglia cardiaca* (**A10**), zusammenliegen. Der **oberflächliche** oder ventrale Teil des Plexus liegt unterhalb des Aortenbogens vor der rechten Pulmonalarterie und wird überwiegend von Fasern der *linken Herznerven* gespeist. Der **tiefe** oder dorsale Teil des Plexus liegt hinter dem Aortenbogen und ventral der Bifurkation der Luftröhre, Trachea (**A11**). Er enthält Fasern von *Herznerven beider Seiten*. Beide Teile des Plexus cardiacus sind untereinander verbunden und geben letztlich die *eigentlichen Herzäste* ab, die über *Geflechte* entlang den Koronararterien und den Vorhöfen zu allen Versorgungsgebieten des Herzens gelangen.

Sensible (afferente) Innervation. Die Herzgeflechte enthalten auch viszerosensible Fasern, die im Zervikalmark (C3 – C4) und im Thorakalmark vor allem in Th1 – Th7 enden. Diese Projektion der Fasern in die Zervikal- und Thorakalsegmente des Rückenmarks erklärt die Projektion des Herzschmerzes, z. B. bei einem Herzinfarkt, in die linke Schulter-Hals-Region und auf die ulnare Seite des linken Armes (Head-Zone).

A12 Ganglion cervicale superius, **A13** Ganglion cervicale medium, **A14** Ganglion cervicothoracicum (Ganglion stellatum), **A15** Ganglia thoracica, **A16** N. laryngeus recurrens.

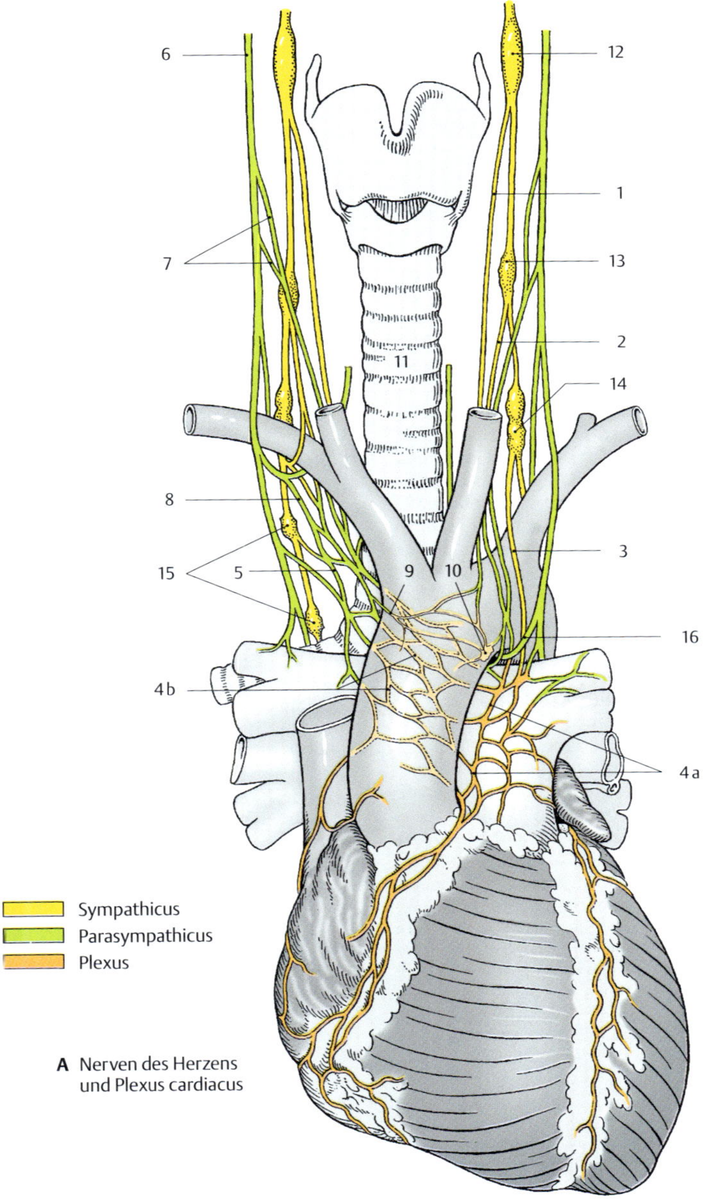

A Nerven des Herzens und Plexus cardiacus

Herzbeutel

Das Herz liegt wie alle Eingeweideorgane, die starken Volumenänderungen und Verschiebungen gegenüber Nachbarorganen ausgesetzt sind, in einer serösen Höhle, der Perikardhöhle, **Cavitas pericardialis (B)**.

Der Herzbeutel, **Pericardium** (**AB1**), umhüllt das Herz und die herzbasisnahen Abschnitte der großen Gefäße. Es besteht aus 2 Anteilen, dem äußeren Pericardium fibrosum und dem inneren Pericardium serosum. Das **Pericardium fibrosum** bildet einen kegelförmigen *Sack aus faserreichem kollagenem Bindegewebe*, der das Herz umhüllt, ohne mit ihm selbst verbunden zu sein. Das **Pericardium serosum** besteht aus einem zweiblättrigen, geschlossenen System innerhalb des Pericardium fibrosum. Es setzt sich wie jede Serosa aus einem parietalen und viszeralen Blatt zusammen. Die *Lamina visceralis* oder *Epicardium* liegt der Oberfläche des Herzens und der der großen Gefäßstämme direkt an und schlägt auf die *Lamina parietalis* (**B2**) um, die ihrerseits die Innenseite des Pericardium fibrosum (**B3**) auskleidet.

Pericardium fibrosum. Es ist an mehreren Stellen mit umgebenden Strukturen verwachsen und fixiert dadurch die Position des Herzens im Thorax. **Kaudal** ist es mit dem Centrum tendineum des Zwerchfells, Diaphragma, verlötet. **Ventral** ist es über variabel ausgebildete *Ligg. sternopericardiaca* mit der Rückseite des Sternums (**B4**) verhaftet. Nach **dorsal** existieren ebenfalls verstärkte Bindegewebszüge zur Trachea und zur Wirbelsäule. **Lateral** wird das Pericardium fibrosum durch lockeres Bindegewebe vom parietalen Blatt der Pleurahöhle getrennt.

Pericardium serosum. Lamina parietalis und **Lamina visceralis** sind nur an der eröffneten Perikardhöhle zu überblicken. Dann werden auch die Umschlagstellen zwischen diesen Blättern sichtbar. Sie umsäumen die *V. cava superior* (**A–C5**), die *Aorta* (**A–C6**) und den *Truncus pulmonalis* (**A–C7**) kranial. Aorta und Truncus pulmonalis liegen auf einer Strecke von etwa 3 cm innerhalb des Herzbeutels. Die von Perikard bedeckten Abschnitte der kaudalen Vorderwand der *V. cava inferior* (**BC8**) sowie diejenigen der dorsalen Wände der *Vv. pulmonales* (**BC9**) sind kürzer. Die **Umschlagstellen** sind insgesamt in Form von 2 komplexen Schläuchen angeordnet (**C**), die zum einen Aorta und Truncus pulmonalis an der **Porta arteriosa** (rote Linie), zum anderen die Vv. pulmonales und die Vv. cavae an der **Porta venosa** (blaue Linie) umgeben. Zwischen den Schläuchen an der Porta arteriosa und der Porta venosa liegt eine Rinne, **Sinus transversus pericardii** (Pfeil in C). Aorta und Truncus pulmonalis liegen ventral von diesem Durchgang, die großen Venen dorsal. Die Umschlagstellen der Porta venosa schließen mehrere Nischen ein, **Recessus pericardii**. Zwischen den unteren Pulmonalvenen, der V. cava inferior (**BC8**) und der Rückseite des linken Vorhofs liegt der große **Sinus obliquus pericardii** (**B10**).

Der Herzbeutel wird rechts und links von der **Pleura** (**A11**) umgriffen. Zwischen Pleura und Perikard verlaufen beiderseits der *N. phrenicus* (**A12**) in Begleitung der *A. pericardiacophrenia* (**A13**) und der gleichnamigen Vene.

Gefäße und Nerven. Die arterielle Versorgung des Perikards erfolgt überwiegend durch die **A. pericardiacophrenica** (**A13**) aus der *A. thoracica interna*. Das venöse Blut fließt über die **V. pericardiacophrenica** (**A14**) in die *V. brachiocephalica*. Die Innervation des Perikards erfolgt über Äste des **N. phrenicus** (**A12**), des **N. vagus** und des **Truncus sympathicus**.

Klinischer Hinweis. In den perikardialen Rezessus kann es unter pathologischen Bedingungen, z. B. bei einer Perikarditis, zu größeren Ansammlungen von Flüssigkeit kommen (**Perikarderguss**). Infolge einer **fibrinösen Entzündung** können die Blätter des Pericardium serosum verkleben, was die Bewegungsmöglichkeiten des Herzens u. U. erheblich einschränkt. Solche Verklebungen können schließlich verkalken und das Krankheitsbild des **Panzerherzens** mit schwerster Funktionsbeeinträchtigung der Herzaktion hervorrufen. Bei einer Ruptur der Aortenwand kommt es infolge schnellen Bluteinstroms in die Cavitas pericardialis zur **Herzbeuteltamponade**.

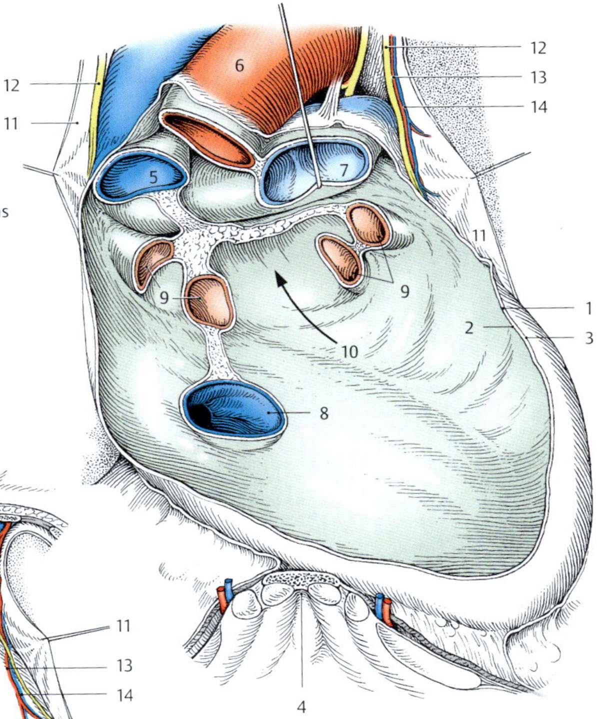

B Perikardhöhle nach Entfernen des Herzens

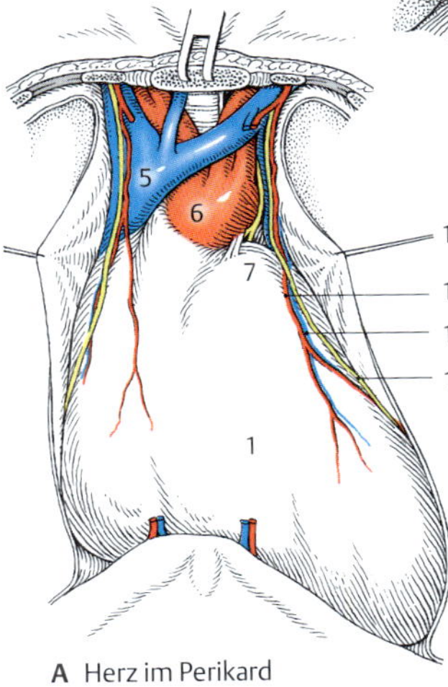

A Herz im Perikard

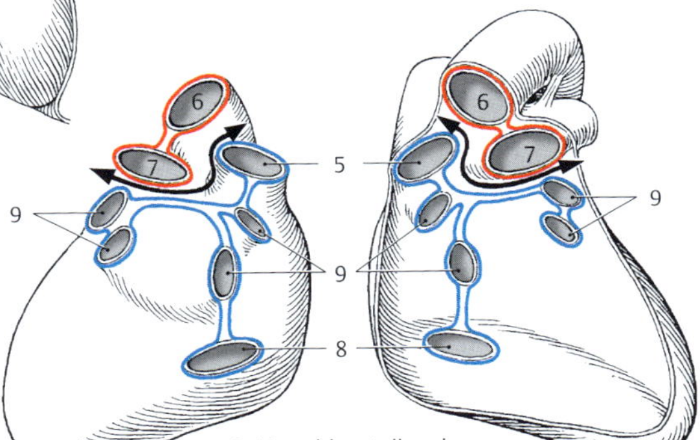

C Umschlagstellen des Perikards in das Epikard

Lage des Herzens und Herzgrenzen

Mediastinum (A). Herz und Herzbeutel liegen im Mediastinum, dem sagittal gestellten *mittelständigen Bindegewebsraum des Thorax.* **Kranial** erstreckt sich das Mediastinum bis zur Höhe der oberen Thoraxapertur, *Apertura thoracis superior* (**A1**), es geht dort kontinuierlich in den Eingeweideraum des Halses über. **Kaudal** wird das Mediastinum durch das *Zwerchfell* (**A2**) begrenzt. In der **Sagittalebene** erstreckt es sich von der *Rückseite des Brustbeins* (**A3**) bis zur *Vorderfläche der Brustwirbelsäule* (**A4**). **Lateral** wird das Mediastinum beiderseits von Mittelfell, *Pleura parietalis sive mediastinalis*, begrenzt. Das Mediastinum gliedert sich in ein oberes, **Mediastinum superius** (**A** rot), und ein unteres Mediastinum, **Mediastinum inferius** (**A** blau). Die Grenze zwischen oberem und unterem Mediastinum ist durch eine vom *Angulus sterni* ausgehende *Transversalebene* (**A5**) festgelegt. Das **obere** Mediastinum enthält *Leitungsbahnen* und den *Thymus* (S. 406), das **untere** wird durch die vordere und hintere Wand des Herzbeutels in einen vorderen Abschnitt, *Mediastinum anterius* (grünblau), einen mittleren, *Mediastinum medium* (mittelblau), und einen hinteren Abschnitt, *Mediastinum posterius* (dunkelblau), gegliedert. Das Mediastinum anterius ist ein schmaler von *Bindegewebe* ausgefüllter Raum zwischen der Rückseite des Corpus sterni und der Rippenknorpel und der vorderen Fläche des Herzbeutels. Das Mediastinum medius enthält das *Herz* und den *Herzbeutel*. Es verbreitert und vertieft sich zum oberen Mediastinum hin und enthält nicht nur lockeres Bindegewebe, sondern auch einen verformbaren Fettkörper, *Corpus adiposum retrosternale*, Lymphgefäße zur Lymphdrainage der Brustdrüsen und Äste der Vasa thoracica interna. Das Mediastinum posterius erstreckt sich zwischen der Herzbeutelhinterwand und der Ventralfläche der Brustwirbelsäule (Brustwirbelkörper 5 – 12) und enthält *große Leitungsbahnen* und die *Speiseröhre* (S. 176).

Herzgrenzen (B). Herz und Herzbeutel sind beim Lebenden lediglich durch einen kapillären Spalt getrennt, so dass sich ihre Konturen weitgehend entsprechen. Die Darstellung der Lagebeziehung kann sich daher auf das Herz beschränken.

Auch beim Gesunden variieren die Herzgrenzen in Abhängigkeit von Alter, Geschlecht und Körperhaltung. Die im Folgenden dargestellten Verhältnisse entsprechen den durchschnittlichen Verhältnissen eines Erwachsenen. Bei normaler Position des Herzens liegen zwei Drittel seiner Masse links von der Mittellinie. In **Projektion auf die vordere Brustwand** bilden die Herzgrenzen ein Trapez. Die **rechte Grenze** verläuft vom Sternalansatz der 3. Rippe bis zum Ansatz der 6. Rippe *parallel mit dem rechten Sternalrand*, etwa 2 cm von diesem entfernt. Diese Linie entspricht dem *lateralen Profil des rechten Vorhofs*. Die Verlängerung dieser Linie nach kranial markiert den *rechten Rand der V. cava superior*, während eine Verlängerung nach kaudal dem *rechten Rand der V. cava inferior* entspricht. Die rechte Grenze geht am Ansatz der 6. Rippe in die vom *Margo dexter* gebildete Kontur über und zieht zur *Herzspitze*. Die **linke Grenze** des Herzens verläuft von der Herzspitze, die im 5. Interkostalraum etwa 2 cm innerhalb der *Medioklavikularlinie* liegt, in einem nach links konvexen Bogen zu einem Punkt, der 2 cm lateral des Ansatzes der 3. Rippe liegt.

Das Herz liegt z. T. unmittelbar der vorderen Brustwand, d. h. dem Sternum an. Die Perkussion in diesem Areal ergibt einen gedämpften Klopfschall, die **absolute Herzdämpfung**. Von beiden Seiten schiebt sich der *Pleuraspalt* (rot) vor das Herz und bedeckt die seitlichen Teile des Herzens. In den Pleuraspalt schiebt sich je nach Atemlage mehr oder weniger viel *Lungengewebe* (blau). Der Klopfschall ist hier gegenüber der absoluten Herzdämpfung aufgehellt, aber noch nicht so sonor wie über dem angrenzenden Lungengewebe. Aus diesem Grund spricht man hier von der **relativen Herzdämpfung**. Sie gibt die wirkliche Größe des Herzens wieder, ihr Gebiet entspricht den Grenzen des auf die Brustwand projizierten Herzens.

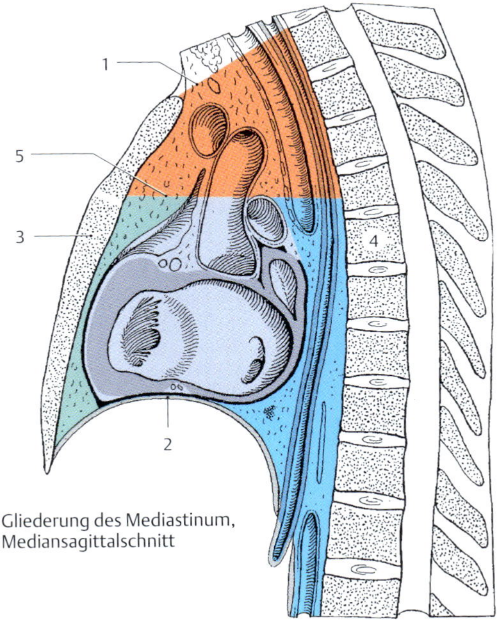

A Gliederung des Mediastinum, Mediansagittalschnitt

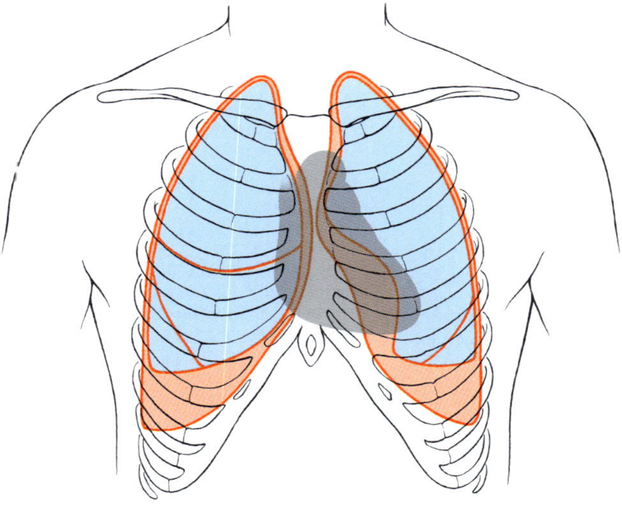

B Projektion von Herz-, Pleura- und Lungengrenzen auf den Brustkorb

Röntgenanatomie

Die konventionelle Röntgenuntersuchung des Thorax gehört zu den Basisuntersuchungen in der Diagnostik von Herzerkrankungen. Die übliche Methode ist eine **Herzfernaufnahme** im **parallelen, dorso-ventralen Strahlengang** (**A**). Schräg- und Seitenaufnahmen ergänzen das dorso-ventrale Bild.

Dorso-ventrales Bild

Der gößte Teil des Herzens liegt im **Mediastinalschatten**, der hauptsächlich durch *Wirbelsäule, Brustbein, Herz* und *große Gefäße* zustande kommt. Der Mediastinalschatten geht oben in den Hals- und unten in den Leberschatten über. Beiderseits vom Mediastinalschatten liegen die luftgefüllten und damit strahlendurchlässigen hellen **Lungen**. Normalerweise bestehen die Konturen von Herz und Gefäßen im Mediastinalschatten **rechts** aus **2**, **links** aus **4 Bögen**.

Rechte Seite. Der Vergleich des Röntgenbildes mit der Lage des Herzens in Projektion auf die vordere Brustwand (S. 33 **B**) zeigt, dass der obere flache Bogen von der *V. cava superior* (**A1**) hervorgerufen wird und der untere dem *rechten Vorhof* (**A2**) entspricht. Bei tiefer Inspiration kann am rechten unteren Rand zusätzlich die *V. cava inferior* sichtbar werden.

Linke Seite. Der linke Rand des Herzschattens besitzt 4 Bögen. Hier wird der obere Bogen durch den distalen Abschnitt des *Aortenbogens* (**A3**) hervorgerufen. Unterhalb vom Aortenbogen wölbt sich in unterschiedlicher Weise der *Truncus pulmonalis* (**A4**) vor. Darunter folgt ein kleiner, häufig nur schwer abgrenzbarer Bogen, der dem *linken Herzohr* (**A5**) entspricht. Der untere, nach links konvexe Bogen bildet den *Rand der linken Kammer* (**A6**) ab. Die Einschnürung am oberen Rand des Ventrikelbogens wird auch als *Herztaille* bezeichnet.

Nach kaudal geht der Herzschatten kontinuierlich in den Schatten von *Zwerchfell* (**A7**) und *Oberbauchorganen* über, so dass der kaudale Rand nicht exakt abgrenzbar ist.

Auskultation

Durch Abhorchen, Auskultation, der Herztöne kann man wichtige Informationen über den Funktionszustand der Herzaktion (S. 42) gewinnen. Herztöne sind Schwingungen, die während der Herzaktion entstehen und auf die Brustwand fortgeleitet werden. Der **1. Herzton** entsteht in der **Anspannungsphase der Systole** durch Schwingungen der Ventrikelwand, der **2. Herzton** entsteht am **Beginn der Diastole** beim Schluss der Taschenklappen von Aorta und Truncus pulmonalis. Krankhaft sind **Herzgeräusche**, die durch eine *Stenose* oder *Insuffizienz* einer Klappe hervorgerufen werden können.

Die optimalen **Auskultationsstellen** der Herzklappen (**B**) sind in der Regel nicht identisch mit der Projektion der Klappen auf die vordere Brustwand. Herztöne oder Herzgeräusche werden dort am besten hörbar, wo der von der betreffenden Klappe ausgehende Blutstrom der Brustwand am nächsten kommt. Die empirisch ermittelten Stellen für die Auskultation liegen deshalb in einiger Entfernung zu den Klappen:

- **Aortenklappe** (**B8**) parasternal im 2. Interkostalraum rechts,
- **Pulmonalklappe** (**B9**) parasternal im 2. Interkostalraum links,
- **Bikuspidalklappe** (**B10**) in der Medioklavikularlinie im 5. Interkostalraum links, d. h. nahe der Herzspitze, und
- **Trikuspidalklappe** (**B11**) am kaudalen Ende des Corpus sterni auf Höhe des 5. Interkostalraumes rechts.

Klinischer Hinweis. Der **Erbsche Punkt**, der auch als **Punctum quintum** bezeichnet wird, ist der zentrale Auskultationspunkt des Herzens im 3. Interkostalraum links parasternal, an dem fast alle Geräuschphänomene wahrnehmbar sind, besonders die hochfrequenten Töne bei Aorten- und Pulmonalisinsuffizienz.

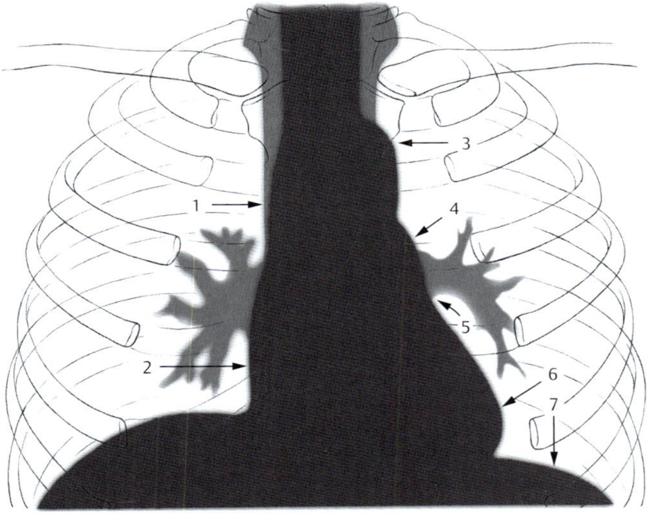

A Schematisiertes Röntgenbild des Herzens

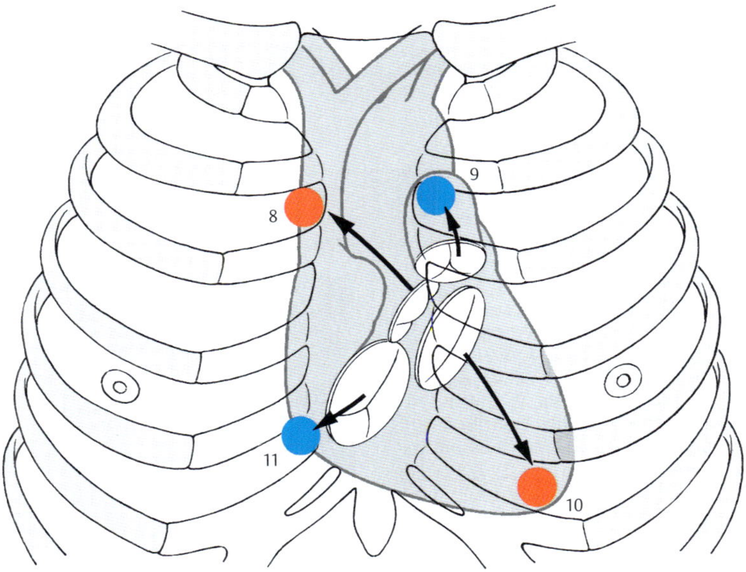

B Projektion der Herzklappen auf die vordere Brustwand und Auskultationsstellen

Schnittanatomie

Die konventionelle Röntgenuntersuchung des Herzens wird heute erweitert durch **Schnittbilder**, die mit den modernen bildgebenden Verfahren *Computertomografie*, *Kernspintomografie* und *Sonografie* gewonnen werden. Dabei ist die übliche Untersuchungsebene die **Transversalebene**, die im klinischen Sprachgebrauch auch als **axial** bezeichnet wird. Die Betrachtung der Schnittbilder durch den Untersucher erfolgt von kaudal und in Rückenlage des Patienten. Daher werden die Schnittebenen so abgebildet, dass die *dorsal* gelegene Wirbelsäule nach *unten* zeigt, das *ventral* gelegene Thoraxskelett hingegen nach *oben*. Darüber hinaus sind die *anatomisch rechts liegenden Strukturen links* abgebildet, die *anatomisch links liegenden Strukturen rechts*. Im Folgenden werden exemplarisch 3 anatomische, nahezu transversale Schnittebenen durch das Herz und die großen Gefäße in kraniokaudaler Richtung besprochen. Die Höhe der Schnittebenen in Bezug auf Herz und Thorax ist im Lagebild des Herzens (**A**) markiert.

Transversale Schnittebene in Höhe des 6. Thorakalwirbels (B)

Die Schnittebene trifft die Aufzweigung des *Truncus pulmonalis* (**B1**) in die *A. pulmonalis dextra* (**B2**) und die *A. pulmonalis sinistra* (**B3**). Ventral des Truncus pulmonalis liegt *subepikardiales Fettgewebe* (**B4**), das nach rechts bis zum Anschnitt der *Aorta ascendens* (**B5**) reicht. Ventral von Aorta und dem subepikardialen Fett liegt die schnittbedingt etwas erweiterte *Cavitas pericardiaca* (**B6**), an die ventral das Binde- und Fettgewebe des *retrosternalen Fettkörpers* (**B7**) und das *Sternum* (**B8**) grenzen. Rechts von der Aorta ascendens ist die *V. cava superior* (**B9**) angetroffen. Zwischen Aorta und V. cava superior schiebt sich der *Sinus transversus pericardii* (**B10**). Dorsal der Aufzweigung des Truncus pulmonalis liegen Anschnitte durch den *linken* (**B11**) und *rechten* (**B12**) *Hauptbronchus*. Letzterer wird bei seiner Aufzweigung in der *rechten Lunge* (**B13**) direkt von einem Ast der *A. pulmonalis dextra* (**B2**) begleitet, während die Wurzel der *V. pulmonalis dextra* (**B14**) in einiger Entfernung zum Bronchus verläuft. In Begleitung der Aufzweigungen der Hauptbronchien liegen Lymphknoten, *Nodi lymphatici bronchopulmonales* (**B15**). Dorsal der Hauptbronchien findet sich der Anschnitt durch die Speiseröhre, *Ösophagus* (**B16**), die rechts dorsal von der *V. azygos* (**B17**) und links dorsal von der *Aorta descendens* (**B18**) begleitet wird. Die Aorta descendens liegt ihrerseits in enger Nachbarschaft zum Unterlappen der *linken Lunge* (**B19**).

B20 Ductus thoracicus.

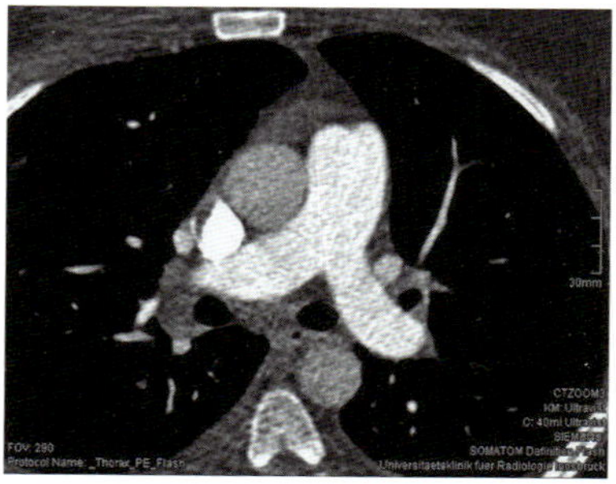

Ad B Korrespondierende Ebene im CT

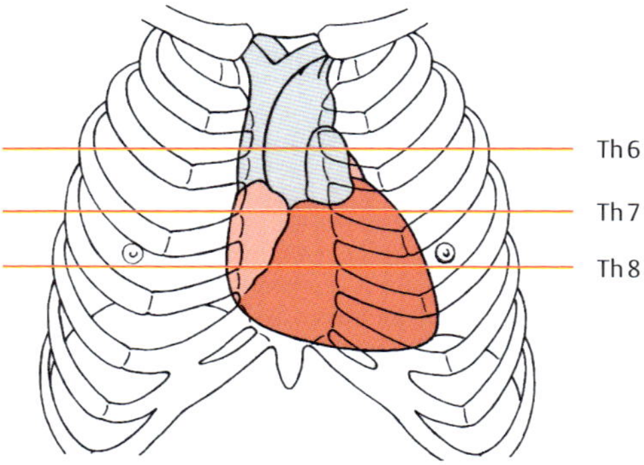

A Lage der transversalen Schnittebenen

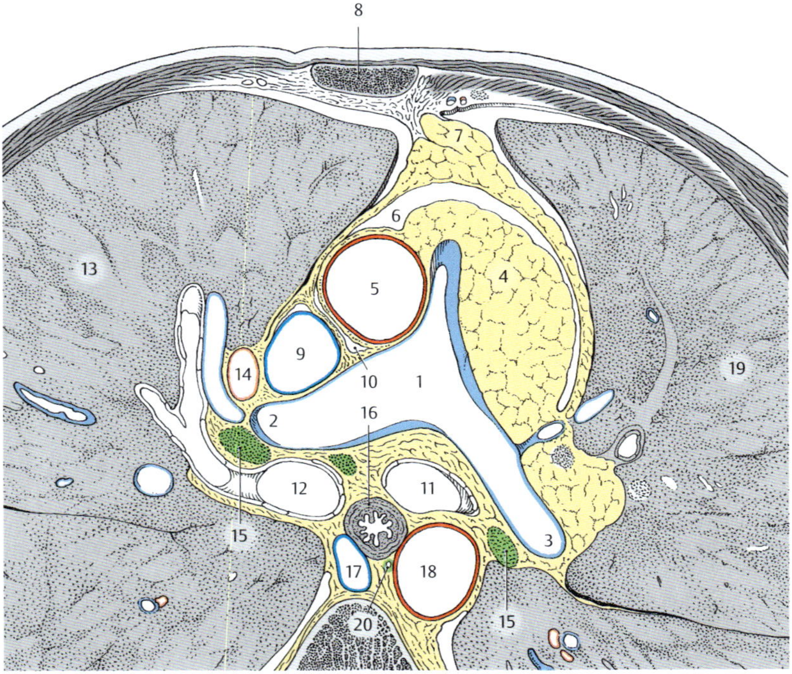

B Transversale Schnittebene in Höhe von Th 6

Schnittanatomie, Fortsetzung

Transversale Schnittebene in Höhe des 7. Thorakalwirbels (A)

Die Schnittebene trifft die *Aorta* in Höhe der *Taschenklappen* (**A1**). Ventral von der Aorta ist die Ausflussbahn des rechten Ventrikels, *Conus arteriosus* (**A2**), zu erkennen. Die Aorta wird rechts vom *Herzohr* (**A3**) des rechten Vorhofs umgriffen. Im *subepikardialen Fettgewebe* (**A4**) ist auf der linken Seite in Nähe der Aorta ein Anschnitt der *A. coronaria sinistra* (**A5**) und des *linken Herzohrs* (**A6**) zu erkennen. Der dorsale Anschnitt des Herzens wird vom *linken Vorhof* (**A7**) bestimmt, der im glattwandigen Bereich der Einmündung der unteren *Pulmonalvenen* (**A8**) angetroffen ist. Dorsal vom linken Vorhof liegt in enger Nachbarschaft der Anschnitt des *Ösophagus* (**A9**).

A10 Ast der A. pulmonalis dextra,
A11 Ast der A. pulmonalis sinistra,
A12 Cavitas pericardiaca,
A13 Rippenknorpel,
A14 rechte Lunge,
A15 V. pulmonalis dextra inferior,
A16 V. azygos,
A17 Aorta descendens,
A18 linke Lunge,
A19 Lappenbronchus rechts,
A20 Lappenbronchus links,
A31 Ductus thoracicus.

Transversale Schnittebene in Höhe des 8. Thorakalwirbels (B)

Die Schnittebene trifft alle 4 Räume des Herzens auf Höhe der Einstrombahnen durch die Atrioventrikularklappen. Die vom *linken Ventrikel* (**B21**) gebildete *Herzspitze* (**B22**) zeigt aufgrund der Darstellungsweise nach rechts oben. Die Anschnitte des linken und *rechten Ventrikels* (**B23**) sind aufgrund der unterschiedlichen Dicke des jeweiligen Kammermyokards leicht zu unterscheiden. Im *subepikardialen Fettgewebe* (**B4**) sind Anschnitte der *A. coronaria dextra* (**B24**) und der *A. coronaria sinistra* (**B5**) zu erkennen. In die Einstrombahn der rechten Kammer ragt das vordere Segel der *Trikuspidalklappe* (**B25**) vor, in die Einstrohmbahn des linken Ventrikels entsprechend das vordere Segel der *Bikuspidalklappe* (**B26**). Außerdem ist im linken Ventrikel die kräftige vordere *Papillarmuskelgruppe* (**B27**) zu erkennen. Zwischen den beiden Vorhöfen ist das *Vorhofseptum* (**B28**), zwischen den beiden Ventrikeln das *Kammerseptum* (**B29**) angetroffen. Die enge Nachbarschaft des linken Vorhofs zum *Ösophagus* (**B9**) kommt erneut zur Darstellung. An den Ösophagus grenzt nach links und dorsal die *Aorta descendens* (**B17**). Die *V. azygos* (**B16**) ist direkt ventral des Wirbels angeschnitten.

B10 Ast der A. pulmonalis dextra,
B11 Ast der A. pulmonalis sinistra,
B12 Cavitas pericardiaca (Sinus obliquus),
B14 rechte Lunge,
B15 V. pulmonalis dextra inferior,
B17 Aorta descendens,
B18 linke Lunge,
B19 Lappenbronchus rechts,
B20 Lappenbronchus links,
B30 rechter Vorhof,
B31 Ductus thoracicus.

Klinischer Hinweis. Aufgrund der lagebedingten Nachbarschaft von Ösophagus und linkem Vorhof kommt zur Beurteilung des Herzens neben der transthorakalen Echokardiografie auch eine transösophageale Variante (sog. „Schluckecho“, **TEE**) zum Einsatz. Diese ist besonders zur Einschätzung von Klappenerkrankungen oder Septierungsdefekten sowie zur Abklärung von Vorhofthromben enorm hilfreich.

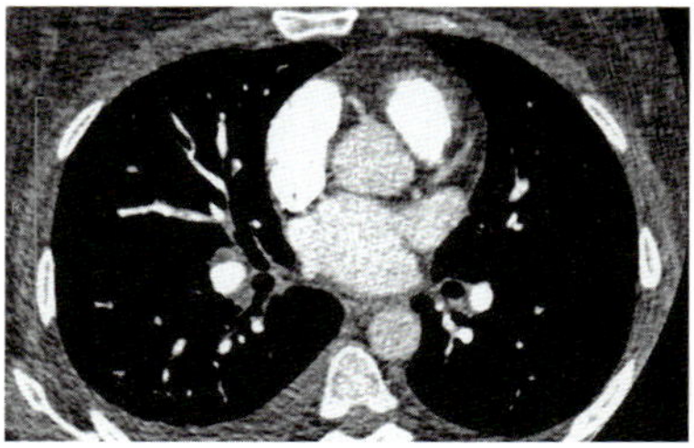

Ad A Korrespondierende Ebene im CT

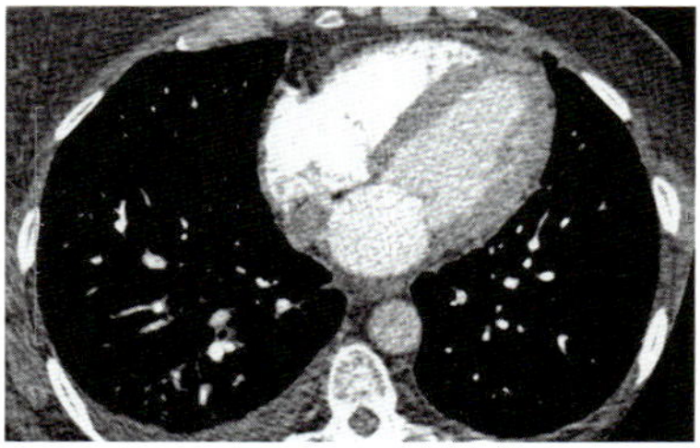

Ad B Korrespondierende Ebene im CT

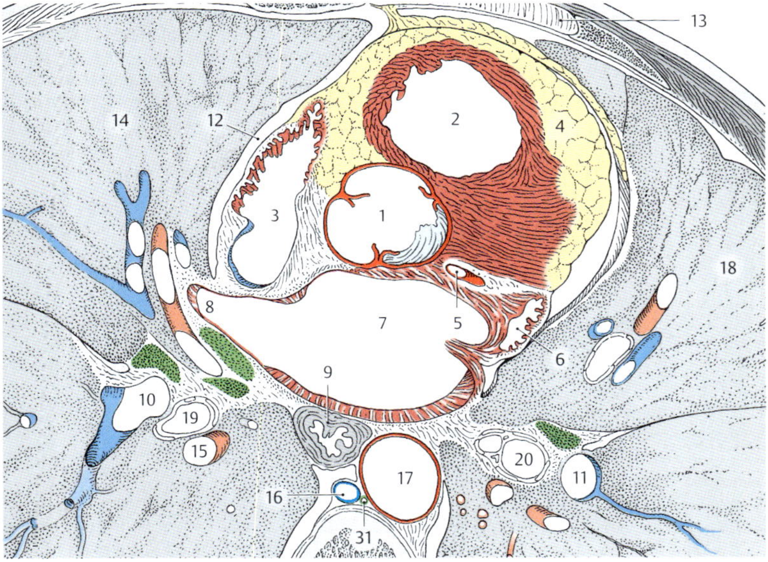

A Transversale Schnittebene in Höhe von Th 7

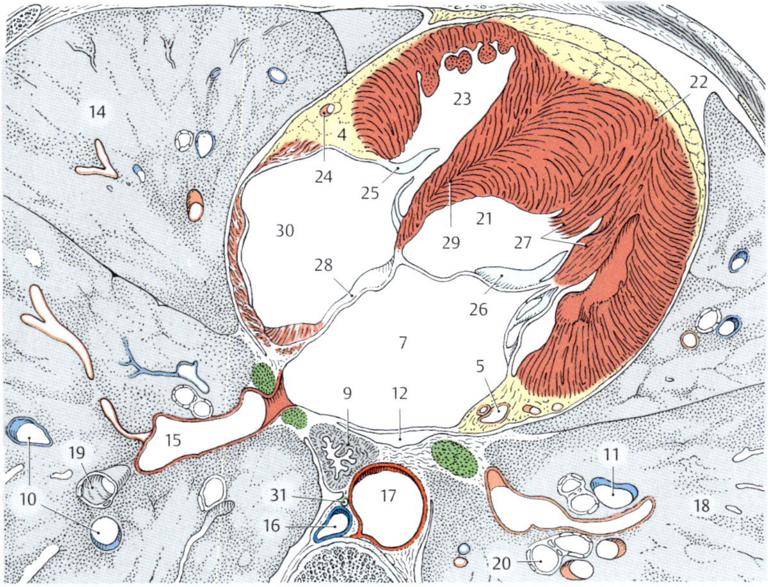

B Transversale Schnittebene in Höhe von Th 8

Schnittbildechokardiografie

Bei der Ultraschalluntersuchung des Herzens, Echokardiografie, erhält man Echosignale, deren Informationsgehalt unterschiedlich verarbeitet und sichtbar gemacht werden kann. Mit Hilfe der zweidimensionalen Schnittbildechokardiografie, **2 D-Echokardiografie**, kann man in verschiedensten Ebenen Herz und Gefäße in momentanen Echtzeitschnittbildern vom Patienten erhalten. Da Ultraschallwellen nur schlecht durch Knochen und praktisch nicht durch Luft dringen, ergeben sich durch die Lage des Herzens im knöchernen Thorax nur einige direkte Zugangswege, Fenster, für die Ultraschalluntersuchung. Bei den gängigen Untersuchungen benutzt man ein **parasternales (I)**, ein **apikales (II)**, ein **subkostales (III)** und ein **suprasternales Fenster (IV)**. Da der untersuchende Ultraschallkopf innerhalb eines Fensters beweglich in unterschiedlichste Positionen gebracht werden kann, weichen die Ebenen der 2 D-Echokardiografie zum Teil erheblich von den gängigen transversalen Untersuchungsebenen der anderen Schnittbildtechniken ab.

Vierkammerblick (A). Den Vierkammerblick kann man durch Einstellung des Ultraschallkopfes von **apikal** und von **subkostal** erhalten. Diese Schnittebene verläuft etwa *parallel zur Vorder- und Hinterwand* des Herzens durch die *Einflussbahn beider Ventrikel*, so dass alle 4 Räume des Herzens gleichzeitig angetroffen sind. *Linker Vorhof* (**A1**) und *linker Ventrikel* (**A2**) liegen rechts im Bild, die *Herzspitze* (**A3**) zeigt nach oben, *rechter Vorhof* (**A4**) und *rechter Ventrikel* (**A5**) liegen links im Bild. Man überblickt außerdem das *Vorhof-* (**A6**) und das *Kammerseptum* (**A7**) und die *Einflussbahnen* durch die *Bikuspidal-* (**A8**) und die *Trikuspidalklappe* (**A9**). Die Ventrikel können leicht daran unterschieden werden, dass das Kammermyokard links wesentlich dicker ist als rechts. Im linken Ventrikel sieht man außerdem deutlich den *vorderen* (**A10**) und *hinteren* (**A11**) *Papillarmuskel*. Herausragendes Merkmal dieser Schnittebene ist der *Einblick in die unterschiedliche Position der Bikuspidal- und Trikuspidalklappe zur Pars membranacea des Septums*. Die Trikuspidalklappe liegt in der Schnittebene höher, d.h. sie entspringt weiter herzspitzenwärts als die Bikuspidalklappe. Dadurch gelangt ein Teil des membranösen Septums zwischen den rechten Vorhof und den linken Ventrikel, *Septum atrioventriculare* (**A12**).

Klinischer Hinweis. Der Vierkammerblick ist zur **Diagnose von angeborenen Herzerkrankungen** von Bedeutung, aber auch zur Beurteilung der Mitralklappe, insbesondere des hinteren Segels.

Apikaler Längsschnitt (B). Diese Schnittebene kann man durch Einstellung des Ultraschallkopfes im **apikalen Fenster** erhalten. Sie trifft die *Herzspitzenregion*, apikale Region, des *linken Ventrikels* (**B2**), die nach links oben zeigt. Sowohl die *Einflussbahn* vom linken Vorhof (**B1**) über die Bikuspidalklappe (**B8**) bis zur Herzspitze als auch die *Ausflussbahn* von der Herzspitze bis zur *Aortenklappe* (**B13**) kommen zur Darstellung. Vor der Aorta (**B15**) liegt die *Ausflussbahn des rechten Ventrikels* (**B5**). Im linken Ventrikel ist von der Bikuspidalklappe das *vordere Segel* (**B14**) zu erkennen. In geschlossener Position sind auch die *Taschenklappen* (**B13**) der Aorta sichtbar. Der Schnitt demonstriert, wie das vordere Segel der Mitralklappe die Einfluss- und Ausflussbahn des linken Ventrikels trennt.

Klinischer Hinweis. Die Bedeutung des apikalen Längsschnittbildes liegt in der Möglichkeit, die **Funktion der Herzspitzenregion** zu beurteilen, insbesondere nach einem Myokardinfarkt.

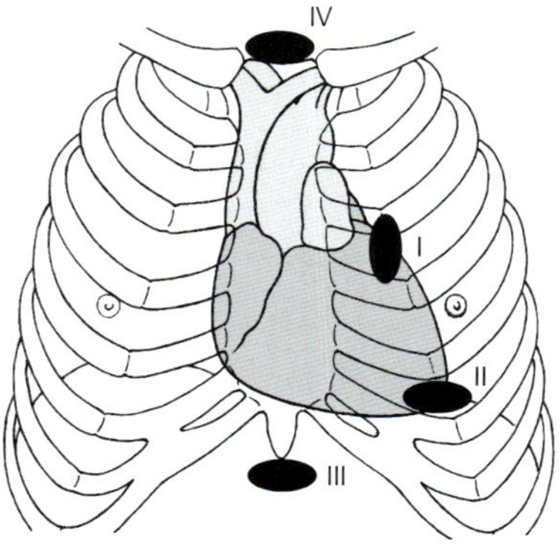

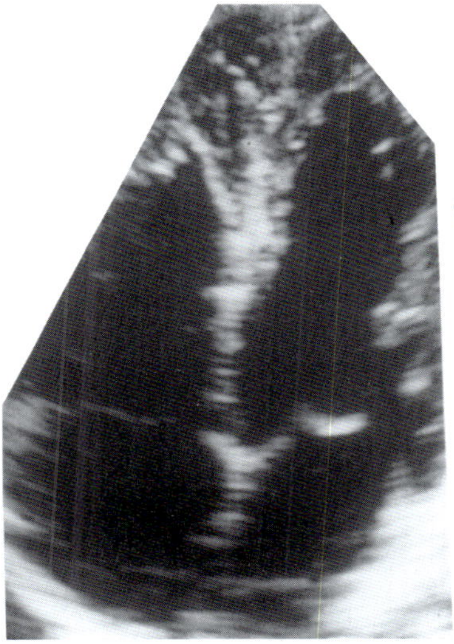

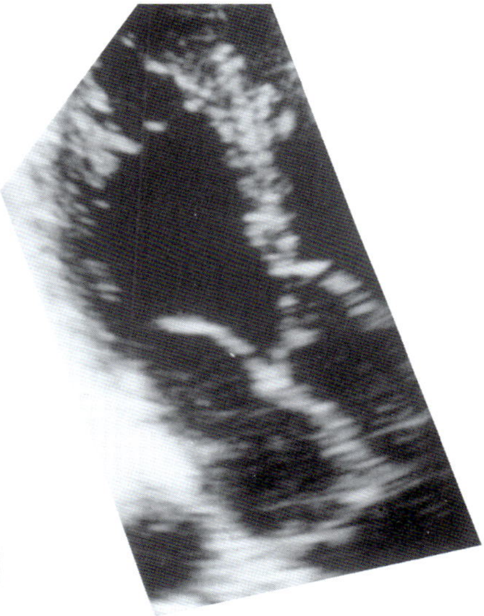

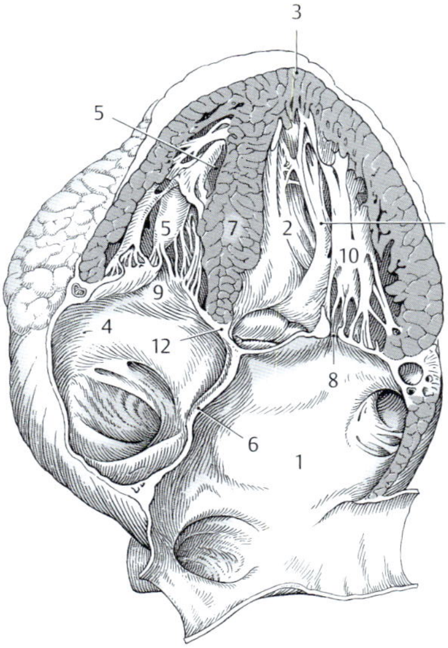

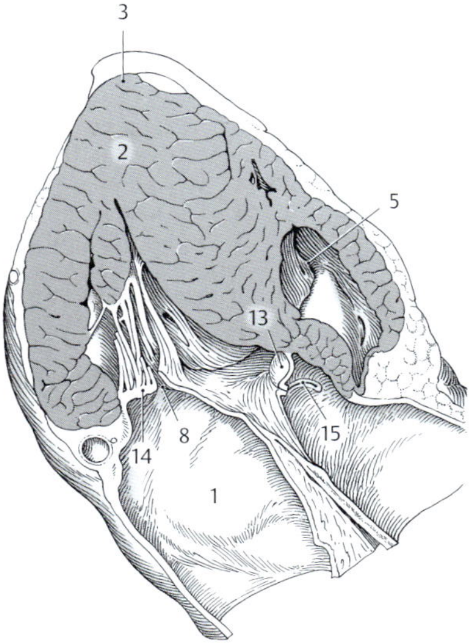

A Anatomischer Schnitt entsprechend dem Vierkammerblick bei der Echokardiographie

B Anatomischer Schnitt entsprechend dem apikalen Längsschnitt bei der Echokardiographie

Funktionen des Herzens

Herzaktion

Die Herzaktion läuft zeitlebens als sich wiederholender **zweiphasiger Herzzyklus** aus Systole und Diastole ab. Die Herzkammern treiben dabei das Blut schubweise in Aorta und Truncus pulmonalis. In der **Systole** werden die Herzkammern der Länge und Breite nach verkleinert, die Ventilebene ist gegen die Herzspitze verschoben, und die Vorhöfe sind entsprechend erweitert (**A**). In der **Diastole** werden die Kammern der Länge und Breite nach wieder vergrößert, die Ventilebene ist gegen die Herzbasis verschoben, und die Vorhöfe sind kontrahiert (**B**). Das Blutvolumen, das während der Systole von der rechten bzw. linken Kammer ausgetrieben wird, heißt **Schlagvolumen** und beträgt jeweils 70 ml. Das Funktionieren der Herzaktion ist gebunden an eine intakte Kopplung von Erregungsbildungs- und Erregungsleitungssystem mit dem Arbeitsmyokard (weitere Informationen hierzu s. Lehrbücher der Physiologie).

Systole. Zu Beginn der Systole kommt es durch Kontraktion des Myokards zu einem *steilen Druckanstieg* in den Kammern. Da zunächst sowohl die Atrioventrikularklappen als auch die Taschenklappen der Arterien geschlossen sind, bleibt das Blutvolumen in den Kammern unverändert, **isovolumetrische Kontraktion** (**C**). Wird der Druck in den Kammern größer als in Aorta bzw. Truncus pulmonalis, werden die Arterienklappen geöffnet und es beginnt die **Austreibungsphase** (**D**), in der ein Teil des Blutes, das sog. *Schlagvolumen*, aus den Kammern in die Arterien getrieben wird. In der Austreibungsphase wird die *Ventilebene* (**D1**) mit den Atrioventrikularklappen *herzspitzenwärts* (**D2**) gezogen. Dadurch kommt es zu einer Vergrößerung der Vorhöfe und einer Saugwirkung auf das venöse Blut in den Hohlvenen.

Diastole. Nach dem Auswurf des Blutes in der Austreibungsphase entspannt sich das Kammermyokard und es kommt zu einem *raschen Druckabfall* unter den Druck von Aorta bzw. Truncus pulmonalis, so dass diese Klappen schließen, **isovolumetrische Entspannungsphase** (**E**). Die *Ventilebene* (**E1**) kehrt in ihre *Ausgangsposition* zurück. Fällt der Druck in den Kammern unter den in den Vorhöfen, öffnen sich die Atrioventrikularklappen und es kommt zum passiven Einstrom des Blutes aus den Vorhöfen in die Ventrikel, **passive Kammerfüllungsphase** (**F**). Noch während der Kammerdiastole kontrahiert sich die Vorhofmuskulatur, wodurch zum Abschluss der Kammerfüllung noch ein kleiner Teil des Vorhofblutes aktiv in die Kammern getrieben wird.

Da die Koronararterien in der Systole von der angespannten Kammermuskulatur stark zusammengepresst werden, erfolgt die Blutversorgung des Myokards, besonders im linken Ventrikel, nur während der Diastole. In der Systole werden hingegen die Koronarvenen entleert.

Endokrine Funktion des Herzens

Die dehnungsempfindlichen Vorhöfe, insbesondere das *rechte Herzohr*, enthalten besonders differenzierte *hormonbildende, endokrine Myokardzellen*, die das **atriale natriuretische Peptid** (**ANP** oder **Cardiodilatin**) bilden (S. 382). Dieses Hormon steuert den Kontraktionszustand von Gefäßwänden und die Natrium- und Wasserausscheidung durch die Nieren. Adäquater Reiz für die Freisetzung des Hormons ist die *Dehnung der Vorhöfe*.

Klinischer Hinweis. Frühindikator der Herzleistungsschwäche (**Herzinsuffizienz**) ist ein erhöhter BNP-Spiegel im Blut. *BNP* steht für *B-Typ natriuretisches Peptid* und ist ein Hormon, das bei Herzinsuffizienz von den myoendokrinen Zellen der linken Kammer produziert wird.

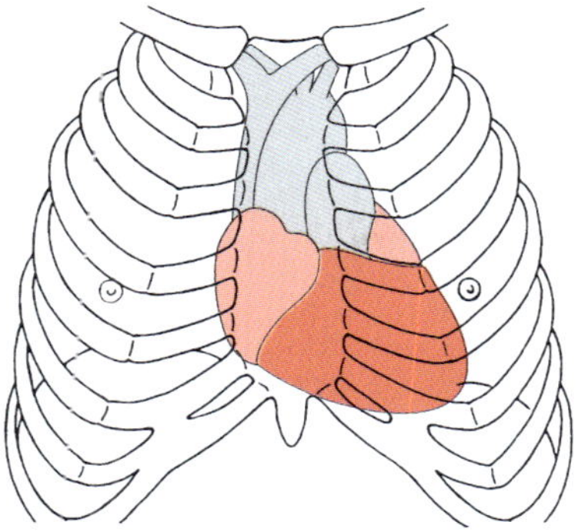

A Lage des Herzens im Thorax in der Systole

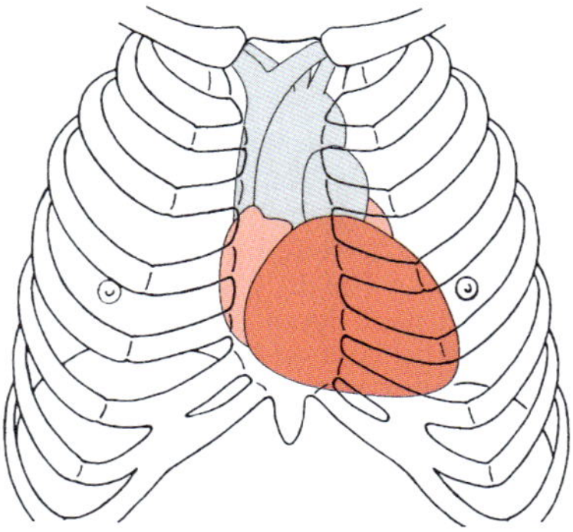

B Lage des Herzens im Thorax in der Diastole

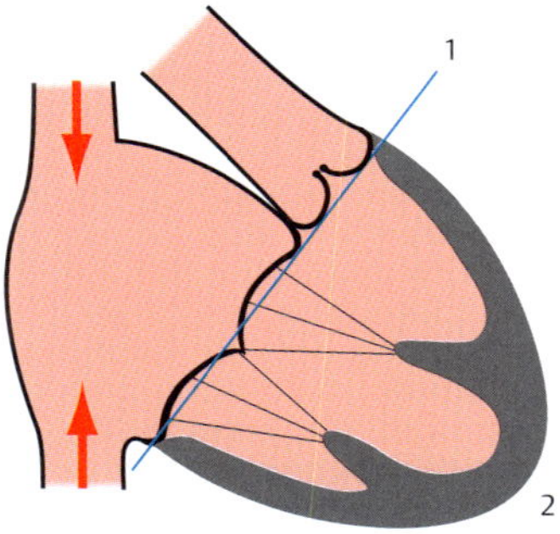

C Systole, Anspannungsphase

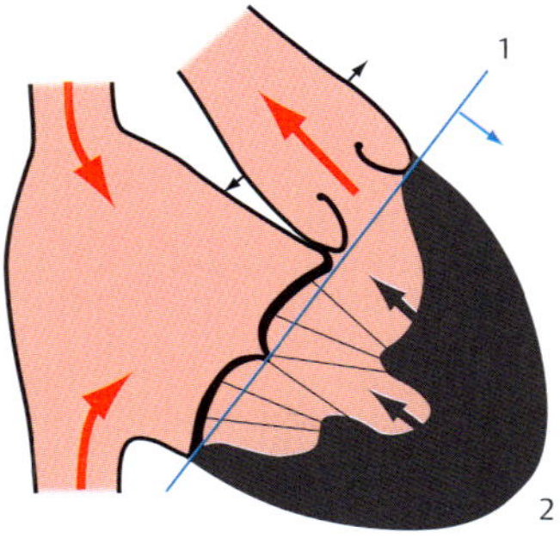

D Systole, Austreibungsphase

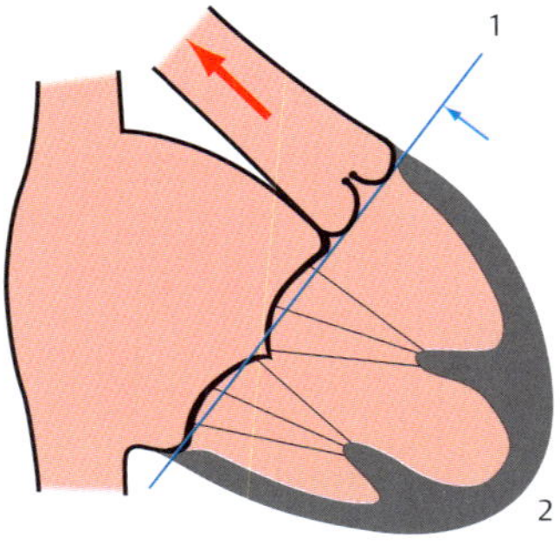

E Diastole, Entspannungsphase

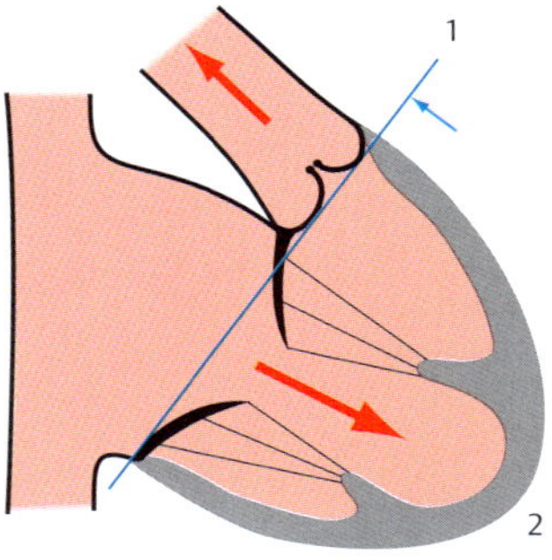

F Diastole, Füllungsphase

Systematik der Arterien

Aorta

Die Aorta geht aus dem *linken Ventrikel* des Herzens hervor und steigt zunächst hinter dem Truncus pulmonalis nach rechts auf, **Pars ascendens aortae (I)**, wendet sich dann im Bogen, **Arcus aortae (II)**, über die linke Lungenwurzel nach dorsal und zieht ab dem 4. Brustwirbel links vor der Wirbelsäule abwärts, **Pars descendens aortae (III)**.
Aus der Aorta gehen direkt und indirekt alle Arterien des Körperkreislaufes hervor. Die direkten Äste der Aorta sind:

Pars ascendens aortae. Sie entlässt als erste Abgänge die **Aa. coronariae dextra et sinistra** (S. 22).

Arcus aortae. Er entlässt die großen Gefäße für Kopf, Hals und Arm. Auf der rechten Seite entspringt zunächst ein 2–3 cm langes Stammgefäß, **Truncus brachiocephalicus** (**A1**), das schräg nach rechts aufsteigend über die Trachea verläuft und sich in die *A. subclavia dextra* (**A2**) für Schulter und Arm rechts und die *A. carotis communis dextra* (**A3**) für rechte Kopf- und Halshälfte aufteilt. Links neben der Medianebene verlassen in Abfolge die **A. carotis communis sinistra** (**A4**) für linke Kopf- und Halshälfte und die **A. subclavia sinistra** (**A5**) für Schulter und Arm links den Aortenbogen.

Pars descendens aortae

Distal vom Abgang der A. subclavia sinistra verjüngt sich die Aorta leicht zum **Isthmus aortae** (**A6**), an den sich die Pars descendens aortae anschließt. Diese gliedert sich in eine **Pars thoracica aortae (III a)**, die sich bis zum Zwerchfelldurchtritt erstreckt, und eine **Pars abdominalis aortae (III b)**, die vom Zwerchfelldurchtritt bis zur Aortengabel in Höhe des 4. Lendenwirbels reicht.

Pars thoracica aortae. Als **parietale Äste** entlässt sie segmental die **Aa. intercostales posteriores** (**A7**), die zu den Interkostalräumen 3–11 verlaufen und mehrere Äste zur Versorgung der Rumpfwand, des Rückenmarks und seiner Häute abgeben. Die **A. subcostalis** verläuft unterhalb der 12. Rippe und wird daher eigens bezeichnet.

Klinischer Hinweis. Die Aa. intercostales verlaufen am Unterrand der Rippen; Pleurapunktionen sollten deshalb am Oberrand der Rippen vorgenommen werden.

Kleinere viszerale Äste sind die *Rami bronchiales*, die in Höhe der Bifurcatio tracheae abzweigen und die *Rami oesophageales*, die weiter distal entspringen. *Rami mediastinales* verlaufen zum hinteren Mediastinum und *Rami pericadiaci* zur Rückseite des Herzbeutels. Aus dem unteren Teil der Pars thoracica aortae gehen **Aa. phrenicae superiores** zum Zwerchfell hervor.

Pars abdominalis aortae. Parietale Äste sind die **A. phrenica inferior** (**A8**), die direkt unterhalb des Zwerchfells aus der Aorta entspringt und die *Aa. suprarenales superiores* (**A9**) entlässt, die **Aa. lumbales** (**A10**), die als 4 segmentale Arterienpaare die Reihe der Interkostalarterien fortsetzen, und die unpaare **A. sacralis mediana** (**A11**), ein dünnes, kleines Gefäß, das den Stamm der Aorta nach kaudal fortsetzt.
Zu den **viszeralen Ästen** zählt der **Truncus coeliacus** (**A12**), der für die *A. gastrica sinistra* (**A13**), die *A. hepatica communis* (**A14**) und die *A. splenica* (**A15**) einen gemeinsamen Stamm auf Höhe des 12. Brustwirbels bildet. Etwa 1 cm distal vom Truncus coeliacus entspringt als weiterer unpaarer Gefäßstamm die **A. mesenterica superior** (**A16**); die **A. mesenterica inferior** (**A17**) folgt in größerem Abstand auf Höhe des 3.–4. Lendenwirbels. Als paarige viszerale Äste verlassen die **A. suprarenalis media**, die **A. renalis** (**A18**) und die **A. ovarica** bzw. **testicularis** (**A19**) in genannter Abfolge die Aorta.

Auf Höhe des 4. Lendenwirbels teilt sich die Aorta, **Bifurcatio aortae** (**A20**), in die beiden *Aa. iliacae communes* (**A21**), die sich ihrerseits auf Höhe der Articulationes sacroiliacae jeweils in die *A. iliaca externa* (**A22**) und die *A. iliaca interna* (**A23**) aufgabeln.

Klinischer Hinweis. Entwicklungsgeschichtlich bedingt kommen im Bereich des Aortenbogens zahlreiche Varietäten vor, u. a. kann die A. subclavia dextra vom Ende des Aortenbogens entspringen und hinter dem Ösophagus zur rechten Seite gelangen, **A. lusoria**. In 10% der Fälle kann vom Aortenbogen eine zur Schilddrüse aufsteigende **A. thyroidea ima** entspringen.

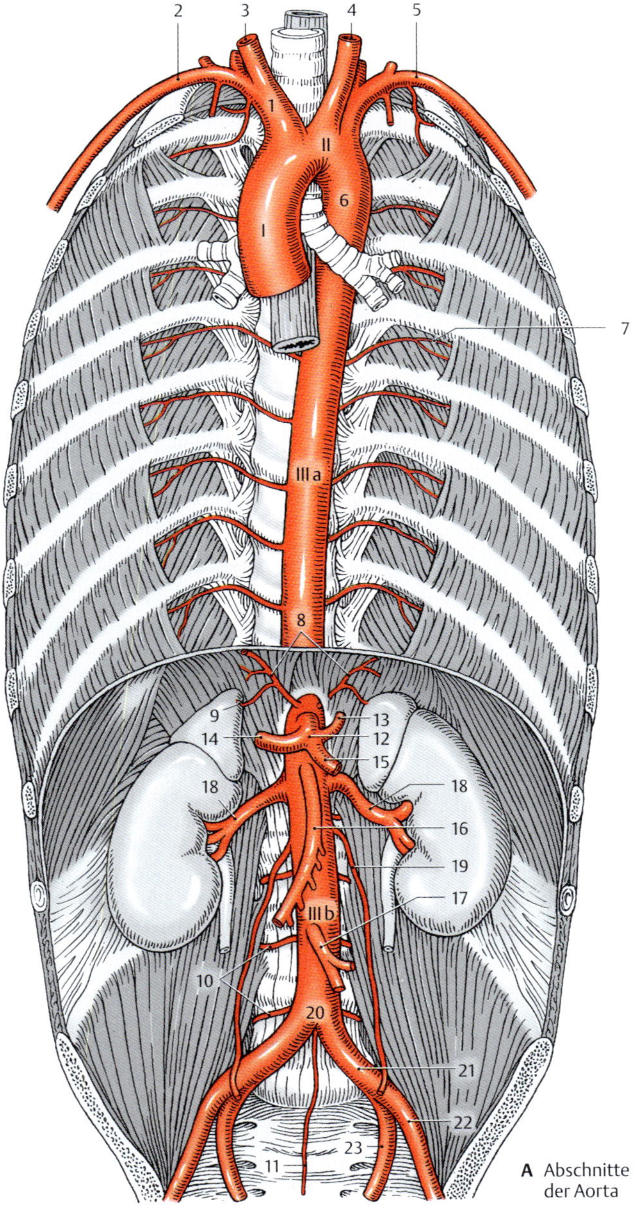

A Abschnitte und Äste der Aorta

Hals- und Kopfarterien

A. carotis communis

Die Halsschlagader, A. carotis communis (**A1**), entspringt rechts aus dem *Truncus brachiocephalicus* (**A2**), links direkt aus dem *Aortenbogen* und verläuft ohne Astabgabe beidseits von Trachea bzw. Kehlkopf aufwärts.

Die A. carotis communis bildet gemeinsam mit der *V. jugularis interna* und dem *N. vagus* die **Gefäß-Nerven-Straße des Halses**, die von einer eigenen Bindegewebsscheide umhüllt und im unteren Bereich vom M. sternocleidomastoideus bedeckt wird. Auf mittlerer Höhe von dessen Vorderrand gelangt die A. carotis communis in ein muskelfreies Dreieck, **Trigonum caroticum** (Bd. 1 S. 362), wo sie lediglich von Haut, Platysma und oberflächlicher Halsfaszie bedeckt wird. In Höhe des 6. Halswirbels kann die A. carotis communis gegen das kräftig ausgebildete Tuberculum anterius, **Tuberculum caroticum** (**A3**), gedrückt und damit komprimiert werden.

Auf Höhe des 4. Halswirbels teilt sich die A. carotis communis in die **A. carotis externa** (**A4**) und die **A. carotis interna** (**A5**). Die Teilungsstelle (**B**) ist zum **Sinus caroticus** (**B6**) erweitert und enthält ein *Rezeptorenfeld*, das Blutdruckschwankungen registriert. An der Teilungsstelle liegt ferner ein erbsengroßes chemorezeptorisches Organ, *Glomus caroticum* (**B7**), das auf den Sauerstoff-Gehalt des Blutes anspricht. Während die A. carotis interna nach der Teilungsstelle unverzweigt ins Schädelinnere aufsteigt, verläuft die A. carotis externa unter Astabgaben zu Hals, Gesicht und Schädel.

A. carotis externa

Vordere Äste

A. thyroidea superior (AC8). Sie entspringt als erster vorderer Ast in Höhe des Zungenbeins und zieht im Bogen abwärts zur Vorderfläche der Schilddrüse. Die A. thyroidea superior versorgt neben Teilen der Schilddrüse mit einem Ast, der *A. laryngea superior* (**AC9**), die die Membrana thyrohyoidea durchbohrt, auch Teile des Kehlkopfinneren. Darüber hinaus ist sie mit kleineren Ästen, *R. sternocleidomastoideus, R. cricothyroideus*, an der Versorgung der regionalen Muskeln beteiligt.

A. lingualis (AC10). Sie entspringt in Nähe des großen Zungenbeinhorns als zweiter vorderer Ast und verläuft, vom M. hyoglossus bedeckt, zur Zunge, wo sie nach vorn und unten die *A. sublingualis* (**C11**) entlässt und mit ihrem Endast, der *A. profunda linguae* (**C12**), bis zur Zungenspitze zieht.

A. facialis (AC13). Sie zweigt unmittelbar über der A. lingualis ab, liegt zunächst medial vom Unterkiefer und überkreuzt dann den Unterkieferrand vor der Insertion des M. masseter. An dieser Stelle kann der Puls der A. facialis getastet und die Arterie komprimiert werden. Die A. facialis verläuft dann geschlängelt und aufsteigend zum medialen Augenwinkel, den sie mit ihrem Endast, *A. angularis* (**A14**), erreicht. Weitere Äste der A. facialis sind die *A. palatina ascendens* (**A15**), die *A. submentalis* (**A16**), die *A. labialis inferior* (**A17**) und die *A. labialis superior* (**A18**). Über ihren Endast anastomosiert die A. facialis mit der *A. ophthalmica* (S. 50).

Mediale und hintere Äste, Endäste

A. pharyngea ascendens (A19). Sie verlässt die A. carotis externa oberhalb der A. thyroidea superior nach medial und zieht entlang der seitlichen Pharynxwand zur Schädelbasis. Als wesentliche Äste entlässt sie die *A. menigea posterior* und die *A. tympanica inferior*.

A. occipitalis (A20). Sie geht als hinterer Ast der A. carotis externa ab und gelangt medial vom Processus mastoideus (**A21**), im *Sulcus a. occipitalis* verlaufend, zum Hinterhaupt.

A. auricularis posterior (A22). Sie ist der am höchsten abgehende hintere Ast. Sie liegt zwischen Proc. mastoideus und Ohrmuschel und entlässt als wesentliche Äste die *A. stylomastoidea* und die *A. tympanica posterior*.

Endäste. Endäste sind die **A. temporalis superficialis** (**A23**), die sich in der Schläfengegend in einen *R. frontalis* (**A24**) und einen *R. parietalis* (**A25**) aufzweigt und als größere Äste die *A. transversa faciei* (**A26**) und die *A. zygomaticoorbitalis* (**A27**) entlässt, sowie die **A. maxillaris** (**A28**), die als stärkster Endast die tiefe Gesichtsregion versorgt (S. 48).

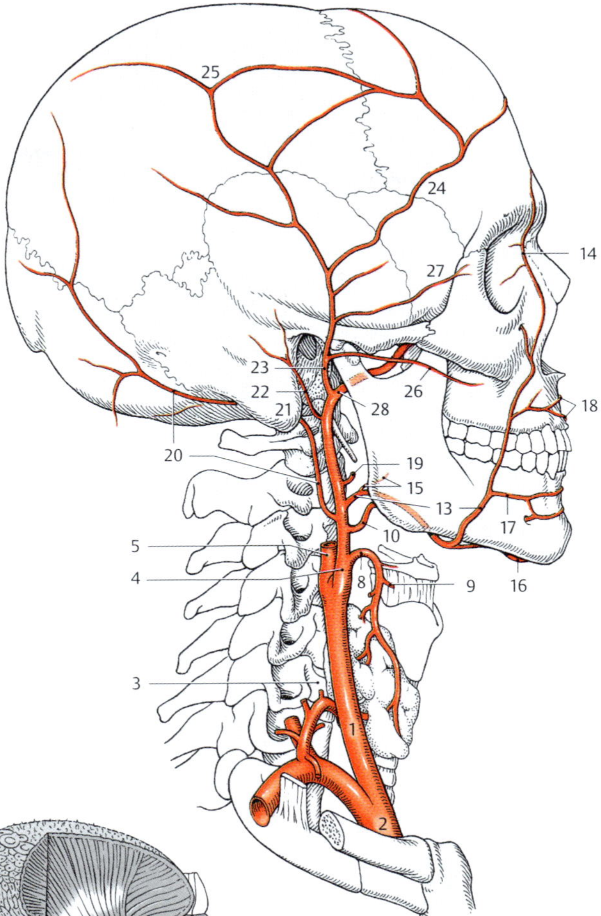

A A. carotis communis und Astfolge der A. carotis externa

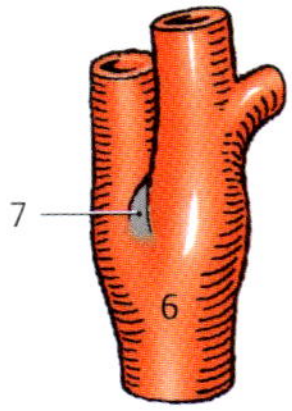

B Karotisgabel

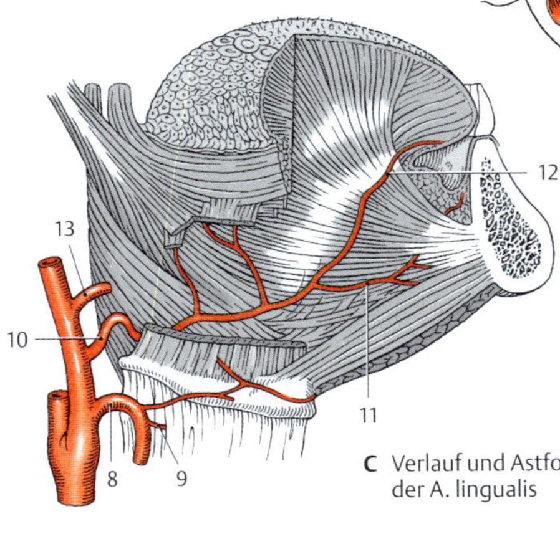

C Verlauf und Astfolge der A. lingualis

A. maxillaris

Unterhalb des Kiefergelenks geht die A. maxillaris (**A-C1**) als stärkster Endast aus der *A. carotis externa* (**A2**) hervor und wendet sich hinter dem *Collum mandibulae* (**A3**) in die *tiefe Gesichtsregion*. Dort liegt sie zwischen den *Kaumuskeln* und verläuft aufsteigend in Richtung der Flügelgaumengrube, *Fossa pterygopalatina* (**A4**).
Im Verlauf der A. maxillaris werden 3 Teilstrecken unterschieden:

- der erste oder **mandibuläre Teil (I)** der Arterie verläuft horizontal und entspricht der Wegstrecke hinter dem Collum mandibulae,
- der zweite oder **pterygoide Teil (II)** verläuft schräg aufsteigend in variabler Lage zu den Kaumuskeln, insbesondere zum M. pterygoideus lateralis,
- der dritte oder **pterygomaxilläre Teil (III)** verläuft weiterhin aufsteigend und tritt durch die Fissura pterygomaxillaris in die Fügelgaumengrube.

Die Äste der A. maxillaris entspringen entsprechend der Anzahl der Teilstrecken in 3 Gruppen:

Mandibuläre Gruppe. Aus dem ersten Abschnitt entspringen die **A. auricularis profunda** (**A5**) zu Kiefergelenk, äußerem Gehörgang und Trommelfell sowie die **A. tympanica anterior** (**A6**) durch die Fissura petrotympanica zur Paukenhöhle. Nach kaudal zweigt die kräftige **A. alveolaris inferior** (**A7**) ab, die vor Eintritt in den Canalis mandibulae (**A8**) einen *R. mylohyoideus* (**A9**) entlässt. Die A. alveolaris inferior versorgt Zähne, Knochen und Weichteile des Unterkiefers. Sie endet mit dem *R. mentalis* (**A10**), der durch das Foramen mentale austritt und unter der Kinnhaut verläuft.
Als aufsteigender, kräftiger Ast verlässt die **A. meningea media** (**A11**) die erste Teilstrecke der A. maxillaris. Sie tritt durch das Foramen spinosum in die mittlere Schädelgrube, wo sie sich in einen *Ramus frontalis* (**A11a**) und einen *Ramus parietalis* (**A11b**) aufzweigt. Die A. meningea media ist die größte Arterie zur Versorgung der harten Hirnhaut. Sie entlässt mehrere kleinere Gefäße, u.a. die *A. tympanica superior* zur Paukenhöhle.

Pterygoide Gruppe. Aus der zweiten Teilstrecke entspringen die **Arterien zu den Kaumuskeln**. Dies sind die *A. masseterica* (**A12**), die *A. temporalis profunda anterior* (**A13**), die *A. temporalis profunda posterior* (**A14**) und *Rr. pterygoidei*. Die **A. buccalis** (**A15**) zieht zur Wangenschleimhaut und anastomosiert mit der A. facialis..

Pterygomaxilläre Gruppe. Im Bereich des dritten Abschnitts gehen Äste in alle Richtungen ab. Die **A. alveolaris superior posterior** (**A16**) tritt in den Oberkieferknochen und die Kieferhöhle ein und endet mit *Rr. dentales* und *Rr. peridentales* für die hinteren Zähne und feinen Zweigen für Nase, Unterlid und Lippe. Die **A. infraorbitalis** (**A17**) zieht nach vorne durch die Fissura orbitalis inferior zur Orbita, wo sie am Boden im Canalis infraorbitalis verläuft und durch das Foramen infraorbitale (**A18**) zum Gesicht zieht. In ihrem Verlauf gibt sie *Aa. alveolares superiores anteriores* (**A19**) zu den vorderen Zähnen ab, die sich in *Rr. dentales* und *peridentales* verzweigen. Nach kaudal entspringt die **A. palatina descendens** (**A-C20**), die als *A. palatina major* (**B22**) durch den Canalis palatinus major (**B21**) nach vorne zum harten Gaumen verläuft. Kleinere *Aa. palatinae minores* für den weichen Gaumen gehen direkt aus der A. palatina descendens hervor. Eine *A. canalis pterygoidei* zieht durch den Canalis pterygoideus nach hinten zur Tuba auditiva und zum Pharynx. Als Endast der A. maxillaris kann die **A. sphenopalatina** (**A-C23**) angesehen werden. Sie verläuft durch das Foramen sphenopalatinum zur Nasenhöhle, wo sie sich in *Aa. nasales posteriores laterales* (**B24**) und *Rr. septales posteriores* (**C25**) aufzweigt.

Topografie und Varietäten der A. maxillaris s. Bd. 1 S. 343.

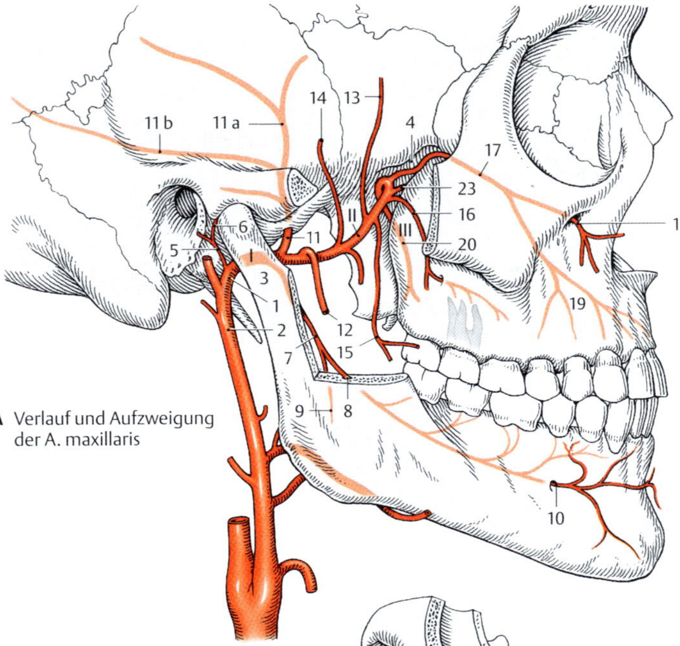

A Verlauf und Aufzweigung der A. maxillaris

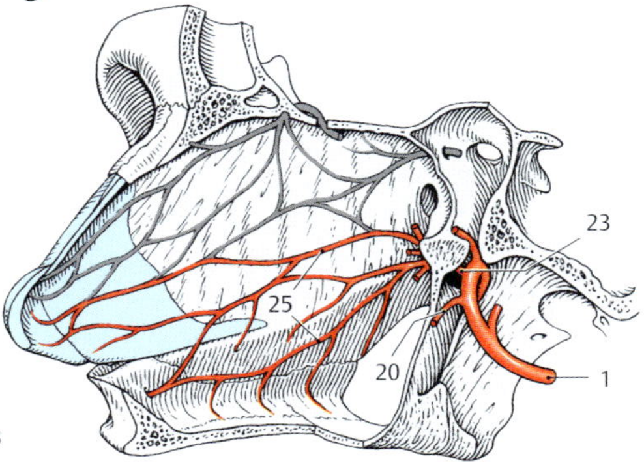

C Äste der A. maxillaris am Nasenseptum

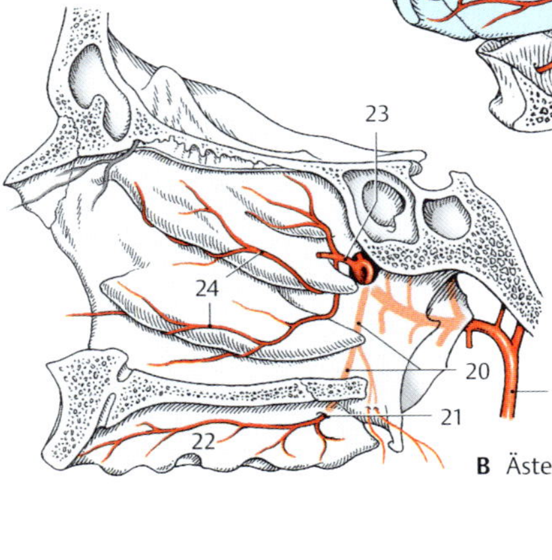

B Äste der A. maxillaris an der Nasenwand

A. carotis interna

Die A. carotis interna versorgt den größten Teil des Gehirns, die Hypophyse, den Inhalt der Orbita, die Stirn, die an die Orbita grenzenden Teile des Gesichts, ferner die Schleimhaut der Siebbeinzellen, der Stirnhöhle und Teile der Nasenhöhle.

Aufgrund ihres Verlaufs (**A**) wird die A. carotis interna in 4 Teilstrecken gegliedert:

Pars cervicalis (I). Dieser Gefäßabschnitt beginnt an der *Bifurcatio carotica* (**A1**) und verläuft meist ohne Astabgabe an der dorsolateralen Pharynxwand in Begleitung von *N. vagus* und *V. jugularis interna* bis zur äußeren Schädelbasis, wo die Arterie durch die äußere Öffnung des Canalis caroticus in den Knochen eintritt.

Pars petrosa (II). Die Teilstrecke der A. carotis interna im Knochenkanal wird Pars petrosa genannt. Die Arterie verläuft hier zunächst in kranialer Richtung, biegt dann nach anteromedial um (sog. *Karotisknie*) und steigt dann weiter in die Schädelhöhle auf. Als wesentliche Äste entlässt die Pars petrosa die **Aa. caroticotympanicae** zur Paukenhöhle.

Pars cavernosa (III). Dies ist der im Sinus cavernosus gelegene Arterienabschnitt, der meist 2 Gefäßbögen besitzt. Der nahe dem Proc. clinoideus anterior gelegene, stark nach vorn konvexe Bogen wird zusammen mit dem Anfangsteil der Pars cerebralis als Karotissiphon, **Siphon caroticum** (**A2**), bezeichnet. Die Äste der Pars cavernosa versorgen die umliegende harte Hirnhaut, das Trigeminusganglion und über die **A. hypophysialis inferior** die Neurohypophyse.

Pars cerebralis (IV). Die A. carotis interna geht medial vom Processus clinoideus anterior unter Durchbrechung der harten Hirnhaut in die Pars cerebralis über. Als erster Ast entspringt die **A. ophthalmica** (**B3**), die mit dem Sehnerven in die Orbita zieht, wo sie sich in ihre Äste zur Versorgung des Auges, der Augenmuskeln und der Hilfseinrichtungen teilt (Bd. 3 S. 346). In den meisten Fällen entässt die Pars cerebralis der A. carotis interna nach dorsal die **A. communicans posterior** (**B4**), womit sie Anschluss an das Astsystem der *A. vertebralis* (**B5**) gewinnt (s. u.). Anschließend zweigt die **A. choroidea anterior** ab. Die A. carotis interna teilt sich in 2 kräftige Endäste, **A. cerebri anterior** (**B6**) und **A. cerebri media** (**B7**), die jeweils größere Abschnitte des Endhirns versorgen (weitere Aufzweigungen und Versorgungsgebiete dieser Gefäße Bd. 3 S. 272).

Circulus arteriosus cerebri

Die **Aa. cerebri anteriores** stehen untereinander über eine **A. communicans anterior** (**B8**) in Verbindung. Durch die **A. communicans posterior** (**B4**) wird das *Gefäßgebiet der A. carotis interna* beiderseits mit dem *Gefäßgebiet der A. vertebralis* (**B5**) verbunden, so dass an der Hirnbasis um die Sella turcica ein geschlossener arterieller Ring, **Circulus arteriosus cerebri (Willisii)**, ensteht, der das Gehirn versorgt.
Der von der A. vertebralis gespeiste hintere Abschnitt dieses Gefäßrings setzt sich wie folgt zusammen: Auf beiden Seiten gelangt eine **A. vertebralis**, die aus der *A. subclavia* (S. 52) entspringt, durch das Foramen magnum in die Schädelhöhle. Die Arterien beider Seiten vereinigen sich zu einem großen, auf dem Clivus gelegenen Gefäßstamm, **A. basilaris** (**B9**), aus der die *Arterien für das Innenohr*, das *Kleinhirn* und die *A. cerebri posterior* (**B10**) abgehen (weitere Aufzweigungen und Versorgungsgebiete des Circulus arteriosus Bd. 3 S. 270).

Astfolge der A. vertebralis:
B11 A. spinalis posterior,
B12 A. spinalis anterior,
B13 A. inferior posterior cerebelli.

Astfolge der A. basilaris:
B14 A. inferior anterior cerebelli,
B15 A. labyrinthi,
B16 A. superior cerebelli.

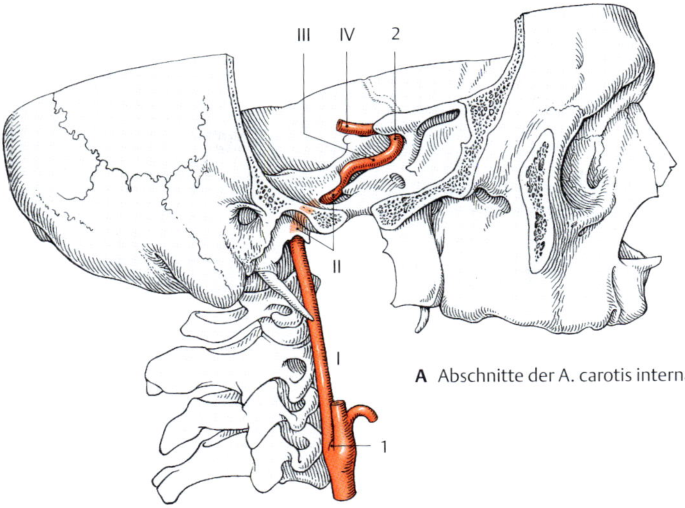

A Abschnitte der A. carotis interna

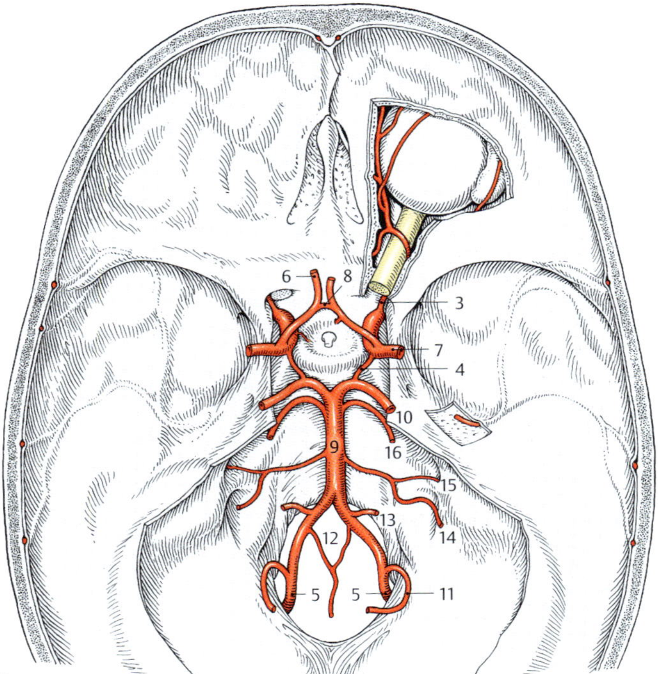

B Circulus arteriosus

A. subclavia

Die A. subclavia führt seitengleich Blut zu einem Teil des Halses, zur vorderen Brustwand, zum Schultergürtel und zum Arm. Sie versorgt den okzipitalen Teil des Gehirns und das Halsmark.

Auf der **rechten Seite** entspringt die A. subclavia (**A1**) aus dem *Truncus brachiocephalicus*, **links** direkt aus dem *Aortenbogen*. Ihre Wegstrecke kann in 3 Abschnitte gegliedert werden. Wesentliche Bezugsstruktur ist der *M. scalenus anterior* (**A2**): Der **erste Abschnitt (I)** reicht vom Ursprung des Gefäßes bis zum medialen Rand des Muskels, der **zweite Abschnitt (II)** liegt hinter dem Muskel und der **dritte (III)** reicht vom lateralen Rand des M. scalenus anterior bis zum unteren Rand der ersten Rippe. Von dort an wird die Arterie als *A. axillaris* bezeichnet.
Die A. subclavia gibt folgende großen Äste ab:

A. vertebralis (A3). Sie zweigt nach hinten und oben ab und zieht meist ab dem 6. Halswirbel durch alle Foramina der Querfortsätze aufwärts. Auf dem Atlasbogen wendet sie sich nach medial und tritt durch das Foramen magnum in die Schädelhöhle ein, wo sie sich mit dem gleichnamigen Gefäß der Gegenseite zur *A. basilaris* vereinigt. Die Abschnitte der A. vertebralis werden entsprechend ihres Verlaufs in eine *Pars prevertebralis* (**A3 a**), eine *Pars transversaria* (**A3 b**), eine *Pars atlantica* (**A3 c**) und eine *Pars intracranialis* (**A3 d**) gegliedert. (S. 50 und Bd. 3 S. 272)

A. thoracica interna (AB4). Sie entspringt aus der Konkavität der Anfangsstrecke der A. subclavia und zieht nach kaudal und vorne an die Hinterfläche des ersten Rippenknorpels und steigt in etwa 1 cm Entfernung parallel zum lateralen Brustbeinrand unter Abgabe von **Rr. intercostales anteriores** (**A5**) in Richtung Zwerchfell ab. Sie versorgt mit ihren Ästen umliegende Strukturen und gibt u. a. die **A. pericardiacophrenica** zum Herzbeutel und Zwerchfell ab, ferner die **A. musculophrenica** für das Zwerchfell. Endast bzw. Fortsetzung der A. thoracica interna (**B**) ist die **A. epigastrica superior**, die nach dem Durchtritt durch das Zwerchfell in die Rektusscheide gelangt, die Bauchmuskeln versorgt und mit der *A. epigastrica inferior* aus der A. iliaca externa anastomosiert.

Truncus thyrocervicalis (A6). Er geht meist nach vorne und oben als gemeinsamer Stamm für 3 größere Gefäße ab: Die **A. thyroidea inferior** (**A7**) verläuft zunächst aufsteigend, dann nach medial zur Rückseite der Schilddrüse, die sie ebenso wie Pharynx, Ösophagus, Trachea und Teile des Kehlkopfs (über die *A. laryngea inferior*) versorgt. Auch die *A. cervicalis ascendens* (**A8**), ein kleines aufsteigendes Gefäß, geht meist aus der A. thyroidea inferior hervor.
Nach lateral und dorsal verläuft die **A. suprascapularis** (**A9**), die oberhalb vom Lig. transversum scapulae in die Fossa supraspinata zieht. Im weiteren Verlauf um das Collum scapulae geht sie meist eine Anastomose mit der *A. circumflexa scapulae* (aus der A. subscapularis, S. 54) ein.
Quer über den Hals, durch die Bündel des Plexus brachialis, verläuft die **A. transversa cervicis** (**A10**), die in Ausbildung, Aufzweigung und Verlauf sehr variabel ist.

Die **A. dorsalis scapulae** (**A11**) geht entweder als eigenständiges Gefäß aus der A. subclavia hervor oder entspringt als *R. profundus* der *A. transversa cervicis* und verläuft zum M. levator scapulae.

Truncus costocervicalis (A12). Er ist ein im Bogen nach dorsal und kaudal gerichteter Gefäßstamm, der nach ventral die **A. intercostalis suprema** (**A13**), den gemeinsamen Ursprung für die beiden ersten Interkostalarterien, und nach dorsal die **A. cervicalis profunda** (**A14**) entlässt. Letztere versorgt die Nackenmuskeln.

Klinischer Hinweis. Insbesondere bei vorliegender Halsrippe kann die A. subclavia in der Skalenuslücke eingeengt und der Blutstrom im Gefäß bei bestimmten Bewegungen beeinträchtigt sein und zu Beschwerden im Schulter-Arm-Bereich führen, *Skalenussyndrom*.

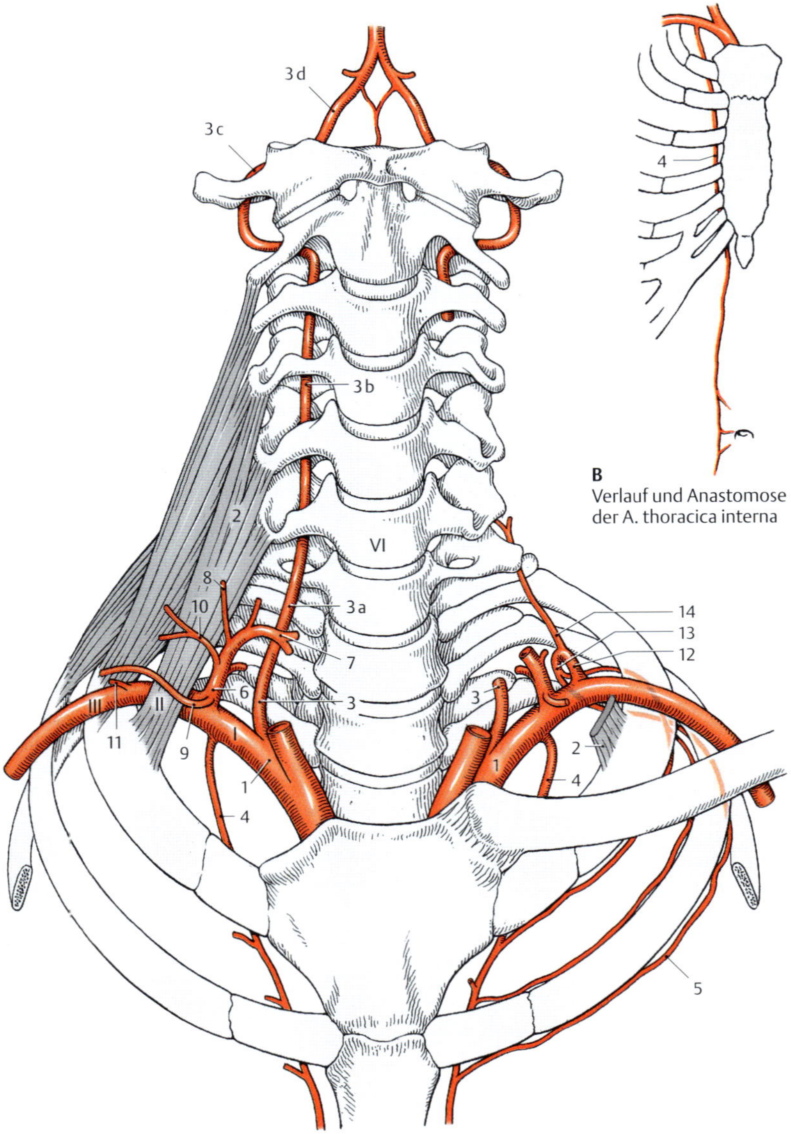

B
Verlauf und Anastomose der A. thoracica interna

A Abschnitte und Äste der A. subclavia

Schulter- und Armarterien

A. axillaris

Die A. axillaris (**A1**) ist die *Fortsetzung der A. subclavia.* Sie erstreckt sich als Hauptschlagader des Armes vom unteren Rand der 1. Rippe bis zum unteren Rand des M. pectoralis major bzw. der Sehne des M. latissimus dorsi (**A2 a**). Sie wird ventral vom M. pectoralis minor (**A2 b**) und vom M. pectoralis major bedeckt.

Aus der ersten Teilstrecke der A. axillaris geht eine variable **A. thoracica superior** (**A3**) zu den Muskeln im 1. und 2. Zwischenrippenraum und zu den Mm. pectorales, subclavius und serratus anterior (obere Zacken). Weiter distal entspringt ein kurzer Gefäßstamm, die **A. thoracoacromialis** (**A4**). Sie teilt sich in mehrere Äste auf, die in alle Richtungen verlaufen und u.a. das *Rete acromiale* bilden, ein Arteriennetz um das Acromion.
Die **A. thoracica lateralis** (**A5**) verläuft an der seitlichen Brustwand auf dem M. serratus anterior abwärts und ist bei Frauen kräftiger ausgebildet, da sie an der Versorgung der Brustdrüse beteiligt ist.
Die **A. subscapularis** (**A6**) entspringt als kräftiges Gefäß am Seitenrand des M. subscapularis und teilt sich im Wesentlichen in die *A. circumflexa scapulae* (**A7**), die durch die mediale Achsellücke zur Fossa infraspinata zieht und mit der A. suprascapularis anastomosiert (S. 52, Bd. 1 S. 374), und in die *A. thoracodorsalis* (**A8**), die mit dem gleichnamigen Nerven zum M. latissimus dorsi (**A2 a**) zieht. Sie versorgt außerdem die Mm. teres major, subscapularis und serratus anterior.
Die **A. circumflexa anterior humeri** (**A9**) entspringt lateral aus der A. axillaris und zieht ventral um das Collum chirurgicum, die kräftigere **A. circumflexa posterior humeri** (**A10**) zieht nach dorsal durch die laterale Achsellücke (Bd. 1 S. 374) und versorgt das Schultergelenk und angrenzende Muskeln.

A. brachialis

Die A. brachialis (**A11**) ist die *Fortsetzung der A. axillaris* vom Unterrand des M. pectoralis major bis zur Aufteilung in die Unterarmarterien (**Endäste:** *A. ulnaris* und *A. interossea communis*). Sie verläuft im Sulcus bicipitis medialis, wo ihr Puls getastet und sie im Notfall gegen den Humerus abgedrückt werden kann. Die Äste der A. brachialis versorgen hauptsächlich den Humerus und sind am Aufbau eines Gefäßnetzes um das Ellenbogengelenk, **Rete articulare cubiti**, beteiligt.
Die **A. profunda brachii** (**A12**) entspringt am Unterrand des M. teres major und verläuft nach dorsal zum Humerusschaft. Sie entlässt u.a. eine *A. collateralis media* und eine *A. collateralis radialis* zum Rete articulare cubiti.
Distal vom Ursprung der A. profunda brachii zweigt die **A. collateralis ulnaris superior** (**A13**) ab. Sie verläuft neben dem N. ulnaris.
Die **A. collateralis ulnaris inferior** (**A14**) entspringt weiter distal, nahe der Ellenbogengrube oberhalb des Epicondylus medialis.

A. axillaris und A. brachialis weisen häufig Varianten auf.

Rete articulare cubiti

Um das Ellenbogengelenk liegt ein Gefäßnetz, das aus Anastomosen mehrerer Arterien zusammengesetzt ist.

Dieses Gefäßnetz besteht aus **absteigenden Ästen**, die aus der *A. profunda brachii* und der *A. brachialis* entspringen (s.o.): *A. collateralis ulnaris superior* (**A13**), *A. collateralis ulnaris inferior* (**A14**), *A. collateralis radialis* (**A15**), *A. collateralis media* (**A16**). Ferner gibt es **aufsteigende Äste** (S. 56), die den Unterarmarterien *A. radialis* (**A17**) und *A. ulnaris* (**A18**) entstammen und rückläufig zum Gefäßnetz ziehen: *A. recurrens radialis* (**A19**), *A. recurrens ulnaris* (**A20**), *A. interossea recurrens* (**A21**).

Klinischer Hinweis. Aufgrund dieses Gefäßnetzes kann die A. brachialis distal vom Abgang der A. profunda brachii unterbunden werden. Des Weiteren ermöglicht ein durchgängiges Rete articulare cubiti, distal ein Stück einer Unterarmarterie (z.B. der A. radialis) als Transplantat zu entnehmen, da entlang der rückläufigen Gefäße ein Kollateralkreislauf über die zweite große Unterarmarterie (A. ulnaris) gewährleistet ist.

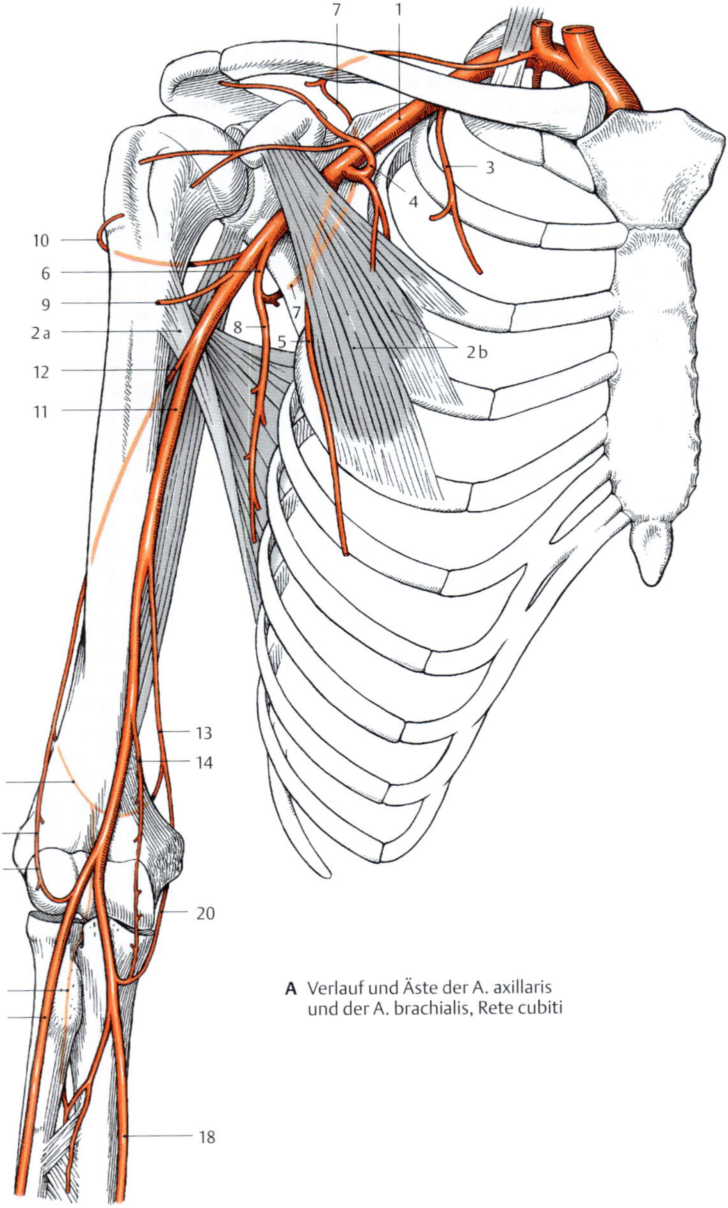

A Verlauf und Äste der A. axillaris und der A. brachialis, Rete cubiti

A. radialis

Die Verlaufsrichtung der *A. brachialis* (**A1**) wird von der A. radialis (**A2**) fortgesetzt. Diese Arterie verläuft entlang des Radius und liegt proximal zwischen M. pronator teres und M. brachioradialis, distal zwischen den Sehnen des M. brachioradialis und des M. flexor carpi radialis, wo auch ihr Puls zu tasten ist. Sie wendet sich nach dorsal und gelangt zwischen den ersten beiden Metakarpalknochen zur Hohlhand (s. u.).

Die wichtigsten Äste der A. radialis sind:
Die **A. recurrens radialis** (**A3**) zieht rückläufig zum *Rete articulare cubiti* (S. 54).
Der **Ramus palmaris superficialis** (**A4**) zieht zum oberflächlichen Hohlhandbogen, *Arcus palmaris superficialis* (**A5**) (s. u.).
Ein **Ramus carpalis palmaris** (**A6 a**) zieht zum *Rete carpale palmare*, einem Gefäßnetz auf der palmaren Seite der Handwurzelknochen.
Der **Ramus carpalis dorsalis** (**B7 a**) zieht zum *Rete carpale dorsale* (**B**), einem Gefäßnetz auf der dorsalen Seite der Handwurzelknochen.
Die **A. princeps pollicis** (**A8**) entspringt im Verlauf der A. radialis durch den M. interosseus dorsalis I und zieht zur Beugeseite des Daumens.
Die **A. radialis indicis** (**A9**) entspringt entweder direkt aus der A. radialis oder aus der A. princeps pollicis und zieht zur radialen Seite des Zeigefingers.

Der tiefe Hohlhandbogen, **Arcus palmaris profundus** (**A10**), bildet die Fortsetzung der A. radialis und liegt unter den langen Beugersehnen (Bd. 1 S. 390) auf den Basen der Mittelhandknochen. Er bildet eine Anastomose mit dem *R. profundus der A. ulnaris* (s. u.).

A. ulnaris

Die A. ulnaris (**A11**) ist die größere der beiden Unterarmarterien. Sie verläuft zunächst unter dem M. pronator teres hindurch nach ulnar, dann in Begleitung des M. flexor carpi ulnaris.

Sie entlässt folgende Äste:
Die **A. recurrens ulnaris** (**A12**) zieht rückläufig zum *Rete articulare cubiti*.

Die **A. interossea communis** (**A13**) ist entwicklungsgeschichtlich einer der Endäste der A. brachialis, der sich in eine *A. interossea posterior* (**A14**), eine *A. interossea recurrens* (**A15**) und eine *A. interossea anterior* (**A16**) teilt.
Distal entspringt ein **Ramus carpalis palmaris** (**A6 b**) zum *Rete carpale palmare*.
Zum *Rete carpale dorsale* zieht ein **Ramus carpalis dorsalis** (**AB7 b**).
Zum *tiefen Hohlhandbogen* zweigt ein **Ramus palmaris profundus** (**A17**) ab.

Der oberflächliche Hohlhandbogen, **Arcus palmaris superficialis** (**A5**), ist der eigentliche Endast der A. ulnaris. Er liegt zwischen der Palmaraponeurose und den langen Flexorensehnen und anastomosiert mit dem *Ramus palmaris superficialis* der (**A4**) *A. radialis*.

Gefäßbögen der Hand

Arcus palmaris profundus. Der tiefe Hohlhandbogen besteht aus dem **Endast der A. radialis** und dem **R. palmaris profundus der A. ulnaris** und wird hauptsächlich aus der A. radialis gespeist. Er entlässt 3–4 dünne *Aa. metacarpales palmares* (**A18**) zu den Zwischenfingerräumen und *Rr. perforantes* zum Handrücken.

Arcus palmaris superficialis. Der oberflächliche Hohlhandbogen besteht aus dem **Endast der A. ulnaris** und dem **Ramus palmaris superficialis der A. radialis.** Er wird hauptsächlich von der A. ulnaris gespeist und gibt 3 *Aa. digitales palmares communes* (**A19**) ab, die je 2 *Aa. digitales palmares propriae* (**AC20**) zur ulnaren und radialen Beugeseite der Finger schicken.

Rete carpale dorsale (B). Der Handrücken wird aus dem **Ramus carpalis dorsalis der A. radialis** (**B7 a**) versorgt, der mit dem **Ramus carpalis dorsalis der A. ulnaris** (**B7 b**) ein Gefäßnetz bildet, aus dem 4 *Aa. metacarpales dorsales* (**B21**) entspringen, die je 2 *Aa. digitales dorsales* (**BC22**) zu den Fingern entlassen.

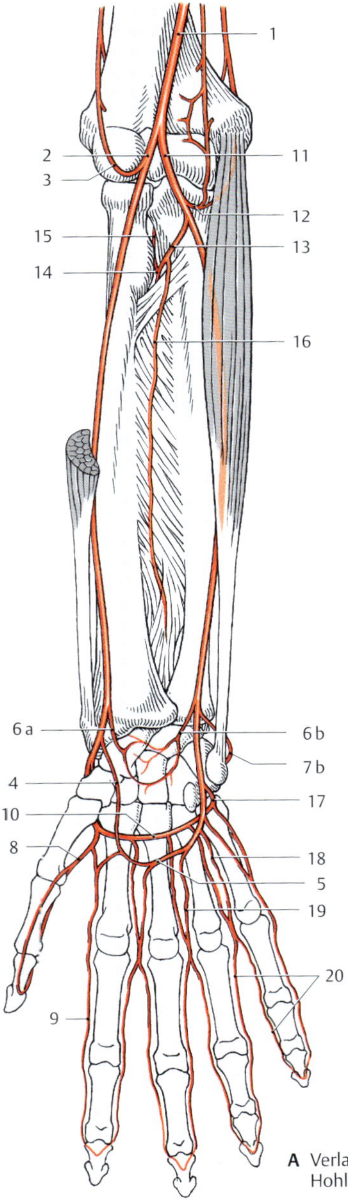

A Verlauf und Astfolge der Unterarmarterien, Hohlhandbögen

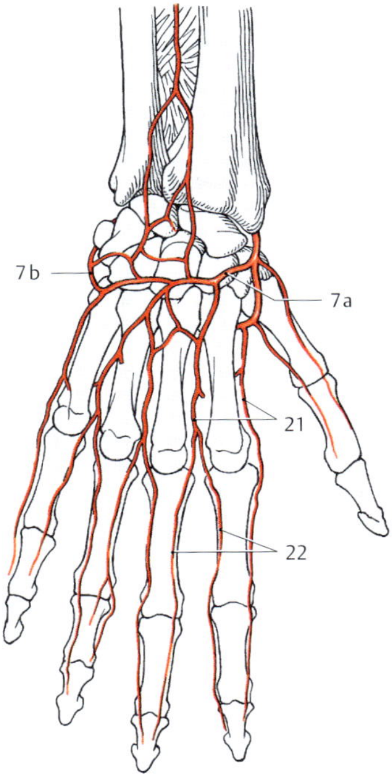

B Arterien der dorsalen Handfläche

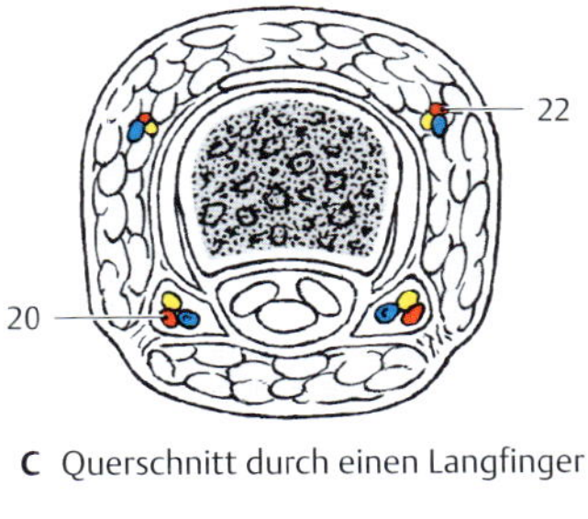

C Querschnitt durch einen Langfinger

Becken- und Beinarterien

Vor dem 4. Lendenwirbel teilt sich die Aorta (Pars abdominalis) (**A1**) in 2 große Stammgefäße, **Aa. iliacae communes** (**A2**), die beiderseits ohne wesentliche Astabgabe in Richtung der Beckeneingangsebene verlaufen und sich vor der Articulatio sacroiliaca in die **A. iliaca interna** (**AC3**) und die **A. iliaca externa** (**AC4**) teilen.

A. iliaca interna

Die A. iliaca interna gelangt über die Linea terminalis in das kleine Becken und zweigt sich auf Höhe des Foramen ischiadicum majus meist in 2 Stammgefäße auf, die mit **parietalen Ästen** die *Wand des kleinen Beckens* und über **viszerale Äste** die *Beckenorgane* versorgen. Die Äste der A. iliaca variieren stark. Im Wesentlichen werden folgende Äste beschrieben:

Parietale Äste

Die **A. iliolumbalis** (**A5**) zieht unter dem M. psoas major in die Fossa iliaca und geht über einen *Ramus iliacus* eine Anastomose mit der *A. circumflexa iliaca profunda* der A. iliaca externa ein.

Aa. sacrales laterales (**A6**) ziehen seitlich am Kreuzbein nach distal und geben *Rr. spinales* zum Sakralkanal ab.

Die **A. obturatoria** (**A7**) gelangt an der seitlichen Beckenwand nach vorn, verlässt das Becken durch den Canalis obturatorius und zieht mit einem *Ramus anterior* zu den Adduktoren des Oberschenkels. Über einen *Ramus pubicus* anastomosiert sie mit der *A. epigastrica inferior* (**A24**). Ein *Ramus acetabularis* zieht durch das Lig. capitis femoris zum Oberschenkelkopf, ein *Ramus posterior* zu den tiefen äußeren Hüftmuskeln.

Die **A. glutea superior** (**AB8**) ist der kräftigste Ast der A. iliaca interna. Sie gelangt oberhalb des M. piriformis (Foramen suprapiriforme) zur Gesäßmuskulatur, die sie mit einem *Ramus superficialis* und einem *Ramus profundus* versorgt.

Die **A. glutea inferior** (**AB9**) zieht unterhalb des M. piriformis (Foramen infrapiriforme) zu den umliegenden Muskeln. Sie gibt eine *A. comitans n. ischiadici* (**B10**) ab, die den N. ischiadicus begleitet. Dieses Gefäß ist phylogenetisch die Hauptarterie des Beines und kann in seltenen Fällen als solche fungieren.

Viszerale Äste

Die **A. umbilicalis** (**A11**) zieht im Fetalleben zur Plazenta (S. 8). Nachgeburtlich gliedert sie sich in einen proximalen durchgängigen Abschnitt, *Pars patens* (**A11 a**), und einen obliterierten, *Pars occlusa* (**A11 b**), der zur Chorda umbilicalis wird. Aus der Pars patens gehen die *Aa. vesicales superiores* (**A12**) zum oberen Teil der Harnblase, *Rr. ureterici*, und im männlichen Becken die *A. ductus deferentis* hervor.

Die **A. uterina** (**A13**) entspricht der *A. ductus deferentis*, entspringt aber meist direkt aus der *A. iliaca interna*. Sie versorgt den Uterus und über Äste die Vagina, das Ovar und die Tuba uterina.

Die **A. vesicalis inferior** (**A14**) zieht zum unteren Teil der Harnblase und gibt *Rr. vaginales* zur Vagina bzw. *Rr. prostatici* zur Prostata und zur Vesicula seminalis ab.

Die oft zwei- oder dreifach angelegte **A. vaginalis** (**A15**) verläuft zur Vagina.

Die variable **A. rectalis media** (**A16**) läuft auf dem Beckenboden zur Rektumwand und versorgt die Rektummuskulatur.

Die **A. pudenda interna** (**AB17**) entspringt meist aus der A. iliaca interna, in selteneren Fällen auch aus der *A. glutea inferior*. Sie verläuft zunächst durch das Foramen infrapiriforme, zieht um die Spina ischiadica und durch das Foramen ischiadicum minus und gelangt an die Seitenwand der Fossa ischioanalis. Ihre Äste sind die *A. rectalis inferior* (**A18**), die *A. perinealis* (**A19**), *Rr. labiales posteriores* bzw. *scrotales*, die *A. urethralis* (**A20**), die *A. bulbi vestibuli* bzw. *bulbi penis* (**A21**), die *A. profunda clitoridis* bzw. *penis* (**A22**) und die *A. dorsalis clitoridis* bzw. *bulbi penis* (**A23**).

Klinischer Hinweis (C). Wenn die Anastomose zwischen den Ästen der *A. obturatoria* (**AC7**) und der *A. epigastrica inferior* (**AC24**) stark ausgebildet ist oder die A. obturatoria aus der A. epigastrica inferior entspringt, kann es bei operativen Eingriffen in der Leistenregion zu Verletzungen dieser Anastomose mit tödlichem Ausgang (Verbluten) kommen. Dies hat ihr den Namen **Corona mortis** (**C25**) eingebracht.

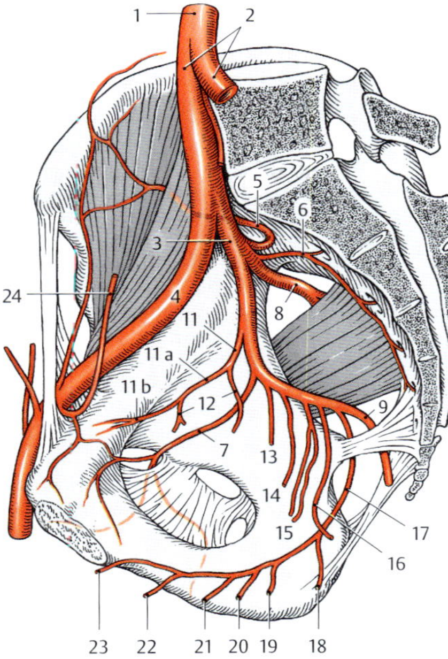

A Verlauf und Äste der A. iliaca interna

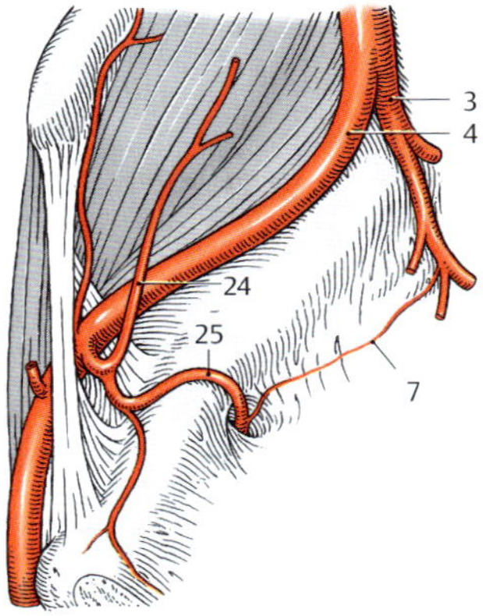

C Ursprungsvariante der A. obturatoria

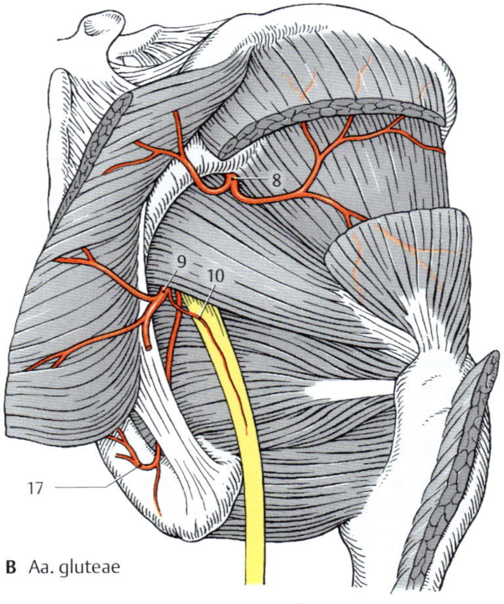

B Aa. gluteae

A. iliaca externa

Der *zweite Ast der A. iliaca communis* (**AC1**), die A. iliaca externa (**AC2**), ist großlumiger als die A. iliaca interna (**AC3**) und verläuft parallel zur Linea terminalis und medial vom M. iliopsoas zur Lacuna vasorum (Bd. 1 S. 424). Nach Passage dieses Kanals wird sie zur *A. femoralis* (**AC4**).

In ihrem **Verlauf** gibt die A. iliaca externa bis auf kleinere Muskelarterien keine Äste ab.

Aus ihrer **Endstrecke** (**A** und **B**), kurz vor dem Austritt aus der Lacuna vasorum, entspringt oberhalb des Leistenbandes die **A. epigastrica inferior** (**AB5**). Sie zieht im Bogen aufsteigend auf die Rückseite des M. rectus abdominis und wirft an der Innenseite der vorderen Bauchwand die *Plica umbilicalis lateralis* auf. Sie anastomosiert auf Höhe des Nabels mit der A. epigastrica superior aus der A. thoracica interna (S. 52). Die A. epigastrica inferior entlässt den *R. pubicus*, der einen *R. obturatorius* abgibt. Dieser geht eine Anastomose mit dem *R. pubicus der A. obturatoria* ein. Die A. epigastrica inferior entlässt des Weiteren die *A. cremasterica* bzw. die *A. ligamenti teretis uteri*, die das runde Mutterband durch den Leistenkanal in das Labium majus pudendi begleitet.

Die **A. circumflexa iliacum profunda** (**AB6**) entspringt gegenüber der A. epigastrica inferior am lateralen Umfang der A. iliaca externa und verläuft hinter dem Leistenband bogenförmig lateralwärts zur Spina iliaca anterior superior. Einer ihrer Äste anastomosiert mit dem *Stromgebiet der A. iliolumbalis*.

A. femoralis

Die *Fortsetzung der A. iliaca externa* wird distal vom Leistenband – unmittelbar nach dem Austritt aus der Lacuna vasorum – als A. femoralis (**AC4**) bezeichnet. Sie verläuft medial und vorn am Hüftgelenk vorbei zur Fossa iliopectinea, wo sie nur von Haut und der Oberschenkelfaszie bedeckt wird. Hinter dem M. sartorius zieht sie in den Adduktorenkanal, durch den sie an die Dorsalseite des Oberschenkels und in die Kniekehle, Fossa poplitea, gelangt. Hier wird sie zur *A. poplitea*.

Die A. femoralis gibt folgende Äste ab:

Die **A. epigastrica superficialis** (**AB7**) entspringt distal vom Leistenband und zieht in der Haut der vorderen Bauchwand aufwärts.

Die **A. circumflexa iliaca superficialis** (**AB8**) verläuft in Richtung der Spina iliaca anterior superior.

Die **Aa. pudendae externae** (**B9**) ziehen nach medial und geben *Rr. scrotales* bzw. *labiales anteriores* und *Rr. inguinales* ab.

Die **A. descendens genicularis** (**C10**) zweigt im Adduktorenkanal ab und teilt sich in einen *R. saphenus* zum Unterschenkel und einen *R. articularis* zum *Rete articulare genus* (s. u.).

Die **A. profunda femoris** (**C11**) ist der kräftigste Ast der A. femoralis und geht nach lateral-dorsal etwa 3 – 6 cm unterhalb des Leistenbandes ab. Ihre Äste und deren Abzweigungen sind sehr variabel. Im Allgemeinen unterscheidet man: Die *A. circumflexa femoris medialis* (**C12**) zieht nach medial und hinten und ist mit ihren Ästen an der Versorgung der umliegenden Muskulatur und dem Hüftgelenk beteiligt. Die *A. circumflexa femoris lateralis* (**C13**) verläuft nach lateral. Meistens bildet einer ihrer Äste mit der *A. circumflexa femoris medialis* eine Gefäßschlinge um den Femurhals. Die *Aa. perforantes* (**C14**) sind Endäste (meist 3, bis zu 5). Sie durchbrechen die Adduktoren nahe am Knochen, um auf die Dorsalseite des Oberschenkels zu gelangen, die sie mit ihren Ästen versorgt.

Klinischer Hinweis. Aufgrund der oberflächlichen Lage der A. femoralis unterhalb des Leistenbandes kann sie zu diagnostischen oder therapeutischen Zwecken punktiert werden. Von hier aus kann auch ein Katheter in die großen Arterien und in das linke Herz eingeführt werden.

In Notfallsituationen kann die A. femoralis durch Druck gegen den Beckenrand abgeklemmt werden.

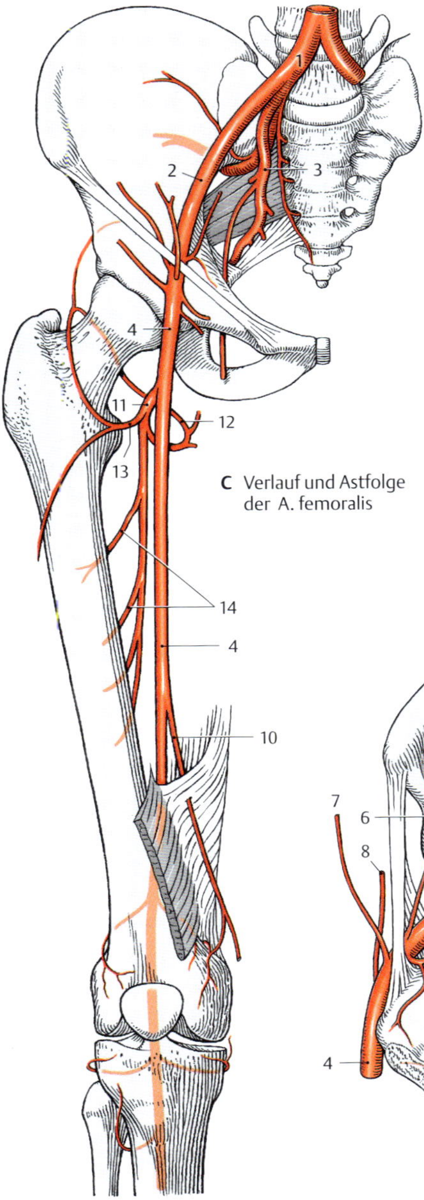

C Verlauf und Astfolge der A. femoralis

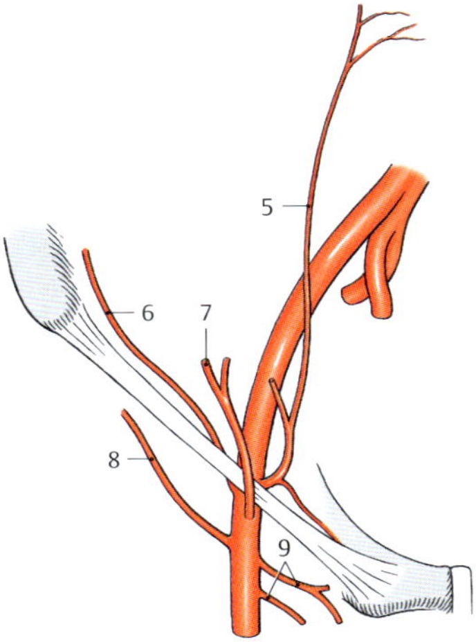

B Astfolge der A. iliaca externa und der A. femoralis

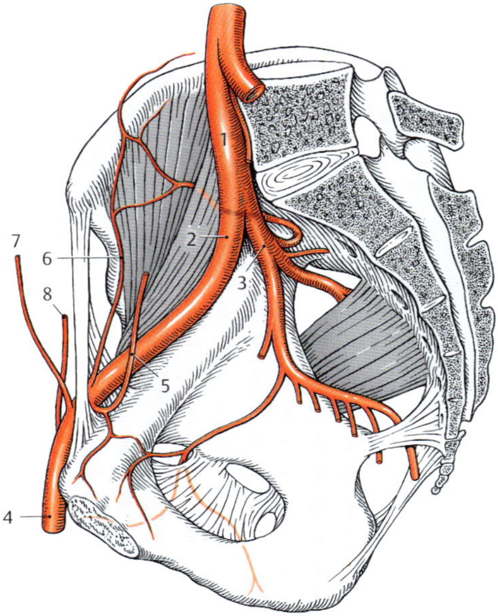

A Astfolge der A. iliaca externa

A. poplitea

Vom Ende des Adduktorenkanals bis zur Teilung am Unterrand des M. popliteus wird das Stammgefäß am Bein A. poplitea (**A1**) genannt. Sie liegt in der Tiefe der Fossa poplitea in der Nähe der Kniegelenkkapsel und teilt sich in die beiden Unterschenkelarterien, **A. tibialis anterior** (**AB2**) und **A. tibialis posterior** (**A3**).

Die A. poplitea entsendet folgende Äste an umliegende Strukturen:
Die **A. superior lateralis genus** (**A4**) und die **A. superior medialis genus** (**A5**) ziehen lateral und medial nach vorn zum *Rete articulare genus*, einem Arteriengeflecht an der Vorderseite des Kniegelenks.
Die **A. media genus** (**A6**) zieht dorsal zur Gelenkkapsel und den Kreuzbändern.
Die **Aa. surales** (**A7**) sind Äste zur Versorgung der Wadenmuskeln sowie der Haut der Faszien des Unterschenkels.
Die **A. inferior lateralis genus** (**A8**) und die **A. inferior medialis genus** (**A9**) gelangen unter dem lateralen bzw. medialen Ursprungskopf des M. gastrocnemius nach vorne zum *Rete articulare genus*.

Rete articulare genus

Dieses Arteriengeflecht besteht aus zahlreichen kleineren Zuflüssen (s.o), die bei Unterbindung der A. poplitea jedoch meist keinen ausreichenden Kollateralkreislauf sichern.

Absteigende Gefäße zum Rete articulare genus sind: *A. superior lateralis genus* (**A4**), *A. superior medialis genus* (**A5**), *R. saphenus* der *A. descendens genus*. **Aufsteigende Äste** sind: *A. inferior lateralis genus* (**A8**), *A. inferior medialis genus* (**A9**), *A. recurrens tibialis anterior* (**AB10**), *R. circumflexus fibularis* aus der *A. tibialis posterior* (S. 64).

Klinischer Hinweis. Die A. poplitea darf nicht unterbunden werden, da der Kollateralkreislauf über die Kniegelenkarterien nicht ausreicht.

Unterschenkel- und Fußarterien

A. tibialis anterior (AB2). Sie tritt am Unterrand des M. popliteus durch die Membrana interossea auf die Vorderseite des Unterschenkels, wo sie zwischen den Extensoren zum Fußrücken zieht. Sie gibt außer *Rr. musculares* hauptsächlich folgende Äste ab:

Die **A. recurrens tibialis posterior** ist ein inkonstantes Gefäß zur Kniekehle.
Die **A. recurrens tibialis anterior** (**AB10**) zieht rückläufig zum *Rete articulare genus*.
Die **A. malleolaris anterior lateralis** (**B11**) und die **A. malleolaris anterior medialis** (**B12**) sind Äste zu den jeweiligen arteriellen Gefäßnetzen der Knöchel, *Rete malleolare laterale* und *Rete malleolare mediale*.

A. dorsalis pedis (B13). Sie ist die *Fortsetzung der A. tibialis anterior* auf dem Fußrücken (Grenze: Gelenkspalt vom oberen Sprunggelenk). Das Gefäß liegt oberflächlich und ist zwischen den Sehnen des M. extensor hallucis longus und des M. extensor digitorum longus zu tasten (Fußpuls). Folgende Äste zweigen von der A. dorsalis pedis ab:
Die **A. tarsalis lateralis** (**B14**) und die **Aa. tarsales mediales** (**B15**) versorgen den Bereich der dorsolateralen und dorsomedialen Fußwurzel.
Die **Arteria plantaris profunda** (**A16**) zieht in die Tiefe der Fußsohle und beteiligt sich am **Arcus plantaris profundus**.

Auf den Basen der Mittelfußknochen verläuft in inkonstanter Ausbildung eine **A. arcuata** (**B17**), die mit der *A. tarsalis lateralis* anastomosiert. Aus der A. arcuata entspringen die *Aa. metatarsales dorsales* (**B18**) zu den Zwischenräumen der Mittelfußknochen. Diese teilen sich distal in die *Aa. digitales dorsales* (**B19**), die zu den Zehen ziehen.

Klinischer Hinweis. Kompressionen oder Blutungen aus der A. tibialis anterior als Folge eines stumpfen Traumas können zu Muskelnekrosen *(Kompartmentsyndrom der Extensorenloge)* führen.

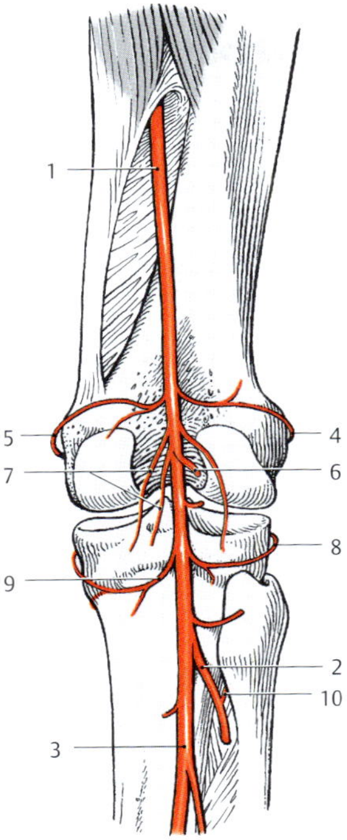

A A. poplitea

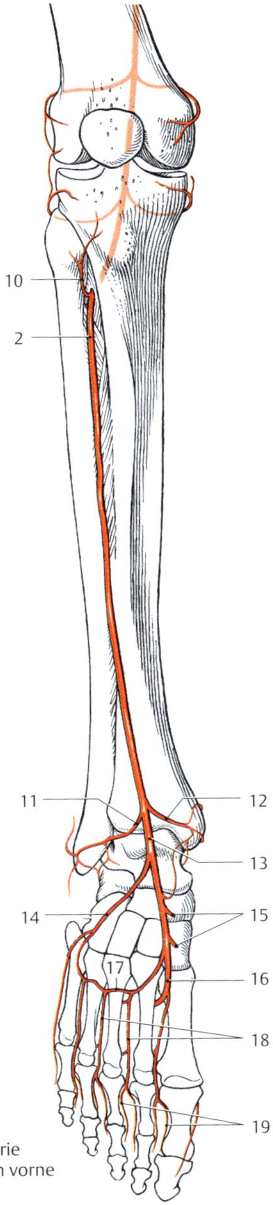

B Unterschenkelarterie
und Fußarterie von vorne

Unterschenkel- und Fußarterien, Fortsetzung

A. tibialis posterior (A1). Sie setzt die Richtung der A. poplitea fort und tritt unter dem Sehnenbogen des M. soleus unter die oberflächliche Beugergruppe. Distal verläuft sie 2 cm vor dem medialen Rand der Achillessehne hinter dem medialen Knöchel, wo ihr Puls getastet werden kann, zur Fußsohle. Sie entsendet folgende Äste:
Ein **Ramus circumflexus fibularis** (**A2**) zieht durch den M. soleus, umgreift die Fibula und gelangt nach vorn zum *Rete articulare genus* (S. 62).
Die **A. fibularis** (**A3**) geht im spitzen Winkel aus der A. tibialis posterior hervor und verläuft bedeckt vom M. flexor hallucis longus nahe der Fibula über den lateralen Knöchel zum Fersenbein. Im Wesentlichen entlässt sie eine *A. nutricia fibulae* (**A4**) an den Fibulaschaft, einen *Ramus perforans* (**A5**) zum Fußrücken, einen *Ramus communicans* (**A6**) als Verbindung mit der A. tibialis posterior und *Rami malleolares laterales* (**A7**) zum äußeren Knöchel. Mit ihren Ästen ist sie an der Ausbildung des *Rete malleolare laterale* (**A8**) und des *Rete calcaneum* (**A9**) beteiligt.
Distal und medial vom Abgang der A. fibularis zweigt die **A. nutricia tibialis** (**A10**) zum Tibiaschaft ab.
Rami malleolares mediales (**A11**) ziehen hinter den medialen Malleolus und speisen dort das *Rete malleolare mediale* (**A12**).
Rami calcanei (**A13**) ziehen an die mediale Fläche des Fersenbeins und bilden zusammen mit den Ästen der *A. fibularis* an dessen Rückseite das *Rete calcaneum*.
Nachdem sie den medialen Knöchel passiert hat, zweigt sich die A. tibialis posterior unter dem M. abductor hallucis in ihre beiden Endäste **A. plantaris medialis** (**B14**) und **A. plantaris lateralis** (**B15**) auf.

A. plantaris medialis. Der mediale, meist schwächere Endast verläuft an der medialen Seite der Fußsohle zwischen M. abductor hallucis und M. flexor digitorum brevis. Er teilt sich in einen **Ramus superficialis** (**B16**), der bis zur Großzehe zieht, und einen **Ramus profundus** (**B17**), der meist Anschluss an den *Arcus plantaris profundus* (**B18**) hat.

A. plantaris lateralis. Der kräftigere Endast der A. tibialis posterior zieht zwischen M. flexor digitorum brevis und M. quadratus plantae im Bogen an die laterale Seite der Fußsohle, wo er über den Mittelfußknochen den *Arcus plantaris profundus* (**B18**) bildet.

Gefäßbögen des Fußes

Arcus plantaris profundus. Der tiefe Sohlenbogen entspricht dem tiefen Hohlhandbogen. Er entlässt 4 **Aa. metatarsales plantares** (**B19**) in die Zwischenräume der Mittelfußknochen. Diese entlassen *Rami perforantes* (**B20**) zum Fußrücken und gehen in **Aa. digitales plantares communes** (**B21**) über, die sich in *Aa. digitales plantares propriae* (**B22**) aufzweigen,

Ein oberflächlicher Arterienbogen, *Arcus plantaris superficialis*, der demjenigen der oberflächlichen Hohlhand entspricht, ist meistens nicht ausgebildet.

Klinischer Hinweis. Blutungen aus den Vasa tibialia posteriora und den Vasa peronea (fibularia) können zum *Kompartmentsyndrom der Flexorenloge* führen. Betroffene Muskeln sind die tiefen Flexoren.

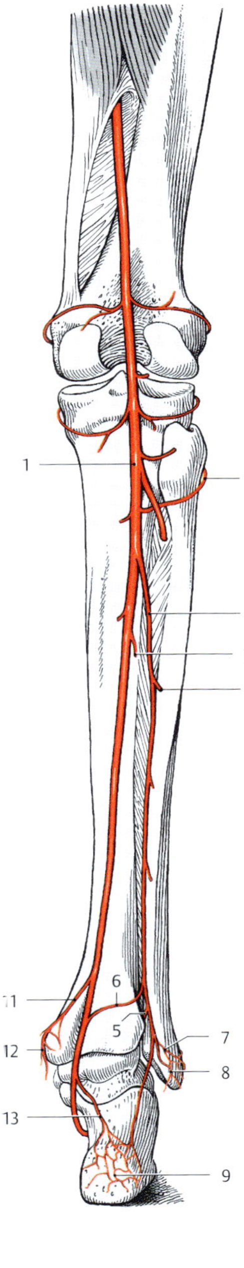

A Unterschenkelarterien von hinten

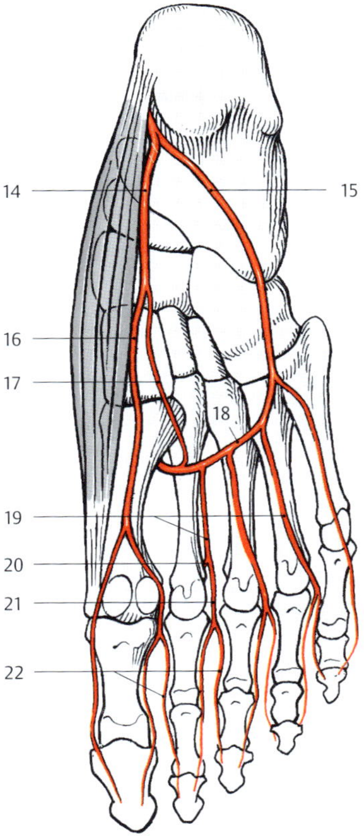

B Arterien der Fußsohle

Systematik der Venen

Das Venensystem gliedert sich in das **Pulmonalvenensystem** des kleinen Kreislaufs (S. 6), das **Hohlvenensystem** des großen Kreislaufs und das **Pfortadersystem**, Portalvenensystem, zur Leber (S. 216).

Die systematischen Venen des großen Kreislaufs verlaufen nicht immer parallel zu den Arterien. Ein oberflächliches **subkutanes Venennetz**, das zwischen Haut und Faszie (epifaszial) gelegen ist und ohne begleitende Arterien verläuft, wird von einem tiefen **subfaszialen Venennetz** unterschieden, das mit dem arteriellen Versorgungsschema meist identisch ist. Tiefes und oberflächliches Venensystem stehen meist über **Perforansvenen** in Verbindung.

Die **Hauptvenenstämme des Körperkreislaufs** (**A**) sind die *V. cava superior* (**A1**) und die *V. cava inferior* (**A2**) (**Hohlvenensystem**). Darüber hinaus wird die Aorta im Thorax von der *V. azygos* (**A3**) und der *V. hemiazygos* (**A4**) begleitet, die als Reste von paarigen Längsstämmen aus der Embryonalentwicklung zu betrachten sind (**Azygossystem**).

Verbindungen und Umgehungswege zwischen oberer und unterer Hohlvene werden als **kavokavale Anastomosen**, solche zwischen Pfortader und Hohlvenen als **portokavale Anastomosen** bezeichnet.

Hohlvenensystem

V. cava superior. Die obere Hohlvene entsteht aus dem Zusammenfluss der **V. brachiocephalica dextra** (**A5**) und **sinistra** (**A6**), die jeweils Blut aus Kopf und Hals über die *V. jugularis interna* (**A7**) sowie aus den Armen über die *V. subclavia* (**A8**) zum Herzen leiten. An der Vereinigungsstelle zwischen V. subclavia und V. jugularis interna, dem *„Venenwinkel"*, münden die Hauptlymphstämme, rechts der *Ductus lymphaticus dexter* (**A9**), links der *Ductus thoracicus* (**A10**).

V. cava inferior. Die untere Hohlvene entsteht aus dem Zusammenfluss der **Vv. iliacae communes** (**A11**), die beiderseits über die *V. iliaca interna (***A12***)* das Blut aus dem Becken und über die *V. iliaca externa* (**A13**) das Blut der Beine aufnehmen. **Weitere Zuflüsse** sind die unpaare *V. sacralis mediana* (**A14**), auf der rechten Seite die *V. testicularis* bzw. *ovarica* (**A15**), beiderseits *Vv. lumbales* (**A16**) sowie die *V. renalis* (**A17**) und wiederum rechts die *V. suprarenalis dextra* (**A18**). Kurz unterhalb des Zwerchfells münden die Lebervenen, *Vv. hepaticae* (**A19**), und die *Vv. phrenicae inferiores* (**A20**).

Azygossystem

V. azygos (A3). Die rechts gelegene V. azygos beginnt als **V. lumbalis ascendens** (**A21**) im Bauchraum und mündet in Höhe des 4. oder 5. Brustwirbels über den *Arcus venae azygos* (**A22**) in die obere Hohlvene. **Zuflüsse im Thorax** sind: die *V. intercostalis superior dextra* (**A23**) aus dem 2. und 3. Interkostalraum, die *V. hemiazygos* (**A4**) (s. u.), die variable *V. hemiazygos accessoria* (**A24**), die das Blut aus den linken Vv. intercostales IV - VIII (**A25**) sammelt, ferner *Vv. oesophageales, Vv. bronchiales, Vv. pericardiacae, Vv. mediastinales, Vv. phrenicae superiores*. Die als **Abdominalabschnitt** der V. azygos zu betrachtende V. lumbalis ascendens (**A21**) nimmt die *Vv. lumbales* (**A16**), die *V. subcostalis* und die *Vv. intercostales posteriores dextrae* auf.

V. hemiazygos (A4). Die links verlaufende V. hemiazygos entsteht ebenfalls aus der **V. lumbalis ascendens sinistra** und hat entsprechende Zuflussgebiete. Sie mündet auf Höhe des 7. oder 8. Brustwirbels in die V. azygos.

Klinischer Hinweis. Die Venen des Azygossystems, die über segmentale Venen Blut aus der Brust- und Bauchwand ableiten, ermöglichen einen Kollateralkreislauf zwischen oberer und unterer Hohlvene. Das Azygossystem bildet bei Pfortaderverschluss einen Kollateralkreislauf zur V. cava superior.

Venae columnae vertebralis

Die Wirbelsäule besitzt mächtig ausgebildete Venengeflechte, die in 2 Gruppen, eine **äußere** und eine **innere,** gegliedert werden (**B**).

Der **Plexus venosus vertebralis externus anterior** (**B26**) umspinnt ventral die Wirbelkörper. Der **Plexus venosus vertebralis externus posterior** (**B27**) liegt dorsal um die Wirbelbögen und den Bandapparat. Die äußeren Wirbelplexus anastomosieren mit den inneren Plexus und fließen über *Vv. vertebrales, Vv. intercostales posteriores* oder *Vv. lumbales* ab. Die **Plexus venosi vertebrales interni** (**B28** anterior, **B29** posterior) liegen epidural und sind mächtiger ausgebildet als die äußeren. Die inneren Wirbelvenenplexus stehen über **Vv. basivertebrales** mit den äußeren in Verbindung.

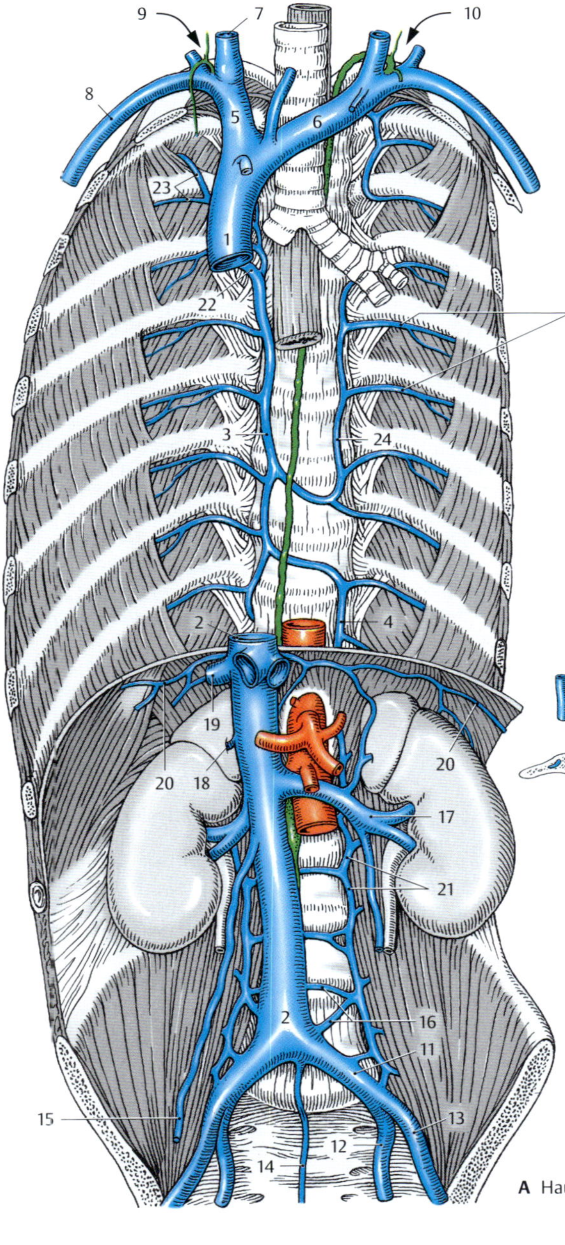

A Hauptvenenstämme

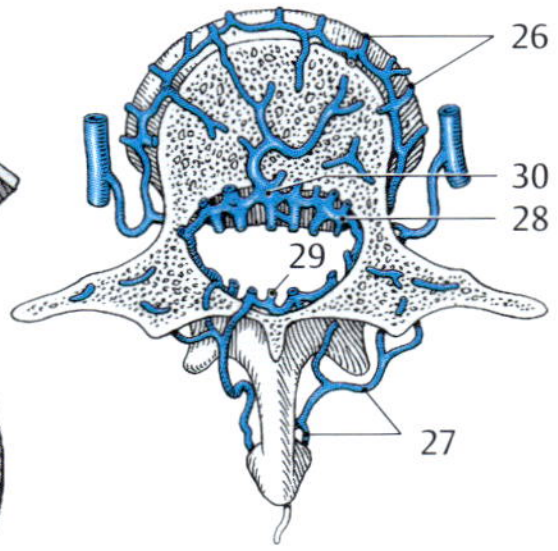

B Wirbelvenenplexus

Zuflussgebiet der oberen Hohlvene

Der Stamm der **V. cava superior** (**AB1**) entsteht durch Zusammenfluss der **V. brachiocephalica dextra** (**AB2**) und **sinistra** (**A3**). Die linke V. brachiocephalica ist länger als die rechte und verläuft schräg über den Aortenbogen (**A4**) und dessen Äste.

Vv. brachiocephalicae

Sie entstehen beiderseits durch Vereinigung von **V. jugularis interna** (**AB5**) und **V. subclavia** (**AB6**). In die V. brachiocephalica münden meist:
Die **Vv. thyroideae inferiores** (**A7**) über den **Plexus thyroideus impar** (**A8**) in die linke V. brachiocephalica,
kleine **Venen aus umliegenden Strukturen**, d. h. Thymus, Perikard, Bronchien, Trachea und Ösophagus,
die **V. vertebralis** (**AB9**), die mit den Venen der Schädelhöhle und den Wirbelvenenplexus in Verbindung steht,
der **Plexus venosus suboccipitalis**, ein Venengeflecht zwischen Os occipitale und Atlas,
die **V. cervicalis profunda**,
die **Vv. thoracicae internae** (**A10**), die paarigen Begleitvenen der A. thoracica interna,
die **V. intercostalis suprema** und die **V. intercostalis superior sinistra**.

Vv. jugulares

V. jugularis interna. Sie ist die Hauptvene am Hals, die zusammen mit der *A. carotis communis* und dem *N. vagus* das *Gefäß-Nerven-Bündel* bildet, das in einer gemeinsamen Bindegewebshülle liegt. Die V. jugularis interna beginnt am Foramen jugulare mit einer Anschwellung, **Bulbus superior venae jugularis** (**B11**), und reicht bis zum *Venenwinkel*. Kurz vor ihrem Zusammenfluss mit der V. subclavia hat sie wiederum eine Anschwellung, **Bulbus inferior venae jugularis** (**B12**). Sie nimmt das Blut aus der Schädelhöhle, dem Kopf und großen Teilen des Halses auf. Ihre Zuflüsse von außerhalb der Schädelhöhle sind:
Die **Vv. pharyngeales** aus dem an der seitlichen Pharynxwand gelegenen *Plexus pharyngeus*,
die **Vv. meningeae**, kleine Venen der harten Hirnhaut,
die **V. lingualis** (**B13**), deren Verlauf und Versorgungsgebiet weitestgehend dem der gleichnamigen Arterie entspricht,
die **V. thyroidea superior** (**B14**), die die *V. laryngea superior* aufnimmt,
die **Vv. thyroideae mediae**,
die **V. sternocleidomastoidea**,
die Gesichtsvene, **V. facialis** (**B15**), die am medialen Augenwinkel als *V. angularis* (**B16**) beginnt und über diese mit der *V. ophthalmica* anastomosiert. Die V. facialis erhält Zuflüsse aus der oberflächlichen und tiefen Gesichtsregion. Als großes Stammgefäß nimmt sie die *V. retromandibularis* (**B17**) auf, der wiederum *Vv. temporales superficiales* (**B18**) vom Schädeldach und der *Plexus pterygoideus* (**B19**) zufließen. Letzterer liegt zwischen den Kaumuskeln im Versorgungsgebiet der A. maxillaris.

V. jugularis externa (AB20). Sie entsteht aus dem Zusammenfluss der **V. occipitalis** (**B21**) und der **V. auricularis posterior** und bildet einen der oberflächlichen, auf der Faszie gelegenen Venenstämme am Hals. Sie überkreuzt den M. sternocleidomastoideus und mündet im Bereich des Venenwinkels in die *V. jugularis interna* oder in die *V. subclavia*.

In die V. jugularis externa mündet häufig der zweite oberflächliche Venenstamm am Hals, die **V. jugularis anterior** (**AB22**). Diese beginnt auf Höhe des Zungenbeins und kann direkt oberhalb des Sternums eine Querverbindung zur gleichnamigen Vene der Gegenseite haben, *Arcus venosus jugularis* (**A23**). Auch die **Vv. transversae cervicis** und die **V. suprascapularis** münden meist in die V. jugularis externa.

B24 Sinus sagittalis superior, **B25** Sinus sagittalis inferior, **B26** Sinus rectus, **B27** Sinus transversus, **B28** Sinus sigmoideus, **B29** Sinus cavernosus.

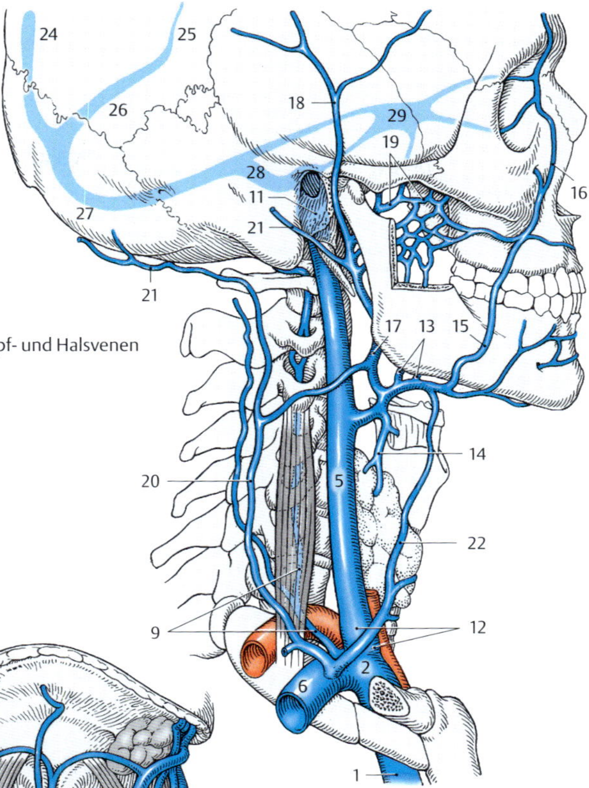

B Kopf- und Halsvenen

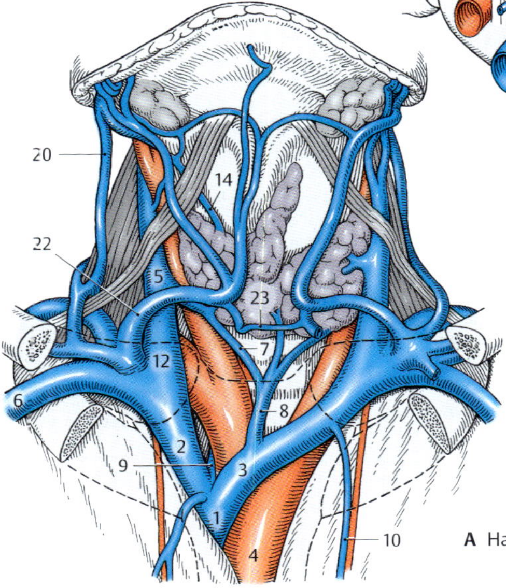

A Halsvenen

Sinus durae matris

Die V. jugularis interna erhält über die Blutleiter der harten Hirnhaut, Sinus durae matris, Zuflüsse aus dem Schädelinneren. Die *starre Wand* dieser venösen Blutleiter wird vom *Schädelperiost* und der *harten Hirnhaut* gebildet. Im Inneren sind die Sinus von *Endothel* ausgekleidet; sie besitzen keine Klappen.

Auf Höhe der Protuberantia occipitalis interna fließen einige der größeren Sinus durae matris zum **Confluens sinuum** (**AB1**) zusammen.

Am Confluens sinuum beginnt der **Sinus transversus** (**AB2**), der seitlich in den **Sinus sigmoideus** (**AB3**) übergeht. Dieser verläuft an der hinteren Unterkante der Felsenbeinpyramide S-förmig zum Foramen jugulare, wo die *Vena jugularis interna* entsteht.

Der **Sinus marginalis** (**AB4**) liegt um das Foramen magnum und stellt die Verbindung der Sinus durae matris mit den *Wirbelvenenplexus* her.

Am Foramen magnum beginnt der unpaare **Sinus occipitalis** (**AB5**), der in der Wurzel der Falx cerebelli verläuft und eine Verbindung zwischen *Sinus marginalis* und *Confluens sinuum* herstellt.

Als **Plexus basilaris** (**AB6**) bezeichnet man das auf dem Clivus gelegene Geflecht zwischen *Sinus marginalis* und *Sinus cavernosus*.

Der **Sinus cavernosus** (**AB7**) liegt zu beiden Seiten der Sella turcica und der Hypophyse (**B8**). Durch den Sinus cavernosus verlaufen die *A. carotis interna* und der *N. abducens*, in seiner lateralen Wand liegen der *N. oculomotorius*, der *N. trochlearis*, der *N. ophthalmicus* und der *N. maxillaris*.

In Verbindung mit dem Venenraum des **Sinus cavernosus** stehen:

- die *V. angularis (V. facialis)* über die *V. ophthalmica superior* (**A9**),
- der *Sinus sagittalis superior* über den *Sinus sphenoparietalis* (**AB10**), der beiderseits entlang der Kante des kleinen Keilbeinflügels verläuft,
- der *Sinus cavernosus der Gegenseite* über die *Sinus intercavernosi* (**AB11**),
- die *V. jugularis interna* über den *Sinus petrosus inferior* (**AB12**), der beiderseits an der Unterkante der Felsenbeinpyramide verläuft und die Vv. labyrinthi aus dem Innenohr aufnimmt,
- der *Sinus sigmoideus* über den *Sinus petrosus superior* (**AB13**).

Am Ursprung der Hirnsichel, Falx cerebri (**AB14**), verläuft ein großer venöser Blutleiter, **Sinus sagittalis superior** (**A15**), zum *Confluens sinuum* (**AB1**).

Im Unterrand der Hirnsichel liegt der **Sinus sagittalis inferior** (**A16**). Er endet über den **Sinus rectus** (**A17**) im *Confluens sinuum*. Der Sinus rectus liegt in der Verbindung der Falx cerebri mit dem Kleinhirnzelt, Tentorium cerebelli (**A18**), und nimmt die große Hirnvene, *V. magna cerebri* (**A19**), auf.

Weitere intra- und extrakranielle Abflusswege

Venae cerebri. Bei den Hirnvenen unterscheidet man oberflächliche Gefäße, **Vv. superficiales cerebri**, die sich direkt in die *Sinus durae matris* entleeren, von tiefen, **Vv. profundae cerebri**, die über die *V. magna cerebri* in die *Sinus durae matris* abfließen (Bezeichnungen und Abflussgebiete der Hirnvenen s. Bd. 3 S. 276 ff.).

Venae diploicae. Sie liegen *in der Diploe* (Spongiosa) des Schädelknochens und haben sowohl mit den *Sinus durae matris* als auch mit den *oberflächlichen Kopfvenen* Verbindungen. Sie nehmen das Blut der Dura und des Schädeldaches auf. Man unterscheidet: *V. diploica frontalis, V. diploica temporalis anterior, V. diploica temporalis posterior* und *V. diploica occipitalis*.

Venae emissariae. Sie verlaufen durch *präformierte Schädelöffnungen* und stellen direkte Verbindungen zwischen den *venösen Hirnsinus* und den *extrakraniellen Venen* her. Man unterscheidet:

- *V. emissaria parietalis* (Sinus sagittalis superior – V. temporalis superficialis),
- *V. emissaria mastoidea* (Sinus sigmoideus – V. occipitalis),
- *V. emissaria condylaris* (Sinus sigmoideus – Plexus venosus vertebralis externus),
- *V. emissaria occipitalis* (Confluens sinuum – V. occipitalis),
- *Plexus venosus canalis nervi hypoglossi, Plexus venosus foraminis ovalis, Plexus venosus caroticus internus und Vv. portales hypophysiales.*

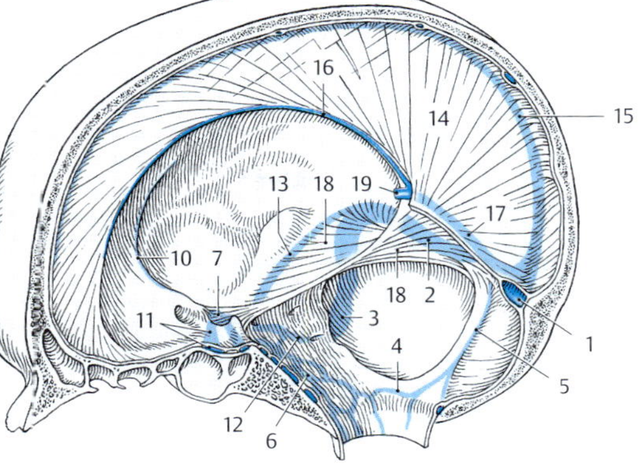

A S nus durae matris in der rechten Schädelhälfte

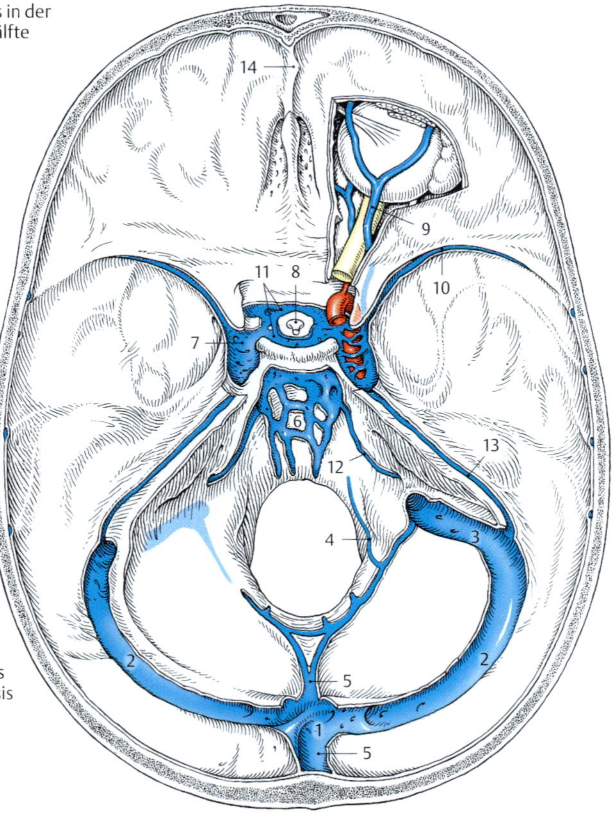

B Sinus durae matris an der Schädelbasis

Venen der oberen Extremität

V. subclavia (A1). Sie führt als *Fortsetzung der V. axillaris* (**A2**) das Blut der oberen Extremität zum *Venenwinkel*. Sie liegt zwischen M. sternocleidomastoideus und M. scalenus anterior und vereinigt sich hinter dem Sternoklavikulargelenk mit der *V. jugularis interna* zur *V. brachiocephalica*. In die V. subclavia münden **Vv. pectorales**, die **V. dorsalis scapulae** (gelegentlich) und die **V. thoracoacromialis** (gelegentlich).

V. axillaris (AC2). Sie verläuft in der Achselhöhle in Begleitung der *A. axillaris* und nimmt das Blut aus deren Versorgungsgebiet über folgende **Zuflüsse** auf: *V. subscapularis, V. circumflexa scapulae, V. thoracodorsalis, V. circumflexa posterior humeralis, V. circumflexa anterior humeralis, V. thoracica lateralis, Vv. thoracoepigastricae, Plexus venosus areolaris* um die Brustwarze.

Klinischer Hinweis. Da die tiefen Venen, V. jugularis interna und V. subclavia, relativ konstant in ihrer Lage sind, werden sie häufig zur **zentralvenösen Punktion** benutzt. Meistens wird die V. jugularis interna als Zugangsweg gewählt, da sie auch für den Ungeübten relativ leicht aufzufinden ist und daher selten Komplikationen auftreten. Die V. subclavia wird am zweithäufigsten benutzt. Sie kann supra- oder infraklavikulär punktiert werden, wobei Verletzungen des Plexus brachialis, der A. subclavia oder gar der Pleura mit anschließendem Pneumothorax auftreten können.

Venae profundae membri superioris. Die tiefen Venen am Arm sind *paarige* Begleitvenen der Arterien. Es werden unterschieden:

Vv. brachiales (**A3**), die in Begleitung der *A. brachialis* verlaufen und sich proximal zur *V. axillaris* vereinigen,

Vv. ulnares (**A4**) in der ulnaren Gefäß-Nerven-Straße,

Vv. radiales (**A5**) als Begleitvenen der *A. radialis*,

Vv. interosseae anteriores (**A6**) und **Vv. interosseae posteriores** (**A7**) in Begleitung der Arterien entlang der Membrana interossea,

Arcus venosus palmaris profundus (**A8**) und **Vv. metacarpeae palmares** (**A9**) in der Hohlhand.

Venae superficiales membri superioris. Die oberflächlichen Venen liegen in der Unterhaut (subkutan) oberhalb der Muskelfaszie (epifaszial) und bilden ein **ausgedehntes Venennetz**. Dieses nimmt seinen Ursprung im Wesentlichen aus dem kräftigen Venengeflecht des Handrückens, **Rete venosum dorsale manus** (**B10**), dem auch Blut aus dem schwächer ausgebildeten *Arcus venosus palmaris superficialis* (**C11**) der Hohlhand zufließt.

Aus dem oberflächlichen Venennetz des Handrückens (**B**) entsteht die **V. cephalica** (**BC12**), die zur Beugeseite zieht, an der *Radialseite* des Unterarms nach proximal aufsteigt und am Oberarm im *Sulcus bicipitis lateralis* (**C**) verläuft. Im *Trigonum clavipectorale* durchbricht sie die Faszie und mündet in die *V. axillaris* (Bd. 1 S. 370).

Als **V. basilica** (**C13**) wird die epifasziale Vene bezeichnet, die über der distalen Ulna ensteht und an der *ulnaren Seite* des Unterarms aufsteigt. Sie durchbricht auf Höhe des mittleren Oberarms die Muskelfaszie, gelangt in den *Sulcus bicipitis medialis* und mündet in eine der beiden *Vv. brachiales*.

V. cephalica und V. basilica sind auf Höhe der Ellenbeuge, Fossa cubitalis, meist über eine **V. mediana cubiti** (**C14**) verbunden, die von lateral unten nach medial oben zieht. Außerdem besitzen die Hautvenen in der Ellenbeuge Verbindungen zu den tiefen Venen. Die Ausbildung der oberflächlichen Venen unterliegt starken Variationen (Bd. 1 S. 382).

Klinischer Hinweis. Die epifaszial am Handrücken und in der Ellenbeuge gelegenen Venen werden häufig zur **intravenösen Injektion** oder zur **Blutentnahme** benutzt.

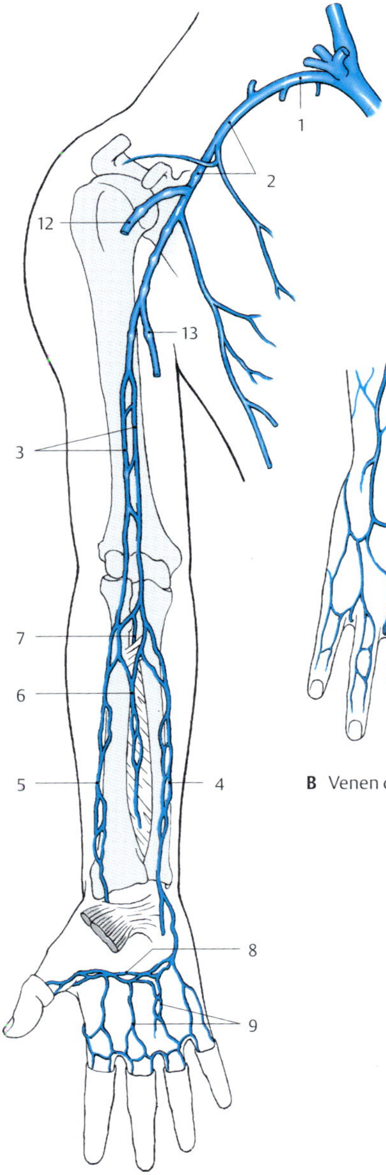

A Tiefe Venen der oberen Extremität

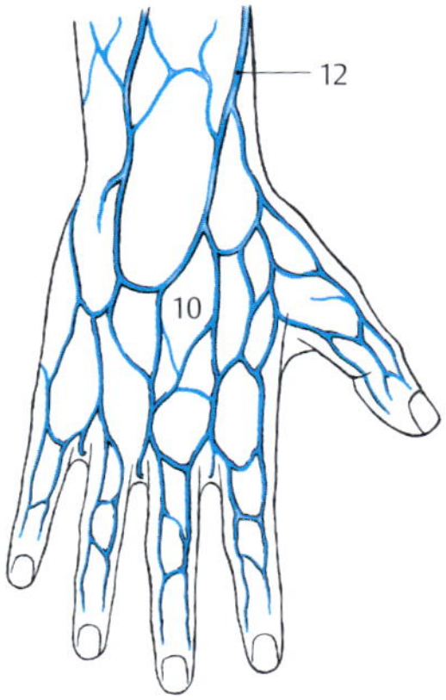

B Venen des Handrückens

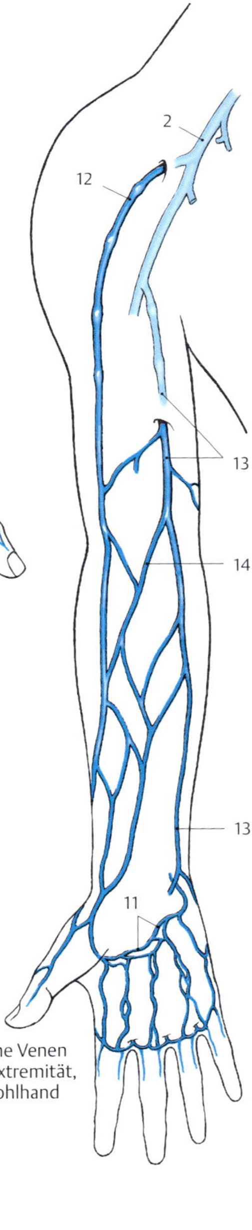

C Oberflächliche Venen der oberen Extremität, Venen der Hohlhand

Zuflussgebiet der unteren Hohlvene

Vv. iliacae

V. iliaca communis

Die V. cava inferior (**B1**) ensteht aus der Vereinigung der rechten und linken V. iliaca communis (**AB2**), die vom 4.–5. Lendenwirbel bis zur Articulatio sacroiliaca reichen und ihrerseits aus dem Zusammenfluss von **V. iliaca interna** und **externa** hervorgehen. In die V. iliaca communis münden beiderseits die **V. iliolumbalis** und links die **V. sacralis mediana** (**AB3**).

V. iliaca interna

Die klappenlose V. iliaca interna (**AB4**) ist ein kurzer Gefäßstamm, der die Venen der Beckeneingeweide, der Beckenwand und des Damms aufnimmt.

Rumpfwandvenen

Vv. gluteae superiores (**AB5**) aus der Gesäßgegend gelangen als Begleitvenen der *A. glutea superior* durch das Foramen suprapiriforme ins Becken und fließen zu einem Stamm zusammen, der in die V. iliaca interna mündet.
Vv. gluteae inferiores (**AB6**) aus der Glutealregion verlaufen entsprechend der *A. glutea inferior* durch das Foramen infrapiriforme.
Vv. obturatoriae (**B7**) mit Blut aus den Adduktoren des Oberschenkels gelangen aus dem Foramen obturatum ins Becken.
Vv. sacrales laterales (**B8**) sammeln das Blut aus dem *Plexus venosus sacralis* (**B9**), einem Venengeflecht vor dem Os sacrum.
Um die Beckenorgane liegen größere Venengeflechte: der **Plexus venosus rectalis** (**AB10**) fließt weitestgehend über die *Vv. rectales mediae* (**AB11**) ab und hat Verbindungen zur *V. rectalis superior*.

Eingeweideäste

Der **Plexus venosus vesicalis** (**AB12**) nimmt den *Plexus venosus prostaticus* bzw. den *Plexus venosus vaginalis* (**B13**) sowie die *V. dorsalis profunda penis* bzw. die *V. dorsalis profunda clitoridis* auf. Der **Plexus venosus uterinus** (**AB14**) fließt über *Vv. uterinae* ab. Die Venenplexus der Urogenitalorgane hängen untereinander zusammen.

Das Venenblut von der Beckenbodenregion und vom Damm wird von der **V. pudenda interna** (**B15**) gesammelt. Im Einzelnen fließen ihr folgende Gefäße zu:
- *Vv. profundae penis* bzw. *Vv. profundae clitoridis* (**B16**),
- *Vv. rectales inferiores*,
- *Vv. scrotales posteriores* bzw. *Vv. labiales posteriores* und
- *V. bulbi penis* bzw. *V. bulbi vestibuli*.

V. iliaca externa

Die V. iliaca externa (**AB17**) geht in der Lacuna vasorum aus der V. femoralis hervor. Sie ist die proximale *Fortsetzung der V. femoralis* (**AB18**). Sie nimmt in ihrem Verlauf von unterhalb des Leistenbandes bis zur Vereinigung mit der *V. iliaca interna* nur das Blut dreier Zuflussgebiete auf:

Die **V. epigastrica inferior** (**AB19**) verläuft auf der Rückseite der vorderen Bauchwand zusammen mit der *A. epigastrica inferior*.
Der **R. pubicus** (**B20**) stellt eine *Verbindung zur V. obturatoria* her und kann diese auch in seltenen Fällen ersetzen (*V. obturatoria accessoria*).
Die **V. circumflexa iliacum profunda** (**B21**) entsteht aus Begleitvenen der gleichnamigen Arterie.

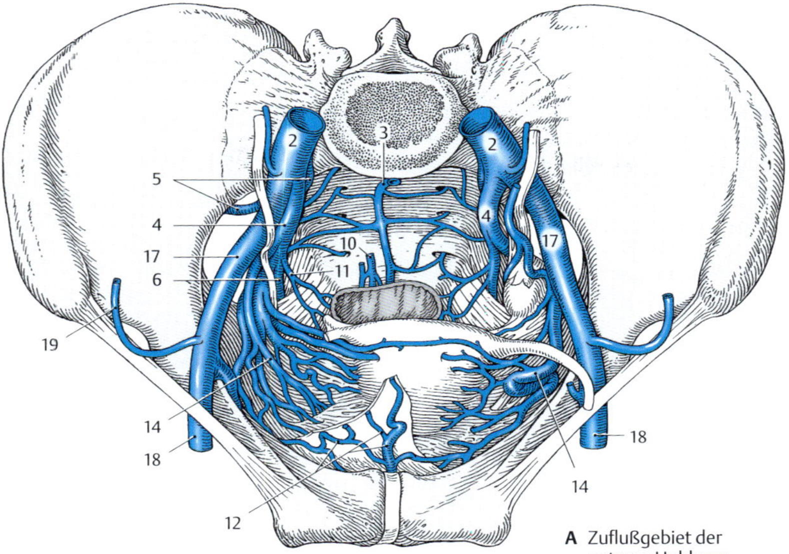

A Zuflußgebiet der unteren Hohlvene

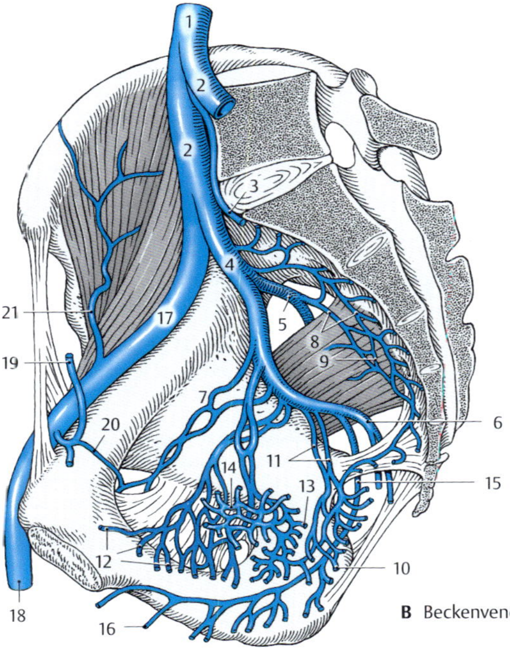

B Beckenvenen von innen

Venen der unteren Extremität

Venae profundae membri inferioris

V. femoralis (A1). Sie ist der Stamm der tiefen Beinvenen am Oberschenkel und reicht als Begleitvene der *A. femoralis* vom Hiatus tendineus des Adduktorenkanals bis zum Leistenband. Die V. femoralis nimmt in der Gegend des Hiatus saphenus (Bd. 1 S. 416) direkt oder über die *V. saphena magna* (**AB DE2**) Hautvenen aus verschiedenen Regionen auf:
Die **Vv. pudendae externae** (**AB3**) bringen Zuflüsse aus dem äußeren Genitale über *Vv.dorsales superficiales penis* bzw. *clitoridis* und *Vv. scrotales* bzw. *labiales anteriores.*
Die **V. circumflexa iliacum superficialis** (**AB4**) ist Begleitvene der gleichnamigen Arterie in der Leistenregion.
Die **V. epigastrica superficialis** (**AB5**) verläuft über die vordere Bauchwand (**B**) und geht Anastomosen mit der *V. thoracoepigastrica* (**B6**) und den *Vv. paraumbilicales* (**B7**) ein. Die V. epigastrica superficialis stellt auf diese Weise eine Verbindung des Stromgebietes der V. cava inferior mit dem der V. cava superior, also eine **kavokavale Anastomose**, her. Über die *Vv. paraumbilicales* besitzt sie eine Verbindung zum Pfortaderkreislauf (S. 216), eine **portokavale Anastomose**.
Ein weiteres großes Zuflussgebiet erhält die V. femoralis über die **V. profunda femoris** (**A8**), welche die gleichnamige Arterie begleitet und folgende Venen aufnimmt:

- *Vv. circumflexae mediales femorales* (**A9**) und *Vv. circumflexae laterales femorales* (**A10**) aus der Region des Hüftgelenks,
- *Vv. perforantes* von der dorsalen Seite des Oberschenkels.

V. poplitea (AC11). Sie ist die Begleitvene der *A. poplitea* und nimmt **Vv. surales** vom Unterschenkel und **Vv. geniculares** vom Knie auf.
Sie ensteht aus dem Zusammenfluss der paarigen **Vv. tibiales anteriores** (**AC12**) und **Vv. tibiales posteriores** (**AC13**), die die gleichnamigen Beinarterien begleiten. In die Vv. tibiales posteriores münden die *Vv. fibulares* (**AC14**).

Die tiefen Beinvenen am Unterschenkel stehen über *Perforansvenen* (**C15**) mit den Hauptstämmen der epifaszialen Hautvenen in Verbindung und erhalten Zuflüsse aus den venösen Geflechten am Fußrücken und an der Fußsohle.

Venae superficiales membri inferiores

V. saphena magna (ABDE2). Die V. saphena magna ist die größte epifasziale Beinvene. Sie beginnt am medialen Fußrand, zieht medial aufwärts und mündet am Hiatus saphenus in die *V. femoralis*. Sie nimmt die **V. saphena accessoria** (**A16**) auf, die als Verbindung zur *V. saphena parva* (**ACE17**) ausgebildet sein kann. Darüber hinaus steht sie über **Vv. perforantes** (**C15**) mit den tiefen Beinvenen in Verbindung und nimmt am Hiatus saphenus die **Vv. pudendae externae**, die **V. circumflexa iliacum superficialis** und die **V. epigastrica superficialis** auf, sofern diese nicht direkt in die V. femoralis münden (s.o).

V. saphena parva (ACE17). Sie entsteht am lateralen Fußrand und zieht über die Rückseite des Unterschenkels zur *V. poplitea*.
In die V. saphena parva (z.T. auch in die V. saphena magna oder die Vv. tibiales) münden:
das **Rete venosum dorsale pedis** (**D18**) und der **Arcus venosus dorsalis pedis** (**D19**) des Fußrükkens, die aus *Vv. digitales dorsales pedis* (**D20**) und *Vv. metatarsales dorsales* entstehen;
das **Rete venosum plantare** (**E21**) und der **Arcus venosus plantaris** (**E22**) der Fußsohle, die aus *Vv. digitales plantares* (**E23**) und *Vv. metatarsales plantares* (**E24**) hervorgehen.
Über *Vv. intercapitulares* stehen die Venenbögen an Fußrücken und Fußsohle in Verbindung.
Die **V. marginalis lateralis** (**E25**) stellt die Verbindung zur *V. saphena parva*, die **V. marginalis medialis** (**E26**) zur *V. saphena magna* her.

Klinischer Hinweis. V. saphena magna und V. saphena parva können erweitert und geschlängelt sein, **Varizen**. Die Venenklappen werden insuffizient und lenken den Blutstrom nicht mehr herzwärts.

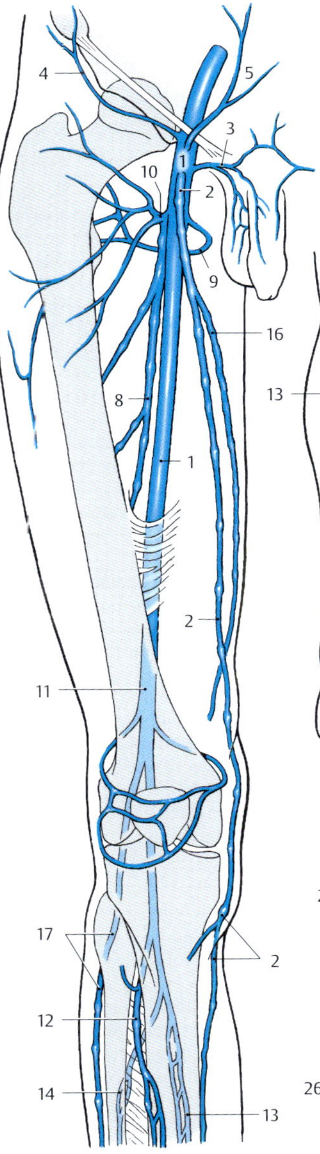

A Tiefe und oberflächliche Venen am Oberschenkel und Knie

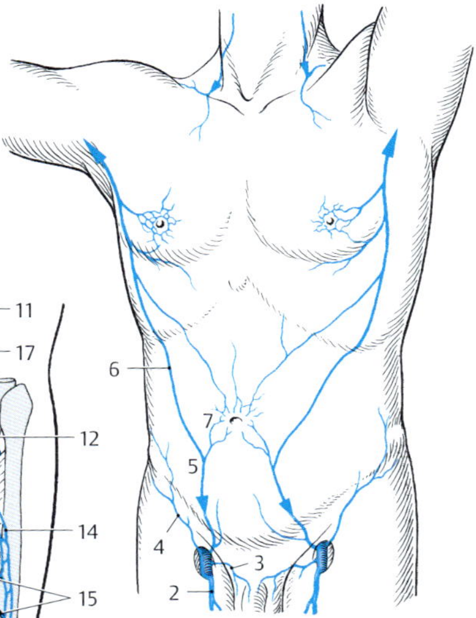

B Oberflächliche Venen der Rumpfwand

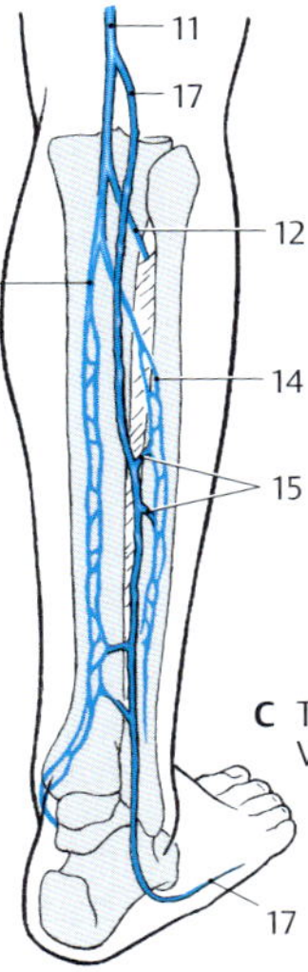

C Tiefe und oberflächliche Venen am Unterschenkel

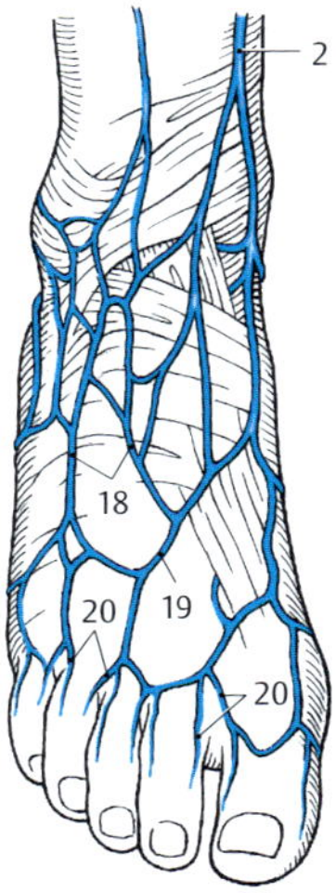

D Venennetz am Fußrücken

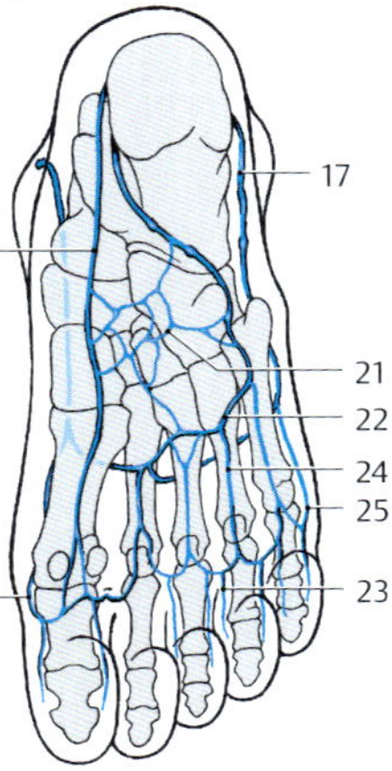

E Venen an der Fußsohle

Systematik der Lymphgefäße und -knoten

Lymphgefäße

Die Lymphgefäße werden grundsätzlich in folgende Abschnitte gegliedert:

- Lymphkapillaren, **Vasa lymphocapillaria**,
- Lymphsammelgefäße oder Kollektoren, **Vasa lymphatica** und
- größere Lymphstämme, **Trunci lymphatici**.

Lymphgefäßsystem. Es beginnt in der Peripherie mit den blind beginnenden, klappenlosen **Lymphkapillaren**, von denen die Lymphe aufgenommen wird. Die **Lymphe** ist eine *klare Flüssigkeit*, die durch *Filtration des Blutes aus dem arteriellen Teil der Kapillaren ins Interstitium* entsteht und über das Lymphgefäßsystem dem Venenwinkel und damit wieder dem Blutgefäßsystem zugeführt wird. Nahe ihrem Beginn bilden die Lymphkapillaren einen netzförmigen Verband, **Rete lymphocapillare**. Aus dem Zusammenfluss der Lymphkapillaren entstehen die eigentlichen dünnwandigen **Lymphgefäße**, die untereinander vielfach anastomosieren. Sie besitzen *Klappen* und lenken den Lymphstrom zu **Lymphknoten**, die regelmäßig in den Verlauf der Lymphbahnen eingeschaltet sind. Bei den Lymphgefäßen wird in Abhängigkeit von ihrer Lage zur allgemeinen Muskelfaszie zwischen oberflächlichen *Vasa lymphatica superficialia* und tiefen *Vasa lymphatica profunda* unterschieden. Die Lymphe aller Lymphgefäße trifft letztlich in 2 großen Lymphstämmen, links dem **Ductus thoracicus** und rechts dem **Ductus lymphaticus dexter**, zusammen.

Hauptlymphstämme

Ductus thoracicus (AB1). Der Brustmilchgang ist der Hauptstamm des Lympgefäßsystems, der unterhalb des Zwerchfells (**A2**) aus einer konstanten, rechts von der Aorta (**A4**) gelegenen spindelförmigen Erweiterung, **Cisterna chyli** (**AB3**), hervorgeht. Er ist etwa 40 cm lang und gliedert sich in folgende Abschnitte (**B**): eine kurze **Pars abdominalis (I)** vor dem 1. Lendenwirbel, eine lange **Pars thoracica (II)**, eine kurze **Pars cervicalis (III)** vor dem 7. Halswirbel und einen **Arcus ductus thoracici (IV)**, der bogenförmige Abschnitt vor der ampullenartig erweiterten Einmündung in den *linken Venenwinkel* (**AB5**).

A6 V. azygos, **A7** Truncus sympathicus dexter, **A8** Truncus coeliacus, **A9** A. mesenterica superior, **A10** A. renalis dexter.

Der Ductus thoracicus führt die *Lymphe aus der gesamten unteren Körperhälfte* und der *linken oberen Körperregion*. Im Einzelnen erhält er folgende Zuflüsse:
Über die Hauptzuflüsse **Truncus lumbaris dexter** (**B11**) bzw. **sinister** (**B12**) wird die Lymphe aus den *Beinen*, den *Beckeneingeweiden*, der *Beckenwand*, *Teilen der Bauchorgane* und der *Bauchwand* zur Vereinigungsstelle an der *Cisterna chyli* transportiert.
Über die **Trunci intestinales** (**B13**) gelangt die Lymphe aus dem *Darm* und den übrigen *unpaaren Bauchorganen* zum Ductus thoracicus. Die Trunci intestinales vereinigen sich mit den Trunci lumbales zum Ductus thoracicus.
Der **Truncus bronchomediastinalis sinister** (**B14**) sammelt die Lymphe aus dem *Thoraxraum*. Er kann auf der linken Seite aus der Vereinigung mehrerer Lymphstämme entstehen und direkt in den Ductus thoracicus münden.
Der **Truncus subclavius sinister** (**B15**) führt dem Ductus thoracicus die Lymphe aus der *linken oberen Extremität* und den *Weichteilen der linken Thoraxhälfte* zu.
Der **Truncus jugularis sinister** (**B16**) führt die Lymphe aus *Kopf* und *Hals* entweder in den Ductus thoracius oder direkt in eine der beiden großen Venen am Venenwinkel.

Ductus lymphaticus dexter (B17). Er sammelt die Lymphe aus der *rechten oberen Körperregion* und mündet in den *rechten Venenwinkel*. Er nimmt den **Truncus bronchomediastinalis dexter** (**B18**), den **Truncus subclavius dexter** (**B19**) und den **Truncus jugularis dexter** (**B20**) auf, deren Zuflussgebiete denjenigen der linken Körperseite entsprechen.

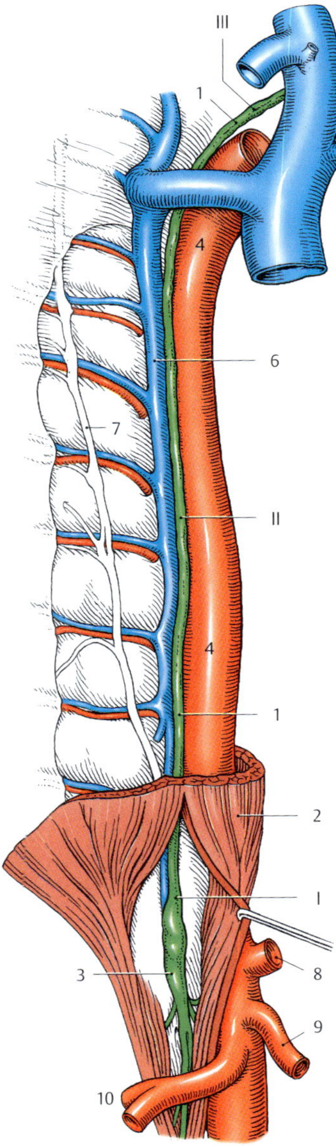

A Abschnitte und Verlauf des Ductus thoracicus

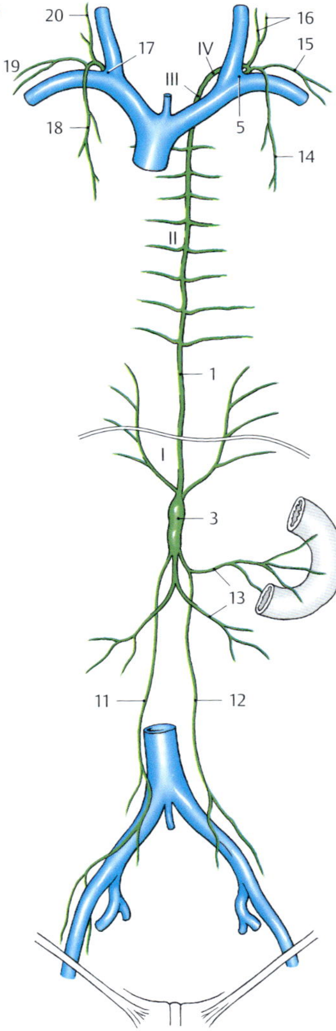

B Lymphgefäße des Rumpfes

Regionäre Lymphknoten von Kopf, Hals und Arm

Die einer definierten Körperregion oder einem Organ zugeteilte Gruppe von Lymphknoten, Nodi lymphatici (= Lnn.), sind die **regionären Lymphknoten**, denen **zentrale** oder **Sammel-Lymphknotenstationen** nachgeordnet sind.

Kopf. Die **Lnn. occipitales** (**A1**) am Trapeziusrand nehmen die Lymphe von *Hinterhaupt und Nacken* auf,
die **Lnn. mastoidei** (**A2**) auf dem Warzenfortsatz die Lymphe aus *Teilen der Ohrmuschel* und der *Kopfschwarte*,
die **Lnn. parotidei superficiales** (**A3**) auf der Fascia parotidea und die **Lnn. parotidei profundi** (**A4**) unter der Fascia parotidea die Lymphe von der *Ohrspeicheldrüse*, von Teilen der *Augenlider*, vom *äußeren Gehörgang* und von der *äußeren Nase*. Gemeinsamer Abflussweg aller 3 Lymphknotengruppen sind die *tiefen Halslymphknoten*.
Die **Lnn. faciales** (**A5**) sind inkonstant, sie nehmen die Lymphe von *Augenlidern*, *Nase*, *Gaumen* und *Schlund* auf. Die **Lnn. linguales** (**B6**) leiten zu großen Teilen die Lymphe aus der *Zunge* ab, die **Lnn. submentales** (**B7**) diejenige aus *Mundhöhlenboden*, *Zungenspitze* und *Unterlippe*. Alle 3 Lymphknotengruppen fließen meist über die **Lnn. submandibulares** (**B8**) ab, die zwischen Unterkiefer und Unterkieferdrüse gelegen sind und als erste und zweite Filterstation fungieren. Direkte Lymphzuflüsse erhalten sie aus dem *inneren Augenwinkel*, der *Wange*, der *Nase*, den *Lippen*, dem *Zahnfleisch* und Teilen der *Zunge*. Sie fließen über die *tiefen Halslymphknoten* ab.

Hals. Die **Lnn. cervicales anteriores** gliedern sich in eine **oberflächliche** Lymphknotengruppe, *Lnn. superficiales* (**A9**), entlang der V. jugularis anterior und eine **tiefe** Gruppe, *Lnn. profundi* (**B10**), die entsprechend den Halseingeweiden in verschiedene Untergruppen eingeteilt werden. Alle vorderen Lymphknoten fließen letztlich über die *tiefen Halslymphknoten* ab.
Die **Lnn. cervicales laterales** liegen seitlich am Hals und gliedern sich ebenfalls in eine **oberflächliche** Gruppe, *Nodi lymphatici superficiales* (**A11**), entlang der V. jugularis externa, die die Lymphe aus der *Ohrmuschel* und dem unteren Teil der *Ohrspeicheldrüse* sammelt, und eine **tiefe** Gruppe. Diese ist meist zweigeteilt in *Lnn. profundi superiores* (**B12**), zweite Lymphknotenstation für nahezu alle Kopflymphknoten, und *Lnn. profundi inferiores* (**B13**), zweite Lymphknotenstation für nahezu alle Halslymphknoten und letzte Station für die Kopflymphknoten. Die tiefen Halslymphknoten fließen über den jeweiligen *Truncus jugularis* ab.

Obere Extremität. Die Lymphe von Hand und Unterarm fließt zunächst in die Ellenbeuge, in der oberflächliche und tiefe **Lnn. cubitales** (**C14**) gelegen sind. Medial der V. brachialis finden sich 1–2 **Lnn. supratrochleares** (**C15**). Vereinzelt können Lymphknoten entlang des weiteren Verlaufs der Vasa brachialia auftreten, **Lnn. brachiales** (**C16**).
Wesentliche Lymphknotenstationen für die obere Extremität und die vordere Brustwand sind die Lymphknoten der Achselhöhle, **Lnn. axillares** (**C17**). Sie sind durch Lymphgefäße untereinander verbunden und bilden im Fettgewebe der Achselhöhle ein Netz, **Plexus lymphaticus axillaris**. Die axillären Lymphknoten werden in verschiedene Gruppen gegliedert, deren Klassifizierung in der Literatur stark variiert. Gemäß der anatomischen Nomenklatur unterscheidet man: *Lnn. apicales* (**C18**) am Oberrand des M. pectoralis minor, *Lnn. brachiales* (**C16**) entlang der A. brachialis bzw. axillaris, *Lnn. subscapulares* (**C19**), *Lnn. pectorales* (**C20**) am Unterrand des M. pectoralis minor, *Lnn. centrales* (**C21**), *Lnn. interpectorales* (**C22**) zwischen M. pectoralis major und M. pectoralis minor und *Lnn. deltoideopectorales* (**C23**) im Sulcus deltoideopectoralis. Die axillären Lymphknoten sind als **regionäre Lymphknoten für die Brustdrüse**, *Mamma*, von großer klinischer Bedeutung.

C24 Lnn. parasternales auf der Innenseite der Thoraxwand (S. 82).

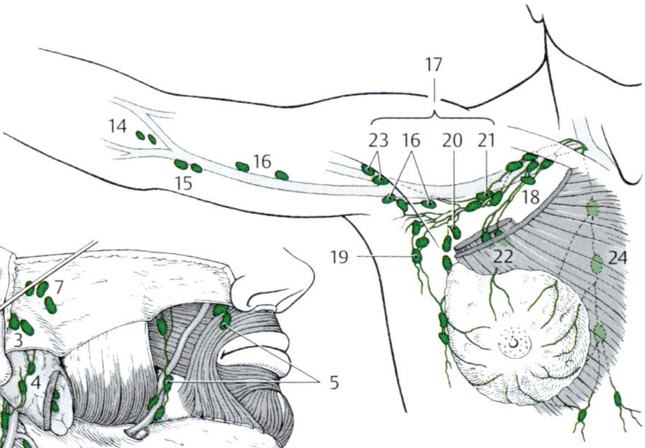

C Lymphknoten an Arm, Achsel und Thorax

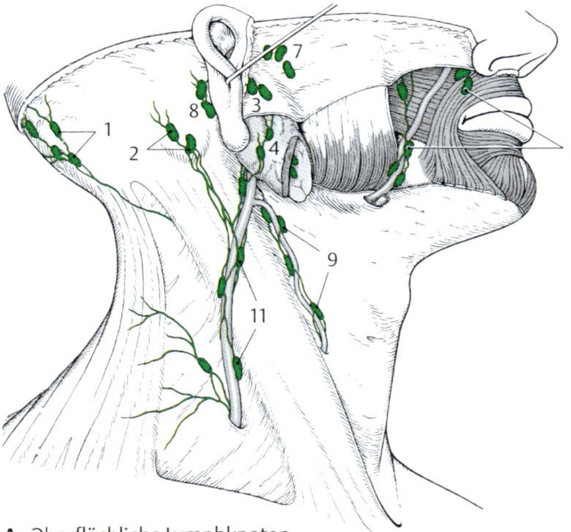

A Oberflächliche Lymphknoten an Hals und Kopf

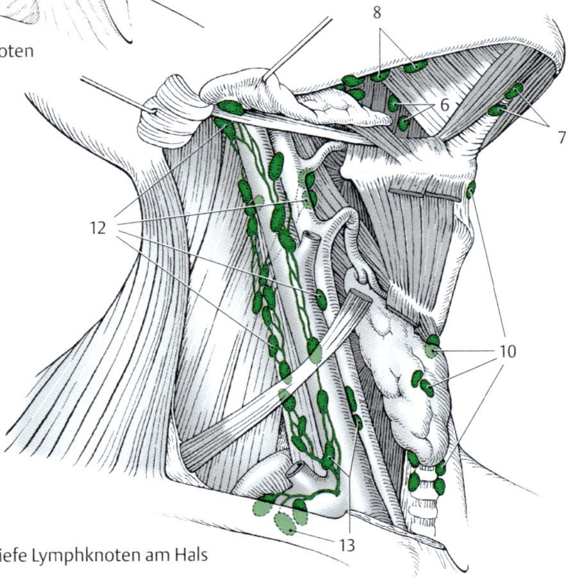

B Tiefe Lymphknoten am Hals

Regionäre Lymphknoten von Thorax und Abdomen

In den Leibeshöhlen kann grundsätzlich zwischen **wandständigen/parietalen** und **organnahen/viszeralen** Lymphknotengruppen unterschieden werden.

Thorax

Außerhalb des Thorax liegen am Seitenrand der Brustdrüse **Lnn. paramammarii.**

An der Innenseite der Thoraxwand liegen entlang der Vasa thoracica interna **Lnn. parasternales** (S. 80), die die Lymphe aus der *Brustdrüse*, den *Interkostalräumen*, der *Pleura* und von Teilen der *Leber* und des *Zwerchfells* aufnehmen.

Lnn. intercostales (**A1**) in den dorsalen Abschnitten der Interkostalräume nehmen die Lymphe der *Pleura* und aus den *Interkostalräumen* auf.

Lnn. prevertebrales (**AC2**) liegen zwischen Ösophagus und Wirbelsäule und nehmen die Lymphe aus der Umgebung auf.

Lnn. phrenici superiores (**A3**) liegen an den großen Zwerchfelldurchtritten und nehmen die Lymphe aus dem *Zwerchfell* und der *Leber* auf.

Lnn. prepericardiales (**B4**) zwischen Sternum und Perikard und **Lnn. pericardiaci laterales** (**B5**) zwischen Pleura mediastinalis und Perikard nehmen Lymphe aus der jeweiligen Nachbarschaft auf.

Die Gruppe der **Lnn. mediastinales anteriores** (**B6**) liegt vor dem Aortenbogen und nimmt Lymphe von den angrenzenden Strukturen auf.

Lnn. mediastinales posteriores (**C7**) liegen im hinteren Mediastinum. Sie werden entsprechend den benachbarten Organen in Untergruppen gegliedert, zu denen u.a. die *Nodi lymphatici tracheobronchiales* und *paratracheales* um die Trachea gehören. Lymphzufluss erhalten die Lnn. mediastinales posteriores von *Lungen, Bronchien, Trachea, Ösophagus, Perikard, Zwerchfell* und *Leber*.

Abdomen

Wandständige Lymphknoten. Hierzu zählen die **Lnn. lumbales sinistri** (**D8**), die an der Aorta abdominalis liegen, und die **Lnn. lumbales dextri** (**D9**) entlang der V. cava inferior. Diese Lymphknotengruppen werden jeweils in Untergruppen gegliedert und nehmen die Lymphe aus den *Nebennieren*, den *Nieren*, den *Harnleitern*, den *Hoden* und *Eierstöcken* sowie vom *Fundus uteri* und der *Bauchwand* auf. Zwischen diesen Lymphknotengruppen liegen **Lnn. lumbales intermedii** (**D10**), die die gleichen Zuflussgebiete haben.

Die **Lnn. phrenici inferiores** (**D11**) liegen an der Unterseite des Zwerchfells und nehmen von dort Lymphe auf.

Die **Lnn. epigastrici inferiores** liegen an der Innenseite der Bauchwand entlang der A. epigastrica inferior.

Viszerale Lymphknoten. Die **Lnn. coeliaci** (**DE12**) liegen um den Truncus coeliacus und bilden die zweite Filterstation für die Oberbauchorgane.

Die **Lnn. gastrici** (dextri/sinistri) (**E13**) liegen entlang der kleinen Magenkurvatur, die **Lnn. gastroomentales** (dextri/sinistri) (**E14**) entlang der großen. Die **Lnn. pylorici** (**E15**) sind meist hinter dem Pylorus lokalisiert.

Lnn. pancreatici (**DE16**) sind am Oberrand und Unterrand des Pankreas angeordnet. Die **Lnn. splenici** (**DE17**) liegen am Milzhilum.

Lnn. pancreaticoduodenales (**E18**) liegen zwischen Pankreas und Duodenum.

Lnn. hepatici (**E19**) sind im Bereich des Leberhilum angesiedelt.

Lnn. mesenterici (**EF20**) bilden mit 100–150 Knoten die große Gruppe der Mesenteriallymphknoten entlang der Mesenterialwurzel und fließen über *Lnn. coeliaci* ab.

Lnn. ileocolici (**F21**) begleiten die A. ileocolica.

Lnn. precaecales (**F22**) und **Lnn. retrocaecales** sind vor und hinter dem Blinddarm lokalisiert, **Lnn. appendiculares** (**F23**) liegen um die A. appendicularis.

Lnn. mesocolici (**F24**) sind entlang des Mesocolons angeordnet und nehmen in Gruppen die Lymphe aus dem Dickdarm auf. **Lnn. mesenterici inferiores** (**F25**) liegen entlang der A. mesenterica inferior und nehmen die Lymphe aus dem Colon descendens, dem Colon sigmoideum und dem Rektum auf.

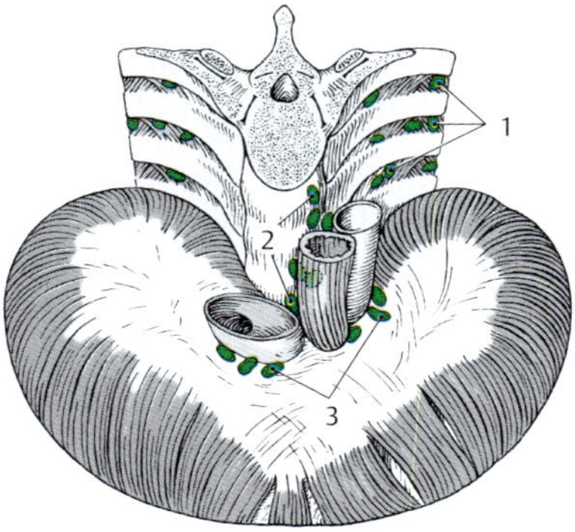

A Lymphknoten im Thorax

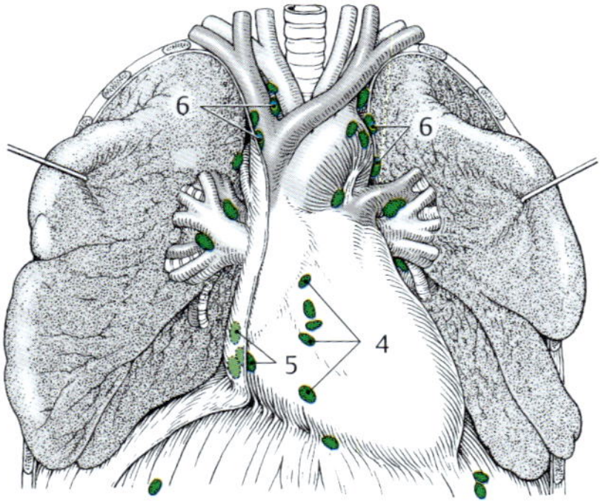

B Lymphknoten im Thorax

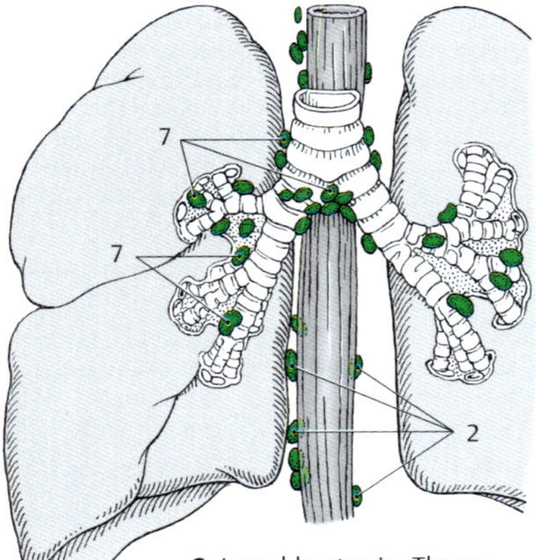

C Lymphknoten im Thorax

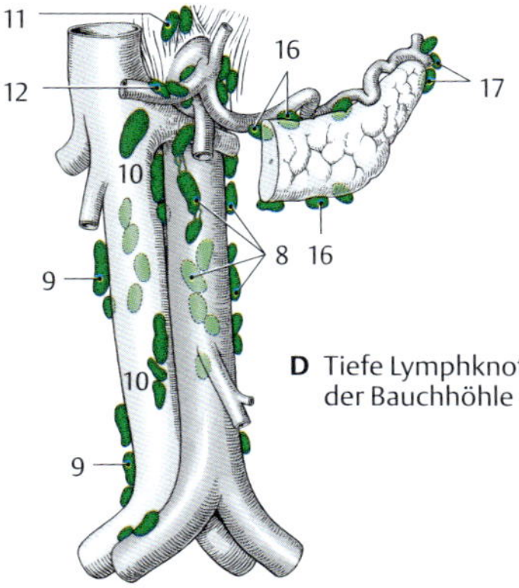

D Tiefe Lymphknoten der Bauchhöhle

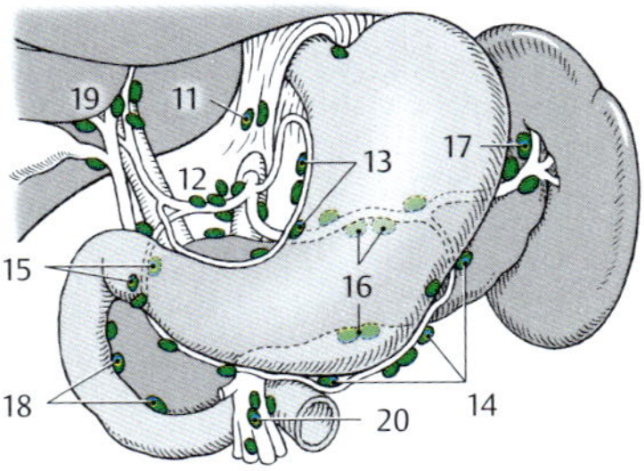

E Lymphknoten im Oberbauch

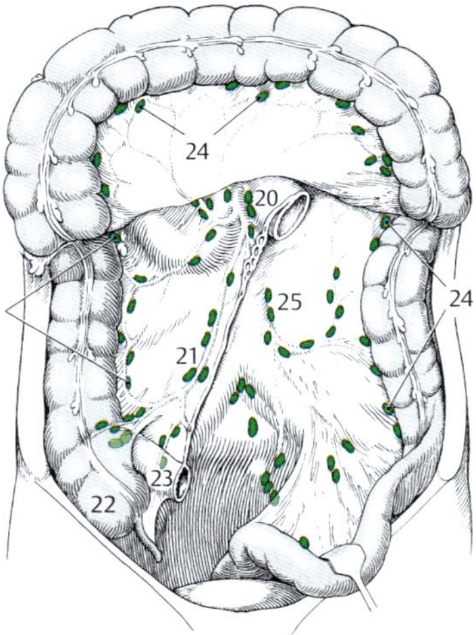

F Lymphknoten in der Bauchhöhle

Regionäre Lymphknoten von Becken und unterer Extremität

Becken

Auch im Becken (**A**) werden **parietale** Lymphknotengruppen von **viszeralen** unterschieden.

Parietale Gruppen. Entlang des Gefäßstrangs der Vasa iliaca communes liegen beiderseits mehrere parietale Lymphknotengruppen, die als **Lnn. iliaci communes** (**A1**) zusammengefasst werden. Sie nehmen als zweite Filterstation die Lymphe der meisten *Beckenorgane*, der *inneren Bauchwand* und der *Hüft- und Gesäßmuskeln* auf. Sie fließen über die *Trunci lumbales* ab.
Um die Vasa iliaca externa liegen etliche Lymphknotengruppen, die in ihrer Gesamtheit als **Lnn. iliaci externi** (**A2**) bezeichnet werden. Sie dienen für die *inguinalen Lymphknoten* als zweite Lymphknotenstation, für Teile von *Harnblase* und *Vagina* als erste.
In Begleitung der Vasa iliaca interna liegen die parietalen **Lnn. iliaci interni** (**B3**), welche die Lymphe aus den *Beckenorganen*, der *Dammregion* und der *inneren* und *äußeren Beckenwand* aufnehmen.

Viszerale Gruppen. Sie liegen in Nachbarschaft zu den jeweiligen Beckenorganen:
Lnn. paravesicales (**B4**) sind in verschiedenen Gruppen um die *Harnblase* angeordnet und nehmen die Lymphe aus diesem Organ und der *Prostata* auf.
Lnn. parauterini (**B5**) befinden sich neben dem Uterus und nehmen überwiegend die Lymphe aus der *Cervix uteri* auf.
Lnn. paravaginales (**B6**) liegen neben der *Vagina* und nehmen z. T. die Lymphe aus diesem Organ auf.
Lnn. pararectales (**B7**) liegen im Bindegewebe seitlich und dorsal vom Rektum und nehmen die Lymphe aus dem *Enddarm* auf. Diese fließt in Richtung der *Lnn. mesenterici inferiores* ab.
Lnn. anorectales (**B8**) sind entgegen der anatomischen Nomenklatur nicht als Synonyma der letzteren anzusehen. Diese Lymphknoten nehmen nämlich die Lymphe aus dem *Analkanal* auf und fließen über *Lnn. inguinales superficiales* ab.

Untere Extremität

Wesentliche Lymphknotenstationen an der *Grenze zwischen unterer Extremität und Rumpf* sind die **Lnn. inguinales superficiales** (**C9**), die im subkutanen Fettgewebe der Inguinalregion gelegen und daher bei Vergrößerung leicht zu tasten sind. Sie nehmen die *oberflächliche* Lymphe vom *Bein* sowie die Lymphe von *Anus*, *Damm* und *äußerem Genitale* auf und fließen über die parietalen *Lnn. iliaci externi* ab.
Die tiefen **Lnn. inguinales profundi** (**C10**) liegen unterhalb der Oberschenkelfaszie und nehmen die *tiefe* Lymphe aus dem *Bein* auf. Der oberste Lymphknoten dieser Gruppe kann sehr groß sein und im Canalis femoralis gefunden werden, *Rosenmüller-Lymphknoten*.

Im Bereich der *unteren Extremität* finden sich regelmäßig Lymphknoten in der Kniekehle, wo **Lnn. popliteales superficiales** (**D11**) am proximalen Ende der V. saphena parva und **Lnn. popliteales profundi** (**D12**) an der A. poplitea unterschieden werden. Sie sind Filterstation für die Lymphe aus *Fuß* und *Unterschenkel*, an dem gelegentlich ein *Nodus tibialis anterior*, ein *Nodus tibialis posterior* oder ein *Nodus fibularis* gefunden wird.

Klinischer Hinweis. Die exakte Kenntnis der regionalen Lymphknoten eines Organs ist in der **Tumorchirurgie** von enorm großer Bedeutung. Meist werden nicht nur das von einem bösartigen Tumor befallene Organ, sondern auch seine Lymphknoten entfernt, da sie bereits von einer Tochtergeschwulst (Metastase) befallen sein könnten. Es metastasieren jedoch nicht alle bösartigen Tumore über die Lymphwege. Bei der Besprechung der einzelnen Organe wird aufgrund der klinischen Bedeutung nochmals Bezug auf die jeweiligen regionalen Lymphknoten genommen.

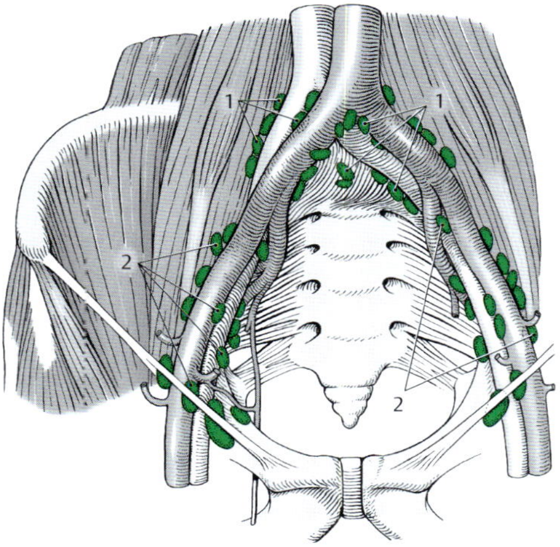

A Lymphknoten an den Beckengefäßen

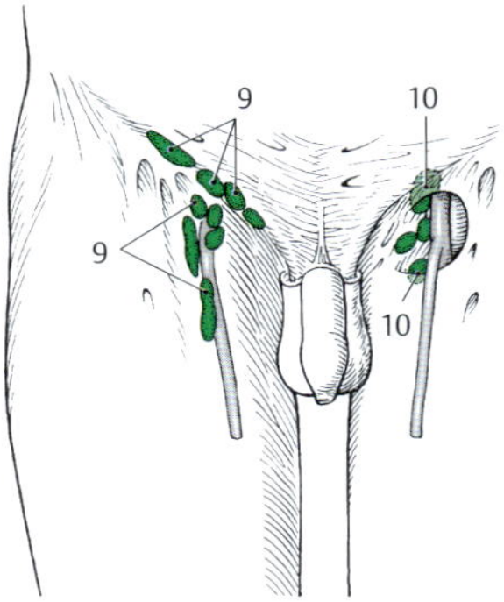

C Lymphknoten der Leistengegend

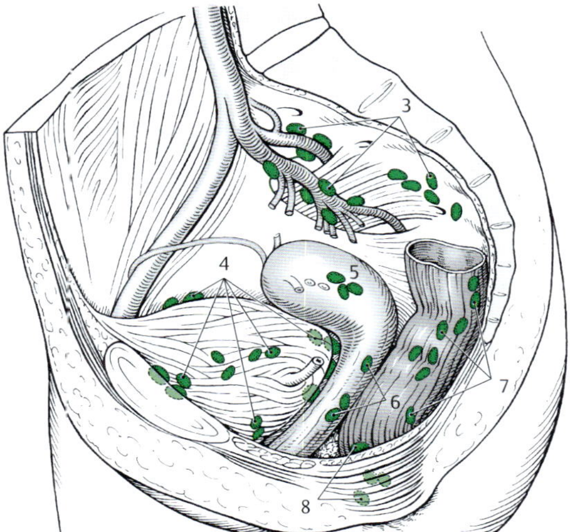

B Lymphknoten im weiblichen Becken

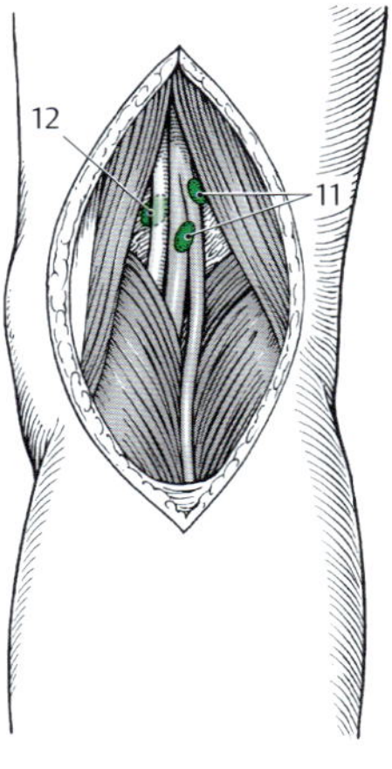

D Lymphknoten der Kniekehle

Aufbau und Funktion von Blut- und Lymphgefäßen

In der Wand von Blut- und Lymphgefäßen wird ein gemeinsamer Bauplan gefunden. Je nach Abschnitt der Gefäßstrecke, d.h. je nach Beanspruchung und Funktion, weist die Gefäßwand charakteristische Modifikationen auf.

Gefäßwand

Grundsätzlich werden **3 Schichten** unterschieden:
Tunica interna (**A1**) oder Intima, **Tunica media** (**A2**) oder Media und **Tunica externa** (**A3**) oder Adventitia.

Tunica interna. Sie besteht aus einer Lage niedriger, in der Längsachse des Gefäßes ausgerichteter **Endothelzellen** (**A1 a**) (einschichtiges Plattenepithel), die meist auf einer *Basalmembran* ruhen und von wenig Bindegewebe, **Stratum subendotheliale** (**A1 b**), unterlagert werden. In Arterien tritt eine gefensterte elastische Membran hinzu, **Membrana elastica interna** (**A1 c**). Die Tunica interna dient dem *Stoff-, Flüssigkeits- und Gasaustausch* durch die Gefäßwand und steht direkt unter der Schubwirkung des vorbeiströmenden Blutes.
Die Endothelzellen aller Blutgefäße sind durch **Zellkontakte** (Näheres s. Lehrbücher der Histologie) miteinander verbunden. Diese sind je nach Gefäßabschnitt und Organ unterschiedlich zahlreich und dicht. In den Arterien sind die Zwischenzellkontakte der Endothelzellen in der Regel dicht, in den Kapillaren und postkapillären Venulen durchlässiger. In den Kapillaren einiger Organe bilden sie wiederum eine besonders dichte Schranke (*Blut-Hirn-Schranke, Blut-Thymus-Schranke, Blut-Hoden-Schranke*, etc.).

Tunica media. Die Media bildet die muskuläre Wandung und besteht aus annähernd ringförmig, d.h. in flachen Schraubentouren angeordneten **glatten Muskelzellen** (**A2 a**) und **elastischen Netzen.** In den Arterien ist die Tunica media besonders gut ausgebildet, in den meisten Venen ist sie weniger stark. Die Tunica media muss der blutdruckbedingten Dehnung der Gefäßwand entgegenwirken und kann durch den Spannungszustand ihrer glatten Muskelzellen das Gefäßlumen verändern.

Zur Media gehört die **Membrana elastica externa** (**A3 a**). Sie bildet die Grenze zur Tunica externa (Adventitia).

Tunica externa (A3). Sie besteht aus **Bindegewebe** (**A3 b**), das in der Wand von Venen mit **glatten Muskelzellen** vergesellschaftet ist. Die Zellen und Fasernetze der Tunica externa sind in Richtung der Gefäßachse ausgerichtet.

Die Tunica externa dient dem **Einbau der Gefäße in die Umgebung** und muss äußeren Krafteinwirkungen, wie z.B. der Längsdehnung, entgegenwirken. Die Tunica externa ist daher in Venen meist besonders stark ausgebildet. In Regionen, in denen eine Längsdehnung nicht auftritt, wie z.B. im Gehirn, ist die Tunica externa der Gefäße nicht oder nur schwach ausgebildet.

Bei großen Gefäßen treten durch die Tunica externa Vasa privata, sog. **Vasa vasorum** (**A3 c**), an die äußeren Wandschichten des Gefäßrohres heran. Die inneren Schichten werden vom Blutstrom versorgt. Auch die **vegetativen Nervenfasern**, die die Gefäßmuskulatur innervieren, treten durch die Tunica externa in die Gefäßwand ein.

Einbau der Gefäße in den Bewegungsapparat. Die Arterien verlaufen in der Regel in Begleitung von Venen über die **Beugeseite der Gelenke** (**B**). Sie werden bei der Beugung des Gelenks nicht gedehnt, aber auch nicht abgedrückt. Der Gefahr der Abknickung ist dadurch begegnet, dass die Gefäße gemeinsam mit den begleitenden Nerven in einen verformbaren Fettkörper eingebaut sind. Dieser ermöglicht den Gefäßen, bei starker Beugung (**C**) ihre Längsspannung und damit auch ihre absolute Länge zu verringern und sich aus der Gefahrenzone zurückzuziehen.

Sonderformen von Arterien

Meist kleine Arterien, die durch aktiven Verschluss die Blutzufuhr zur Mikrozirkulation vermindern oder komplett unterbrechen können, heißen **Sperrarterien**. Ihre Media ist besonders dick und besitzt auffällige innere Längsmuskelbündel ohne Membrana elastica interna. Primär geschängelte, korkenzieherartig gewundene kleine Arterien heißen **Rankenarterien**. Rankenarterien kommen im Penis und im Uterus vor.

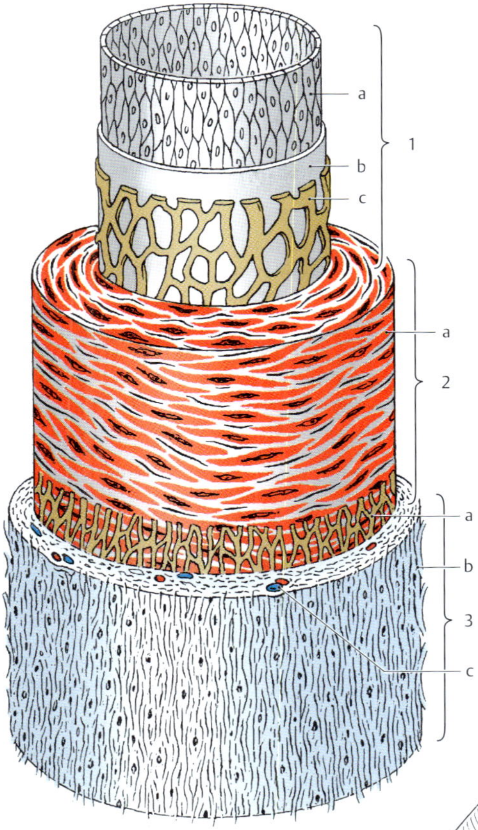

A Wandschichten einer Arterie

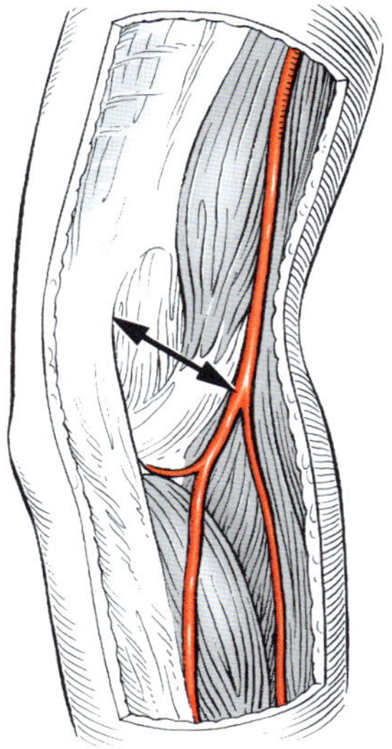

B Arterie auf der Beugeseite eines Gelenks in gestrecktem Zustand

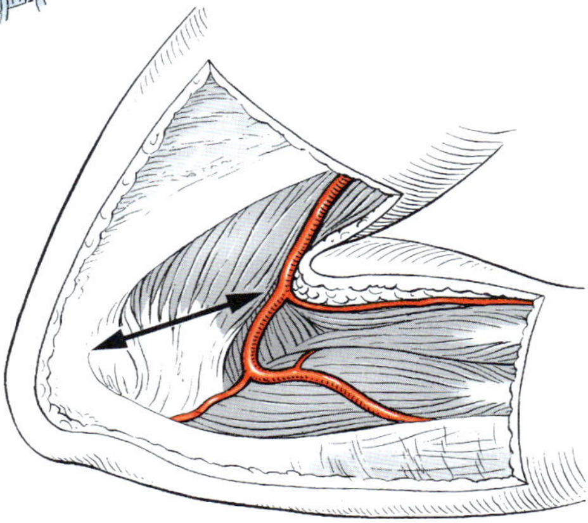

C Arterie auf der Beugeseite eines Gelenks in gebeugtem Zustand (nach von Hayek)

Regionale Unterschiede im Wandaufbau – arterieller Schenkel

Der Wandaufbau arterieller Gefäße variiert in Abhängigkeit von ihrer Funktion und ihrer Entfernung zum Herzen.

Aorta und große herznahe Arterien sind Arterien vom **elastischen Typ**. Sie haben einen deutlichen **dreischichtigen Bau**. Die *Tunica interna* (**A1**) ist aufgrund ihres gut ausgebildeten Stratum subendotheliale dick. In der *Tunica media* (**A2**) überwiegen dichte, annähernd konzentrisch angeordnete elastische Lamellen, die im Flachschnitt als gefensterte Membranen imponieren. Die glatten Muskelzellen der Media inserieren an diesen Membranen und können deren Spannung einstellen und regulieren. Die *Tunica externa* (**A3**) beherbergt in ihrem Bindegewebe Vasa vasorum und vegetative Nerven.

Funktionelle Anatomie. Die Aorta und die herznahen Arterien sind dem diskontinuierlichen Blutausstoß des Herzens unmittelbar ausgesetzt. Ein Teil des Schlagvolumens wird während der Systole (**B**) durch Dehnung der elastischen Membranen in der Gefäßwand gespeichert. In der Diastole (**C**) geben sie dann die gespeicherte Energie an das Blut ab und bewegen es peripheriewärts fort, **„Windkessel"**.

Herzferne Arterien sind die großen Arterien in der Peripherie (**D**) sowie alle mittleren und kleineren Arterien des großen Kreislaufs (**E**). Sie zählen zu den Arterien vom **muskulären Typ**. Die *Tunica interna* besteht häufig nur noch aus Endothel und wenig subendothelialem Bindegwebe. Eine *Membrana elastica interna* (**D4**) zwischen Intima und Media, die aus elastischen Fasernetzen besteht, ist deutlich auszumachen. Mit zunehmender Entfernung vom Herzen nehmen die elastischen Fasernetze in der *Tunica media* ab und die glatten Muskelzellen überwiegen. Die *Tunica externa* ist bei mittelgroßen Arterien am besten ausgebildet und kann häufig durch eine *Membrana elastica externa* (**D5**) von der Media abgegrenzt sein.

Arteriolen (F) sind präkapilläre Arterien (terminale Äste der Arterien), die nur mehr einen Durchmesser von 20 – 40 μm haben. Ihre *Tunica interna* besteht aus Endothel und einer teilweise unvollständigen *Membrana elastica interna*. Die glatten Muskelzellen der *Tunica media* liegen in 1 – 2 Lagen vor und sind *ringförmig* angeordnet. Hierdurch wirken die Arteriolen als **präkapilläre Sphinkteren:** durch Änderung ihres Lumens regeln sie den Blutdruck und gleichzeitig die Durchblutung des nachgeschalteten Kapillargebietes.

Kapillaren (G). Durch Aufteilung unter Verlust der Muskulatur gehen die Arteriolen in Kapillaren über, deren Durchmesser meist bei 5 – 15 μm liegt. Kapillaren bilden häufig **Netze**, die aus mehreren Arterien gespeist werden. Die Kapillarwand ist als ein Endothelzellrohr anzusehen (**H**). Die *Endothelzellen* (**H6**) werden durch eine elektronenmikroskopisch sichtbare *Basalmembran* (**H7**) und außen aufliegende *Perizyten* ergänzt. In Abhängigkeit von der Funktion eines Organs werden **unterschiedliche Bautypen** der Kapillarwand unterschieden: Es gibt geschlossene Endothelien ohne Fensterung mit kontinuierlicher Basalmembran (**I**), Endothelien mit intrazellulärer Fenestrierung durch ein Diaphragma (**II**) oder mit intrazellulären Poren (**III**) und jeweils kontinuierlicher Basalmembran sowie Endothelien mit interzellulären Lücken und unterbrochener Basalmembran (**IV**) (Vorkommen: **I** z. B. Skelettmuskulatur, **II** z. B. Magen-Darm-Trakt, **III** z. B. Nierenglomerulus, **IV** z. B. Lebersinus).
Für einige Organe, wie z. B. Leber, Knochenmark, Milz und einige endokrine Organe, sind besonders weite Kapillaren charakteristisch. Sie werden als sinusoide Kapillaren oder **Sinusoide** bezeichnet.

Zwischen Arteriolen und postkapillären Venulen (S. 90) können Kurzschlussverbindungen existieren, die als **arteriovenöse Anastomosen** bezeichnet werden und vor allem an den *Akren* (Nase, Fingerspitzen etc.) und in *Schwellkörpern* zu finden sind.

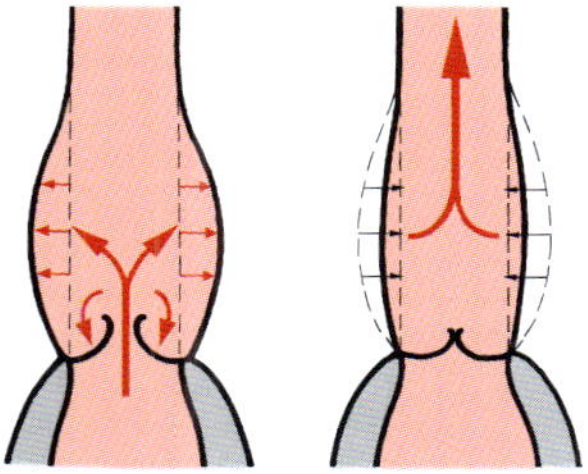

B,C Windkesselfunktion, Systole, Diastole

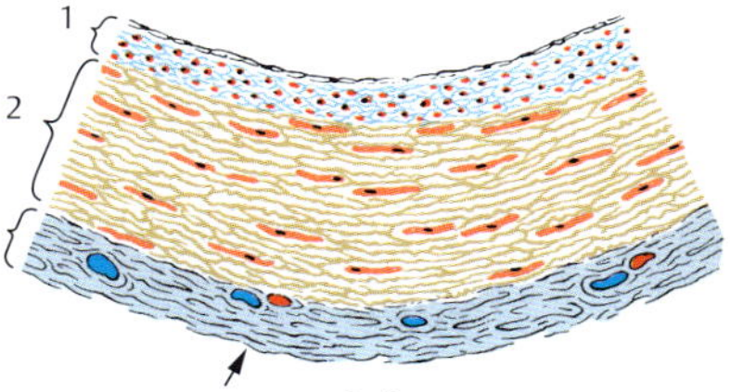

A Aorta

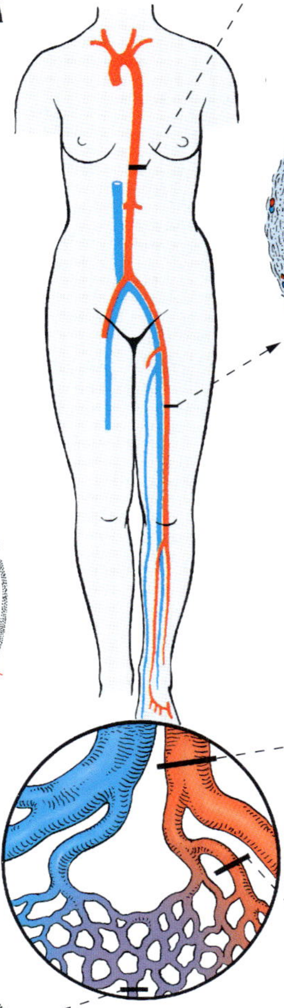

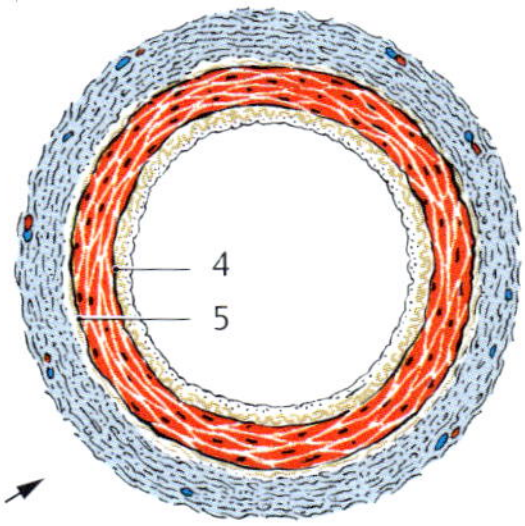

D Große, herzferne Arterie

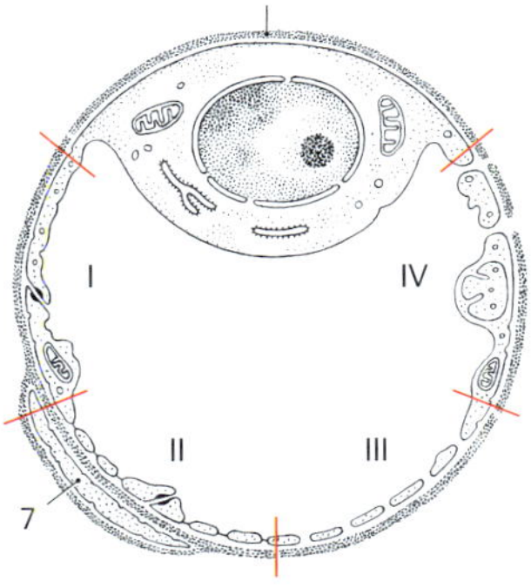

H Endothelformen, elektronenmikroskopisch

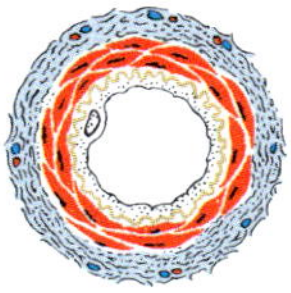

E Kleine, herzferne Arterie

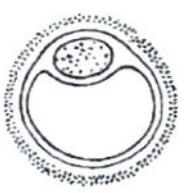

G Kapillare

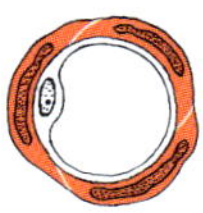

F Arteriole

Regionale Unterschiede im Wandaufbau - venöser Schenkel

Venulen (B). Der venöse Schenkel des Kapillarbetts geht zunächst in Venulen über, bei denen prinzipiell 3 verschiedene Abschnitte unterschieden werden: **Postkapilläre Venulen** haben einen Durchmesser bis zu 30 µm und besitzen noch keine glatten Muskelzellen in ihrer Wand. **Sammelvenulen** haben einen Durchmesser bis zu 50 µm und weisen bereits eine *Tunica media* aus Fibrozyten und kontraktilen Zellen auf. Sie gehen in **muskuläre Venulen** (**B**) über, die einen Durchmesser bis zu 100 µm besitzen und in der *Tunica media* ihrer dünnen Wand unregelmäßig angeordnete glatte Muskelzellen aufweisen. Diese erlauben es den Venulen, das Gefäßlumen zu verändern. In manchen Organen sind die Venulen seenartig erweiterte Blutspeicher, sog. sinusoide Venen oder **venöse Sinus**.

Herzferne Venen (C). Die Venulen leiten das Blut in **kleine herzferne Venen** über. Grundsätzlich variiert deren Wandaufbau in Abhängigkeit von der Gefäßgröße und der jeweiligen Körperregion. Im Allgemeinen ist die Venenwand dünner als die Wand der entsprechenden Arterie und es fehlt häufig die klare Dreischichtung.
In den kleinen Venen ist die *Tunica interna* (**C1**) auf Kosten des subendothelialen Bindegewebes nur schwach ausgebildet, die dünne *Tunica media* (**C2**) besteht aus glatten Muskelzellen, die in flachen Schraubentouren verlaufen und von Bindegewebe begleitet werden. Die Tunica media geht fließend in die *Tunica externa* (**C3**) über, die aus kollagenen Fasern, elastischen Netzen und mit zunehmendem Kaliber der Vene auch aus Bündeln glatter Muskelzellen besteht.
Kleine Venen bilden die Wurzeln von **großen herzfernen Venen** (**D**), die in der Regel ähnlich aufgebaut sind wie die kleineren Venen. Die Menge an glatten Muskelzellen der *Tunica externa* vergrößert sich mit zunehmendem Kaliber der venösen Blutgefäße. Im Inneren der Venen von Rumpfwand und Extremitäten finden sich **Venenklappen** (**DE**). Sie werden von der *Tunica interna* gebildet, d. h. sie bestehen aus Bindegewebe und werden allseits von Endothel überzogen. Der Form nach sind sie *zweiteilige Taschenklappen*.

Funktionelle Anatomie. Während es in einigen Organen keine Venenklappen gibt (z. B. Gehirn, Niere, Leber), sind sie in der unteren Körperhälfte häufig: An der unteren Extremität wird die Wand der Venen bei Kontraktion der Skelettmuskulatur eingedrückt und der Veneninhalt durch die Taschenklappen herzwärts gelenkt, sog. **„Muskelpumpe“**. Der venöse Rückstrom zum Herzen wird darüber hinaus durch die **arterio-venöse Kopplung** (**F**) gefördert: Die meist 2 Begleitvenen der mittleren und kleineren Arterien sind durch Bindegewebe so an die Arterienwand gekoppelt, dass deren Pulswelle das Venenlumen einengt und das Blutvolumen in der Vene herzwärts schiebt.

Große herznahe Venen. In der oberen Körperhälfte haben ihre Wände wenig glatte Muskelzellbündel. Hingegen weist das Stammgefäß der unteren Körperhälfte, *V. cava inferior* (**G**), eine große Menge glatter Muskelzellen auf: Im subendothelialen Bindegewebe der *Tunica interna* (**G1**) finden sich längsgerichtete Muskelbündel, die schmale *Tunica media* (**G2**) beherbergt einige zirkulär gerichtete Bündel und die enorm breite *Tunica externa* (**G3**) ist reich an Bündeln von längsgerichteten Muskelzellen.
Insgesamt nehmen Venen große Blutmengen bei geringen Druckänderungen auf, es sind **„Kapazitätsgefäße“**.

Klinischer Hinweis. Durch übermäßige Erweiterung der Venen (meist an der unteren Extremität) können die Venenklappen insuffizient werden, es kommt zu Aussackungen der Venenwand, **Varizen** bzw. **Krampfadern**.

Lymphgefäße. Der Wandaufbau der Lymphgefäße und der Lymphstämme gleicht dem der Venen. Lymphkapillaren bestehen aus einer Lage von Endothelzellen und haben oft keine Basalmembran.

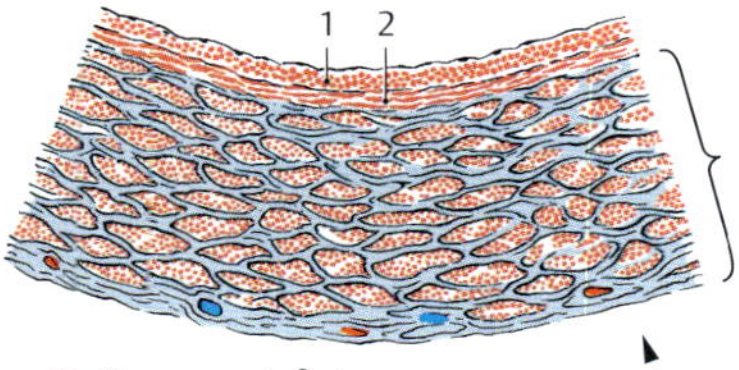

G Vena cava inferior

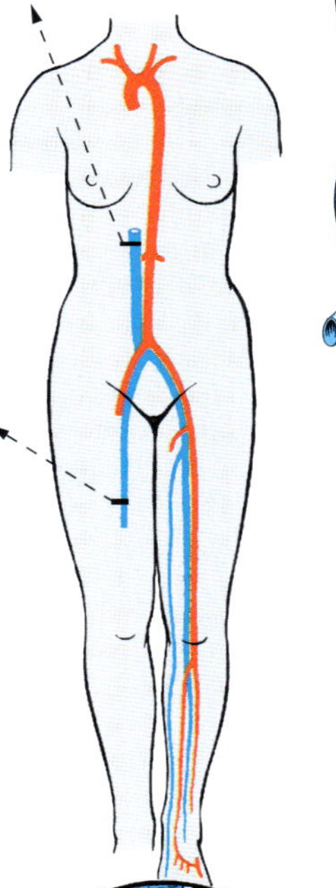

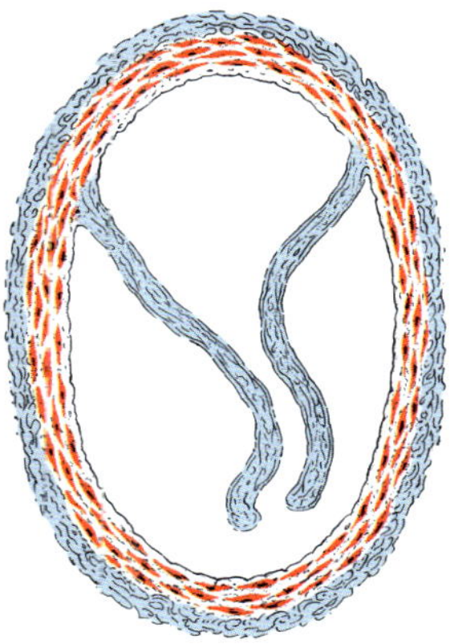

D Große, herzferne Venen

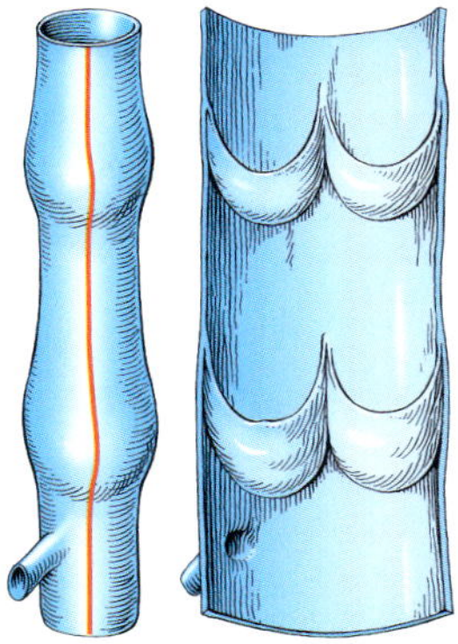

E Venenklappen

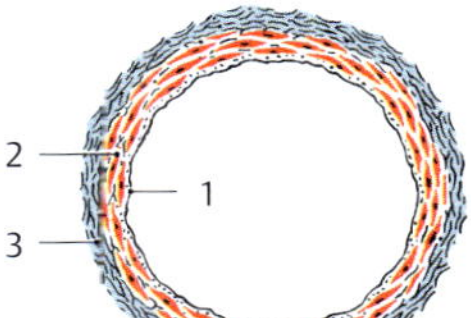

C Kleine, herzferne Venen

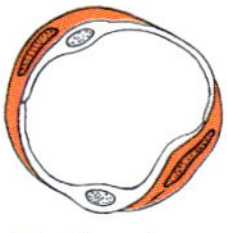

B Venule

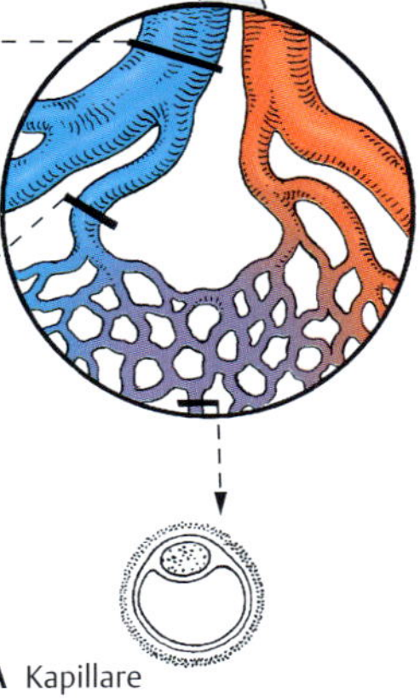

A Kapillare

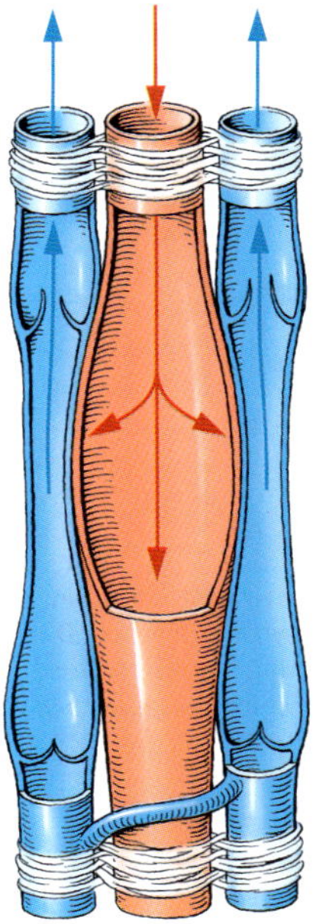

F Arteriovenöse Koppelung

Atmungssystem

Übersicht

Anatomische Gliederung

Die primäre Aufgabe der Organe des Atmungssystems, **Apparatus respiratorius**, besteht in der „**äußeren Atmung**“: Über die Atmungsorgane wird Sauerstoff aus der Luft aufgenommen und Kohlendioxid aus dem Blut abgegeben. Das Atmungssystem besteht zu diesem Zweck aus gasaustauschenden Flächen und luftleitenden Wegen. Die **gasaustauschenden Flächen** sind mit einer Gesamtoberfläche von ca. 200 m^2 sehr groß und setzen sich aus den blind endenden Lungenbläschen, *Alveoli pulmonis*, zusammen, die einen großen Teil der Lungen, *Pulmones* (**A1**), ausmachen. Über die **luftleitenden Wege** *Nase/Nasus* und *Nasenhöhle/Cavitas nasi* (**A2**), *Rachen/Pharynx* (**A3**), *Kehlkopf/Larynx* (**A4**), *Luftröhre/Trachea* (**A5**) und einen in vielen Teilungsgenerationen aufgespaltenen *Bronchialbaum* (**A6**) gelangt die Atemluft in die Lungenalveolen. Während die Hauptbronchien außerhalb der Lunge gelegen sind, befindet sich der größte Teil des sich aufteilenden Bronchialbaums in der Lunge. Die eingeatmete Luft wird auf ihrem Weg durch die luftleitenden Organe bis in die Lungenalveolen auf mehrfache Weise gereinigt, befeuchtet und erwärmt.

Die Atmungsorgane besitzen neben der Aufgabe des **Gasaustausches** noch weitere Funktionen. Hierzu zählen die **Reinigungs- und Schutzfunktion** durch den gesamten luftleitenden Atemapparat, die **Laut- und Stimmbildung** durch den Kehlkopf und die benachbarten Strukturen sowie die **Geruchswahrnehmung** durch das in der Nase angesiedelte Geruchsorgan.

Klinisch orientierte Gliederung

Neben der funktionellen Gliederung können die Atmungsorgane aus klinischen Erwägungen in die oberen und unteren Luftwege gegliedert werden. Die **oberen Luftwege** liegen vornehmlich im *Kopf*. Zu ihnen werden alle Strukuren gerechnet, die oberhalb des Kehlkopfes gelegen sind. Das sind die **Nasenhöhlen** mit den angeschlossenen Nasennebenhöhlen, **Sinus paranasales**, und der **Rachen** (Pharynx). Die Nasennebenhöhlen sind *pneumatische Räume* in jenen Schädelknochen, die Verbindung zur Nasenhöhle haben. Im Rachen kreuzen sich Atemweg und Nahrungsweg. Die **unteren Luftwege** liegen in *Hals* und *Thorax* und bestehen aus dem **Kehlkopf**, der **Luftröhre** und der gesamten Aufzweigung des **Brochialbaums** bis hin zu den gasaustauschenden Flächen der **Alveolen**. Die Lungen sind im Thorax in den serösen *Pleurahöhlen* (**A7**) untergebracht, die nach medial an das *Mediastinum* grenzen.

Die Atmungsorgane gehen als Derivate des Kopfdarms aus dem inneren Keimblatt, **Entoderm**, hervor (s. S. 324).

Beachte: Um die komplexe topografische Situation von Nasenhöhlen und Nasennebenhöhlen leichter lernen zu können, empfiehlt sich eine Wiederholung des Studiums des Viszerokraniums und seiner Einzelknochen. Am Aufbau von Nasenhöhlen und Nasennebenhöhlen sind beteiligt: Concha nasalis inferior, Maxilla, Os ethmoidale, Os nasale, Os palatinum, Os sphenoidale und Vomer.

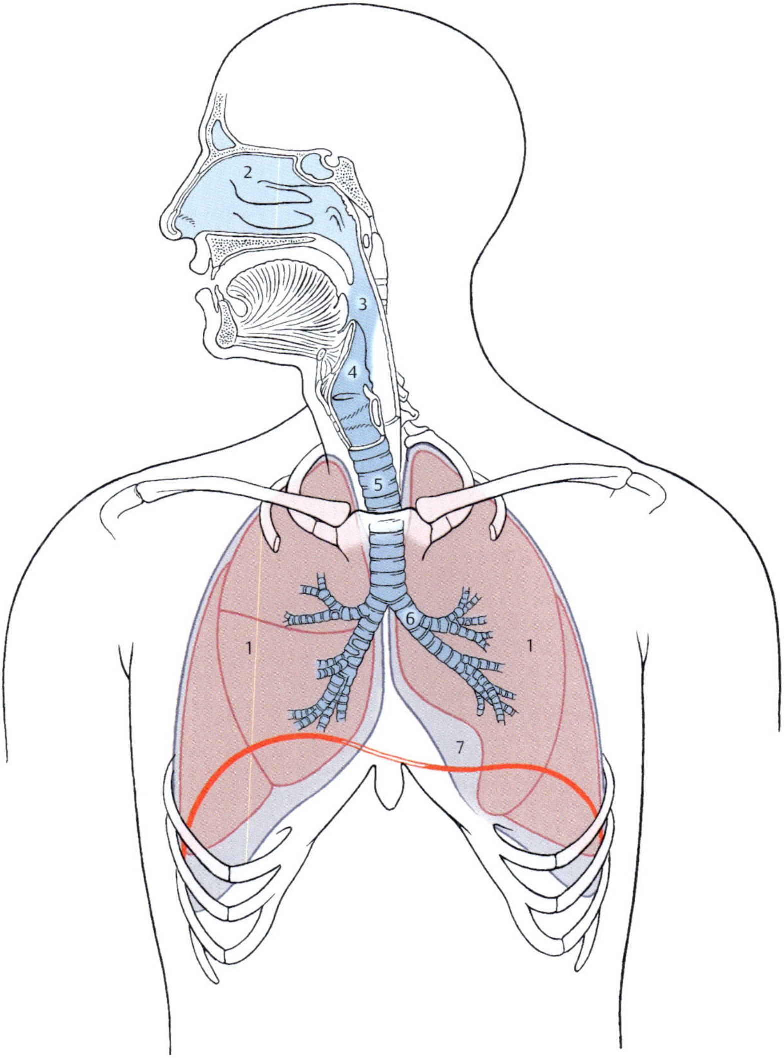

A Organe des Atmungssystems

Nase

Äußere Nase

Die frei aus dem Gesicht vorspringende äußere Nase, **Nasus externus** (**A**), mit ihrem Knochen- und Knorpelgerüst ist nur dem Menschen eigen und verleiht dem Gesicht des Menschen ein charakteristisches Profil. Im Bereich der Nasenwurzel, **Radix nasi** (**A1**), ist das Gerüst der Nase knöchern (**B**). Es besteht aus den beiden Nasenbeinen, *Ossa nasalia* (**B2**), und den *Processus frontales der Maxilla* (**B3**) (Bd. 1 S. 292), die vorne die Nasenöffnung, *Apertura piriformis* (**B4**), umrahmen. Letztere wird durch Platten und Spangen aus hyalinem Knorpel, *Cartilagines nasi*, ergänzt (**C**): Die paarige, dreieckige Knorpelplatte des *Processus lateralis* (**C5**) bildet die Grundlage für die **seitliche Nasenwand** und den Nasenrücken, **Dorsum nasi** (**AC6**), und biegt nach medial in den Knorpel der *Nasenscheidewand* um (S. 100). Das Stützgerüst des Nasenflügels, **Ala nasi** (**AC7**), wird jeweils von einem großen gebogenen Nasenflügelknorpel, *Cartilago alaris major* (**C8**), und 3 – 4 kleinen Nasenflügelknorpeln, *Cartilagines alares minores*, gebildet. Die Cartilago alaris major umrahmt das Nasenloch, **Naris** (**C9**), mit einem lateral gelegenen *Crus laterale* (**C8 a**) und einem septumwärts gerichteten *Crus mediale* (**C8 b**). Im Bereich der Nasenspitze, **Apex nasi** (**AD10**), entsteht zwischen den umbiegenden großen Nasenflügelknorpeln beider Seiten eine kleine Rinne. Die Nasenknorpel sind untereinander und mit den benachbarten Knochen über faserreiches Bindegewebe verbunden. Sie verleihen der äußeren Nase eine gewisse Steifigkeit und gewährleisten, dass die paarige Nasenhöhle und die Nasenlöcher offengehalten werden.

Subkutan liegen im Bereich der Nase etliche **mimische Muskeln** (Bd. 1 S. 320), deren Fasern großenteils in der *Haut der Nasenflügel* und der *Nasolabialfurchen* (**A11**) inserieren. Diese Muskeln haben nicht nur Einfluss auf die *nasale Mimik*, sondern sie dienen auch der *Erweiterung und Verengung der Nasenlöcher*. Die **Haut** der äußeren Nase ist dünn, lediglich über den Nasenflügeln und der Nasenspitze ist sie dick. Sie enthält zahlreiche große *Talgdrüsen*.

Die meist ellipsoiden Nasenlöcher, **Nares** (**D**), bilden den Eingang zur rechten und linken Nasenhöhle, **Cavitas nasi**, denen jeweils ein Nasenhöhlenvorhof, *Vestibulum nasi* (**D12**), vorgelagert ist. Das Lumen des Vestibulum nasi wird von *Haut* ausgekleidet und ist mit kurzen, borstenartigen Haaren, *Vibrissae* (**D13**), besetzt, die reusenartig das Eindringen großer Partikel aus der eingeatmeten Luft verhindern. Die Öffnung der Nasenlöcher liegt in einer annähernd transversalen Ebene.

Gefäße, Nerven und Lymphabfluss

Die äußere Nase wird von der **A. angularis** aus der *A. facialis*, der **A. dorsalis nasi** aus der *A. ophthalmica* und der **A. infraorbitalis** aus der *A. maxillaris* versorgt; der venöse Abfluss erfolgt über die **V. facialis** und die **V. ophthalmica superior** (Bd. 1 S. 336).

Die sensible Innervation der Haut der äußeren Nase erfolgt durch Äste des **N. ophthalmicus** und des **N. maxillaris** (Bd. 1 S. 336), die motorische Innervation der mimischen Muskeln um die Nase durch die Rami buccales des **N. facialis.**

Der Lymphabfluss erfolgt zusammen mit der Lymphe aus Ober- und Unterlippe und Wange zu den *Lnn. submandibulares.*

Klinischer Hinweis. Zwischen medialem Lidwinkel und Nasenwurzel bestehen venöse Anastomosen zwischen dem Stromgebiet der V. facialis und der V. ophthalmica. Auf diesem Wege können bei Entzündungen der seitlichen Gesichtsregion und der äußeren Nase Keime in die tiefen venösen Sinus der Schädelhöhle gelangen und zur **Sinusvenenthrombose** führen.

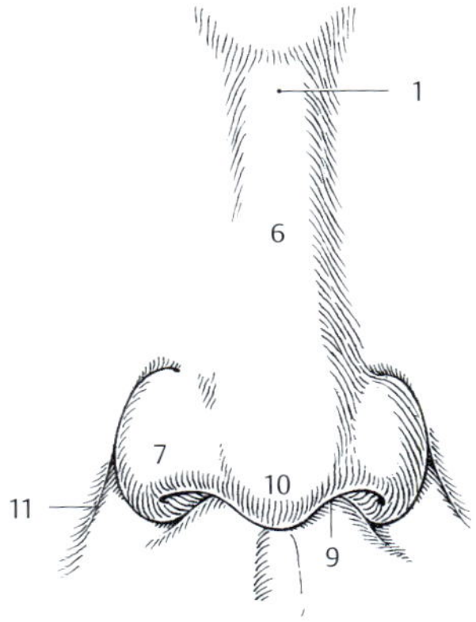

A Äußere Nase

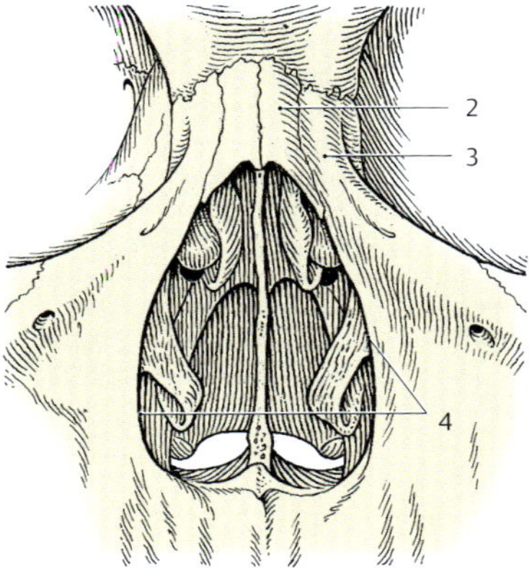

B Knöchernes Nasenskelett

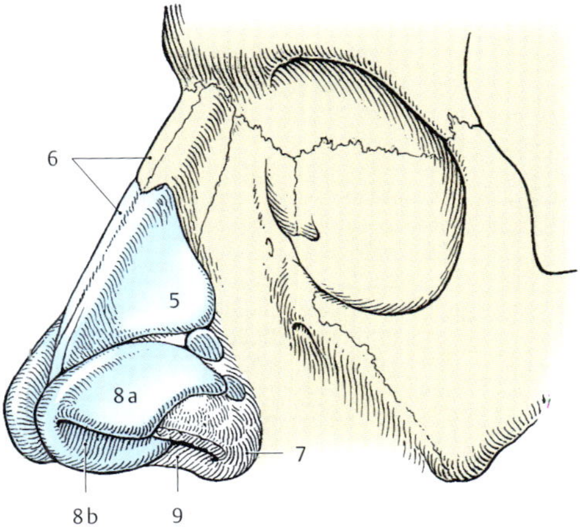

C Nasenknorpel

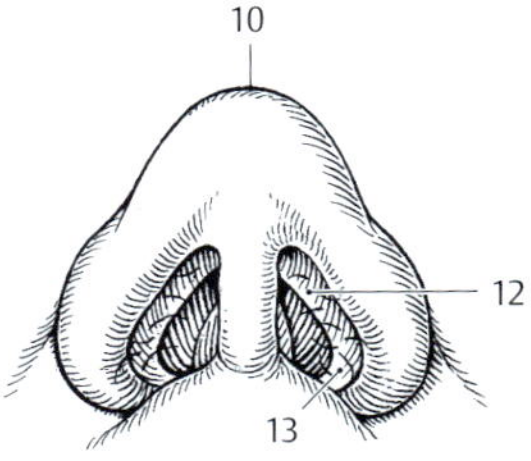

D Nasenlöcher

Nasenhöhle

Die Nasenhöhle, **Cavitas nasi**, wird durch die Nasenscheidewand, **Septum nasi**, in eine **rechte** und eine **linke Hälfte** unterteilt. Durch die beiden *äußeren Nasenlöcher* öffnet sich die paarige Nasenhöhle nach vorne unten und außen, nach hinten geht sie beiderseits über das innere Nasenloch, *Choana*, kontinuierlich in den oberen Rachenraum, *Pars nasalis pharyngis*, über. Jede Hälfte der Nasenhöhle besitzt einen **Boden**, ein **Dach**, eine **laterale** und eine **mediale Wand**. Am Boden ist die Nasenhöhle breit, am Dach stellt sie nur noch eine schmale Rinne dar.

Laterale Wand

Knöcherner Aufbau (A). Die knöcherne laterale Wand der Nasenhöhle wird vorne von der **Maxilla** (**A1**), hinten von der **Lamina perpendicularis ossis palatini** (**A2**) und oben vom **Os ethmoidale** (**A3**) gebildet. Das Os ethmoidale enthält zahlreiche unterschiedlich große Siebbeinzellen, *Cellulae ethmoidales*, und bildet die knöcherne Grenze zwischen Nasenhöhle und Orbita. Auch die beiden dünnen Knochenlamellen der oberen Nasenmuschel, **Concha nasalis superior** (**AB4**), und der mittleren Nasenmuschel, **Concha nasalis media** (**AB5**), gehören zum Siebbein. Die untere Nasenmuschel, **Concha nasalis inferior** (**AB6**), ist ein eigenständiger Knochen. Jede Nasenmuschel bedeckt einen gleichnamigen Nasengang, **Meatus nasi**, in den sich die *Nasennebenhöhlen* und der *Tränengang* öffnen (S. 104). Die kleine obere Nasenmuschel bedeckt den **Meatus nasi superior**, in den die *hinteren Siebbeinzellen* münden. Zwischen der oberen Nasenmuschel, dem angrenzenden Corpus ossis sphenoidalis (**A7**) und dem Septum nasi liegt der schmale **Recessus sphenoethmoidalis** (**A8**), in den die *Keilbeinhöhle* mündet. Etwas kaudal hiervon findet sich die **Incisura sphenopalatina** (**A9**), die Verbindung zur *Fossa pterygopalatina*. Die mittlere Nasenmuschel ist groß und bedeckt den **Meatus nasi medius**, in den die *Stirnhöhle*, die *Kieferhöhle* und die *vorderen Siebbeinzellen* münden. In den Meatus nasi medius ragt der untere Teil des Siebbeins, *Processus uncinatus*, und bedeckt die Mündung der Kieferhöhle. Oberhalb dieses Fortsatzes wölbt sich die große vordere Siebbeinzelle, *Bulla ethmoidalis*, vor (S. 104). Die dünne untere Nasenmuschel bedeckt den **Meatus nasi inferior**, in den der *Tränennasengang* mündet.

Schleimhautrelief (B). Es werden 3 Abschnitte unterschieden: Das vorne gelegene Vestibulum nasi, die Pars respiratoria und die Pars olfactoria. Das **Vestibulum nasi** bildet den Eingang in die Nasenhöhle. Es liegt innerhalb der Nasenlöcher und wird von *äußerer Haut* (mehrschichtiges verhorntes Plattenepithel) ausgekleidet. Gegen die **Pars respiratoria** ist das Vestibulum nasi durch eine bogenförmige Schwelle, *Limen nasi* (**B10**), abgegrenzt. Die Pars respiratoria spiegelt das knöcherne Relief der lateralen Nasenwand, insbesondere der vorspringenden Nasenmuscheln, wider. Ihre Schleimhaut wird von *zweireihigem Flimmerepithel* bedeckt und enthält zahlreiche gemischte Drüsen, *Glandulae nasales*. Die **Pars olfactoria** beschränkt sich an der lateralen Nasenwand auf die Region über der oberen Nasenmuschel (**AB4**).

Gefäße und Nerven (C). Die seitliche Nasenwand wird vorne und oben von Ästen der **Aa. ethmoidalis anterior** (**C11**) und **posterior** (**C12**) aus der *A. ophthalmica* versorgt, hinten und unten von Ästen der **A. sphenopalatina** (**C13**) aus der *A. maxillaris*. Der venöse Abfluss erfolgt entlang der Arterien über **Vv. ethmoidales** in die *V. ophthalmica*, durch die Incisura sphenopalatina über den venösen **Plexus pterygoideus** und aus dem Vestibulum nasi über die **V. facialis**. Vorne und oben wird die Nasenschleimhaut über sensible Äste aus dem **N. ophthalmicus**, hinten und unten über Äste aus dem **N. maxillaris** versorgt. Die Nerven verlaufen in Begleitung der Arterien und sind gleichnamig benannt. Die Innervation der Nasendrüsen ist identisch mit derjenigen der Tränendrüse (Bd. 3 S. 128).

Klinischer Hinweis. Am Übergang zwischen Vestibulum nasi und der eigentlichen Nasenhöhle befindet sich ein etwa 1,5 mm breiter Schleimhautbezirk mit einem ausgeprägten Kapillargeflecht, *Locus Kiesselbachii*. Dieser Schleimhautstreifen ist bevorzugter Ort für das Nasenbluten.

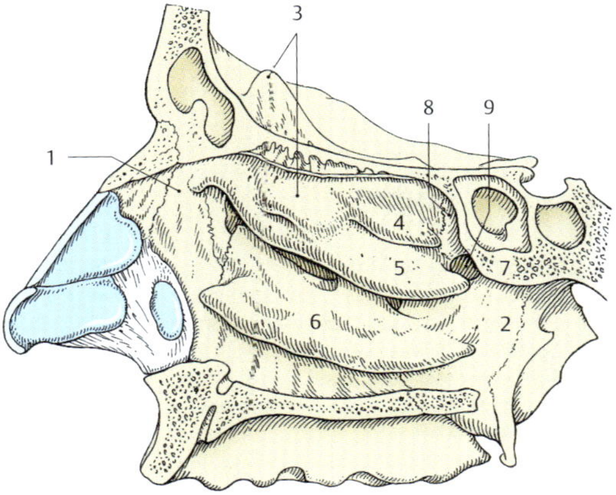

A Seitliche Nasenwand, knöchern

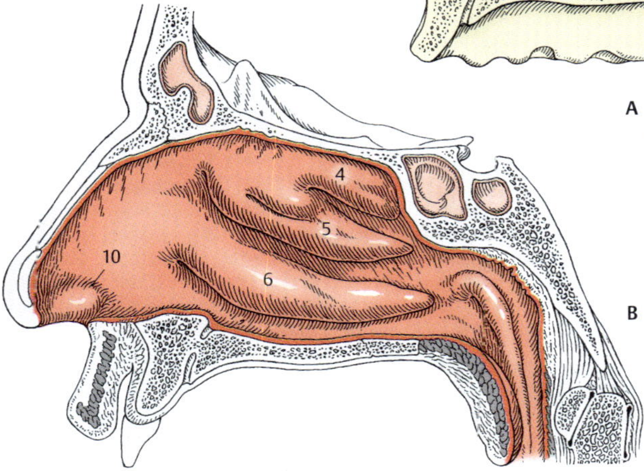

B Seitliche Nasenwand, Schleimhaut

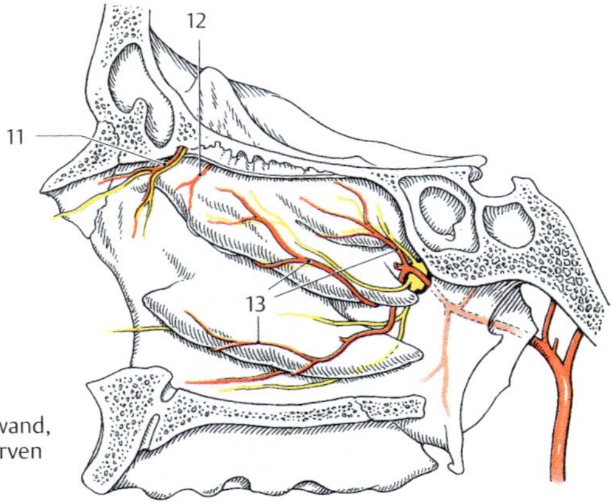

C Seitliche Nasenwand, Arterien und Nerven

Nasenhöhle, Fortsetzung

Mediale Wand

Die Nasenscheidewand, **Septum nasi** (**A**), reicht ein Stück weit aus der Nasenhöhle in die äußere Nase vor. Es besteht hinten und unten aus einem knöchernen Anteil, **Pars ossea**, vorne aus Knorpel und Bindegewebe, **Pars cartilaginea** und **Pars membranacea**.

Pars ossea (A). Sie wird im oberen Teil von der **Lamina perpendicularis ossis ethmoidalis** (**A1**) gebildet. Diese sagittal gestellte Knochenlamelle ist in das knöcherne Dach der Nasenhöhle eingelassen, das vorn und oben aus dem **Os nasale** (**A2**) und der **Pars nasalis ossis frontalis** (**A3**) besteht, zentral und oben wird es von der **Lamina cribrosa ossis ethmoidalis** (**A4**) gebildet, hinten vom **Corpus ossis sphenoidalis** (**A5**). An die Lamina perpendicularis des Siebbeins schließt sich nach vorn und unten das Pflugscharbein, **Vomer** (**A6**), an. Dieser unpaare Knochen ist kaudal in den knöchernen Boden der Nasenhöhle eingelassen, der aus dem **Proc. palatinus der Maxilla** (**A7**) und der **Lamina horizontalis ossis palatini** (**A8**) besteht. Nach hinten oben schließt der Vomer an das Os sphenoidale an. Der freie hintere Rand des Vomers bildet die mediale Begrenzung der *Choane* (**A9**).

Pars cartilaginea und membranacea (A). Zwischen den beiden dünnen Knochenlamellen des Nasenseptums bleibt vorne eine Lücke frei, in welche der knorpelige Teil der Nasenscheidewand eingelassen ist, **Cartilago septi nasi** (**A10**). Mit einem dünnen, variabel ausgebildeten *Processus posterior* (**A11**) schiebt sich der Nasenscheidewandknorpel zwischen die beiden Knochenlamellen. Am Nasenrücken setzt sich der Nasenscheidewandknorpel T-förmig in den *Processus lateralis* der äußeren Nase fort (S. 96). Nach unten schließt sich das *Crus mediale* (**A12**) des Nasenflügelknorpels dem knorpeligen Nasenseptum an. Zwischen knorpeligem und knöchernem Teil des Nasenseptums liegt eine verdickte knorpelige Leiste, *Cartilago vomeronasalis*. Die Nasenscheidewand weicht an dieser Stelle beim Erwachsenen meist zu einer Seite ab, *Septumdeviation*, so dass die Größe der Nasenhöhle auf beiden Seiten meist recht unterschiedlich ist.

Schleimhaut (B). Der gegenüber der unteren und mittleren Nasenmuschel gelegene Schleimhautabschnitt gehört zur **Pars respiratoria.** Er enthält gut entwickelte kavernöse Schwellkörper, deren vorderster Teil oft als Schleimhautverdickung zu erkennen und häufigster Ort des Nasenblutens ist. Die **Pars olfactoria** liegt im oberen, an die *Lamina cribrosa* grenzenden Teil des Septums.

Gefäße, Nerven und Lymphabfluss (C). Das Nasenseptum wird wie die laterale Nasenwand vorn und oben von Ästen der **Aa. ethmoidales anterior** (**C13 a**) et **posterior** (**C13 b**) aus der *A. ophthalmica* versorgt, hinten von Ästen der **A. sphenopalatina** (**C14**) aus der *A. maxillaris*. Durch den Canalis incisivus (**C15**) im harten Gaumen anastomosiert die A. sphenopalatina mit der *A. palatina major*. Der venöse Abfluss des Nasenseptums entspricht weitestgehend dem der lateralen Nasenwand. Die sensible Innervation erfolgt über Äste des **N. ophthalmicus** und des **N. maxillaris**. Einer der septalen Endäste aus dem N. maxillaris zieht als *N. nasopalatinus* (**C16**) durch den Canalis incisivus zur Unterseite des Gaumens. Die Lymphe aus dem **vorderen** Bereich der Nase fließt zu den *Lnn. submandibulares et cervicales superficiales*, aus dem **hinteren** Bereich zu den *Lnn. retropharyngei et cervicales profundi*.

Histologie der Nasenschleimhaut. Die Schleimhaut der **Pars respiratoria** ist von **zweireihigen Flimmerepithel** bedeckt, dessen *Zilien* rachenwärts schlagen und den von *Becherzellen* und kleinen Nasendrüsen, *Glandulae nasales*, produzierten Schleim auf der Oberfläche verteilen. In der Schleimhaut liegen Venen, die insbesondere in der Wand der Muscheln Schwellkörper, *Plexus cavernosi concharum*, bilden. Das Epithel der **Pars olfactoria** besteht aus **Riech-, Stütz- und Basalzellen** und ist mit 400 – 500 μm dicker als die Pars respiratoria (Bd. 3 S. 334).

Klinischer Hinweis. Bei starker **Deviation des Nasenseptums** zu einer Seite kann die Nasenatmung auf dieser Seite erheblich behindert sein.

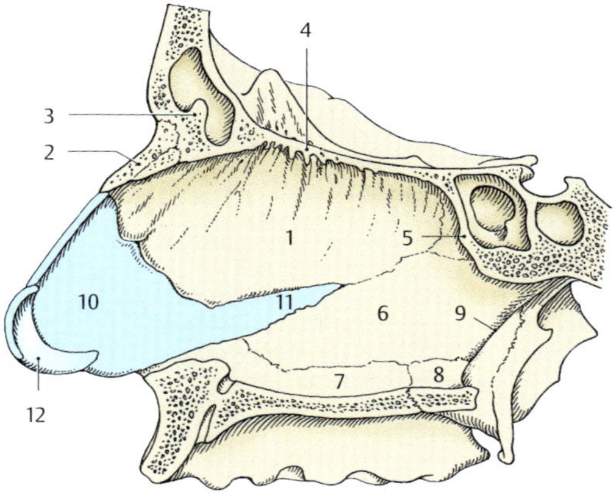

A Nasenscheidewand, knöchern und knorpelig

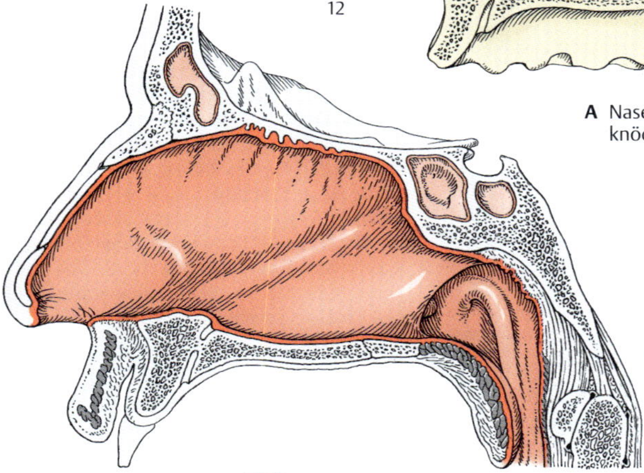

B Nasenscheidewand, Schleimhautbild

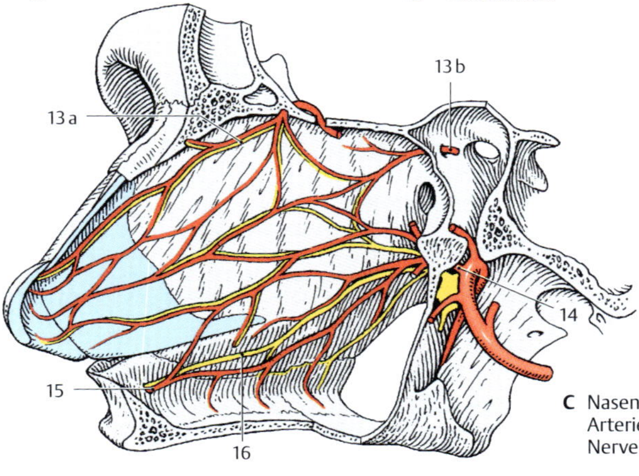

C Nasenscheidewand, Arterien- und Nervenversorgung

Nasennebenhöhlen

Die Nasennebenhöhlen, **Sinus paranasales** (**A–C**), sind *paarig* angelegte und von Schleimhaut ausgekleidete *Hohlräume in den der Nasenhöhle benachbarten Knochen*. Sie stehen über schmale Öffnungen in der lateralen Nasenwand mit der Nasenhöhle in Verbindung, über die sich das *respiratorische Epithel* der Nasenhöhle kontinuierlich in die Nasennebenhöhlen fortsetzt. Es ist dort jedoch dünner und schlechter durchblutet. Die Anlagen der Nasennebenhöhlen sind bei der Geburt bereits vorhanden, doch bilden sie sich erst nach Durchbruch der bleibenden Zähne zu ihrer vollständigen Größe und Form aus.

Sinus frontalis (AB1). Die Stirnhöhle liegt beiderseits hinter dem *Arcus superciliaris* (**AB2**) des Stirnbeins. Zwischen rechter und linker Stirnhöhle liegt ein **Septum** (**A3**), das die variabel ausgebildeten und meist asymmetrischen Höhlen trennt und häufig von der Mittellinie abweicht. Das **Dach** und die **hintere Wand** der Stirnhöhle grenzen an die *vordere Schädelgrube*, am **Boden** trennt eine häufig nur dünne Knochenlamelle die Stirnhöhle von der *Orbita* (**A4**). Der Abfluss des Stirnhöhlensekretes erfolgt in den *mittleren Nasengang*.

Sinus ethmoidales (AB5). Die Siebbeinzellen sind zahlreiche, unvollständig getrennte dünnwandige Kammern im Os ethmoidale, die zusammen das Siebbeinlabyrinth bilden. Auf jeder Seite wird eine **vordere, mittlere** und **hintere Gruppe von Siebbeinhöhlen oder -zellen** unterschieden. Sie sind in ihrer Ausbildung sehr variabel. Die größte Siebbeinzelle, **Bulla ethmoidalis**, liegt an der lateralen Nasenwand oberhalb des *Hiatus semilunaris*. **Medial** grenzen die Siebbeinzellen an den oberen Teil der *Nasenhöhle* (**A6**), **lateral** an die *Orbita*, von der sie lediglich durch eine papierdünne Knochenlamelle getrennt werden. **Kranial** liegen sie benachbart zur *vorderen Schädelgrube*, **kaudal** zur *Kieferhöhle*. Die Siebbeinzellgruppen münden je nach ihrer Lage in den *mittleren* oder *oberen Nasengang*.

Sinus maxillaris (A-C7). Die Kieferhöhle ist mit ca. 12–15 ml die größte Nasennebenhöhle und füllt den *Körper der Maxilla* aus. Das **Dach** ist gleichzeitig *Boden der Orbita*. **Ventral** und seitlich wird die Kieferhöhle von der *Gesichtsfläche der Maxilla* begrenzt, nach **dorsal** wölbt sie das *Tuber maxillae* (**B8**) vor, **medial** grenzt sie an die *Nasenhöhle*. Der **Boden** der Kieferhöhle reicht in den *Zahnbogen der Maxilla*, der tiefste Punkt liegt zwischen den Mahlzähnen und dem 1. Backenzahn. Die Öffnung der Kieferhöhle liegt an ihrem Dach und führt in den *mittleren Nasengang*.

Sinus sphenoidalis (BC9). Die paarige Keilbeinhöhle liegt im Corpus ossis sphenoidalis hinter der Nasenhöhle, aus deren hinterem Teil sie ursprünglich hervorgegangen ist. Zwischen der variabel ausgebildeten rechten und linken Keilbeinhöhle liegt ein **Septum**, das asymmetrisch zu einer Seite verschoben sein kann. Die Keilbeinhöhle grenzt **vorne** an die *Siebbeinzellen*, vorne und oben an den *Canalis opticus*, **hinten** und oben an die *Fossa hypophysialis* (**B10**) mit der *Hypophysis cerebri* (**C11**), **lateral** an den *Sulcus caroticus* mit topografischer Beziehung zur *A. carotis interna* (**C12**) und zum *Sinus cavernosus* (**C13**). Die Keilbeinhöhle mündet in den *Recessus sphenoethmoidalis*.

Gefäße, Nerven und Lymphabfluss. Die arterielle Versorgung, die venöse Drainage der Nasennebenhöhlen und ihr Lymphabfluss entsprechen denen der Nasenhöhle.

Klinischer Hinweis. Durch die offene Verbindung zwischen Nasenhöhle und Nasennebenhöhlen können sich Infektionen der Nasenschleimhaut auch auf die Nasennebenhöhlen ausbreiten (**Sinusitis**). Schlechtere Durchblutung und ungünstig gelegene Öffnungen sind Ursachen dafür, dass das Sekret aus den Nasennebenhöhlen häufig nur erschwert abfließt und dadurch **chronische Entzündungen** entstehen. Entzündungen der Cellulae ethmoidales können durch die dünne Lamina orbitalis des Os ethmoidale in die Orbita durchbrechen. Nasenhöhle und Keilbeinhöhle werden als operativer Zugangsweg zur Hypophyse genutzt (**C**).

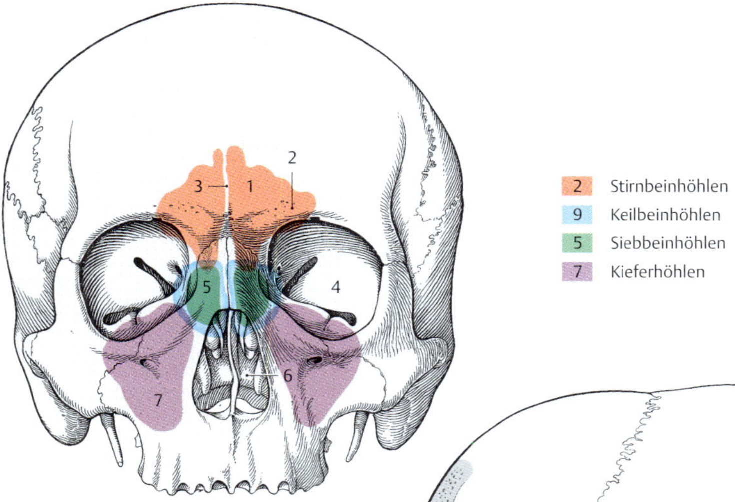

A Nasennebenhöhlen, Projektion von vorne

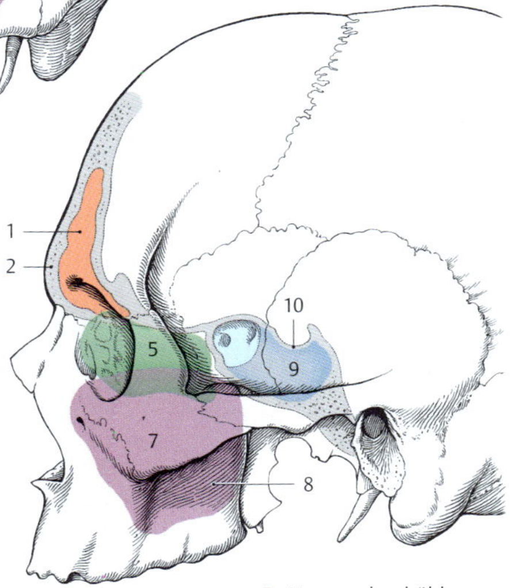

B Nasennebenhöhlen, Projektion von der Seite

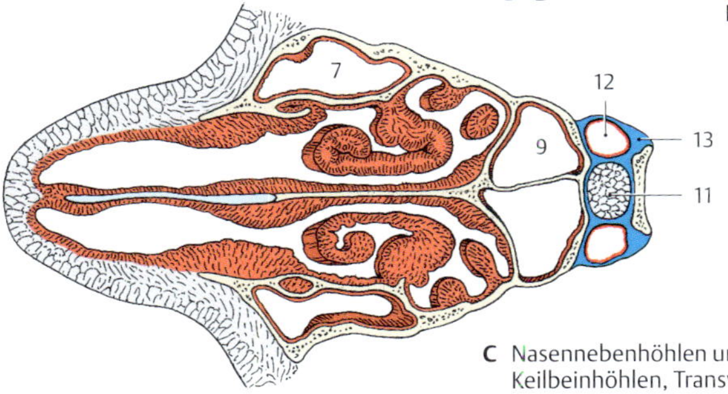

C Nasennebenhöhlen und Keilbeinhöhlen, Transversalschnitt

Mündungen der Nasennebenhöhlen, Nasengänge

Zwischen Hinterrand der oberen Nasenmuschel (**A-C1**) und Vorderrand des Keilbeinkörpers liegt der **Recessus sphenoethmoidalis** (**A2**), in den der **Sinus sphenoidalis** (**AB3**) mündet. Die Wölbung der *hinteren Siebbeinzellen* (**A4**) verdeckt diese häufig nur schwer zugängliche Öffnung.

In den unter der oberen Nasenmuschel gelegenen oberen Nasengang, **Meatus nasi superior** (**AC5**), münden mit 1–2 Öffnungen die **hinteren Siebbeinzellen.**

Die komplizierten Verhältnisse des unter der mittleren Nasenmuschel (**BC6**) gelegenen mittleren Nasenganges, **Meatus nasi medius** (**A–C7**), werden erst nach Entfernen der mittleren Nasenmuschel sichtbar. Im mittleren Nasengang liegt ein bogenförmiger Spalt, **Hiatus semilunaris** (**AB8**), der von unten durch eine den *Processus uncinatus* (**A9**) bedeckende Schleimhautfalte, von oben durch die sich vorwölbende *Bulla ethmoidalis* (**A10**) begrenzt wird. Über den Hiatus semilunaris münden vorne und oben die **Stirnhöhle** (**AB11**), dahinter die **vorderen Siebbeinzellen** und am tiefsten Punkt die **Kieferhöhle** (**C12**). Oberhalb der nach oben offenen Bulla ethmoidalis liegt die Öffnung der **mittleren Siebbeinzellen**.

In den vorderen Teil des unterhalb der unteren Nasenmuschel (**A–C13**) gelegenen unteren Nasenganges, **Meatus nasi inferior** (**AC14**), mündet der Tränennasengang, **Ductus nasolacrimalis** (**A15**). Seine Öffnung, *Apertura ductus nasolacrimalis*, wird durch eine Schleimhautfalte eingeengt.

Als **Meatus nasopharyngeus** (**A16**) wird das Gebiet vom Hinterrand der Nasenmuscheln bis zu den Choanen bezeichnet. Hier liegt auf Höhe der mittleren Nasenmuschel das **Foramen sphenopalatinum** (**A17**).

Frontalschnitte durch die Nasenhöhle (C)

Im Frontalschnitt **zwischen vorderem und mittlerem Drittel** der Nasenhöhle sind von der lateralen Nasenwand lediglich die *untere* (**C13**) und die *mittlere* (**C6**) *Nasenmuschel* und der *Processus uncinatus* (**C9**) angetroffen. Das *Septum nasi* (**C18**) besteht in diesem Bereich aus knorpeligen und knöchernen Anteilen. Von den Nasennebenhöhlen ist nur der *Sinus maxillaris* (**C12**) und dessen Mündung in den *mittleren Nasengang* zu erkennen.

Im Frontalschnitt durch das **hintere Drittel** der Nasenhöhle sind an der lateralen Nasenwand *alle Muscheln* zu erkennen. Das *Septum* ist ausschließlich knöchern, von den Nebenhöhlen erkennt man neben dem hinteren Teil der *Kieferhöhle* die *hinteren Siebbeinzellen*.

C19 Sinus ethmoidalis.

Die ausgedehnten Venengeflechte der Nasenmuscheln sind von praktischer Bedeutung, da sie eine Schwellkörperfunktion ausüben. Im Bereich der Mündungen der Nasennebenhöhlen bilden die Schwellkörper Polster, die je nach Reiz die ohnehin engen Öffnungen erweitern oder verengen können.

Klinischer Hinweis. Der mittlere Nasengang ist der Zugangsweg bei endoskopischen Operationen zur Behandlung einer chronischen Sinusitis an Stirnhöhle, Kieferhöhle und Siebbeinzellen.

A Seitliche knöcherne Nasenwand nach Wegnahme der Muscheln

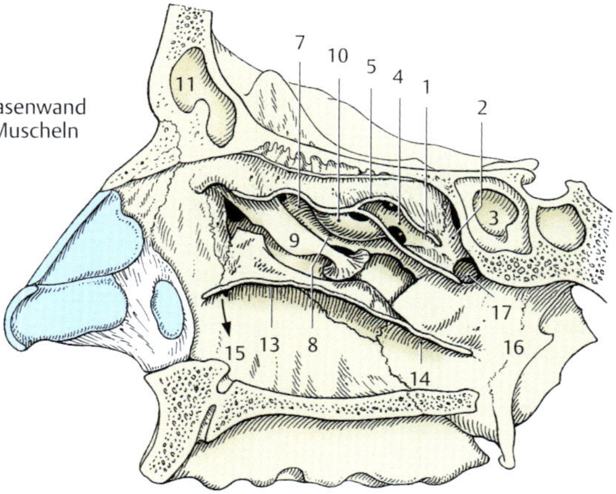

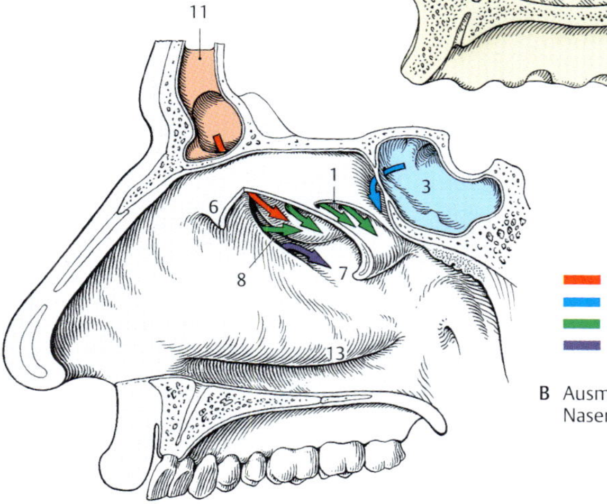

B Ausmündungen der Nasennebenhöhlen

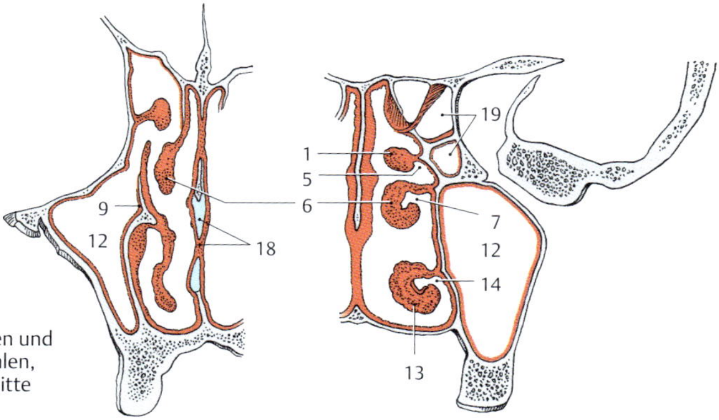

C Nasenhöhlen und Keilbeinhöhlen, Frontalschnitte

Hintere Nasenlöcher

Jede Nasenhöhle mündet über ein hinteres Nasenloch, **Choana**, in die obere Etage des Rachens, *Pars nasalis pharyngis* (auch Nasopharynx oder Epipharynx).

Knöcherne Begrenzung (A). Sie wird **kranial** vom *Corpus ossis sphenoidalis* (**AC1**) gebildet, das kranial und lateral in die Wurzel der *Lamina medialis des Processus pterygoideus* (**A2**) übergeht. Diese wird vom *Canalis pterygoideus* (**A3**) durchbohrt. Die **mediale** Wand wird von der sagittal gestellten Knochenplatte des *Vomer* (**A4**) gebildet, das sich kranial mit der *Ala vomeris* (**A5**) in das Dach der Choane einfügt. **Kaudal** wird der Vomer von der *Spina nasalis posterior* (**A6**) des *Os palatinum* fortgesetzt. Letzteres bildet mit seiner *Lamina horizontalis* (**A7**) die untere Begrenzung der Choane. Die **laterale** Umrandung wird von der *Lamina perpendicularis ossis palatini* gebildet, der sich weiter außen die *Lamina medialis des Proc. pterygoideus* anschließt. Bei Betrachtung der Choanen von hinten kann man die *untere* (**A8**) und *mittlere* (**A9**) *Nasenmuschel* sowie die *Bulla ethmoidalis* (**A10**) und den *Processus uncinatus* (**A11**) überblicken.

A12 Pars basilaris ossis occipitalis, **A13** Pars petrosa ossis temporalis.

Schleimhautrelief (B). Das Schleimhautrelief wird durch die knöchernen Strukturen sowie die Muskeln und Sehnen des weichen Gaumens bestimmt, welche die hinteren Nasenlöcher umrahmen.

BC14 Schnittkante der Pharynxhinterwand, **BC15** Uvula, **B16** Zungengrund, **B17** weicher Gaumen.

Nasopharynx

Der Pharynx wird bei den Verdauungsorganen abgehandelt. Hier wird nur das Schleimhautbild der ausschließlich als Luftweg dienenden **Pars nasalis pharyngis (C)** besprochen.

Die Pars nasalis pharyngis schließt sich an die Choanen an und setzt die oberen Luftwege fort. Sie wird **oben** von der *Schädelbasis*, **seitlich** und **hinten** von der *Rachenwand* begrenzt. Nach **unten** bildet der weiche Gaumen, *Palatum molle* (**BC17**) (S. 146), die Grenze zur mittleren Etage des Pharynx, Pars oralis pharyngis (Oropharynx). In der Kuppel des Rachengewölbes, **Fornix pharyngis** (**C18**), sowie in der oberen Rück- und Seitenwand des Nasopharynx liegt *lymphatisches Gewebe*, das in seiner Gesamtheit als *Tonsilla pharyngealis* (**C19**) (S. 416) bezeichnet wird. In der seitlichen Wand liegt in etwa 1 – 1,5 cm Entfernung zum hinteren Rand der unteren Nasenmuschel die Mündung der Ohrtrompete, **Ostium pharyngeum tubae auditiva** (**C20**). Diese Öffnung führt in die Ohrtrompete, *Tuba auditiva*, die den Nasopharynx mit dem Mittelohrraum verbindet. Die Tubenmündung wird vom *Tubenknorpel* umrahmt, der vor, oberhalb und hinter der Öffnung die Schleimhaut als *Torus tubarius* (**C21**) vorwölbt. Hinter dem Torus tubarius liegt der **Recessus pharyngeus** (**C22**). Unterhalb der Tubenmündung liegt eine weniger prominente Schleimhautvorwölbung, **Torus levatorius** (**C23**), die durch einen Muskel des weichen Gaumens, *M. levator veli palatini*, hervorgerufen wird. Bei starker Ausbildung des lymphatischen Gewebes setzt sich die Tonsilla pharyngealis auf die Region um die Tubenöffnung fort und bildet eine *Tonsilla tubaria* (S. 416).

Klinischer Hinweis. Eine **vergrößerte Rachenmandel** kann bei Kindern vorkommen und die Choanen verlegen, so dass die Nasenatmung behindert ist. Ebenso kann die Tubenmündung verlegt werden, was zu einer Belüftungsstörung der Tuba auditiva führt. Die Tubenmündung kann durch einen entlang dem unteren Nasengang eingeführten Katheter sondiert werden. Als Orientierungshilfe dienen die Tubenwülste.

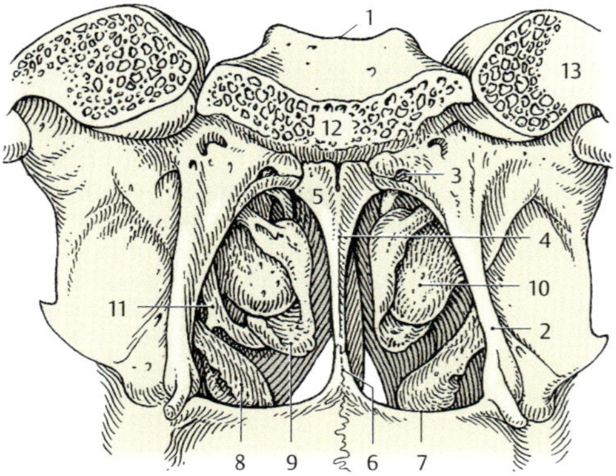

A Knöcherne Begrenzung der hinteren Nasenlöcher

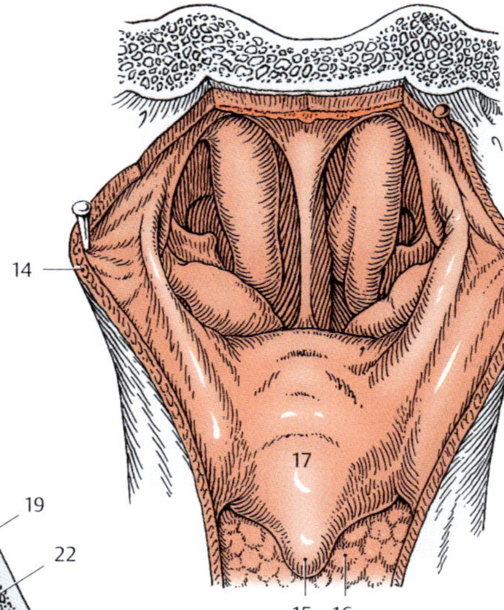

B Schleimhautbild der hinteren Nasenlöcher

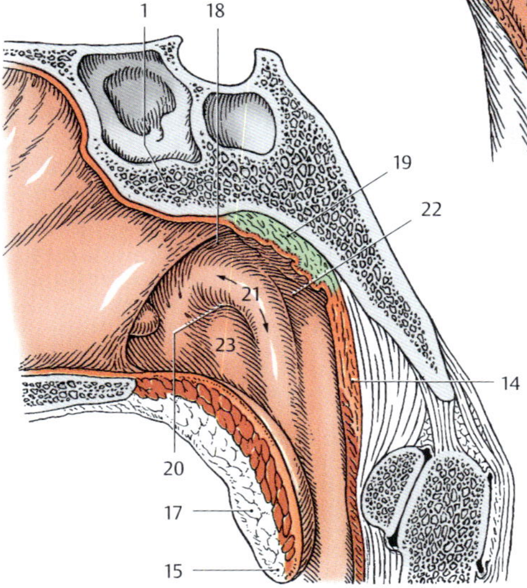

C Schleimhaut des Nasenrachens, Mediansagittalschnitt

Kehlkopf

Der Kehlkopf, **Larynx**, ist ein **luftleitendes Organ**, das sich vom unteren Pharynxraum, *Pars laryngea pharyngis*, bis zur *Trachea* erstreckt (**A**). Der Kehlkopf hat die wichtige Aufgabe, die *unteren Atemwege gegen den Pharynx zu verschließen*. Außerdem wird er zur regulierbaren Stimmbildung, *Phonation*, eingesetzt. Beim männlichen Erwachsenen ist der Kehlkopf gegenüber dem 3.–6. Halswirbel lokalisiert, bei Frauen und Kindern liegt er höher.

Das Gerüst des Kehlkopfs, **Kehlkopfskelett**, besteht aus Knorpeln, die durch Bänder und Membranen verbunden sind und durch Muskeln bewegt werden können.

Kehlkopfskelett

Cartilago thyroidea (B). Der hyaline Schildknorpel hat 2 vierseitige Platten, **Lamina dextra** (**B1**) et **sinistra** (**B2**), deren untere Hälften ventral in der Mittellinie kielartig zusammenstoßen. Der obere Teil des Kiels steht, bedingt durch die Form der Platten, am weitesten nach außen vor und ist insbesondere beim Mann als **Prominentia laryngea** (**B3**), „Adamsapfel", sicht- und tastbar. Darüber ist der obere Rand zur **Incisura thyroidea superior** (**B4**) eingekerbt. Nach hinten weichen die Platten auseinander. Ihre hinteren Kanten werden nach oben und unten durch schlanke Hörner, **Cornu superius** (**B5**) und **Cornu inferius** (**B6**), fortgesetzt. Letzteres trägt eine Gelenkfläche, *Facies articularis cricoidea* (**B7**), für die Verbindung mit dem Ringknorpel. Außen ist jede Platte durch eine schräge Linie, **Linea obliqua** (**B8**), in eine vordere und hintere Facette geteilt. An der *vorderen* entspringt der *M. thyrohyoideus*, an der *hinteren* sind *M. sternothyroideus* und *M. constrictor pharyngis inferior* befestigt.

Cartilago cricoidea (C). Der hyaline Ringknorpel bildet einen geschlossenen Ring um den Luftweg. Er besitzt die Form eines Siegelrings mit einer dorsal gelegenen Platte, **Lamina cartilaginis cricoideae** (**C9**), und einem ventral lokalisierten Bogen, **Arcus cartilaginis cricoideae** (**C10**). An der Verbindung zwischen Lamina und Arcus findet sich kaudal auf jeder Seite eine Gelenkfläche für das untere Horn des Schildknorpels, *Facies articularis thyroidea* (**C11**). Die obere Kante der Ringknorpelplatte trägt je eine Gelenkfläche für die beiden Stellknorpel, *Facies articularis arytenoidea* (**C12**). Der Ringknorpel liegt beim Erwachsenen in Höhe des 6. Halswirbels.

Cartilagines arytenoideae (D). Die beiden überwiegend hyalinen Stellknorpel oder „Aryknorpel" sind pyramidenförmig. Sie haben **3 Flächen**, *Facies anterolateralis, Facies medialis, Facies posterior*, und **3 Kanten**, ferner eine Spitze, eine Basis und 2 Fortsätze. Die Spitze, **Apex** (**D13**), ist nach medial und dorsal geneigt und trägt den Spitzenknorpel, *Cartilago corniculata* (**D14**). Die **Basis** (**D15**) eines jeden Aryknorpels trägt die überknorpelte Gelenkfläche, *Facies articularis* (**D16**), für das Gelenk mit der Ringknorpelplatte. Die Basis läuft in **2 Fortsätze** aus: Der *Processus muscularis* (**D17**) ist nach lateral und hinten gerichtet und dient dem Ansatz von 2 *Kehlkopfmuskeln*. An dem nach vorn gerichteten *Processus vocalis* (**D18**) ist das *Stimmband* befestigt.

Cartilago epiglottica (E). Der elastische Kehldeckelknorpel, *Epiglottis*, ist blattförmig und über einen Stiel, **Petiolus** (**E19**), an der Innenseite des Schildknorpels befestigt (vgl. **A**). Die rachenwärts gerichtete **vordere Fläche** (**E20**) des Kehldeckels ist konvex gewölbt und wird von einem *mehrschichtigen unverhornten Plattenepithel* überzogen, die zum Kehlkopfeingang gerichtete **hintere Fläche** ist konkav und trägt *respiratorisches Epithel*. Die Knorpelplatte des Kehldeckels ist siebartig durchlöchert. In diesen Löchern liegen durchtretende *Gefäße* und *Drüsenpakete*.

Mit Abschluss der Pubertät kommt es in den hyalinen Kehlkopfknorpeln bei beiden Geschlechtern zu einer **Mineralisation** und Knochenbildung, die bei Männern früher eintritt und vollständiger abläuft als bei Frauen. Im elastischen Kehldeckelknorpel treten regressive Veränderungen auf, die jedoch nicht zur Verknöcherung führen.

Klinischer Hinweis. Entzündungen der Knorpel- und Knochenhaut, *Perichondritis* und *Periostitis*, können sich nach Traumen und Bestrahlung entwickeln.
Frakturen des Kehlkopfskeletts führen zu Stimmstörungen und schweren Obstruktionen der Atemwege mit Erstickungsgefahr.

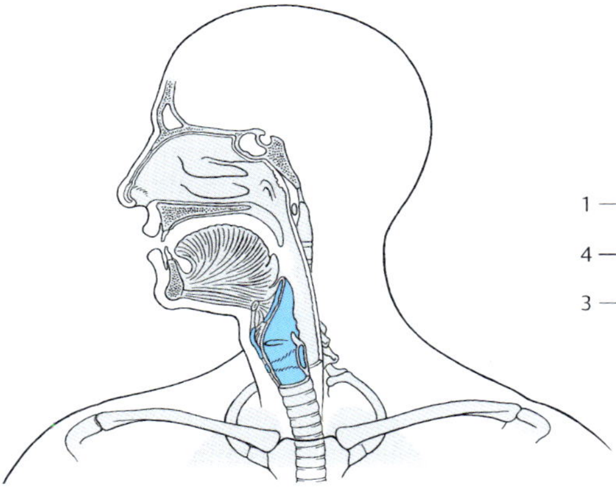

A Lage des Kehlkopfes

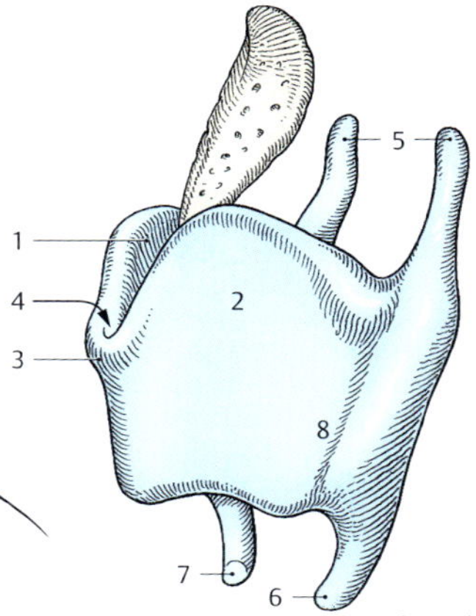

B Schildknorpel von schräg lateral

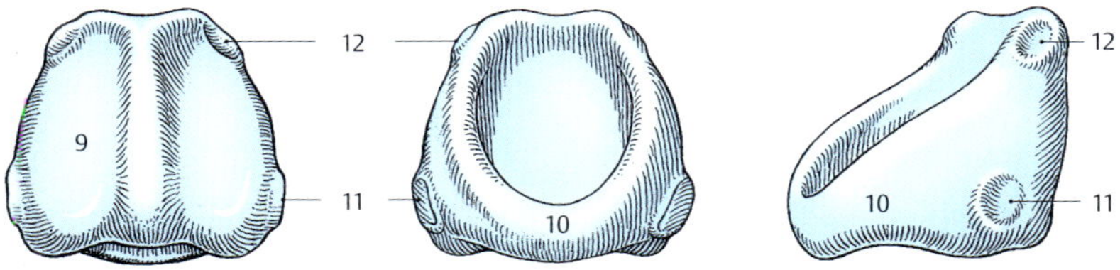

C Ringknorpel von dorsal, ventral und lateral

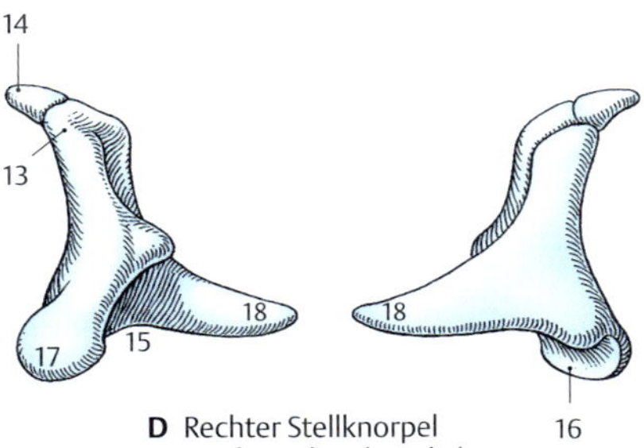

D Rechter Stellknorpel von lateral und medial

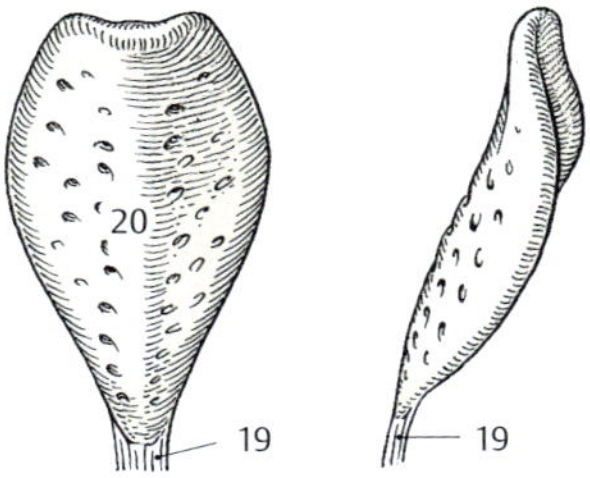

E Kehldeckelknorpel von ventral und lateral

Verbindungen der Kehlkopfknorpel

Die Kehlkopfknorpel sind untereinander, mit dem Zungenbein und der Luftröhre über Bänder, Gelenke und Membranen verbunden.

Kehlkopfbänder (A – C)

Zwischen dem *Oberrand des Schildknorpels* (**A1**) und dem *Zungenbein* (**A2**) spannt sich die **Membrana thyrohyoidea** (**AB3**) aus. Verstärkte Faserzüge der Membran zwischen Incisura thyroidea superior (**A4**) und Zungenbeinkörper (**A5**) werden als **Lig. thyrohyoideum medianum** (**A6**) bezeichnet. Der lateral hiervon gelegene Teil der Membran ist dünner und hat Durchtrittslöcher für die *Vasa laryngea superiora* und den *R. internus des N. laryngeus superior* (**A7**). Zwischen dem oberen Horn des Schildknorpels (**A8**) und dem hinteren Ende des großen Zungenbeinhorns (**AB9**) ist die Membran ebenfalls verstärkt, **Lig. thyrohyoideum laterale** (**A – C10**). In dieses Band ist ein kleiner Knorpel, *Cartilago triticea* (**A – C11**), eingelassen. Der *Unterrand des Schildknorpels* ist vorn mit dem *Arcus des Ringknorpels* durch das **Lig. cricothyroideum medianum** (**AC12**) verbunden, das großenteils aus elastischen Fasern besteht. Dieses Band ist Bestandteil des **Conus elasticus** (**AC13**). Der *Ringknorpel* steht kaudal über das **Lig. cricotracheale** (**AC14**) mit der *obersten Trachealspange* in Verbindung. Über das **Lig. thyroepiglotticum** (**BC15**) ist der *Stiel der Epiglottis* an der *Innenseite des Schildknorpelbugs* angeheftet. Vorne oben ist der *Kehldeckel* über das **Lig. hyoepiglotticum** (**C16**) mit dem *Zungenbeinkörper* verbunden.

Kehlkopfgelenke (A – C)

Zwischen dem *unteren Horn des Schildknorpels* und der *hinteren Seitenfläche der Ringknorpelplatte* ist beiderseits eine **Art. cricothyroidea** (**A – C17**) ausgebildet. Um eine quere Achse durch beide Gelenke kann der Ringknorpel gegen den Schildknorpel gekippt werden. Durch diese **Kippbewegung** wird der Abstand zwischen Innenseite des Schildknorpelbugs und den Procc. vocales verändert.

Zwischen den Gelenkflächen an der *Basis der Aryknorpel* und der *Oberkante der Ringknorpelplatte* liegt beiderseits eine **Art. cricoarytenoidea** (**BC18**). Das Gelenk wird von einer lockeren Kapsel umgeben, die dorsal vom *Lig. cricoarytenoideum* (**C19**) gesichert wird. In diesen Gelenken sind 2 verschiedene Bewegungen möglich. Die Aryknorpel führen eine **Dreh- und Schiebebewegung** aus, wodurch der Proc. vocalis nach medial oder lateral gleitet. Bei der Drehbewegung führen die Stellknorpel gleichzeitig eine **Kippbewegung** aus. Durch eine **Gleitbewegung** können die Aryknorpel einander genähert oder wieder voneinander entfernt werden. Die Einzelbewegungen werden miteinander kombiniert, so dass die Procc. vocales einen großen Bewegungsradius haben.

Klinischer Hinweis. Im höheren Lebensalter treten im Krikoarytenoidgelenk degenerative Veränderungen (Arthrose) auf.

Kehlkopfmembranen (C–D)

Das unter der Schleimhaut des Kehlkopfs gelegene Bindegewebe ist reich an elastischen Fasern und wird in seiner Gesamtheit als **Membrana fibroelastica laryngis** bezeichnet. Der **obere Teil** unterlagert die Schleimhaut des Kehlkopfs bis zur Taschenfalte (S. 114) und besteht aus der schwach ausgebildeten **Membrana quadrangularis** (**D20**). Der freie untere Rand dieser Membran bildet das Taschenband, *Lig. vestibulare* (**D21**). Der **untere Teil** der Membrana fibroelastica laryngis ist kräftiger und wird als **Conus elasticus** (**D13**) bezeichnet. Er entspringt an der *Innenseite des Ringknorpels* und setzt sich in die *Stimmfalte* fort, wo er beiderseits mit seinem verdickten Ende das *Lig. vocale* (**CD22**) bildet. Der vordere Teil des Conus elasticus ist derb und bildet das zwischen Ring- und Schildknorpel gelegene *Lig. cricothyroideum medianum* (**AC12**).

Klinischer Hinweis. Da das Lig. cricothyroideum medianum unterhalb der Stimmritze liegt, kann bei lebensbedrohlichem Verschluss der Stimmritze ein Einschnitt oder Einstich durch dieses Band den Luftweg künstlich eröffnen, **Koniotomie**.

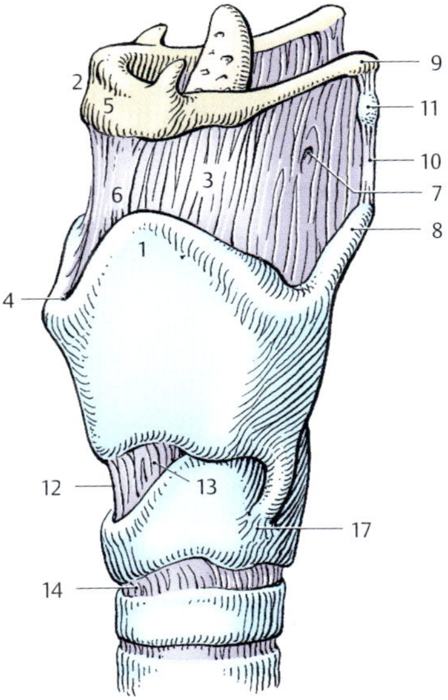

A Kehlkopfknorpel und Kehlkopfbänder von schräg lateral

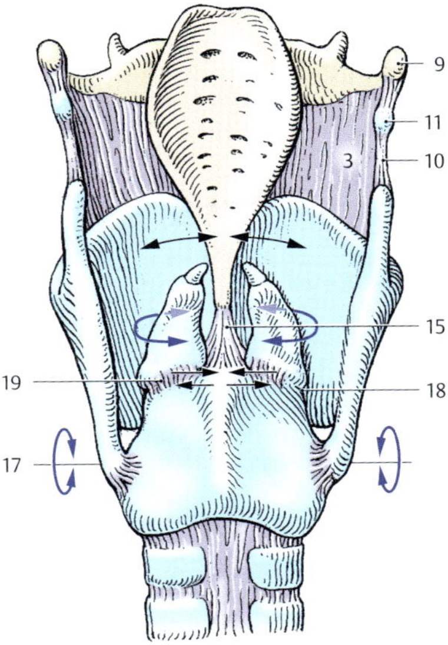

B Kehlkopfknorpel und Kehlkopfbänder von dorsal

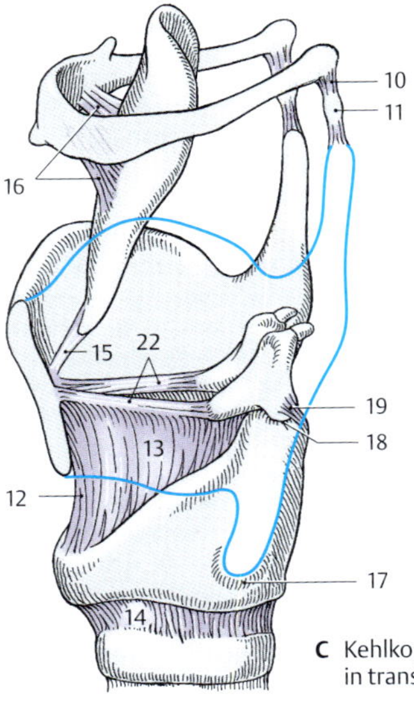

C Kehlkopfknorpel und Kehlkopfbänder in transparenter Ansicht von schräg lateral

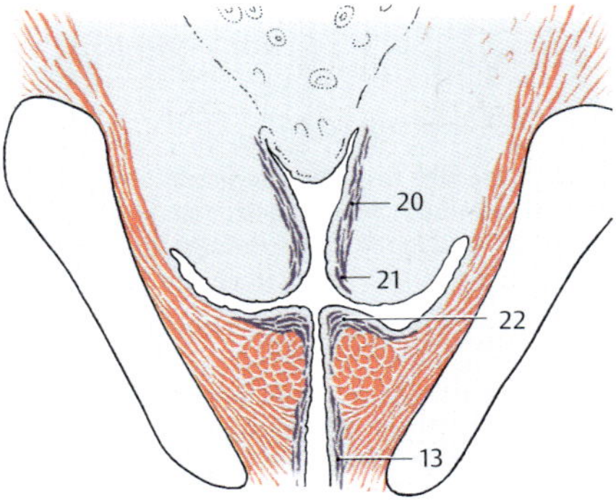

D Kehlkopf, Frontalschnitt

Kehlkopfmuskeln

Die eigentlichen Kehlkopfmuskeln dienen den *Bewegungen der Kehlkopfknorpel gegeneinander* und beeinflussen *Stellung und Spannung der Stimmbänder*. Nach Lage und Herkunft werden sie in **äußere** und **innere Kehlkopfmuskeln** gegliedert. Darüber hinaus gibt es Muskeln, die den Kehlkopf als Ganzes bewegen (*infrahyale Muskeln*, s. Bd 1 S. 326, und *suprahyale Muskeln*; *M. constrictor pharyngis inferior* s. S. 168).

Äußerer Kehlkopfmuskel

Der **M. cricothyroideus** (**A1**), kurz „Antikus". Er ist der einzige äußere Kehlkopfmuskel. Er entspringt beiderseits vorne von der *Ringknorpelspange* und zieht in 2 Portionen, **Pars recta** (**A1 a**) (Pars interna) und **Pars obliqua** (**A1 b**) (Pars externa), zum *unteren Rand des Schildknorpels* und zur *Innenseite des Schildknorpelhorns*. Der Muskel kippt bei festgestelltem Schildknorpel den Ringknorpel gegen den Schildknorpel nach hinten und spannt das Stimmband.
Der M. cricothyroideus wird als einziger Kehlkopfmuskel vom *R. externus des N. laryngeus superior* innerviert.

Die *Mm. constrictor pharyngis inferior* und *thyrohyoideus* gehören funktionell zu den äußeren Kehlkopfmuskeln.

Innere Kehlkopfmuskeln

Die Gruppe der inneren Kehlkopfmuskeln wird vom *N. laryngeus recurrens nervi vagi* innerviert und setzt sich wie folgt zusammen:

M. cricoarytenoideus posterior (B-D2), kurz „Posticus". Er entspringt beiderseits von der *dorsalen Fläche der Ringknorpelplatte* und zieht an die Seitenfläche des *Proc. muscularis des Aryknorpels* (**B3**). Der Muskel zieht den Proc. muscularis nach hinten. Dadurch gelangt der Proc. vocalis nach lateral und die Stimmritze wird erweitert. Der Muskel ist der **einzige Öffner der gesamten Stimmritze** zur Inspiration.

M. cricoarytenoideus lateralis (BD4), kurz „Lateralis". Er kommt vom *Oberrand* und der *Außenfläche des Ringknorpelbogens* und zieht zum *Proc. muscularis des Stellknorpels*, den er nach vorn zieht. Dadurch gelangt der Proc. vocalis zur Mitte und die Pars intermembranacea der Stimmritze wird verschlossen.

M. vocalis (B5). Er entspringt beiderseits von der *Rückfläche des Schildknorpels* und zieht zum *Proc. vocalis des Stellknorpels*. Der Muskel nähert den Schildknorpel dem Proc. vocalis an und verschließt die Stimmritze vollständig, indem er sich bei der Kontraktion verdickt. Die weitgehend isometrische Kontraktion des Muskels dient der Spannung und Feineinstellung der Stimmfalte. Der M. vocalis setzt sich nach lateral in die breite, aber dünne Muskelplatte des *M. thyroarytenoideus* fort.

M. thyroarytenoideus (CD6). Er entspringt an der *Innenfläche des Schildknorpels* und setzt an der *Seitenfläche des Stellknorpels* an. Durch Kontraktion des Muskels werden die Stellknorpel nach vorn gezogen, die Stimmfalte verkürzt und der vordere größere Teil der Stimmritze, *Pars intermembranacea*, verschlossen. Ein Teil der Faserbündel dieses Muskels zieht zur Epiglottis und wird als **Pars thyroepiglottica** (**D6 a**) bezeichnet. Diese Muskelbündel unterstützen die Verengung des Kehlkopfeingangs.

M. arytenoideus transversus (C7). Er ist ein einzelner, unpaarer Muskel, der von der *Stellknorpelhinterfläche einer Seite* entspringt und zur *Gegenseite* zieht. Der Muskel nähert die Stellknorpel einander an und verschließt den hinteren Teil der Stimmritze, *Pars intercartilaginea*. Darüber hinaus dient er der Anspannung des Stimmbandes.

M. arytenoideus obliquus (C8). Er liegt oberflächlich vom M. arytenoideus transversus und entspringt an der *Hinterfläche des Proc. muscularis des Stellknorpels der einen Seite* und setzt am *Apex des Stellknorpels der Gegenseite* an. Der M. arytenoideus obliquus hilft bei der Verengung des Kehlkopfeinganges, indem er die Schleimhautfalten zwischen Stellknorpeln und Epiglottis, *Plicae ary-epiglotticae* (**D9**), einander nähert. Gleichsinnig wirken Fasern, die sich vom M. arytenoideus obliquus abspalten und, seinen Verlauf fortsetzend, als **Pars aryepiglottica** die Grundlage der Schleimhautfalte, *Plica aryepiglottica*, bilden.

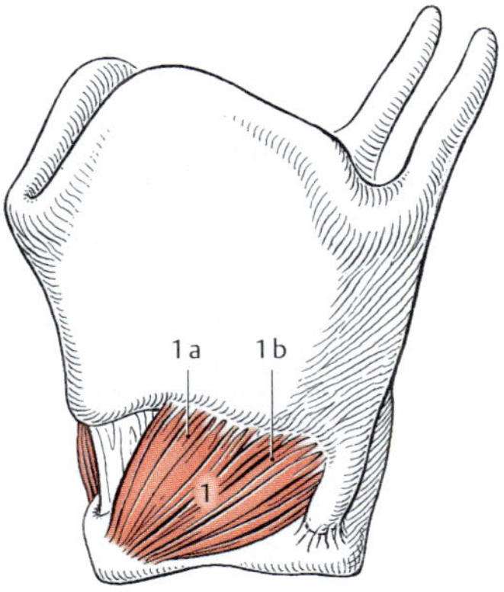

A M. cricothyroidus

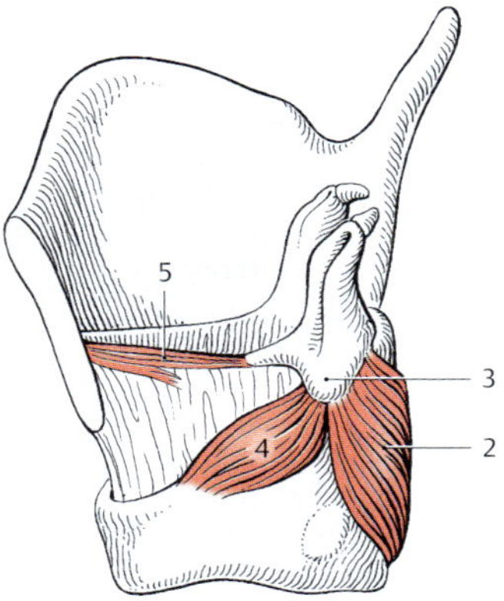

B Mm. cricoarytenoidei posterior et lateralis

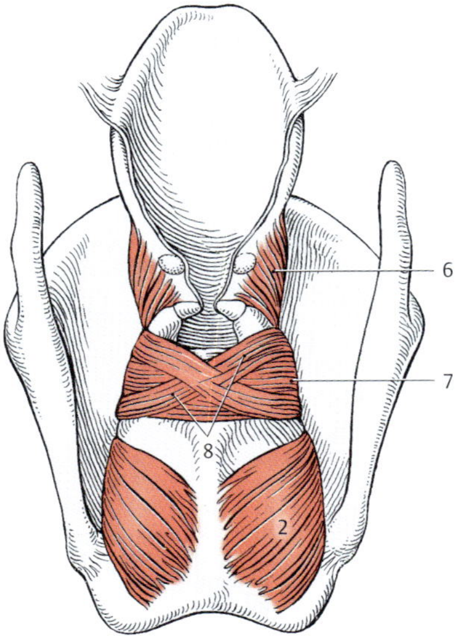

C Kehlkopfmuskeln von hinten

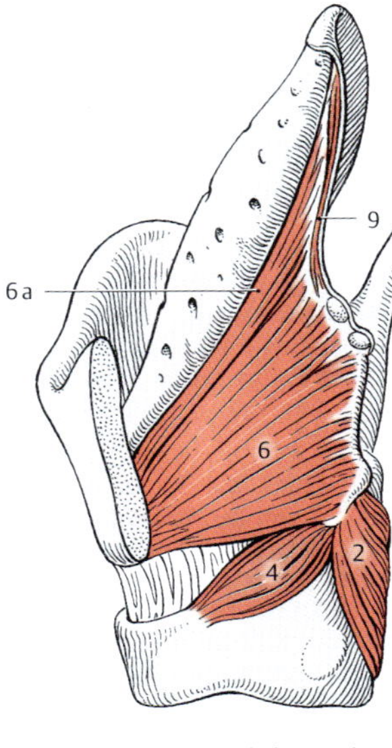

D Kehlkopfmuskeln von der Seite

Kehlkopfinnenraum

Als **Cavitas laryngis** (**A–B**) wird der von Schleimhaut ausgekleidete Raum zwischen dem *Kehlkopfeingang* und dem *Unterrand des Ringknorpels* bezeichnet. Die Cavitas laryngis wird durch 2 übereinanderliegende seitliche Faltenpaare in eine **obere**, eine **mittlere** und eine **untere Etage** gegliedert.

Obere Etage. Der schräg stehende Kehlkopfeingang, **Aditus laryngis** (**A1**), führt in das **Vestibulum laryngis (I)**, das bis zu den Taschenfalten, **Plicae vestibulares** (**AB2**), reicht. Der Kehlkopfeingang wird durch die **Epiglottis** (**A3**) und 2 Schleimhautfalten, **Plicae aryepiglotticae** (**A4**), begrenzt, die jeweils von den Seitenrändern der Epiglottis bis zu den auf der Spitze der Aryknorpel sitzenden *Cartilagines corniculatae* ziehen. In der Plica aryepiglottica liegt beiderseits noch ein weiterer kleiner Knorpel, *Cartilago cuneiformis*. Die Knorpel werfen in der Plica aryepiglottica das *Tuberculum corniculatum* (**A5**) und das *Tuberculum cuneiforme* (**A6**) auf. Zwischen den beiden Aryknorpeln liegt dorsal eine Rinne in der Schleimhaut, *Incisura interarytenoidea*. Zu beiden Seiten des Kehlkopfeingangs, d.h. der Plicae aryepiglotticae, befindet sich die untere Etage des *Pharynx* mit einer Schleimhautrinne, *Recessus piriformis* (**A7**) (S. 168), durch die Flüssigkeit am Kehlkopfeingang vorbei in die Speiseröhre gelenkt wird.
Die **Vorderwand** des Vestibulum laryngis wird von der Epiglottis gebildet, die über Schleimhautfalten mit dem Zungengrund verbunden und 4–5 cm hoch ist. Die flache **Hinterwand** im Bereich der Incisura interarytenoidea liegt nahezu auf Höhe der Taschenfalten.

Mittlere Etage. Sie ist am kleinsten, erstreckt sich von den **Taschenfalten** (**AB2**) bis zu den Stimmfalten, **Plicae vocales** (**AB8**), und wird als **Cavitas laryngis intermedia (II)** bezeichnet. Beiderseits erweitert sich diese Etage in eine Schleimhautausbuchtung, **Ventriculus laryngis** (**BC9**), die oben von der Taschenfalte, unten von der Stimmfalte begrenzt wird und nach vorn und oben als Blindsack, *Sacculus laryngis* (**C10**), endet.

Untere Etage. Sie reicht von den **Stimmfalten** bis zum **unteren Rand des Ringknorpels** und heißt **Cavitas infraglottica (Subglottis) (III)**. Dieser Raum erweitert sich von kranial nach kaudal und geht kontinuierlich in die *Trachea* über. Die von Schleimhaut ausgekleidete Wand der Cavitas infraglottica wird fast ausschließlich vom **Conus elasticus** (**C11**) gebildet.

Histologie. Die Schleimhaut der Cavitas laryngis wird mit Ausnahme der Plica vocalis von **respiratorischem Flimmerepithel** ausgekleidet und enthält im Bereich des Vestibulum laryngis und der Taschenfalten zahlreiche **gemischte Drüsen**.

Taschenfalten, Stimmfalten (C)

Plicae vestibulares (**A2**) (Taschenfalten, falsche Stimmbänder). Sie enthalten das **Taschenband**, das dem freien unteren Rand der *Membrana quadrangularis* (**C12**) entspricht, sowie zahlreiche **Drüsen** (**C13**). Die Taschenfalten ragen nicht so weit in die Cavitas laryngis vor wie die Stimmfalten, so dass der Spalt zwischen den Taschenfalten beider Seiten, *Rima vestibuli* (**C14**), weiter ist als der daruntergelegene Spalt zwischen den Stimmfalten, *Rima glottidis* (**C15**).

Plicae vocales. Die Stimmfalten (**AB8**) enthalten das **Lig. vocale** (**C16**) und den **M. vocalis** (**C17**) und begrenzen den vorderen Teil der Stimmritze, *Rima glottidis*.

Histologie. Die Stimmfalten werden von einem **mehrschichtigen unverhornten Plattenepithel** überzogen, das unverschieblich mit dem darunter gelegenen Lig. vocale verbunden ist. Da im Bereich der Stimmfalten eine Submukosa und Blutgefäße fehlen, sehen sie **weiß** aus und heben sich auffallend von der übrigen rötlich schimmernden Schleimhaut ab.

Klinischer Hinweis. Das lockere Bindegewebe in der Schleimhaut des Kehlkopfeingangs lässt erhebliche Flüssigkeitseinlagerungen aus dem Gefäßsystem zu, so dass es bei Entzündungen oder Insektenstichen zu einer u.U. lebensbedrohlichen Schwellung dieser Schleimhaut kommen kann, **Larynxödem**, meist fälschlich als Glottisödem bezeichnet.

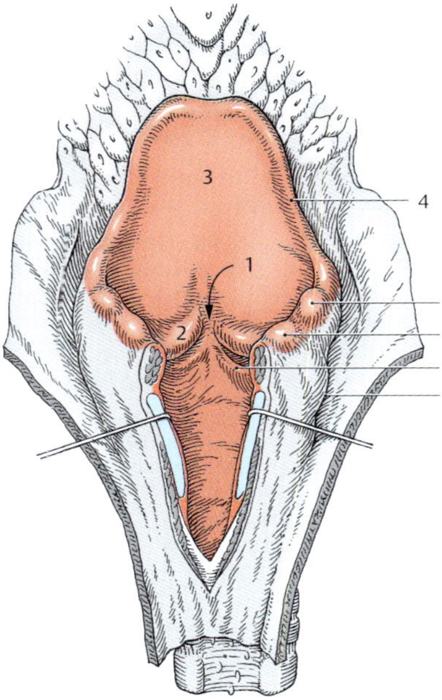

A Kehlkopfinnenraum von dorsal

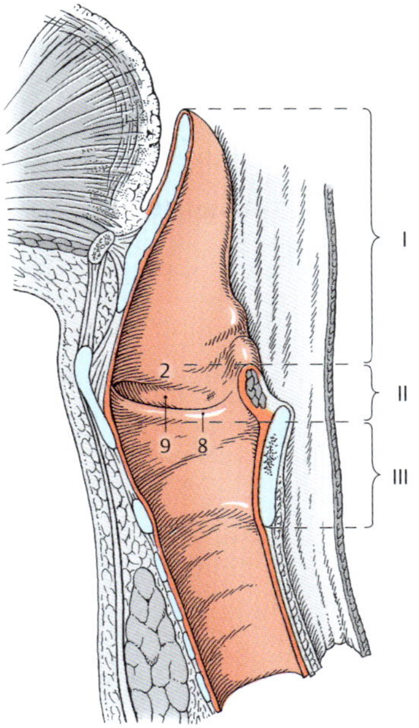

B Kehlkopfinnenraum, Mediansagittalschnitt

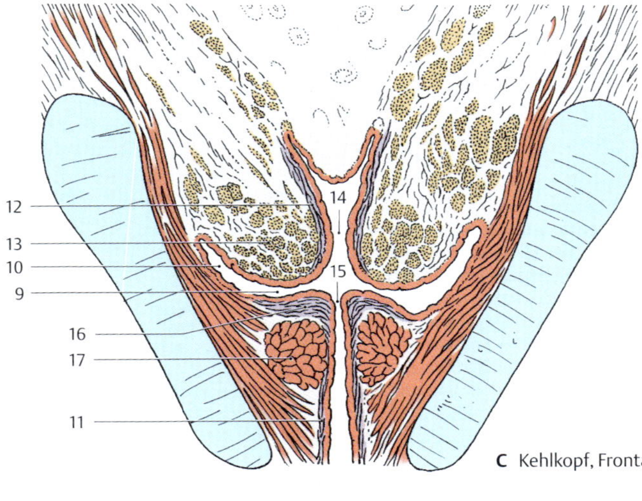

C Kehlkopf, Frontalschnitt

Glottis

Als Glottis (**A**) wird der aus den beiden **Plicae vocales** und ihren **Wandstrukturen** bestehende **stimmbildende Teil des Kehlkopfs** bezeichnet. Jede Stimmfalte enthält in ihrem langen vorderen Teil das *Lig. vocale* (**A1**) und den *M. vocalis* (**A2**). Im hinteren kürzeren Teil liegt der *Aryknorpel* (**A3**) mit dem *Processus vocalis* (**A4**). Die Stimmritze, **Rima glottidis** (**AD5**), kann entsprechend in einen langen vorderen und einen kürzeren hinteren Teil gegliedert werden. Der vordere Abschnitt wird als *Pars intermembranacea* (**A6**) bezeichnet und vom Lig. vocale unterlagert. Der zwischen den Aryknorpeln gelegene hintere Teil bildet die *Pars intercartilaginea* (**A7**). Beide Abschnitte der Stimmritze können unterschiedlich weit geöffnet werden.

Klinischer Hinweis. Zur Untersuchung des Kehlkopfs, **Laryngoskopie** (**B**), wird ein Kehlkopfspiegel in den Rachen eingeführt. Man erhält ein umgekehrtes Bild. Oben liegen die vorderen und unten die hinteren Bereiche des Kehlkopfeingangs.

Funktionelle Anatomie

Die **Form der Stimmritze** wechselt in Abhängigkeit von der Funktion. Bei *ruhiger Atmung* und bei *Flüstersprache* ist die Pars intermembranacea geschlossen und die Pars intercartilaginea zu einem Dreieck geöffnet (**C**). Bei *zunehmender Atemtiefe* öffnen sich auch die vorderen Teile, mittlere Atemstellung (**D**), bei *tiefer Einatmung* ist die Stimmritze maximal erweitert (**E**). Eine solche Öffnung der Stimmritze erfolgt auch explosionsartig beim Husten durch stoßartiges Ausatmen. Zur Tonerzeugung, **Phonation**, wird die Stimmritze zunächst geschlossen (**F**) und die Stimmbänder angespannt. Die Stimmritze wird dann durch einen exspiratorischen Luftstrom geöffnet und die Stimmfalten in Schwingung versetzt, wodurch Schallwellen entstehen. Die *Lautstärke* dieser Schallwellen hängt von der *Stärke des Luftstroms* ab, die *Tonhöhe* von der *Schwingungsfrequenz*, die ihrerseits abhängig ist von Länge, Dicke und Spannung der Stimmbänder. Auch beim Eindringen von Fremdkörpern kommt es zunächst zu einem reflektorischen Verschluss der Stimmritze, die dann durch ein reflektorisches Husten wieder explosionsartig geöffnet wird.

D8 Epiglottis, **D9** Plica vocalis, **D10** Plica aryepiglottica, **D11** Tuberculum cuneiforme, **D12** Tuberculum corniculatum, **C13** Incisura interarytenoidea.

Gefäße, Nerven und Lymphabfluss

Arteriell wird der Kehlkopf mit allen Strukturen durch die **A. laryngea superior** aus der *A. thyroidea superior* und durch die **A. laryngea inferior** aus der *A. thyroidea inferior* versorgt. Der venöse Abfluss erfolgt über gleichnamige Begleitvenen der Arterien, die in die *V. jugularis interna* drainieren.

Die Kehlkopfschleimhaut wird bis zu den Stimmfalten vom rein sensiblen *R. internus* des **N. laryngeus superior** innerviert, darunter vom **N. laryngeus recurrens nervi vagi**. Die *inneren* Kehlkopfmuskeln werden alle vom **N. laryngeus recurrens** (inferior) versorgt. Der einzige äußere Kehlkopfmuskel, *M. cricothyroideus*, wird vom *R. externus* des N. laryngeus superior innerviert.

Klinischer Hinweis. Bei einseitiger **Schädigung des N. laryngeus recurrens** sind alle inneren Kehlkopfmuskeln gelähmt und die Stimmfalte der betroffenen Seite liegt in adduzierter, paramedianer Stellung. Bei akuter bilateraler Schädigung der Nn. laryngei recurrentes kommt es durch das Zusammenliegen der gelähmten Stimmfalten in der Rima glottidis zu Stridor und Dyspnoe, die einen Luftröhrenschnitt erforderlich machen können (S. 120).

Der Lymphabfluss aus dem *oberen* Kehlkopf bis zu den Stimmfalten erfolgt zur **oberen** Gruppe der *Lnn. cervicales profundi*, aus der *unteren* Kehlkopfhälfte von den Stimmfalten an zur **mittleren** und **unteren** Gruppe der *Lnn. cervicales profundi* und zu den *Lnn. pre- und paratracheales*.

Klinischer Hinweis. Die Lymphgefäße bilden in der Kehlkopfschleimhaut ein oberflächliches Netz aus Lymphkapillaren, das in Lymphsammelgefäße drainiert, die in der Tiefe der Lamina propria liegen. Beim forgeschrittenen Larynxkarzinom sind die seitlichen Halslymphknoten, *Nodi profundi superioris*, am häufigsten betroffen.

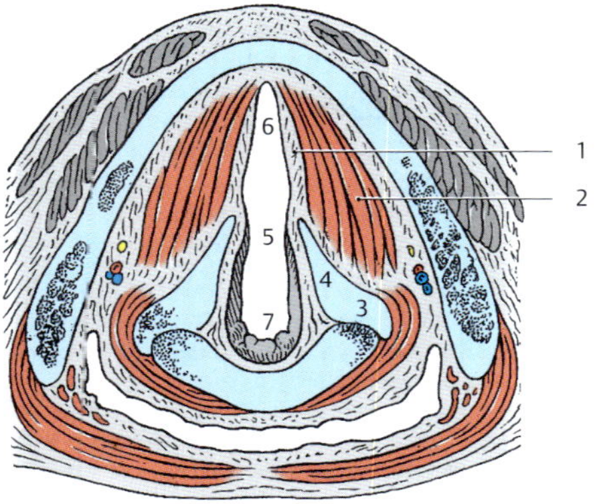

A Kehlkopf, Querschnitt in Höhe der Stimmbänder

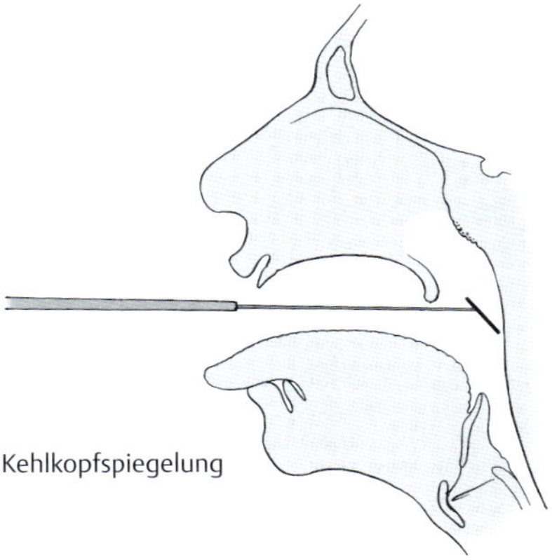

B Kehlkopfspiegelung

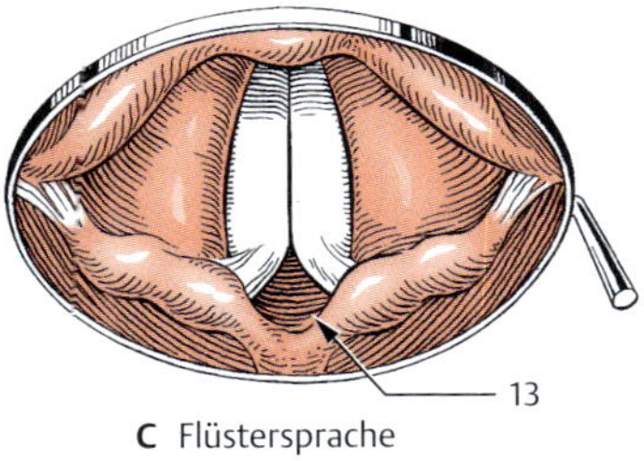

C Flüstersprache

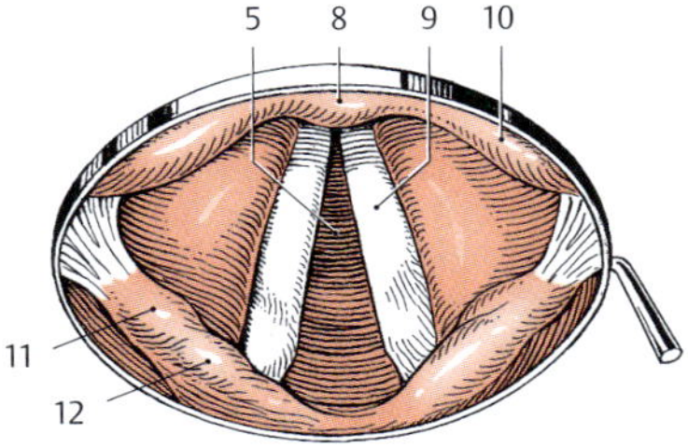

D Mittlere Atemstellung

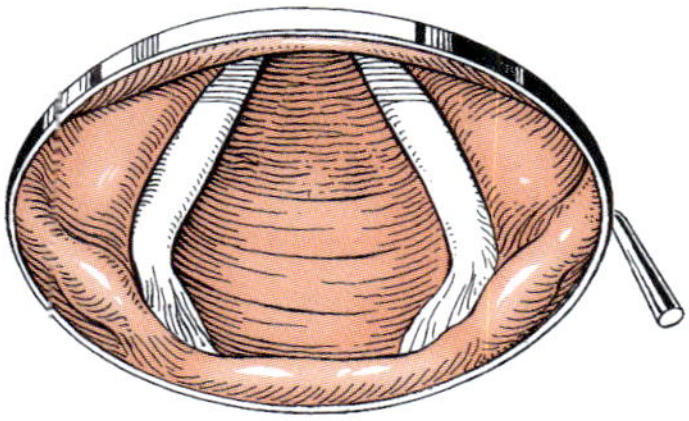

E Verstärkte Atmung

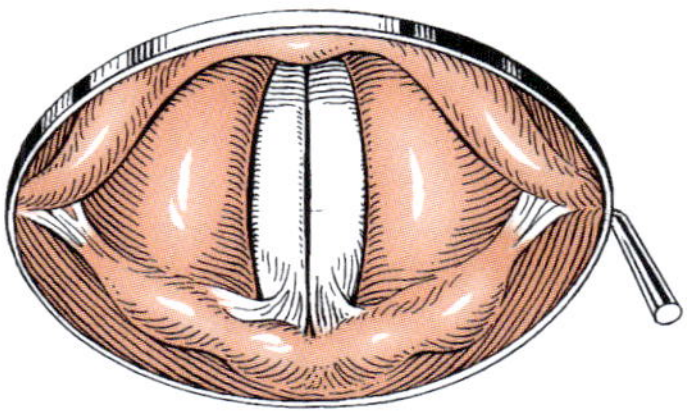

F Phonationsstellung

Trachea

Luftröhre und extrapulmonale Hauptbronchien

Die Luftröhre, **Trachea** (**A**), ist ein 10 – 12 cm langes, biegsames Rohr, das sich vom *Ringknorpel* bis zur Luftröhrenteilung, *Bifurcatio tracheae*, erstreckt und sich in einen Halsabschnitt, **Pars cervicalis (I)**, und einen Brustabschnitt, **Pars thoracica (II)**, gliedert. Die Pars cervicalis reicht vom 6. bis zum 7. Halswirbel, die längere Pars thoracica vom 1. bis zum 4. Brustwirbel.

Die **Wand** der Trachea (**B**) besteht aus 16 – 20 hufeisenförmigen, hyalinen Knorpelspangen, **Cartilagines tracheales** (**B1**), die die Vorder- und Seitenwand der Trachea versteifen und durch Bänder, **Ligg. anularia** (**B2**), untereinander verbunden sind. An der Hinterwand (**C**) werden die Knorpelspangen durch eine bindegewebige Platte, **Paries membranaceus** (**C3**), die glatte Muskulatur enthält, zum Ring geschlossen. An der asymmetrisch gelegenen **Bifurcatio tracheae** (**BC4**) teilt sich die Luftröhre in den rechten und linken Hauptbronchus, **Bronchus principalis dexter** (**BC5**) et **sinister** (**BC6**). Der rechte Hauptbronchus ist kürzer und weitlumiger als der linke Hauptbronchus. Er ist lediglich um 20° gegen die Trachea abgewinkelt und setzt damit deren Verlaufsrichtung nahezu fort. Der linke Hauptbronchus ist länger und englumiger und etwa 35° gegen die Trachea abgewinkelt.

An der **Teilungsstelle** der Trachea (**D**) ragt ein knorpelunterlegter, sagittaler Sporn, **Carina tracheae** (**D7**), in das Lumen vor. Er teilt den Luftstrom bei der Einatmung. Der quere Durchmesser der Trachea ist größer als der sagittale.

Mikroskopie. Trachea und Hauptbronchien (**E**) besitzen einen weitgehend identischen Wandaufbau aus 3 Schichten: innere Schleimhautschicht, **Tunica mucosa** (**E8**) mit mehrreihigem *respiratorischem Epithel* und gemischten *Glandulae tracheales*; mittlere **Tunica fibromusculocartilaginea**, die vorn und seitlich aus den *Knorpelspangen* und den *Ligg. anularia* und hinten aus *Bindegewebe* mit dem eingelagerten glattmuskulären *M. trachealis* (**E9**) besteht; äußere Verschiebeschicht, **Tunica adventitia** (**E10**). Das Bindegewebe der Kehlkopfwand, insbesondere der Ligg. anularia, ist reich an elastischen Fasernetzen. Kollagene und elastische Fasern sind so in der Wand der Trachea eingelassen, dass die Knorpelspangen unter Quer- und Längsspannung stehen.

Gefäße, Nerven und Lymphabfluss. Die *Trachea* wird durch Rami tracheales aus der **A. thyroidea inferior**, die *Hauptbronchien* werden aus den **Rr. bronchiales** versorgt. Der venöse Abfluss erfolgt über gleichnamige Venen. Der glatte *M. trachealis* wird vom **N. laryngeus recurrens nervi vagi** innerviert, der auch für die sensible und sekretorische Innervation zuständig ist. Der Lymphabfluss erfolgt über **Lnn. paratracheales** entlang der Tunica adventitia der Trachea und **Lnn. tracheobronchiales superiores et inferiores** im Bereich der Bifurcatio tracheae.

Klinischer Hinweis. Bedingt durch die unterschiedliche Stellung der beiden Hauptbronchien gelangen **aspirierte Fremdkörper** insbesondere bei Kindern häufiger in den steileren rechten Hauptbronchus und damit in die rechte Lunge und können zu *Aspirationspneumonien* führen.

Das mehrreihige respiratorische Epithel trägt an seiner Oberfläche Zilien, deren Schlag inhalierte Partikel und Keime nach außen befördert und damit einen wichtigen Bestandteil des unspezifischen Abwehrsystems des Körpers darstellt. Bei starken Rauchern kommt es zu einer Umwandlung des respiratorischen Epithels in ein mehrschichtiges Plattenepithel (*plattenepitheliale Metaplasie der Trachea*). Rauchen führt außerdem zu einer Verklebung und Immobilisierung der Zilien, so dass der Abtransport von Schadstoffen (*mukoziliäre Clearance*) nicht mehr gewährleistet ist. Eine gestörte mukoziliäre Clearance führt auch bei Mukoviszidosepatienten zu rezidivierenden Atemwegsinfekten.

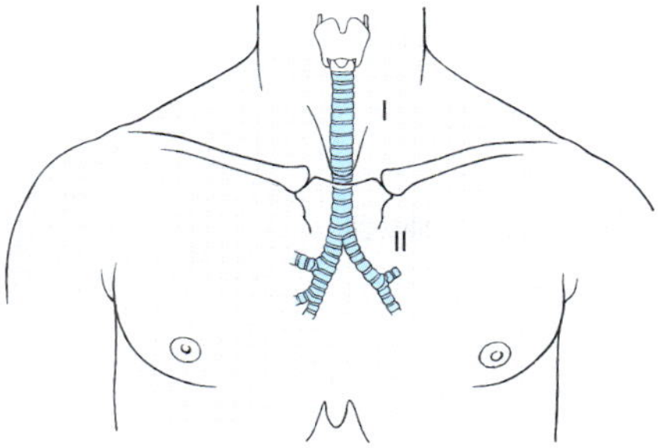

A Lage der Luftröhre

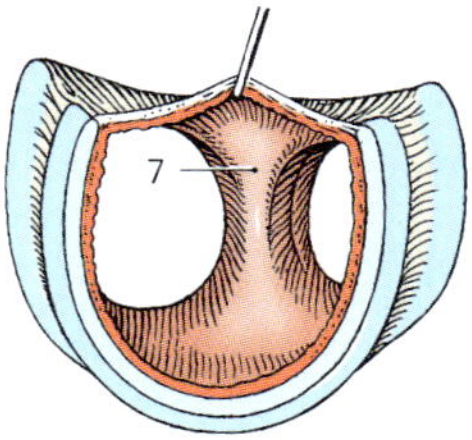

D Luftröhrenteilung, Blick von oben

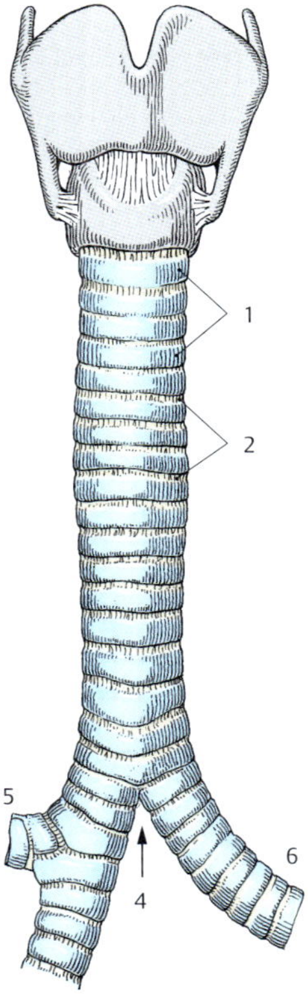

B Kehlkopf, Luftröhre und Hauptbronchien von ventral

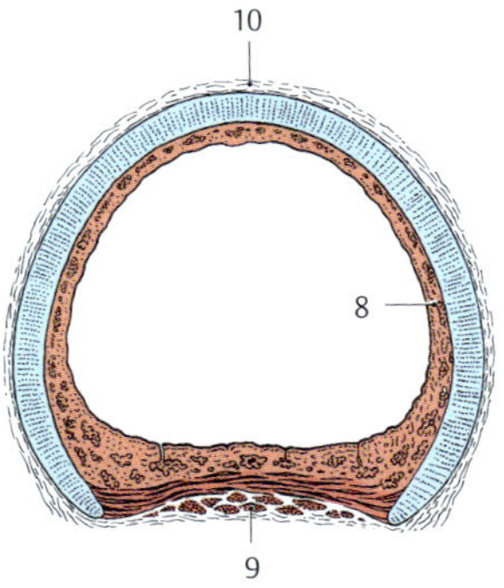

E Luftröhre, Querschnitt

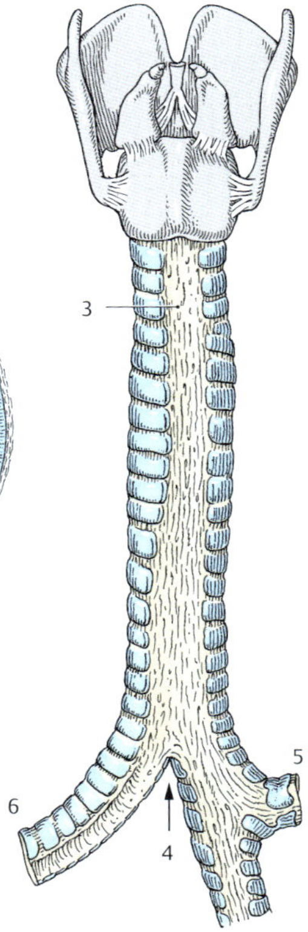

C Kehlkopf, Luftröhre und Hauptbronchien von dorsal

Topografie von Kehlkopf und Trachea

Der **Kehlkopf** und die **Pars cervicalis der Trachea** sind Bestandteile des **Halseingeweidestranges** und liegen im mittleren Teil der Regio cervicalis anterior (**A**). Die äußere Kontur dieser Region wird durch die individuell unterschiedlich hervorstehende *Prominentia laryngea* (**A1**) geprägt, denn im Bereich des *Schildknorpels* (**A2**) liegt der Kehlkopf dicht unter der Haut. Prominentia laryngea, Schildknorpel und auch das *Lig. cricothyroideum* (**A3**) sind daher durch die Haut zu tasten. Distal, in Richtung auf die obere Thoraxapertur, entfernt sich der Halseingeweidestrang allmählich von der äußeren Oberfläche. Er passt seinen Verlauf den Krümmungen der Wirbelsäule an.
Der Halseingeweidestrang ist im **Halseingeweideraum** (**B**) angesiedelt, der zwischen dem mittleren und tiefen Blatt der Halsfaszie, **Lamina pretrachealis** (**AB4**) und **Lamina prevertebralis** (**AB5**) der **Fascia cervicalis** liegt und in die Bindegewebsräume von *Kopf* und *Thorax* übergeht. Der Kehlkopf wird ventral direkt vom mittleren Blatt der Halsfaszie bedeckt, dem sich das oberflächliche Blatt, **Lamina superficialis** (**B6**), nahezu unmittelbar anlegt. Dorsal vom Kehlkopf liegt die *Pars laryngea pharyngis* (**A7**). Die *Trachea* wird durch die vor ihr gelegene Schilddrüse, *Glandula thyroidea* (**A-C8**), vom mittleren und oberflächlichen Blatt der Halsfaszie getrennt. Dorsal von der Trachea liegt der *Ösophagus*.

Funktionelle Anatomie. Die Halseingeweide sind so in die Umgebung eingebaut, dass sie gehoben und gesenkt werden können und gegeneinander verschieblich sind. Der Kehlkopf wird am Zungenbein aufgehängt und indirekt an der Schädelbasis befestigt und durch den Zug der elastischen Strukturen von Trachea und Bronchialbaum mit dem Brustkorb verspannt. **Kehlkopfbewegungen in der Längsachse des Körpers** entstehen beim *Schluckakt* (Hebung von ca. 2–3 cm), bei der *Stimmbildung* und bei *verstärkter Atmung*. Bei *Streckung* von Kopf und Halswirbelsäule tritt der Kehlkopf um über eine Wirbelhöhe nach kranial, bei *Beugung* von Kopf und Halswirbelsäule sinkt der Ringknorpel (**A10**) bis in die obere Thoraxapertur. Die Gesamtlänge der Exkursionsmöglichkeiten beträgt bis zu 4 cm.

Klinischer Hinweis. Bei lebensbedrohlichem Verschluss der Stimmritze, z. B. durch Schleimhautschwellung, kann der Luftweg unterhalb der Stimmritze durch Spaltung des Lig. cricothyroideum medianum, **Koniotomie** (roter Pfeil), oder durch Einschnitt in die Trachea oberhalb oder unterhalb vom Schildrüsenisthmus, **Tracheotomia superior** (schwarzer Pfeil) oder **Tracheotomia inferior** (blauer Pfeil), künstlich eröffnet werden.

Topografie der Kehlkopfnerven (C)

Die Innervation des Kehlkopfs und der Trachea erfolgt aus Ästen des **N. vagus** (**BC11**). Der **N. laryngeus superior** (**C12**) zweigt unterhalb des Ganglion inferius vom Stamm des N. vagus ab und verläuft medial von der *A. carotis interna* (**BC13**) und den Ästen der *A. carotis externa* (**C14**). Etwa auf Höhe des Zungenbeins (**AC9**) teilt er sich in einen **motorischen Ramus externus** (**C12 a**), der die Mm. cricothyroideus (**C15**) und constrictor pharyngis inferior (**C16**) versorgt, und einen **sensiblen Ramus internus** (**C12 b**), der durch die Membrana thyrohyoidea (**C17**) tritt und unter die Schleimhaut des Recessus piriformis gelangt, wo er eine Anastomose mit dem *N. laryngeus recurrens* (**C18**) eingehen kann. Der Ramus internus versorgt die Schleimhaut des Kehlkopfs bis zur Stimmritze. Der **N. laryngeus recurrens** (**C19**) zweigt im Thorax vom N. vagus ab. Er schlingt sich **links** um den *Aortenbogen* und zieht rückläufig unter Astabgabe in der Rinne zwischen Ösophagus und Trachea zum Kehlkopf. **Rechts** schlingt er sich um die *A. subclavia* (**C20**) und zieht seitlich von der Trachea nach kranial. Auf seinem Weg zum Kehlkopf verläuft der N. laryngeus recurrens hinter der Schilddrüse (**A – C8**). Sein **Endast** (**BC18**) gelangt am kaudalen Rand des M. constrictor pharyngis inferior (**C16**) in das *Kehlkopfinnere*. Er teilt sich in einen **vorderen und hinteren Ast** und innerviert *motorisch* alle Kehlkopfmuskeln mit Ausnahme des M. cricothyroideus und *sensibel* die Schleimhaut unterhalb der Stimmritze.

Klinischer Hinweis: Bei Operationen an der Schilddrüse kann der N. laryngeus recurrens gezerrt oder verletzt werden (s. auch S. 116).

B21 A. vertebralis.

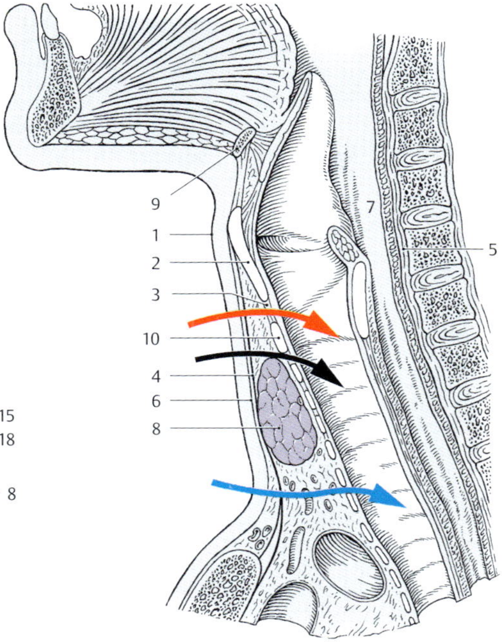

A Zugangswege zu Kehlkopf und Luftröhre, Mediansagittalschnitt

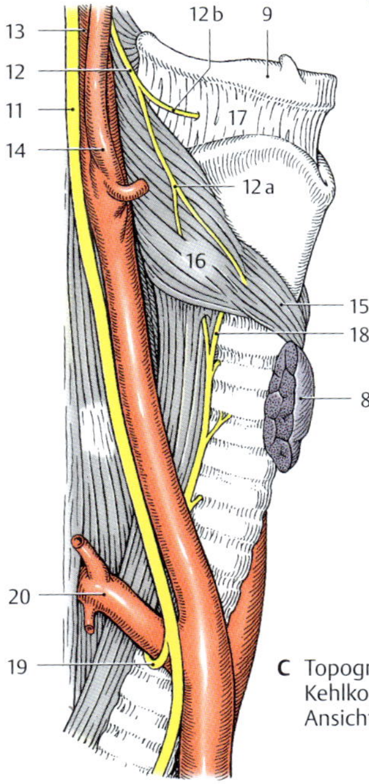

C Topographie der Kehlkopfnerven, Ansicht von rechts

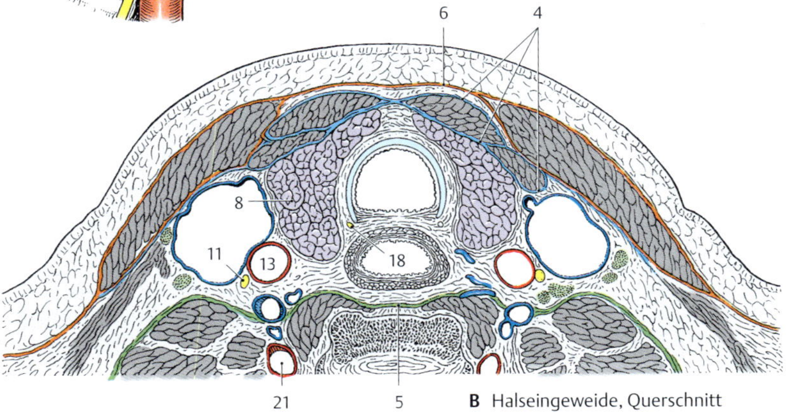

B Halseingeweide, Querschnitt

Lunge

Die paarigen Lungen, **Pulmones**, liegen im Thorax beiderseits des *Mediastinums* in einer serösen *Pleurahöhle* (zur Lage s. S. 94).

Lungenoberflächen

Die Form einer Lunge entspricht einem *Halbkegel*. Beim Kind ist die Lungenoberfläche blassrosa, mit zunehmendem Alter wird sie durch Ablagerungen aus Verunreinigungen der Atemluft schiefergrau.

Äußere Oberfläche. Sie wird durch die umgebenden Strukturen von Thoraxwand, Zwerchfell und Mediastinum geprägt, was insbesondere an der in situ fixierten Lunge deutlich zu erkennen ist. Jede Lunge besitzt eine kuppelartige Spitze, **Apex pulmonis** (**AB1**), welche die *obere Thoraxapertur* ventral um einige Zentimeter überragt. Die Lungenbasis, **Basis pulmonis** (**AC2**) bzw. **Facies diaphragmatica** (**AC3**), ist *konkav* und liegt dem Zwerchfell auf. Die äußere gegen die Rippen gerichtete Lungenfläche ist *konvex* und heißt **Facies costalis** (**A** und **B**). Die der Medianebene zugewandte Fläche, **Facies medialis** (**C** und **D**) wird durch die Lungenpforte, *Hilum pulmonis* (**CD4**), in eine vorne gelegene *Facies mediastinalis* (**CD5**) und eine hintere *Pars vertebralis* (**CD6**) gegliedert. Beide Facies mediastinales sind durch die angrenzende Oberfläche des Herzens zur *Impressio cardiaca* (**CD7**) vertieft. An der medialen Fläche der rechten Lunge sind darüber hinaus Impressionen durch *A. subclavia dextra* (**C8 a**), *V. azygos* und *Ösophagus* (**C9**) ausgebildet. Links hinterlassen *Aortenbogen* (**D10 a**), *Pars thoracica aortae* (**D10 b**) und *A. subclavia sinistra* (**D8 b**) sichtbare Rinnen.

Lungenpforte. Als **Radix pulmonis** wird die Gesamtheit aller im Zentrum der medialen Lungenfläche ein- und austretenden Gefäße und Bronchien bezeichnet, die die Verbindung zu Herz und Trachea herstellen und im Wesentlichen auf beiden Seiten ähnlich angeordnet sind.

Die **Pulmonalvenen** liegen vorn, die **Bronchien** hinten und die **Pulmonalarterien** in der Mitte. In kranio-kaudaler Richtung unterscheidet sich die Anordnung jedoch: **Rechts** liegt der Querschnitt des **Oberlappenbronchus** (**C11**) bereits oberhalb vom Anschnitt der **A. pulmonalis** (**C12 a**) (*eparterielle Lage*), darunter folgen der Anschnitt des **rechten Hauptbronchus** (**C13 a**) (*hyparterielle Lage*) und die **unteren Pulmonalvenen** (**C14 a**). Auf der **linken** Seite liegt der Querschnitt der **Pulmonalarterie** (**D12 b**) am weitesten kranial, es folgen der Anschnitt des **linken Hauptbronchus** (**D13 b**) (*hyparterielle Lage*) und Querschnitte durch die **unteren Pulmonalvenen** (**D14 b**).

Die an der Lungenpforte ein- bzw. austretenden Gebilde werden rundherum von einer **Umschlagfalte der Pleura** umgeben, die sich vor der Impressio cardiaca nach kaudal ausdehnt, so dass die vordere und hintere Umschlagfalte nahezu aneinanderliegen, **Lig. pulmonale** (**CD15**). Durch die Umschlagfalte werden die Gebilde der Lungenpforte aus der Pleurahöhle ausgegrenzt. Die extrapleural gelegene Lungenpforte und ihre Leitungsstrukturen sind direkt mit dem mediastinalen Bindegewebe verbunden.

Lungenränder. Die Flächen der Lungen werden vorne und unten durch dünne, scharfe Ränder begrenzt. *Facies costalis* und *Facies mediastinalis* gehen vorne am scharfkantigen **Margo anterior** (**A – D16**) ineinander über. An der linken Lunge besitzt dieser Rand eine Ausbuchtung, *Incisura cardiaca* (**BD17**), die durch die *Impressio cardiaca* hervorgerufen wird. Zwischen *Facies costalis* und *Facies diaphragmatica* befindet sich der **Margo inferior** (**A – D18**).

Lungenlappen und -fissuren. Jede Lunge wird durch tiefe Einschnitte, Fissuren, in Lappen unterteilt. Die **rechte Lunge** hat in der Regel einen Oberlappen, **Lobus superior** (**A19**), einen Mittellappen, **Lobus medius** (**A20**), und einen Unterlappen, **Lobus inferior** (**A21**). *Oberlappen* und *Unterlappen* werden durch eine schräg von hinten oben nach vorne unten ziehende **Fissura obliqua** (**A22**) getrennt, *Oberlappen* und *Mittellappen* durch eine vorn und seitlich liegende **Fissura horizontalis** (**A23**). Die kleinere **linke Lunge** ist lediglich aus **Oberlappen** (**B19**) und **Unterlappen** (**B21**) zusammengesetzt, die wie auf der rechten Seite durch eine **Fissura obliqua** (**B22**) geteilt werden. Das ventro-kaudale Ende des linken Oberlappens ist meist zungenförmig zur *Lingula* (**B24**) ausgezogen. Die zwischen den Lungenlappen einander gegenüberliegenden Flächen werden als *Facies interlobulares* bezeichnet.

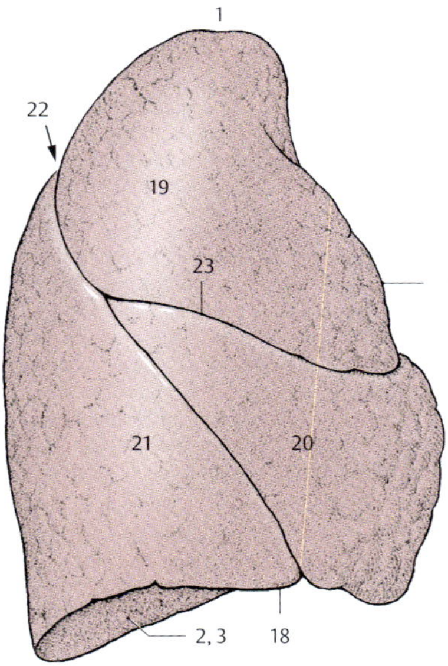

A Rechte Lunge von lateral

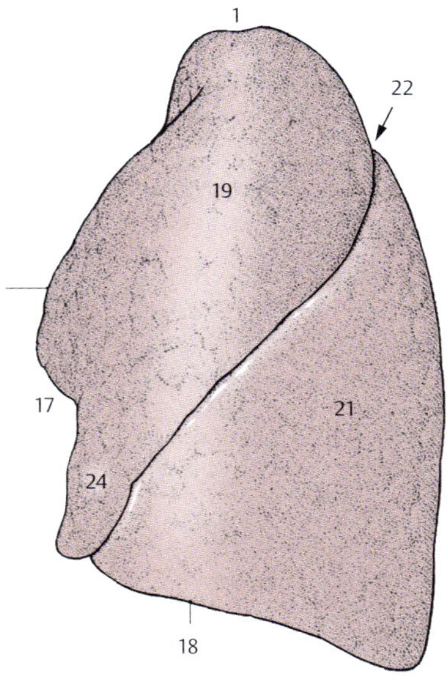

B Linke Lunge von lateral

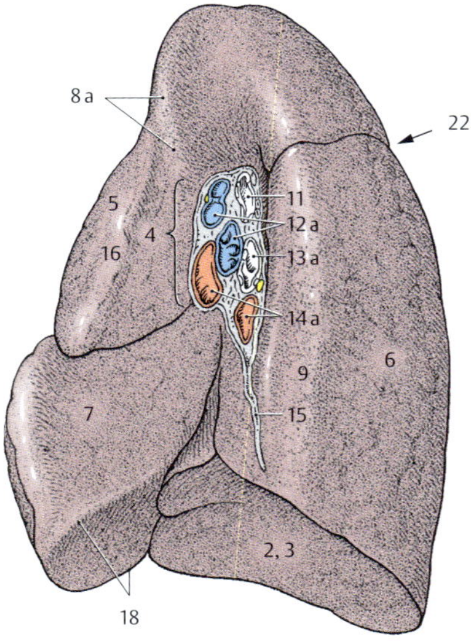

C Rechte Lunge von medial

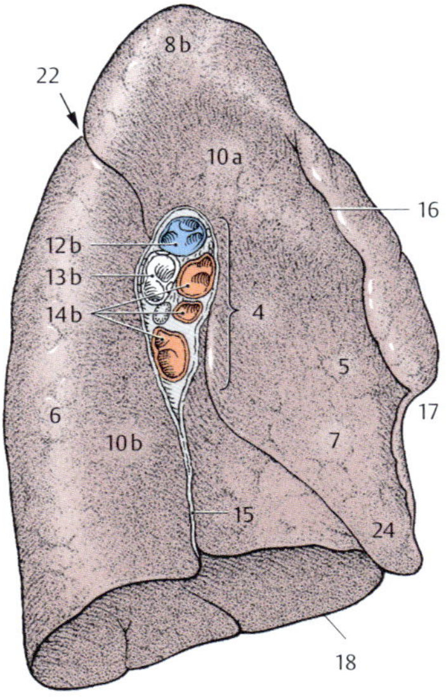

D Linke Lunge von medial

Bronchienaufteilung und bronchopulmonale Segmente

Rechter und linker **Hauptbronchus** teilen sich (entsprechend der Anzahl der Lungenlappen) *rechts in 3*, *links in 2* Lappenbronchien, **Bronchi lobares** (s.u.), deren Durchmesser zwischen 8 und 12 mm liegt. Ihre Abzweigung vom Hauptbronchus ist **rechts** für den *Oberlappenbronchus* 1 – 2,5 cm von der Bifurcatio tracheae entfernt, für den *Mittel- und Unterlappenbronchus* etwa 5 cm. **Links** teilt sich der Hauptbronchus ebenfalls in etwa 5 cm Entfernung zur Bifurkation in *Oberlappen- und Unterlappenbronchus*. Die Lappenbronchien teilen sich *rechts in 10*, *links in 9* Segmentbronchien, **Bronchi segmentales**, auf. Vom **rechten** Oberlappenbronchus zweigen die *Segmentbronchien 1 – 3*, vom Mittellappenbronchus die *Segmentbronchien 4 – 5* und vom Unterlappenbronchus die *Segmentbronchien 6 – 10* ab. Auf der **linken** Seite teilt sich der Oberlappenbronchus in die *Segmentbronchien 1* und *2* sowie *3 – 5*, der Unterlappenbronchus in die *Segmentbronchien 6 – 10*.

Lungensegmente und Lungenläppchen

Segmenta bronchopulmonalia. Die Lungensegmente sind *Untereinheiten der Lungenlappen*, deren Gliederungsprinzip dem Aufteilungsmodus des Bronchialbaums entspricht. Die Lungensegmente sind als **bronchoarterielle Einheiten** anzusehen, da im Zentrum eines Segmentes (also *intra*segmental) ein **Segmentbronchus** gemeinsam mit einem **Ast der A. pulmonalis** verläuft. Die weitere Verzweigung eines Segmentbronchus bleibt auf das entsprechende Segment begrenzt.

Die **Äste der Lungenvenen** verlaufen im Bindegewebe an der Oberfläche eines Segmentes, d. h. *inter*segmental, und markieren die **Segmentgrenzen**. Die Venenäste sammeln sich hilumwärts zu den großen *Lungenvenen*. Dreidimensional betrachtet sind die Lungensegmente *keil- bzw. pyramidenförmige Baueinheiten*, deren Spitzen *hilumwärts* gerichtet sind.

Lobuli pulmonales. Die Segmentbronchien teilen sich in mehreren Schritten in **mittlere und kleine Bronchien** auf, die in **Bronchioli** übergehen. Jeder Bronchiolus versorgt ein Lungenläppchen, **Lobulus pulmonalis**. Die Lungenläppchen sind die *Untereinheiten der Lungensegmente*.

Die Lobuli pulmones sind nicht überall in der Lunge ausgebildet, sondern liegen hauptsächlich im Bereich der *Lungenoberfläche*. Sie sind hier als *polygonale Felder* mit einer Kantenlänge von 0,5 bis zu 3 cm zu erkennen, da sie von Bindegewebe begrenzt werden, in dem sich eingeatmete Schwebestoffe ablagern können. Diese lassen die Läppchengrenzen blau bis schwarz erscheinen.

Der Bronchiolus innerhalb eines Lungenläppchens teilt sich 3 – 4 mal und geht letztendlich in die alveolentragenden Endaufzweigungen des Bronchialbaums über. Diese umfassen mehrere Generationen von **Bronchioli respiratorii** und **Ductuli alveolares**, in deren Wänden die für den Gasaustausch eingerichteten Lungenbläschen, **Alveoli pulmonis**, liegen.

Das Bindegewebe der Lunge besteht aus zwei unterschiedlichen Systemen. Das **peribronchiale** oder **periarterielle Bindegewebe** begleitet die *Aufzweigungen des Bronchialbaums und der A. pulmonalis* bis hin zu den Bronchioli respiratorii und dient der Verschieblichkeit dieser Strukturen gegenüber dem umgebenden Austauschgewebe der Lunge. Das zweite, äußere System besteht aus **subpleuralem Bindegewebe**, das die *Oberfläche der Lungenlappen* bekleidet und von dem aus *Septen* zwischen die Lungensegmente und -läppchen ziehen. Dieses Bindegewebssystem dient als Verschiebeschicht, aber auch als Schutz vor Überdehnung.

Blau: Lobus superior, **Grün:** Lobus medius, **Rot:** Lobus inferior.

I Bronchus lobaris superior dexter, **II** Bronchus lobaris medius dexter, **III** Bronchus lobaris inferior dexter, **IV** Bronchus lobaris superior sinister, **V** Bronchus lobaris inferior sinister, **1** Segmentum apicale und Bronchus segmentalis apicalis (nur rechte Lunge), **2** Segmentum posterius und Bronchus segmentalis posterior (nur rechte Lunge), **1 + 2** Segmentum apicoposterius und Bronchus segmentalis apicoposterior (nur linke Lunge), **3** Segmentum anterius und Bronchus segmentalis anterior, **4** Segmentum laterale und Bronchus segmentalis lateralis, **5** Segmentum mediale und Bronchus segmentalis medialis, **6** Segmentum superius und Bronchus superior, **7** Segmentum basale mediale und Bronchus basalis medialis, **8** Segmentum basale anterius und Bronchus basalis anterior, **9** Segmentum basale laterale und Bronchus basalis lateralis, **10** Segmentum basale posterius und Bronchus basalis posterior, **11** Bifurcatio tracheae, **12** Bronchus principalis dexter, **13** Bronchus principalis sinister.

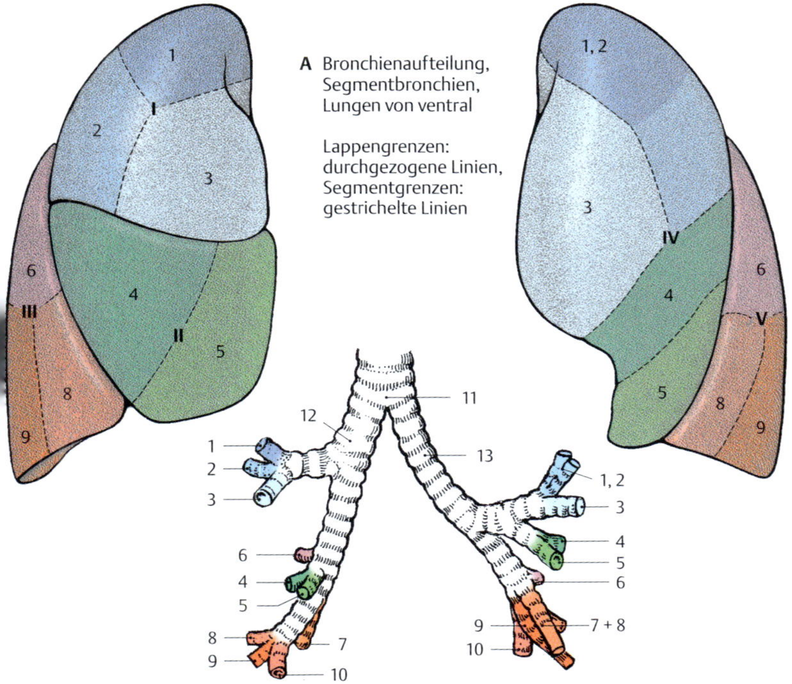

A Bronchienaufteilung, Segmentbronchien, Lungen von ventral

Lappengrenzen: durchgezogene Linien, Segmentgrenzen: gestrichelte Linien

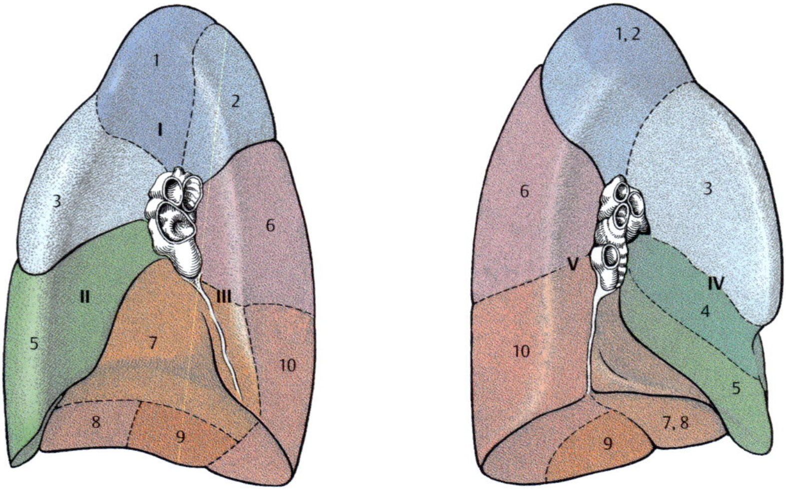

B Bronchienaufteilung, Segmentbronchien, Lungen von medial

Feinbau

Das **Lungengewebe** besteht aus dem *luftleitenden* (konduktiven) und dem *gasaustauschenden Teil des Bronchialbaums*, den *Lungengefäßen*, *Bindegewebe* und *glatter Muskulatur*. Mit der Aufteilung von Bronchialbaum und Gefäßen ändert sich deren Feinbau. Der Gesamtquerschnitt des Bronchialbaums wird mit jeder Aufteilung vergrößert.

Luftleitender Teil

Intrapulmonale Bronchien (A). Die Wand der **Bronchi lobares et segmentales** ist dreischichtig und besteht aus Tunica mucosa (**A1**), Tunica musculocartilaginea (**A2**) und Tunica adventitia (**A3**). Die **Tunica mucosa** wird von *respiratorischem Flimmerepithel* (**A1 a**) ausgekleidet, das auf einer bindegewebigen, an elastischen Fasern reichen *Lamina propria* (**A1 b**) sitzt. In der **Tunica musculocartilaginea** schließt sich im Gegensatz zu den extrapulmonalen Bronchien zunächst eine nahezu geschlossene Schicht aus spiralig verlaufenden glatten Muskelzellen, *Musculus spiralis* (**A2 a**), an. Die Knorpelstücke der Bronchialwand, *Cartilagines bronchiales* (**A2 b**), sind unregelmäßig geformt. Sie bilden Platten oder Spangen und bestehen in den größeren Bronchien aus *hyalinem Knorpel*, der in den kleineren Bronchien zunehmend durch *elastischen* ersetzt wird. Zwischen den Knorpelstücken liegen die gemischten, seromukösen *Glandulae bronchiales* (**A2 c**). Darüber hinaus liegt im Bindegewebe der Tunica musculocartilaginea ein *Venenplexus*. Eine schmale, bindegewebige **Tunica adventitia** (**A3**) stellt die Verbindung der Bronchialwand zur Umgebung her und bringt die ernährenden *Rr. bronchiales* (**A3 a**) an den Bronchus heran. Im Bereich der Teilungsstellen der Bronchien liegen häufig Lymphknoten, *Lnn. bronchopulmonales* (**A3 b**). In Begleitung eines Bronchus liegt immer ein *Ast der A. pulmonalis*.

Bronchiolen (B). Die aus den kleinen Bronchien durch Teilung hervorgegangenen Bronchioli haben einen Durchmesser von 0,3 – 0,5 mm. Ihre Wand ist *knorpelfrei* und besteht aus **Tunica mucosa**, **Tunica muscularis** und **Tunica adventitia**. Die Wand der Bronchiolen besitzt ein reichhaltiges System aus *elastischen Fasern*, das ein Kollabieren der knorpelfreien Bronchialwand bei Erschlaffung der Muskulatur verhindert (**B**). Durch Endaufzweigungen gehen die Bronchioli in die **Bronchioli terminales** (**B4**) über. In Begleitung der Bronchiolen verlaufen kleinere *Äste der A. pulmonalis*.

Bis hin zu den kleinsten Bronchiolen dient der Bronchialbaum der Lunge nur als Luftleitungsweg und ist damit Teil des sogenannten **anatomischen Totraums**. Seine Aufgabe liegt in der Reinigung, Wasserdampfsättigung und Erwärmung der Atemluft.

Gasaustauschender Teil

Bronchioli respiratorii und Ductus alveolares (B). Aus den Bronchioli terminales gehen durch Aufzweigung die **Bronchioli respiratorii** (**B5**) hervor, die als Verbindungsstücke zwischen dem konduktiven Teil und dem gasaustauschenden Teil der Lunge anzusehen sind. Ihr mittlerer Durchmesser beträgt 0,4 mm, ihre Wand wird von *kubischem Epithel* ausgekleidet und enthält noch *glatte Muskulatur*. Stellenweise wird die Wand von dünnwandigen Aussackungen, *Alveoli pulmonales*, unterbrochen. Die Bronchioli respiratorii werden von *Arteriolen aus der A. pulmonalis* begleitet und teilen sich 3 – 6 mal. Sie gehen kontinuierlich in **Ductus alveolares** (**B6**) über, deren Wände nur aus *Alveolen* (**B7**) bestehen und die nach Aufteilung in blind endende *Sacculi alveolares* übergehen. In Begleitung der Ductus alveolares liegen die *Präkapillaren*, um die Alveolen die *Kapillaren*.

Alveolen. In ihnen findet der Gasaustausch statt. Ihre Anzahl innerhalb einer Lunge beträgt etwa 300 Millionen mit einer Gesamtoberfläche von 140 m^2. Zwei benachbarte Alveolen besitzen jeweils eine gemeinsame dünne Wand, das **Septum interalveolare**, das *Bindegewebe* und *Kapillaren* enthält und auf jeder Seite von flachem Epithel ausgekleidet wird. Das **Alveolarepithel** setzt sich aus 2 Zelltypen zusammen. Die *Pneumozyten Typ I* machen über 90% der Epithelzellen aus und sind die *Deckzellen* der Alveolen. Die übrigen 10% gehören zur Gruppe der *Pneumozyten Typ II*, die Produzenten des *Surfactant* (Oberflächenspannung-herabsetzender Faktor) und *Stammzellen der Typ I-Zellen* sind. Als **Blut-Luft-Schranke** wird die Strecke bezeichnet, welche die Gase zwischen Alveolarlumen und Kapillarlumen zurücklegen müssen. Sie ist 0,3 – 0,7 μm dick und besteht aus dem *Alveolarepithel*, den miteinander *verschmolzenen Basalmembranen* und dem *Kapillarendothel*.

Klinischer Hinweis. Im Bindegewebe der Bronchien und in den Alveolarsepten kommen auch Mastzellen vor, die bei allergischen Erkrankungen der Atemwege (*Asthma bronchiale*) eine wichtige Rolle spielen.
Eine Verminderung oder Zerstörung der Alveolen und der Interalveolarsepten führt zum *Lungenemphysem* mit deutlich eingeschränkter Luftkapazität. Eine Vermehrung des Bindegewebes in den Alveolarsepten führt dagegen zu einer *Lungenfibrose* mit einer Diffusionsstörung in der Lunge.

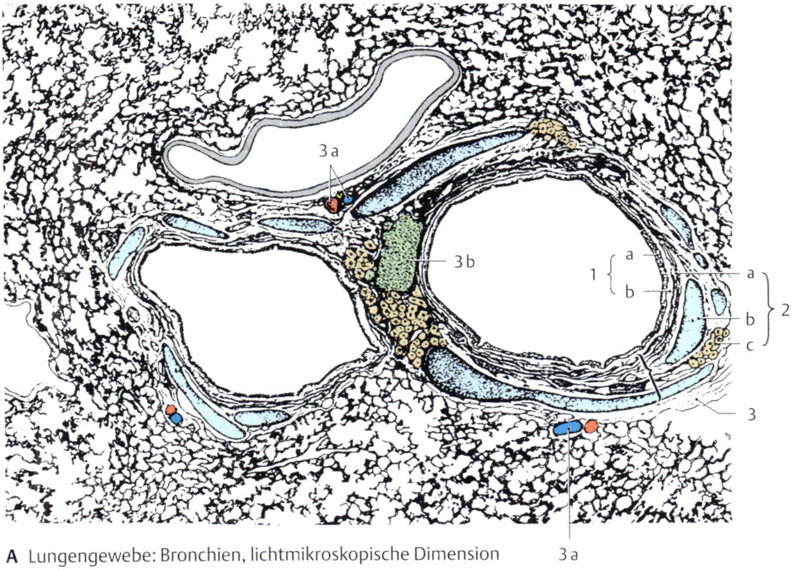

A Lungengewebe: Bronchien, lichtmikroskopische Dimension

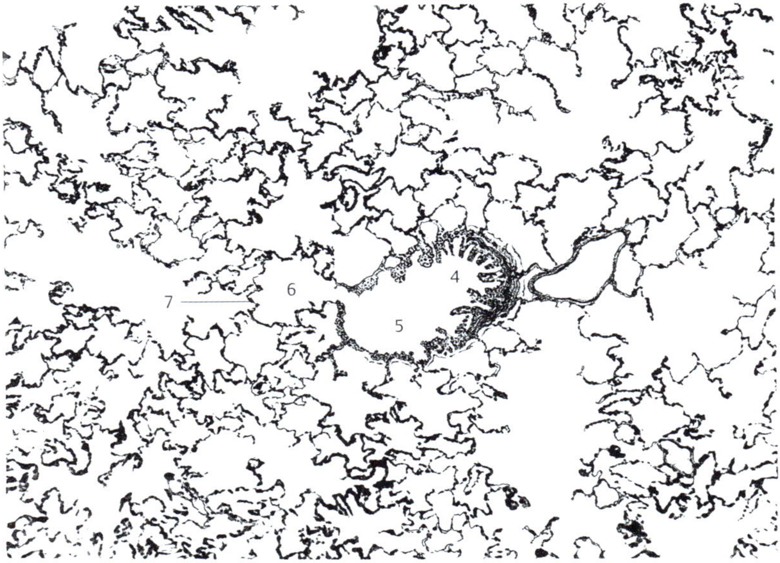

B Lungengewebe: Bronchiolus und Alveolen, lichtmikroskopische Dimension

Gefäßsystem und Innervation

Die Lungen besitzen funktionelle Gefäße, **Vasa publica**, die zum *kleinen Kreislauf* gehören, und ernährende Gefäße, **Vasa privata**, die dem *großen Kreislauf* entspringen.

Vasa publica (A). Etwas unterhalb der Bifurcatio tracheae (**A1**) teilt sich der **Truncus pulmonalis** (**A2**) in die beiden **Aa. pulmonales**, die das desoxygenierte Blut zu den Lungenalveolen transportieren. Die *A. pulmonalis dextra* (**A3**) ist länger und weiter als die *A. pulmonalis sinistra* (**A4**). Beide Aa. pulmonales liegen ventral der Hauptbronchien (**A5**) und teilen sich vor Erreichen der Lungenpforte in ihre Äste auf, die sich parallel zum Bronchialbaum weiter verzweigen. Die **Äste der Aa. pulmonales** liegen in enger Nachbarschaft, meist dorso-lateral, zum jeweiligen Ast des Bronchialbaums im Zentrum eines Lungensegmentes. Die Aa. pulmonales und ihre großen Äste sind Arterien vom *elastischen Bautyp*. Die in Begleitung der kleineren Bronchien und Bronchioli gelegenen kleineren Arterienäste sind Gefäße vom *muskulären Typ*.
Der Abtransport des oxygenierten Blutes aus den Lungen erfolgt über **interlobulär** und **intersegmental verlaufende Venen**, die hilumwärts ziehen und sich zu den **Vv. pulmonales dextrae et sinistrae** (**A6** und **A7**) vereinigen. Die Pulmonalvenen liegen im Bereich der Lungenpforte ventral und kaudal von den Arterien. Sie besitzen keine Klappen.

Lymphgefäßsystem und regionale Lymphknoten. Das Lymphgefäßsystem der Lungen ist entsprechend dem Bindegewebsgerüst zweigeteilt: Das **tiefe** oder **peribronchiale Lymphgefäßsystem** (**B8**) erstreckt sich entlang des *peribronchialen Bindegewebes*. Es besitzt Lymphknotenstationen an den Aufteilungsstellen der Lappen- in die Segmentbronchien, *Lnn. bronchopulmonales* (**B9**). Die nächste Station sind die an den Hauptbronchien und der Bifurkation gelegenen *Lnn. tracheobronchiales inferiores* (**A10**) et *superiores* (**A11**). Das zweite, **oberflächliche oder segmentale Lymphgefäßsystem** (**B12**) beginnt mit *Lymphkapillaren im lockeren, subpleuralen Bindegewebe* sowie in den *interlobulären* und *intersegmentalen Bindegewebssepten*, die sich zu Lymphsträngen um die Pulmonalvenen vereinigen. Erste Lymphknotenstationen sind die *Lnn. tracheobronchiales*, die mit den *Lnn. paratracheales* entlang der Trachea zusammenhängen.

Klinischer Hinweis. Als sog. **Hilumknoten** werden die Lymphknoten im Bereich des Hilumkraters bezeichnet. Es handelt sich großenteils um die Lnn. bronchopulmonales an den Verzweigungen von Bronchien und Gefäßen. Hiluslymphknoten und paratracheale Lymphknoten sind die wichtigsten Filterstationen bei *Tuberkulose* und *Bronchialkarzinom*.

Vasa privata (C). Die Blutversorgung des Lungengewebes erfolgt über **Rr. bronchiales** aus der *Pars thoracica aortae* (**C13**). Für die linke Lunge entspringen meistens 2 Rr. bronchiales (**C14**) direkt aus der Aorta, für die rechte Lunge entspringt ein R. bronchialis (**C15**) aus der 3. oder 4. *A. intercostalis posterior*. Die Rr. bronchiales verlaufen im peribronchialen Bindegewebe und versorgen die Wände des Bronchialbaums und diejenigen der begleitenden Arterien. Über **Vv. bronchiales**, die in die *V. azygos*, *V. hemiazygos* und z.T. auch in die *Vv. pulmonales* münden, erfolgt der venöse Abfluss.

Innervation. *N. vagus* und *Truncus sympathicus* bilden auf den Hauptbronchien ein Geflecht, **Plexus pulmonalis** (Bd. 3 S. 116), das den Bronchien und Gefäßen folgt und sowohl diese Gebilde als auch die Pleura visceralis versorgt.
Efferenzen des N. vagus führen zur Kontraktion, Efferenzen des Sympathicus hingegen zur Dilatation der Bronchialmuskulatur und zur Gefäßverengung in der Lunge. **Afferente** Fasern des N. vagus übertragen die Erregung aus Dehnungsrezeptoren, die sich an der Trachea, den Bronchien, Bronchiolen und der Pleura visceralis befinden. Afferente Fasern aus dem Sympathicus sind zu großen Teilen Schmerzfasern.

Klinischer Hinweis. Beim **Asthma bronchiale** kommt es durch eine funktionell fehlgesteuerte Innervation der glatten Muskulatur in den kleinen Bronchien und in den Bronchioli zur Kontraktion und damit zur Einengung des Lumens in der Exspirationsphase.

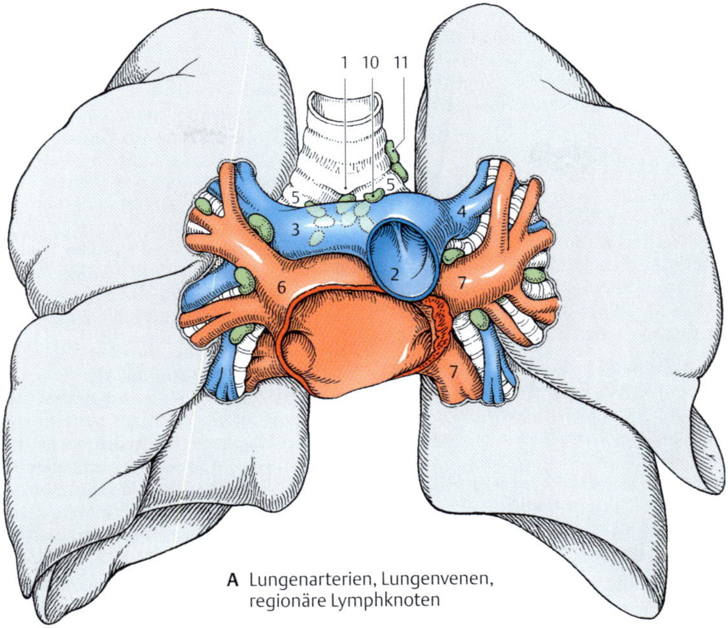

A Lungenarterien, Lungenvenen, regionäre Lymphknoten

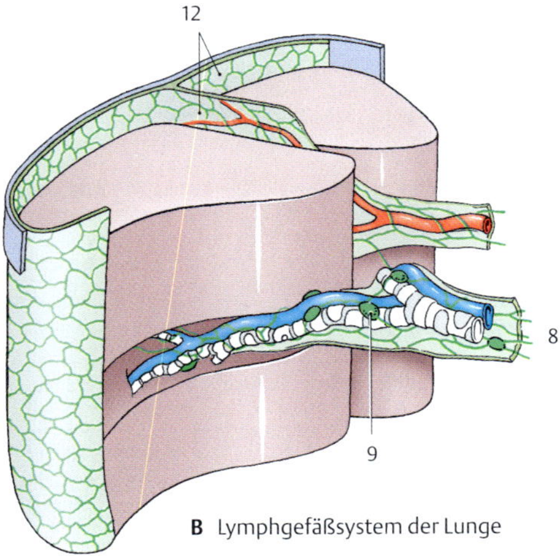

B Lymphgefäßsystem der Lunge

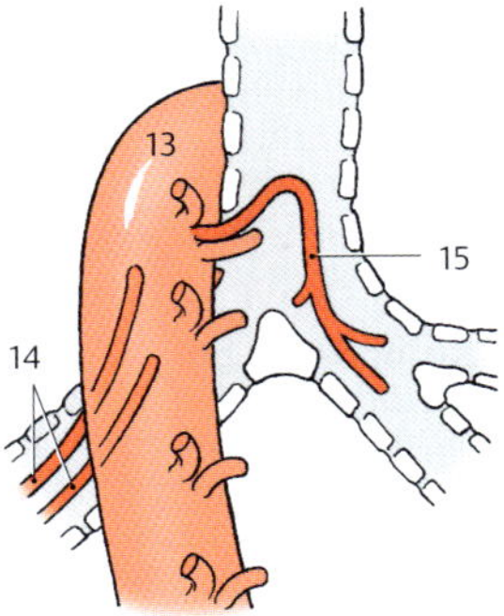

C Ursprung der Rr. bronchiales

Pleura

Die Serosa der Lunge heißt Brustfell, **Pleura** (**AB**). Sie besteht aus der **Pleura visceralis** (auch **Pleura pulmonalis** bzw. Lungenfell genannt) (**A1**) und der **Pleura parietalis** (Rippenfell) (**A2**), die auf beiden Seiten der Thoraxhöhle den Raum für die jeweilige Lunge auskleidet. Pleura visceralis und Pleura parietalis gehen im Bereich des Lungenhilum kontinuierlich ineinander über. Zwischen beiden Pleurablättern liegt ein kapillärer Spaltraum, **Cavitas pleuralis**, der wenige Milliliter einer *serösen Flüssigkeit* enthält und als *Gleitspalt* die bei der Atmung erfolgenden Bewegungen der Lunge ermöglicht.

Pleura pulmonalis. Sie ist untrennbar mit der *Lungenoberfläche* verbunden und bekleidet sie nahezu überall. Sie zieht auch in die *Interlobularspalten*, spart aber die Regionen aus, die von der Umschlagfalte der Pleura pulmonalis auf die Pleura parietalis umgeben werden, d.h. die Lungenpforte und den zwischen dem Lig. pulmonale gelegenen Teil der Lunge.

Pleura parietalis. Sie bildet die periphere Wand der Pleurahöhle und wird regional unterschiedlich bezeichnet. Als **Pleura costalis** (**AB3**) grenzt sie an die *knöcherne Thoraxwand*, als **Pleura diaphragmatica** (**AB4**) an das *Zwerchfell* und als **Pleura mediastinalis** (**AB5**) an den *mediastinalen Bindegewebsraum*. Als *Cupula pleurae* (**AB6**) wird die Fortsetzung der Pleura costalis bezeichnet, die vorne über die obere Thoraxapertur ragt, dorsal bis zum Köpfchen der 1. Rippe reicht und von der Lungenspitze ausgefüllt wird. Zwischen der Pleura parietalis und der Brustwand liegt eine bindegewebige Verschiebeschicht, **Fascia endothoracica**. Sie ist im Bereich der Pleurakuppel zur *Membrana suprapleuralis* verstärkt und mit der Pleurakuppel verhaftet.

Recessus pleurales. Recessus pleurales sind Komplementärräume, die am Übergang der verschiedenen Abschnitte der Pleura entstehen. Zwischen abfallender Zwerchfellkuppel und Thoraxwand begrenzen *Pleura costalis* und *Pleura diaphragmatica* beidseits einen Spalt, **Recessus costodiaphragmaticus** (**AB7**), in den sich die Lunge bei tiefer Inspiration entfalten kann. Eine weitere Pleuratasche findet sich ventral zwischen Brustwand und Mediastinum. Sie wird von der *Pleura costalis* und der *Pleura mediastinalis*, **Recessus costomediastinalis** (**AB8**), begrenzt und ist links auf Höhe der Incisura cardiaca breit, rechts jedoch nur schmal ausgebildet.

Gefäße und Nerven. Die Pleura pulmonalis ist integraler Bestandteil der Lunge und wird als solcher wie die Lunge versorgt. Die Pleura parietalis wird von benachbart liegenden **Arterien der Brustwand** versorgt, und zwar von Ästen der *Aa. intercostales posteriores*, der *A. thoracica interna* und der *A. musculophrenica*. Der venöse Abfluss erfolgt entsprechend über die **Venen der Thoraxwand**. Die stark schmerzempfindliche Pleura parietalis wird sensibel über **Nn. intercostales** und über den **N. phrenicus** versorgt.

Pleura und Lungengrenzen. Für die klinische Untersuchung ist die Kenntnis der auf die Brustwand projizierten Begrenzungslinien von Lungen und Pleurahöhlen (**A**) von großer Bedeutung. Während die Pleuragrenzen unverschieblich sind, ändern sich die Lungengrenzen in Abhängigkeit zur jeweiligen Atmungsphase. Bei mittlerer Atemstellung verlaufen die Unterränder beider Lungen 1–2 Interkostalräume oberhalb der Pleuragrenzen (siehe Tabelle unten).

Klinischer Hinweis. Die seröse Flüssigkeit im Pleuraspalt kann bei **Entzündungen** vermehrt sein, Eiweiß enthalten und zu Verwachsungen der Pleurablätter führen, was eine Einschränkung der Lungenentfaltung zur Folge hat.

	Sternallinie	Medioklavikularlinie	Axillarlinie	Skapularlinie	Paravertebrallinie
Lungengrenzen	6.	6.	8.	10. Rippe	Dornfortsatz Th 10
Pleuragrenzen	6.	7.	9.	11. Rippe	Dornfortsatz Th 11

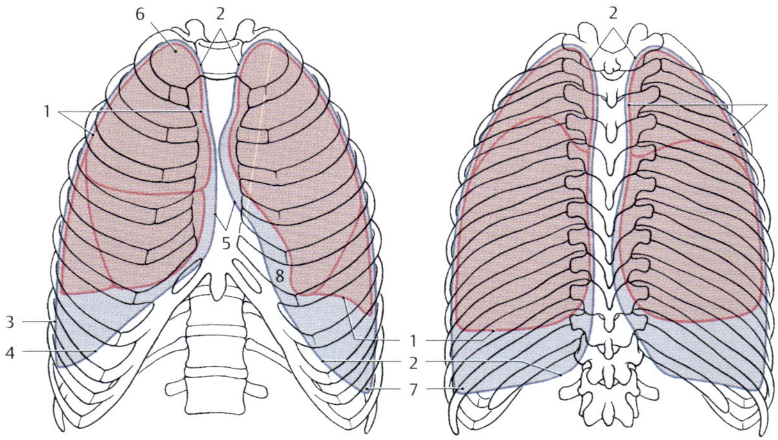

A Lungen und Pleuragrenzen

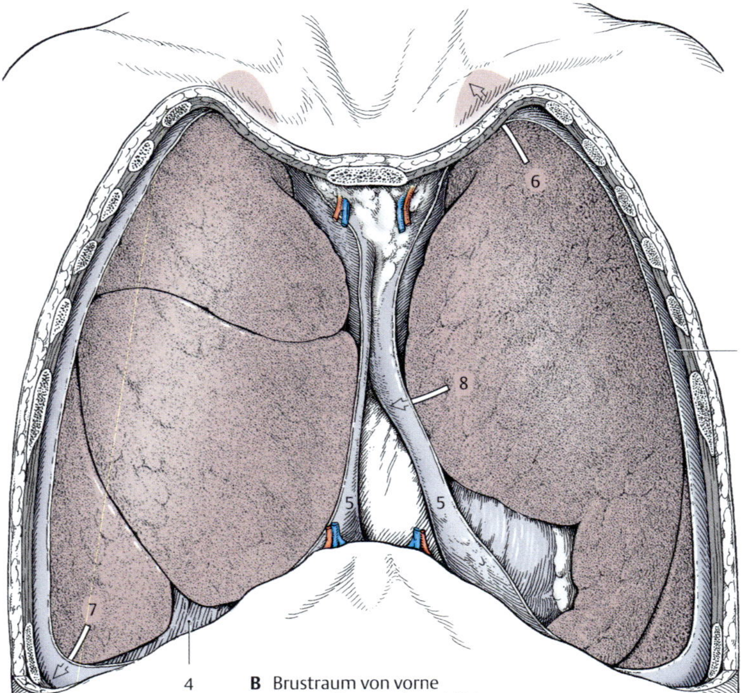

B Brustraum von vorne mit eröffneten Pleurahöhlen

Schnittanatomie

In Schnittbildern moderner bildgebender Verfahren und in anatomischen Schnittpräparaten kann man im Lungengewebe ohne weiteres den Verlauf und die Aufzweigung der großen und mittleren Bronchien und Gefäße verfolgen. Zum Verständnis der topografischen Anatomie sind Schnittbilder aus der Region der **Pleurakuppel** (**A**) und in **Höhe der Aufteilung der Hauptbronchien und der Arterien** (**B**) hilfreich. Die Lage der nahezu transversalen Schnittebenen ist im Lagebild der Lungen (s. u.) markiert.

Transversale Schnittebene am Übergang des 2. in den 1. Thorakalwirbel (A)

Die Schnittebene trifft den *Apex pulmonis* (**A1**) und die *Cupula pleurae* (**A2**). Lateral von der Pleurakuppel ist die *1. Rippe* (**A3**) angeschnitten. Ventrolateral hiervon erkennt man den *M. scalenus medius* (**A4**). Zwischen diesem Muskel und dem weiter vorn gelegenen *M. scalenus anterior* (**A5**) befindet sich die *Skalenuslücke* (Bd. 1 S. 366), durch welche die *A. subclavia* (**A6**) und der *Plexus brachialis* (**A7**) ziehen. Die enge Lagebeziehung zwischen A. subclavia und Lungenspitze erklärt, dass die Arterie auf der fixierten Lungenoberfläche ventromedial einen Abdruck hinterlässt. Die *V. subclavia* (**A8**) liegt ventral von der Arterie und liegt der Pleura und der Lungenspitze auf. Dorsomedial vom Lungenanschnitt liegt der *Truncus sympathicus* (**A9**).

A10 Trachea,
A11 Ösophagus,
A12 Truncus brachiocephalicus,
A13 V. jugularis interna,
A14 Gl. thyroidea,
A15 N. vagus,
A16 A. carotis communis,
A17 Ductus thoracicus,
A18 N. laryngeus recurrens.

Transversale Schnittebene in Höhe des 5. Thorakalwirbels (B)

Die Schnittebene liegt kaudal der Bifurcatio tracheae. *Beide Lungenpforten* sind zu überblicken. Auf der rechten Seite erkennt man den Verlauf der *A. pulmonalis dextra* (**B19**) zum rechten Lungenhilum. Vor der Arterie liegt ein Anschnitt einer *V. pulmonalis* (**B20**). Dorsal der Arterie ist der *rechte Hauptbronchus* (**B21**) angetroffen, der weiter kranial bereits den *rechten Oberlappenbronchus* abgegeben hat. Aufzweigungen dieses Bronchus sind im Gewebe des *rechten Oberlappens* (**B22**) zu erkennen. Der rechte Hauptbronchus wird von *Lnn. tracheobronchiales inferiores* (**B23**) umgeben. Auf der linken Seite ist der in Teilung begriffene *linke Hauptbronchus* (**B24**) zu überblicken. Ventral sieht man den Anschnitt einer *linken Lungenvene* (**B25**), deren Zuflüsse bis in den *linken Oberlappen* (**B26**) verfolgt werden können. Dorsal, in Begleitung des Bronchus, ist die *A. pulmonalis sinistra* (**B27**) angeschnitten, die sich in ihre Äste aufzweigt. Die größeren, im Bereich des linken Lungenhilum gelegenen Lymphknoten sind *Lnn. tracheobronchiales inferiores* (**B23**), der kleinere, dorsomedial von der Arterie am *linken Unterlappen* (**B28**) lokalisierte Lymphknoten ist ein *Ln. bronchopulmonalis* (**B29**).

B30 V. cava superior,
B31 Aorta ascendens,
B32 subepikardiales Fettgewebe,
B33 Truncus pulmonalis
B34 Aorta descendens,
B35 V. azygos,
B11 Ösophagus.

Klinischer Hinweis. Die Lungenspitze, deren Ventilation infolge der relativ starren Konstruktion der Pleurakuppel (**A2**) gering ist, kann in der *Fossa supraclavicularis* perkutiert und auskultiert werden. Bei krankhaften Prozessen in der Lungenspitze können alle benachbarten Strukturen in Mitleidenschaft gezogen werden. Infiltrativ wachsende Tumore der Lungenspitze, z. B. ein *Pancoasttumor* (Karzinom), können den Plexus brachialis (**A7**) ummauern und dadurch heftige Armschmerzen auslösen.

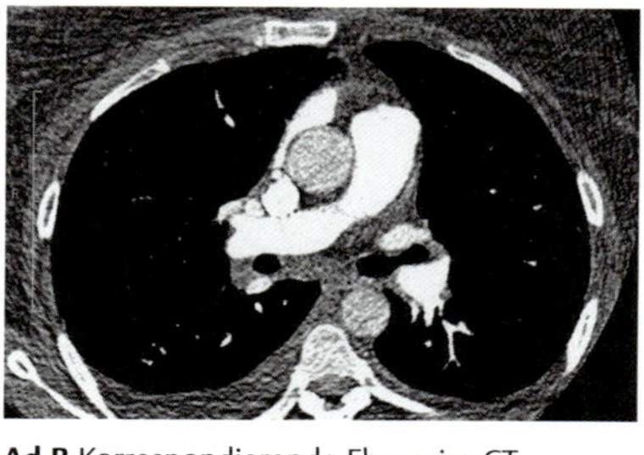

Ad B Korrespondierende Ebene im CT

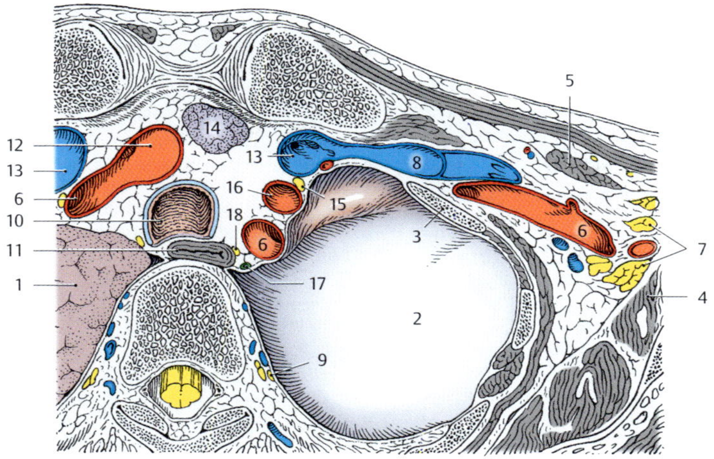

A Transversale Schnittebene in Höhe von Th 2

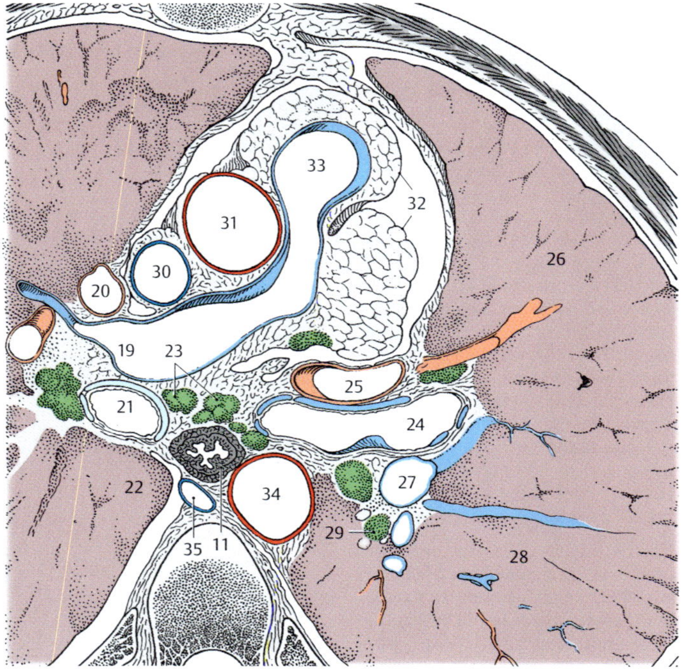

B Transversale Schnittebene in Höhe von Th 5

Atemmechanik

Voraussetzung für den Gasaustausch zwischen den Lungenalveolen und der Umwelt, also für eine optimale Be- und Entlüftung der Alveolen, sind **Druckveränderungen im Thorax**, die durch *aktive* und *passive* Kräfte zustande kommen.

Knöcherne Grundlage der Thoraxwand sind die *Rippen*, die *Brustwirbel* und das *Sternum*. Die Rippen sind in Form, Länge und Stellung unterschiedlich (Bd. 1 S. 64) und besitzen ein hohes Maß an Elastizität. Die **den knöchernen Thorax bewegenden Muskeln** sind vor allem die zwischen den Rippen verlaufenden *Mm. intercostales* (Bd. 1 S. 82) und die *Mm. scaleni* (Bd. 1 S. 80). Auch das zwischen Brust- und Bauchhöhle gelegene *Zwerchfell* (Bd. 1 S. 102) ist ein wichtiger Atemmuskel. Bei der Ein- und Ausatmung wird das Lungenvolumen in Korrelation zur Erweiterung oder Verengung des Thoraxraumes vergrößert oder verkleinert (s. u.). Dabei folgt die Lungenoberfläche durch Adhäsion zwangsweise den Thoraxexkursionen, obwohl die Lunge aufgrund ihrer Eigenelastizität das Bestreben hat, sich hilumwärts zusammenzuziehen.

Inspiration (A). In dieser Phase werden die Cavitas thoracis und das Lungenvolumen vergrößert. Die Rippen heben sich, dadurch weitet sich der Thorax sowohl im transversalen (**A1**) als auch im sagittalen Durchmesser (**A2**) und der epigastrische Winkel wird vergrößert (**A3**). Hierzu ist die Muskeltätigkeit der *Mm. scaleni* und/oder der *Mm. intercostales externi* erforderlich. Die **Kontraktion des Zwerchfells** (**A4**) führt zum *Tiefertreten des Centrum tendineum*, zur *Abflachung der Zwerchfellkuppeln* und zu einer *Erweiterung des Thorax nach kaudal* (**A5**). Je tiefer die Inspiration, desto stärker wird der *Recessus costodiaphragmaticus abgeflacht* und desto tiefer steigt der Unterrand der Lunge in diesen Komplementärraum hinab.

Exspiration (B). In dieser Phase werden Cavitas thoracis und Lungenvolumen wieder verkleinert. Bei ruhiger Atmung kehrt der elastische Brustkorb *passiv* in die Ausgangslage, die *Atemruhelage*, zurück. Der transversale (**B1**) und der sagittale (**B2**) Durchmesser verringern sich, was konsekutiv zu einer Verkleinerung des epigastrischen Winkels (**B3**) führt. Unterstützend kann hier vor allem eine Kontraktion der exspiratorisch wirkenden *Mm. intercostales interni* wirken. Die Zwerchfellkuppeln (**B4**) treten höher, wodurch sich insbesondere der untere Abschnitt der Brusthöhle verkleinert (**B5**). Eine verstärkte Exspiration wird durch die *Bauchpresse* unterstützt, an der vor allem die *Mm. transversi abdominis* beteiligt sind.

Rippen- und Bauchatmung

Wie aus den vorangehenden Beschreibungen hervorgeht, werden beim gesunden Erwachsenen 2 Atemmechanismen miteinander kombiniert.
Beim **kostalen Atemmechanismus** wird das Thoraxvolumen durch die Bewegung der Rippen verändert (**1 – 3**). Beim **diaphragmalen Atemmechanismus** variiert das Thoraxvolumen in Abhängigkeit von Verschiebungen des Bodens der Cavitas thoracis (**4 – 5**).

Säuglinge sind aufgrund der Horizontalstellung ihrer Rippen überwiegend auf die Bauchatmung angewiesen, ebenso ältere Menschen, bei denen die Thoraxbeweglichkeit durch Elastizitätsverlust schwindet.

Klinischer Hinweis. Die Unversehrtheit des Pleuraspaltes ist Voraussetzung für eine normale Atmung. Dringt Luft von außen oder innen in den Pleuraspalt, so wird der bestehende Unterdruck aufgehoben und es kommt zum **Pneumothorax**. Aufgrund fehlender Kapillarkräfte folgen die Lungen nicht mehr den Bewegungen der Thoraxwand. Die elastische Lunge kollabiert ihrer Retraktionskraft folgend auf $^1/_3$ ihres ursprünglichen Volumens.

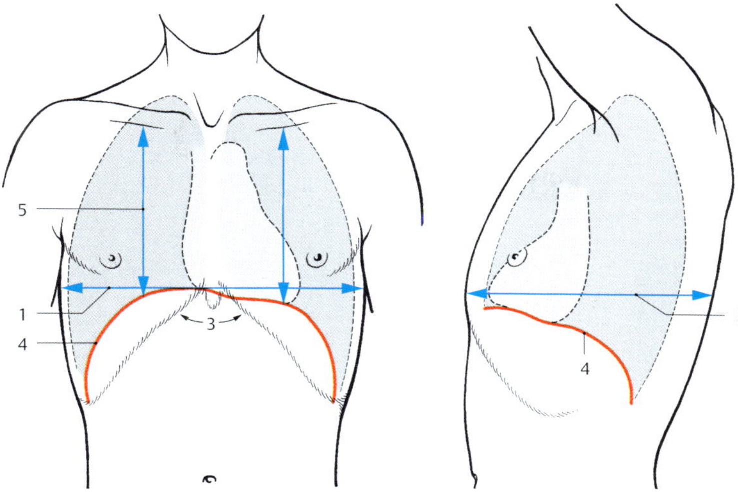

A Inspirationsstellung

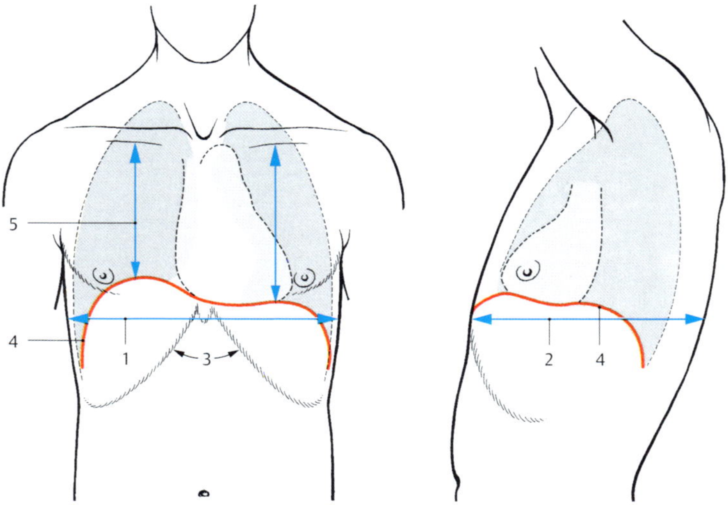

B Exspirationsstellung

A, B Atemstellungen von Brustkorb und Zwerchfell, Photogramme und Röntgenbilder übereinandergezeichnet

Mediastinum

Das Mediastinum ist der **mittelständige Bindegewebsraum im Thorax,** der zwischen den beiden *Pleurahöhlen* liegt (Gliederung S. 32). Die laterale Wand des Mediastinums wird also beidseits von der *Pleura mediastinalis* gebildet. Entfernt man die Lunge einer Thoraxhälfte und löst die Pleura mediastinalis ab, kann man alle Gebilde des Mediastinums, insbesondere auch die Strukturen der Lungenwurzel, in situ überblicken.

Mediastinum von der rechten Seite

Betrachtet man das Mediastinum nach Herausnahme der rechten Lunge in der Ansicht von rechts, so fällt auf, dass das Mediastinum ein von kranial nach kaudal durchgehender, zusammenhängender Raum ist. Die Grenzen (S. 32) zwischen Mediastinum superius und inferius sowie die zwischen den Anteilen des Mediastinum inferius sind rein deskriptiv. Dennoch dienen sie als Leitfaden zur folgenden Beschreibung der Topografie des Mediastinums.

Mediastinum superius. Im oberen Mediastinum, dem Bereich oberhalb des Herzens, kommen dorsal die Organe *Ösophagus* (**A1**) und *Trachea* (**A2**) zur Ansicht. Sie werden begleitet vom *N. vagus dexter* (**A3**) und von *Lnn. paratracheales* (**A4**). Ventral von diesen Organen liegt die *V. cava superior* (**A5**), die aus dem Zusammenfluss der *Vv. brachiocephalicae dextra* (**A6**) *et sinistra* entsteht. Die V. brachiocephalica dextra bedeckt den aus dem Aortenbogen entspringenden *Truncus brachiocephalicus* (**A7**), der die *A. subclavia dextra* (**A8**) entlässt. Diese wird vom *N. laryngeus recurrens* (**A9**) aus dem N. vagus umschlungen. Ventral der V. cava superior liegt der intraperikardiale Teil der *Aorta ascendens* (**A10**). Die großen Gefäße werden ventral vom *Thymus-Restkörper* bedeckt, der sich dem Betrachtungsfeld der Abbildung **A** entzieht, da die ihn verdeckende *Pleura mediastinalis* (**A11**) nicht ganz wegpräpariert wurde.

Die Grenze zwischen Mediastinum superius und Mediastinum inferius wird bei der Betrachtung des Mediastinums von rechts in etwa durch den Verlauf der *V. azygos* (**A12**) markiert. Sie zieht im Bogen über die Strukturen der rechten Lungenwurzel hinweg.

Mediastinum inferius. Das **untere hintere Mediastinum** enthält den *Ductus thoracicus* (**A13**), den *Ösophagus* (**A1**), den *rechten N. vagus* (**A3**) und den *N. splanchnicus major* (**A14**).
Das breite **Mediastinum medius** enthält das *Perikard* (**A15**) und das *Herz* sowie die intraperikardial gelegenen Anteile der *großen Gefäße*. Zwischen Perikard und entfernter Pleura mediastinalis verläuft der *N. phrenicus* (**A16**) in Begleitung der *Vasa pericardiacophrenica* (**A17**). Das mittlere Mediastinum beherbergt außerdem den *rechten Hauptbronchus* und dessen Aufzweigung (**A18**), die *A. pulmonalis dextra* (**A19**) und die *Vv. pulmonales dextrae* (**A20**) sowie die *Lnn. tracheobronchiales* (**A21**).
In dem zwischen Sternum und Perikard gelegenen vorderen Abschnitt, **Mediastinum anterius**, finden sich nur *lockeres Bindegewebe*, einige *Lymphknoten* und Äste der *Vasa thoracica interna*.

Die Facies medialis der rechten Lunge liegt in enger Nachbarschaft zum Ösophagus und den ihn begleitenden Vagusästen.

Dorsale Thoraxwand. An der in Abbildung **A** teilweise dargestellten dorsalen Thoraxwand liegt paravertebral der *Truncus sympathicus (Grenzstrang)* (**A22**). Am Unterrand der Rippen verlaufen die *Nn. intercostales* (**A23**) in Begleitung der *Vasa intercostalia* (**A24**). Diese Strukturen liegen innerhalb bzw. unter der *Fascia endothoracica* und sind daher nicht mehr als Strukturen des Mediastinums anzusehen. Die Fascia endothoracica verschmilzt an der dorsalen Thoraxwand mit der *Pleura parietalis*.

Klinischer Hinweis. In der Klinik wird oft nur von einem *vorderen* und einem *hinteren Mediastinum* gesprochen, wobei die Trachea als Grenze angenommen wird.

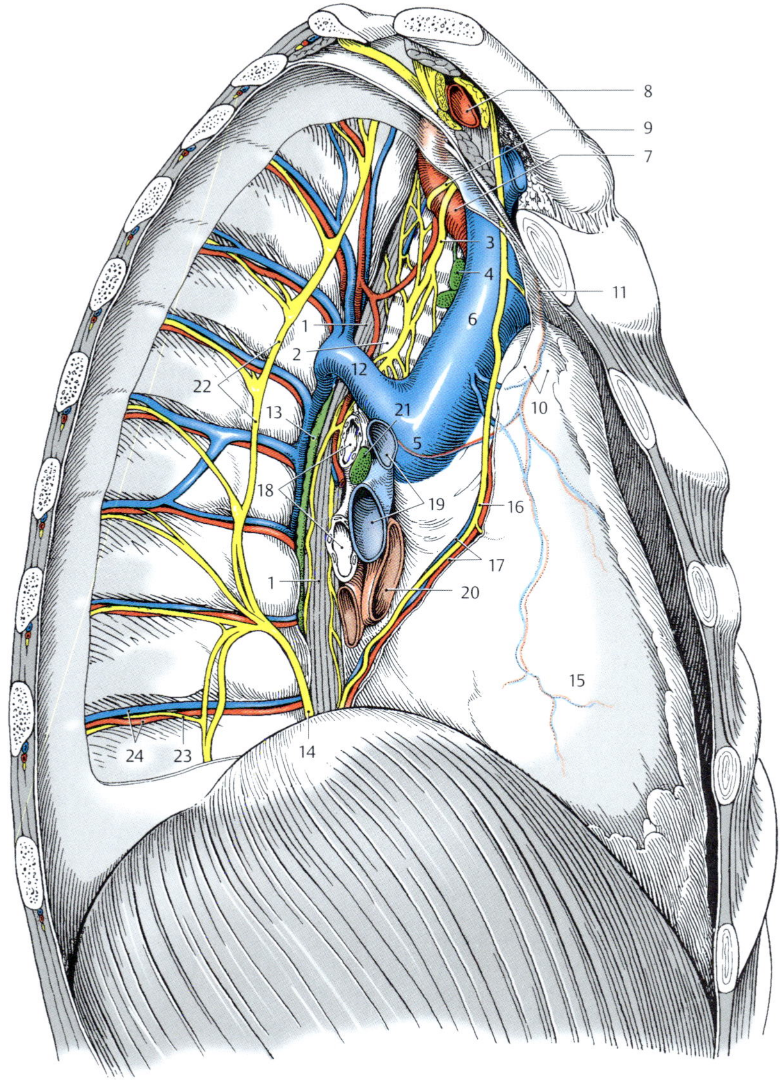

A Mediastinum von der rechten Seite

Mediastinum von der linken Seite

Mediastinum superius. Nach Herausnahme der linken Lunge sieht man prominent den *Aortenbogen* (**A1**), der die *A. carotis communis sinistra* (**A2**) und die *A. subclavia sinistra* (**A3**) entlässt. Ventral vom Aortenbogen liegen die oberflächlichen Teile des vegetativen *Plexus cardiacus* (**A4**) und der *N. vagus sinister* (**A5**), von dem der *N. laryngeus recurrens sinister* (**A6**) abzweigt. Dieser Nerv schlingt sich nach dorsal um den Aortenbogen und das *Lig. arteriosum* (**A7**). Ventral vom Aortenbogen sieht man noch die aus der Bildebene verschwindende *V. brachiocephalica sinistra* (**A8**). Dorsal vom Aortenbogen kommen der *Ösophagus* (**A9**) und der *Ductus thoracicus* (**A10**) zur Ansicht.

Mediastinum inferius. Im **unteren hinteren Mediastinum** wird der *Ösophagus* (**A9**) von der *Pars descendens aortae* (**A11**) begleitet. Zwischen ihnen verläuft das Geflecht des *N. vagus sinister* nach kaudal. Am weitesten dorsal liegen im hinteren Mediastinum der linken Seite die *V. hemiazygos* (**A12**) und die *V. hemiazygos accessoria* (**A13**).
Das **untere mittlere Mediastinum** wird weitgehend vom *Perikard* (**A14**) und vom *Herz* ausgefüllt. Auf dem Perikard verläuft der *N. phrenicus sinister* (**A15**) in Begleitung der *Vasa pericardiacophrenica* (**A16**). Die Strukturen der *Lungenwurzel*, die im oberen Teil des mittleren Mediastinums liegen, werden vom *Arcus aortae* und der *Pars thoracica aortae* umrahmt. In die Biegung des Aortenbogens schmiegt sich die *A. pulmonalis sinistra* (**A17**), von der das *Lig. arteriosum* (**A7**) zur Unterseite des Aortenbogens zieht. Unterhalb von der Pulmonalarterie liegen der *linke Hauptbronchus* (**A18**) und die *Vv. pulmonales sinistrae* (**A19**).
Die wenigen Strukturen des **unteren vorderen Mediastinums** sind auf Abbildung **A** nicht im Einzelnen zu differenzieren.

Auf der *medialen Fläche* der *linken Lunge* hinterlassen vor allem der *Aortenbogen* und die *Pars thoracica aortae* deutliche Abdrükke.

Klinischer Hinweis. Entzündungen in den Bindegewebsräumen des Halses können sich ungehindert in das Mediastinum ausbreiten. Durch die modernen bildgebenden Verfahren, Computertomografie und Kernspintomografie, ist die Diagnostik von **mediastinalen Prozessen** gegenüber der konventionellen Röntgentechnik erheblich erweitert und verbessert worden.
Unter dem Begriff **Mediastinaltumor** wird eine Vielzahl von Tumoren unterschiedlicher geweblicher Herkunft zusammengefasst. Nach ihrer Lokalisation unterscheidet man Tumore im oberen Mediastinum: *Struma retrosternalis, Thymome, Lymphome, Hämangiome, Dermoidzysten* und *Teratome* bei Kindern; im Mediastinum anterius *Lipome*; im Mediastinum medium: *Hilustumore, hiläre Lymphknotenmetastasen, bronchiogene Zysten und Perikardzysten*; im Mediastinum posterius: *Ösophagustumore, Lymphome, Neurinome, Fibrosarkome* und *Ganglioneurome. Die* **Mediastinoskopie** *ermöglicht die direkte Betrachtung des vorderen oberen Mediastinums und damit der paratrachealen und tracheobronchialen Bezirke des Mediastinum.*

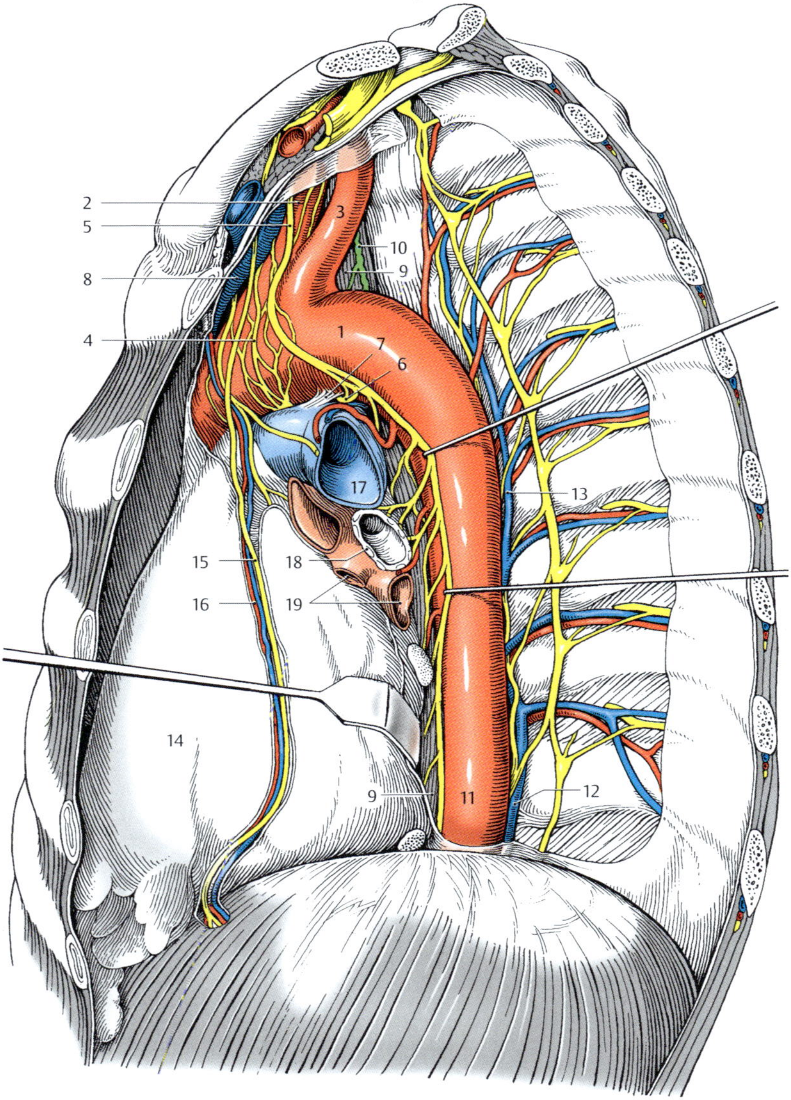

A Mediastinum von der linken Seite

Verdauungssystem

Übersicht

Allgemeiner Aufbau und Funktionen

Das Verdauungssystem, **Systema digestorium**, dient in erster Linie der Aufnahme von Nahrung, deren Zerlegung, enzymatischer Aufschlüsselung und Verwertung. Dem Organismus wird mit der Nahrung Energie zugeführt, die hauptsächlich aus Eiweiß, Fett und Kohlenhydraten gewonnen wird. Darüber hinaus enthält sie lebenswichtige Nahrungsergänzungsstoffe, z.B. Vitamine.

Entsprechend seiner Aufgaben kann das menschliche Verdauungssystem in 2 Abschnitte unterteilt werden, den **Kopfteil**, der Einrichtungen zur Nahrungsaufnahme und Zerkleinerung besitzt, und den **Rumpfteil**, in dem die Nährstoffe durch Enzyme aus der Nahrung freigesetzt, chemisch in Bruchstücke zerlegt und resorbiert werden. Nicht verwertbare Nahrungsbestandteile werden wieder ausgeschieden.

Kopfteil (A). Hierzu gehören die **Mundhöhle** (**A1**) mit den angeschlossenen großen und kleinen **Speicheldrüsen** und der sog. Kiemendarm, d.h. die **mittleren und unteren Pharynxabschnitte** (**A2**). Im Kopfdarm wird die Nahrung mit Hilfe von *Lippen* (**A3**), *Zähnen* (**A4**) und *Zunge* (**A5**) aufgenommen und zerkleinert. Durch den Speichel wird sie gleitfähig gemacht und in einzelnen Bissen verschluckt, d.h. in den Pharynx transportiert.

Rumpfteil. Er beginnt mit der Speiseröhre, **Ösophagus** (**A6**), und setzt sich in den Magen-Darm-Kanal fort, an den die großen Verdauungsdrüsen, **Leber** (**A7**) und **Bauchspeicheldrüse** (**A8**), angeschlossen sind. In der Speiseröhre wird der Speisebrei in Richtung **Magen** (**A9**) transportiert. Im Magen beginnt die enzymatische Zerlegung in die Nahrungsbestandteile, die im **Dünndarm** (**A10**) beendet wird. Dort werden auch die Bausteine der Nährstoffe resorbiert, was durch die Sekrete mehrerer Drüsen vorbereitet wird. Hauptaufgabe des **Dickdarms** (**A11**) ist die Resorption von Wasser und Elektrolyten aus dem Darminhalt, der durch Gärung und Fäulnis in Kot umgewandelt und zum **Darmausgang** (**A12**) transportiert wird.

Wandaufbau der Verdauungsorgane

Das Verdauungssystem stellt zum größten Teil einen **von Epithel ausgekleideten muskulären Schlauch** dar, dessen Aufbau den regional unterschiedlichen Funktionen angepasst ist. Der überwiegende Anteil dieses Epithelrohrs geht aus dem inneren Keimblatt, Entoderm (s. S. 326), hervor.

Organe des Kopfdarms. Sie haben jeweils unterschiedliche Funktionen und sind entsprechend aufgebaut. So besteht die Zunge überwiegend aus quergestreifter Muskulatur, die von einem sehr differenzierten und spezialisierten Epithel überzogen wird. Die ebenfalls in der Mundhöhle untergebrachten Zähne bestehen aus verschiedenen Hartsubstanzen.

Organe des Rumpfdarms. Sie sind großenteils *resorptiv* tätig und weisen einen im Prinzip gleichartigen **mehrschichtigen Wandaufbau** (**B**) aus Tuncia mucosa (**B13**), Tela submucosa (**B14**), Tunica muscularis (**B15**) und Tunica serosa mit Tela subserosa bzw. Tunica adventitia (**B16**) auf. Die **Tunica mucosa** ist dreischichtig. Sie setzt sich aus einer regional unterschiedlichen, für die Funktion charakteristischen *Lamina epithelialis*, einer bindegewebigen *Lamina propria* und einer schleimhauteigenen Muskelschicht, *Lamina muscularis mucosae*, zusammen. Die **Tela submucosa** ist eine bindegewebige Verschiebeschicht, die **Tunica muscularis** besteht aus 2 Schichten glatter Muskulatur, einer ringförmig, *Stratum circulare*, und einer longitudinal angeordneten Schicht, *Stratum longitudinale*. Nach außen besitzt das Darmrohr entweder einen Bauchfellüberzug durch die **Tuncia serosa**, oder es wird über Bindegewebe der **Tunica adventitia** in die Umgebung eingebaut.

Das gesamte Darmrohr wird **vegetativ** innerviert. In der Tela submucosa und zwischen den Schichten der Tunica muscularis liegen die intramuralen Plexus, **Plexus submucosus** (Meißner-Plexus) und **Plexus myentericus** (Auerbach-Plexus) (Bd. 3 S. 302). Sie bilden das **intrinsische** enterische Nervensystem und stehen mit dem außerhalb des Darmrohrs gelegenen **extrinsischen** vegetativen Nervensystem in direkter Verbindung.

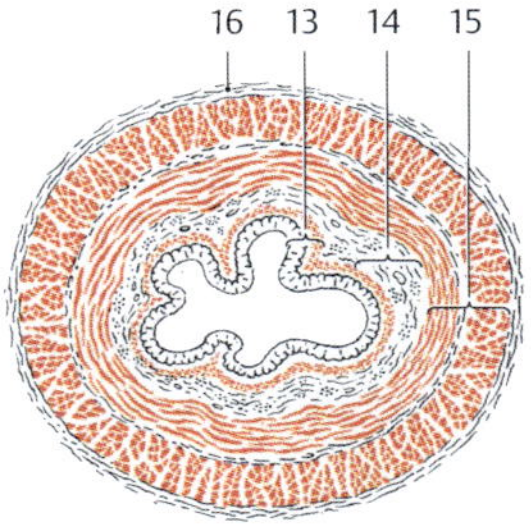

B Wandaufbau im Rumpfdarm

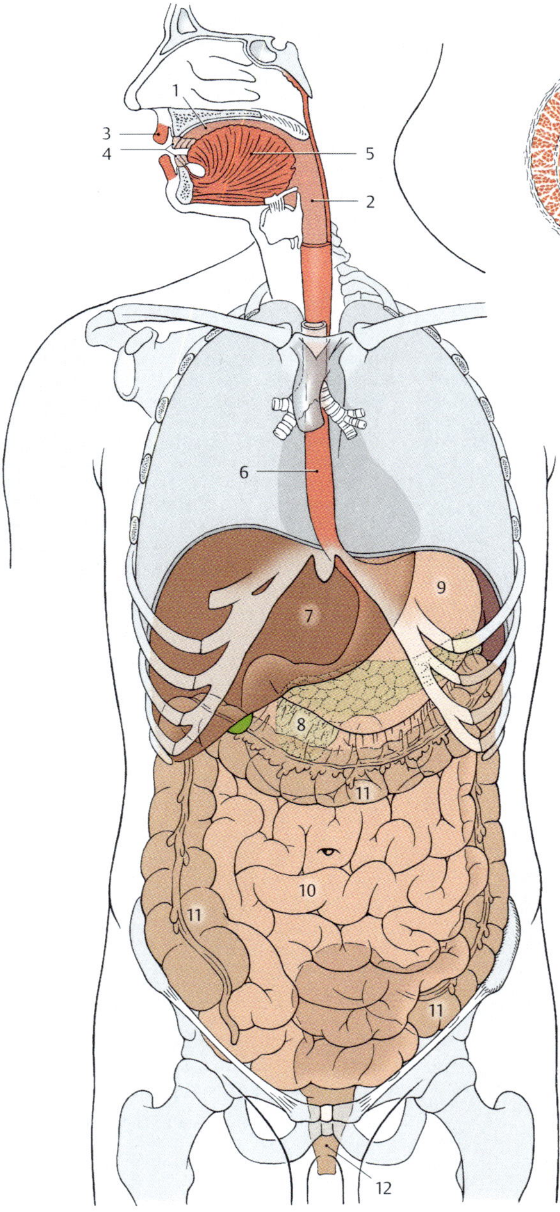

A Organe des Verdauungssystems

Mundhöhle

Allgemeiner Aufbau

Die Mundhöhle, **Cavitas oris**, ist ein von Schleimhaut, **Tunica mucosa oris**, ausgekleideter Raum. Man unterscheidet drei hintereinander gelegene Abschnitte: Vorhof, **Vestibulum oris** (**A1**), eigentliche Mundhöhle, **Cavitas oris propria** (**A2**), sowie Schlund, **Fauces**, der mit der Schlundenge, **Isthmus faucium** (**A3**), den Übergang zum Rachen bildet.

Vestibulum oris. Es wird **vorne** durch die Lippen, *Labia oris* (**A4**), **seitlich** durch die Wangen, *Buccae* (**A5**), und **innen** von den Zähnen, *Dentes* (**A6**), und den *Alveolarfortsätzen* (**A7**) von Ober- und Unterkiefer begrenzt. Die Schleimhaut über den Alveolarfortsätzen ist das Zahnfleisch, *Gingiva* (**CD8**). Es ist hier fest mit dem Knochen verwachsen und schlägt auf Lippen und Wangen unter Bildung eines Gewölbes, *Fornix* (**C9**), um, wo die Schleimhaut sehr verschieblich ist. Die Lippen sind in der Mitte über je ein Schleimhautbändchen, *Frenulum labii superioris* (**A10**) und *Frenulum labii inferioris* (**A11**), am Zahnfleisch des Ober- bzw. Unterkiefers befestigt. In den Vorhof münden zahlreiche *kleine Speicheldrüsen* sowie der Ausführungsgang der *Ohrspeicheldrüse* (S. 154). Bei geschlossenen Zahnreihen gibt es lediglich hinter dem 3. Mahlzahn und durch die Zahnzwischenräume Verbindungen zur Cavitas oris propria.

Eigentliche Mundhöhle. Vordere und seitliche Begrenzung sind *Alveolarfortsätze*, *Zähne* und *Zahnfleisch*. **Hinten** steht die Mundhöhle über den *Isthmus faucium* mit dem Rachen in Verbindung. Das **Dach** wird vom harten und weichen Gaumen, *Palatum durum* (**A12**) und *Palatum molle* (**A13**), gebildet und markiert die Trennwand zur Nasenhöhle. Den **Boden** formen die Muskeln des Mundbodens, *Diaphragma oris* (S. 152), auf dem die Zunge, *Lingua* (**ACD14**), liegt.

A15 Arcus palatoglossus, **A16** Arcus palatopharyngeus, **A17** Tonsilla palatina, **A18** Uvula palatina.

Im Gesicht wird die Grenze zwischen Wangen und Lippen durch die Nasen-Lippen-Furche, *Sulcus nasolabialis* (**B19**), markiert.

Lippen. Die Oberlippe reicht bis zur Basis der äußeren Nase, die Unterlippe bis zur Kinn-Lippen-Furche, *Sulcus mentolabialis* (**B20**). Oberlippe, **Labium superius** (**B21**), und Unterlippe, **Labium inferius** (**B22**), sind seitlich im Mundwinkel, **Angulus oris** (**B23**), miteinander verbunden (Commissura labiorum) und schließen die Mundspalte, **Rima oris** (**B24**), ein. Hier grenzen äußere Gesichtshaut und innere Mundschleimhaut über eine Zwischenzone, das **Lippenrot**, aneinander. An der Oberlippe ist dieses in der Mitte zum *Tuberculum* verdickt. Von hier aus zieht eine Hautrinne, *Philtrum* (**B25**), nach kranial zur Nase.

Histologie. Die Lippen sind **Haut-Schleimhaut-Falten**, deren Grundlage der mimische **M. orbicularis oris** (**C26**) bildet. **Außen** werden sie von *Epidermis* mit Haaren, Schweiß- und Talgdrüsen bedeckt. Die **Übergangszone**, das *Lippenrot* (**C27**), ist durch *schwach verhorntes Epithel* charakterisiert, hier schlägt der M. orbicularis oris (**C26**) hakenförmig nach außen um. Das Lippenrot geht nach **innen** kontinuierlich in die von *mehrschichtig unverhorntem Plattenepithel* ausgekleidete Mundschleimhaut über, die seromuköse *Glandulae labiales* (**C28**) enthält.

Wangen (**D**). Grundlage ist eine vom **M. buccinator** (**D29**) gebildete Muskelplatte, die innen von *Mundschleimhaut* mit kleinen Speicheldrüsen, *Glandulae buccales*, bedeckt wird. Außen liegt ihr der Wangenfettpfropf, *Corpus adiposum buccae* (Bichat-Fettpfropf) (**D30**), an, gefolgt vom M. masseter (**D31**).

Gefäße, Nerven und Lymphabfluss. Wangen und Lippen werden aus der **A. facialis** versorgt, ihr venöser Abfluss verläuft über die **V. facialis**. Die Oberlippe wird **sensibel** vom *N. infraorbitalis* (Ast des N. maxillaris), die Unterlippe vom *N. mentalis* (Ast des N. mandibularis) und die Wangenschleimhaut vom *N. buccalis* (Ast des N. mandibularis) innerviert. Die **Lymphe** aus der Oberlippe fließt zu den submandibulären und oberen Halslymphknoten, die aus der seitlichen Unterlippe zu den submandibulären und die aus der Unterlippenmitte zu den submentalen Lymphknoten.

D32 Platysma, **D33** M. geniohyoideus, **D34** M. mylohyoideus.

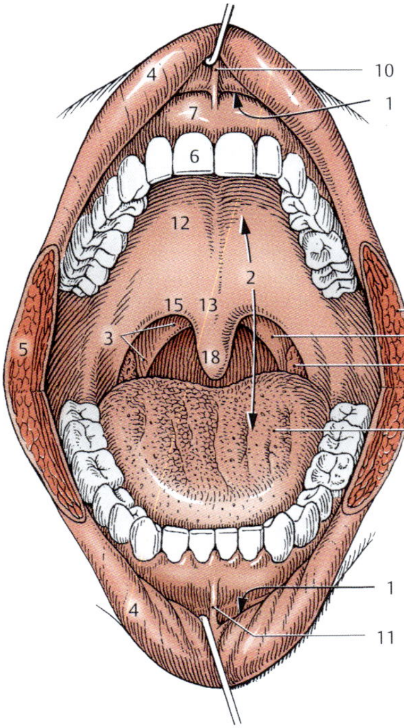

A Mundhöhle

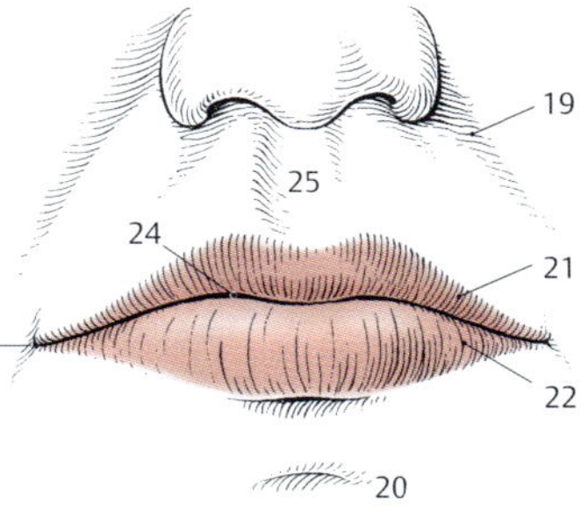

B Lippen, Lippenfurchen

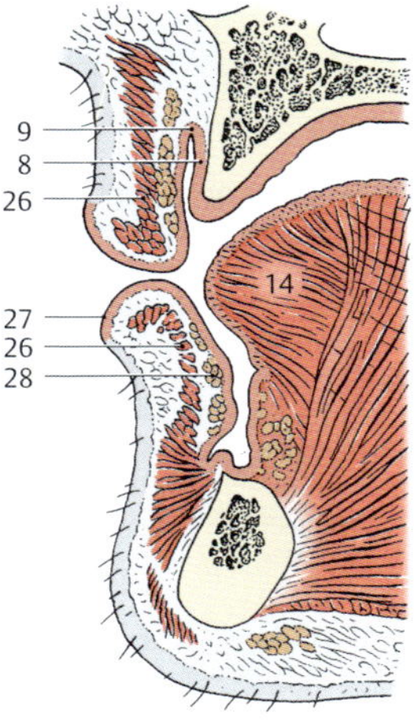

C Lippe, sagittal

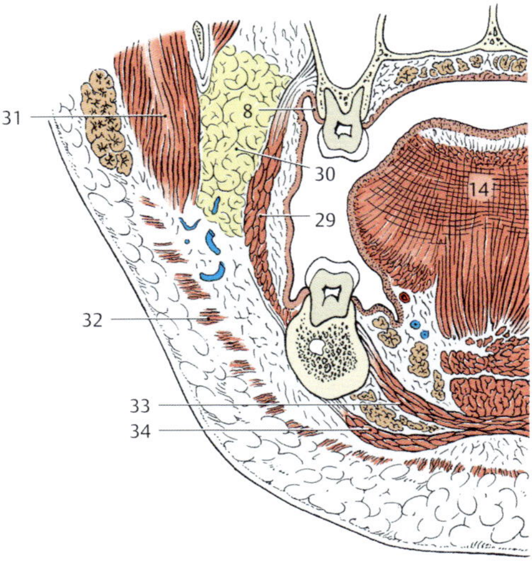

D Wange und Mundhöhle, frontal

Gaumen

Palatum durum (A). Der harte Gaumen bildet die vorderen zwei Drittel des Mundhöhlendachs. **Knöcherne** Grundlage sind die *Processus palatini der Maxilla* und die *Laminae horizontales der Ossa palatina* (Bd. 1 S. 294). Der Knochen wird von **Periost** und einer **dikken Schleimhaut** überzogen, die unverschieblich am Periost befestigt ist und sich nach vorne in das *Zahnfleisch* fortsetzt. In der Mitte wirft die Schleimhaut eine Leiste auf, **Raphe palati** (**A1**), die bindegewebig mit der knöchernen Gaumennaht zusammenhängt und vorne in einer kleinen Erhebung, *Papilla incisiva* (**A2**), endet. Zu beiden Seiten der Raphe bildet die Schleimhaut flache quere Gaumenleisten, **Plicae palatinae transversae** (**A3**). Die Zunge drückt die Nahrung gegen das Gebiet der Gaumenleisten und -rinnen. Rechts und links der Mittellinie liegen im hinteren Bereich der Schleimhaut des harten Gaumens Pakete von kleinen mukösen Gaumenspeicheldrüsen, **Glandulae palatinae** (**A4**), die einen Gleitschleim für die Nahrung herstellen.

Palatum molle (B). Im hinteren Drittel wird das Dach der Mundhöhle vom weichen Gaumen bzw. Gaumensegel, **Velum palatini**, einer sehnig-muskulären Platte, gebildet. Es hängt segelförmig vom harten Gaumen schräg nach hinten herab. Vom Hinterrand hebt sich in der Mitte das Zäpfchen, **Uvula palatina** (**ABC5**), ab, von dem seitlich je 2 Falten, die **Gaumenbögen**, divergierend nach kaudal ziehen. Die Gaumenbögen einer Seite umfassen eine Nische, in der beiderseits die Gaumenmandel, **Tonsilla palatina** (**B6**), gelegen ist. Der vordere Gaumenbogen, **Arcus palatoglossus** (**B7**), zieht zum Seitenrand der Zunge, der hintere, **Arcus palatopharyngeus** (**B8**), in die Wand des Schlundes. Die durch die Gaumenbögen entstehende Rachenenge, **Isthmus faucium**, ist der muskulär verschließbare Eingang zum Rachen. Schleimhaut und Drüsen des harten Gaumens setzen sich auf den weichen Gaumen fort.

Gaumenmuskeln

Die Gaumenmuskeln strahlen in eine derbe bindegewebige Aponeurose, **Aponeurosis palatina** (**C8**), eine Fortsetzung des Periostes, ein, die die Grundlage des Gaumensegels bildet.

M. tensor veli palatini (C10). Der Spanner des Gaumensegels entspringt als dünne dreiseitige Platte von der *Schädelbasis* und von der *Wand der Tuba auditiva*. Er steigt abwärts und endet in einer Sehne, die um den Hamulus pterygoideus (**C11**) herumläuft und horizontal in die *Gaumenaponeurose* einstrahlt. Der Muskel hebt und spannt das Gaumensegel bis zur Horizontalen und öffnet dabei den Eingang in die Tuba auditiva. Er wird von einem Ast des *N. mandibularis* innerviert.

M. levator veli palatini (C12). Der Muskel entspringt an der *Schädelbasis* dorsal und medial vom M. tensor veli palatini und vom *Tubenwulst*, zieht schräg nach vorne, unten und medial und inseriert in der *Gaumenaponeurose*. Er hebt das Gaumensegel und zieht es nach hinten. Der Muskel wird über den *Plexus pharyngeus* (N. vagus und N. glossopharyngeus) innerviert.
In Ergänzung zum oberen Schlundschnürer sind der M. tensor veli palatini und der M. levator veli palatini am Aufbau der seitlichen Pharynxwand beteiligt.

M. palatoglossus (B13). Er liegt im *vorderen* Gaumenbogen, entspringt von der *Gaumenaponeurose* und strahlt in den *Seitenrand des Zungengrundes* ein. Er dient der Verengung des Isthmus faucium, indem er den Zungengrund hebt oder das Gaumensegel abwärts zieht. Er wird vom *N. glossopharyngeus* innerviert.

Der **M. palatopharyngeus (B14).** Er liegt im *hinteren* Gaumenbogen und entspringt ebenfalls in der *Gaumenaponeurose*. Er wird zu den Schlundhebern gerechnet und vom *N. glossopharyngeus* innerviert.

M. uvulae (B15). Er entspringt paarig von der Gaumenaponeurose, in manchen Fällen vom knöchernen *harten Gaumen* und strahlt hinter dem M. levator veli palatini in die *Aponeurose der Uvula* ein. Er verkürzt die Uvula und wird vom *Plexus pharyngeus* innerviert.

Klinischer Hinweis. Bei einer Gaumenspalte ist die Funktion des weichen Gaumens gestört und infolgedessen die Belüftung des Mittelohres über die Tuba auditiva beeinträchtigt.

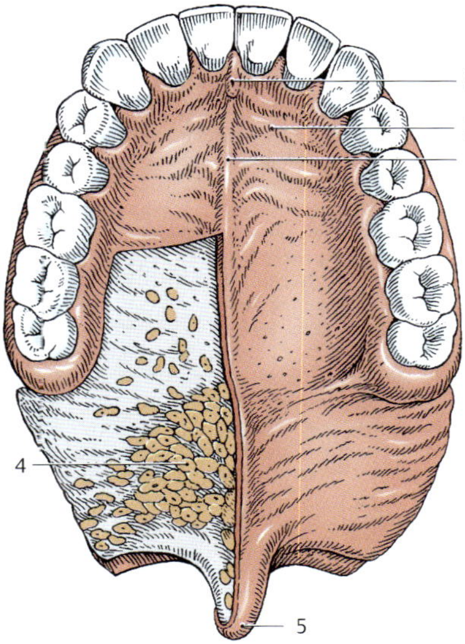

A Gaumen, Gaumendrüsen

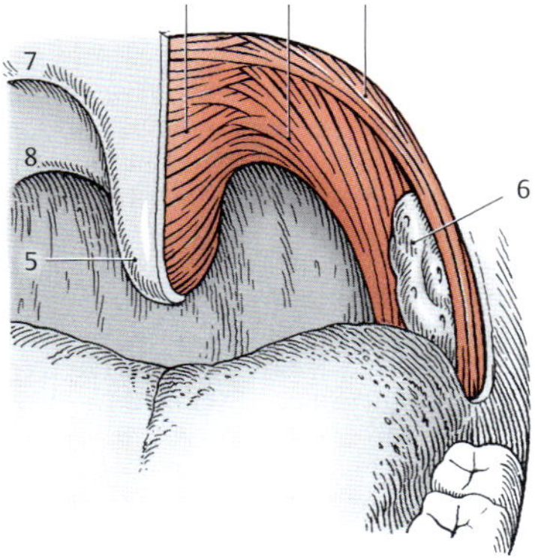

B Gaumenbögen, Gaumenmandel

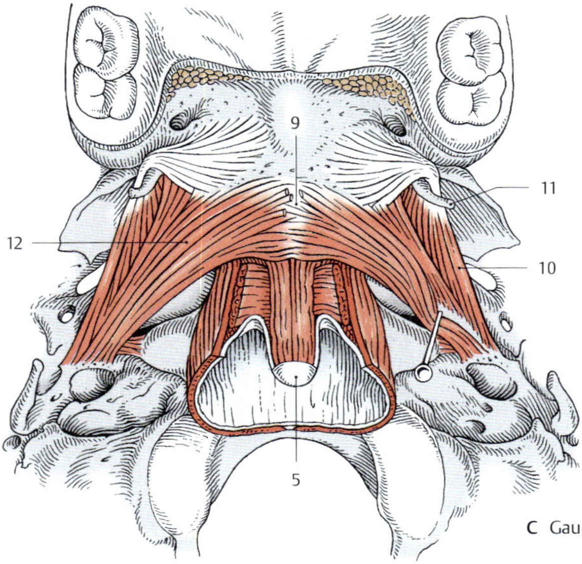

C Gaumensegel von unten

Zunge

Grundlage der Zunge, **Lingua**, ist ein **kräftiger und wandlungsfähiger Muskelkörper**, der von einer sehr differenzierten Schleimhaut, **Tunica mucosa linguae**, überzogen wird.
Makroskopisch unterscheidet man Zungenkörper, **Corpus linguae**, Zungenspitze, **Apex linguae** (**A1**), und Zungenwurzel, **Radix linguae**, mit der die Zunge an den benachbarten knöchernen Strukturen befestigt ist. Als Zungenrücken, **Dorsum linguae** (**A2**), wird die konvex gekrümmte Zungenoberfläche bezeichnet. Sie wird durch eine V-förmige Furche, **Sulcus terminalis** (**A3**), in 2 Anteile gegliedert. An der Spitze des Sulcus terminalis liegt das *Foramen caecum* (**A4**), Ursprungsort der Schilddrüsenanlage.
Vor dem Sulcus liegen etwa zwei Drittel der Zunge. Sie machen den oralen Anteil, **Pars anterior** oder **Pars presulcalis** (**A5**), aus. Das hinter dem Sulcus gelegene Zungendrittel bildet den pharyngealen Anteil, **Pars posterior** oder **Pars postsulcalis** (**A6**). Er ist dorsal vom Arcus palatoglossus im Oropharynx lokalisiert und nahezu vertikal eingestellt. Die beiden Anteile der Zunge unterscheiden sich hinsichtlich des Aufbaus ihrer Schleimhaut, ihrer Innervation und ihrer verschiedenen embryonalen Herkunft.

Pars anterior. Der orale Teil der Zunge liegt auf dem Mundboden; sie stößt hier mit dem Rücken an den Gaumen, mit der Spitze an die Schneidezähne und mit dem Rand, *Margo linguae* (**A7**), an die Backenzähne. Am Zungenrand geht der Zungenrücken in die Unterseite, *Facies inferior linguae* (S. 152), über. Die **Schleimhaut** des Zungenrückens besteht aus einem *mehrschichtigen unverhornten Plattenepithel* und ist unverschieblich mit einer darunter liegenden bindegewebigen Platte, *Aponeurosis linguae*, verbunden. Sie weist im oralen Teil eine mehr oder minder ausgeprägte mediane Furche, **Sulcus medianus linguae** (**A8**), auf. Das Relief des Zungenrückens ist geprägt durch verschiedene Papillen, **Papillae linguales** (**A9, B-E**), d. h. makroskopisch sichtbaren Erhebungen, die aus einem bindegewebigen Grundstock mit Epithelüberzug bestehen.

Papillae linguales. Die Papillen werden aufgrund unterschiedlicher Formen in **4 Typen** gegliedert: **Papillae filiformes** (**B10, C**) sind fadenförmig und haben an ihren Enden gespaltene, verhornte Epithelspitzen. Sie bedecken, in Reihen stehend, den überwiegenden Teil des Zungenrückens und dienen v. a. der *Tastempfindung*. Sie besitzen keine Geschmacksknospen. **Papillae fungiformes** (**B11, D**) sind pilzähnliche Epithelerhebungen mit glatter Oberfläche, die hauptsächlich am Zungenrand vorkommen und neben *Geschmacksknospen* auch *Mechano- und Thermorezeptoren* besitzen. Ihre Hauptaufgabe besteht darin, gelöste Schmeckstoffe zu perzipieren. **Papillae foliatae**, Blattpapillen (**A12**), liegen in Reihen angeordnet am hinteren Zungenrand und enthalten zahlreiche *Geschmacksknospen*. Als **Papillae vallatae** (**B13, E**) werden die 7 – 12 vor dem Sulcus terminalis gelegenen Papillen bezeichnet, die von einem schmalen tiefen Graben (Ringwall) umgeben werden und sehr viele *Geschmacksknospen* (Bd. 3 S. 332) enthalten. In die Grabensohle münden die Ausführungsgänge der serösen Spüldrüsen (von-Ebner-Drüsen) ein.

Pars posterior. Der postsulkale, pharyngeale Abschnitt der Zunge (auch als Zungengrund oder Zungenwurzel bezeichnet), bildet die *vordere Wand des Oropharynx*. Lateral geht der Zungengrund in die *Tonsilla palatina* (**A14**) und die *laterale Pharynxwand* über. Dorsal ziehen 3 Schleimhautfalten zum Kehldeckel, in der Mitte eine **Plica glossoepiglottica mediana** (**A15**) und seitlich je eine **Plica glossoepiglottica lateralis** (**A16**). Zwischen den Falten entstehen 2 Gruben, **Valleculae epiglotticae** (**A17**). Die Oberfläche des Zungengrundes ist durch subepithelial gelegene Lymphfollikel/Zungenbälge, **Folliculi linguales** (**AB18**), unregelmäßig und höckerig gestaltet. Die Gesamheit dieser Follikel wird auch als **Tonsilla lingualis** (S. 416) bezeichnet. Papillen fehlen hier.

Innervation der Zungenschleimhaut. Die **Pars presulcalis** wird sensibel vom *N. lingualis* (aus dem N. mandibularis) versorgt, sensorisch (Ausnahme Papillae vallatae) durch die *Chorda tympani* (aus dem N. intermediofacialis). Die **Pars postsulcalis** wird sensibel vom *N. glossopharyngeus* innerviert mit Ausnahme der Valleculae epiglotticae, die vom *N. vagus* versorgt werden. Die sensorischen Afferenzen aus den Geschmacksknospen des hinteren Zungendrittels verlaufen ebenfalls über den *N. glossopharyngeus*, im Bereich der Valleculae epiglotticae über den *N. vagus*.

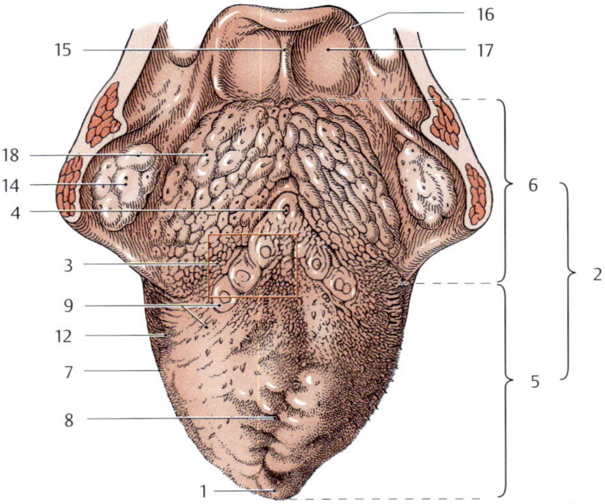

A Zungenschleimhaut und Zungenpapillen, Aufsicht

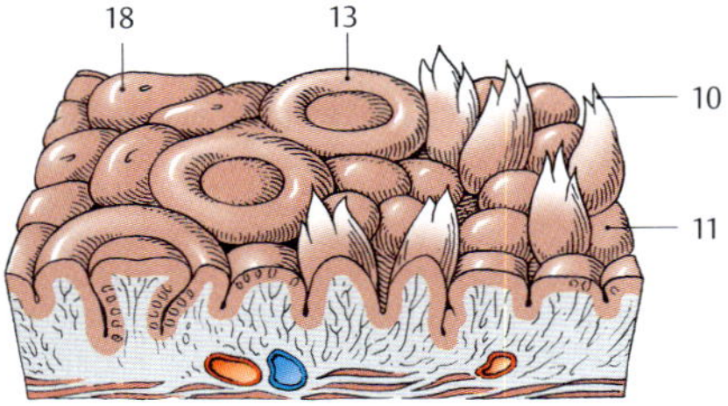

B Zungenpapillen, vergrößert

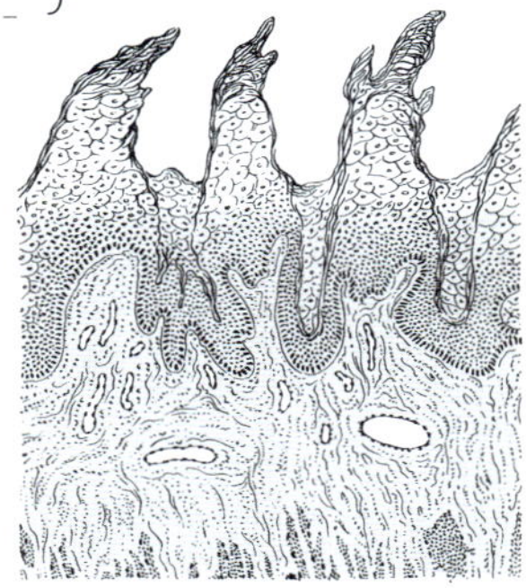

C Papillae filiformes

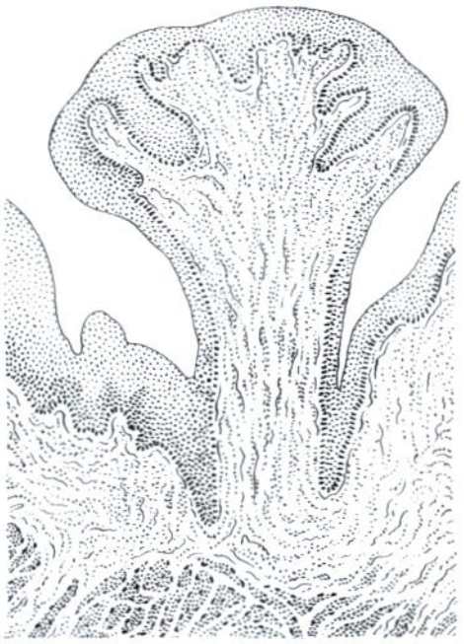

D Papilla fungiformis

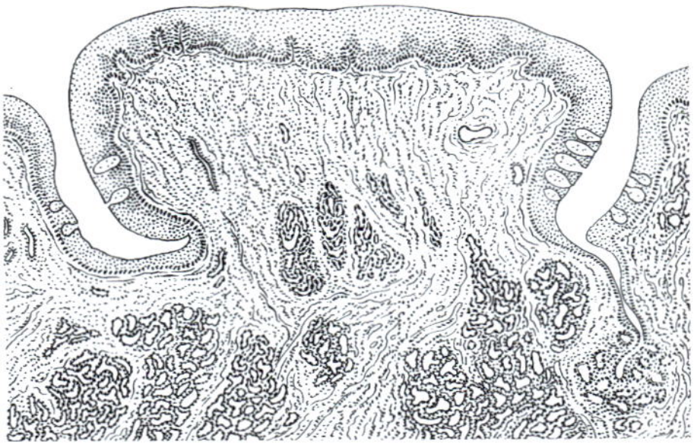

E Papilla vallata

Zungenmuskeln

Die Zungenmuskeln, **Mm. linguae**, werden gegliedert in die von Skelettteilen entspringende **äußere** Zungenmuskulatur und die ausschließlich in der Zunge lokalisierte, nicht an Skelettteilen befestigte **innere** Muskulatur.

Äußere Zungenmuskeln

Zu den äußeren Zungenmuskeln zählen der M. genioglossus, der M. hyoglossus, der M. styloglossus und der M. palatoglossus, der bereits bei den Muskeln des weichen Gaumens besprochen worden ist (S. 146).

M. genioglossus (AB1). Er entspringt paarig von der *Spina mentalis* des Unterkiefers oberhalb vom M. geniohyoideus und strahlt fächerförmig von der Zungenspitze nach hinten und oben in den *Zungenkörper* ein, wobei sich seine Muskelfasern, die sich an der Aponeurosis linguae anheften, mit den inneren Zungenmuskeln vermischen. Der Muskel bewegt die Zunge nach vorn und zieht sie mundbodenwärts. Lateral wird der M. genioglossus vom M. hyoglossus bedeckt.
M. hyoglossus (A2). Er entspringt als dünne vierseitige Muskelplatte vom *Cornu majus des Zungenbeins* (**A3**) und vom *Zungenbeinkörper* (**A4**), verläuft nahezu vertikal und strahlt seitlich vom M. genioglossus in die *Zunge* ein. Bei festgestelltem Zungenbein zieht der Muskel die Zunge nach hinten.
M. styloglossus (A5). Er entspringt vom *Proc. styloideus* und strahlt in Höhe des hinteren Gaumenbogens in die Zunge ein. Seine Fasern ziehen im Seitenrand der Zunge nach vorne bis zur *Zungenspitze*. Der M. styloglossus zieht die Zunge nach hinten und oben.

Gefäße und Nerven. Die äußeren Zungenmuskeln werden (mit Ausnahme des M. palatoglossus) vom **N. hypoglossus** (**A6**) innerviert. Er liegt dem M. hyoglossus außen auf und gibt am vorderen Rand dieses Muskels einen kleinen Ast nach vorn in den M. geniohyoideus ab, ferner einen kräftigen aufsteigenden Ast, der den M. genioglossus und die inneren Zungenmuskeln versorgt. Der aufsteigende Endast des N. hypoglossus unterkreuzt den Ausführungsgang der Glandula submandibularis (**A7**) und den N. lingualis (**A8**). Die arterielle Versorgung der Zungenmuskulatur erfolgt über die **A. lingualis** (**A9**), die von dorsal kommend unter den M. hyoglossus gelangt, wo sie sich in die Endäste, *A. profunda linguae* und *A. sublingualis*, verzweigt.

AB10 M. geniohyoideus, **A11** M. palatoglossus, **A12** M. palatopharyngeus, **A13** M. constrictor pharyngis superior.

Innere Zungenmuskeln

Die inneren Zungenmuskeln bestehen aus Fasersystemen, die in allen 3 Ebenen des Raumes verlaufen und am bindegewebigen Gerüst der Zunge verankert sind. Letzteres besteht aus einer medianen, vertikal gestellten Bindegewebsfaserschicht, *Septum linguae*, welche die Zunge unvollständig in 2 Hälften unterteilt, und einer derben Bindegewebsplatte, die sich am Zungenrücken zwischen Schleimhaut und Muskulatur erstreckt, *Aponeurosis lingualis* (**C14**). Auf jeder Seite des Septum linguae unterscheidet man folgende Faserbündel:

Mm. longitudinales superior (**B15**) **et inferior** (**B16**). Sie ziehen nahe dem Zungenrücken unter der Zungenaponeurose bzw. nahe dem Mundboden als umschriebene Bündel von der *Zungenspitze* bis zum *Zungengrund*.
M. transversus linguae (**C17**). Er bildet ein starkes System querverlaufender Muskelfasern, die zum Teil in das *Septum linguae*, in die *Aponeurosis lingualis* und den *seitlichen Zungenrand* einstrahlen und zum kleinen Teil auch das Septum überqueren.
M. verticalis linguae (**C18**). Er besteht aus vertikalen Faserzügen, die von der *Zungenoberfläche* leicht gebogen zur *Aponeurosis linguae* verlaufen.

Die inneren Zungenmuskeln dienen der **Formveränderung der Zunge**. Meist arbeiten 2 Systeme agonistisch zusammen und erzwingen die Erschlaffung des dritten Systems. Die inneren Zungenmuskeln werden vom **N. hypoglossus** innerviert.

Klinischer Hinweis. Wenn durch **Ausfall des N. hypoglossus** eine Zungenhälfte gelähmt ist, weicht die gesunde Seite nach der kranken aus und die Zungenspitze zeigt zur Seite der Lähmung. Die Zungenoberfläche der betroffenen Seite erscheint infolge einer Atrophie der Zungeneigenmuskeln gerunzelt.

BC19 M. mylohyoideus, **C20** Platysma.

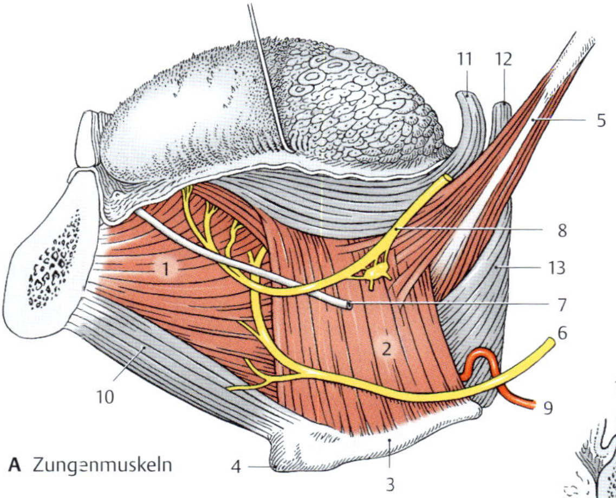

A Zungenmuskeln

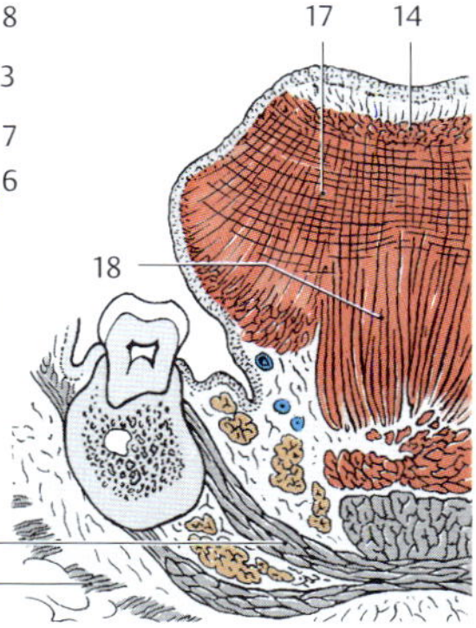

C Zungenmuskeln, frontal

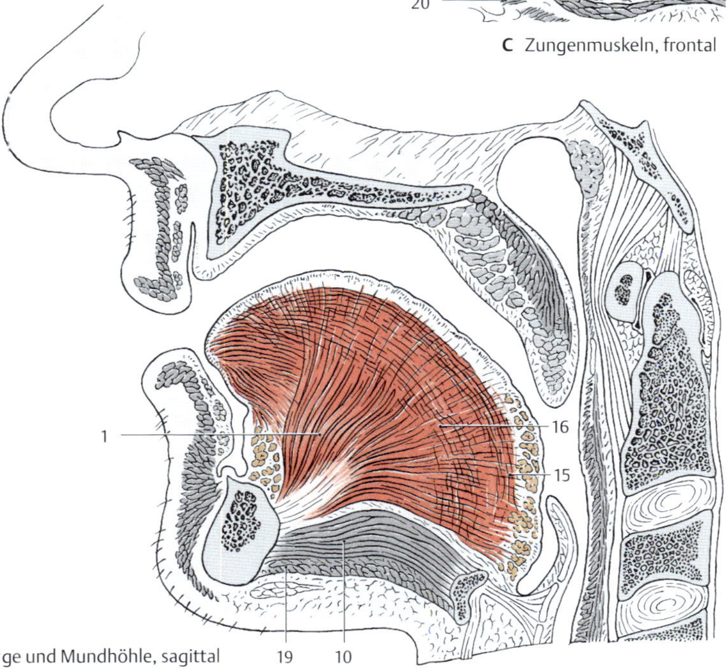

B Zunge und Mundhöhle, sagittal

Facies inferior linguae (A)

Die Unterfläche der Zunge liegt dem Mundboden auf; sie ist nur bei hochgehobener Zunge einsehbar. Die Schleimhaut der Zungenunterseite ist dünn, locker mit dem Zungenkörper verbunden und bildet in der Mitte das Zungenbändchen, **Frenulum linguae** (**A1**), das zum Zahnfleisch des Unterkiefers zieht. Durch die Schleimhaut schimmert zu beiden Seiten des Zungenbändchens bläulich die kräftige **V. profunda linguae** (**A2**) hindurch. Weiter lateral liegt meist eine gezackte Falte, **Plica fimbriata** (**A3**), das Rudiment einer bei Tieren vorkommenden Unterzunge. Im Bereich der Zungenspitze kann die kleine Unterzungendrüse beiderseits eine Schleimhautvorwölbung hervorrufen. Am Boden der Mundhöhle wird das Relief der Mundschleimhaut beiderseits durch eine schmale Längsfalte, **Plica sublingualis** (**A4**), geprägt, unter der sich die Unterzungendrüse (S. 154) verbirgt. Am vorderen Ende dieser Falte liegt eine warzenförmige Erhebung, **Caruncula sublingualis** (**A5**), auf der gemeinsam oder dicht nebeneinander die Drüsenausführungsgänge der großen Unterzungendrüse und der Unterkieferdrüse münden.

Klinischer Hinweis. Durch die dünne Schleimhaut von Mundboden und Unterfläche der Zunge kann eine schnelle Wirkstoffresorption bestimmter Arzneimittel erfolgen, z. B. von Nitrolingual als symptomatische Behandlung der Angina pectoris – *sublinguale Applikation, perlinguale Resorption.*

Mundboden

Der Boden der Mundhöhle liegt vorn zwischen den Ästen des Unterkiefers und besteht aus einer Muskelplatte, **Diaphragma oris**, die hauptsächlich von den Mm. mylohyoidei gebildet wird und die damit die Grundlage für den Mundboden bilden.

M. mylohyoideus (**B6**). Er entspringt an der *Linea mylohyoidea* (**B7**) des Unterkiefers und zieht kaudal-, medial- und dorsalwärts zu einer in der Mitte gelegenen medianen *Raphe* und zum *Zungenbein* (**B8**). Der M. mylohyoideus wird vom *N. mylohyoideus* (aus dem N. mandibularis) innerviert.

M geniohyoideus (B9). Er liegt beiderseits der Mittellinie des Mundhöhlenbodens und verstärkt diesen von innen. Er entspringt an der *Spina mentalis* des Corpus mandibulae und zieht zum Körper des *Zungenbeins.* Der M. geniohyoideus wird von ventralen Ästen des *1. und 2. Zervikalnerven* (Plexus cervicalis) versorgt, die über den N. hypoglossus an ihn herangebracht werden.

M. digastricus. Er ist ein zweibäuchiger Muskel; sein hinterer Bauch, **Venter posterior**, entspringt an der *Incisura mastoidea* des Os temporale und geht in Höhe des Zungenbeinkörpers in eine Zwischensehne über; er wird vom *N. facialis* innerviert. Der vordere Bauch, **Venter anterior**, entspringt in der *Fossa digastrica* des Unterkiefers und geht dann in die Zwischensehne über, die über eine bindegewebige Schlaufe am *Zungenbein* befestigt ist (S. 155 **A**). Der vordere Digastrikusbauch wird vom *N. mylohyoideus* innerviert.

M. stylohyoideus. Er entspringt vom *Proc. styloideus* und setzt an *Corpus und Cornu majus des Zungenbeins* an. Seine Insertionssehne spaltet sich, um die Zwischensehne des Digastrikus zu umfassen. Der M. stylohyoideus wird vom *N. facialis* innerviert.

Die genannten Muskeln liegen oberhalb des Zungenbeins und werden zur Gruppe der **suprahyalen Muskeln** (Obere Zungenbeinmuskeln) zusammengefasst. Sie sind an der aktiven Mundöffnung beteiligt und heben beim Schlucken das Zungenbein nach kranial ventral.

B10 M. hyoglossus, **B11** M. stylohyoideus, **B12** A. lingualis, **B13** M. genioglossus.

Klinischer Hinweis. Im lockeren Gewebe des Mundbodens können sich diffus ausbreitende und dadurch oft schwer abgrenzbare durch *Staphylokokken* und auch *Streptokokken* hervorgerufene Entzündungen entwickeln, die zum Krankheitsbild der **Mundbodenphlegmone** führen. Ursache einer Mundbodenphlegmone kann u. a. Zahnkaries, Stomatitis oder ein örtlicher Lymphknotenabszess sein. Die schmerzhafte Infiltration führt zu einer palpatorisch feststellbaren Schwellung des Mundbodens, zu Schluckbeschwerden und septischen Allgemeinsymptomen.

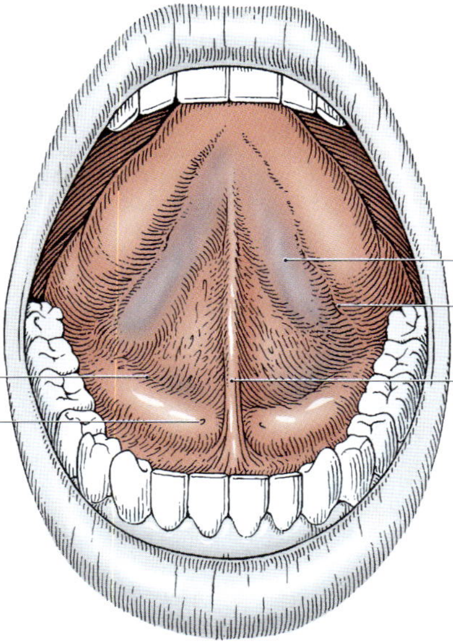

A Zungenschleimhaut von unten

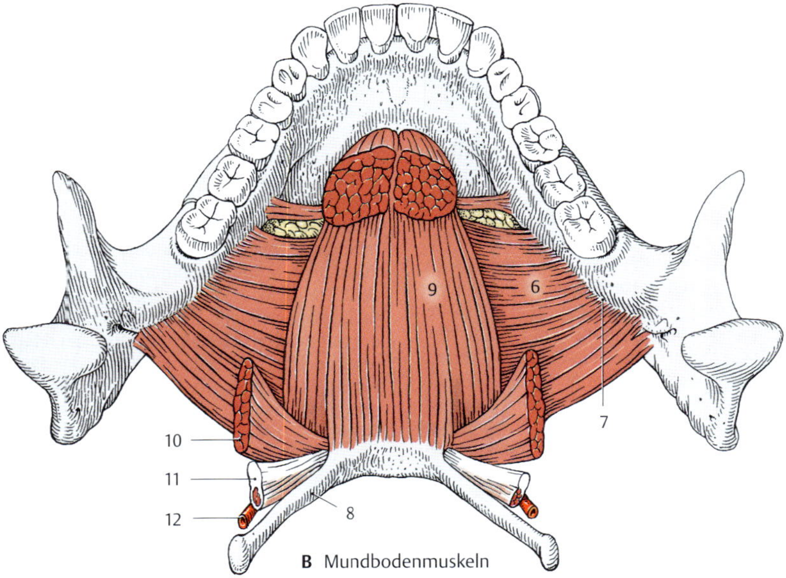

B Mundbodenmuskeln

Speicheldrüsen

In die Mundhöhle und in das Vestibulum oris münden die Ausführungsgänge zahlreicher kleiner Speicheldrüsen, **Glandulae salivariae minores**, und die der 3 paarig angelegten großen Speicheldrüsen, **Glandulae salivariae majores**.

Kleine Speicheldrüsen

Zu ihnen zählen die in der *Schleimhaut von Lippen, Wangen, Zunge und Gaumen gelegenen Drüsenpakete* mit überwiegend mukösen Endstücken (S. 156), ferner die fakultativ unter der Zungenspitze gelegene *Glandula lingualis anterior*. An den Zungenpapillen sitzen kleine Drüsen mit ausschließlich serösen Endstücken (S. 156), sie werden als *Spüldrüsen* bezeichnet. Die Aufgabe der kleinen Speicheldrüsen liegt vor allem in der **Befeuchtung der Mundschleimhaut**.

Große Speicheldrüsen

Glandula parotidea (A1). Die **rein seröse** Ohrspeicheldrüse (kurz: Parotis) ist die größte Speicheldrüse. Sie wird von einer 5derben Faszie, **Fascia parotidea**, umhüllt und liegt *vor und unter dem äußeren Gehörgang* auf dem hinteren Teil des M. masseter (**A2**). Sie bedeckt das Kiefergelenk und wird von den Ästen des *N. facialis* durchzogen, welche die Drüse in eine **Pars superficialis** und eine **Pars profunda** unterteilen. Nach oben reicht die Parotis bis zum *Jochbogen* (**A3**), nach unten bis zum *Angulus mandibulae* (**A4**), in der Tiefe erstreckt sie sich hinter dem Ramus mandibulae in der *Fossa retromandibularis* (Bd. 1 S. 352) bis zur Pharynxwand. Am vorderen Rand tritt der 3 – 4 mm dicke Ausführungsgang, **Ductus parotideus** (**A5**) hervor, der parallel zum Jochbogen über den M. masseter und den Wangenfettpfropf verläuft, den M. buccinator (**A6**) in schrägem Verlauf durchbricht und im *Vestibulum oris* in Höhe des 2. oberen Mahlzahnes auf der **Papilla parotidea** mündet. Dem Ausführungsgang liegt häufig eine kleine **Glandula parotidea accessoria** (**A7**) an. Sekretbildung und -abgabe der Parotis werden durch das vegetative Nervensystem gesteuert. Die präganglionären **parasympathischen** Fasern verlaufen mit dem *N. glossopharyngeus* (Bd. 3, S. 130), werden im *Ganglion oticum* umgeschaltet und mit den *Ästen des N. facialis* in der Drüse verteilt. **Sympathische** Fasern stammen aus dem *Plexus caroticus externus* und werden mit den Gefäßen an die Drüse herangebracht.

Glandula submandibularis (AB8). Die **überwiegend seröse** Unterkieferdrüse liegt unterhalb des Mundbodens im *Trigonum submandibulare* (Bd. 1 S. 350), das vom Unterkiefer sowie vorderem (**A9**) und hinterem Bauch (**A10**) des M. digastricus begrenzt wird. Der von einer Organkapsel umhüllte Drüsenkörper liegt unterhalb des *M. mylohyoideus* (**A11**) und reicht in der Tiefe bis zum *M. hyoglossus* (**B12**) und *M. styloglossus*. Der Ausführungsgang, **Ductus submandibularis** (**B13**), wird von einem hakenförmigen Drüsenfortsatz begleitet, zieht um den Hinterrand des M. mylohyoideus auf dessen Oberseite, verläuft medial der Glandula sublingualis (**B14**) nach vorne und mündet auf der **Caruncula sublingualis** (**B15**). Die präganglionären **parasympathischen** Fasern zur Glandula submandibularis stammen aus der *Chorda tympani* des N. facialis (Bd. 3 S. 122), werden im *Ganglion submandibulare* umgeschaltet und gelangen von dort als postganglionäre Fasern zur Drüse. Die **sympathischen** Fasern erreichen die Drüse über die benachbarten Blutgefäße.

Glandula sublingualis (B14). Die **überwiegend muköse** Unterzungendrüse liegt *auf dem M. mylohyoideus* und wirft die *Plica sublingualis* (**B16**) auf. Lateral reicht sie bis zur *Mandibula*, medial bis zum *M. genioglossus* (**B17**). Die Drüse besteht aus einer **Hauptdrüse**, deren Ausführungsgang, **Ductus sublingualis major**, neben oder vereint mit dem Ductus submandibularis auf der neben dem Zungenbändchen gelegenen **Caruncula sublingualis** mündet. Die Ausführungsgänge der zahlreichen **Glandulae sublinguales minores** sind kurz und münden längs der *Plica sublingualis* direkt in die Mundhöhle. Die **parasympathischen** Fasern erreichen die Glandula sublingualis auf dem gleichen Weg wie die zur Glandula submandibularis, die **sympathischen** Fasern verlaufen über das Gefäßgeflecht entlang der A. lingualis.

B18 N. hypoglossus, **B19** A. lingualis.

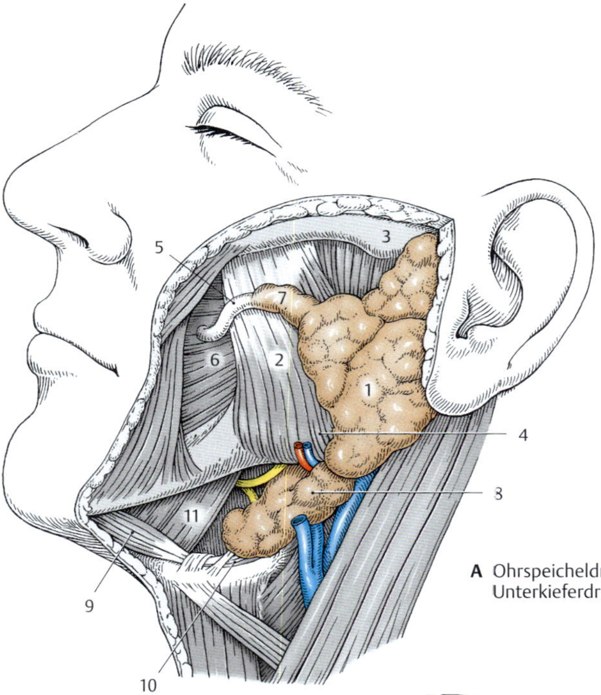

A Ohrspeicheldrüse, Unterkieferdrüse

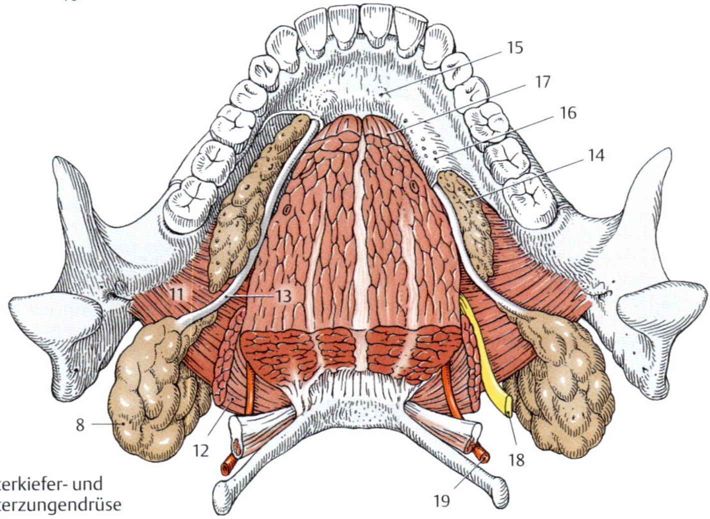

B Unterkiefer- und Unterzungendrüse

Feinbau der Speicheldrüsen

Die Speicheldrüsen sind **exokrine Drüsen**, die ihr Sekret, den Speichel, **Saliva**, über Ausführungsgänge in die Mundhöhle abgeben. Der Speichel erhöht die Gleitfähigkeit der zerkauten Nahrung, er ist bakterizid und enthält ein Kohlenhydrat-spaltendes Enzym. Insgesamt werden durch Reizung der Chemorezeptoren im Mund, durch Kaubewegungen und durch psychische Reize täglich 0,5 – 2,0 l Speichel sezerniert. Die **Zusammensetzung** des Speichels hängt von der jeweiligen Drüse und ihrem Funktionszustand ab. Man unterscheidet *dünnflüssigen, serösen Speichel*, der u. a. das Enzym α-Amylase enthält, und *zähflüssigen, mukösen Speichel*, der *Mukopolysaccharide* und *Glykoproteine* enthält.
Der Feinbau der einzelnen Speicheldrüsen ist entsprechend unterschiedlich. Sie bestehen aus ekkrin sezernierenden **Drüsenendstücken (I)**, die ausschließlich *seröse* (**A – C1**) oder nur *muköse* (**ACD2**) oder auch *seromuköse* Zellen in unterschiedlicher Verteilung (**D**) enthalten können, und aus einem **Ausführungsgangsystem (II)**.

Drüsenendstück. Das von **serösen** Drüsenzellen gebildete Drüsenendstück hat die Form einer Beere, **Azinus**, und besitzt eine kleine Lichtung (**A1**). Die Drüsenzellen sind pyramidenförmig hoch, haben ein fein granuliertes Zytoplasma und einen runden, zentral gelegenen Zellkern.
Das von **mukösen** Drüsenzellen gebildete Endstück hat die Form eines Röhrchens, **Tubulus**, und besitzt eine weite Lichtung (**A2**). Die Drüsenzellen sind ebenfalls hoch, ihr Zytoplasma ist wabig, die Zellkerne sind flach und nach basal gedrängt. Zwischen den Drüsenendstückzellen und deren Basalmembran liegen **Myoepithelzellen**, die durch ihre Kontraktilität an der Abgabe des Sekretes beteiligt sein sollen.

Ausführungsgangsystem. Es schließt sich an die sezernierenden Drüsenendstücke an, besteht aus verschiedenen Abschnitten und ist nicht in jeder Drüse vollständig ausgebildet. Auf das Drüsenendstück folgt zunächst ein **Schaltstück** (**A3**) mit geringem Durchmesser und niedrigem Epithel. Hieran schließt sich das **Sekretrohr** (**ABC4**) oder **Streifenstück** an mit größerem Durchmesser und einschichtigen hochprismatischen Epithel mit basaler Streifung. Letztere beruht auf Einfaltungen der Plasmamembran, zwischen denen Säulen von vertikal angeordneten Mitochondrien liegen. Die Sekretrohre münden dann in größer werdende **Ausführungsgänge** (**A5**), die ein weites Lumen und ein einschichtiges bis zweireihiges hochprismatisches Epithel aufweisen.

Die Speicheldrüsen werden durch Bindegewebe in Lappen und Läppchen untergliedert. *Endstücke, Schaltstücke und Sekretrohre* liegen innerhalb der Drüsenläppchen, **intralobulär**, die *Ausführungsgänge* liegen im Bindegewebe zwischen den Drüsenläppchen, **interlobulär**.

Die **Glandula parotidea** (**B**) ist eine **rein seröse** Drüse, die alle Anteile des Ausführungsgangsystems enthält. Im interlobulären Bindegewebe kommen häufig Fettzellen und Plasmazellen vor.
Die **Glandula submandibularis** (**C**) ist eine **gemischte, überwiegend seröse** Drüse, deren Schaltstücke teilweise in schleimbildende Tubuli umgewandelt sind. Den Tubuli sitzen die serösen Endstücke halbmondförmig auf. Darüber hinaus sind in der Glandula submandibularis alle Teile des Ausführungsgangsystems zu finden.
Die **Glandula sublingualis** (**D**) ist eine **gemischte, überwiegend muköse** Drüse, der Schaltstücke und Sekretrohre nahezu gänzlich fehlen.

Klinischer Hinweis. Durch Ablagerungen von Kalziumphosphat oder Kalziumkarbonat können sich in den großen Ausführungsgängen **Speichelsteine**, *Sialolithe*, bilden, die zu Ausflussstauung und schmerzhafter Drüsenschwellung führen. Auch der Zahnstein ist ein Produkt des Speichels.
Die **Parotitis epidemica** (*Mumps*, Ziegenpeter) ist eine durch den Mumpsvirus hervorgerufene Infektion, die zu einer typischen Schwellung der Ohrspeicheldrüse(n) führen kann. Die Kaubewegungen sind sehr schmerzhaft, weil die Ohrspeicheldrüse in ihrer derben bindegewebigen Kapsel keine Ausdehnungsmöglichkeit hat. Mumps ist die häufigste Ursache einseitiger frühkindlicher Schwerhörigkeit. Als Begleiterkrankung kann eine Mumps-Orchitis auftreten mit der Gefahr von Hodenatrophie und Sterilität.

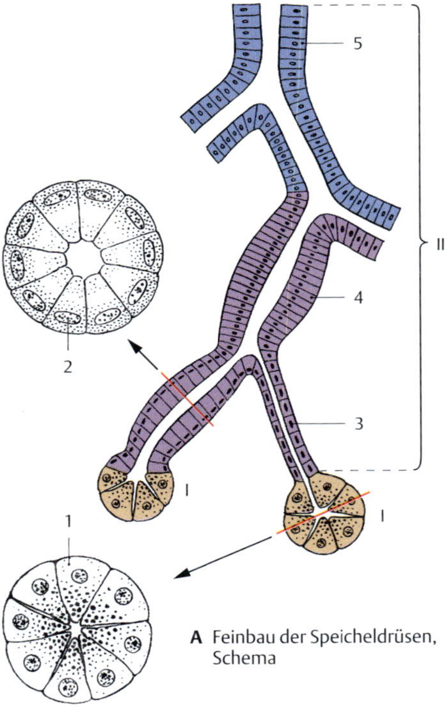

A Feinbau der Speicheldrüsen, Schema

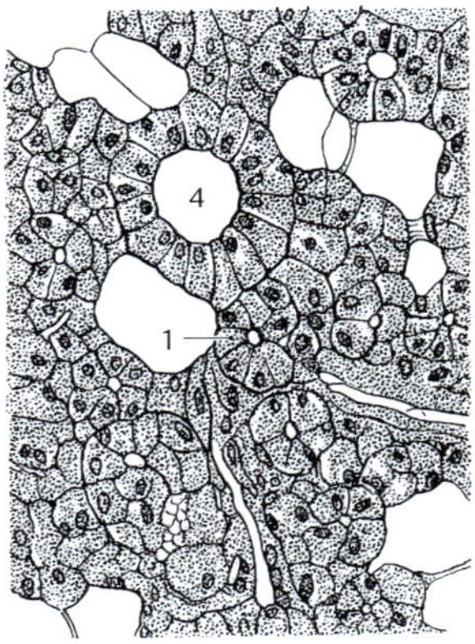

B Seröse Speicheldrüse

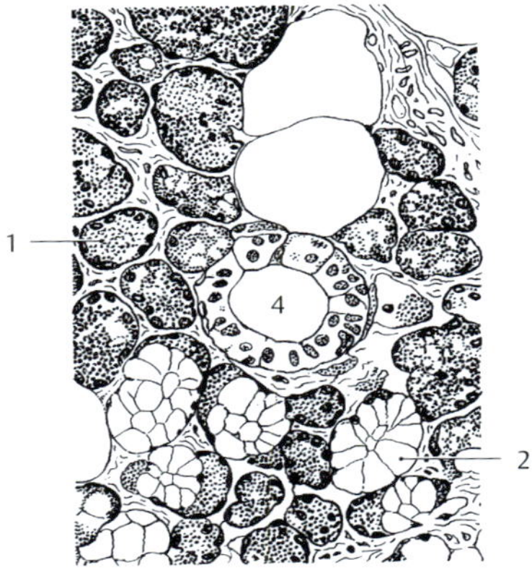

C Gemischte, überwiegend seröse Speicheldrüse

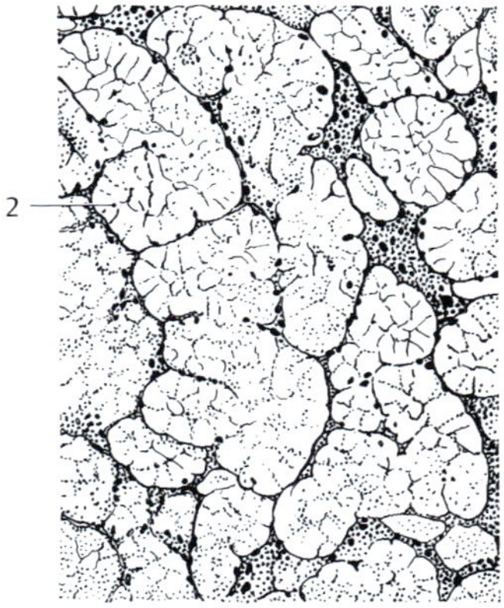

D Gemischte, überwiegend muköse Speicheldrüse

Zähne

Menschliche Zähne, **Dentes**, sind in den knöchernen Zahnfächern, *Zahnalveolen*, von Unter- und Oberkiefer untergebracht und schließen ohne Lücke, *Diastema*, aneinander. Das menschliche Gebiss ist **heterodont**, d. h. die Zähne sind in Abhängigkeit von ihrer funktionellen Spezialisierung unterschiedlich geformt. Im menschlichen Gebiss findet ein einmaliger Zahnwechsel statt, es ist **diphyodont**. Zunächst treten die Milchzähne, *Dentes decidui*, auf, die durch bleibende Zähne, *Dentes permanentes*, ersetzt werden.

Zahnabschnitte. An jedem Zahn werden 3 Abschnitte unterschieden: Zahnkrone, **Corona dentis** (**A1**), Zahnhals, **Cervix dentis** (**A2**), und Zahnwurzel, **Radix dentis** (**A3**). Die Zahnwurzel ist der in der knöchernen Alveole gelegene und durch den Zahnhalteapparat fixierte Abschnitt. Als Zahnhals wird ein schmaler Übergangsbereich zwischen Krone und Wurzel bezeichnet, der aus der Alveole herausragt, aber von Zahnfleisch bedeckt wird. Der Zahnhals entspricht der Schmelz-Dentin-Grenze.

Zahnkrone. Sie überragt das Zahnfleisch und ist damit der sichtbare Teil des Zahns. Es werden mehrere Flächen unterschieden: die Berührungsfläche zum Zahn des gegenüberliegenden Kiefers, **Facies occlusalis** (**B4**), die Außenfläche, **Facies vestibularis** (**B5**), die an Lippen, *Facies labialis* (**B5 a**), oder Wangen, *Facies buccalis*, grenzt (**B5 b**), die Innenfläche, **Facies lingualis** (**B6**) oder **Facies palatinalis** (**B7**), und die dem Nachbarzahn zugewandte Kronenfläche, **Facies approximalis** (**B8**). Diese wird in eine nach vorn bzw. medial zeigende *Facies mesialis* (**B8 a**) und eine nach hinten bzw. außen zeigende vertikale Kontaktfläche, *Facies distalis* (**B8 b**), gegliedert.

Zahnbögen. Die Zähne stehen in Ober- und Unterkiefer je in einem Zahnbogen, **Arcus dentalis superior** und **inferior**, der im Oberkiefer die Form einer halben Ellipse, im Unterkiefer die einer Parabel hat. Die Zähne stehen also bei Schlussbissstellung, **Okklusion**, nicht genau übereinander, die Zahnbögen sind nicht kongruent. Die Frontzähne des Oberkiefers überragen die des Unterkiefers. Innerhalb eines Zahnbogens sind die Zähne in 2 Gruppen spiegelbildlich um die Medianebene gruppiert. Im Gebiss des Erwachsenen sind die bleibenden Zähne von mesial nach distal ihren Aufgaben entsprechend folgendermaßen angeordnet: Auf 2 Schneidezähne, **Dentes incisivi** (**B9**), folgt 1 Eckzahn, **Dens caninus** (**B10**), hieran schließen sich 2 Backenzähne, **Dentes premolares** (**B11**) und letztendlich 3 Mahlzähne, **Dentes molares** (**B12**), an ($4 \times 8 = 32$ Zähne).

Funktionelle Anatomie. Die **Schneidezähne** dienen dem *Abbeißen*, sie haben eine scharfkantige meißelförmige Krone mit einer horizontalen Schneidekante. Auf ihrer Innenseite befindet sich meist eine Erhebung, *Tuberculum dentis* (**B13**). Die einfache Wurzel ist lang und konisch. Die **Eckzähne** dienen dem *Reißen und Festhalten*. Sie haben 2 Schneidekanten, eine Kauspitze und eine sehr lange, einfache Wurzel. Die **Backenzähne** führen *Mahlbewegungen* durch. Ihre Kronen besitzen auf der Kaufläche je 2 Höckerchen, *Cuspes dentis* (**B14**), die mit einer Spitze, *Apex cuspidis*, enden. Die Wurzel der *oberen Prämolaren* ist gespalten, die *unteren Prämolaren* besitzen eine einfache Wurzel. Die **Mahlzähne** leisten den *größten Teil der Kauarbeit*, ihre Kauflächen besitzen 4 oder 5 Höcker. Im Oberkiefer besitzen sie 3, im Unterkiefer 2 Wurzeln.

Zahnalveolen, Alveoli dentales. Die Zähne sind in den knöchernen Zahnfächern der Alveolarfortsätze von Ober- und Unterkiefer untergebracht. Die einzelnen Alveolen sind durch keilförmige Septen, **Septa interalveolaria** (**B15**), voneinander getrennt. Bei Zähnen mit mehreren Wurzeln sind die Alveolen selbst durch Knochenlamellen, **Septa interradicularia** (**B16**), unterteilt.

Zahnformel des Dauergebisses. Es gibt verschiedene, auch international unterschiedliche Systeme zur Bezeichnung der Zähne. Von der **F**ederation **D**entaire **I**nternationale (**FDI**) wurde ein computerlesbares System eingeführt, nach dem die Gebissviertel von rechts oben nach rechts unten mit den Ziffern 1–4 (an 1. Position) und die Zähne von mesial nach distal mit den Ziffern 1–8 (an 2. Position) durchnumeriert werden.

Rechte Oberkieferreihe: 11, 12, 13, 14, 15, 16, 17, 18.
Linke Oberkieferreihe: 21, 22, 23, 24, 25, 26, 27, 28.
Linke Unterkieferreihe: 31, 32, 33, 34, 35, 36, 37, 38.
Rechte Unterkieferreihe: 41, 42, 43, 44, 45, 46, 47, 48.

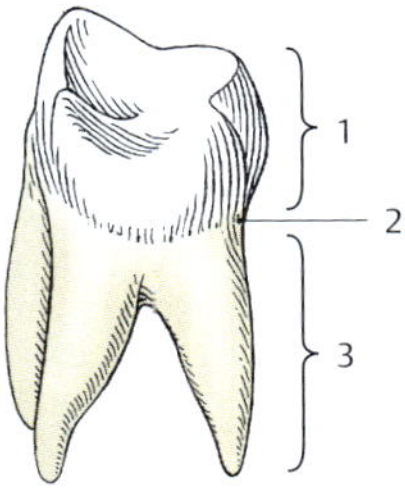

A Abschnitte des Zahns

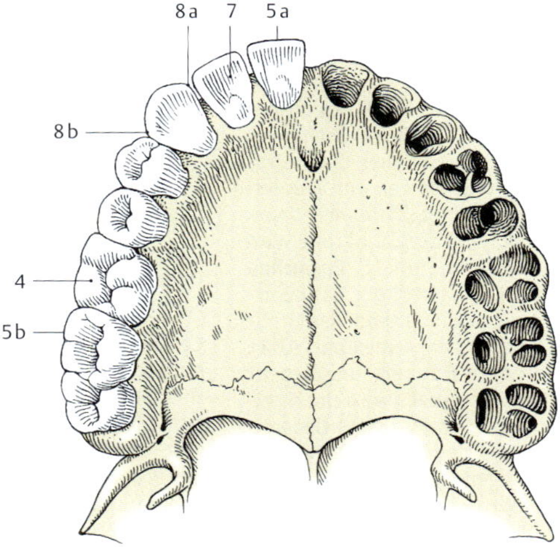

B Zähne und Zahnfächer
in Ober- und Unterkiefer

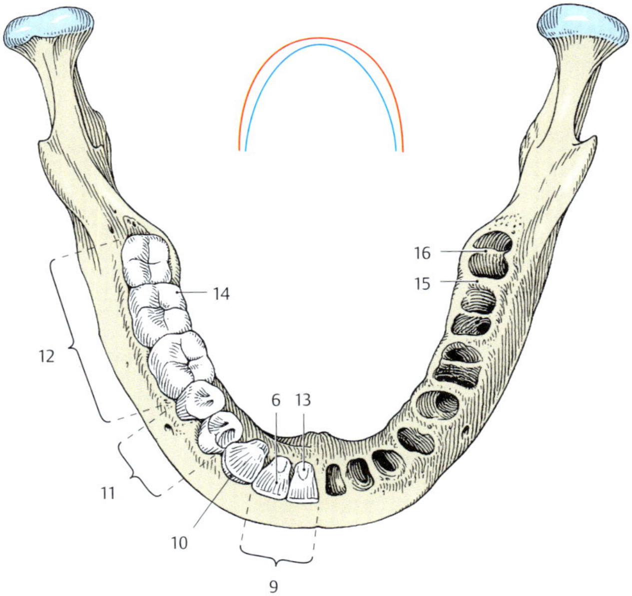

Bestandteile von Zahn und Zahnhalteapparat

Die Hauptmasse eines Zahns besteht aus Zahnbein, **Dentinum** (**AB1**), das eine Zahnhöhle, **Cavitas dentis** (**AB2**), umkleidet. Diese wird von lockerem Bindegewebe, der Zahnpulpa, **Pulpa dentis**, ausgefüllt. Die Zahnhöhle besitzt einen Kronenabschnitt, *Cavitas coronae* (**B2 a**), einen Wurzelkanal, *Canalis radicis dentis* (**B2 b**), und eine an der Wurzelspitze gelegene Öffnung, *Foramen apicis dentis* (**B2 c**). Im Bereich der Zahnkrone wird das Dentin von Zahnschmelz, **Enamelum** (**AB3**), umgeben. Das Dentin der Zahnwurzel wird von einer geflechtknochenähnlichen Substanz überzogen, **Cementum** (**AB4**). Am Zahnhals grenzen Schmelz und Zement aneinander. Die Zahnwurzel wird durch eine bindegewebige Wurzelhaut, **Periodontium** (**B5**), federnd mit dem Alveolenknochen verbunden. *Wurzelhaut, Zement, Zahnfleisch und Alveolenwand* werden auch unter der Bezeichnung **Parodontium** zusammengefasst. Das Zahnfleisch, **Gingiva** (**B6**), überragt den Alveolenrand so, dass eine dentale Epithelseite entsteht, *inneres Saumepithel* (**B7**). Dieses legt sich der Schmelz-Dentin-Grenze des Zahnhalses an und kleidet die Furche zwischen Zahn und Zahnfleischrand aus, *Sulcus gingivalis* (**B8**).

Feinbau von Zahn und Zahnhalteapparat

Zahnbein, Zahnschmelz und Zement sind knochenähnliche Hartsubstanzen. Sie enthalten die gleichen chemischen Bestandteile wie das Knochengewebe, jedoch in anderen Mengenverhältnissen.

Dentinum. Das leicht gelbliche Zahnbein wird von **Odontoblasten** gebildet. Diese Zellen liegen in epithelialer Anordnung dem Dentin innen an, ihre langen Zytoplasmafortsätze, *Processus dentinoblasti* (*Tomes-Fasern*), stecken in **Dentin-Kanälchen** (**B9**), die bis zur Schmelz-Dentin- bzw. zur Zement-Dentin-Grenze (**B10**) reichen und dem Dentin eine charakteristische Radiärstreifung verleihen. Die Dentin-Kanälchen sind von **Grundsubstanz** ummauert, die wie beim Knochen aus *organischer Matrix*, *kollagenen Fibrillen* und *Kalksalzen* besteht. Dentin enthält keine Blutgefäße. Odontoblasten synthetisieren auch nach dem Zahndurchbruch an der inneren Oberfläche der Pulpahöhle ständig neues *Predentin* (**B11**).

Enamelum. Der Schmelz, die *härteste Substanz des menschlichen Körpers*, besteht aus etwa 97% anorganischen Substanzen, zu 90% in Form von Hydroxylapatit. Der Schmelz ist zell-, gefäß- und nervenfrei und besteht aus Schmelzprismen, die von den zu *Enameloblasten* (Adamantoblasten) differenzierten Zellen des inneren Schmelzepithels abgeschieden und durch eine verkalkte organische interprismatische Matrix zusammengefügt werden.

Cementum. Zement, von den *Zementoblasten* gebildet, ist **geflechtartiger, zellarmer Knochen**, der kollagenfaserige Verbindungen zum Dentin und zur Alveolenwand unterhält. Die Kollagenfasern (Sharpey-Fasern) des Periodontiums (**B5**) verlaufen zwischen Zement und dem Alveolarknochen und sind in beiden Hartsubstanzen verankert.

Pulpa dentis. Die Zahnpulpa füllt die Cavitas dentis mit einem **lockeren Bindegewebe** aus, ist reich vaskularisiert und enthält markhaltige und marklose Nerven. An der Dentingrenze liegen die pallisadenförmig angeordneten *Odontoblasten*, die auch mit fortschreitendem Alter noch Dentin bilden.

Klinischer Hinweis. Eine **Vertiefung des Sulcus gingivalis** führt zur Taschenbildung und zum Freiliegen des Zahnhalses.
Im klinischen Sprachgebrauch wird ungeachtet der anatomischen Definition der das Zahnfleisch überragende Teil des Zahnes als **Corona clinica** bezeichnet, der unterhalb des Zahnfleischrandes gelegene Teil als **Radix clinica**.
Bei einer **Periodontitis** (Wurzelhautentzündung) löst sich das Zahnfleisch vom Zahn, in den hierbei entstehenden „Taschen" können sich Bakterien ansiedeln, die langfristig zu Entzündungen und Schäden des Zahnhalteapparates führen (Paradontopathie).

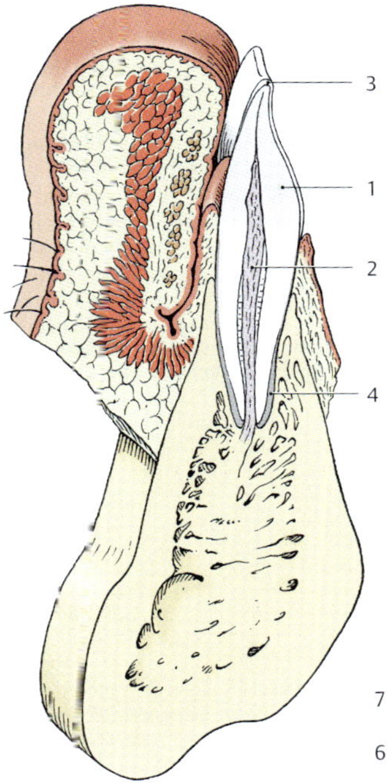

A Zahn mit Zahnhalteapparat

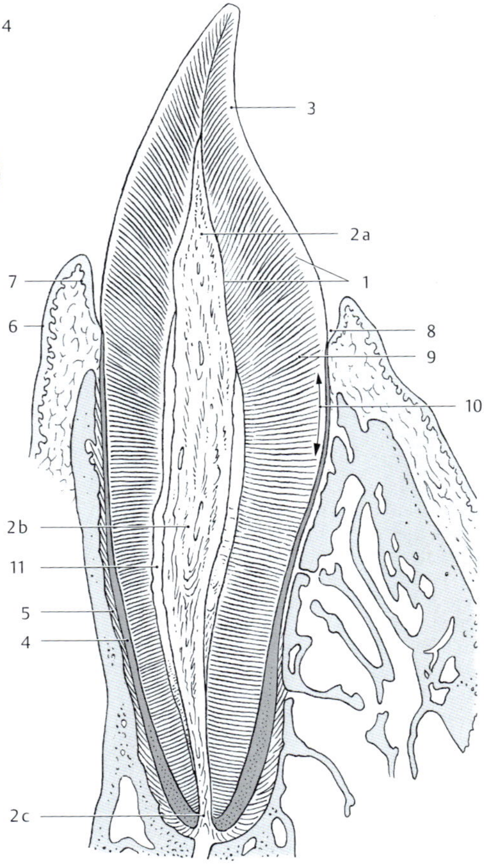

B Feinbau Zahn und Alveole

Milchzähne

Die Milchzähne, **Dentes decidui**, sind hell, bläulich und porzellanartig durchschimmernd. Bei den Milchzähnen unterscheidet man in jeder Hälfte eines Zahnbogens **2 Schneidezähne** (**A1**), **1 Eckzahn** (**A2**) und **2 Milchmolaren** (**A3**), insgesamt **20 Zähne**. Die Milchzähne gleichen in ihrer Form den bleibenden Zähnen. Milchzahndentin ist dünner und weniger widerstandsfähig als das der bleibenden Zähne.

Milchzähne und bleibende Zähne entstehen in 2 Schüben. Die Anlagen der Milchzähne im Bereich des zukünftigen Ober- und Unterkiefers beginnen sich bereits im 2. Embryonalmonat zu entwickeln (S. 164 Zahnentwicklung).

Zahnformel des Milchgebisses. Nach der **FDI** (S. 158) werden die Zähne des Milchgebisses wie folgt beziffert: Die Gebissviertel erhalten von rechts oben nach rechts unten an 1. Position die Ziffern 5 – 8 und von mesial nach distal an 2. Stelle die Ziffern 1 – 5:

Rechte Oberkieferreihe:	51, 52, 53, 54, 55.
Linke Oberkieferreihe:	61, 62, 63, 64, 65.
Linke Unterkieferreihe:	71, 72, 73, 74, 75.
Rechte Unterkieferreihe:	81, 82, 83, 84, 85.

Zahndurchbruch und Zahnwechsel

Der Durchbruch der Milchzähne, **erste Dentition**, beginnt zwischen dem *6. und 8. postnatalen Lebensmonat* und ist etwa mit dem *Ende des 2. Lebensjahres* abgeschlossen. Zuerst erscheinen die Schneidezähne. Es folgen der 1. Milchmolar und der Eckzahn und letztendlich der 2. Milchmolar. Ein Milchzahn bricht durch, wenn die Anlage der Krone komplett ausgebildet ist. Die Zahnwurzel ist zu diesem Zeitpunkt noch nicht vollständig entwickelt und der Wurzelkanal ist weit. An der Durchbruchstelle ist das Zahnfleisch angeschwollen und verfärbt, dann erscheint die weiße Zahnspitze unter dem Epithel der Gingiva, das bald darauf perforiert wird. Nach dem Zahndurchbruch findet ein starkes Wurzelwachstum und die gewebliche Ausdifferenzierung des Periodontiums statt. Das die durchgebrochene Zahnkrone umgebende Schmelzoberhäutchen wird allmählich resorbiert.

Unter den Milchzähnen liegen die Kronen der **Ersatzzähne** (**B**). Im Oberkiefer sind sie großenteils dort lokalisiert, wo sich nach dem Durchbruch der bleibenden Zähne die Kieferhöhle entwickelt. Die Prämolaren liegen zwischen den Wurzeln der Milchmolaren. An die Milchmolaren schließen sich distal die Anlagen der 3 eigentlichen Molaren an, sie entstehen in zeitlichem Abstand zu den Milchzähnen, sind aber als „Zuwachszähne" (**B4**) eigentlich Zähne der 1. Dentition. Schneidezähne, Eckzähne und Milchmolaren erhalten dagegen in der 2. Dentition Ersatzzähne.

Reihenfolge und Zeit des Durchbruchs der Milchzähne und der bleibenden Zähne

Zahn	Monat (Milchgebiss)	Jahr (bleibendes Gebiss)
Dens incisivus 1	6 – 8	7 – 8
Dens incisivus 2	8 – 12	8 – 9
Dens caninus	16 – 20	11 – 13
Dens premolaris 1	12 – 16	9 – 11
Dens premolaris 2	20 – 24	11 – 13
Dens molaris 1		6 – 7
Dens molaris 2		12 – 14
Dens molaris 3		17 – 40

Klinischer Hinweis. Die Zähne des Milchgebisses sind **Platzhalter für die bleibenden Zähne** und sollten daher bei einer Schädigung so lange wie möglich erhalten bleiben, um eine gute Stellung der bleibenden Zähne zu gewährleisten.
Vorzeitiger Verlust von Milchzähnen hat gravierende Auswirkungen auf das bleibende Gebiss, weil der jeweilige Ersatzzahn ungehemmt und meist fehlgeleitet in die entstandene Lücke nachrückt. Es kommt also zu **Stellungsanomalien** der bleibenden Zähne, oft auch zu einer Hemmung des Kieferwachstums und damit zu einer abnormen Stellung der Kiefer zueinander. In solchen Fällen müssen rechtzeitig kieferorthopädische Maßnahmen ergriffen werden.

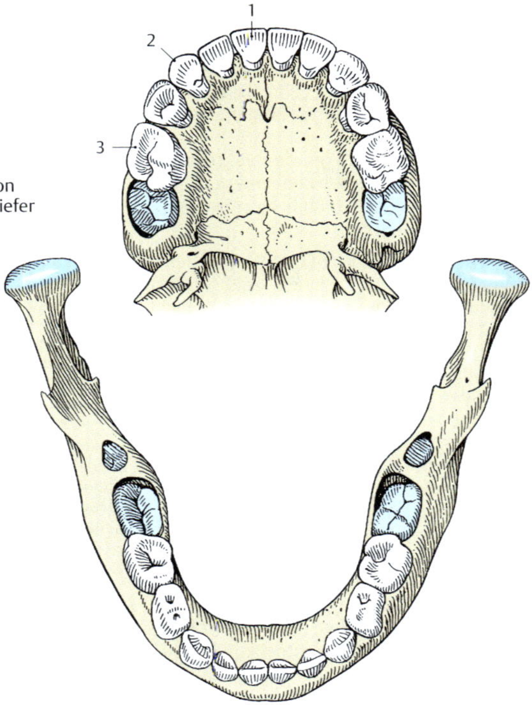

A Milchzahnreihe von Ober- und Unterkiefer

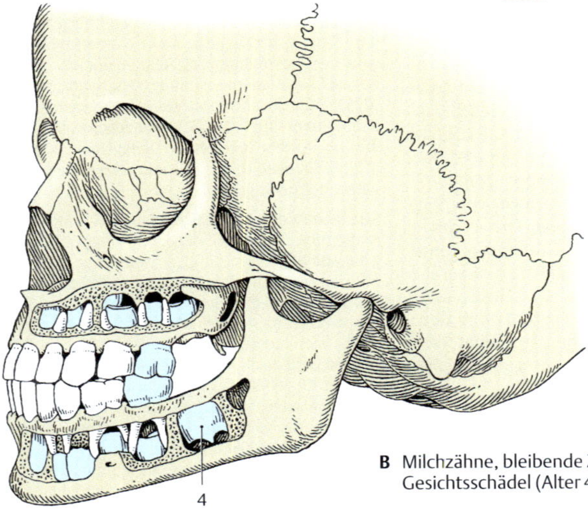

B Milchzähne, bleibende Zähne, Gesichtsschädel (Alter 4 – 5 Jahre)

Zahnentwicklung

An der Bildung jeden Zahnes sind 2 Keimblätter beteiligt: *Ektoderm* und *Mesoderm*. Das Ektoderm liefert den Schmelz, das Mesoderm bildet Zahnpulpa, Predentin und Dentin.
Die Vorgänge für die Milchzahnbildung und für die Entwicklung der bleibenden Zähne sind gleich, sie laufen lediglich zeitlich versetzt in 2 Schüben ab.

Entstehung der Zahnanlage (A). Aus dem Epithel (**A1**) im Bereich des zukünftigen Ober- und Unterkiefers wächst im 2. Monat der Embryonalentwicklung je ein bogenförmiger Epithelstreifen, **Zahnleiste** (**A2**), in das tiefergelegene Bindegewebe (**A3**). Entsprechend der Anzahl der Milchzähne bilden sich an jedem Kieferbogen an der labialen Fläche der Leiste jeweils 10 knotige Verdickungen, die Anlagen der epithelialen **Schmelzorgane.** Die Schmelzorgane nehmen zunächst *Kappen-*, dann *Glockenform* an. Die **Zahnglocke** ist doppelwandig, ihre äußere Wand besteht aus dem *äußeren Schmelzepithel* (**A4**), die innere aus dem *inneren Schmelzepithel* (**A5, B8**), das quasi eine Negativform der Gestalt der zukünftigen Zahnkrone besitzt, d.h. dem Schmelzorgan fällt die Aufgabe der Prägung der Zahngestalt zu. Die Schmelzglocke umgibt einen Bereich aus verdichtetem *mesenchymalen Bindegewebe*, das die **Zahnpapille** bildet und Vorläufer der **Zahnpulpa** (**AB6**) ist. Schmelzorgan und Zahnpulpa werden von einem sehr *zellreichen Bindegewebe* umgeben, welches das **Zahnsäckchen** bildet. Im 4. pränatalen Entwicklungsmonat entstehen die 1. Hartsubstanzen. **Schmelz** wird vom *inneren Schmelzepithel* gebildet, **Dentin** und **Zement** von den *Odontoblasten der Zahnpulpa*. Die Verbindung der Zahnleiste zur Zahnanlage und zum Mundhöhlenepithel geht im 4. Fetalmonat verloren. Die Zahnleiste selbst bildet sich allmählich zurück. Lingual von den Milchzahnanlagen entstehen aus Teilen der Zahnleiste die Ersatzzahnanlagen für die Bildung der bleibenden Zähne.

Feinbau der Zahnanlage (B)

Schmelzbildung. Das Schmelzorgan gliedert sich in das **äußere Schmelzepithel**, das die Grenzschicht gegen das umgebende Mesenchym, dem Zahnsäckchen, bildet, die das Innere des Organs einnehmende **Schmelzpulpa** (**B7**) und das **innere Schmelzepithel** (**A5, B8**), dessen Zellen sich zu Schmelzbildnern, **Enameloblasten** (Ameloblasten) differenzieren, die zunächst *organische Schmelzmatrix* (**B9**) und dann auch *Calcium* und *Phosphat* sezernieren. Die Schmelzbildung setzt bald nach Beginn der Dentinbildung ein und beginnt an der Zahnkrone im Bereich der späteren Kaufläche. Das Schmelzorgan wird im Verlauf der weiteren Entwicklung fast vollständig zurückgebildet (s.u.).

Dentinbildung. Sie beginnt im Bereich der späteren Zahnkrone und geht von den **Odontoblasten** (**B10**) aus, die sich aus *Mesenchymzellen der Zahnpulpa* (**B6**) differenzieren. Die **Dentingrundsubstanz** wird am apikalen Zellpol der Odontoblasten ausgeschieden und bildet zusammen mit den ebenfalls von den Odontoblasten sezernierten kollagenen Fibrillen das **unverkalkte Predentin** (**B11**). Dieses wird durch Mineralisation zu **Dentin** (**B12**). Mit zunehmender Verdickung der Predentinschicht senden die Odontoblasten verlängerte, radiäre Fortsätze aus, die vom Predentin eingemauert werden. So entstehen *radiäre Zahnbeinkanälchen*, in denen die Odontoblastenfortsätze als **Tomes-Fasern** (**B13**) liegen. Odontoblasten können während des ganzen Lebens unverkalktes Predentin bilden.

Wurzelbildung und Zahndurchbruch (C). Die Zahnwurzeln entstehen nach Ausbildung der Zahnkrone. Zu diesem Zeitpunkt beginnt der **Umschlagrand des inneren zum äußeren Schmelzepithel** (**C14**) in die Tiefe zu wachsen und entsprechend der Anzahl der Wurzeln **Röhren** zu formen, an die sich von innen neue **Odontoblasten** anlagern, die das Dentin verlängern. Dem Zahndurchbruch geht die Rückbildung des Schmelzorgans voraus, das teilweise in die Bildung des Saumepithels (**C15**) einbezogen wird. Die Verlängerung der Zahnwurzel führt zum Zahndurchbruch, bei dem die noch über der Krone gelegenen Gewebe (Mundhöhlenepithel und Schmelzepithel) teilweise zugrunde gehen.

Strukturen des Zahnhalteapparates. *Zement, Periodontium* und *Alveolarknochen* gehen aus dem **Zahnsäckchen** hervor und entstehen gemeinsam mit der Zahnwurzel später als die Strukturen der Zahnkrone. Die Entwicklung der Zahnwurzel und des Zahnhalteapparates (Perodontium) wird erst nach abgeschlossenem Zahndurchbruch beendet. **Zement** wird nach Art der *desmalen Ossifikation* (Bd. 1 S. 16) gebildet. Die zementbildenden Zellen, *Cementoblasten*, gehen aus der der Zahnanlage zugewandten Seite des Zahnsäckchens hervor. Der **Alveolarknochen** entsteht aus der äußeren Schicht des Zahnsäckchens, auch seine Ossifikation ist desmal. Aus dem mittleren Teil entstehen die **Fasern des Periodontiums**.

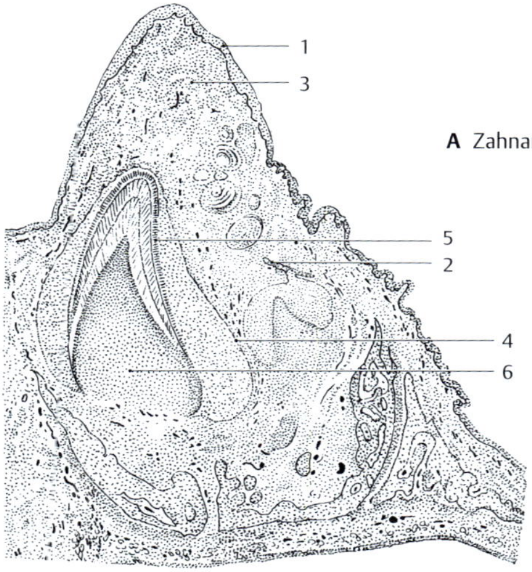

A Zahnanlage

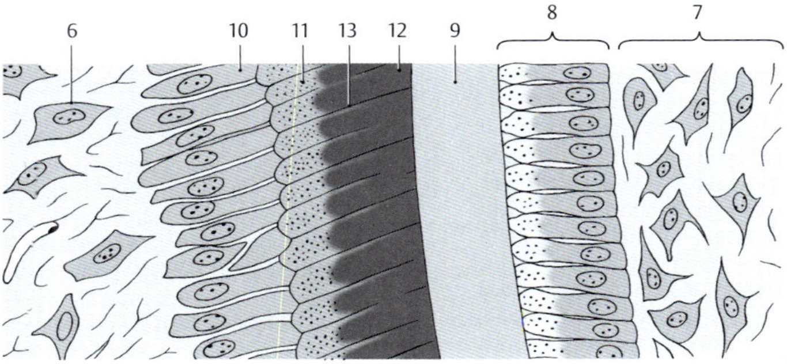

B Bildung von Dentin und Schmelz, Ausschnitt aus A

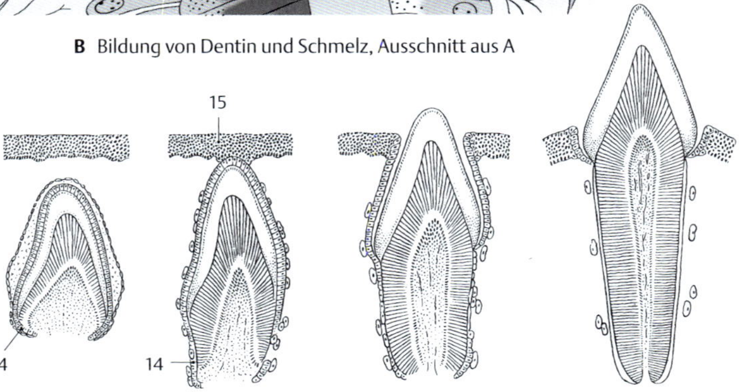

C Stadien der Zahnentwicklung und des Zahndurchbruchs

Stellung der Zähne im Gebiss

Im Normalfall, bei **Eugnathie**, sind die Zahnkronen der Frontzähne im Oberkiefer leicht schräg nach außen gegen das Vestibulum oris, die Kronen der Unterkieferzähne leicht nach innen gegen die Zunge gerichtet (**A**). Hierdurch schneiden die Kaukanten der oberen und unteren Frontzähne wie die Branchen einer Schere aneinander vorbei und beim Schluss des Gebisses (Kieferschluss, Schlussbiss) liegen die Kaukanten der oberen Schneidezähne vor denen der unteren, **Neutralbiss (Scherenbiss)**.
Bei den Backen- und Mahlzähnen verdeckt der äußere Kaurand der oberen Zähne den der unteren, während der innere Kaurand der unteren Zähne über den der oberen reicht (**B**). Dabei sind die entsprechenden Zähne von Ober-und Unterkiefer so gegeneinander versetzt, dass jeder Zahn mit 2 gegenüberliegenden Zähnen artikuliert, dem **Hauptantagonisten**, mit dem er die größte Berührungsfläche hat, und dem **Nebenantagonisten** (**C**). Der 1. untere Schneidezahn und der 3. obere Mahlzahn haben nur einen Antagonisten.
Unter **Artikulation** versteht man die Bewegung der Zahnbögen von Unterkiefer und Oberkiefer gegeneinander. In der Ruhelage, **Schlussbiss**, treffen die Zähne in der **Okklusionsebene** aufeinander. Fehlt einem Zahn der Antagonist, so kann er über die Okklusionsebene hinauswachsen. Während des Lebens findet ein physiologischer Abschliff der Zähne statt, der zur Erhaltung des Schlussbisses beiträgt.

Klinischer Hinweis. Eine **Dysgnathie** ist eine Fehlstellung der Zähne bei Kieferanomalie infolge einer Fehlentwicklung im Kausystem. Bei der **Prognathie** ist der Oberkiefer überentwickelt, bei der **Progenie** besteht dagegen eine Kinnprominenz. Derartige Bissanomalien verursachen Störungen des Schluckens, der Nasenatmung und der Sprachbildung.

Gefäße, Nerven und Lymphabfluss

Arterien. Die Zähne, die Alveolarfortsätze und das Zahnfleisch des Ober- und Unterkiefers werden über direkte und indirekte Äste der A. maxillaris versorgt. Im hinteren Teil des **Oberkiefers** werden die Seitenzähne aus der **A. alveolaris superior posterior** (**C1**) versorgt, die oberen Frontzähne aus den **Aa. alveolares superiores anteriores** (**C2**), die aus der A. infraorbitalis stammen. Beide Oberkieferarterien verlaufen in der Wand des Sinus maxillaris und haben untereinander Verbindungen, sie geben Rr. dentales und Rr. peridentales ab. Der **Unterkiefer** wird über die **A. alveolaris inferior** (**C3**) versorgt, die im Canalis mandibulae verläuft und dort *Rr. dentales* (**C4**) zu den Zähnen und *Rr. peridentales* zum Zahnfleisch und zum Periodontium abgibt. Der Endast der A. alveolaris inferior verlässt als *R. mentalis* das Foramen mentale und versorgt die Haut an Kinn und Unterlippe.
Venen. Das venöse Blut aus Ober- und Unterkiefer fließt über parallel zu den Arterien verlaufende Venen ab und wird überwiegend im **Plexus pterygoideus** gesammelt.
Nerven. Diese stammen aus dem 2. Ast, **N. maxillaris (V2)**, und aus dem 3. Ast, **N. mandibularis (V3)**, des N. trigeminus (V). Der **N. infraorbitalis** (Ast aus V2) entlässt mehrere *Rr. alveolares superiores posteriores*, einen *R. alveolaris medius* und einige *Rr. alveolares superiores anteriores*, die am Boden der Kieferhöhle einen **Plexus dentalis superior** (**C5**) bilden und die Zähne und das Zahnfleisch des Oberkiefers versorgen. Die Zähne des Unterkiefers werden vom **N. alveolaris inferior** (**C6**) (Ast aus V3) versorgt, der zusammen mit den gleichnamigen Gefäßen durch den Canalis alveolaris zieht und am Eingang dieses Kanals durch eine Leitungsanästhesie betäubt werden kann.
Die **Lymphe** aus Ober- und Unterkiefer fließt über die submentalen, submandibulären und die tiefen Halslymphknoten ab.

Klinischer Hinweis. Die enge Nachbarschaft zwischen Kieferhöhle, Nerven und Zahnwurzeln im Bereich der oberen Backenzähne sind von großer klinischer Bedeutung und bei **Entzündungen** zu beachten.

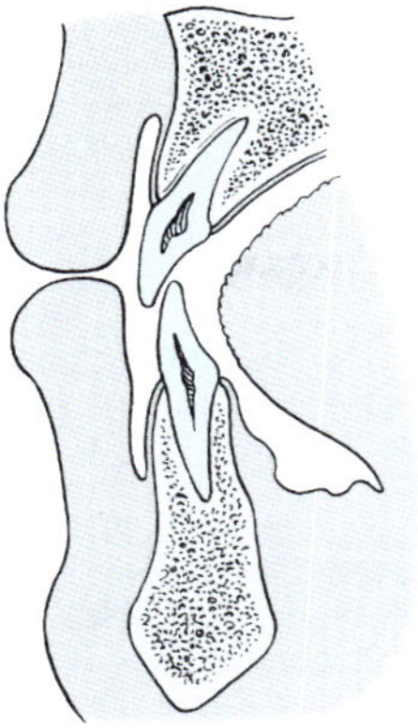

A Stellung der mittleren Schneidezähne (Antagonisten) im eugnathen Gebiß

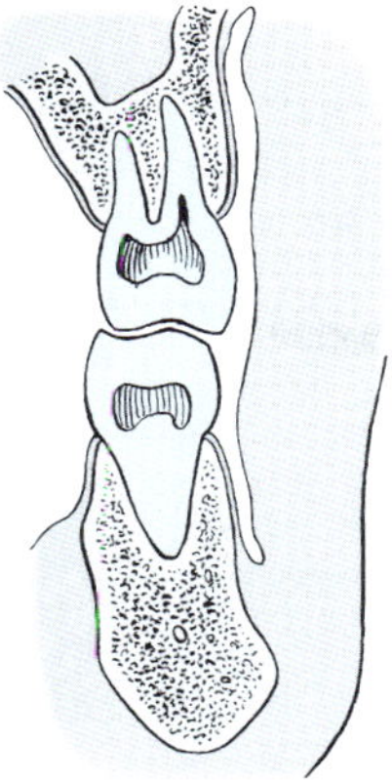

B Stellung der zweiten Mahlzähne (Antagonisten) im eugnathen Gebiß

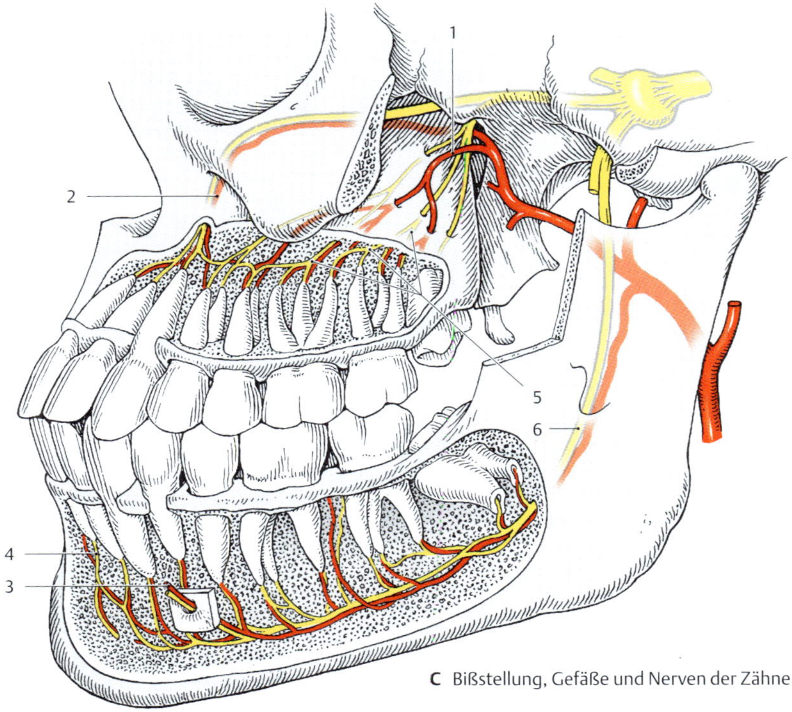

C Bißstellung, Gefäße und Nerven der Zähne

Pharynx

Gliederung und allgemeiner Aufbau

Der Rachen, Pharynx, ist ein 12 – 15 cm langer **muskulärer Schlauch**, der an der *Schädelbasis* angeheftet ist und in Höhe des *Ringknorpels* (**A1**) in den Ösophagus (**A2**) übergeht. Die hintere und die seitliche Pharynxwand sind lückenlos geschlossen, nach vorn hat der Pharynx offene Verbindungen zur *Nasenhöhle*, zur *Mundhöhle* und zum *Kehlkopf*. Entsprechend wird der Pharynx in 3 Höhenabschnitte gegliedert:

Pars nasalis pharyngis (I) (Epipharynx oder Nasopharynx). Sie steht an den *Choanen* durch den Meatus nasopharyngeus mit der *Nasenhöhle* in Verbindung.

Pars oralis pharyngis (II) (Mesopharynx oder Oropharynx). Sie geht über den *Isthmus faucium* in die *Mundhöhle* über. In der Pars oralis kreuzen sich Luft- und Speiseweg.

Pars laryngea pharyngis (III) (Hypopharynx oder Laryngopharynx). Sie öffnet sich nach ventral über den *Aditus laryngis* in den *Kehlkopf*.

Wandaufbau

Die Rachenwand besteht aus 4 Schichten: Schleimhaut (Tunica mucosa),Tela submucosa, Muskelschicht (Tunica muscularis) und bindegewebige Adventitia. Eine Muskelschicht der Schleimhaut fehlt.

Tunica mucosa. Während sich das **respiratorische Flimmerepithel** der Nasenhöhle in die Pars nasalis fortsetzt, tragen Pars oralis und Pars laryngea in Fortsetzung der Mundhöhle **mehrschichtiges unverhorntes Plattenepithel**, auf dessen Oberfläche zahlreiche Schleimdrüsen, *Glandulae pharyngeales*, Gleitspeichel abgeben. Die **subepitheliale Bindegewebsschicht** ist reich an *elastischen Fasern* und erlaubt reversible Dehnungen der Pharynxwand. Am Übergang zum Ösophagus ist die Schleimhaut vorne gegen das Kehlkopfskelett und hinten gegen die Wirbelsäule durch *Bindegewebe* und durch *Venennetze* abgepolstert.

Schleimhautrelief. Das Schleimhautbild der **Pars nasalis** (S. 106) wird v.a. geprägt durch die *Tubenöffnung* (**A3**), den *Tubenwulst* (**A4**) und den *Levatorwulst*. Die **Pars oralis** wird vorn vom *Zungengrund* (**AB5**) begrenzt, seitlich von den *Gaumenbögen* und der *Tonsillarbucht* (**A6**), also den Strukturen des *Isthmus faucium* (S. 144). Die Pars laryngea beherbergt seitlich des weit in ihr hineinragenden Kehlkopfs eine Rinne, *Recessus piriformis* (**B7**).

Tunica muscularis. An der Muskelwand kann man 2 quergestreifte Muskelsysteme, Schlundschnürer und Schlundheber, unterscheiden. Die 3 Schlundschnürer, **Mm. constrictores pharyngis**, haben nach hinten ansteigende, dachziegelartig übereinanderliegende Faserbündel, die in der Mittellinie in einer derben Bindegewebsnaht, **Raphe pharyngis** (**C8**), zusammenlaufen. Diese ist am *Tuberculum pharyngeum* (**C9**) der Schädelbasis befestigt. Der obere quer verlaufende Rand der Schlundschnürer wird über eine derbe Bindegewebsmembran, *Fascia pharyngobasilaris* (**C10**), an der Schädelbasis fixiert. Der **M. constrictor pharyngis superior** (**C11**) entspringt großenteils vom *Proc. pterygoideus* und der *Raphe pterygomandibularis* (Sehnenstreifen zwischen dem Hamulus pterygoideus und dem Unterkiefer), der **M. constrictor pharyngis medius** (**C12**) vom *Zungenbein* (**C13**) und der **M. constrictor pharyngis inferior** (**C14**) von *Schild- und Ringknorpel*. Die Schlundschnürer können den Rachenraum einengen sowie Kehlkopf und Zungenbein anheben. Die **Schlundheber**, *Mm. levatores pharyngis*, sind schwach ausgebildete Muskeln, zu denen der *M. stylopharyngeus* (**C15**), der *M. palatopharyngeus* (**B16**) und der *M. salpingopharyngeus* zählen. Die Muskelfaserbündel strahlen von oben in die Pharynxwand ein.

Spatium peripharyngeum. Diese peripharyngeal gelegene Bindegewebsschicht macht den Pharynx gegenüber der Wirbelsäule und anderen benachbarten Strukturen verschieblich. Sie wird rein topographisch u.a. in ein **Spatium retropharyngeum** zwischen Hinterwand des Pharynx und der Lamina prevertebralis der Halsfaszie und in ein seitlich des Pharynx gelegenes **Spatium parapharyngeum** untergliedert. Beide Bindegewebsräume stehen kaudal mit dem *Mediastinum* in Verbindung. Der Muskelschlauch des gesamten Pharynx wird von einer dünnen Faszie, **Fascia buccopharyngealis**, bedeckt.

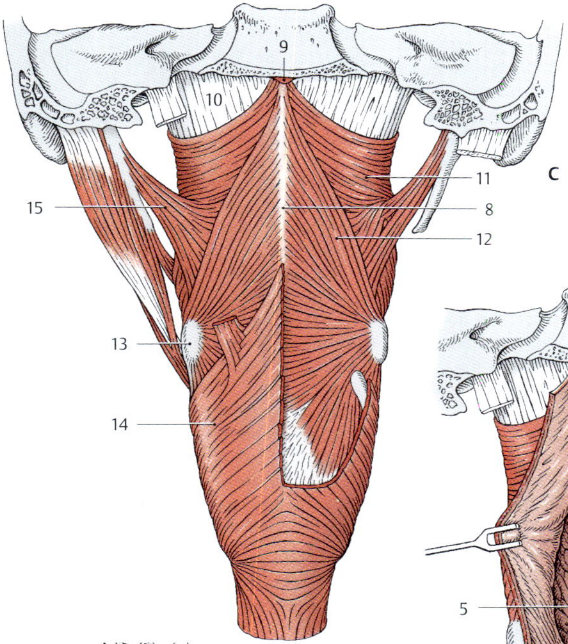

C Muskuläre Rachenwand

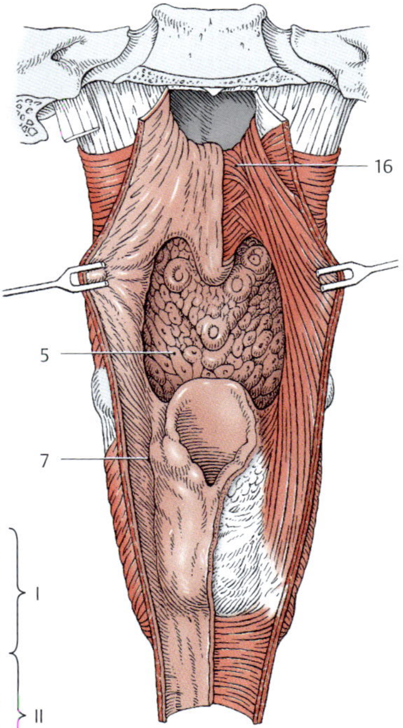

B Rachen, von hinten eröffnet

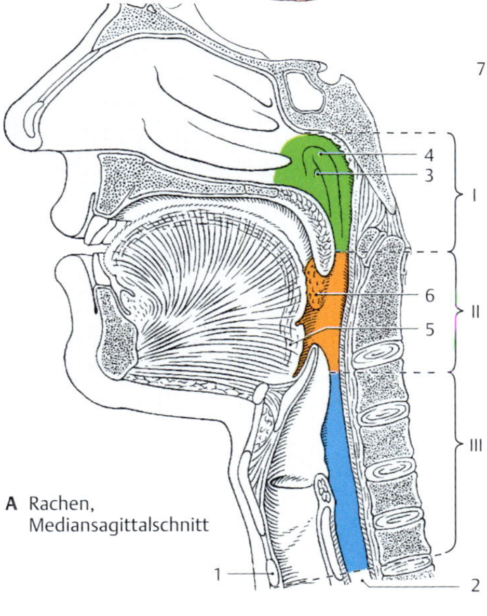

A Rachen, Mediansagittalschnitt

Gefäße, Nerven und Lymphabfluss

Die **arterielle Versorgung** des Pharynx erfolgt im Wesentlichen über die *A. pharyngea ascendens* aus der A. carotis externa und über *Rr. pharyngeales* aus den Aa. thyroideae superior et inferior. Das **venöse Blut** fließt über einen dorsal gelegenen *Plexus venosus pharyngeus* ab. Die **Innervation** von Pharynxmuskulatur und Pharynxschleimhaut erfolgt über Äste des *N. glossopharyngeus* (IX) und des *N. vagus* (X), die ein Nervengeflecht, **Plexus pharyngeus**, an der Außenseite des Pharynx bilden. Regionale **Lymphknoten** sind die *Lnn. retropharyngeales*, von denen die Lymphe in die *Lnn. cervicales profundi* geleitet wird.

Schluckakt

Beim Erwachsenen liegt der Eingang zum Kehlkopf im Speiseweg (**A**). Um zu verhindern, dass beim Schluckakt (**B**) Speisen in den Kehlkopf bzw. den Atemweg gelangen, muss dieser kurzfristig verschlossen und abgesichert werden. Hierbei laufen folgende Phasen ab:

1. Willkürliche Einleitung. In dieser Phase wird der Mundboden (**AB1**) kontrahiert und die Zunge (**AB2**) mit dem Bissen gegen den weichen Gaumen (**AB3**) gedrängt. Über die Rezeptoren der sensiblen Nerven der Gaumenschleimhaut werden die weiteren Bewegungen ausgelöst.

2. Reflektorische Sicherung des Atemweges. Das Gaumensegel wird angehoben, gespannt und gegen die hintere Pharynxwand gedrängt. Der obere Schlundschnürer kontrahiert sich und buckelt sich als *Passavant'scher Ringwulst* vor (**B4**). Dabei werden der weiche Gaumen und die obere hintere Pharynxwand so aneinandergepresst, dass die *oberen* Luftwege vom Speiseweg abgetrennt sind. Durch Kontraktion der Mundbodenmuskulatur (Mm. mylohyoidei und Mm. digastrici) werden unter Mithilfe der Mm. thyrohyoidei (**AB5**) (Bd. 1 S. 326) Zungenbein (**AB6**) und Kehlkopf (**AB7**) sicht- und tastbar gehoben. Der Kehlkopfeingang nähert sich dem Kehldeckel (**AB8**), der unter Mithilfe der Mm. aryepiglottici durch die Muskulatur des Zungengrunds (**AB9**) gesenkt wird. Gleichzeitig treten Verschluss der Stimmritze und kurzzeitiger Atemstillstand ein; die *unteren* Luftwege sind nun gleichfalls vom Speiseweg getrennt.

3. Transport des Bissens durch Pharynx und Ösophagus. Beim Heben des Kehlkopfes wird der Pharynx nach vorn und oben entfaltet. Die Zunge, die von den Mm. styloglossi und hyoglossi nach hinten gezogen wird, drängt den Nahrungsbrei über die Schlundenge in den entfalteten Pharynx. Der Nahrungsbrei gleitet großteils durch die Recessus piriformes, z.T. auch über den Kehldeckel. Die Kontraktion der Schlundschnürer befördert den Nahrungsbrei durch den weit gestellten Ösophagus bis in den Mageneingang.
Flüssigkeiten gelangen in einer rinnenförmigen Abflachung der Zunge rachenwärts und werden bei aufrechter Körperhaltung durch rasche Kontraktion des Mundbodens in den Mageneingang gedrückt. Dabei wirkt die Zunge wie ein Spritzenstempel.

Der beschriebene **Schluckreflex** ist auch im Schlaf erhalten. Das Schluckzentrum liegt in der Medulla oblongata (Bd. 3 S. 142) oberhalb des Atemzentrums. Die für den Schluckreflex nötigen efferenten und afferenten Nervenfasern verlaufen über mehrere Hirnnerven, so dass der Schluckreflex gut gesichert ist.

Bei **Neugeborenen** und **Säuglingen** steht der Kehlkopf noch hoch im Pharynx und der Kehldeckel überragt den Zungengrund. Nahrungsbrei kann daher am Kehldeckel vorbei über den Recessus piriformis in den Ösophagus gelangen, ohne den Luftweg zu gefährden. Der Säugling kann trinken und gleichzeitig atmen.

Klinischer Hinweis. Bei Lähmung des Gaumensegels, z.B. als Folge einer Diphtherie, können Speiseteile in die Nasenhöhle gelangen.
Eine Entzündung der Rachenschleimhaut heißt **Pharyngitis** mit den Symptomen Schluckschmerzen, Kratzen, Brennen und Trockenheitsgefühl im Hals mit Rötung der Rachenschleimhaut.

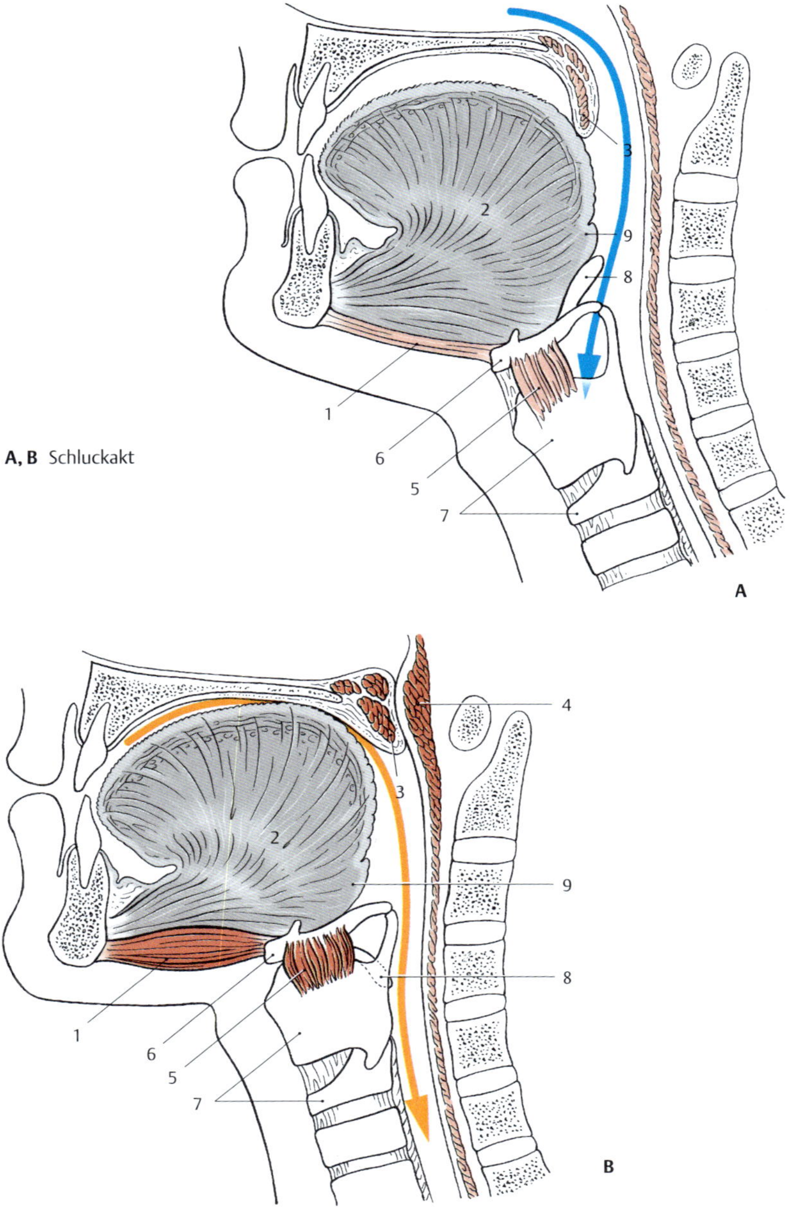

A, B Schluckakt

Topografische Anatomie I

Schnittanatomie von Kopf und Hals

Die Tatsache, dass in Kopf und Hals sehr viele einzelne Strukturen auf engem Raum untergebracht sind, macht die Schnittanatomie dieser Regionen äußerst kompliziert. Die im Folgenden dargestellten Kopf- und Halsschnitte werden unabhängig von der Zugehörigkeit zu unterschiedlichen Organsystemen entsprechend ihrer Topografie besprochen. Dies ist eine Hilfestellung für den erfolgversprechenden Einsatz und die effiziente Interpretation von Schichtaufnahmen aus modernen bildgebenden Verfahren.
In Abbildung (**A**) ist ein Frontalschnitt abgebildet, der die Schädelbasis (**B**) am Hinterrand der Foramina ovalia und am vorderen Rand der Kiefergelenksflächen trifft.

Gehirnschädel, Neurocranium

Im kranialen Teil der Abbildung ist beiderseits das *Os temporale* (**A1**) im Bereich der *Fossa cranii media* mit dem *Schläfenlappen des Gehirns* (**A2**) zu erkennen. In der Mitte ist der *Keilbeinkörper* mit dem hinteren Ende des *Sinus sphenoidalis* (**A3**) angetroffen. Der Keilbeinkörper nimmt in seiner Grube die *Hypophyse* (**A4**) auf. Beiderseits hiervon ist die *A. carotis interna* in ihrem Verlauf durch den *Canalis caroticus* (Bd. 3 S. 104) zu sehen.

Gesichtsschädel, Viscerocranium

Im Bereich des Gesichtsschädels ist jeweils der *Ramus mandibulae* (**A5**) mit dem vorderen Ende des *Caput mandibulae* (**A6**) und der *Kiefergelenkskapsel* (**A7**) angeschnitten. Lateral wird der Ramus mandibulae von der *Glandula parotidea* (**A8**) bedeckt. Zwischen der Drüse und dem Knochen liegen Anschnitte der *A. carotis externa* (**A9**) und der *V. retromandibularis* (**A10**). Medial am Unterkieferast inserieren die Kaumuskeln, *Mm. pterygoidei medialis* (**A11**) et *lateralis* (**A12**). In der Nische zwischen den beiden Muskeln sind mehrfach Venen des *Plexus pterygoideus* (**A13**) angeschnitten. Auf der linken Bildseite sieht man, wie der *N. mandibularis* (**A14**) medial vom M. pterygoideus lateralis das Foramen ovale verlässt und nach lateral den motorischen *N. massetericus* (**A15**) entlässt. Das in der Mitte angetroffene Lumen der *Pars nasalis des Pharynx* (**A16**) zeigt beiderseits in der seitlichen Wand die *Tubenöffnung* (**A17**), die oben vom *Tubenknorpel* (**A18**) und unten vom *M. levator veli palatini* (**A19**) umgeben wird. Unterhalb des Pharynxlumens erkennt man, wie der *M. levator veli palatini* und der *M. tensor veli palatini* (**A20**) beiderseits in das *Gaumensegel* (**A21**) einstrahlen. Unterhalb hiervon sieht man den *M. styloglossus* (**A22**) in die Zunge einstrahlen. Von den Binnenmuskeln der Zunge sind insbesondere die *Mm. transversus* (**A23**) et *verticalis linguae* (**A24**) zu überblicken. Unterhalb der Zunge liegt das *Os hyoideum* (**A25**), an dem seitlich der *M. mylohyoideus* (**A26**) und kaudal die *infrahyalen Muskeln* (**A27**) befestigt sind. Lateral vom M. mylohyoideus ist die *Glandula submandibularis* (**A28**) getroffen, die lateral von der *A. facialis* (**A29**) begleitet wird. Subkutan sind Anschnitte des *Platsyma* (**A30**), eines mimischen Muskels, zu erkennen. In der Gegend des hinteren Gaumenbogens und der Tonsillarbucht können die Strukturen nicht differenziert werden.

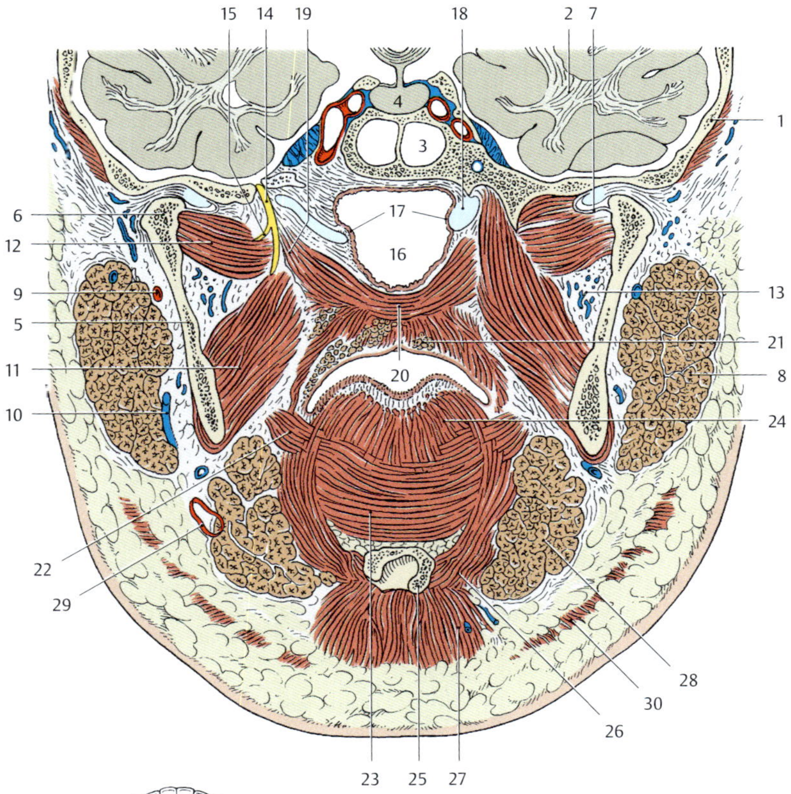

A Frontalschnitt des Kopfes

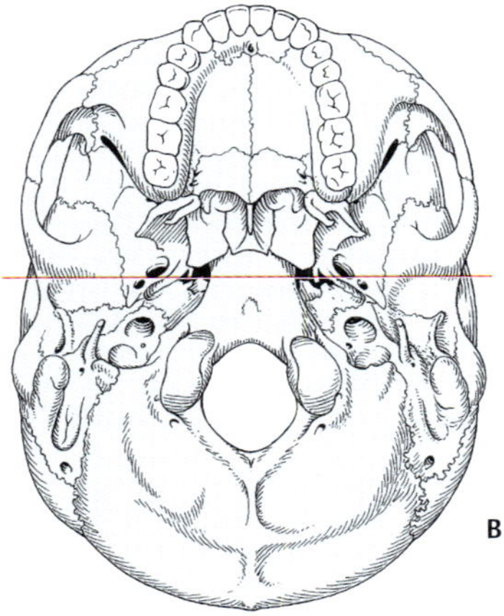

B Lage des Frontalschnitts aus A

Schnittanatomie von Kopf und Hals, Fortsetzung

Transversale Schnittebene in Höhe des Atlas (A)

Die Schnittebene trifft dorsal das *Atlantoaxialgelenk* (**A1**). Die Besprechung der Strukturen innerhalb der Schnittebene erfolgt von dorsal nach ventral.

Im *Foramen transversarium des Atlas* (**A2**) ist die *A. vertebralis* (**A3**) getroffen. Ventral von der Wirbelsäule liegen die *tiefen Halsmuskeln* (**A4**), die auf ihrer lateralen Seite vom Gefäß-Nerven-Strang des Halses, d.h. von *V. jugularis interna* (**A5**), *A. carotis interna* (**A6**) und *N. vagus* (**A7**), begleitet werden. Vor den tiefen Halsmuskeln ist das Lumen des *Pharynx* (**A8**) zu erkennen, der in Höhe der *Pars oralis* angetroffen ist. Seine dorsale Wand wird vom *M. constrictor pharyngis medius* (**A9**) gebildet. In der lateralen Wand liegt die *Tonsillarbucht* mit dem *M. palatopharyngeus* (**A10**), der *Tonsilla palatina* (**A11**) und dem *M. palatoglossus* (**A12**). Dorsolateral von der Tonsillarbucht erkennt man den quergetroffenen *Processus styloideus* (**A13**), der lateral von der *A. carotis externa* (**A14**) und der *V. retromandibularis* (**A15**) begleitet wird. Diese beiden Gefäße grenzen ihrerseits an die *Glandula parotidea* (**A16**), in derem Inneren das große Lumen des *Ductus parotideus* (**A17**) zu erkennen ist. Die Glandula parotidea umfasst zangenartig die hintere Kante des *Ramus mandibulae* (**A18**), reicht also von ihrer oberflächlichen subkutanen Lage bis in die *Fossa retromandibularis*. Im Ramus mandibulae ist der *Canalis mandibulae* mit den dort verlaufenden Strukturen, *N. mandibularis* (**A19**) und *A. alveolaris inferior* (**A20**), angetroffen. Der Kieferast wird medial und lateral von der aus *M. pterygoideus medialis* (**A21**) und *M. masseter* (**A22**) gebildeten Muskelschlinge umfasst. Vor dem M. pterygoideus medialis sind der *N. lingualis* (**A23**) und das ihm anliegende *Ganglion submandibulare* angeschnitten. Am Vorderrand des M. masseter sind Anschnitte durch die *V. facialis* (**A24**) und die *A. facialis* (**A25**) zu sehen. Das *Corpus mandibulae* ist auf Höhe des Unterrands des Alveolarfortsatzes angeschnitten, der noch die Wurzeln der *Eckzähne* (**A26**) beherbergt und außen von *mimischen Muskeln* (**A27**) bedeckt wird. Auf der Innenseite der Mandibula ist der schmale Spalt des *Vestibulum oris* (**A28**) zu sehen. Da die Schnittebene gerade oberhalb vom Mundboden gelegen ist, sind die *Glandula sublingualis* (**A29**) und die *Caruncula lingualis* mit der Mündung des *Ductus submandibularis* (**A30**) zu erkennen. Dorsal hiervon ist die kräftige *V. sublingualis* (**A31**) in ihrem geschlängelten Verlauf angetroffen. Von den Binnenmuskeln der Zunge erkennt man neben dem *M. genioglossus* (**A32**) insbesondere den *M. transversus linguae* (**A33**) und den *M. longitudinalis inferior*.

Transversale Schnittebene in Höhe des 5. Halswirbels (B)

Dorsal liegt die Schnittebene beiderseits in Höhe der *Foramina intervertebralia* (**B34**), welche die *Spinalnerven* (**B35**) entlassen. In enger Nachbarschaft hierzu finden sich ventral die *A. vertebralis* (**B3**) und die *V. vertebralis* (**B36**), die zwischen 2 benachbarten Wirbeln außerhalb der *Foramina transversaria* liegen. Vor der Wirbelsäule sind, wie auf dem vorherigen Schnitt, die *tiefen Halsmuskeln* (**B4**) zu überblicken, lateral die Muskeln der *Skalenus-Gruppe* (**B37**), an die sich ventral der Gefäß-Nerven-Strang des Halses mit *A. carotis communis* (**B38**), *V. jugularis interna* (**B5**) und *N. vagus* (**B7**) anlegen. In Begleitung des Gefäß-Nerven-Strangs, der vom *M. sternocleidomastoideus* (**B39**) bedeckt wird, liegen *Lymphknoten der tiefen zervikalen Gruppe* (**B40**). Der Eingeweidestrang des Halses liegt in der Mitte und wird vorne von den *infrahyalen Muskeln* (**B41**) bedeckt. Er besteht aus der *Pars laryngea* (**B42**) des Pharynx, deren Lumen auf einen schmalen Spalt reduziert ist, und dem *Kehlkopf*, der unterhalb der Rima glottidis angeschnitten ist. Neben dem *Schildknorpel* (**B43**) und den *Aryknorpeln* (**B44**) kommen Teile der *inneren Kehlkopfmuskulatur* (**B45**) zur Darstellung. Außen wird die laterale Wand des Kehlkopfs beiderseits von den oberen Polen der *Schilddrüse* (**B46**) bedeckt.

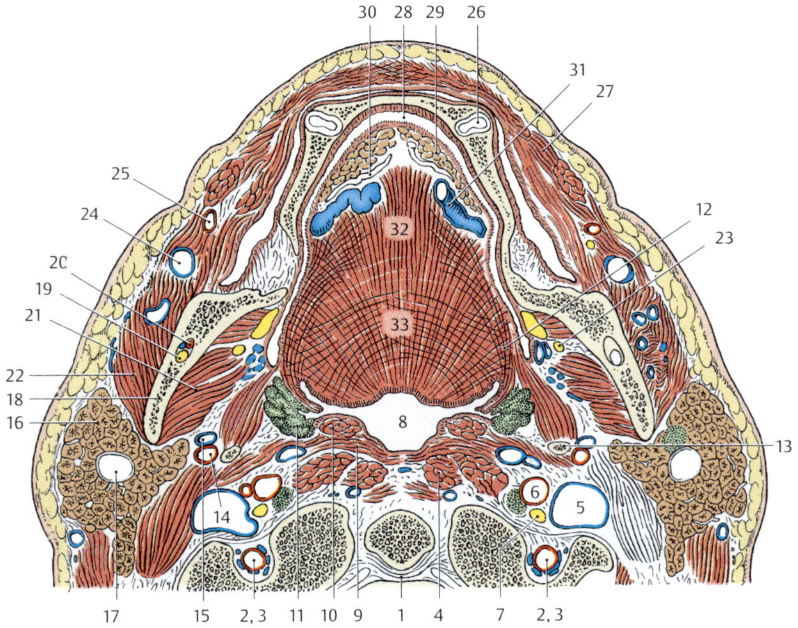

A Kopf in Höhe der Tonsillarbucht, Transversalschnitt

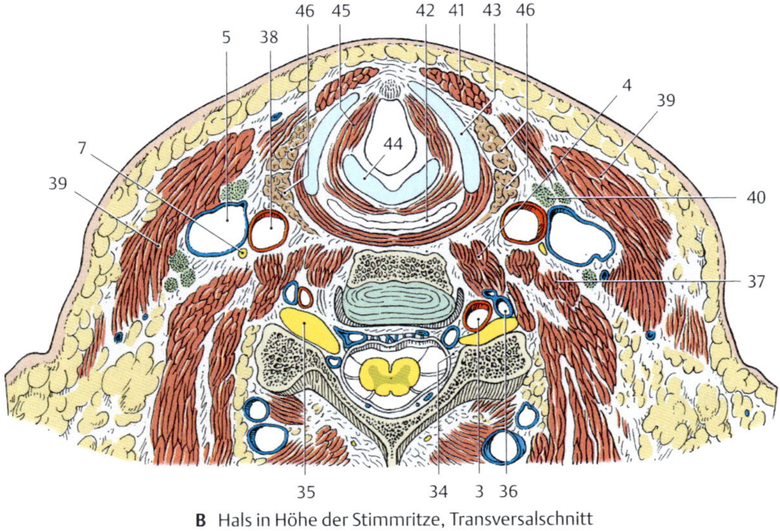

B Hals in Höhe der Stimmritze, Transversalschnitt

Ösophagus

Allgemeine Gliederung und Feinbau

Die Speiseröhre, Ösophagus, ist ein verformbarer muskulärer Schlauch, der die Nahrung vom *Pharynx* (**AB1**) in den *Magen* (**A2**) transportiert. Er ist 25 – 30 cm lang, beginnt am *unteren Rand des Ringknorpels* (**A3**) in Höhe des 6./7. Halswirbels und mündet auf Höhe des 10./11. Brustwirbels in den *Mageneingang* (**A4**). Er verläuft somit durch verschiedene Körperregionen und wird entsprechend in 3 Abschnitte gegliedert:

Pars cervicalis (A5). In diesem kurzen Abschnitt liegt der Ösophagus mit seiner Hinterwand der Wirbelsäule an und grenzt mit seiner Vorderwand an die Trachea (**B8**).
Pars thoracica (A6). In der ca. 16 – 18 cm langen Pars thoracica entfernt sich der Ösophagus allmählich von der Wirbelsäule. Er wird bis zur Bifurcatio tracheae (**B9**) auf Höhe des 4. Brustwirbels ventral von der Trachea begleitet. Auf gleicher Höhe kreuzt der Aortenbogen (**B10**). Die Pars thoracica der Aorta verläuft zunächst links neben dem Ösophagus und gelangt in ihrem distalen Verlauf zunehmend hinter ihn. Im thorakalen Speiseröhrenabschnitt liegt der linke Vorhof des Herzens der Speiseröhre direkt an (S. 179).
Pars abdominalis (A7). Sie ist mit 2 – 3 cm sehr kurz und umfasst den Abschnitt vom *Hiatus oesophageus* des Zwerchfells (**B11**), an dem sie verschieblich durch Bindegewebe befestigt ist, bis zum Ostium cardiacum des *Magens*.

Ösophagusengen. In seinem Verlauf weist der Ösophagus 3 Engen auf: Die **1. oder obere Enge (I)**, **Ösophagusmund**, liegt *hinter dem Ringknorpel* (**AB3**) und wird von den zirkulären Fasern der Ösophagusmuskulatur gebildet. Hier ist das Lumen ein quergestellter Spalt, der nur bis zu einem Durchmesser von ca. 14 mm geöffnet werden kann und damit die engste Stelle überhaupt darstellt. Die **zweite oder mittlere Enge (II)**, **Aortenenge**, liegt auf Höhe der *Überkreuzung durch den Aortenbogen* und ist etwa 10 cm von der 1. entfernt. Die **3. oder untere Enge (III)**, **Zwerchfellenge**, liegt im *Hiatus oesophageus des Zwerchfells*. Hier weist die Ösophaguswand schraubenförmig angeordnete Muskelzüge und unter der Schleimhaut gelegene Venengeflechte auf, die beide der Abdichtung des Mageneingangs dienen.

Wandschichten und Feinbau (C). Der Wandaufbau des Ösophagus gleicht im Prinzip dem des übrigen Darmrohrs (S. 142). Die **Tunica mucosa** (**C12**) wird von *mehrschichtig unverhorntem Plattenepithel* (**C12 a**) überzogen und hat unter der bindegewebigen *Lamina propria* (**C12 b**) eine kräftig ausgebildete *Lamina muscularis mucosae* (**C12 c**). In Ruhe ist die Tunica mucosa in 5 – 8 Längsfalten gelegt, die dem Ösophaguslumen ein sternförmiges Aussehen verleihen. Am Übergang zum Mageneingang hört das mehrschichtig unverhornte Plattenepithel des Ösophagus abrupt auf und wird durch das *hochprismatische Epithel der Magenschleimhaut* ersetzt. In der aus lockerem Bindegewebe bestehenden Verschiebeschicht, der **Tela submucosa** (**C13**), liegen *Gefäße*, insbesondere *Venenplexus*, *Nerven (Plexus submucosus, Meissner*) und einzelne gemischte Drüsen, *Glandulae oesophageae* (**C13 a**). Die **Tunica muscularis** (**C14**) besteht aus einer *inneren Ringmuskelschicht* (**C14 a**), die durch wellenförmige Kontraktion den Bissen in Richtung Magen transportiert, und einer *äußeren Längsmuskelschicht* (**C14 b**), die für die Längsspannung des Ösophagus verantwortlich ist und ihn abschnittweise verkürzen kann. In den oberen zwei Dritteln enthält die Tunica muscularis noch quergestreifte Muskelfasern aus den Pharynxmuskeln, im unteren Drittel besteht sie nur noch aus glatter Muskulatur. Zwischen Stratum circulare und Stratum longitudinale liegt der *Plexus myentericus, Auerbach*. Über eine **Tunica adventitia** (**C15**) ist der Ösophagus in die Umgebung eingebaut.

Funktionelle Anatomie. Der Ösophagus steht unter einer **Längsvorspannung**, die ihn in seinem Verlauf stabilisiert und den Durchtritt des Nahrungsbreis beim Schluckakt begünstigt: Der Ösophagusmund öffnet sich kurzfristig, um feste oder flüssige Nahrung passieren zu lassen. Erstere wird mittels peristaltischer Wellen innerhalb von ca. 3 s zum Magen befördert, letztere wird in einigen Zehntelsekunden in den Mageneingang gespritzt. Die Gesamtstrecke von den Schneidezähnen bis zum Mageneingang beträgt etwa 40 cm.

Klinischer Hinweis. Eine dünne, muskelschwache Stelle zwischen unterem Schlundschnürer und Ringmuskelschicht (sog. *Laimer-Dreieck*) kann Anlass für das Entstehen von Aussackungen der Ösophaguswand, **Divertikeln**, sein.
Wenn sich das Bindegewebe im Hiatus oesophageus lockert, kann eine **Hiatushernie** entstehen, bei der die Pars abdominalis des Ösophagus und Teile des Magens in die Brusthöhle hineingezogen werden.

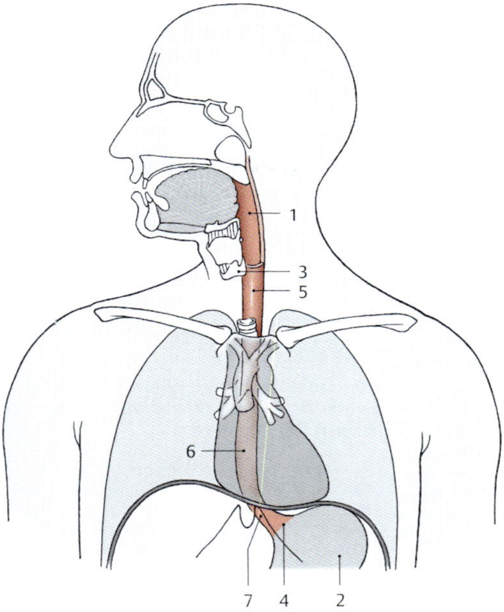

A Lage der Speiseröhre

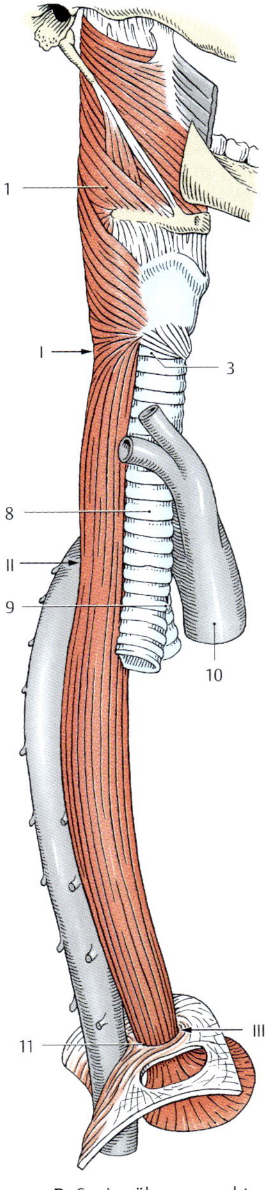

B Speiseröhre von rechts

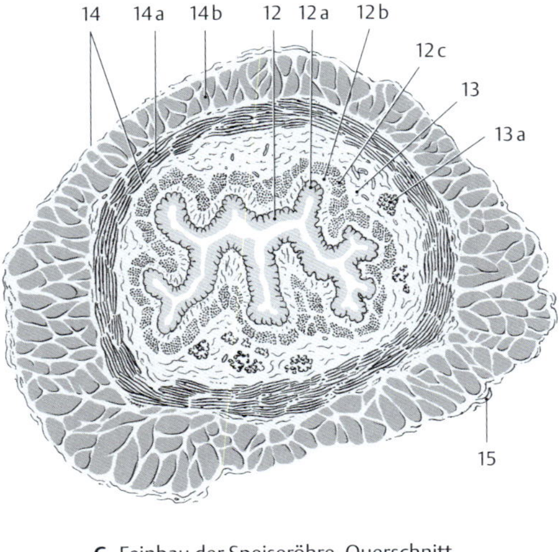

C Feinbau der Speiseröhre, Querschnitt

Topografische Anatomie und hinteres Mediastinum

Pars cervicalis

Die kurze Pars cervicalis des Ösophagus (**A1**) liegt *hinter der Trachea* (**A2**) und vor der Wirbelsäule (vgl. auch Topografie von Kehlkopf und Trachea, S. 120) und ist, von der Mittellinie aus betrachtet, leicht nach links verlagert. Deshalb wird dieser Abschnitt vom linken *Schilddrüsenlappen* (**A3**) und von der *A. thyroidea inferior* (**A4**) berührt. Der linke Schilddrüsenlappen überdeckt dabei die Rinne zwischen Ösophagus und Trachea (*Oesophagotrachealrinne*), in oder nahe der die Nervi laryngei recurrentes zum Kehlkopf aufwärts ziehen. Die den Ösophagus versorgenden Äste der A. thyroidea inferior gelangen von ventral und dorsal an die Ösophaguswand. Der linke *N. laryngeus recurrens* (**A5**) läuft zunächst neben, dann nahezu vor der Speiseröhre. Dorsal wird sie durch die *Lamina prevertebralis der Fascia cervicalis* von den tiefen Halsmuskeln getrennt.

Pars thoracica

Die Pars thoracica liegt, zunächst etwas links verlagert, im oberen Mediastinum und dann versteckt im *hinteren Anteil des unteren Mediastinums* (**B**). Dieser längste Abschnitt des Ösophagus wird im oberen Teil ventral von der *Trachea* (**AC2**) begleitet, links von der *A. subclavia sinistra* (**A6**), rechts vom *Truncus brachiocephalicus* (**A7**) flankiert. Dahinter kreuzt der *Ductus thoracicus* (**B8**). Unterhalb der *Bifurcatio tracheae* verläuft der Brustteil der Speiseröhre in einem Bogen rechts hinter dem Perikard des linken Herzvorhofs abwärts. In diesem auch als *Pars retropericardiaca* bezeichneten Abschnitt wird der Ösophagus links von der *Aorta descendens* (**B9**), rechts von der *V. azygos* (**B10**) begleitet. Dabei liegt er der Wirbelsäule zunächst dicht an (s. auch **C**). Nach kaudal entfernt er sich allmählich von ihr und die *Pleura parietalis* (**B11**) der rechten Seite kann sich zwischen Ösophagus und Aorta schieben. Hinter dem Ösophagus steigt der *Ductus thoracicus* (**B8**) zwischen Aorta und V. azygos durch das hintere Mediastinum auf. Er liegt überwiegend rechts der Mittellinie und weicht erst in Höhe des *Aortenbogens* (**B12**) nach links ab. Der Rückseite des Ösophagus liegen Teile des vegetativen *Plexus oesophageus* und der *Truncus vagalis posterior* (**B13**) an. Neben der Wirbelsäule verläuft beiderseits der thorakale *Truncus sympathicus* (**B14**) und der *N. splanchnicus major* (**B15**).

Die enge räumliche Beziehung zwischen Ösophagus (**A1**), Perikard und linkem Vorhof (**C16**) wird in einem Paramediansagittalschnitt (**C**) durch den Thorax deutlich. In der Klinik macht man sich diese enge Beziehung bei der transösophagealen Echokardiographie zunutze.

C17 linke Herzkammer, **C18** Arcus aortae, **C19** A. pulmonalis sinistra, **C20** V. brachiocephalica, **C21** Sternum, **C22** Diaphragma.

Klinischer Hinweis. In Höhe der Trachealbifurkation finden sich die *epibronchialen Traktionsdivertikel* der Speiseröhre. Diese machen etwa 20% der Ösophagusdivertikel aus und sind in der Regel symptomlos.

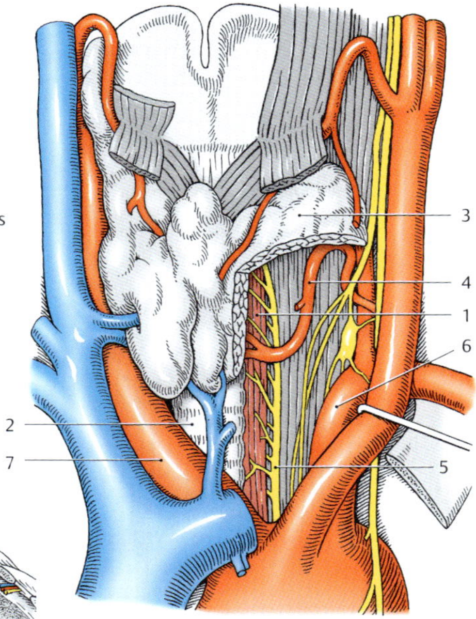

A Topographie der Speiseröhre am Hals

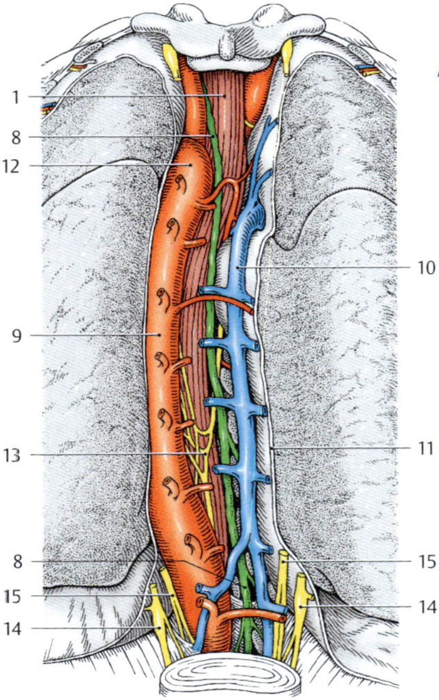

B Topographie der Speiseröhre im Brustraum

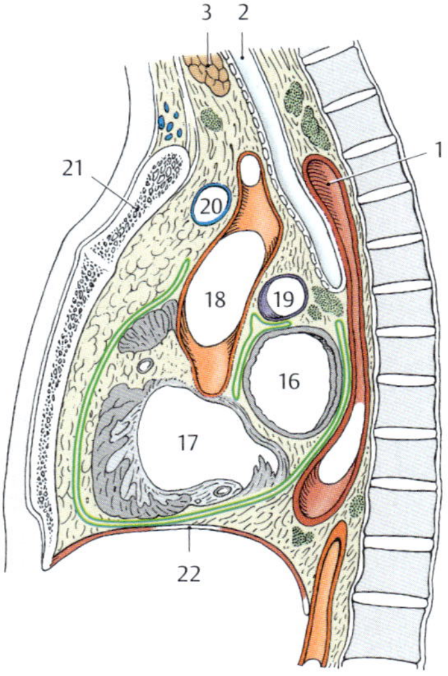

C Brustraum, Mediansagittalschnitt

Gefäße, Nerven und Lymphabfluss

Arterien. Die *Pars cervicalis* wird von **Rr. oesophageales** der **A. thyroidea inferior**, die *Pars thoracica* über segmentale **Rr. oesophageales** aus der Aorta und die *Pars abdominalis* aus den **Aa. phrenicae inferiores et gastricae sinistrae** versorgt.

Venen. Die Ösophagusvenen, *Vv. oesophageales*, drainieren *kranial* zum Stromgebiet der **V. cava superior** (**A1**), *kaudal* zu dem der **V. portae** (**A2**). Aus dem *Halsabschnitt* fließt das venöse Blut zur **V. thyroidea inferior** (**A3**) und via V. brachiocephalica (**A4**) zur V. cava superior. Im *Brustabschnitt* münden die Ösophagusvenen direkt in die **V. azygos** (**A5**) und die **V. hemiazygos** (**A6**), die ihrerseits über die V. cava superior abfließen. Das venöse Blut aus der *Pars abdominalis* fließt in die **V. gastrica sinistra** (**A7**) entlang dem oberen Magenrand. Dieses Gefäß mündet entweder über die V. mesenterica superior (**A8**) in die V. portae oder direkt in die Pfortader.

Die Ösophagusvenen bilden in der Tunica adventitia und in der Tela submucosa **starke Venengeflechte**, über die ein Verbindungsweg zwischen systemischem Kreislauf und Pfortaderkreislauf hergestellt werden kann (portocavale Anastomosen).

Klinischer Hinweis. Bei krankhafter *Druckerhöhung im Stromgebiet der Pfortader* (portale Hypertension) kann es zur *Stromumkehr des Blutes in den unteren Ösophagusvenen* kommen: Blut aus dem Einzugsgebiet der Pfortader fließt vor allem über die V. gastrica sinistra in die Vv. oesophageales zurück und damit zur V. azygos und V. hemiazygos. Dies führt zwangsweise zu einer Erhöhung des Druckes in den Ösophagusvenenplexus und zur Ausbildung von „Krampfadern", **Ösophagusvarizen**, die rupturieren und zu lebensbedrohlichen Blutungen führen können.

Nerven. Die **parasympathische** Versorgung erfolgt über den **N. vagus** (**B9**). Im *Halsteil* und im *oberen Brustteil* gehen **Rr. oesophagei** vom **N. laryngeus recurrens** ab. Im *Brustteil*, unterhalb der Bifurcatio tracheae, bilden rechter und linker N. vagus ein Geflecht in der Tunica adventitia, **Plexus oesophageus** (Bd. 3 S. 116), aus dem ein vor dem Ösophagus gelegener *Truncus vagalis anterior* (**B10**) und ein an seiner Hinterwand entlangziehender *Truncus vagalis posterior* hervorgehen, die zusammen mit dem Ösophagus in die Bauchhöhle treten. Die postsynaptischen **sympathischen** Nerven stammen aus dem **Ganglion cervicothoracicum**, (Ganglion stellatum), dem **thorakalen Sympathicus** und dem **Plexus aorticus abdominalis**. Sympathische und parasympathische Nerven haben direkte Verbindung zum **enterischen Nervensystem** des Ösophagus, das wie bei allen Abschnitten der Darmwand aus einem *Plexus myentericus* (Auerbach) und einem *Plexus submucosus* (Meissner) besteht.

Lymphabfluss. Die Lymphe aus dem *oberhalb der Bifurcatio tracheae* gelegenen Ösophagus fließt kranialwärts und wird im Wesentlichen über die **Lnn. cervicales profundi inferiores** und die **Lnn. paratracheales** (**C11**) gefiltert. Die Lymphe von den Ösophagusabschnitten *unterhalb der Bifurcatio tracheae* fließt u. a. den **Lnn. tracheobronchiales** (**C12**) und **Lnn. prevertebrales** (**C13**) zu. Die Lymphe aus der Pars abdominalis des Ösophagus gelangt zu benachbarten **Lymphknoten am Magen** und **unterhalb des Zwerchfells**.

Klinischer Hinweis. Die gemeinsame vegetative Innervation von Ösophagus und Herz ist verantwortlich für Beschwerden, die sowohl kardialer als auch ösophagealer (*„nicht-kardialer Thoraxschmerz"*) Ursache sein können, sich aber klinisch symptomatisch völlig gleichartig präsentieren.
Verbindungen zwischen der ösophagealen und der tracheobronchialen Innervation sind für den reflexartigen Husten verantwortlich, der durch Übertritt von Magensäure in die Speiseröhre („saurer Reflux") ausgelöst wird.
Maligne Tumoren der Speiseröhre machen ca. 5% aller Malignome des Gastrointestinaltraktes aus und treten bei Männern 2–3 mal häufiger als bei Frauen auf. Nach ihrer Lokalisation unterscheidet man Karzinome im Halsbereich (15%), im Bereich der Bifurcatio tracheae (50%) und unterhalb der Trachealbifurkation (35%). **Ösophaguskarzinome** (Plattenepithel- oder entdifferenzierte Karzinome) wachsen typischerweise zunächst innerhalb der Speiseröhrenwand, bevorzugt in longitudinaler Richtung. Sie metastasieren früh lymphogen in die zervikalen, paraoesophagealen und mediastinalen Lymphknoten. Das klassische Symptom des Ösophaguskarzinoms ist die zunehmende *Dysphagie*.

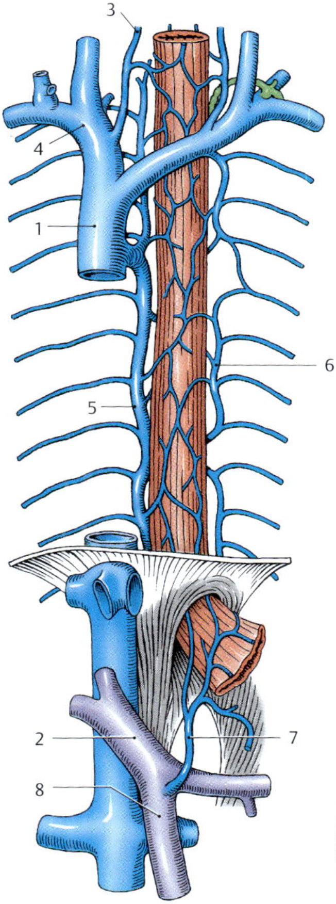

A Venenabfluß der Speiseröhre

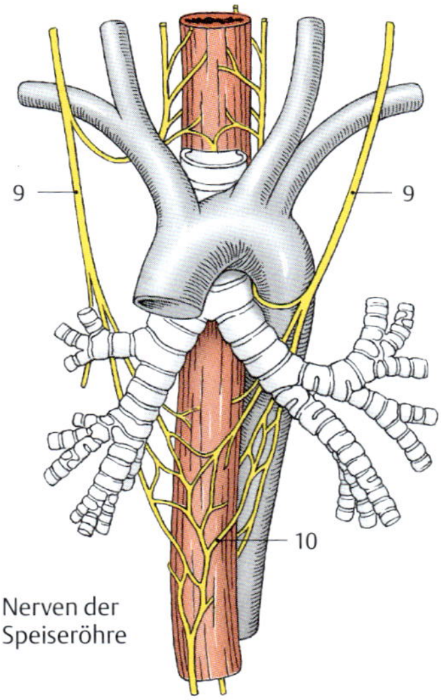

B Nerven der Speiseröhre

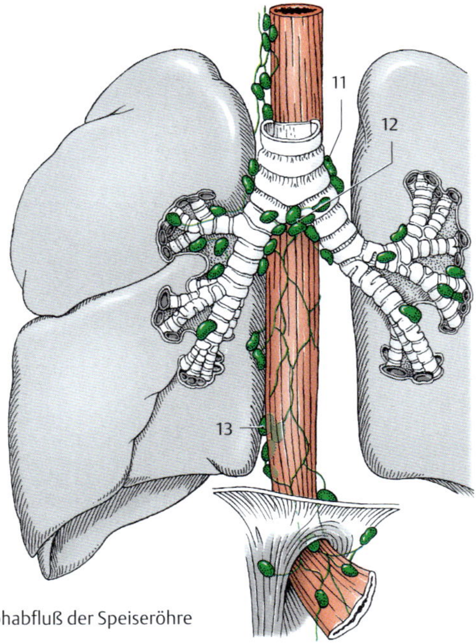

C Lymphabfluß der Speiseröhre

Cavitas abdominis

Allgemeine Übersicht

Die im Folgenden abzuhandelnden Organe des Verdauungssystems liegen in der Bauchhöhle, **Cavitas abdominis**, deren Besprechung der systematischen Beschreibung einzelner Organe vorangestellt wird.

Begrenzung (A). Der Bauchraum wird **kranial** durch die *Zwerchfellkuppeln* (**A1**) von der Thoraxhöhle getrennt. **Dorsal** wird er von der *Lendenwirbelsäule* (**A2**), dem *Kreuzbein* (**A12**) und den *hinteren Bauchwandmuskeln* (Bd. 1 S. 94) begrenzt, **seitlich und vorn** von der *lateralen und medialen Gruppe der Bauchwandmuskeln* und ihren *Sehnenplatten* (Bd. 1 S. 84). Die muskuläre Wand des Bauchraums ist kranial durch den *Rippenbogen* und das *Sternum* (**A3**) verstärkt, kaudal und lateral durch die *knöchernen Beckenschaufeln*. Nach **unten** wird der Bauchraum von der Beckenbodenmuskulatur, *Diaphragma pelvis* (Bd. 1 S. 106), abgeschlossen.

Peritonealhöhle und Bindegewebsräume (B). Der Bauchraum beherbergt die von Bauchfell ausgekleidete Bauch- oder Peritonealhöhle, **Cavitas peritonealis** (grün), den ventral der Wirbelsäule gelegenen Bindegewebsraum, **Spatium retroperitoneale** (gelb), und den im kleinen Becken unterhalb des Bauchfells gelegenen Bindegewebsraum, **Spatium subperitoneale.** Die Cavitas peritonealis wird rundherum vom wandständigen Bauchfell, *Peritoneum parietale* (**B4**), ausgekleidet. Dieses überzieht das Spatium retroperitoneale auf dessen Vorderseite und trennt es auf diese Weise von der Peritonealhöhle. Unterhalb der Eingangsebene zum kleinen Becken, *Linea terminalis* (Bd. 1 S. 188), überzieht das Peritoneum parietale Teile der Beckenorgane *Rektum* (**B5**), *Uterus* (**B6**) und *Harnblase* (**B7**) und schlägt dann auf die *vordere Bauchwand* (**B8**) um. Es trennt damit auch das Spatium subperitoneale von der eigentlichen Peritonealhöhle. Spatium retroperitoneale und Spatium subperitoneale gehen kontinuierlich ineinander über und sind Teile des **Spatium extraperitoneale**.

Die im Bauchraum untergebrachten Verdauungsorgane haben unterschiedliche **Lagebeziehungen zum Bauchfell** (**C**): Organe, die *in der Cavitas peritonealis* liegen und direkt vom organständigen Bauchfell, *Peritoneum viscerale* (**C9**), überzogen sind, liegen **intraperitoneal** (Beispiel: Magen **C10**). Organe, die an der Rückwand der Peritonealhöhle, d. h. *hinter dem parietalen Peritoneum*, lokalisiert und nur an ihrer Vorderseite vom Peritoneum parietale bedeckt sind, liegen **retroperitoneal**. Organe, die sich während der pränatalen Entwicklung zunächst intraperitoneal befanden, durch Wachstumsprozesse aber an die hintere Bauchwand verlagert wurden und dabei hinter das parietale Peritoneum gerieten, nennt man **sekundär retroperitoneal** gelegen (Beispiel: Bauchspeicheldrüse **C11**). Ein Organ, das keinerlei Beziehung zum Bauchfell hat, liegt **extraperitoneal** (Beispiel: Prostata).

Wie bei allen serösen Höhlen hängen auch in der Cavitas peritonealis **parietales** und **viszerales Blatt** des Bauchfells über **Umschlagstellen** oder **-falten** zusammen. Solche Umschlagfalten sind *bindegewebige Platten*, die auf beiden Seiten von *Bauchfell* überzogen sind, sog. *Bauchfellduplikaturen*. Sie werden als Gekröse, **Meso**, oder Band, **Ligamentum**, bezeichnet. Ein Meso oder Ligament dient dem intraperitoneal gelegenen Organ als **Verbindung zur Bauchwand** und führt in Bindegewebe eingebettet die *Leitungsbahnen* an das jeweilige intraperitoneal gelegene Organ heran.

Oberhalb des Nabels sind die intraperitonealen Bauchorgane sowohl über ein *ventrales* als auch ein *dorsales Meso* an der ventralen und dorsalen Bauchwand befestigt. *Unterhalb des Nabels* sind die intraperitoneal gelegenen Abschnitte des Darmrohrs nur über ein *dorsales Meso* an der hinteren Bauchwand aufgehängt (S. 329).

Feinbau des Peritoneums. Die **Tunica serosa** des Peritoneums besteht aus einem niedrigen, einschichtigen, mit einem Bürstensaum versehenen Plattenepithel, unter dem sich meist lockeres, subseröses Bindegewebe der **Tela subserosa** befindet. Nur das Peritoneum parietale wird sensibel innerviert.

B Gliederung des Bauchraums

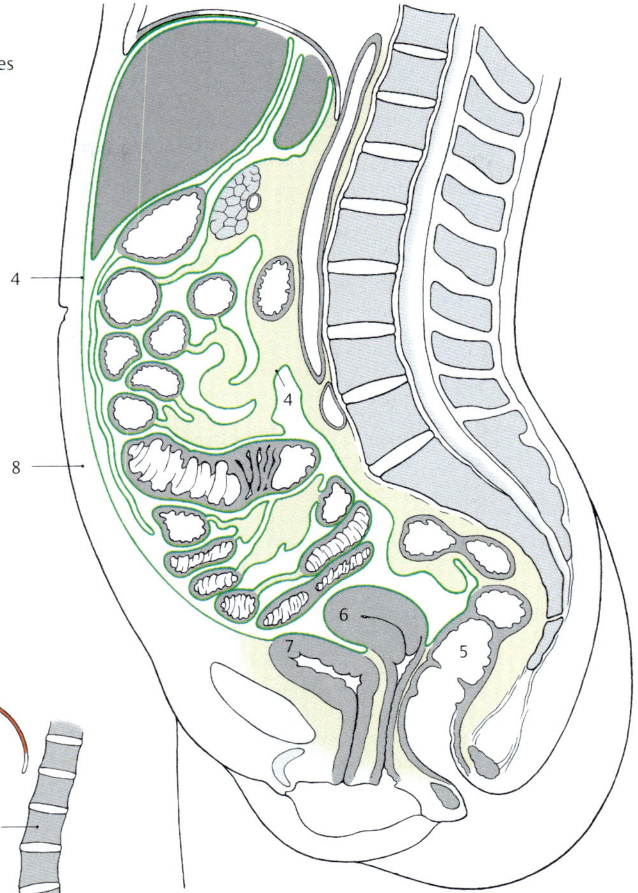

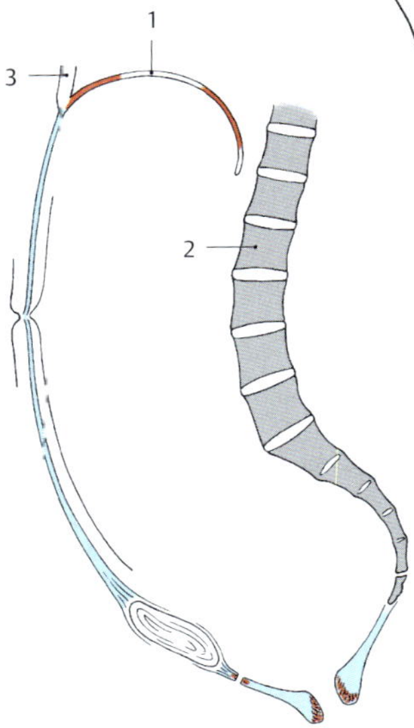

A Bauchraum

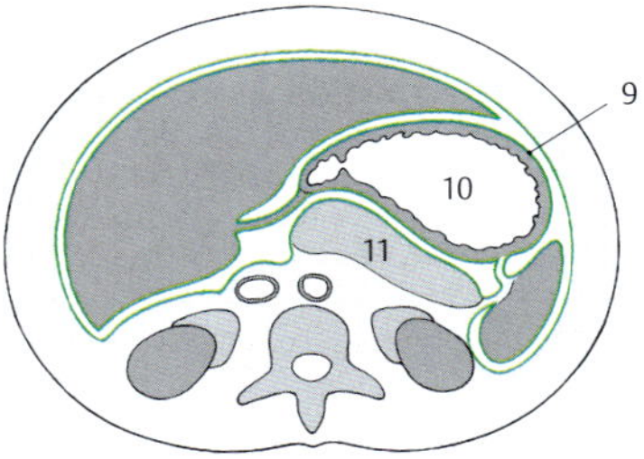

C Lagebeziehung der Organe zum Bauchfell

Topografie der eröffnete Bauchhöhle

Die Cavitas peritonealis wird in einzelne Stockwerke gegliedert. **Pars supracolica (I)**, Oberbauch (auch Drüsenbauch), **Pars infracolica (II)**, Unterbauch (auch Darmbauch) und Pars pelvica mit den Beckenorganen. Die **horizontale Grenzebene** für die ersten beiden Stockwerke wird durch das Querkolon, **Colon transversum** (**A1**), bzw. sein **Meso** etwa in Höhe des 1. Lendenwirbels gebildet. Am Querkolon ist ventral das große Netz, *Omentum majus* (**A2**), angeheftet, das sich nach kaudal wie eine Schürze über die Darmschlingen ausbreitet, so dass meist nur Teile des Dickdarms, *Colon ascendens* (**A3**) und *Colon descendens* (**A4**), an der unberührten eröffneten Bauchhöhle zu sehen sind. Der Dickdarm umrahmt das Dünndarmkonvolut girlandenförmig.

Pars supracolica

Im Oberbauch liegen die Leber, **Hepar** (**AB5**), mit der Gallenblase, **Vesica biliaris** (**AB6**), der Magen, **Gaster** (**AB7**), die Pars superior des Zwölffingerdarms, **Duodenum** (**B8**), die Bauchspeicheldrüse, **Pankreas,** und die Milz, **Lien** (**AB9**).

Eröffnete Bauchhöhle (A). Man erkennt den **unteren Rand des rechten Leberlappens** (**A10**) und die **Kuppe der Gallenblase** (**AB6**), die unterhalb des rechten Rippenbogens hervoragen. Der **Unterrand des linken Leberlappens** ragt in das Feld zwischen den Rippenbögen, *Epigastrium*. Zwischen rechtem und linkem Leberlappen zieht das **Lig. falciforme** (**A11**) zur vorderen Bauchwand. Sein freier unterer Rand ist zum **Lig. teres hepatis** (**AB12**) verdickt. Dieses Band enthält die *obliterierte Nabelvene* (S. 8). Unterhalb des linken Rippenbogens und zwischen den Rippenbögen kommt je nach Füllungszustand ein Teil der **Vorderfläche des Magens** (**AB7**) zur Ansicht. Zwischen dem unteren Rand des Magens, *Curvatura gastrica major* (**B13**), und dem *Querkolon* (**A1**) erstreckt sich eine Bauchfellduplikatur, **Lig. gastrocolicum** (**AB14**).

Angehobene Leber (B). In dieser Ansicht werden die Organe des Oberbauchs und das kleine Netz, **Omentum minus** (**B15**), **Lobus quadratus** (**B16**) und große Teile der **Facies visceralis des linken Leberlappens** sichtbar. Zwischen den beiden Lappen setzt sich das Lig. teres hepatis als *Fissura lig. teretis* (**B17**) fort. Die Abschnitte der in der *Fossa vesicae biliaris* der Leber gelegenen **Gallenblase** sind nahezu vollständig zu sehen, *Fundus* (**B19**), *Corpus* (**B20**) und *Collum vesicae biliaris* (**B21**). Auch alle Teile der **Vorderwand des Magens**, Paries anterior, d. h. *Kardia* (**B22**), *Fundus gastricus* (**B23**), *Corpus gastricum* (**B24**) und *Pars pylorica* (**B25**), können in dieser Ansicht überblickt werden. Links vom Magen kommt die **Milz** (**B9**) mit dem oberen Rand, *Margo superior* (**B26**), zum Vorschein. Zwischen Leber und Magen erstreckt sich eine nahezu frontal gestellte Bauchfellplatte, das kleine Netz, **Omentum minus** (**B15**). Sein freier rechter Rand ist verdickt, erstreckt sich zwischen Leber und dem intraperitoneal gelegenen Anfangsteil des Duodenums (**B8**) und heißt **Lig. hepatoduodenale** (**B27**). Es enthält den *Gallengang*, die *Pfortader* und die *Leberarterie*. Der anschließende Teil des Omentum minus spannt sich zwischen Leber und dem oberen Rand des Magens, Curvatura minor (**B28**), aus und wird als **Lig. hepatogastricum** (**B29**) bezeichnet. Dieses lässt in seinem mittleren Teil den **Lobus caudatus** (**B30**) der Leber durchschimmern. Dorsal vom Omentum minus liegt ein spaltförmiger Nebenraum der Peritonealhöhle, die **Bursa omentalis** (in Pfeilrichtung). Der schmale natürliche Zugangsweg liegt dorsal vom rechten freien Rand des Omentum minus, d. h. dorsal vom Lig. hepatoduodenale, und wird als **Foramen omentale** bezeichnet (früher: *Foramen epiploicum*, im klinischen Sprachgebrauch auch *Foramen Winslowi*) (Pfeil).

Klinischer Hinweis. Die genannten Stockwerke der *Cavitas peritonealis* sind nicht gegeneinander abgeschlossen, sondern stehen untereinander in breiter Verbindung. Infektionen an einer Stelle können sich daher über die gesamte Peritonealhöhle ausbreiten und zu einer Bauchfellentzündung, **Peritonitis**, führen. Eine vermehrte Flüssigkeitsansammlung in der freien Bauchhöhle aufgrund verschiedener Primärerkrankungen wird **Aszites** (Wassersucht) genannt.

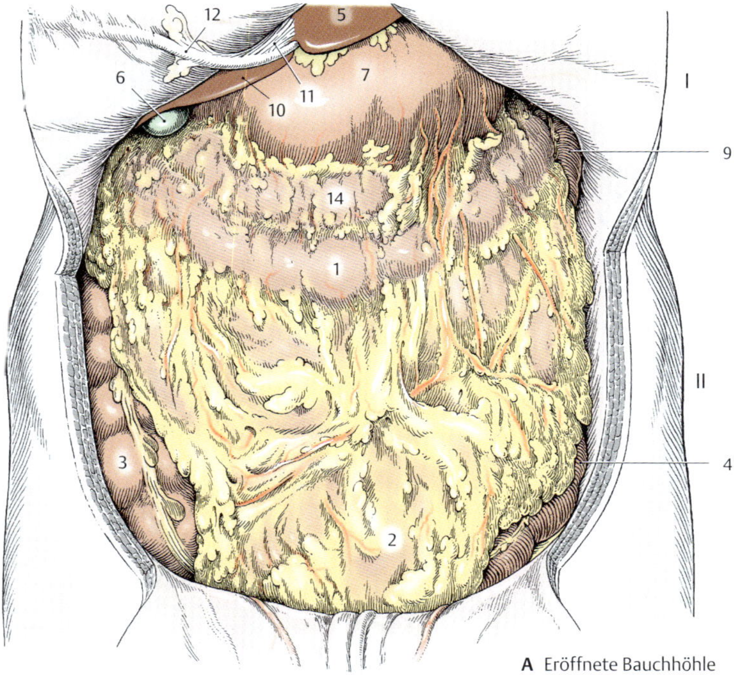

A Eröffnete Bauchhöhle

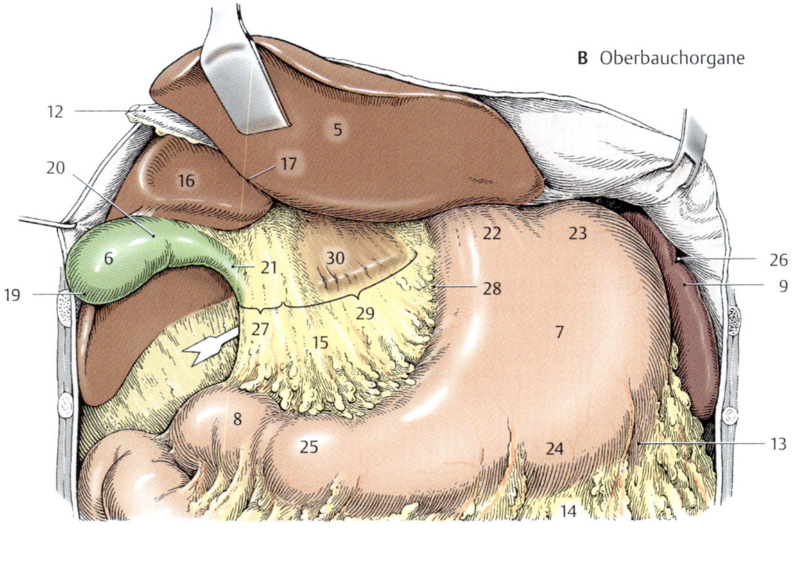

B Oberbauchorgane

Topografie der eröffneten Bauchhöhle, Fortsetzung

Pars infracolica

Kaudal vom Querkolon, von seinem Meso bis zur Eingangsebene in das kleine Becken, liegen die Unterbauchorgane, zu denen **Dünndarm** und **Dickdarm** zählen. Sie werden an der eröffneten Bauchhöhle gößtenteils vom *Omentum majus* bedeckt (S. 185 **A**).

Ansicht A. Nach *Hochschlagen von Omentum majus* (**AB1**) *und Colon transversum* (**AB2**) und *Verlagerung des Dünndarmkonvolutes zur linken Seite* kommen fast alle Organe der Pars infracolica zur Ansicht. Der **Dünndarm** besteht aus **Duodenum** (**AB3**), **Jejunum** (**AB4**) und **Ileum** (**AB5**). Das Duodenum liegt bis auf seinen Anfangsteil, die Pars superior duodeni, *sekundär retroperitoneal* und schimmert unter dem parietalen Peritoneum durch (**A3**). Jejunum und Ileum liegen *intraperitoneal* und sind über ein breites Dünndarmgekröse, **Mesenterium** (**AB6**), an der dorsalen Leibeswand befestigt. Die Wurzel dieses Gekröses, **Radix mesenterii** (**A7**), ist ca. 15 – 18 cm lang und zieht schräg von links oben (Höhe des 2. Lendenwirbels) nach rechts unten zur Fossa iliaca. Hier geht das Ileum in den Anfangsteil des Dickdarms, **Zäkum** (**AB8**), über, an den sich das **Colon ascendens** (**A9**) anschließt. Am Übergang vom intraperitoneal gelegenen Ileum zu dem häufig *sekundär retroperitoneal* gelegenen Zäkum entstehen Bauchfellfalten, *Plicae*, und Bauchfelltaschen, *Recessus*. Kranial von der Einmündung des Ileums in das Zäkum liegt ein **Recessus ileocaecalis superior** (**A10**), der durch eine gefäßführende Bauchfellfalte, **Plica caecalis vascularis** (**A11**), hervorgerufen wird. Am Zäkum und am Colon ascendens erkennt man nahezu alle **typischen Kolonmerkmale**: regelmäßige Ausbuchtungen der Dickdarmwand, *Haustra coli* (**A12**), eine der Verdickungen der Längsmuskelschicht, *Taenia coli* (**A13**), und von Peritoneum überzogene Fettanhängsel, *Appendices epiploicae* (**A14**). An der rechten Kolonbiegung, **Flexura coli dextra** (**A15**), geht das aufsteigende Kolon in das intraperitoneal gelegene **Colon transversum** (**AB2**) über, das über das **Mesocolon transversum** (**AB16**) an der dorsalen Bauchwand aufgehängt ist. Die übrigen Dickdarmabschnitte, Colon descendens und Colon sigmoideum, sind durch das zur linken Seite geschlagene Dünndarmkonvolut verdeckt.

Ansicht B. Nach *Verlagerung der Dünndarmschlingen mit ihrem Mesenterium zur rechten Seite* können insbesondere der Übergang vom Duodenum (**AB3**) in das Jejunum (**AB4**) und die absteigenden Kolonabschnitte überblickt werden. Der sekundär retroperitoneal gelegene Teil des Duodenums geht an der **Flexura duodenojejunalis** (**B17**) in das Jejunum über. In Nachbarschaft hierzu befinden sich, ähnlich wie beim ileozäkalen Übergang, Bauchfellfalten und -taschen. Eine **Plica duodenalis superior** (**B18**) schließt einen **Recessus duodenalis superior** (**B19**) ein, eine **Plica duodenalis inferior** (**B20**) einen **Recessus duodenalis inferior** (**B21**). Durch das nach rechts geklappte Dünndarmkonvolut kommt das blinde Ende des **Zäkums** (**AB8**) zum Vorschein, von dem der Wurmfortsatz, **Appendix vermiformis** (**B22**), abgeht. Dieser kleine Dickdarmabschnitt liegt intraperitoneal und ist über eine **Mesoappendix** (**B23**) an der hinteren Bauchwand befestigt. **Colon transversum** (**AB2**) und **Mesocolon transversum** (**AB16**) sind nahezu bis zur **Flexura coli sinistra** (**B24**), d. h. bis zum Übergang in das **Colon descendens** (**B25**), zu überblicken. Letzteres liegt sekundär retroperitoneal, wird also auf seiner Vorderseite von parietalem Peritoneum überzogen. In der linken Fossa iliaca, auf dem M. iliacus liegend, schließt sich das intraperitoneal gelegene **Colon sigmoideum** (**B26**) an. Es ist über ein **Mesocolon sigmoideum** (**B27**) an der hinteren Bauchwand aufgehängt, in dessen Wurzel eine Bauchfelltasche auftreten kann, **Recessus intersigmoideus** (**B28**).

Klinischer Hinweis. In die genannten Recessus können Dünndarmschlingen oder Teile des Omentum majus verlagert werden, die als **innere Hernien** (*Hernia recessus duodenalis, Hernia recessus iliocaecalis superior/inferior, Hernia intersigmoidea*) bezeichnet werden. Sie sind äußerlich nicht sichtbar und fallen meist erst intraoperativ auf. Werden die Dünndarmschlingen eingeklemmt, treten abdominelle Schmerzen, Übelkeit, Erbrechen und Verdauungsprobleme auf. In seltenen Fällen kann eine Ileussituation (Darmlähmung oder Darmverschluss) hinzukommen.
In den zahlreichen Nischen und Taschen zwischen den Dünndarm- und Dickdarmschlingen mit ihrem jeweiligen Gekröse kann sich bis zu 0,5 Liter freie Flüssigkeit verbergen und der klinischen Untersuchung, auch der Ultraschalluntersuchung, entgehen.

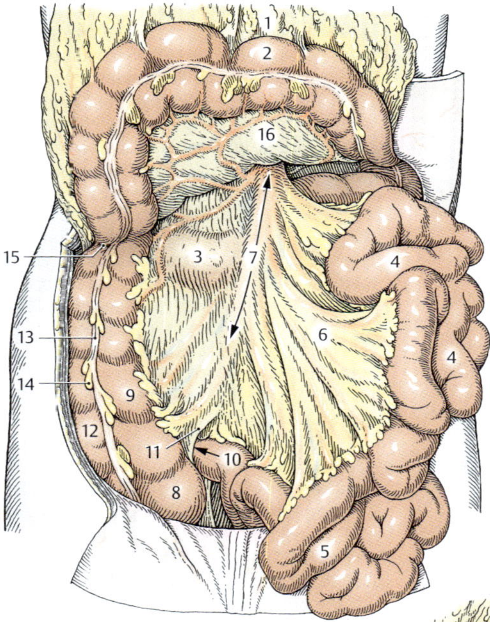

A Unterbauchorgane, Dünndarmschlingen nach links geklappt

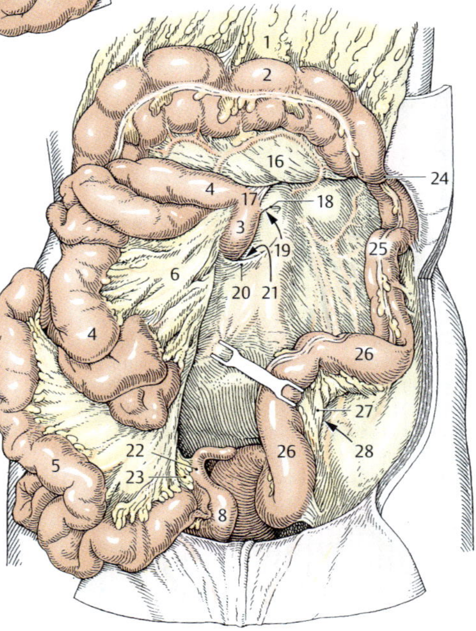

B Unterbauchorgane, Dünndarmschlingen nach rechts geklappt

Parietale Bauchfellverhältnisse

Dorsale Bauchwand. Nach *Entfernung der intraperitoneal gelegenen Organe* (Leber, Magen, Milz, Jejunum, Ileum, Colon transversum und Colon sigmoideum) kann man die dorsale Wand der Cavitas peritonealis mit den Anheftungslinien der Bauchfellduplikaturen und den Verwachsungsstellen der Leber sowie die retroperitoneal gelegenen Organe überblicken (**A**): Im Bereich der bauchfellfreien **Area nuda** (**A1**) ist die Leber direkt mit dem Zwerchfell verwachsen. Diese Stelle wird umrandet von der Umschlagstelle des viszeralen Peritoneums der Leber auf das parietale Peritoneum des Zwerchfells, **Lig. coronarium** (**A2**), das seitlich zipfelig in das *Lig. triangulare dextrum* (**A3**) und das *Lig. triangulare sinistrum* (**A4**) übergeht. Auf der rechten Seite ist ein Teil des Lig. coronarium dextrum am rechten Nierenlager (**A5**) befestigt, *Lig. hepatorenale* (**A6**). Vorne und oben schlägt das **Lig. falciforme** (**A7**) auf das Peritoneum parietale des Zwerchfells über. Dorsal der Leber erkennt man retroperitoneal gelegen die V. cava inferior (**A8**) und die Aorta (**A9**). Links der Aorta liegt die Schnittkante durch den Mageneingang (**A10**). Von hier aus zieht das **Lig. gastrophrenicum** (**A11**) zum Zwerchfell und wird zwischen großer Magenkurvatur und Milz als **Lig. gastrosplenicum** (**A12**) fortgesetzt. Unterhalb des unteren Milzpols erstreckt sich das **Lig. phrenicocolicum** (**A13**), eine Bauchfellfalte zwischen Zwerchfell und Colon descendens. In der Mitte der hinteren Bauchwand ist die Wurzel des **Mesocolon transversum** (**A14**) angeschnitten. Darüber erkennt man das die Hinterwand der Bursa omentalis (S. 222) bedeckende parietale Peritoneum, hinter dem die Bauchspeicheldrüse (**A15**) gelegen ist. Am Oberrand der Pars superior duodeni (**A16**) ist das **Lig. hepatoduodenale** (**A17**) angeschnitten, dahinter liegt das **Foramen omentale** (**A18**). Die hintere Bauchwand der Pars infracolica wird durch die schräg verlaufende **Radix mesenterii** (**A19**) und das **Mesocolon sigmoideum** (**A20**) unterteilt. Letzteres zieht bis in das kleine Becken hinab, wo das Colon sigmoideum in das Rektum (**AB21**) übergeht. Auf der rechten und linken Seite der hinteren Bauchwand liegen Colon ascendens (**A22**) und Colon descendens (**A23**).

Becken. Das Peritoneum der hinteren Bauchwand setzt sich über die Linea terminalis in das kleine Becken, **Pelvis minor**, fort (**B**) und wird dort als **Peritoneum urogenitale** bezeichnet. Es überzieht ein Stück weit die Vorderfläche und die Seitenflächen des Rektums (**AB21**) und schlägt im weiblichen Becken auf die frontal gestellte Genitalplatte aus Gebärmutter/Uterus (**B24**), Eileiter/Tuba uterina (**B25**) und Eierstock/Ovar (**B26**) über. Zwischen Uterus und Rektum entsteht eine tiefe Einsenkung, **Excavatio rectouterina** (**B27**), der tiefste Abschnitt der Cavitas peritonealis. Von den Seitenwänden des Uterus zieht jeweils eine Bauchfellduplikatur zur Wand des kleinen Beckens, **Lig. latum uteri** (**B28**), nach vorne schlägt das Bauchfell unter Bildung einer flacheren **Excavatio vesicouterina** (**B29**) auf die Hinterwand der Harnblase (**B30**) über. Beim Mann überzieht das Bauchfell Rektum und Harnblase sowie die dorsal der Harnblase gelegenen Samenbläschen. Es kommt nur zur Ausbildung einer Bauchfellbucht zwischen Rektum und Harnblase, **Excavatio rectovesicalis**. Lateral setzt sich das Peritoneum parietale auf die Beckenwand fort und bedeckt hier die im subperitonealen Bindegewebe verlaufenden *Vasa iliaca interna* und die *Ureteren*.

Vordere Bauchwand. Ihre Innenseite wird von **Peritoneum parietale anterius** überzogen, das ein typisches Relief aufweist. In der Mittellinie zieht eine Bauchfellfalte, **Plica umbilicalis mediana** (**B31**), mit dem *obliterierten Urachus*, der beim Embryo die Anlage der Harnblase mit dem Allantoisbläschen verbindet, zum Nabel. Seitlich davon verläuft jeweils eine **Plica umbilicalis medialis** (**B32**) mit der *obliterierten Nabelarterie*. Zwischen den 3 Falten und der Harnblase befindet sich beiderseits eine **Fossa supravesicalis** (**B33**). Die weiter seitlich gelegene **Plica umbilicalis lateralis** (**B34**) enthält die *Vasa epigastrica inferiora*; sie verstreicht nach kranial. Zwischen ihr und der Plica umbilicalis medialis liegt kaudal eine kleine Senke, **Fossa inguinalis medialis** (**B35**), die dem *äußeren Leistenring* gegenüberliegt. Lateral der Plica umbilicalis lateralis liegt die **Fossa inguinalis lateralis** (**B36**), die dem darunter gelegenen *inneren Leistenring* entspricht.

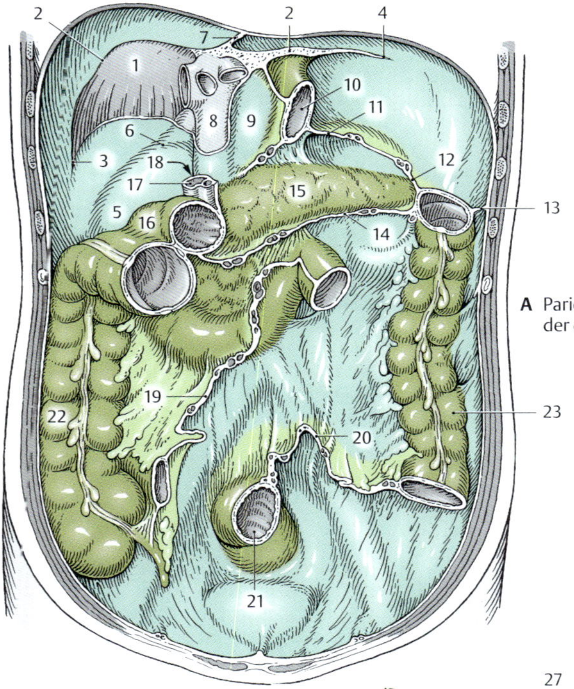

A Parietale Bauchfellverhältnisse der dorsalen Leibeswand

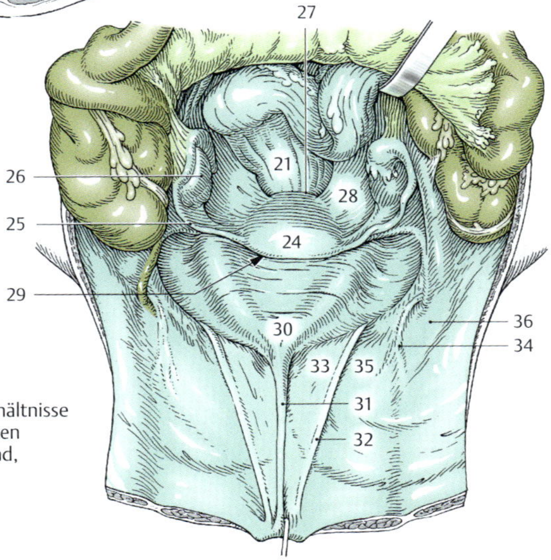

B Parietale Bauchfellverhältnisse der vorderen nach unten geklappten Leibeswand, kleines Becken

Magen

Der Magen, **Gaster**, ist ein weites, hornförmiges, intraperitoneal gelegenes Hohlorgan. Er liegt im Oberbauch (**A**) unterhalb der linken Zwerchfellkuppel und oberhalb des Colon transversum, z. T. versteckt hinter dem linken Rippenbogen, in der Regio hypochondriaca sinistra und reicht je nach Form und Füllungszustand unterschiedlich weit in das Epigastrium.

Makroskopischer Aufbau

Die Pars abdominalis des Ösophagus (**B1**) öffnet sich über das **Ostium cardiacum** (**C2**) in den trichterförmigen Mageneingang, **Kardia** (**B3**). Hieran schließt sich die Magenkuppel, **Fundus gastricus** (**B4**), an. Diese überragt die Kardia kranial, schmiegt sich der linken Zwerchfellkuppel an, bildet die höchste Stelle des Magens und enthält beim stehenden Menschen verschluckte Luft (*Magenblase*). Der Magenfundus ist vom Herzen nur durch das Centrum tendineum des Zwerchfells getrennt. Ösophagus und Magenfundus schließen einen spitzen Winkel ein, **Incisura cardiaca** (**B5**). Den Hauptteil des Magens bildet der Magenkörper, **Corpus gastricum** (**B6**). An ihn schließt sich die **Pars pylorica** (**BC7**) an, die sich in das *Antrum pyloricum* (**BC7 a**) und den *Canalis pyloricus* (**BC7 b**) gliedert und sich über das vom Magenschließmuskel, *Pylorus*, umgebene *Ostium pyloricum* (**C8**) in das Duodenum (**BC9**) öffnet. Der Pylorus wird in Abhängigkeit von der Magenform in verschiedenen Höhen gefunden. In Rückenlage liegt er meistens rechts von der Mittellinie in Höhe des 1. Lendenwirbels und senkt sich im Stand bis zum 4. Lendenwirbel, liegt aber immer vor der V. cava inferior.

Des Weiteren unterscheidet man am Magen eine Vorder- und eine Hinterfläche, **Paries anterior et posterior**. Die Magenflächen werden durch die kleine und große Magenkrümmung, **Curvatura minor gastricae** (**B10**) und **Curvatura major gastricae** (**B11**), und die hier ansetzenden Bauchfellduplikaturen voneinander getrennt. Die kleine (konkave) Magenkurvatur weist nach rechts und oben und hat ihren tiefsten Punkt in der *Incisura angularis* (**B12**), die den Beginn der Pars pylorica markiert und häufig im Röntgenbild als Knick sichtbar ist. Die große (konvexe) Magenkurvatur weist nach links und unten und hat gegenüber der Incisura angularis eine Konvexität, die auch als *Magenknie* (**B13**) bezeichnet wird. Von der kleinen Kurvatur des Magens entspringt der größte Teil des **Omentum minus**, nämlich das *Lig. hepatogastricum*. Von der großen Kurvatur nimmt das **Omentum majus** seinen Ausgang, zu dessen Anteilen das zwischen Magen und Colon transversum gelegene *Lig. gastrocolicum*, das zwischen Magenfundus und Zwerchfell gelegene *Lig. gastrophrenicum* und das zwischen der großen Kurvatur des Magens und der Milz gelegene *Lig. gastrosplenicum* zählen. Wenn man den unteren Rand der Leber nach oben zieht, kann man das nahezu frontal eingestellte Omentum minus überblicken.

Magenwand und Magenschleimhaut. Die Magenwand ist außen glatt und von *Peritoneum viscerale* überzogen. Innen ist die Magenschleimhaut zu großen Falten, **Plicae gastricae** (**C14**), aufgeworfen, die geschlängelt in Längsrichtung angeordnet und mit bloßem Auge zu erkennen sind. An der kleinen Kurvatur besitzt das Schleimhautrelief einige parallel verlaufende Falten, die sog. **Magenstraße**. In den übrigen Abschnitten sind die Falten unregelmäßig geformt.

Betrachtet man die Magenschleimhaut mit **Lupenvergrößerung**, so erkennt man ihr Flachrelief (**D**). Es wird geprägt durch beetartige Felder, **Areae gastricae** (**D15**), in denen in regelmäßigen Abständen die Magengrübchen, **Foveolae gastricae** (**D16**), münden. Die wenige Millimeter dicke Magenwand besteht wie alle Abschnitte des Darmrohrs aus *Tunica mucosa* (**D17**), *Tela submucosa* (**D18**), *Tunica muscularis* (**D19**), einer dünnen *Tela subserosa* sowie einer *Tunica serosa* (**D20**).

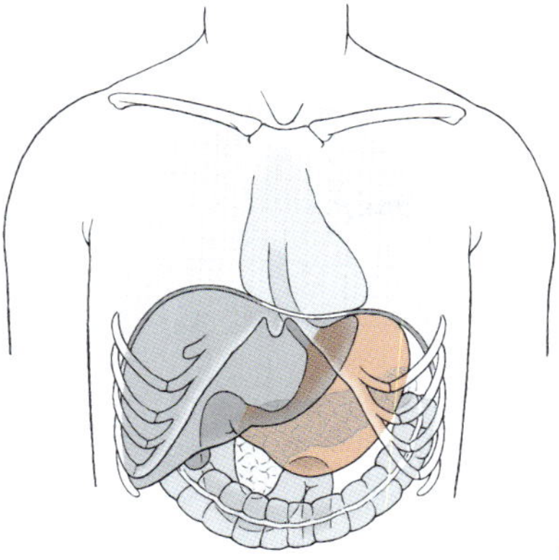

A Lage des Magens

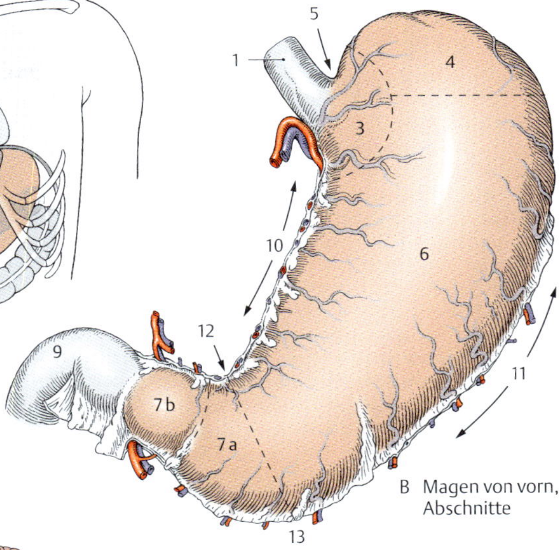

B Magen von vorn, Abschnitte

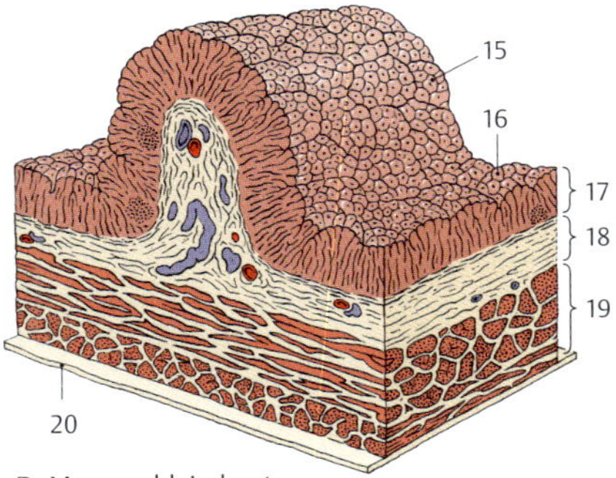

D Magenschleimhaut Stufenschnitt

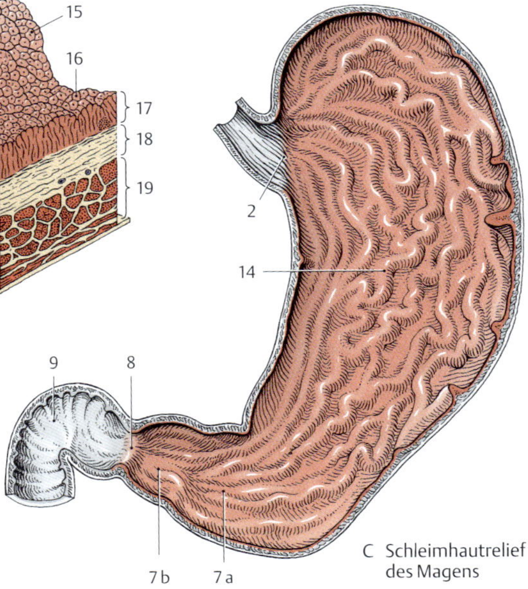

C Schleimhautrelief des Magens

Feinbau der Magenwand

Der Wandaufbau des gesamten Darmrohrs ist prinzipiell gleich (S. 142), so dass bei den einzelnen Abschnitten nur die Besonderheiten hervorgehoben werden.

Tunica mucosa

Überall im Magen wird die Oberfläche der etwa 1–2 mm dicken Schleimhaut einschließlich der Foveolae gastricae (**AB1**) von einem **einschichtigen hochprismatischen Epithel** (**AB2**) gebildet, das sich am Mageneingang mit scharfer Grenze gegen das Ösophagusepithel absetzt. Die Lamina epithelialis des Magens produziert einen *hochviskösen, neutralen Schleim*, der die Magenwand vor Schädigungen schützt. Das Schleimhautbindegewebe, *Lamina propria* (**A3**), wird von **tubulösen Drüsen** (**AB4**) durchsetzt, die bis zur *Lamina muscularis mucosae* (**A5**) reichen und die in die Foveolae gastricae münden.

Nach ihrer Lage im Magen, ihrer Form, ihrem zellulären Aufbau und ihrer Funktion werden die *Drüsen in Korpus und Fundus* als **Glandulae gastricae propriae**, in der *Pars cardiaca* als **Glandulae cardiacae** und in der *Pars pylorica* als **Glandulae pyloricae** bezeichnet und unterschieden.

Glandulae gastricae propriae. Die Drüsen in Fundus und Korpus (**A**) (Hauptdrüsen) sind gestreckt, etwa 1,5 mm lang und enthalten 3 verschiedene Drüsenzelltypen, die auf die unterschiedlichen Abschnitte der tubulösen Drüsen verteilt sind (**B**). Im **Drüsenhals** liegen hauptsächlich schleimbildende **Nebenzellen** (**AB6**), auch als **muköse Halszellen** bezeichnet, die sich morphologisch von den Oberflächenepithelien unterscheiden. Die Nebenzellen zeigen häufig Mitosen, von hier aus wird das Oberflächenepithel regeneriert. Im folgenden Drüsenabschnitt findet man viele Hauptzellen und Belegzellen. Die säulenförmigen **Hauptzellen** (**AB7**) besitzen eine starke basale Basophilie. Sie bilden *Pepsinogene*, Vorstufen des eiweißspaltenden Verdauungsenzyms Pepsin. Die **Belegzellen** (**AB8**) (Parietalzellen) scheinen den Tubuli aufzusitzen. Sie sind groß, stark azidophil und haben eine dreieckige Form. Die Spitze der Zellen hat Kontakt zum Drüsenlumen, die Basis ragt über die der benachbarten Zellen hinaus. Belegzellen produzieren die *Magensalzsäure* und den *Intrinsic factor*, der zur Resorption des Vitamins B12 im Ileum nötig ist. Im **Drüsengrund** kommen neben **Hauptzellen** noch **entero-endokrine Zellen** vor (S. 384).

Glandulae cardiacae. In der Kardia sind die Drüsenschläuche stark verzweigt und teils zystisch aufgetrieben. Die Drüsenzellen sezernieren Schleim und das antibakterielle Lysozym. Haupt- und Belegzellen fehlen.

Glandulae pyloricae. In der Pars pylorica (**C**) sind die Foveolae gastricae meist tiefer als in der übrigen Magenschleimhaut. Die Drüsenschläuche verzweigen sich in der Tiefe, sind stärker gewunden und werden überwiegend von **prismatischen Zellen** ausgekleidet, die einen **neutralen bis schwach sauren Schleim** produzieren. Außerdem kommen als **endokrine Zellen** G-Zellen, gastrinbildende Zellen, vor (S. 387).

Tunica muscularis (D)

Die Muskelschicht besteht aus **3 Schichten**. Neben den üblicherweise in der Darmwand vorkommenden Schichten, einem Stratum longitudinale (**D9**) und einem Stratum circulare (**D10**), gibt es eine dritte Schicht, Fibrae obliquae (**D11**). Im äußeren **Stratum longitudinale** verlaufen besonders kräftige Muskelzüge, an der großen Kurvatur von der Kardia bis zum Pylorus, an der kleinen Kurvatur bis zur Incisura angularis. Jenseits von ihr beginnen neue Längsmuskelzüge, die sich über die Pars pylorica in die Wand des Duodenums fortsetzen. Die *Incisura angularis* gilt daher als *Grenze zwischen 2 funktionell unterschiedlichen Magenabschnitten*, einem oberen, der Verdauung dienenden *Saccus digestorius* und einem unteren, der Entleerung dienenden *Canalis egestorius*. Insgesamt reguliert die Längsmuskelschicht die Längsausdehnung des Magens. Das mittlere **Stratum circulare** ist gut entwickelt und am Magenausgang zum *M. sphincter pyloricus* (**D12**) verdickt, der nach innen vorspringt. Die Muskelzüge der innersten Schicht, **Fibrae obliquae**, verlaufen schräg über das Corpus gastricum, lassen die kleine Kurvatur frei und gehen in die Ringmuskelschicht über.

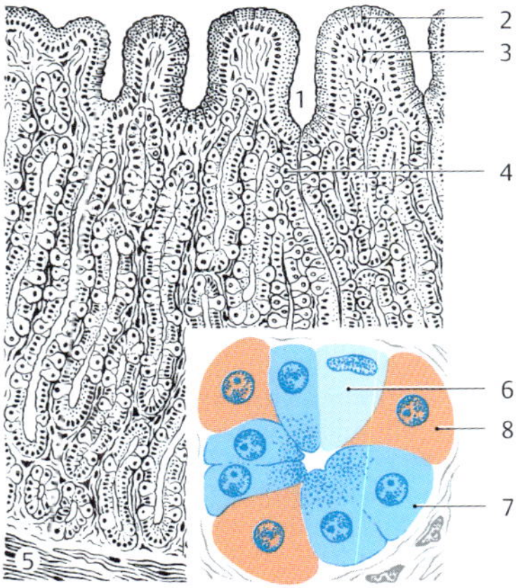

A Schleimhaut des Magenfundus

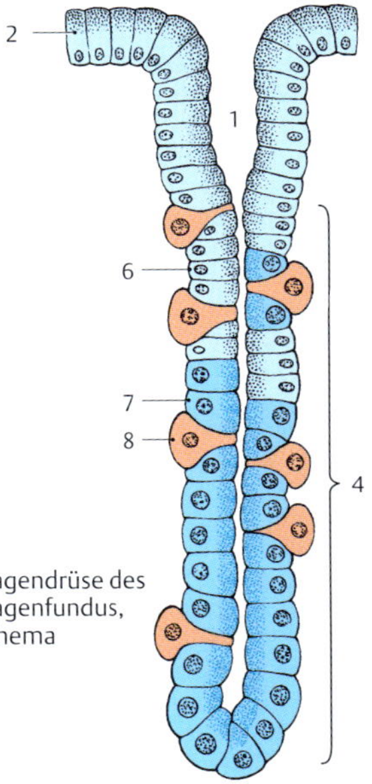

B Magendrüse des Magenfundus, Schema

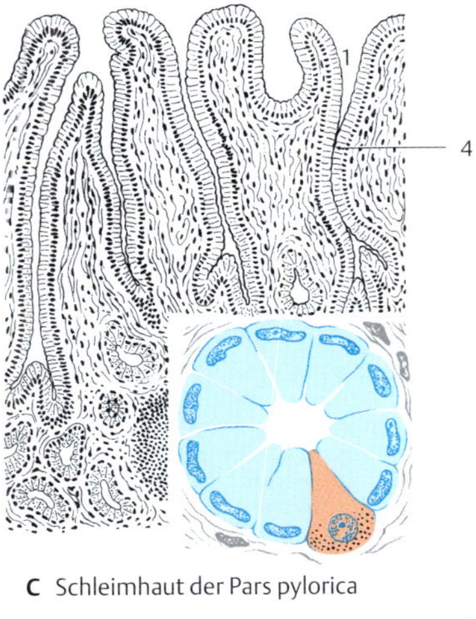

C Schleimhaut der Pars pylorica

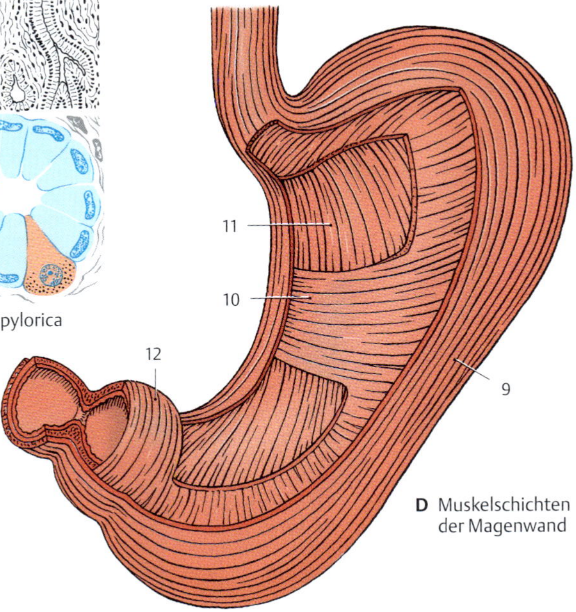

D Muskelschichten der Magenwand

Gefäße, Nerven und Lymphabflusss

Arterien. Sie stammen in der Regel aus **Ästen des Truncus coeliacus** (**A1**) und bilden entlang den Kurvaturen **Gefäßkränze**. An der **kleinen Kurvatur** wird der Gefäßbogen aus der A. gastrica sinistra (**A2**) und der A. gastrica dextra (**A3**) gebildet. Die **A. gastrica sinistra** geht aus dem *Truncus coeliacus* hervor. Sie verläuft in einer Bauchfellfalte, der oberen Plica gastropancreatica, zunächst aufsteigend, dann im Bogen an die kleine Kurvatur. In Höhe der Kardia gibt sie kleine Äste zum Ösophagus und größere zum Magen ab und anastomosiert mit der A. gastrica dextra, die in der Regel aus der *A. hepatica propria* (**A4**) hervorgeht. Die **A. gastrica dextra** verläuft zunächst oberflächlich im Lig. hepatoduodenale des Omentum minus und gelangt an der kleinen Kurvatur in das Lig. hepatogastricum, wo sie den Gefäßbogen mit der A. gastrica sinistra bildet. An der **großen Kurvatur** wird der Gefäßbogen von den Aa. gastroomentales gebildet. Die **A. gastroomentalis sinistra** (**A5**) gelangt als *Ast der A. splenica* (**A6**) über das Lig. gastrosplenicum zur großen Kurvatur, wo sie im Lig. gastrocolicum verläuft und mit der **A. gastroomentalis dextra** (**A7**) anastomosiert. Letztere entspringt der *A. gastroduodenalis* (**A8**). Das Fundusgebiet des Magens wird zusätzlich von kleinen **Aa. gastricae breves** aus der *A. splenica* versorgt.

Venen. Sie verlaufen **parallel zu den Arterien** und werden wie diese benannt. Sie fließen direkt, *V. gastrica sinistra* (**A9**), oder unter Vermittlung der *V. splenica* und der *V. mesenterica superior* in die *V. portae* (**A10**).

Nerven. Die postganglionären **sympathischen Fasern** entstammen dem **Plexus coeliacus** (**A11**) und gelangen mit den Arterien an die Magenwand. Erregung des Sympathicus führt zur *Gefäßverengung* und zur *Hemmung der Magenbewegungen*. Die **parasympathischen Fasern** sind **Äste des N. vagus**, der sich als *Truncus vagalis anterior* auf der Vorderseite und als *Truncus vagalis posterior* auf der Rückseite des Magens ausbreitet. Erregung des Parasympathicus führt zur vermehrten *Durchblutung*, zur vermehrten *Sekretion von Magensaft und Salzsäure* und zur *Zunahme der Magenbewegungen*.

Regionäre Lymphknoten (B). Die Lymphe aus einem mukös-submukösen und einem muskulär-subserösen Lymphgefäßnetz des Magens fließt in 3 Richtungen ab: Von der Kardia und großen Teilen der Vorder- und Rückwand entlang der kleinen Kurvatur erreicht sie die **Lnn. gastrici** (**B12**), die hauptsächlich in Begleitung der *A. gastrica sinistra* liegen. Aus dem Fundusbereich und den milznahen Anteilen der großen Kurvatur fließt sie zu **Lnn. splenici** (**B13**). Der übrige Teil der Lymphe der großen Kurvatur fließt zu **Lnn. gastroomentales** (**B14**). Der weitere Abfluss erfolgt über die *Lnn. coeliaci* (**B15**). Die Lymphe der Pylorusregion fließt den **Lnn. gastroomentales** (**B14**) und meist den hinter dem Pylorus gelegenen **Lnn. pylorici** (**B16**) zu. Auch von dort wird sie hauptsächlich über die *Lnn. coeliaci* weitergeleitet, ein Teil fließt aber auch zu den *Lnn. mesenterici superiores* (**B17**). Zwischen den einzelnen recht komplizierten Lymphabflussgebieten bestehen zahlreiche Verbindungen, die das Übergreifen von einem Gebiet auf das andere ermöglichen.

Klinischer Hinweis. Die Lnn. pylorici können bei **Metastasierung** mit dem hinter ihnen gelegenen Pankreas (**B18**) verwachsen und zu erheblichen intraoperativen Schwierigkeiten führen.

Funktion des Magens. Im Magen werden die Nahrungsbissen schichtweise gestapelt, durch den Magensaft chemisch zerkleinert und zu Speisebrei umgewandelt. Dieser wird von der Magenwand umschlossen, ohne dass eine Zunahme der Wandspannung entsteht. Diese tonische Umschließung heißt **Peristole**, sie beschränkt sich auf den Verdauungssack des Magens. Der Mageninhalt gelangt allmählich nach distal zum Austreibungskanal im unteren Magenabschnitt, in dem peristaltische Kontraktionswellen pyloruswärts laufen und den Mageninhalt zum Pylorus schieben, der ihn portionsweise ins Duodenum entleert.

Klinischer Hinweis. Die häufigste akute Entzündung der Magenschleimhaut ist die **Gastritis**, bei der man multiple, punktförmige oberflächliche Schleimhautdefekte findet. Als Ursache wird heute im Wesentlichen eine Besiedlung mit *Helicobacter pylori* (gramnegatives, spiralig gekrümmtes Bakterium mit Begeißelung) angesehen.
Unter dem Begriff **Ulkuskrankheit** werden verschiedene Formen von Magengeschwüren zusammengefasst.

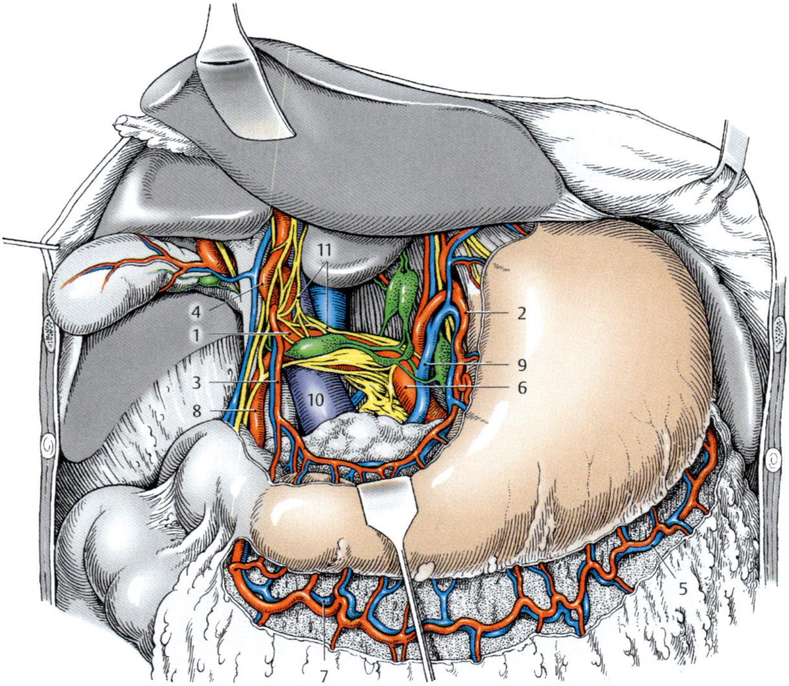

A Gefäße und Nerven des Magens

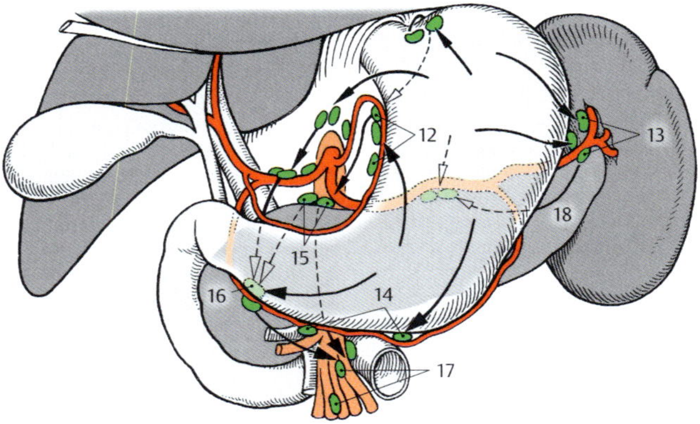

B Lymphknoten und Lymphabfluß des Magens

Dünndarm

An den Magen schließt sich der Dünndarm, **Intestinum tenue**, an. Er gliedert sich in 3 Abschnitte: Zwölffingerdarm, **Duodenum** (**A1**), Leerdarm, **Jejunum** (**AC2**), und Krummdarm, **Ileum** (**AC3**), und mündet in der rechten Fossa iliaca in den Dickdarm (**A4**). Die Länge des gesamten Dünndarms beträgt durchschnittlich ca. 5 m.

Makroskopischer Aufbau

Duodenum

Das 25–30 cm lange Duodenum projiziert sich um den *Umbilicus*. Es ist hufeisen- oder C-förmig, liegt an der hinteren Bauchwand überwiegend rechts von der Wirbelsäule und umfasst den Kopf der Bauchspeicheldrüse (**B5**).
Es werden **4 Abschnitte** unterschieden: Die **Pars superior** (**B6**) ist der Anfangsteil, der am *Pylorus* (**B7**) in Höhe des 1. Lendenwirbels rechts von der Mittellinie beginnt, leicht ansteigend von ventral nach dorsal verläuft und an der *Flexura duodeni superior* (**B8**) in die Pars descendens übergeht. Der Anfangsteil des Duodenums erscheint im Röntgenbild erweitert (*Ampulla duodeni*) und wird daher im klinischen Sprachgebrauch auch als *Bulbus duodeni* bezeichnet. Die Pars superior wird dorsal von der V. portae und vom Ductus choledochus gekreuzt. Weiter dorsal, in der Tiefe, verläuft die V. cava inferior. Die **Pars descendens** (**B9**) verläuft absteigend rechts neben der Wirbelsäule bis auf Höhe des 3. Lendenwirbels und geht an der *Flexura duodeni inferior* (**B10**) in die **Pars horizontalis** (**B11**) über, die ihrerseits unterhalb vom Kopf der Bauchspeicheldrüse über die Wirbelsäule hinwegzieht und links von ihr als **Pars ascendens** (**B12**) zur *Flexura duodenojejunalis* (**B13**) in Höhe des 2. Lendenwirbels aufsteigt. Hier geht das Duodenum in das Jejunum über.
Die *Pars superior* liegt *intraperitoneal*. Sie ist frei beweglich und über das Lig. hepatoduodenale (**B14**) mit der Leber verbunden. Die *Pars descendens einschließlich aller Folgeabschnitte* liegen *sekundär retroperitoneal* und sind folglich nur auf den Vorderflächen von Bauchfell überzogen. An der Flexura duodenojejunalis gelangt der Dünndarm wieder in eine *intraperitoneale Lage*. An dieser Flexur entstehen Falten und Nischen im Bauchfell. Ein **Recessus duodenalis superior** (**B15**) wird von der **Plica duodenalis superior** (**B16**) umrahmt, ein **Recessus duodenalis inferior** (**B17**) von der **Plica duodenalis inferior** (**B18**). Durch Bündel von glatten Muskelzellen, **M. suspensorius duodeni** (Treitz-Muskel), ist die Pars ascendens des Duodenums mit dem Stamm der A. mesenterica superior verbunden.

Klinischer Hinweis. Einklemmungen von Dünndarmschlingen in die Bauchfellnischen werden als innere Brüche, Hernien (auch **Treitz-Hernien**), bezeichnet. Sie können zu lebensbedrohlichen Darmnekrosen führen.

Jejunum und Ileum

An der **Flexura duodenojejunalis** (**B13**) beginnt das Dünndarmkonvolut, das zu etwa $^{2}/_{5}$ der Gesamtlänge vom **Jejunum** (**AC2**) und zu $^{3}/_{5}$ vom **Ileum** (**AC3**) gebildet wird. Die Dünndarmschlingen liegen in der Pars infracolica der Bauchhöhle. Sie werden vom Dickdarm (**AC4**) umrahmt und vom Omentum majus bedeckt. In der Fossa iliaca dextra mündet das Ileum über das **Ostium ileale** in den Dickdarm. Etwa 50–100 cm von dieser Klappe entfernt, kann am Ileum in etwa 2 % der Fälle ein blindsackartiger Anhang existieren, Diverticulum ilei, **Meckel-Divertikel**. Hierbei handelt es sich um Überreste des *embryonalen Dottergangs*.
Jejunum und Ileum liegen *intraperitoneal* und sind über das Gekröse, **Mesenterium** (**C19**), an der hinteren Leibeswand beweglich aufgehängt. Die Wurzel des Mesenteriums, **Radix mesenterii** (**BC20**), ist ca. 15–18 cm lang und zieht an der hinteren Bauchwand in einer Linie von der Flexura duodenojejunalis bis zur Fossa iliaca dextra. Der **Mesenterialansatz am Dünndarm** ist etwa 4 m lang und legt sich halskrausenartig in viele Falten. Die Wände von Jejunum und Ileum sind außen glatt, von Peritoneum überzogen und makroskopisch nicht zu unterscheiden.

Klinischer Hinweis. Entzündungen des Meckel-Divertikels können mit Entzündungen des Wurmfortsatzes verwechselt werden.

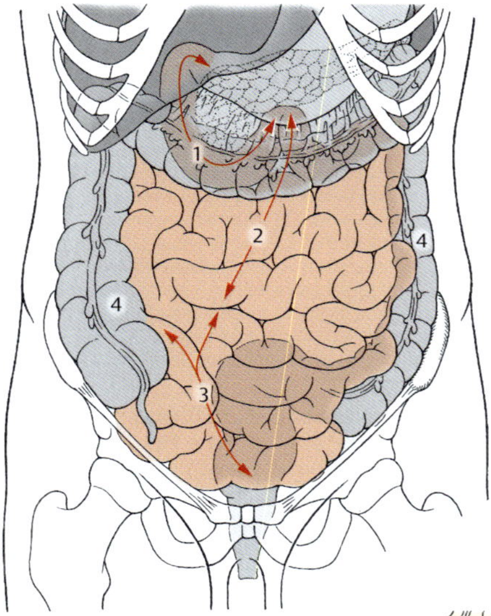

A Lage der Dünndarmabschnitte

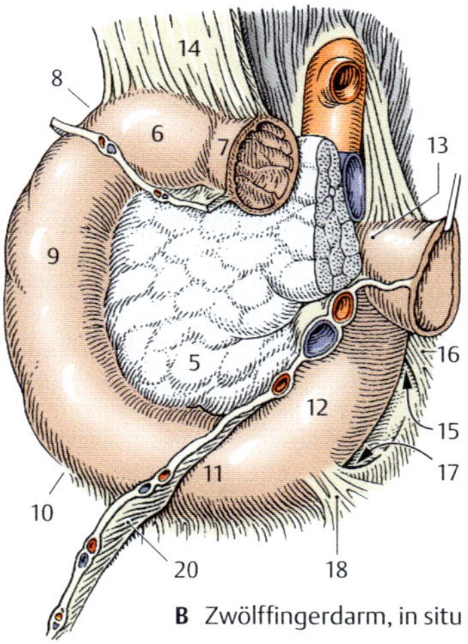

B Zwölffingerdarm, in situ

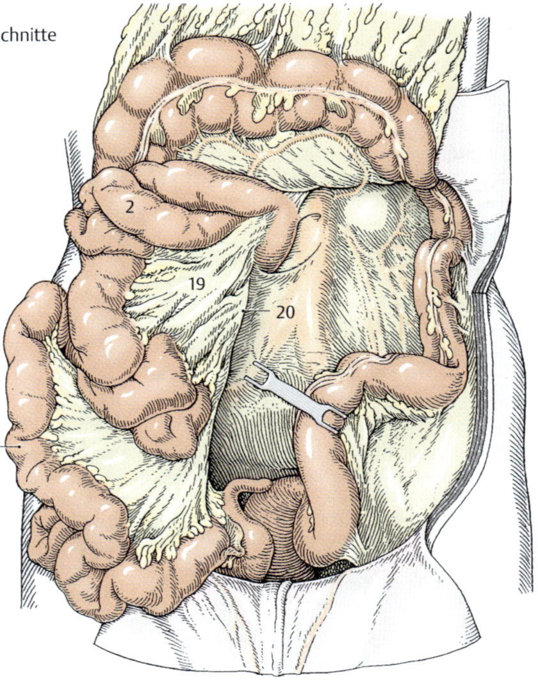

C Dünndarmkonvolut, nach rechts geklappt

Wandaufbau

Schleimhautrelief

Duodenum. Makroskopisch weist die Schleimhaut dichte und hohe Ringfalten, **Plicae circulares** (Kerckring-Falten) (**A1**), auf. Sie entstehen durch *Auffaltungen der Tunica mucosa und der Tela submucosa* und vergrößern die Schleimhautoberfläche um das 1,5-fache. In die Pars descendens duodeni münden die Ausführungsgänge von Leber und Bauchspeicheldrüse, *Ductus choledochus* (**A2**) und *Ductus pancreaticus* (**A3**). Sie rufen auf der Schleimhautoberfläche eine Längsfalte hervor, **Plica longitudinalis duodeni** (**A4**), auf der die Gänge meist gemeinsam in einer warzenförmigen Schleimhauterhebung, **Papilla duodeni major** (**A5**), münden. Auf einer oral hiervon gelegenen **Papilla duodeni minor** mündet in den meisten Fällen der akzessorische Pankreasgang, *Ductus pancreaticus accessorius*.

Jejunum und Ileum. Die Jejunumschleimhaut (**B**) besitzt anfangs noch hohe und dicht stehende **Plicae circulares**, zum Ileum (**C**) hin werden sie niedriger und stehen weiter auseinander; in der zweiten Ileumhälfte fehlen sie meist völlig. Die Schleimhaut des Ileums wölbt sich gegenüber dem Mesenterialansatz sichtbar vor, was durch Ansammlungen von Lymphfollikeln, **Nodi lymphatici aggregati** (**C6**), *Peyer-Plaques*, in der Mukosa und Submukosa hervorgerufen wird.

Feinbau

Tunica mucosa. Der mikroskopische Aufbau der Dünndarmschleimhaut entspricht dem allgemeinen Bau des Darmrohrs (S. 142). Neben den Plicae circulares wird die Oberfläche aller Dünndarmabschnitte durch Zotten und Krypten vergrößert.

Villi intestinales (D-F7). Zotten sind *blatt-* oder *fingerförmige Ausstülpungen* der *Lamina epithelialis* und der *Lamina propria*, die der Dünndarmschleimhaut ein samtartiges Aussehen verleihen. Das Epithel der Zotten und Krypten enthält verschiedene Zelltypen, die Abkömmlinge der gleichen Stammzellen sind. Das Oberflächenepithel wird als *Saumepithel* bezeichnet. Es besteht aus den hochprismatischen, resorptiv tätigen *Enterozyten* (**E9**) und vereinzelt eingestreuten Becherzellen. Der luminale Zellpol der Enterozyten ist mit einem Rasen von Mikrovilli besetzt, der *Bürstensaum* genannt wird und die Oberfläche enorm vergrößert. Das **Zotteninnere** wird vom *Bindegewebe* der Lamina propria mucosae eingenommen, das glatte Muskelzellen für die sog. *Zottenpumpe*, ein eigenes *Blut-* (**E10**) und *Lymphgefäß* (Chylusgefäß) sowie Lymphozyten, Plasmazellen und Mastzellen enthält.

Glandulae intestinales (**D-F8**) (Cryptae intestinales, Lieberkühn-Krypten). An der Basis benachbarter Zotten münden die Krypten, die als kurze tubuläre Drüsen bis zur Lamina muscularis mucosae reichen. Das Epithel der Krypten dient der Sekretion und der Zellerneuerung. Es besteht im wesentlichen aus dem *Saumepithel, Becherzellen* (**E11**), epikal granulierten *Paneth-Zellen*, die Lysozym und Peptidasen enthalten, und hormonbildenden *entero-endokrinen Zellen* (S. 384). Paneth-Zellen sind vorwiegend am Grund der Krypten zu finden.

Tela submucosa. Sie enthält in ihrem Bindegewebe den nervösen **Plexus submucosus (Meissner)** und weitmaschige Netze von **Blut- und Lymphgefäßen**. Im Duodenum (**D**) enthält sie verzweigte tubulo-alveoläre Drüsenpakete, **Glandulae duodenales** (**D12**) oder Brunner-Drüsen, deren schleimiges Sekret den aus dem Magen kommenden Verdauungsbrei neutralisiert.

Tunica muscularis. Sie besteht im gesamten Dünndarm aus einer stärker entwickelten **inneren Ringmuskelschicht** und einer schwächer ausgebildeten **äußeren Längsmuskelschicht**. Im Bindegewebe zwischen den beiden Muskelschichten liegt der vegetative **Plexus myentericus (Auerbach)**.

Die beiden Muskelschichten arbeiten **antagonistisch** derart zusammen, dass die Kontraktion der Längsmuskelschicht den Darmabschnitt verkürzt und erweitert, die Kontraktion der Ringmuskelschicht ihn verlängert und verengt. Dabei werden *Pendelbewegungen* und *rhythmische Segmentationen* zur Durchmischung des Darminhaltes und *peristaltische Kontraktionen* oder *Wellen* für seinen Weitertransport durchgeführt.

Zusammenfassung

Das **Duodenum** (**D**) hat hohe Plicae circulares, hohe und blattförmige Zotten, die Krypten sind flach. Die Tela submucosa enthält Glandulae duodenales.
Charakteristisch für das **Jejunum** (**E**) sind hohe und dichte Plicae circulares, hohe, fingerförmige Zotten und allmählich tiefer werdende Krypten.
Im **Ileum** (**F**) werden die Zotten kürzer und die Tiefe der Krypten nimmt weiter zu. Die Tela submucosa enthält bis in die Lamina propria reichende Folliculi lymphatici aggregati.

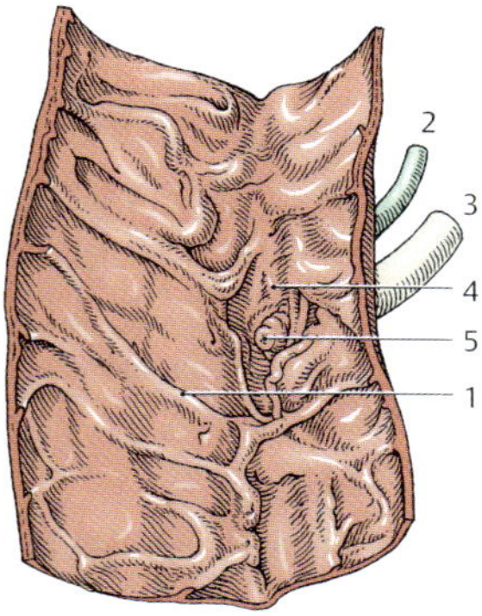

A Schleimhautrelief Duodenum

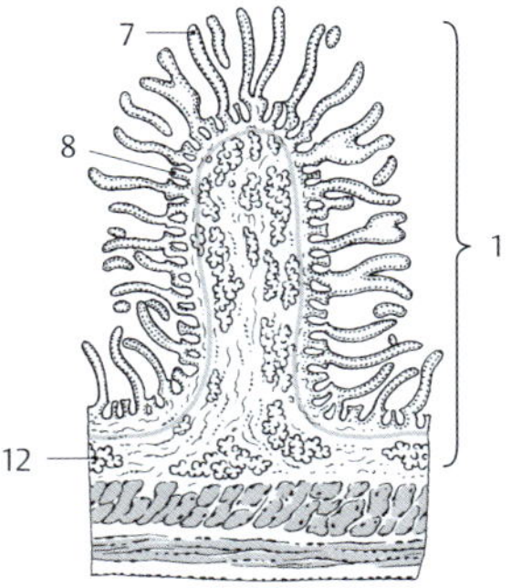

D Feinbau Duodenum

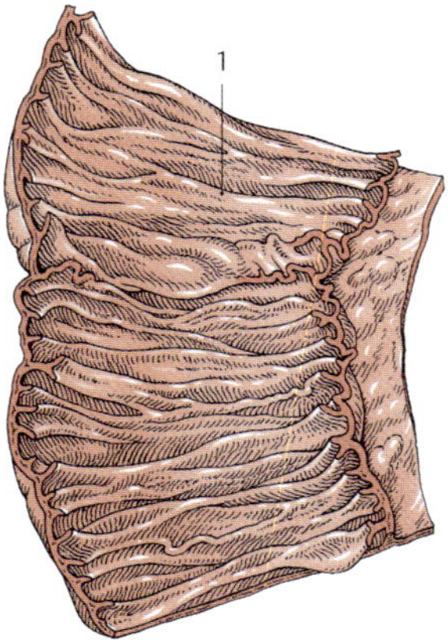

B Schleimhautrelief Jejunum

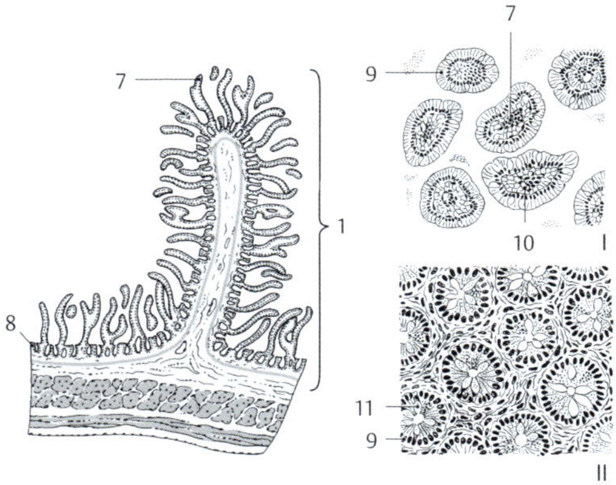

E Feinbau Jejunum mit Zottenquerschnitt (I) und Kryptenquerschnitt (II)

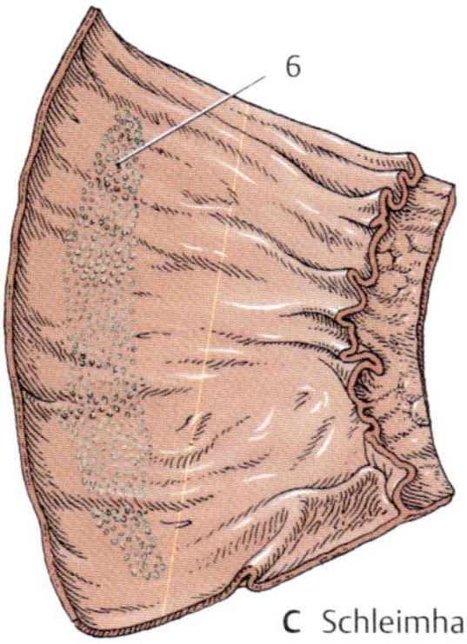

C Schleimhautrelief Ileum

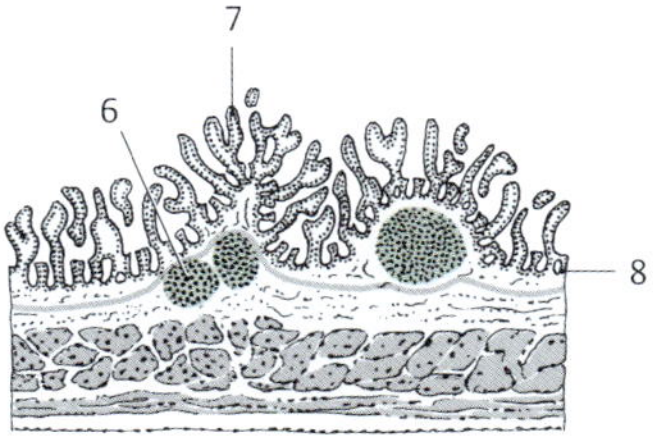

F Feinbau Ileum

Gefäße, Nerven und Lymphabfluss

Duodenum

Arterien. Die Gefäßversorgung ist weitgehend identisch mit der des Pankreaskopfes. Die **A. pancreaticoduodenalis superior anterior** (**A1**) und die **A. pancreaticoduodenalis superior posterior** (**A2**) gehen aus der *A. gastroduodenalis* (**A3**), einem Ast der *A. hepatica communis* (**A4**) ← *Truncus coeliacus* (**A5**) hervor, bilden mit der **A. pancreaticoduodenalis inferior** (**A6**) aus der *A. mesenterica superior* (**AB7**) eine Gefäßschlinge um das Duodenum und den Pankreaskopf und stellen somit eine Anastomose zwischen dem Stromgebiet des Truncus coeliacus und der A. mesenterica superior her.

Venen. Der Abfluss des Venenblutes aus dem Duodenum und aus dem Pankreas erfolgt über die **V. splenica** (**A8**) und die **V. mesenterica superior** (**AB9**) zur *V. portae* (**A10**).

Nerven. Die vegetative, extrinsische Innervation des gesamten Dünndarms erfolgt über Plexus um die Mesenterialgefäße, deren **parasympathische** Fasern aus den *Trunci vagales* und deren **sympathische** Fasern vom *Ggl. coeliacum* und vom *Ggl. mesentericum superius* stammen.

Regionäre Lymphknoten. Die Lymphe fließt zur kleinen Gruppe der **Lnn. pylorici** (S. 194) und zu den **Lnn. pancreaticoduodenales**. Zweite Filterstation sind die *Lnn. hepatici*, von denen die Lymphe zu den *Lnn. coeliaci* abfließt, die in die *Trunci intestinales* münden.

Jejunum und Ileum

Arterien. Beide Dünndarmabschnitte werden von **Ästen der A. mesenterica superior** (**AB7**) versorgt. Etwa **4 – 5 Aa. jejunales** (**B11**) und etwa **12 Aa. ileales** (**B12**) verlaufen im Mesenterium zu Jejunum und Ileum. Sie teilen sich zunächst jeweils in 2 mit der Nachbararterie verbundene Äste. Es folgen weitere Reihen von Querverbindungen, so dass zunehmend kleinere Gefäßmaschen entstehen, **Arkadenbildung** (**B13**). Die von den äußeren Arkaden zur Darmwand ziehenden Äste sind Endarterien, bei deren Verschluss es zur lokalen Schädigung des Darms kommt.

Venen. Die Venen verlaufen in Begleitung der Arterien und fließen über die *V. mesenterica superior* zur *V. portae* (**A10**).

Nerven. s. Duodenum.

Regionäre Lymphknoten. Die Lymphe aus den Dünndarmzotten und der übrigen Darmwand fließt über Lymphgefäße, die die Arterien begleiten, zunächst zur Gruppe der *Lnn. mesenterici juxtaintestinales* (**B14**) auf Höhe der primären Gefäßarkaden, und dann zu den *Lnn. mesenterici superiores*, die den *Lnn. pancreaticoduodenales* benachbart sind und wie diese über die *Lnn. coeliaci* in die *Trunci intestinales* abfließen.

Funktion des Dünndarms

Im Dünndarm finden **Verdauung** und **Resorption** statt. Verdauung ist der *enzymatische Abbau der Nährstoffe in resorbierbare Bestandteile*: Kohlenhydrate werden zu Monosacchariden abgebaut, Eiweiße zu Aminosäuren und Fette zu Fettsäuren und Glycerin. Eine wichtige *Enzymquelle* ist das Sekret der Bauchspeicheldrüse, das in das Duodenum abgegeben wird. Zur Fettverdauung wird Gallensäure benötigt, die ebenfalls in das Duodenum abgegeben wird. Die Darmschleimhaut besitzt *resorbierende* und *schleimbildende Epithelien* sowie *endokrine Zellen*, deren Hormone die Pankreassekretion und die Gallenblasen- und Darmmotorik steuern. Der Speisebrei wird in *Misch- und Transportbewegungen* durch den Dünndarm befördert.

Klinischer Hinweis. Zellproliferationen des Duodenalepithels bewirken im 2.–3. Entwicklungsmonat vorübergehend einen vollständigen Verschluss des Darmlumens. Bleibt die Rekanalisierung im späteren Fetalleben aus, so kann eine angeborene **Duodenalstenose** oder eine **Duodenalatresie** entstehen. Bei der Duodenalstrenose ist das Lumen des Duodenum lokal eingeengt, bei der Atresie vollkommen verschlossen.

Der Dünndarm ist entscheidend für die Resorption fast aller Nahrungsbestandteile. Er muss pro Tag zwischen 7 und 12 l Flüssigkeit resorbieren. *Entzündliche Erkrankungen* des Dünndarms führen unweigerlich zu einer Störung der intestinalen Flüssigkeits- und Elektrolytbilanz, die sich klinisch in der Regel als Durchfall manifestiert.

Die häufigste Erkrankung des Duodenums ist das Zwölffingerdarmgeschwür, **Ulcus duodeni**. Es tritt in der Regel im Bulbus duodeni auf und hat einen Altersgipfel zwischen dem 30. und 50. Lebensjahr. Männer sind viermal häufiger als Frauen betroffen. Typisch sind epigastrische Schmerzen nachts oder Nüchternschmerz sowie Völlegefühl, Aufstoßen, Meteorismus und Erbrechen.

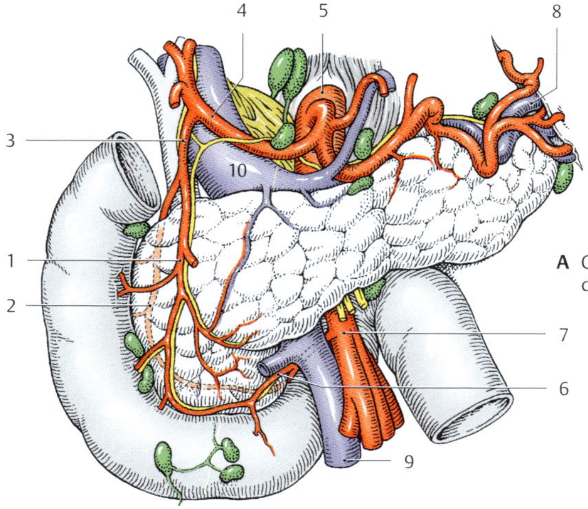

A Gefäße und Nerven des Duodenums

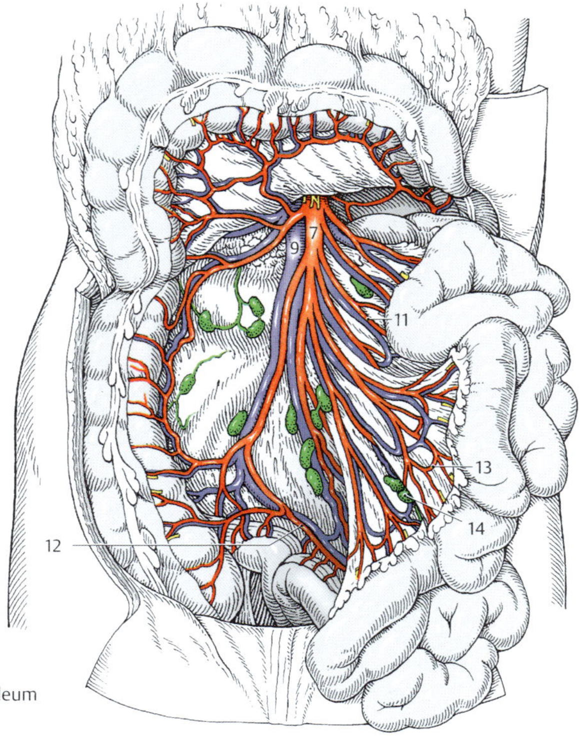

B Gefäße, Nerven und Lymphknoten von Jejunum und Ileum

Dickdarm

Übersicht

Der Dickdarm, **Intestinum crassum**, ist ca. 1,5 – 1,8 m lang. Er bildet um das in der Pars infracolica der Bauchhöhle gelegene Dünndarmkonvolut einen Rahmen und gliedert sich in 4 Unterabschnitte: Blinddarm, **Zäkum** (**A1**), mit Wurmfortsatz, *Appendix vermiformis* (**AC2**), Grimmdarm, **Colon**, mit den Teilen *Colon ascendens* (**A3**), *Colon transversum* (**A4**), *Colon descendens* (**A5**) und *Colon sigmoideum* (**A6**), Mastdarm, **Rektum** (**A7**), und Analkanal, **Canalis analis** (**A8**). Entwicklungsgeschichtlich sind alle Dickdarmanteile bis auf den Analkanal entodermaler Herkunft, letzterer stammt aus dem Ektoderm.

Typische Merkmale

Zäkum und Kolon weisen äußerlich charakteristische Merkmale auf, die es leicht machen, diese Dickdarmanteile vom Dünndarm zu unterscheiden. Die 3 Tänien, **Taeniae coli** (**B9**), sind etwa 1 cm breite *durchlaufende Längsstreifen der äußeren Längsmuskelschicht*. Sie werden nach ihrer Lage als *Taenia mesocolica*, *Taenia omentalis* und *Taenia libera* (**B10**) bezeichnet. Alle Wandschichten des Dickdarms bilden gemeinsam nicht-konstante Kontraktionsfalten, **Plicae semilunares coli** (**B11**), die halbmondförmig in das Darmlumen vorspringen und an der äußeren Wand querverlaufenden Einschnürungen entsprechen. Zwischen benachbarten Plicae semilunares entstehen außen am Dickdarm Aussackungen, **Haustra coli** (**B12**). Die zipfelförmigen Fettanhängsel der Subserosa werden als **Appendices epiploicae** (**B13**) bezeichnet.

Zäkum und Appendix vermiformis

Zäkum. Der 6 – 8 cm lange sackförmige Anfangsteil des Dickdarms liegt in der *Fossa iliaca dextra* auf dem M. iliacus; an seiner medialen Seitenwand mündet das Ileum (**C14**). Die **Taenia mesocolica** zeigt nach hinten und medial, die **Taenia omentalis** nach lateral und hinten, die **Taenia libera** (**C10**) liegt dazwischen. Sie ist von vorne sichtbar.

Appendix vermiformis (AC2). Der Wurmfortsatz geht aus dem *posteromedialen Ende des Zäkums* ab. Seine Lage hängt von der des Zäkums ab und ist deshalb sehr variabel (**D**): In etwa 65 % der Fälle ist die Appendix hinter das Zäkum hochgeschlagen und liegt im *Recessus retrocaecalis, aufsteigende retrozäkale Lage (Retrocaecolposition)*, in 31 % reicht sie über die Linea terminalis ins kleine Becken, *absteigende Lage (Caudalposition)*, in über 2 % der Fälle liegt sie horizontal hinter dem Zäkum, *transversale retrozäkale Lage*, bei 1 % der Menschen liegt sie hochgeschlagen vor dem Ileum, *aufsteigende parazäkale, präiliakale Lage (Medialposition)*, bei rund 0,5 % liegt sie aufsteigend hinter dem Ileum, *aufsteigend parazäkale, retroiliakale Lage*. Bei der **häufigsten Lagevariante (aufsteigende retrozäkale Lage)** projiziert sich der Abgang der Appendix vermiformis im sog. **McBurney-Punkt** auf die vordere Bauchwand (**E**). Er liegt an der Grenze zwischen dem äußeren und mittleren Drittel einer Linie, die von der Spina iliaca anterior superior bis zum Nabel verläuft. Der Wurmfortsatz ist durchschnittlich 10 cm lang und 6 mm dick. Die 3 Tänien des Zäkums (**C**) laufen sternförmig am Abgang des Wurmfortsatzes zusammen, in dessen Wand sie eine *geschlossene Längsmuskelschicht* bilden.

Bauchfellverhältnisse. Sie sind variabel. Das Zäkum kann nahezu allseits von Peritoneum überzogen sein, **Caecum liberum**, und manchmal ein eigenes Meso besitzen. Ist das Zäkum fest mit der Faszie des M. iliacus verwachsen, d. h. liegt es sekundär retroperitoneal, spricht man vom **Caecum fixum**. Oberhalb und unterhalb der Einmündung des Ileums in das Zäkum liegt hinter den beiden Bauchfellfalten, **Plica caecalis vascularis** und **Plica ileocaecalis**, je eine Bauchfelltasche, **Recessus ileocaecalis superior** und **Recessus ileocaecalis inferior** (**C15**). Häufig findet man auch rechts hinter dem Zäkum einen **Recessus retrocaecalis** (**C16**).
Die Appendix vermiformis liegt intraperitoneal und besitzt ein eigenes Meso, **Mesoappendix** (**C17**).

Klinischer Hinweis. Anhand des Tänienverlaufs (Taenia libera) kann die Appendix vermiformis vom Chirurgen leicht gefunden werden.

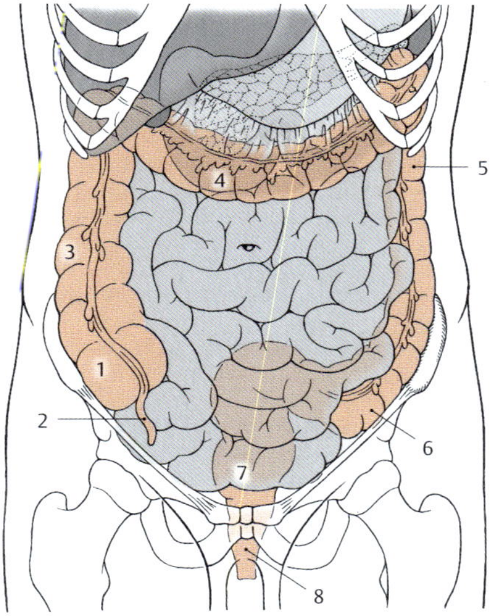

A Dickdarmabschnitte, Lage

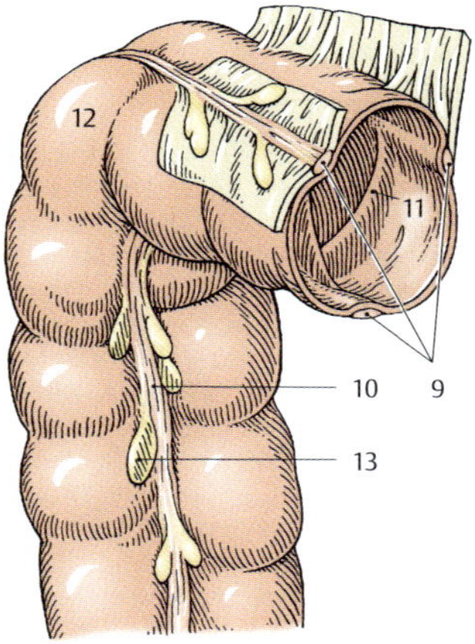

B Merkmale des Dickdarms rechte Kolonflexur

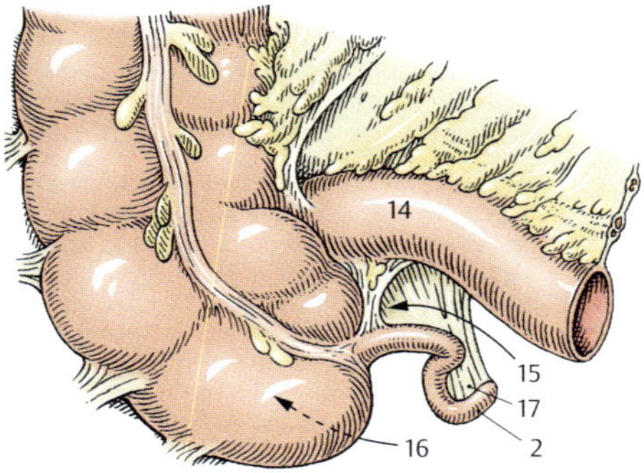

C Blinddarm mit Wurmfortsatz

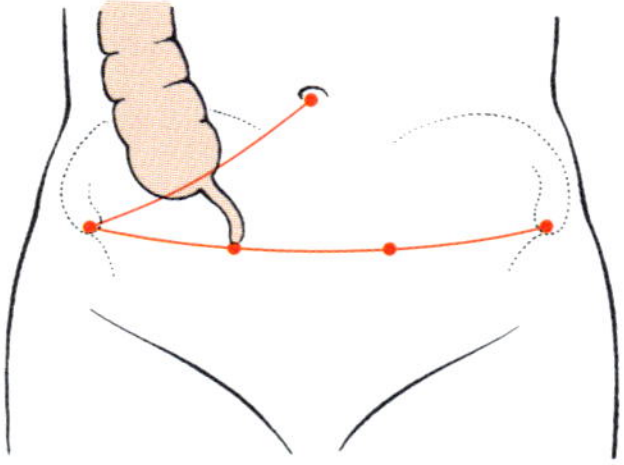

E Projektion des Wurmfortsatzes auf die Bauchwand

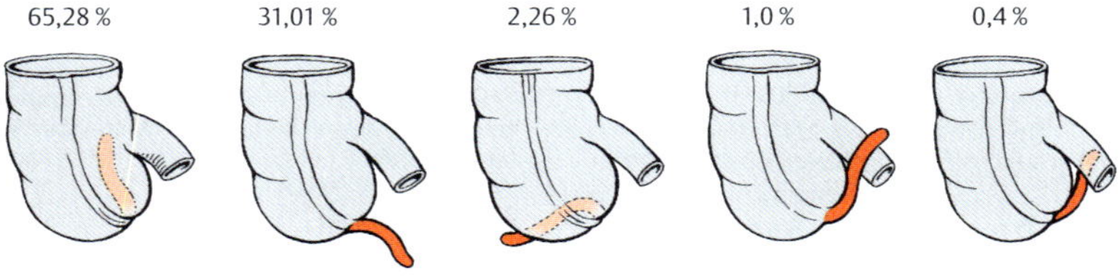

D Lagevarianten des Wurmfortsatzes

Zäkum und Appendix vermiformis, Fortsetzung

Schleimhautrelief

Im Inneren des Zäkums erkennt man bereits **Plicae semilunares** (**A1**). Das Ileum (**AB2**) stülpt sich über 2 Schleimhautlippen, **Labrum ileocaecale** (**AB3**) und **Labrum ileocolicum** (**AB4**), in das Zäkum ein. Diese bilden die sog. **Valva ileocaecalis** und begrenzen eine am Präparat quergestellte Mündung, **Ostium ileale** (**AB5**). Beim Lebenden wölben sich diese Schleimhautlippen stark in das Zäkum vor, **Papilla ilealis** (**B6**), und begrenzen eine eher sternförmige Mündung. Die Schleimhautlippen vereinigen sich seitlich zu einer Falte, **Frenulum ostii ilealis** (**A7**). Schleimhautlippen und Falten, deren Grundlage v. a. die eingestülpte Muskelschicht des terminalen Ileums ist, verhindern gemeinsam, dass Dickdarminhalt in den Dünndarm zurückgelangt.
Etwas tiefer als das Ileum mündet die Appendix vermiformis über das **Ostium appendicis vermiformis** (**AB8**) in das Zäkum.

Feinbau

Zäkum (C). Nach der Valva ileocaecalis beginnt mit scharfer Grenze die Dickdarmschleimhaut, die in allen Abschnitten des Dickdarms gleich gebaut ist. Die **Tunica mucosa** ist *zottenlos* und besitzt nur noch Krypten, *Glandulae intestinales* (**C9**), die besonders tief und eng gestellt sind. Das Oberflächenepithel besteht aus *Saumzellen* (**C10**) mit hohem *Bürstensaum* und *Becherzellen* (**C11**). Die **Tela submucosa** enthält stellenweise *Lymphfollikel*. Die *Ringmuskelschicht* der **Tunica muscularis** ist gleichmäßig ausgebildet, während die *Längsmuskelschicht* im wesentlichen auf die drei Tänien reduziert ist.
Appendix vermiformis (D). Auch hier entspricht der Feinbau grundsätzlich dem des übrigen Dickdarms. Die unregelmäßigen Krypten sind jedoch nicht sehr tief. Typisch ist die massive Ansammlung von Lymphfollikeln, **Nodi lymphatici aggregati** (**D12**), die von der Lamina propria aus die Lamina muscularis mucosae durchbrechen und bis in die Tela submucosa reichen. Der Wurmfortsatz ist als ein **wesentlicher Bestandteil des Immunsystems** anzusehen (S. 404). Die **Tunica muscularis** besteht sowohl aus einer durchgehenden *Ring-* als auch einer *Längsmuskelschicht*.

C17 Lamina muscularis mucosae, **C18** Tela submucosa, **C19** Stratum circulare der Tunica muscularis, **C20** Stratum longitudinale der Tunica muscularis, **C21** Tunica serosa, **D22** Mesoappendix.

Gefäße, Nerven und Lymphabfluss

Arterien (E). Beide Dickdarmabschnitte werden aus der **A. ileocolica** (**E13**) versorgt, die als letzter Ast aus der *A. mesenterica superior* hervorgeht. Sie teilt sich auf in:
die *A. appendicularis* (**E14**) für den Wurmfortsatz, die in dessen Mesenteriolum verläuft,
die *A. caecalis anterior* (**E15**) zur Vorderwand des Zäkums, die in der *Plica caecalis vascularis* verläuft,
die *A. caecalis posterior* (**E16**) zur Hinterwand des Zäkums und
die *Rr. ileales* zum terminalen Ileum (**E17**).
Venen. Der venöse Abfluss erfolgt über gleichnamige Venen, die über die *V. mesenterica superior* zur *Pfortader* gelangen.
Nerven. Die vegetative Innervation ist identisch mit der des Dünndarms.
Regionäre Lymphknoten. Im Winkel zwischen Ileum und Zäkum liegen *Lnn. ileocolici*, *Lnn. precaecales*, *retrocaecales* und *Lnn. appendiculares*, welche die Lymphe aus dem Zäkum und der Appendix vermiformis sammeln. Diese gelangt dann über die *Mesenteriallymphknoten* zu den *Trunci intestinales*.

Funktion. Das **Zäkum** und die **Kolonabschnitte** haben v. a. die Aufgabe der **Rückresorption von Wasser und Elektrolyten**, die mit den Verdauungssäften in das Darmlumen gelangen. Nach Beendigung der Verdauung im Ileum erhält der Dickdarm unverdauliche Nahrungsreste, die durch Bakterien zersetzt werden. Hierzu wird der Darminhalt in langsamer Peristaltik und Antiperistaltik durch den Dickdarm bewegt und eingedickt. Nur wenige Transportbewegungen reichen aus, um den Darminhalt in das distale Kolon zu befördern.
Der **Wurmfortsatz** ist als ein wesentlicher Ort der **lokalen Abwehr von Infektionen** anzusehen (S. 418).

Klinischer Hinweis. Als Organ der Infektabwehr kann der Wurmfortsatz heftig und überschießend reagieren. Eine Entzündung, **Appendizitis**, kann zum Wanddurchbruch und damit zur Ausbreitung der Entzündung in der freien Bauchhöhle, **Peritonitis**, führen.
Die **Ileitis terminalis**, Morbus Crohn, kann sich aufgrund der topografischen Nähe zum Wurmfortsatz klinisch wie eine Appendizitis präsentieren.

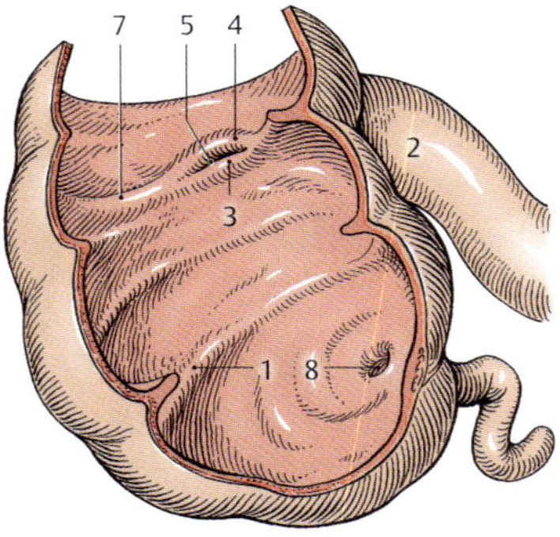

A Schleimhautrelief an der Hinterwand des Blinddarms

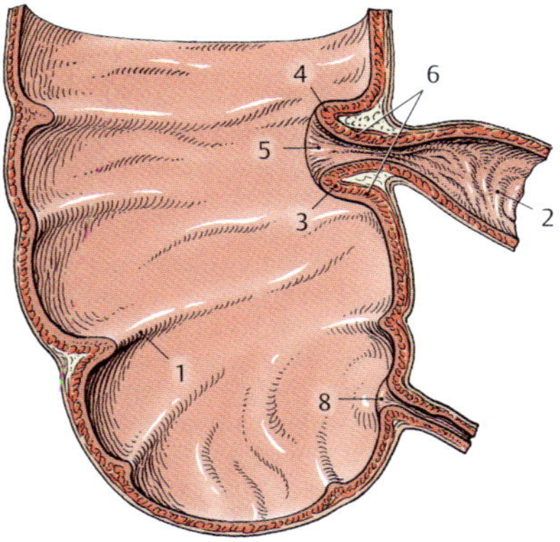

B Einstülpung des Ileums und Abgang des Wurmfortsatzes

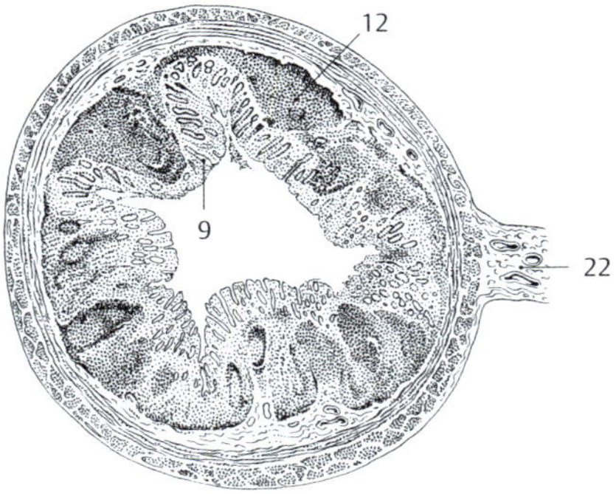

D Feinbau des Wurmfortsatzes

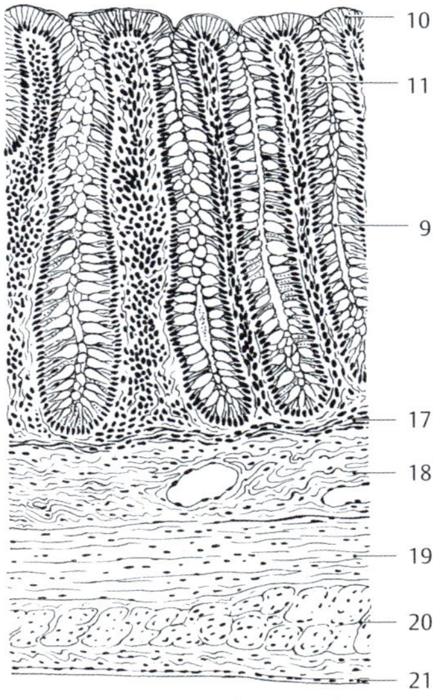

C Feinbau der Dickdarmwand

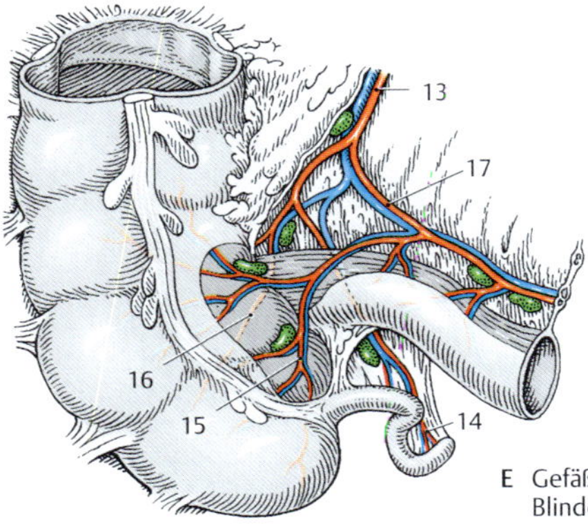

E Gefäße und Lymphknoten von Blinddarm und Wurmfortsatz

Kolonabschnitte

Colon ascendens. Das Zäkum (**A1**) geht oberhalb der Mündung des Ileums kontinuierlich in den aufsteigenden Kolonschenkel (**A2**) über. Dieser liegt im rechten Unterbauch und erstreckt sich bis zur rechten Kolonflexur, **Flexura coli dextra** (**A3**), die meist zwischen rechtem unteren Nierenpol und rechtem Leberlappen lokalisiert ist und hier die *Impressio colica* hervorruft. Das Colon ascendens liegt **sekundär retroperitoneal**.

Colon transversum (A4). Es beginnt an der rechten Kolonflexur, liegt **intraperitoneal** und ist in seiner generellen Lage sehr variabel. Es kann in Nabelhöhe liegen oder in Extremfällen bis ins kleine Becken durchhängen. Über das **Mesocolon transversum** (**B5**) ist es beweglich an der hinteren Bauchwand befestigt (S. 188 **A**). Weitere peritoneale Verbindungen hat es über das **Lig. hepatocolicum** zur Leber und das **Lig. gastrocolicum** zum Magen.

Colon descendens. An der unterhalb der linken Zwerchfellkuppel gelegenen **Flexura coli sinistra** (**A6**) biegt das Querkolon spitzwinkelig in den absteigenden Kolonschenkel (**A7**) um. Der starke Knick wird in seiner Lage durch das **Lig. phrenicocolicum** fixiert und kann für die Passage des Darminhaltes ein Hindernis darstellen. Das Colon descendens liegt auf der linken Seite des Unterbauches und ist als **sekundär retroperitoneal** gelegenes Organ mit der hinteren Bauchwand verlötet.

Colon sigmoideum. In der linken Fossa iliaca geht das Colon descendens in das Sigmoid (**AB8**) über, das wiederum **intraperitoneal** liegt und über ein **Mesosigmoideum** (**A9**) an der hinteren Bauchwand befestigt ist. In dessen Wurzel kann eine Bauchfelltasche entstehen, **Recessus intersigmoideus**. Das Colon sigmoideum verläuft S-förmig in Richtung auf die Mittellinie, wo es in Höhe des 2. oder 3. Sakralwirbels endet und in das Rektum übergeht.

Alle Kolonabschnitte weisen die **charakteristischen Dickdarmmerkmale** auf und haben jeweils 3 Tänien, von denen nur die *Taenia libera* (**A10**) *frei zu übersehen* ist. Bei allen sekundär retroperitoneal gelegenen Abschnitten weisen die Taenia mesocolica und die Taenia omentalis zur hinteren Bauchwand, beim Colon transversum liegt die Taenia mesocolica am Ansatz des Mesocolon transversum und die Taenia omentalis am Ansatz des Omentum majus (**A11**).

Schleimhautrelief und Feinbau. Das Schleimhautrelief ist durch **Plicae semilunares** geprägt und entspricht dem beim Zäkum beschriebenen Aufbau (S. 204). Die **Krypten** werden analwärts allmählich flacher.

Gefäße, Nerven und Lymphabfluss

Arterien (B). Colon ascendens und etwa zwei Drittel des Colon transversum werden über die **A. colica dextra** und die **A. colica media** (**B12**) aus der *A. mesenterica superior* versorgt (S. 200 **B**). Die A. colica dextra anastomosiert meist sowohl mit der *A. ileocolica* als auch mit der *A. colica media*. Das linke Drittel des Querkolons wird wie das Colon descendens über die **A. colica sinistra** (**B13**) aus der *A. mesenterica inferior* (**B14**) gespeist. Zwischen A. colica media und A. colica sinistra – also zwischen dem Stromgebiet der A. mesenterica superior und dem der A. mesenterica inferior – ist eine Anastomose ausgebildet. An die A. colica sinistra schließt sich die **A. sigmoidea** (**B15**) an, die mit der A. colica sinistra und mit der A. rectalis superior anastomosiert.

Venen. Die gleichnamigen Venen verlaufen parallel zu den Arterien und fließen über die *V. mesenterica superior* oder die *V. mesenterica inferior* (**B16**) zur *V. portae hepatis.*

Nerven. Bis zu einem Punkt zwischen mittlerem und linkem Drittel des Querkolons (**Cannon-Böhm-Punkt**) stammen die Fasern des **Parasympathicus** aus dem *N. vagus*, ab diesem Punkt haben sie ihren Ursprung im *sakralen Rückenmark* in Höhe von S2 – S5 und ziehen rückläufig über *Nn. splanchnici sacrales* zu den vegetativen Plexus entlang der Blutgefäße. Die **sympathischen** Fasern entstammen dem *Plexus mesentericus superior* bzw. dem *Plexus mesentericus inferior* (**B17**).

Regionäre Lymphknoten. Die Lymphgefäße des Dickdarms halten sich an den Verlauf der Dickdarmarterien und -venen. Direkt am Kolon liegen die **Lnn. paracolici**, entlang der versorgenden Gefäßstämme die **Lnn. colici** (**B18**), die über die *Lnn. mesocolici* zu den *Lnn. coeliaci* abfließen.

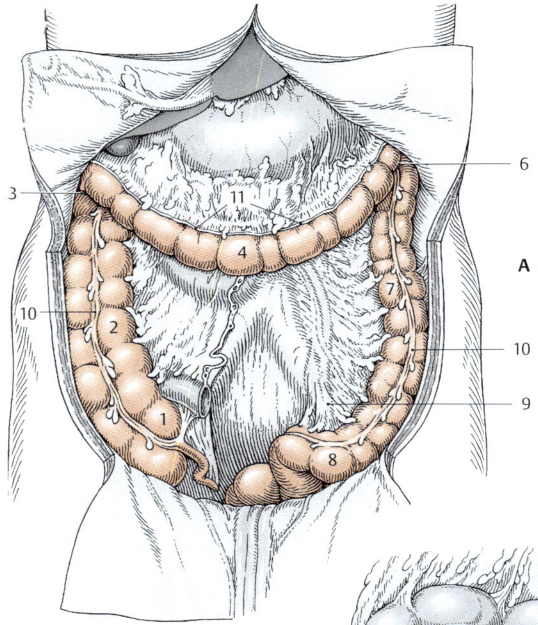

A Kolonabschnitte, Lage

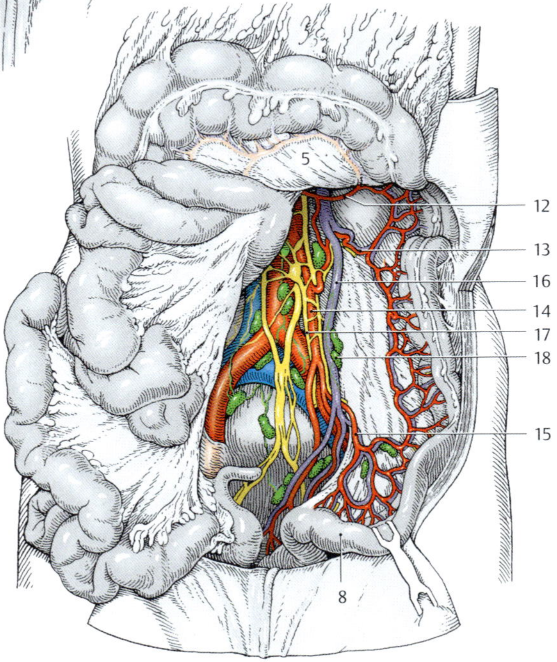

B Gefäße, Nerven und Lymphknoten im linken Unterbauch

Rektum und Analkanal

In Höhe des 2. oder 3. Sakralwirbels geht das Colon sigmoideum (**A1**) in den Mastdarm, **Rektum** (**A2**), über. Dieser Darmabschnitt ist ca. 15 cm lang. Er liegt im kleinen Becken in der von Sakral- und Steißwirbeln gebildeten, nach vorne offenen Konkavität der Wirbelsäule, **Flexura sacralis recti** (**A3**). An der **Flexura anorectalis** (**A4**), einer nach vorn konvexen Krümmung, biegt das Rektum zum Durchtritt durch das *Diaphragma pelvis* nach hinten um und geht in den Analkanal über. Neben den *Krümmungen in der Sagittalebene* weist das Rektum auch *Krümmungen in der Frontalebene*, **Flexurae laterales**, auf. Es besitzt nicht mehr die typischen Dickdarmmerkmale Haustren, Appendices epiploicae und Tänien, und seine *Längsmuskelschicht ist einheitlich geschlossen*.
Der Analkanal**, Canalis analis** (**A5**)**,** ist der etwa 4 cm lange letzte Abschnitt des Darmrohrs, der von einem komplizierten Sphinktersystem umgeben wird und über die Analöffnung, **Anus** (**A6**), mündet.

Im oberen Abschnitt wird das Rektum auf seiner Vorderfläche und seitlich von Peritoneum überzogen. Es schlägt hier im männlichen Becken unter Bildung einer Bauchfelltasche, **Excavatio rectovesicalis**, auf die Harnblase um, im weiblichen Becken auf den Uterus, **Excavatio rectouterina** (**A7**). Das Rektum liegt im *oberen Abschnitt also retroperitoneal*, dann wie der Analkanal *extraperitoneal.*

Schleimhautrelief und Feinbau. Oberhalb des Analkanals kann das Rektum im Bereich der Flexura sacralis zur **Ampulla recti** aufgedehnt sein. Ins Innere des Rektums springen meist 3 stationäre Querfalten, **Plicae transversae recti**, kulissenartig vor. Die obere und die untere kommen von links, die mittlere und größte kommt von rechts, **Kohlrausch-Falte** (**A8**). Sie liegt ca. 6 cm vom Anus entfernt und entspricht im weiblichen Becken höhenmäßig dem tiefsten Punkt der Peritonealhöhle, d. h. der Excavatio rectouterina.
Der **Wandaufbau** des Rektums ist dem des übrigen Dickdarms analog.

Sphinkterapparat

Der Analkanal wird von einem kompliziert aufgebauten Schließmuskelsystem umgeben. Es besteht innen aus der glatten Muskulatur des **M. sphincter ani internus** (**BCD9**), außen aus quergestreifter Muskulatur, **M. sphincter ani externus** (**BCD10**), der sich kaudal an die Beckenbodenmuskulatur des *M. levator ani* anschließt.

M. sphincter ani internus. Er ist die etwa 2 cm hohe *verstärkte Fortsetzung der Ringmuskelschicht* der Tunica muscularis der Darmwand und reicht bis zur **Linea anocutanea**, wo er als Ring zu tasten ist.
M. sphincter ani externus. Er umgibt außen den glattmuskulären Teil und wird in 3 Höhenabschnitte gegliedert: *Pars subcutanea* (**B10 a**), *Pars superficialis* (**B10 b**) und *Pars profunda* (**B10 c**). Über das *Corpus anococcygeum* (**AD11**) ist der M. sphincter ani externus mit dem Steißbein verbunden. Nach kranial geht er ohne scharfe Grenze in den **M. puborectalis** (**B12**), einem Teil des *M. levator ani*, über.

Eine dünne Lage längs orientierter glatter Muskelzellen (**B-D13**) trennt den M. sphincter ani externus und den M. sphincter ani internus. Diese Längsmuskelbündel stellen die *Fortsetzung der Längsmuskelschicht* der Tunica muscularis der Darmwand dar und strahlen fächerförmig als **M. corrugator ani** in die perianale Haut ein. Auf ihrem Weg dorthin durchsetzen sie den subkutanen Teil des quergestreiften Sphinkters.

Der **M. sphincter ani** internus befindet sich normalerweise in einem *Zustand der Dauerkontraktion*, der im Wesentlichen vom Symphaticus unterhalten wird. Der **M. sphincter ani externus** besitzt ebenso einen *unwillkürlichen Dauertonus*, wird aber auch *willkürlich* vom N. pudendus innerviert.

CD14 Corpus perineale, **CD15** Fossa ischioanalis, **D16** Bulbus penis.

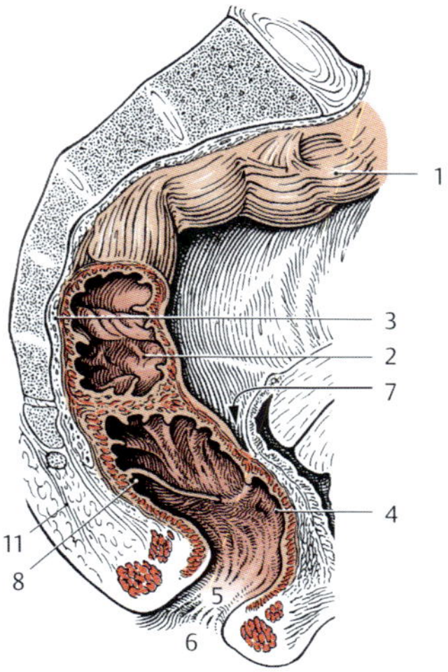

A Rektum und Analkanal

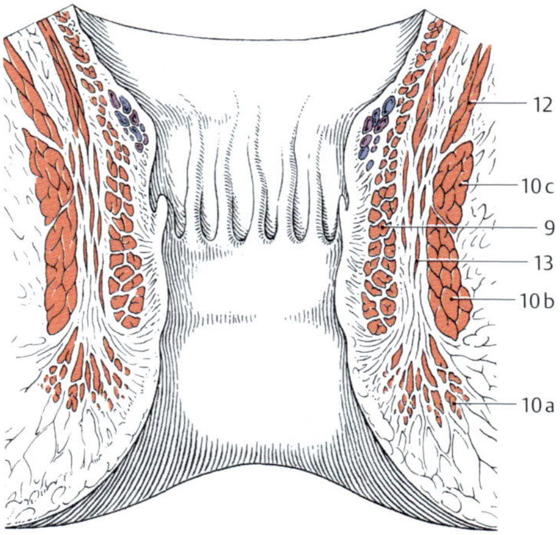

B Sphinkterapparat, Frontalschnitt

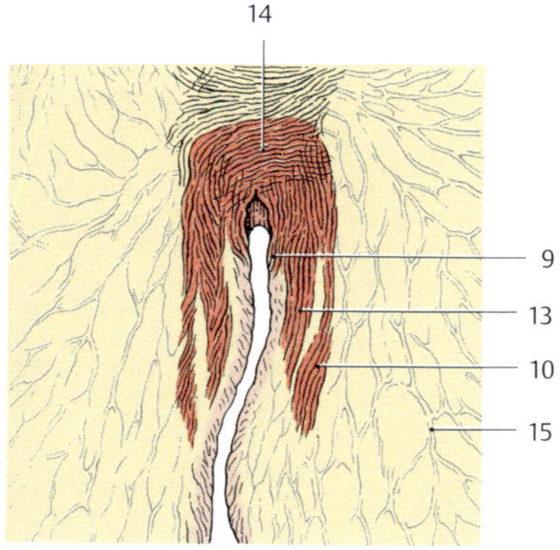

C Sphinkterapparat weiblich, Querschnitt, subkutan

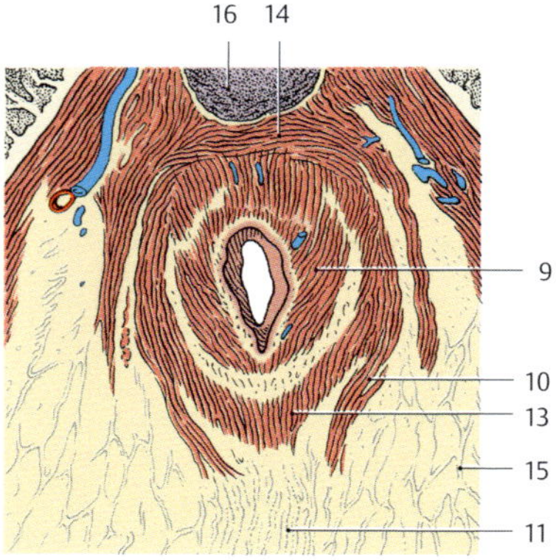

D Sphinkterapparat männlich, Querschnitt

Rektum und Analkanal, Fortsetzung

Schleimhautrelief und Feinbau des Analkanals

Schleimhautrelief. Der Übergang vom Rektum zum Analkanal wird durch die am oberen Ende der **Columnae anales** (**A1**) gelegene **Junctio anorectalis** (**A2**) markiert, an der die Rektumschleimhaut von der unregelmäßigen Schleimhaut des Analkanals abgelöst wird. Die Columnae anales sind *6–10 längs gestellte Schleimhautfalten*, zwischen denen Einbuchtungen, **Sinus anales** (**A3**), liegen. Am unteren Ende sind die Columnae anales durch Querfalten, **Valvulae anales** (**A4**), miteinander verbunden, welche die leicht gezackte **Linea pectinata** markieren. Grundlage der Columnae anales sind die arteriovenösen Anastomosen des sog. **Corpus cavernosum recti** (**A5**), die von der *A. rectalis superior* gespeist werden.
Histologie. Die Schleimhaut des Analkanals ist im Bereich der **Columnae anales** wechselnd von *hochprismatischem Epithel* und von *mehrschichtig unverhorntem Plattenepithel* ausgekleidet. Analwärts folgt ein Schleimhautstreifen, **Zona transitionalis analis** (**A6**), der ausschließlich von *mehrschichtig unverhorntem Plattenepithel* bedeckt ist und makroskopisch weiß aussieht. Hier ist die Schleimhaut sehr schmerzempfindlich und fest mit den darunterliegenden Schichten verwachsen. Sie endet an der **Linea anocutanea** (**A7**), wo das mehrschichtig unverhornte Plattenepithel in das *mehrschichtig verhornte Plattenepithel* der äußeren Haut übergeht.

Klinischer Hinweis. Ein Vorfallen der Gefäßknäuel aus den Columnae anales führt zu sog. **inneren Hämorrhoiden**, deren Blutung hellrot, d. h. arteriell ist.

Gefäße, Nerven und Lymphabfluss

Arterien. Das Rektum wird großenteils über die **A. rectalis superior** (**B8**) aus der *A. mesenterica inferior* versorgt. **Die A. rectalis media** (**B9**) aus der *A. iliaca interna* ist inkonstant und tritt auf Höhe des Beckenbodens an die Rektumwand. Die **A. rectalis inferior** (**B10**) aus der *A. pudenda interna* versorgt den Analkanal und den M. sphincter ani externus.

Venen. Die Venen bilden um das Rektum einen **Plexus venosus rectalis**, der entsprechend den arteriellen Versorgungsgebieten über die **V. rectalis superior** zur *V. mesenterica inferior* und damit zur *Pfortader* (portaler Abflussweg) oder über **Vv. rectales mediae** und **inferiores** zur *V. iliaca interna* und damit zur *V. cava inferior* (kavaler Abflussweg) abgeleitet wird.
Nerven. Die vegetativen Nerven für Rektum und Analkanal stammen aus dem *sakralen Teil des Parasympathicus* und dem *lumbalen Teil des Sympathicus*. Sie erreichen die Darmabschnitte über den **Plexus hypogastricus inferior** (**B11**). Die Analhaut wird sensibel von den **Nn. rectales inferiores** aus dem **N. pudendus** innerviert.
Regionäre Lymphknoten. Die Lymphe aus dem Rektum fließt über **Lnn. rectales superiores**, die entlang der *A. rectalis superior* liegen, zu den *Lnn. mesenterici inferiores*. Die Lymphe aus dem Analkanal gelangt hingegen zu den **Lnn. inguinales superficiales**.

Funktionen

Die Funktionen von Rektum und Analkanal lassen sich mit den Oberbegriffen **Kontinenz** und **Defäkation** zusammenfassen.

Kontinenz. Durch den **Dauertonus der Sphinkteren** ist die Analöffnung normalerweise verschlossen. Der **M. puborectalis**, der eine Schlinge um die Flexura perinealis recti bildet, zieht diese nach vorn und verschließt den Analkanal zusätzlich. Außerdem ist ein blutgefülltes **Corpus cavernosum recti** unterstützend an der Abdichtung des Analkanals beteiligt.
Defäkation. Der Kotentleerung geht ein Transport von Kot aus dem Kolon in das Rektum voraus. Dieser ruft eine zunehmende Wandspannung im Rektum und damit den Defäkationsreiz hervor, der zur **reflektorischen Entspannung** des unwillkürlichen M. sphincter ani internus führt. Die **willkürlichen Faktoren**, d. h. *Erschlaffung des M. puborectalis*, des *M. sphincter ani externus* und *Einsetzen der Bauchpresse*, führen zur willentlichen Einleitung der Defäkation.

Klinischer Hinweis. Im klinischen Sprachgebrauch ist der Sphinkterapparat nur ein Teil des sog. **Kontinenzorgans** (bestehend aus *Rektum, Analkanal, Sphinkterapparat, M. puborectalis, Corpus cavernosum recti* und *vegetativen Nerven*), das in seiner Gesamtheit den regelrechten Verschluss des Enddarms, die Stuhlkontinenz, sichert.

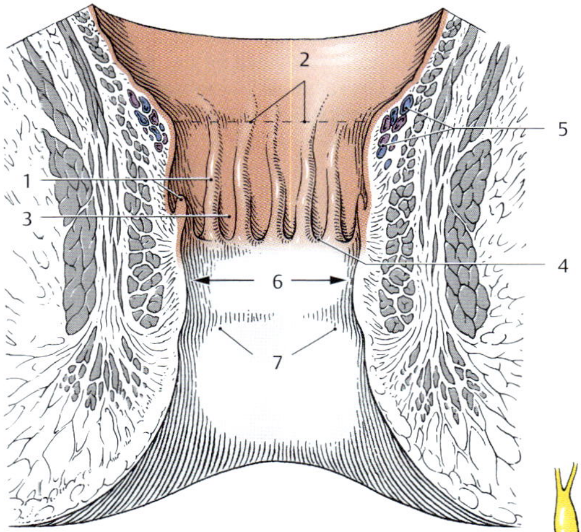

A Schleimhautrelief unteres Rektum und Analkanal

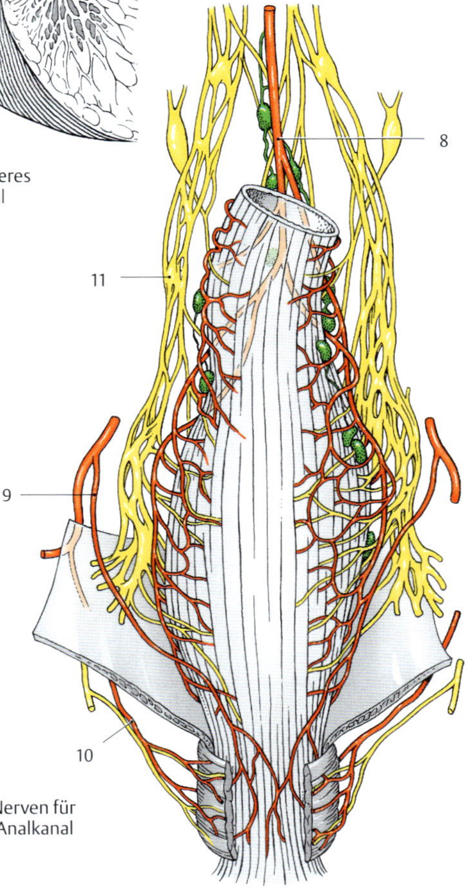

B Gefäße und Nerven für Rektum und Analkanal

Leber

Makroskopischer Aufbau

Die Leber, **Hepar** (**A1**), liegt großenteils unter der rechten Zwerchfellkuppel und hat eine braunrote Farbe. Ihr unterer Rand fällt mit dem des rechten Rippenbogens zusammen. In der Medioklavikularlinie zieht der Leberrand schräg durch die mittlere Oberbauchregion, Epigastrium, nach links.
Die Leber ist bis auf die dreieckförmige Area nuda (**C7**) von Peritoneum viscerale überzogen, d.h. sie liegt **intraperitoneal**. Sie ist über das *Lig. falciforme hepatis* mit dem Peritoneum parietale der vorderen Bauchwand, über das *Omentum minus*, d. h. über das *Lig. hepatoduodenale* mit dem Duodenum und über das *Lig. hepatogastricum* mit der kleinen Kurvatur des Magens verbunden. Die Oberfläche der Leber ist durch den Peritonealüberzug spiegelnd glatt.
Makroskopisch wird an der Leber eine konvexe Zwerchfellfläche, **Facies diaphragmatica**, von einer kompliziert gestalteten **Facies visceralis** unterschieden.

Facies diaphragmatica

Sie hat verschiedene Abschnitte, von denen der größte nach vorne zeigt, **Pars anterior** (**B**). Die Vorderseite wird durch die sagittal gestellte Bauchfellduplikatur, **Lig. falciforme** (**BC2**), oberflächlich in rechten, **Lobus hepatis dexter** (**BC3**), und linken Leberlappen, **Lobus hepatis sinister** (**BC4**), geteilt. Mit dem scharfen Unterrand, **Margo inferior** (**B5**), geht die Vorderseite in die nach hinten ansteigende Eingeweidefläche, **Facies visceralis**, über. Rechts vom Lig. falciforme hepatis überragt der Gallenblasenfundus den Margo inferior. Der nach kranial zeigende Teil der Leber, **Pars superior** (**C**), ist in der Umgebung der V. cava inferior (**CD6**) mit dem Zwerchfell verwachsen, **Area nuda** (**C7**), also frei von Peritoneum viscerale. Dieser Bereich wird an einer herauspräparierten Leber von den Umschlagstellen des viszeralen auf das parietale Peritoneum umrahmt, **Lig. coronarium** (**C8**), das nach rechts in das *Lig. triangulare dextrum* (**C9**) und nach links in das *Lig. triangulare sinistrum* (**C10**) ausläuft. Letzteres endet bindegewebig in der *Appendix fibrosa hepatis* (**C11**). Nach vorne laufen beide Schenkel des Lig. coronarium zum Lig. falciforme hepatis (**BC2**) zusammen. Links vor der V. cava inferior liegt das Herz, getrennt durch den Herzsattel des Zwerchfells, der Pars superior der Leber an, *Impressio cardiaca*. Die **Pars dextra** ist der rechte, seitliche Teil der Facies diaphragmatica und die **Pars posterior** der kleine nach hinten gerichtete Abschnitt.

Facies visceralis

Sie ist leicht konkav, schräg von hinten oben nach vorne unten ausgerichtet und hat enge Beziehungen zu den benachbarten Organen. Sie wird durch **H-förmig angeordnete Furchen** untergliedert. Die Leberpforte, **Porta hepatis** (**D12**), bildet den queren Schenkel des H. An der Leberpforte treten *V. portae* (**D13**), *2 Äste der A. hepatica* (**D14**) und die *Nerven* in die Leber ein; *Ductus hepaticus dexter* (**D15**) und *Ductus hepaticus sinister* (**D16**) verlassen sie, ebenso die *Lymphgefäße*. Auf der **linken Seite** wird die sagittale Furche des H von der **Fissura ligamenti teretis** (**D17**) gebildet, die das *Lig. teres hepatis* (**D18**), den bindegewebigen Rest der *V. umbilicalis,* beherbergt, und der **Fissura ligamenti venosi** (**D19**), die das *Lig. venosum* (**D20**), den bindegewebigen Rest des *Ductus venosus* (Arantii), enthält. Auf der **rechten Seite** besteht die sagittale Furche aus der **Fossa vesicae biliaris**, die die Gallenblase, *Vesica biliaris* (**D21**), beherbergt, und dem **Sulcus venae cavae** (**D22**), der Rinne für die *untere Hohlvene* (**CD6**). Der linke sagittale Schenkel des H trennt rechten und linken Leberlappen, durch den rechten sagittalen Schenkel wird ventral ein **Lobus quadratus** (**D23**) und dorsal ein **Lobus caudatus** (**CD24**) vom rechten Leberlappen abgegrenzt. Der Lobus caudatus springt mit seinem *Processus papillaris* nach kaudal vor, mit dem *Processus caudatus* ragt er in den Lobus dexter.
Auf der Facies visceralis hinterlassen die benachbarten Organe an der fixierten Leber sichtbare Abdrücke: Auf der **linken Seite** wird neben einem hervorspringenden Wulst, *Tuber omentale* (**D25**), die *Impressio oesophageale* (**D26**) und die *Impressio gastrica* (**D27**) unterschieden. **Rechts** sind es die *Impressio duodenalis* (**D28**), die *Impressio colica* (**D29**), die *Impressio renalis* (**D30**) und die *Impressio suprarenalis* (**D31**).

CD32 Lig. venae cavae.

Hinweis zu Abb. D: Die Leber ist entsprechend der international üblichen Betrachtungsweise von Computertomogrammen so orientiert, wie es beim auf dem Rücken liegenden Patienten erscheint, d. h. dorsal ist unten und ventral oben im Bild.

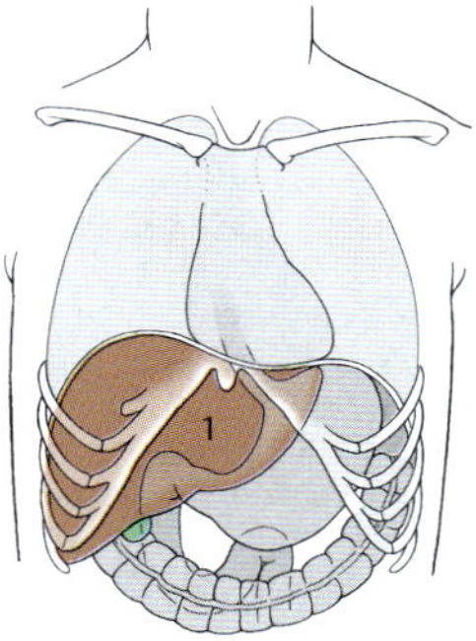

A Lage der Leber

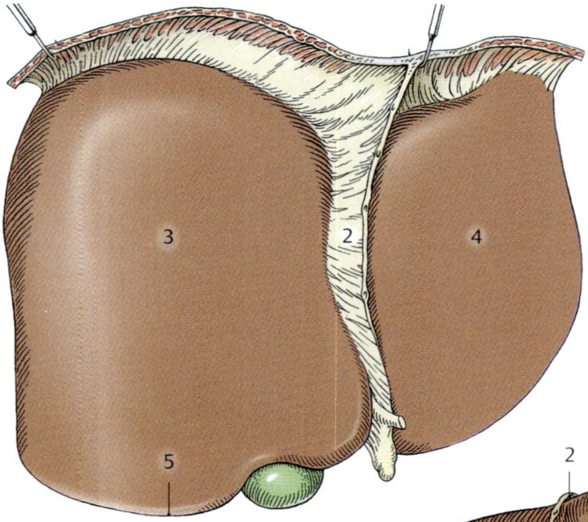

B Leber von vorn

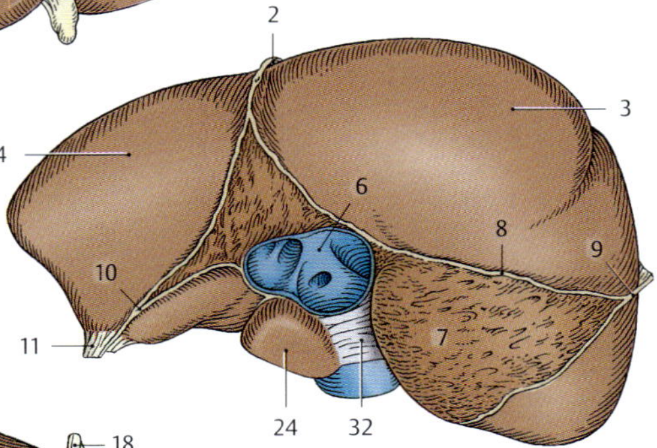

C Leber von oben

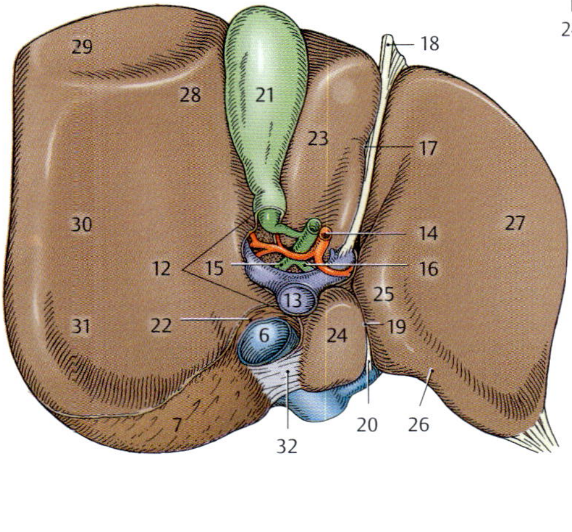

D Viszeralfläche der Leber

Segmentgliederung

Während die Leber makroskopisch deskriptiv in Leberlappen gegliedert wird, kann sie nach dem **Aufteilungsmuster der intrahepatischen Gefäße**, d. h. der *V. portae*, der *A. hepatica* und der *Gallengänge*, in **Lebersegmente** eingeteilt werden. Diese sind variabel und werden in der Literatur unterschiedlich dargestellt. Im Wesentlichen werden ein rechtes Aufteilungsgebiet, **Pars hepatis dextra**, und ein linkes Aufteilungsgebiet, **Pars hepatis sinistra**, unterschieden. Letzteres kann nochmals in einen *medialen* und in einen *lateralen Abschnitt* untergliedert werden (S. 216 **A**). Die Segmentgrenzen, d. h. die funktionellen Leberlappen, stimmen nicht exakt mit den Grenzen von rechtem und linkem Leberlappen überein.

Feinbau

Die Leber wird vom viszeralen Peritoneum und von einer bindegewebigen Kapsel, **Tunica fibrosa**, überzogen, von der aus ein bindegewebiges Gerüst gemeinsam mit Gefäßen in das Organinnere zieht, *Capsula fibrosa perivascularis*. In den Maschen dieses Bindegewebsgerüsts liegen die Leberepithelzellen, **Hepatozyten** (**A1**). Bindegewebe, Hepatozyten und Leitungsbahnen bilden die architektonischen Baueinheiten der Leber, die Leberläppchen, **Lobuli hepatis** (**AB2**).

Lobuli hepatis

Zentralvenenläppchen. Im Zentrum dieser Baueinheit liegt die Zentralvene, **V. centralis** (**AB3**). Das Läppchen ist polygonal und von wenig Bindegewebe umgeben. Dieses verdichtet sich in den Ecken zwischen den Läppchen zu dreieckigen Feldern, **periportales Feld** (**B4**). Hier verlaufen je ein Ast der Pfortader, *V. interlobularis* (**A5**), ein Ast der A. hepatica propria, *A. interlobularis* (**A6**), und ein ableitender Gallengang, *Ductus interlobularis* (**A7**), die als **Glisson-Trias** oder **Trias hepatis** zusammengefasst werden. Die Leberepithelzellverbände sind zur Läppchenperipherie hin radiär ausgerichtet und bestehen aus Zellplatten, zwischen denen lange, ebenfalls radiär ausgerichtete **sinusoide Kapillaren** (**A8**) liegen. In die Lebersinusoide münden sowohl *Äste der A. hepatica propria* als auch *der V. portae*, sie erhalten somit sauerstoff- und nährstoffreiches Blut, das nach Stoffaustausch mit den Hepatozyten über die *V. centralis*, zu *Sammelvenen* und letztendlich über *Vv. hepaticae* abfließt. Zwischen der Gefäßwand der Lebersinusoide und der Leberzelloberfläche liegt ein Spalt, **Perisinusoidalraum** (**CD9**) (Disse-Raum), in den die *Mikrovilli* (**D10**) der Hepatozyten hineinragen, ferner enthält er Fettspeicherzellen, sog. *Ito-Zellen*. Die Endothelzellen der Sinusoide sind flach ausgezogen und besitzen große transzelluläre Poren (Weite ca. 100 nm), die nicht durch ein Diaphragma verschlossen sind, **diskontinuierliches Endothel (D11)**. Eine Basallamina fehlt. Der lumenwärtigen Oberfläche des Sinusendothels lagern **Kupffer-Zellen**, leberspezifische Makrophagen, an, die dem *Mononukleären Phagozytensystem* (MPS) angehören. Die in den Perisinusoidalraum ragenden Mikrovilli werden von Blut umspült und kommen daher direkt mit den Stoffen in Berührung, die aus dem Blut durch die Endothelporen in den Disse-Raum eindringen.

Portalvenenläppchen (B). Bei dieser Betrachtungsweise liegt das **periportale Feld** im Zentrum des Leberläppchens. Ausschlaggebend hierfür ist die **Flussrichtung der Galle**. Die Galle wird von den Hepatozyten produziert und in die Gallenkapillaren, **Canaliculi biliferi** (**C12**), abgegeben. Diese sind röhrchenförmige, durch Zellkontakte seitlich verschlossene *Spalten zwischen den Leberzellen* (**D13**). Die Galle fließt aus der Region der Zentralvenen zu den interlobulären Gängen, die ihrerseits zu Gallenausführungsgängen, **Ductuli biliferi**, werden und zum **Ductus hepaticus dexter** und **sinister** zusammenfließen. Das Portalvenenläppchen ist *dreieckig* und beherbergt in den Ecken die Zentralvenen.

In der Achse des **rhombischen Leberazinus** (**B**) liegt ein Ast der A. hepatica propria. In der benachbarten **Außenzone** (Zone 1) sind die Hepatozyten sehr *stoffwechselaktiv*. Hier erhalten die Zellen aufgrund der Nachbarschaft zum Arterienast sehr viel Sauerstoff. In der **Innenzone** (Zone 3) ist die *Stoffwechselaktivität* der Hepatozyten sowie deren *Sauerstoffversorgung reduziert*.

Funktionen der Leber. Die Leber vollbringt als **größtes Stoffwechselorgan** wichtige Leistungen im Kohlenhydrat-, Eiweiß- und Fettstoffwechsel sowie bei der Entgiftung. Als **exokrine Drüse** produziert sie die *Galle*, die bei Bedarf über ein Gangsystem an das Duodenum abgegeben wird. In der *Fetalzeit* ist sie an der *Blutbildung* beteiligt.

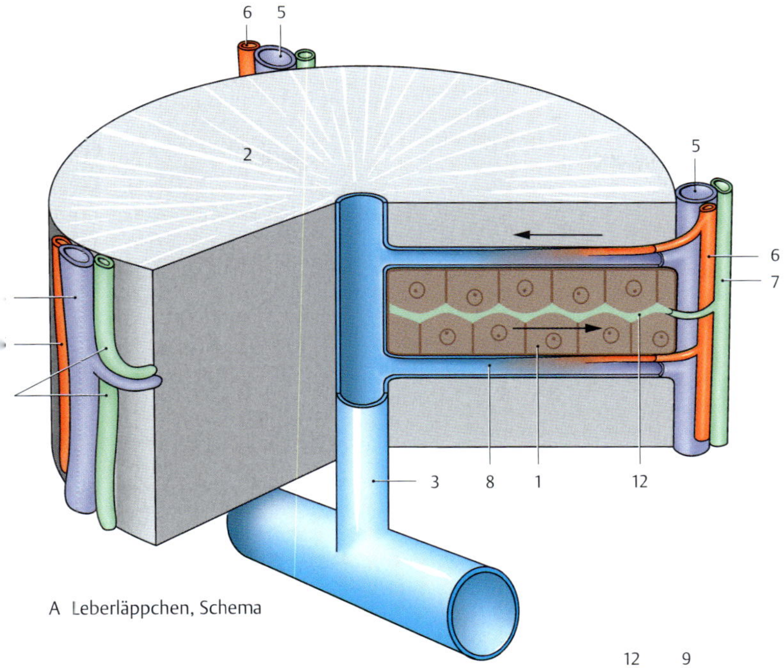

A Leberläppchen, Schema

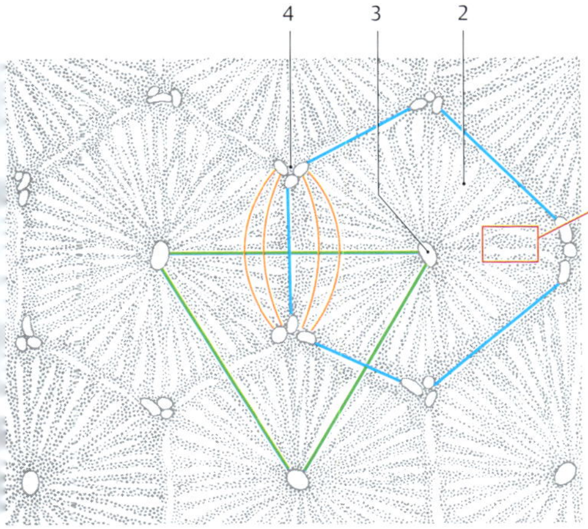

B Leberläppchen (blau), Portalvenen-läppchen (grün), Azinus (orange)

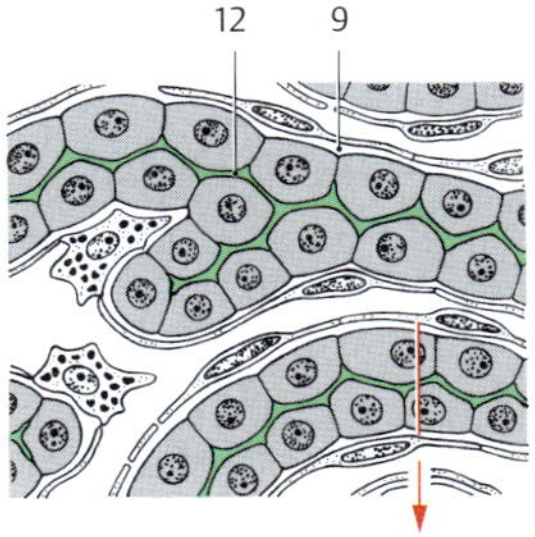

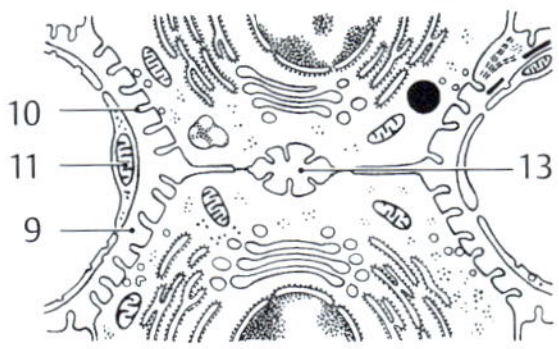

C Leberzellen und -kapillaren, lichtmikroskopisch

D Leberzellen und -kapillaren, elektronenmikroskopisch

Gefäße, Nerven und Lymphabfluss

Arterien (B). Die Leber erhält sauerstoffhaltiges Blut über die **A. hepatica propria** (**B1**) (aus der *A. hepatica communis* aus dem *Truncus coeliacus*), die im Lig. hepatoduodenale zur Leberpforte gelangt und sich in 2 Äste, *R. dexter* (**B2**) und *R. sinister* (**B3**), aufteilt.
Venen. Das venöse Blut der Leber fließt über mehrere kurze **Vv. hepaticae** in die *V. cava inferior*.
Das nährstoffreiche Blut aus dem Magen-Darm-Trakt gelangt über die **V. portae** zur Leber (s. u.).
Nerven. Die Innervation erfolgt über vegetative Nerven, **Plexus hepaticus**, als Fortsetzung aus dem **Plexus coeliacus**.
Regionäre Lymphknoten. Die Lymphe wird in **Lnn. hepatici** entlang der Leberpforte gesammelt und über *Lnn. phrenici superiores* bzw. *Lnn. parasternales* weitergeleitet.

Pfortadersystem (C)

V. portae (BC4). Die Pfortader nimmt über **3 Wurzelvenen** (s. u.) *Blut aus den unpaaren Bauchorganen* auf, so dass die im Darm resorbierten Nährstoffe auf kürzestem Weg zur Leber gelangen. Hier teilt sich die V. portae in einen **Ramus dexter** zum rechten und einen **Ramus sinister** zum linken Leberlappen. Diese großen Pfortaderäste verzweigen sich jeweils bis zu den *Vv. interlobulares*.

Zuflüsse. Die **V. splenica** (**BC5**) verläuft parallel zur gleichnamigen Arterie am Oberrand des Pankreas und nimmt die *Vv. pancreaticae*, die *Vv. gastricae breves* und die *V. gastroomentalis sinistra* auf. Hinter dem Pankreaskörper mündet die **V. mesenterica inferior** (**BC6**), die ihrerseits die *V. colica sinistra* (**C7**), die *Vv. sigmoideae* und die *V. rectalis superior* aufnimmt. Die V. mesenterica inferior verläuft in einer Bauchfellfalte, Plica duodenalis superior, über die Flexura duodenojejunalis hinter das Pankreas. Hinter dem Pankreaskopf vereinigen sich V. splenica und V. mesenterica superior zur V. portae (Pfortaderstamm, etwa 5–8 cm lang). Die **V. mesenterica superior** (**BC8**) nimmt die *Vv. jejunales* und *ileales* (**C9**), die *V. gastro-omentalis dextra*, *Vv. pancreaticae*, *Vv. pancreaticoduodenales*, die *V. ileocolica* (**C10**), die *V. colica dextra* (**C11**) und die *V. colica media* (**C12**) auf. Die V. mesenterica superior und ihre Zuflüsse laufen parallel zu den gleichnamigen Arterien. Einige umliegende kleinere Venen münden direkt in den Stamm der V. portae. Dies sind die *V. cystica*, die *Vv. gastricae dextra* und *sinistra*, die *V. prepylorica* und die *Vv. paraumbilicales*. Letztere begleiten das Lig. teres hepatis und stellen eine Verbindung zu den subkutanen Venen der Bauchwand und der Pfortader her.

Portokavale Anastomosen

Portocavale Anastomosen sind Verbindungen der *Pfortaderzuflüsse* mit dem Einzugsgebiet der *V. cava superior* und der *V. cava inferior*. Das Einzugsbebiet der *V. portae hepatitis* grenzt an folgenden Stellen an das *Hohlvenensystem:*

1. Ösophagus. Die **Magenvenen** hängen mit den **Ösophagusvenen** zusammen, die über die *V. azygos* und die *V. hemiazygos* zur *V. cava superior* (**I**) abfließen. Bei einem Stau der V. portae kann Pfortaderblut also über die Ösophagusvenen abfließen, wo es infolge des erhöhten Blutflusses zur Ausbildung von krampfaderartigen Erweiterungen der Gefäßwände, **Ösophagusvarizen**, kommen kann.
2. Bauchwand. Über die **Vv. paraumbilicales** (**II**) hat die V. portae Verbindungen zu den subkutanen Bauchvenen, die über die *Vv. thoracoepigastricae* in die *V. cava superior* münden. Bei erhöhter Blutfülle in diesem Gebiet können Erweiterungen der subkutanen Bauchvenen, **Caput medusae**, auftreten.
3. Rektum. Die **V. rectalis superior**, die über die *V. mesenterica inferior* zur *V. portae* abfließt, hat Verbindungen zu den **Vv. rectales media** und **inferior** (**III**), die über die *V. iliaca interna* zur *V. cava inferior* abfließen. Staut sich das Pfortaderblut in diesem Bereich, kommt es zur Ausbildung von **venösen Hämorrhoiden**.

Klinischer Hinweis. Wenn der Abfluss des Pfortaderblutes über die Leber zum Herzen behindert ist, steigt der Blutdruck in der V. portae hepatis; es entsteht eine *portale Hypertension*. Die Hauptgefahr des Pfortaderhochdrucks ist die Blutung aus Ösophagusvarizen, die schwer zu stillen ist und in etwa 60% tödlich verläuft.

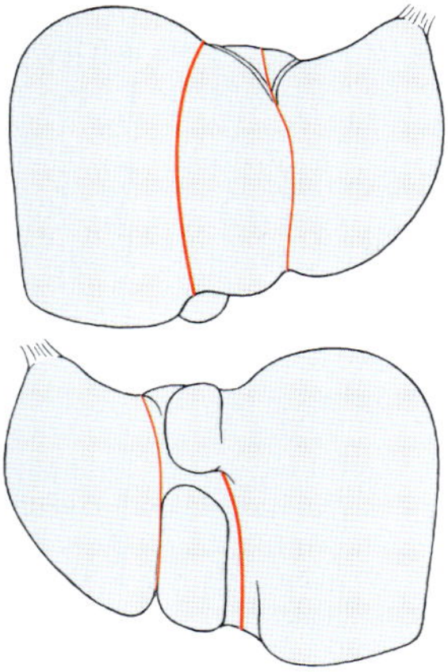

A Lebersegmente von vorn und hinten

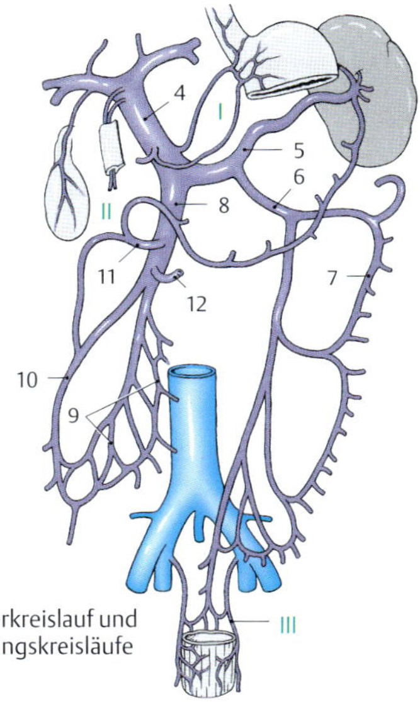

C Pfortaderkreislauf und Umgehungskreisläufe

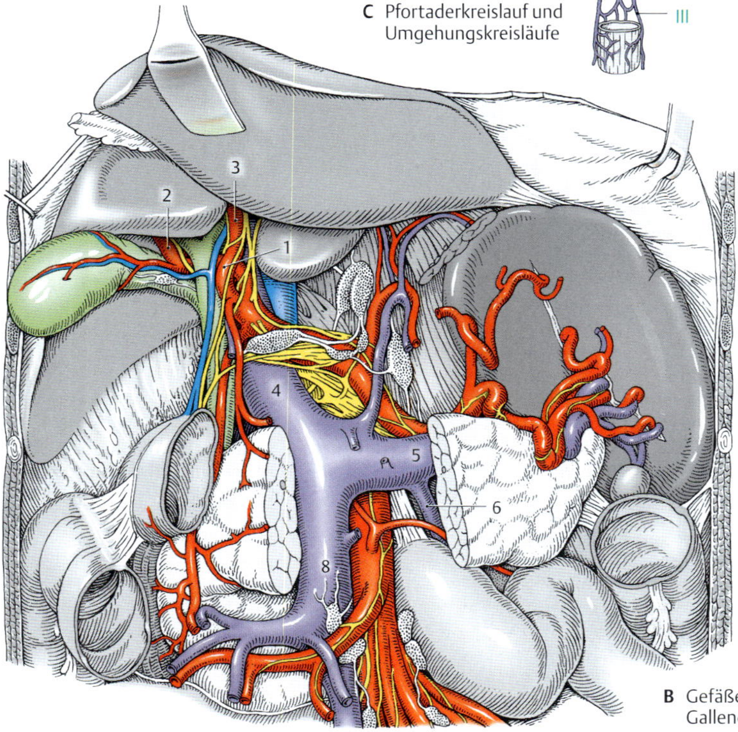

B Gefäße und Gallengänge

Gallenwege

Aus klinischen Erwägungen werden die Gallenwege in **intrahepatische** und **extrahepatische** Abschnitte gegliedert.

Intrahepatische Gallenwege. Sie beginnen als Gallenkanälchen, **Canaliculi biliferi**, zwischen den Hepatozyten (S. 214), die über kurze Schaltstücke, *Hering-Kanälchen*, in die interlobulären Gallengänge, **Ductus biliferi interlobulares**, münden. Diese vereinigen sich zu **größeren Gallengängen**, die in Begleitung der Gefäße verlaufen und in den **Ductus hepaticus dexter** und den **Ductus hepaticus sinister** münden. Letztere entstammen den entsprechenden Leberlappen und nehmen jeweils einen *Ductus lobi caudati dexter* und einen *Ductus lobi caudati sinister* aus dem Lobus caudatus auf.

Extrahepatische Gallenwege. Im Bereich der Leberpforte vereinigen sich *Ductus hepaticus dexter* (**AB1**) und *Ductus hepaticus sinister* (**AB2**) zum **Ductus hepaticus communis** (**AB3**), dem Anfangsteil der extrahepatischen Gallenwege. Er ist ca. 4–6 cm lang, liegt im Lig. hepatoduodenale ventral und rechts von der V. portae und setzt sich nach Aufnahme des spitzwinkelig einmündenden Gallenblasenganges, **Ductus cysticus** (**AB4**), in den 6–8 cm langen **Ductus choledochus** (**AB5**) fort. Dieser liegt zunächst im freien Rand des Lig. hepatoduodenale, gelangt dann hinter der Pars superior duodeni an die mediale Seite der Pars descendens duodeni, wo er sich meistens mit dem Pankreasgang, *Ductus pancreaticus* (**B6**), vereinigt und gemeinsam mit diesem auf der **Papilla duodeni major** (**B7**) mündet (S. 198). Vor der Vereinigung besitzt der Ductus choledochus einen Schließmuskel, *M. sphincter ductus choledochi*. Auch die häufig zur Ampulle erweiterte Vereinigung der beiden Gänge, **Ampulla hepatopancreatica** (**B8**), weist einen Verschlussapparat, *M. sphincter ampullae hepatopancreaticae*, auf. Die extrahepatischen Gallenwege weisen bis auf den Ductus cysticus, der eine kompliziert aufgebaute *Plica spiralis* besitzt, ein nahezu faltenloses Schleimhautrelief auf.

Feinbau. Die extrahepatischen Gallenwege werden von einem **hochprismatischen Epithel** ausgekleidet, das einer dünnen subepithelialen Bindegewebsschicht, **Lamina propria**, aufliegt. Dieser schließt sich eine dünne Lage aus glatten Muskelzellen an, **Tunica muscularis**. In der bindegewebigen **Adventitia** liegen Drüsen, *Glandulae biliares*.

Gallenblase

Die **Vesica biliaris** (**C9**) ist ein birnenförmiger, 8–12 cm langer und 4–5 cm breiter dünnwandiger Sack, der ca. 30–50 ml Flüssigkeit fasst. Man unterscheidet eine Kuppe, **Fundus vesicae biliaris** (**C10**), einen Körper, **Corpus vesicae biliaris** (**C11**), und einen Hals, **Collum vesicae biliaris** (**C12**). Die Gallenblase liegt in der *Fossa vesicae biliaris* der Leber und ist mit dieser bindegewebig verbunden. Der Fundus überragt den unteren Rand der Leber, der Hals ist nach hinten und oben gerichtet und liegt über der Pars superior duodeni. Die Gallenblase ist nur auf der dem Darm zugewandten Seite von Peritoneum überzogen.
Die **Schleimhaut** bildet *leistenförmige und netzartig zusammenhängende Falten* und weist daher makroskopisch eine *polygonale Felderung* auf.

Feinbau. Die **Tunica mucosa** setzt sich aus einem *hochprismatischen Epithel* mit *Becherzellen* und *subepithelialem gefäßreichem Bindegewebe* zusammen. Die **Tunica muscularis** enthält *spiralartig angeordnete glatte Muskelzellen* und wird außen von einer dicken Subserosa und einer **Tunica serosa** überzogen.

Gefäße, Nerven und Lymphabfluss

Arterien. Die Gallenblase wird von der **A. cystica** aus dem *R. dexter der A. hepatica propria* versorgt.
Venen. Die **Vv. cysticae** fließen direkt zur *V. portae*.
Nerven. Die vegetativen Nervenfasern zu Gallenwegen und Gallenblase stammen über den Plexus hepaticus aus dem **Plexus coeliacus**. Der Peritonealüberzug von Gallenblase und Leber wird über sensible Fasern aus dem **rechten N. phrenicus** innerviert.
Regionäre Lymphknoten. Die Lymphe aus der Gallenblasenwand fließt zu den **Lnn. hepatici** an der Leberpforte ab.

Funktion. Die Gallenblase dient der Speicherung und Eindickung der Galle, die Gallenwege sind Transportorgane.

Klinischer Hinweis. Gallenblase und die Gallenwege können mittels eines Kontrastmittels röntgenologisch, aber auch hervorragend im Ultraschall dargestellt werden.

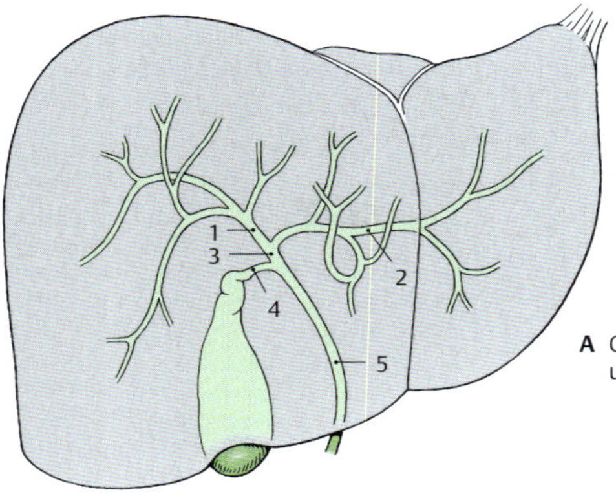

A Gallenblase und Gallengänge

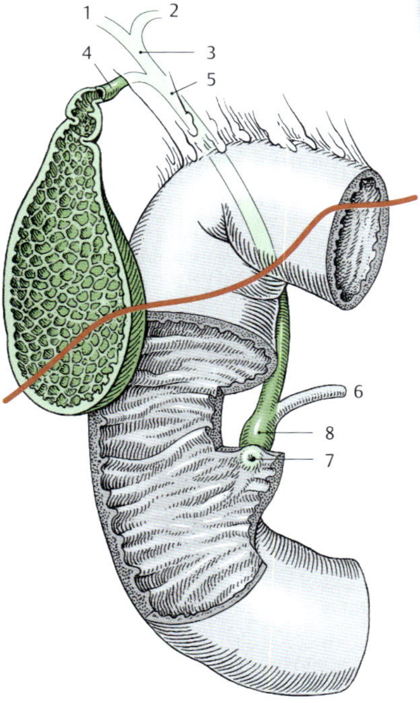

B Mündung der extrahepatischen Gallenwege im Duodenum

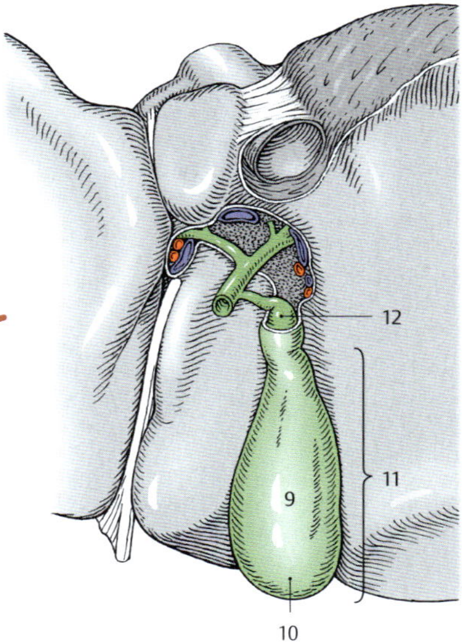

C Gallenblase in situ

Bauchspeicheldrüse

Makroskopischer Aufbau und Feinbau

Die Bauchspeicheldrüse, **Pankreas** (**A1**), ist ein keilförmiges, etwa 13 – 15 cm langes Organ, das auf Höhe des 1. und 2. Lendenwirbels an der hinteren Bauchwand liegt. Es erstreckt sich nahezu transversal vom duodenalen C bis zum Hilum der Milz und wird makroskopisch in **3 Abschnitte** unterteilt:

Caput pancreatis (B2). Der Pankreaskopf ist der dickste Teil und liegt in der C-förmigen Duodenalschlinge. Er besitzt hinten unten einen hakenförmigen Fortsatz, **Processus uncinatus** (**B3**), der die *Vasa mesenterica* (**B4**) umfasst. Die zwischen Pankreaskopf und Processus uncinatus gelegene Rinne heißt *Incisura pancreatis* (**B5**).
Corpus pancreatis (B6). Der schlankere und horizontal verlaufende Pankreaskörper zieht über die Wirbelsäule hinweg nach links und überquert dabei die Aorta abdominalis. Er hat im kopfnahen Anteil eine Vorbuckelung, **Tuber omentale** (**B7**), die in die Bursa omentalis vorragt (S. 222).
Cauda pancreatis (B8). Mit dem Pankreasschwanz reicht das Organ bis zum Lig. splenorenale der Milz.

Das Pankreas wird allseits von Bindegewebe umhüllt. Es liegt **retroperitoneal** und wird auf der von Bauchfell überzogenen Vorderfläche im Bereich des Caput und Corpus vom *Mesocolon transversum* (**B9**) überquert. Durch die *Radix mesocolici* wird diese Fläche in eine nach oben zeigende **Facies anterior** (**B10**) und eine nach unten gerichtete **Facies inferior** (**B11**) unterteilt.
Der 2 mm dicke Ausführungsgang, **Ductus pancreaticus** (**B12**), verläuft nahe der Hinterfläche, **Facies posterior**, längs durch die Drüse. Er mündet meist gemeinsam mit dem Ductus choledochus auf der *Papilla duodeni major* (**B13**). In seltenen Fällen unterbleibt die Vereinigung, dann münden beide Gänge getrennt ins Duodenum. Nicht selten ist ein durchgängiger **Ductus pancreaticus accessorius** (**B14**) ausgebildet, der oberhalb vom Hauptausführungsgang auf einer *Papilla duodeni minor* mündet.

Feinbau. Das Pankreas ist eine **überwiegend exokrine** Drüse. Der endokrine Anteil ist das Inselorgan (S. 344). Der exokrine Drüsenanteil (**C**) ist **rein serös** und besitzt **azinöse Endstücke** (**C15**), deren *Drüsenepithelzellen* polar differenziert sind. Die Azini setzen sich in **lange Schaltstücke** (**C16**) fort, die den ersten Abschnitt des Ausführungsgangsystems bilden und in die Drüsenendstücke hineingestülpt sind. Im Schnitt rufen die eingestülpten Schaltstückzellen das Bild der *zentroazinären Zellen* (**CD17**) hervor. Mehrere Schaltstücke vereinigen sich zu einem **intralobulären Ausführungsgang**, der in einen **interlobulären Ausführungsgang** mündet. Mehrere interlobuläre ausführungsgänge vereinigen sich leztendlich zum Hauptausführungsgang, **Ductus pancreaticus**, der das Drüsensekret ins Duodenum ableitet. Das Bindegewebe der Organkapsel setzt sich in Form von feinfaserigen Septen in das Organinnere fort und unterteilt das Parenchym in Lappen und Läppchen.

Gefäße, Nerven und Lymphabfluss

Arterien. Die arterielle Versorgung des Pankreaskopfes erfolgt wie die des Duodenums (S. 200) über **Äste der A. gastroduodenalis** (aus der *A. hepatica communis*), und zwar durch die *A. pancreaticoduodenalis superior posterior* und die *A. pancreaticoduodenalis superior anterior*. Beide anastomosieren mit der *A. pancreaticoduodenalis inferior* aus der A. mesenterica superior. **Äste der A. splenica**, Rr. pancreatici, versorgen Korpus und Kauda.
Venen. Der Abfluss des venösen Blutes erfolgt über gleichnamige kurze Venen, die über die *V. splenica* und die *V. mesenterica superior* in die *V. portae* münden.
Nerven. Die sympathischen Nervenfasern entstammen dem **Plexus coeliacus**, die parasympathischen dem **N. vagus**.
Regionäre Lymphknoten. Die Lymphe aus dem Pankreaskopf wird über **Lnn. pancreaticoduodenales** gesammelt und fließt von dort meist zu den *Lnn. hepatici* ab. Die Lymphe aus Pankreaskörper und -schwanz wird in **Lnn. pancreatici** gesammelt, die am oberen und unteren Rand des Organs gelegen sind. Von dort fließt sie den *Lnn. coeliaci* zu.

Funktion. Der exokrine Teil des Pankreas produziert ein Sekret, das *Lipasen* für den Fettabbau, *Amylasen* für den Abbau von Kohlenhydraten und Vorstufen von *Proteasen* für den Eiweißabbau enthält.

Klinischer Hinweis. Die **akute Pankreatitis** ist eine lebensbedrohliche Erkrankung, die durch Aktivierung der Pankreasenzyme schon innerhalb des Organs selbst entsteht, wodurch das Parenchym zerstört wird („Selbstverdauung").

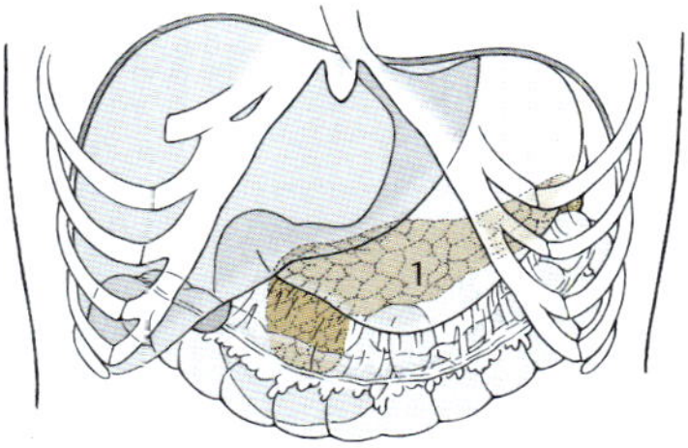

A Lage der Bauchspeicheldrüse

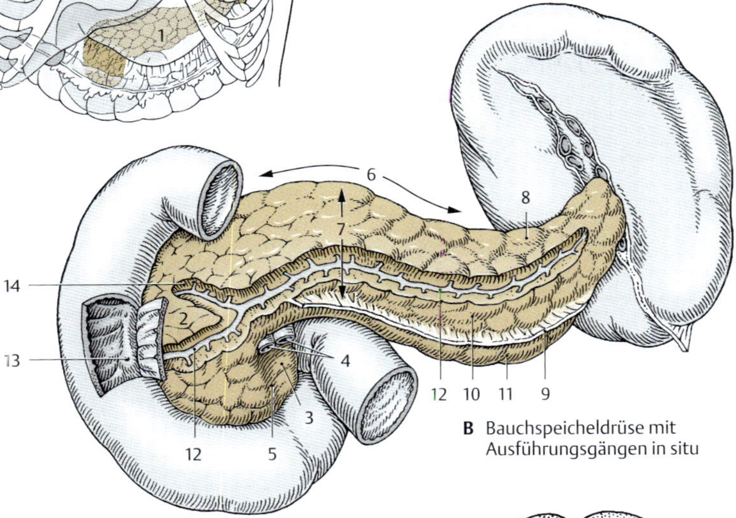

B Bauchspeicheldrüse mit Ausführungsgängen in situ

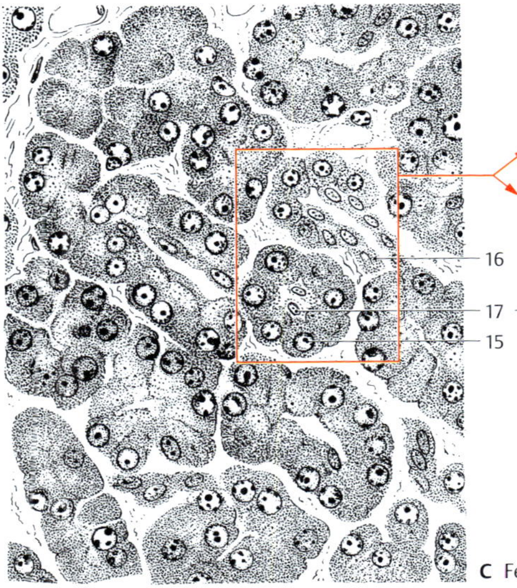

C Feinbau der Bauchspeicheldrüse

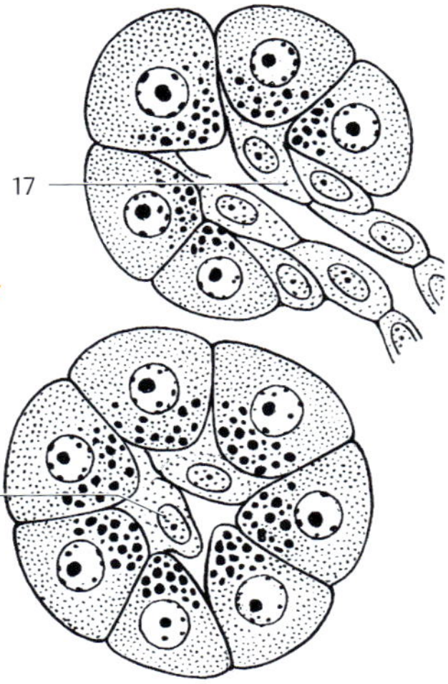

D Längsschnitt und Querschnitt durch einen Azinus

Topografie von Bursa omentalis und Pankreas

Bursa omentalis

Die Bursa omentalis ist ein nahezu vollständig abgeschlossener **kapillärer Spaltraum der Peritonealhöhle**, der *hinter* Magen (**A1**) und Omentum minus und *vor* dem von Peritoneum parietale bedeckten Pankreas (**A2**) liegt. Das **Foramen omentale** (Pfeil) ist der einzige natürliche Zugang. Die Bauchfellverhältnisse in und um die Bursa omentalis wurden bereits an anderer Stelle abgehandelt (S. 188).
Erst nach Freilegung über einen der operativen Zugangswege (Durchtrennung von Omentum minus, Lig. gastrocolicum oder Mesocolon transversum) kann die Bursa omentalis in ihrer ganzen Ausdehnung überblickt werden.

Foramen omentale. Es wird vorne von dem als **Lig. hepatoduodenale** bezeichneten Teil des Omentum minus begrenzt. In diesem Band verlaufen die *A. hepatica* (**B7**), der *Ductus choledochus* (**B8**) und die *V. portae* (**B9**). Steckt man den Finger in das Foramen omentale, so fühlt man vorne die im Lig. hepatoduodenale am weitesten dorsal liegende V. portae und hinten die V. cava inferior. In der Plica gastropancreatica (**A4**) stößt der tastende Finger auf den Puls der A. gastrica sinistra (**B10**). Nach oben gelangt man zum *Lobus caudatus hepatis*, nach unten zur *Pars superior duodeni*.

Vestibulum bursae omentalis. Durch das Foramen omentale gelangt man zunächst in das Vestibulum. Es wird ventral vom *Omentum minus*, dorsal von *Peritoneum parietale* begrenzt. Der **Processus papillaris** des Lobus caudatus hepatis (**AB3**) ragt in das Vestibulum vor. Links hiervon liegt eine vorspringende Bauchfellfalte, **Plica gastropancreatica** (**A4**), die das Vestibulum vom eigentlichen Hauptraum abtrennt.

Hauptraum. Er erstreckt sich über einen **Recessus superior omentalis** zwischen *Ösophagus* und *V. cava inferior* nach oben bis an den Fundus ventriculi, über einen **Recessus splenicus** (**A5**) zwischen *Milzbändern* und *Magen* nach links und über einen **Recessus inferior omentalis** (**A6**) zwischen großer *Magenkurvatur* und *Colon transversum* nach unten.

Pankreas

Das Pankreas bildet die **Hinterwand der Bursa omentalis**. Auf seiner **Vorderfläche**, Facies anterior, wird es von Peritoneum parietale bedeckt, im Kopfbereich vom Duodenum umfasst. Das Pankreas hat sehr **enge nachbarschaftliche Beziehungen zu den großen Gefäßstämmen im Oberbauch**: An seinem Oberrand, *Margo superior* (**B11**), verläuft die *A. splenica* (**B12**), parallel und etwas tiefer die *V. splenica* (**B13**). Sie nimmt hinter dem Pankreaskörper die *V. mesenterica inferior* auf, die sich hinter dem Pankreaskopf mit der *V. mesenterica superior* (**B14**) zur *V. portae* (**B9**) vereinigt. Die *A. mesenterica superior* (**B15**) zieht von ihrem aortalen Ursprung aus hinter dem Pankreas und neben der Flexura duodenojejunalis (**B16**) abwärts, verläuft durch die Incisura pancreatis auf den Processus uncinatus und anschließend über den Oberrand der Pars horizontalis duodeni in die Radix mesenterii.
Dorsal vom Pankreas liegen außer den erwähnten Gefäßen (Reihenfolge von rechts nach links) der *Ductus choledochus*, die *V. cava inferior*, die *Aorta*, die *linke Nebenniere* und die *linke Niere* bzw. die *Vasa renalia sinistra*. Die Cauda pancreatis ragt in das Hilum der Milz vor und hat hier auch topografische Beziehungen zur *Flexura coli sinistra* bzw. zum *Colon descendens* (**B17**).

Klinischer Hinweis. Pankreaserkrankungen (Entzündungen, Pankreaskopfkarzinom) können auf das benachbarte Duodenum übergreifen oder eine Verlegung der großen Gallenwege und damit einen **Stauungsikterus** verursachen, ferner können sie einen Rückstau in der Pfortader, aber auch in der V. cava inferior hervorrufen, was zu Aszites und Ödembildung in den unteren Gliedmaßen führt.

Die **Diagnostik von Pankreaserkrankungen** ist durch den Einsatz der modernen bildgebenden Verfahren, insbesondere durch das Computertomogramm und den Ultraschall, erheblich erleichtert worden.

AB18 Lobus hepatis dexter, **AB19** Vesica biliaris, **A20** Lig. teres hepatis, **AB21** Lobus hepatis sinister, **AB22** Milz.

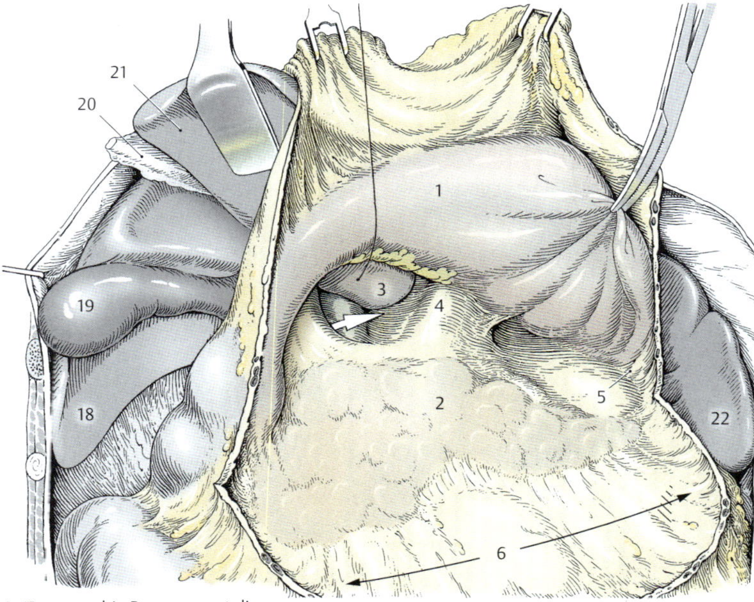

A Topographie Bursa omentalis

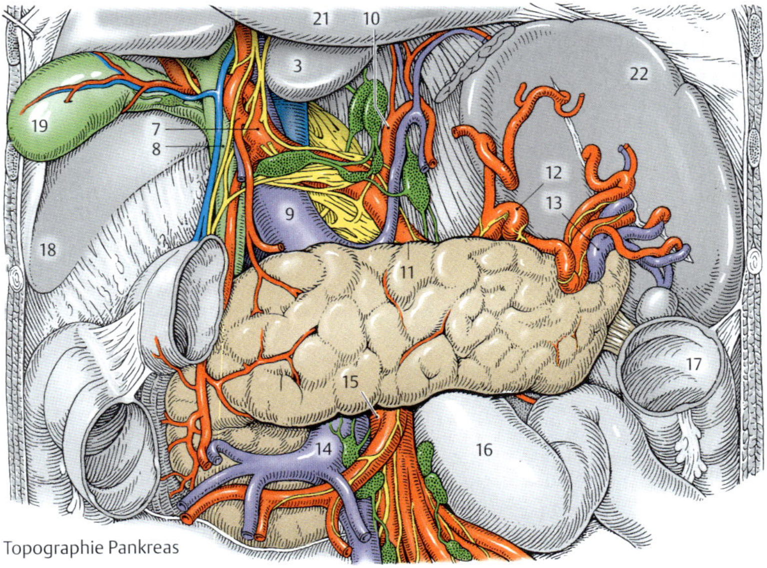

B Topographie Pankreas

Topografische Anatomie II

Schnittanatomie des Oberbauchs

In der Diagnostik von Erkrankungen im Bauchraum, insbesondere im Oberbauch, werden heutzutage routinemäßig bildgebende Verfahren eingesetzt. Die **konventionelle Untersuchungsebene** ist die **Transversalebene**. Deshalb werden in Abfolge 3 transversale Schnittebenen durch den Oberbauch und eine durch den Unterbauch besprochen.

Transversale Schnittebene auf Höhe von Th 11/12

Die erste Schnittebene liegt auf Höhe des Discus intervertebralis zwischen Th 11 und Th 12. Sie trifft dorsolateral den *Recessus costodiaphragmaticus* (**A1**). Der Anschnitt des *Zwerchfells* (**A2**) liegt zwischen dem *Hiatus oesophageus* und dem *Hiatus aorticus*. Die *Aorta* (**A3**) ist folglich noch auf Höhe der Pars thoracica angeschnitten, also vor ihrem Zwerchfelldurchtritt. Die Leber ist oberhalb der Leberpforte angetroffen und lässt neben dem *rechten* (**A4**) und *linken Leberlappen* (**A5**) den *Lobus caudatus* (**A6**) erkennen, der die *V. cava inferior* (**A7**) umschließt. Im Bindegewebe innerhalb des Leberparenchyms ist die Aufteilung der *Pfortader* in den *R. dexter* (**A8**) und den *R. sinister* (**A9**) zu erkennen. Der *Magen* ist knapp unterhalb der Einmündung des *Ösophagus* angetroffen (**A10**), also noch im Bereich der *Kardia* (**A11**). Dorsal vom Magen ist der obere Pol der *Milz* (**A12**) angeschnitten. Zwischen Magen und Milz erkennt man das *Lig. gastrophrenicum* (**A13**).

Transversale Schnittebene auf Höhe von Th 12

Die zweite Schnittebene liegt am Unterrand des 12. Brustwirbels. Sie trifft den kaudalen Abschnitt des *Recessus costodiaphragmaticus* (**B1**) und liegt auf Höhe des Zwerchfelldurchtritts der *Aorta* (**B3**). Der kraniale Abschnitt des *Spatium retroperitoneale* wird rechts vom Anschnitt der *Nebenniere* und links durch den Anschnitt von *Nebenniere* (**B14**) und *Niere* (**B15**) ausgefüllt.
Die *Leber* ist knapp oberhalb der *Leberpforte* angetroffen, die *Gallenblase* auf Höhe des *Gallenblasenhalses* (**B16**). Daneben liegt der Anschnitt der *V. portae* (**B17**), benachbart die *A. hepatica communis* (**B18**). Den Ursprung dieser Arterie und der *A. splenica* (**B19**) aus dem *Truncus coeliacus* (**B20**) kann man ebenfalls überblicken. Die *A. splenica* ist aufgrund ihres geschlängelten Verlaufs mehrfach angeschnitten. In Nachbarschaft zum *Truncus coeliacus* sind große *Lymphknoten* (**B21**) zu sehen. Der *Magen* ist im Bereich des *Korpus* (**B22**) getroffen, das Schleimhautbild zeigt die typischen Längsfalten. Links und dorsal vom Magen erkennt man die *Milz* (**B12**). Dorsal zwischen beiden Organen ist die *Flexura coli sinistra* (**B23**) angeschnitten. Diese Lage ist nicht typisch für die linke Kolonflexur, es handelt sich um eine mögliche Lagevariante.

Klinischer Hinweis. Erkrankungen der soliden Oberbauchorgane wie Leber, Gallenwege, Bauchspeicheldrüse, Milz und Lymphknotenstationen lassen sich mit allen bildgebenden Verfahren mit etwa gleicher Sensitivität und Spezifität diagnostizieren. Im Unterbauch hat die **Ultraschalluntersuchung** zum Nachweis von Erkrankungen solider Organe ihre Stärke, während Erkrankungen des Dünn- und Dickdarmes eher der **CT** oder **MRT** zugänglich sind. Ausnahmen stellen Darmwandveränderungen bei chronisch entzündlichen Darmerkrankungen oder die Dickdarmdivertikulitis dar, die teilweise sonografisch gut zu erfassen sind.

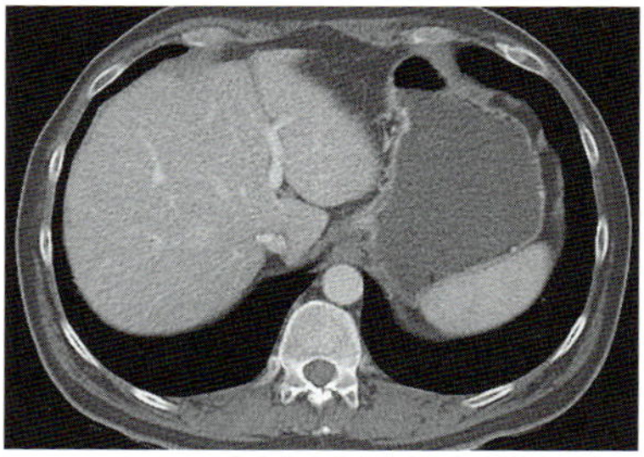

Ad A Korrespondierende Ebene im CT

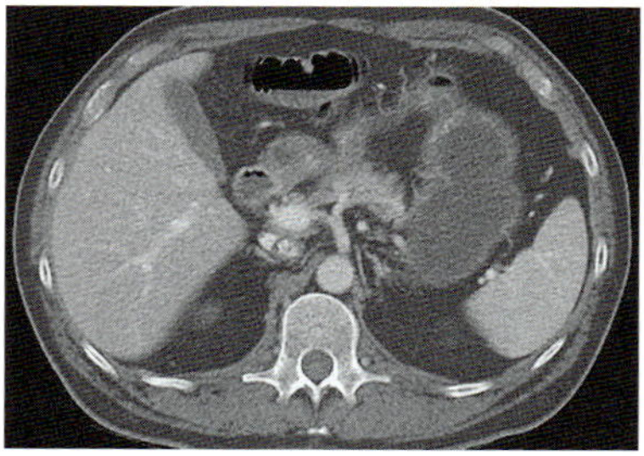

Ad B Korrespondierende Ebene im CT

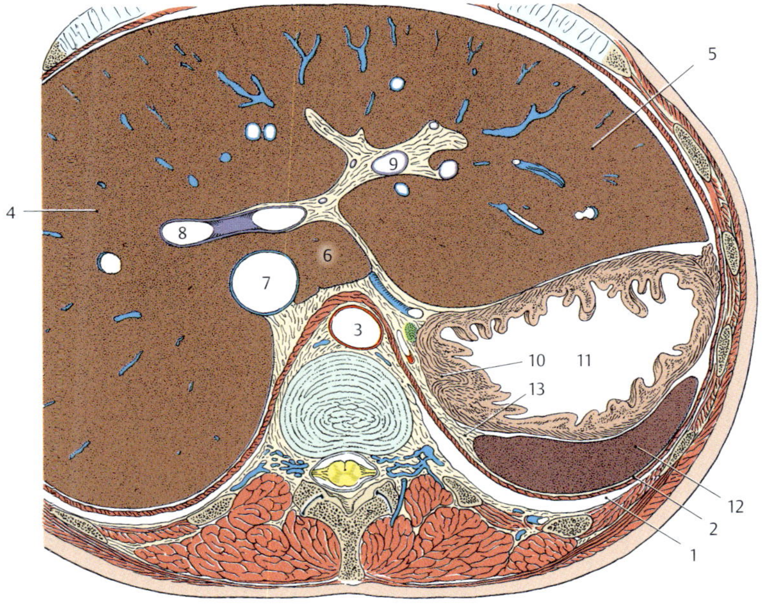

A Transversale Schnittebene, Th 11 / 12

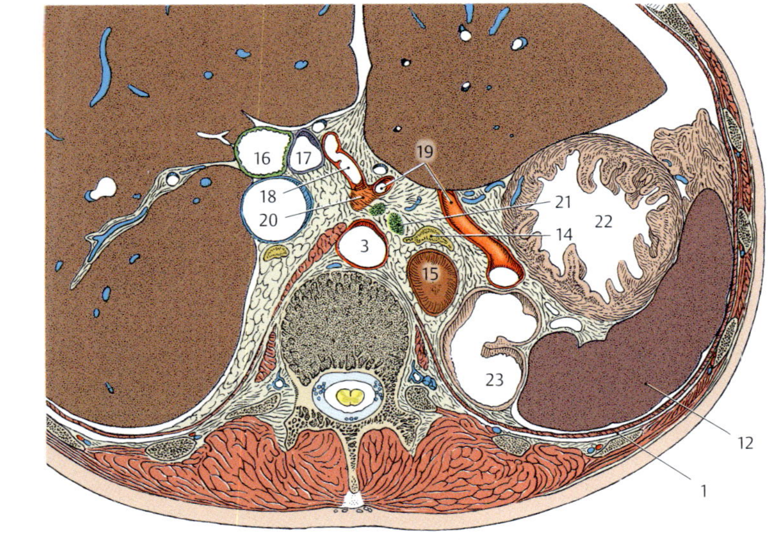

B Transversale Schnittebene, Th 12

Schnittanatomie von Oberbauch und Unterbauch

Transversale Schnittebene in Höhe von L1

Diese Schnittebene trifft den 1. Lendenwirbel auf Höhe des *Processus costalis* (**A1**). Der Pleuraraum ist nur noch seitlich in Form des schmalen *Recessus costodiaphragmaticus* (**A2**) zu erkennen. Im *Retroperitonealraum* ist auf der rechten Seite neben dem Anschnitt der *Nebenniere* (**A3**) nun auch der Anschnitt des *oberen Nierenpols* (**A4**) zu erkennen, auf der linken Seite ist nur noch die *Niere* (**A4**) zu sehen. In direkter Nachbarschaft zur rechten Nebenniere liegt die *V. cava inferior* (**A5**), direkt vor der Wirbelsäule die *Aorta* (**A6**). Von der *Leber* (**A7**) ist nur noch der *rechte Leberlappen* angetroffen, in dessen *Fossa vesicae biliaris* sich die *Gallenblase* (**A8**) einschmiegt. An die Gallenblase grenzt die *Pars descendens duodeni* (**A9**). Vom Duodenum ist darüber hinaus ein Teil der *Pars superior* (**A10**) angeschnitten, in die der Magen über den *M. sphincter pylori* (**A11**) einmündet. Am *Magen* kann man die Vorderwand, *Paries anterior* (**A12**), und die Hinterwand, *Paries posterior* (**A13**), überblicken. Hinter dem Magen ist unschwer der kapilläre Spaltraum der *Bursa omentalis* (**A14**) zu erkennen. An deren Hinterwand liegt das *Pankreas* (**A15**), das mit seinem *Processus uncinatus* (**A16**) die *A. mesenterica superior* (**A17**) und die *V. mesenterica superior* (**A18**) einschließt, neben denen ein Stück weit die *V. splenica* (**A19**) in ihrem Verlauf verfolgt werden kann. Die *Cauda pancreatis* (**A20**) reicht im vorliegenden Fall nicht ganz bis zum *Hilum der Milz* (**A21**). Zwischen beide Organe schieben sich die Querschnitte der *linken Kolonflexur* (**A22**). Ventral von Leber und Magen sieht man Anschnitte des aufgetriebenen *Querkolons* (**A23**), das über das *Lig. gastrocolicum* (**A24**) mit dem Magen verbunden ist.

Transversale Schnittebene in Höhe von L3

Die Schnittebene liegt auf Höhe des 3. Lendenwirbels und trifft die Organe des Unterbauches.

An der hinteren Bauchwand sind rechts und links Anschnitte der *Mm. psoas major* (**B25**) und *iliacus* (**B26**) zu erkennen. Direkt vor der Wirbelsäule liegen Querschnitte der *Vv. iliacae communes* (**B27**) und der *Aa. iliacae communes* (**B28**). Im Retroperitonealraum der linken Seite ist das *Colon descendens* (**B29**) angeschnitten. Die Peritonealhöhle wird im Wesentlichen von *Dünndarmschlingen* (**B30**) und dem *Mesenterium* (**B31**) ausgefüllt. Rechts liegt ein Anschnitt des aufgeblähten *Zäkums* (**B32**).

Im Schnittbild kommen die Schichten der vorderen Bauchwand sehr gut zur Darstellung: Seitlich sind der *M. obliquus externus abdominis* (**B33**), der *M. obliquus internus abdominis* (**B34**) und der *M. transversus abdominis* (**B35**) zu überblicken, neben der Mittellinie der *M. rectus abdominis* (**B36**) und genau in der Mitte der Unterrand des Nabels (**B37**).

Klinischer Hinweis. Im Unterbauch lässt sich die *Sonografie* in erster Linie bei Erkrankungen der Nieren, ableitenden Harnwegen, Harnblase und Prostata einsetzen. Pathologische Prozesse des Dünn- und Dickdarmes lassen sich dagegen nicht immer ideal abbilden. Hier kommt die **virtuelle Koloskopie** durch Computer unterstützte 3d-Rekonstruktion von CT- oder MRT-Serienaufnahmen der Bauchhöhle zum diagnostischen Einsatz.

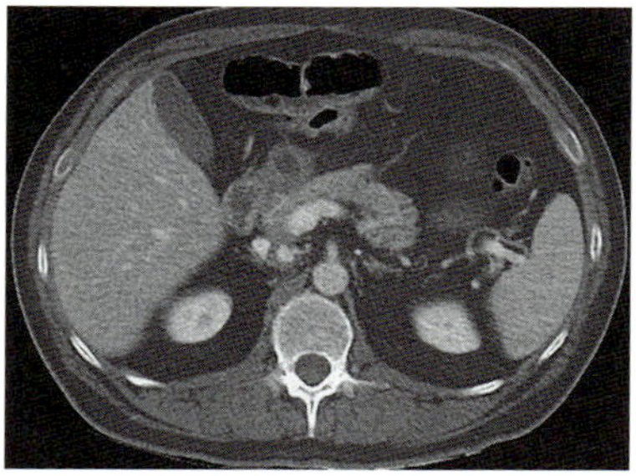

Ad A Korrespondierende Ebene im CT

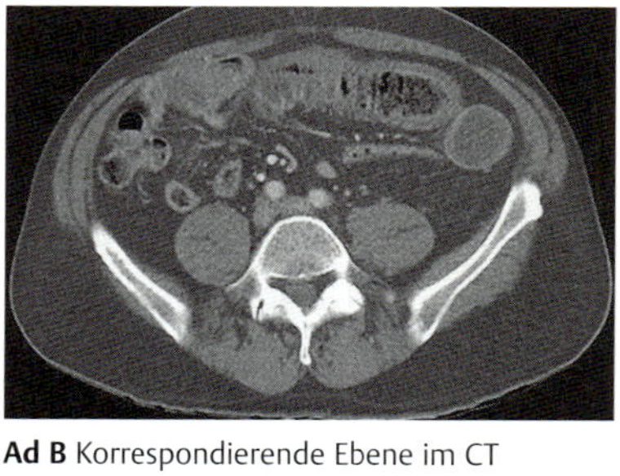

Ad B Korrespondierende Ebene im CT

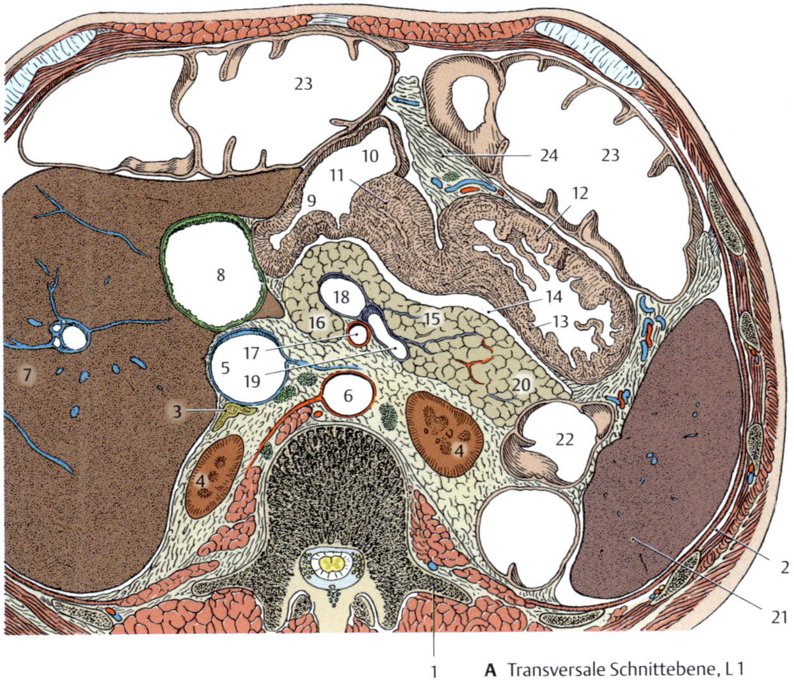

A Transversale Schnittebene, L 1

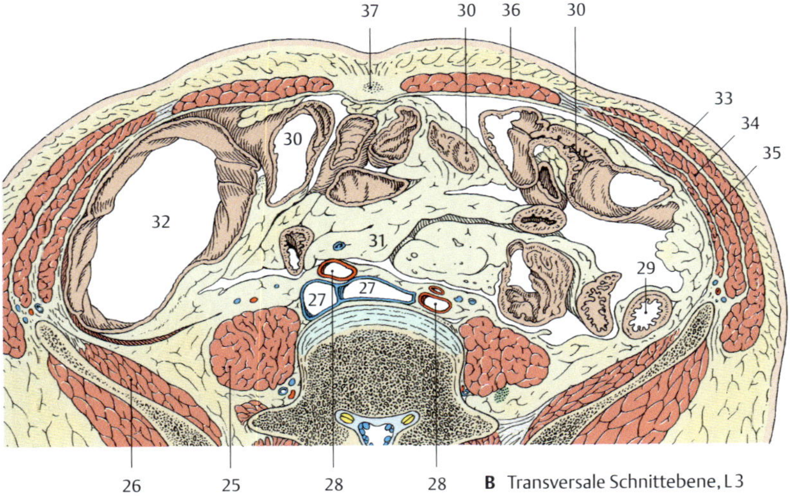

B Transversale Schnittebene, L 3

Harnsystem

Überblick

Bislang hat man die Organe des Harn- und Geschlechtssystems gemeinsam als Urogenitalsystem abgehandelt. Dies wurde in entwicklungsgeschichtlichen Zusammenhängen begründet (S. 332 ff), ist aber in Hinblick auf die morphologische und funktionelle Betrachtung der ausgereiften Organsysteme nicht sinnvoll. Deshalb werden die Organe des Harnsystems sowie die des männlichen und weiblichen Geschlechtssystems in diesem Buch hintereinander in separaten Kapiteln behandelt. Anschließend wird eine Gegenüberstellung der topografischen Anatomie der männlichen und weiblichen Beckenhöhle erfolgen, wo ein Großteil der Organe des Harn- und des Geschlechtssystems untergebracht sind.

Gliederung und Lage der Harnorgane

Die Organe des **Systema urinarium** umfassen die paarig angelegte Niere, **Ren** (Nephros) (**A-C1**), das paarige Nierenbecken, **Pelvis renalis** (**BC2**), den paarigen Harnleiter, **Ureter** (**A-C3**), die unpaare Harnblase, **Vesica urinaria** (**AB4**), und die Harnröhre, **Urethra** (**A5**).

Funktionelle Gliederung. Die genannten Organe werden in solche der **Harnbereitung** und solche der **Harnableitung** gegliedert. In der Niere wird aus einem Ultrafiltrat des Blutplasmas Harn bereitet und konzentriert. Über das Nierenbecken und die Harnleiter wird er zur Harnblase transportiert, die ihn vorübergehend sammelt. Über die Harnröhre wird er schließlich entleert.

Regionale Gliederung. Die Organe des Harnsystems sind außerhalb der von Peritoneum ausgekleideten Bauchhöhle lokalisiert. Sie sind entweder im Retroperitonealraum, Spatium retroperitoneale, oder im Bindegewebe des kleinen Beckens, Spatium subperitoneale (S. 2), untergebracht. Betrachtet man das Harnsystem unter diesem regionalen Aspekt, so liegen die *Nieren* und der *größere, proximale Abschnitt der Harnleiter* im **Retroperitonealraum**. Der *distale Abschnitt der Harnleiter*, die *Harnblase* und die *weibliche Harnröhre* sind im **Spatium subperitoneale** untergebracht. Die *männliche Harnröhre* verlässt nach einer kurzen Strecke das kleine Becken und verläuft dann im männlichen Glied, **Penis**.

Retroperitonealraum

Das Spatium retroperitoneale (**C**) liegt **vor** der Wirbelsäule und **hinter** der Peritonealhöhle. **Muskuläre Grundlage** beiderseits der Wirbelsäule sind der *M. quadratus lumborum* (**C6**) und der *M. psoas major* (**C7**). Im Bereich dieser Muskeln ist der Retroperitonealraum links und rechts der Wirbelsäule muldenförmig zu den **Fossae lumbales** vertieft. Die Fossae lumbales reichen von der 12. Rippe bis zur Crista iliaca und sind seitlich durch den lateralen Rand des *M. quadratus lumborum* begrenzt. Nach **oben** reicht der Retroperitonealraum bis an das Diaphragma, nach **unten** setzt er sich kontinuierlich in das Spatium subperitoneale des kleinen Beckens fort.

Klinischer Hinweis. Über die *Lacuna musculorum* können sich Entzündungen des Retroperitonealraums entlang des M. psoas major bis zum Trochanter minor des Oberschenkels ausbreiten. Die Nieren sind atemverschieblich und treten außerdem im Stehen tiefer auf als im Liegen. Der untere Nierenpol steht während der Einatmung und bei aufrechter Körperhaltung 3 cm tiefer als in Exspiration und im Liegen.

Organe im Retroperitonealraum. Neben den **Organen des Harnsystems** beinhaltet der Retroperitonealraum die **Nebennieren** (**C8**), die großen Leitungsbahnen **Aorta** (**C9**) und **V. cava inferior** (**C10**) sowie den **Grenzstrang des Sympathicus** (**C11**). Die retroperitoneal gelegenen Organe werden von *lockerem Binde- und Fettgewebe* umgeben.

Topografische Anatomie des Retroperitonealraums s. S. 240.

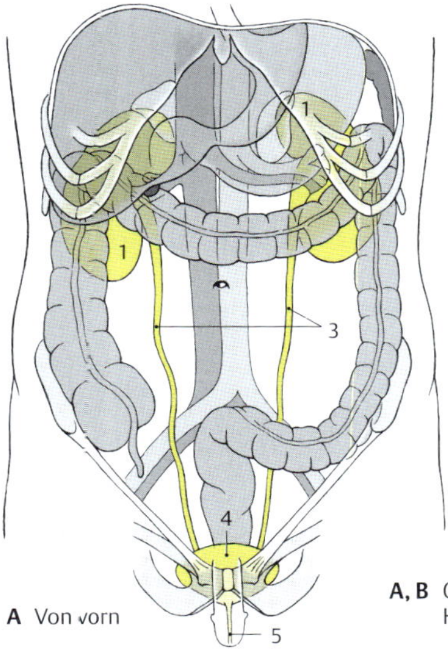

A Von vorn

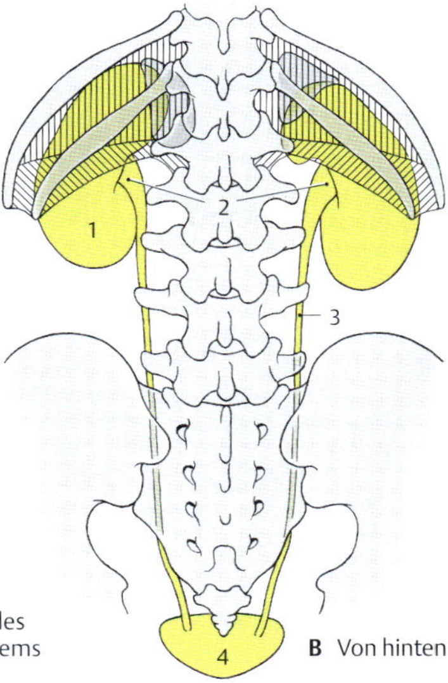

B Von hinten

A, B Organe des Harnsystems

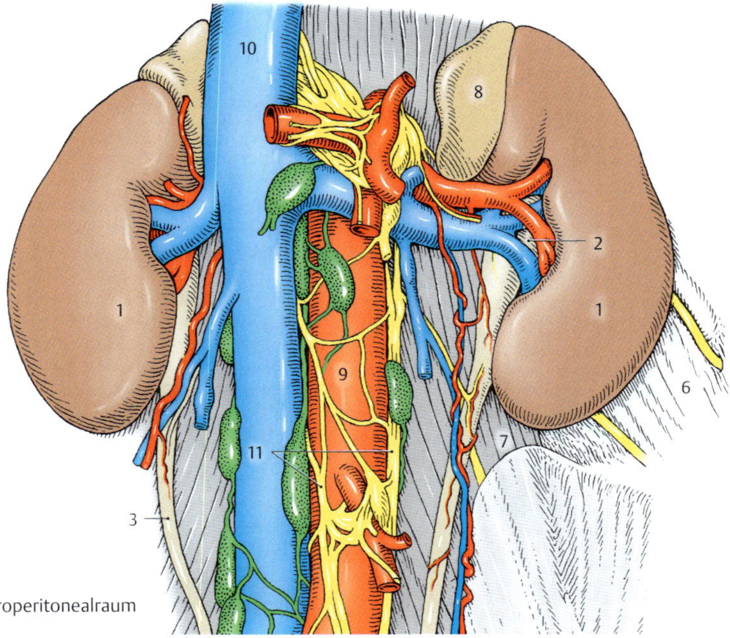

C Retroperitonealraum

Niere

Makroskopischer Aufbau

Äußere Form

An der Niere, **Ren**, werden eine Vorderfläche, **Facies anterior** (**A**), eine Hinterfläche, **Facies posterior** (**B**), ein breiter oberer Pol, **Extremitas superior** (**AB1**), und ein spitzer unterer Pol, **Extremitas inferior** (**AB2**), unterschieden. Die Flächen werden durch Ränder begrenzt. Der laterale Rand, **Margo lateralis** (**AB3**), ist konvex und setzt sich in die Pole fort. Im medialen konkaven Rand, **Margo medialis** (**A4**), liegt eine Einziehung, die Nierenpforte, **Hilum renale** (**A5**), durch welche die Leitungsbahnen und das Nierenbecken ein- bzw. austreten. Die Nierenpforte (**C**) bildet den Zugang zu einem allseits von Nierenparenchym umgebenen Raum, **Sinus renalis** (**C6**).
Die Niere des Erwachsenen ist 10–12 cm lang, 5–6 cm breit und etwa 4 cm dick. Sie wiegt etwa 120–300 g. Meistens ist die rechte Niere kleiner als die linke.

Sinus renalis. Der Sinus renalis ist ein Hohlraum, der vom Nierenparenchym schalenartig umschlossen wird. Er lässt sich erst nach Entfernen von Gefäßen, Nerven, Fett und Nierenbecken überblicken. Sein Eingang wird durch die lippenförmigen Einziehungen des medialen Randes begrenzt. In den Sinus renalis springen pyramidenförmige Erhebungen, **Papillae renales** (**C7**), vor. Die menschliche Niere besitzt mehrere Papillen (7–14), sie ist **multipapillär**. Dies ist darauf zurückzuführen, dass sie ursprünglich in Form von mehreren Einzelnieren, **Lobi renales**, angelegt wird, die im Laufe der Entwicklung miteinander verschmelzen. Beim Neugeborenen ist die Niere gelappt und lässt den mehrgliedrigen Aufbau aus Lobi renales noch erkennen (*Ren lobulatus*).
Oberfläche. Sie ist beim Erwachsenen meist glatt und wird von einer derben Kollagenfaserkapsel, **Capsula fibrosa** (**D8**), umgeben, die durch lockeres Bindegewebe mit dem Nierenparenchym verbunden ist. Die Capsula fibrosa lässt sich bei der gesunden Niere leicht abziehen.

Innerer Aufbau

Schneidet man eine Niere quer oder längs, so lässt sie eine Gliederung in das innen gelegene Mark, **Medulla renalis** (**D9**), und die außen gelegene Rinde, **Cortex renalis** (**D10**), erkennen. Diesem makroskopischen Aussehen der aufgeschnittenen Niere liegt eine definierte Gliederung des Harnkanälchensystems und der Gefäße zugrunde (S. 234–236).

Medulla renalis. Das Nierenmark besteht aus kegelförmigen Pyramiden, **Pyramides renales** (**D11**), die im Schnitt ein blasses und durch die geraden Anteile der Nierenkanälchen streifiges Aussehen haben. Die Basen der Pyramiden, *Basis pyramidis* (**D12**), sind gegen die Nierenrinde gerichtet. Die abgerundeten und warzenartigen Spitzen bilden die Markpapillen, *Papillae renales* (**D13**), die hilumwärts zeigen und sich in die Kelche des Nierenbeckens hineinstülpen. Die Oberfläche der Markpapillen ist durch die Mündungen des Harnkanälchensystems, *Foramina papillaria*, siebartig durchlöchert, *Area cribrosa*. Eine Markpyramide lässt sich bei genauer Betrachtung noch weiter in eine rötlich gefärbte Außenzone, **Zona externa**, und eine hellere Innenzone, **Zona interna**, untergliedern.

Cortex renalis. Die Nierenrinde liegt dicht unter der bindegewebigen Nierenkapsel. Sie ist etwa 1 cm dick und an der unfixierten Niere von bräunlich roter Farbe. Sie überzieht die Pyramiden des Nierenmarks wie ein umgedrehter Becher und ragt säulenartig zwischen den Seitenflächen der benachbarten Nierenpyramiden in das Organinnere vor, **Columnae renales** (**D14**). Die Nierenrinde wird kapselwärts über der Pyramidenbasis von Längsstreifen durchsetzt, die eine radiäre Fortsetzung der Marksubstanz darstellen und als Markstrahlen, **Radii medullares** (**D15**), bezeichnet werden. Der Rindenanteil, der die Markstrahlen beherbergt, heißt **Cortex corticis**, die zwischen den Markstrahlen gelegene Rindensubstanz wird als Rindenlabyrinth, **Labyrinthus corticis**, bezeichnet.

Lobi renales. Jede **Markpyramide** mitsamt der **umgebenden Rinde** bildet einen Lobus renalis (s. o.). Die Grenzen zwischen den Lobi renales liegen in den Columnae renales.

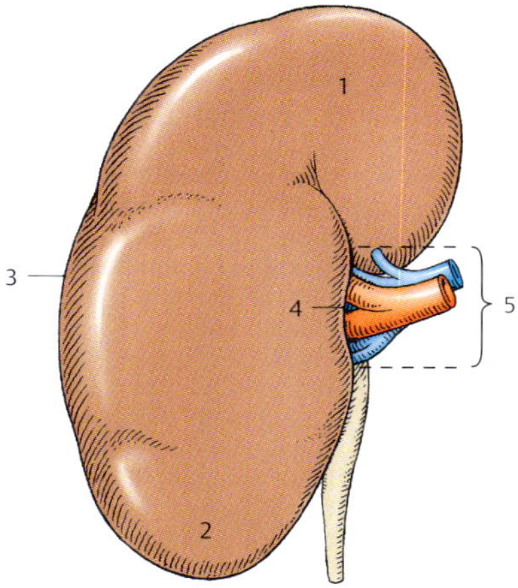

A Rechte Niere von vorn

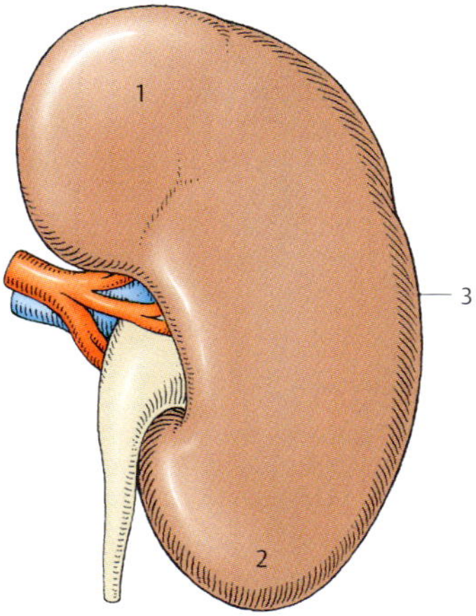

B Rechte Niere von hinten

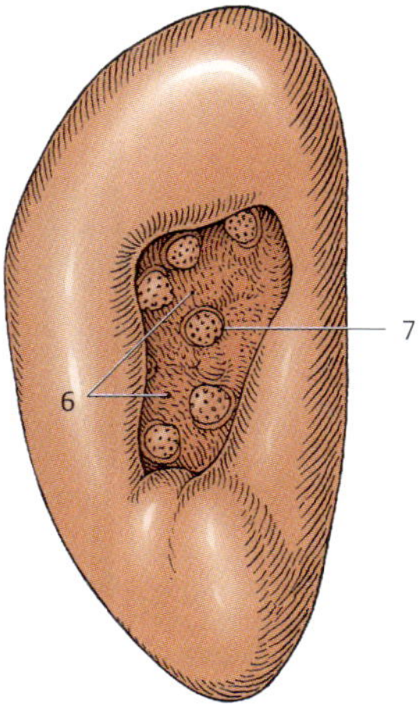

C Rechte Niere von medial

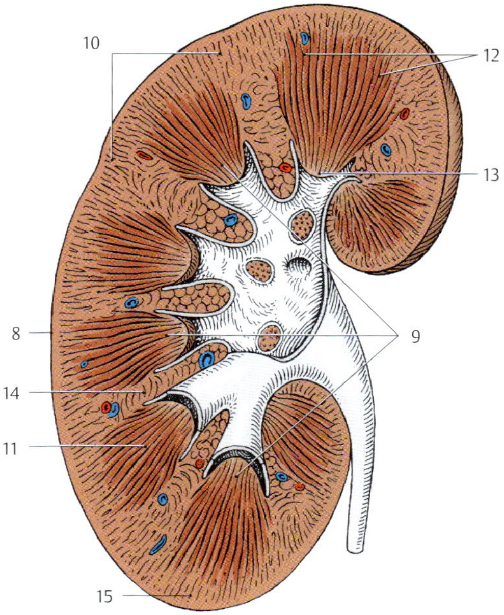

D Frontalschnitt durch die rechte Niere

Feinbau

Den bereits makroskopisch unterscheidbaren Abschnitten des Nierenparenchyms (s. vorherige Seite) liegt ein charakteristisches Verteilungsmuster der verschiedenen Baueinheiten der Niere zugrunde. Zu diesen Baueinheiten zählen die vielen dicht gepackten **Harnkanälchen**, die **Blutgefäße** sowie das **Bindegewebe** mit **Nerven** und **Lymphgefäßen**.

Harnkanälchen

Jedes Harnkanälchen weist 2 embryologisch unterschiedliche Abschnitte auf: das Nephron und die Sammelrohre.

Als **Nephron** werden die funktionellen Einheiten aus Nierenkörperchen, Corpusculum renale, und zugehörigem Abschnitt des Harnkanälchensystems, Tubulus renalis, bezeichnet.
Corpusculum renale (A1). Das Nierenkörperchen besteht aus einem Kapillargefäßknäuel, **Glomerulus** (**A2**), das von einer doppelwandigen Kapsel, **Capsula glomeruli** (**A3**), umschlossen wird.
Tubulus renalis. An das Nierenkörperchen schließt sich das Nierenkanälchensystem an, das in unterschiedliche Abschnitte gegliedert wird: Sie sind entweder aufgeknäuelt (Konvolute; Tubuli contorti) oder gerade verlaufend (Tubuli recti). Es beginnt mit dem **proximalen Tubulus**, der einen gewundenen Abschnitt, *Tubulus contortus proximalis* (**A4**), und einen gestreckten, *Tubulus rectus proximalis* (**A5**), besitzt. Hierauf folgt der **intermediäre Tubulus**, Tubulus attenuatus (**A6**), mit einem absteigenden Teil, *Pars descendens* (**A6 a**), und einem aufsteigenden, *Pars ascendens* (**A6 b**). Dieser geht in den **distalen Tubulus** über, der zunächst einen geraden Abschnitt aufweist, *Tubulus rectus distalis* (**A7**), und dann einen gewundenen, *Tubulus convolutus distalis* (**A8**).

Der gewundene Abschnitt des distalen Tubulus führt über einen **Verbindungstubulus**, *Tubulus reuniens* (**A9**), in ein **Sammelrohr**, *Tubulus colligens rectus* (**A10**). Jedes Sammelrohr nimmt etwa 10 Nephrone auf und mündet in einen **Ductus papillaris** (**A11**), der sich auf der Papillenspitze öffnet.

Intrarenale Blutgefäße

Die Funktion der Niere ist an das enge Zusammenwirken zwischen Nephronen, Sammelrohren und intrarenalen Blutgefäßen gekoppelt.
Über die **A. renalis** werden der Niere die harnpflichtigen Substanzen zugeführt. Die Äste, Rami principales, der A. renalis, zweigen sich auf und geben **Aa. interlobares** (**A12**) ab, die zwischen benachbarten Markpyramiden ins Parenchym eindringen und rindenwärts ziehen. Sie gehen dann an der Mark-Rinden-Grenze in die bogenförmig verlaufenden **Aa. arcuatae** (**A13**) über. Aus ihnen entspringen zahlreiche **Aa. interlobulares** (**A14**) (Aa. corticales radiatae). Diese Arterien sind radiär in Richtung Nierenkapsel ausgerichtet und geben die **Arteriolae glomerulares afferentes** (Vasa afferentia) (**A15**) ab, welche die Kapillarknäuel (**Glomeruli**) (**A2**) der Nierenkörperchen speisen. Aus diesen fließt das Blut über die **Arteriolae glomerulares efferentes** (**A16**) (Vasa efferentia) ab, gelangt in das Kapillarnetz der Rinde und fließt über **Vv. interlobulares** (**A17**), **Vv. arcuatae** (**A18**) und **Vv. interlobares** (**A19**) zur **V. renalis** ab. Als **Arteriolae rectae** (Vasa recta) (**A20**) ziehen die Aufzweigungen der Arteriolae efferentes aus marknahen Glomeruli radiär und absteigend in das Nierenmark. Parallel und aufsteigend hierzu verlaufen die **Venulae rectae** (**A21**), über die das Blut in die *Vv. arcuatae* und weiter in die *Vv. interlobares* abtransportiert wird.

Merke: Die Nieren erhalten etwa 1500 l Blut pro Tag (ca. 20% des Herzminutenvolumens). Parenchymversorgung und Harnbereitung werden von denselben Gefäßen besorgt. Sie sind deshalb zugleich **Vasa privata** und **Vasa publica**.

Die Glomeruluskapillaren liegen im arteriellen Schenkel des örtlichen Kreislaufs und bilden ein **„arterielles Wundernetz"**

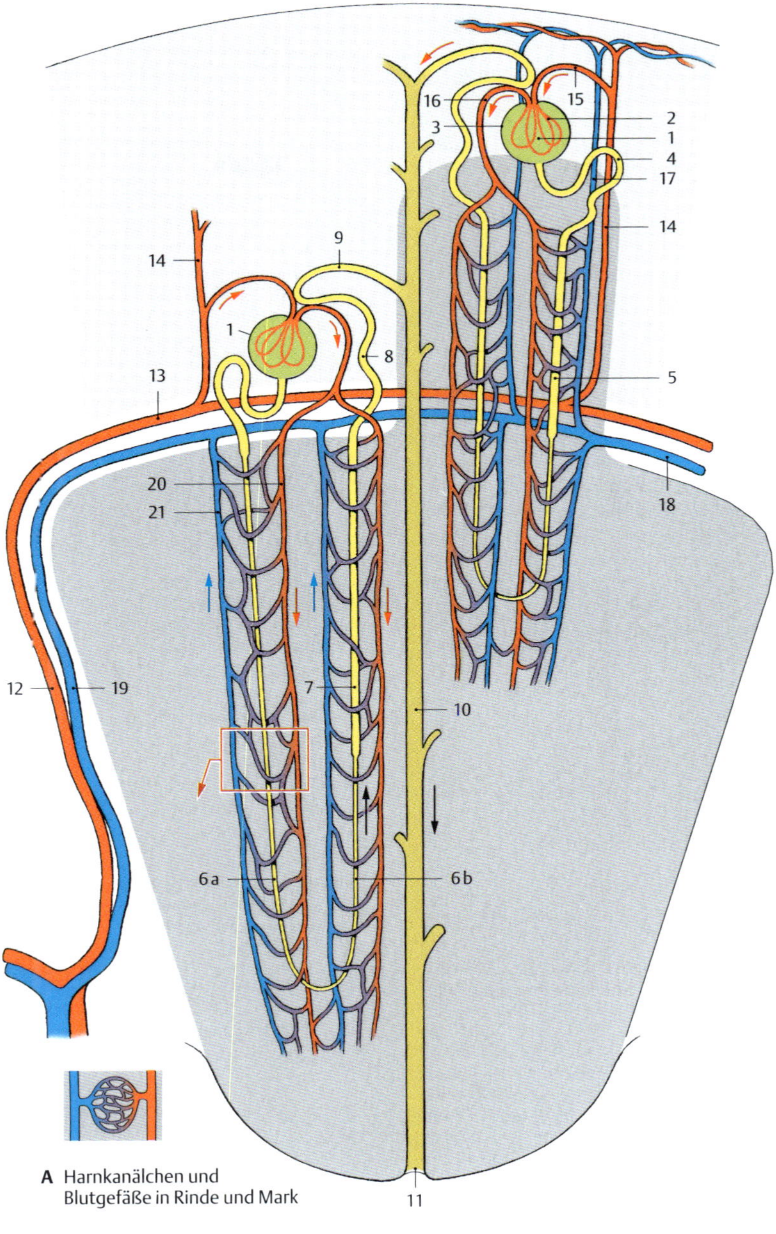

A Harnkanälchen und Blutgefäße in Rinde und Mark

Feinbau der Niere, Fortsetzung

Nierenkörperchen

Glomerulus (A1). Das Gefäßknäuel des Nierenkörperchens, **Corpusculum renale**, besteht aus etwa **30–40 Kapillarschlingen**, die der zuführenden *Arteriola afferens* (**A2**) und der abführenden *Arteriola efferens* (**A3**) zwischengeschaltet sind und die untereinander anastomosieren. Die beiden Arteriolen liegen eng beieinander und bilden den **Gefäßpol** (**A4**) des Nierenkörperchens. Das Kapillarknäuel wird von einer doppelwandigen Kapsel, **Capsula glomerularis** (Bowman-Kapsel), umgeben, deren inneres Blatt, *Paries internus* (**A5**), den Kapillarschlingen als „viszerales Blatt" aufliegt und deren äußeres Blatt, *Paries externus*, als „parietales Blatt" (**AB6**) den Glomerulus von der Umgebung abgrenzt. Der zwischen diesen beiden Blättern der Kapsel gelegene Spaltraum, der Kapselraum, nimmt den Primärharn auf und leitet ihn am **Harnpol** (**AB18**) in das Tubulussystem.

Glomeruluskapillaren (B). Sie besitzen ein **Endothel** (**B7**) mit offenen **Poren** (Durchmesser 50–100 µm) und eine **geschlossene dreischichtige Basalmembran**, deren mittlere Schicht als mechanischer Filter wirkt. Die gegen den Kapselraum gerichtete äußere Schicht wird von verzweigten und fortsatzreichen Zellen, **Podozyten** (**A8**), bedeckt. Sie besitzen lange *Primärfortsätze* (**A9**), von denen *Sekundär- oder Fußfortsätze* abgehen, die wie Finger mit den Fußfortsätzen anderer Podoyzten ineinandergreifen und dabei schmale Lücken, sog. *Filtrationsschlitze*, freilassen.
Zwischen den benachbarten Kapillaren eines Glomerulus kommen besondere Bindegewebszellen vor, Mesangiumzellen (**intraglomeruläres Mesangium**) (**B10**). Am Gefäßpol zwischen Vas afferens und Vas efferens liegen ebenfalls Mesangiumzellen (**extraglomeruläres Mesangium**) (**AB11**). Diese Zellen gehören zum **juxtaglomerulären Apparat** der Niere, zu dem darüber hinaus die Macula densa (**AB12**) und das Polkissen (**AB13**) zählen. Als **Macula densa** wird die Berührungsstelle des Tubulus convolutus distalis mit dem Gefäßpol bezeichnet, hier weist das Tubulusepithel besonders spezialisierte Zellen auf.

Als **Polkissen** bezeichnet man die granulierten juxtaglomerulären Myoepithelzellen im präglomerulären Abschnitt des Vas afferens. In diesen Zellen wurden Renin und Angiotensinase A nachgewiesen.

Nierenkanälchen und Sammelrohre (C)

Die Wände der Nierenkanälchen werden von einem **einschichtigen Epithel** ausgekleidet, das in den verschiedenen Abschnitten variiert, jedoch immer die typischen Merkmale transportierender Epithelien zeigt.
Der **proximale Tubulus** (**C14**) besitzt ein mittelhohes Epithel, das einen hohen Bürstensaum trägt sowie basale Membraneinfaltungen und zahlreiche Mitochondrien aufweist.
Der **intermediäre Tubulus** (**C15**) weist ein abgeflachtes Epithel mit kurzen Mikrovilli auf.
Im **distalen Tubulus** (**C16**) findet sich ein hohes Epithel mit basaler Streifung (basolaterale Interdigitationen). Die Epithelzellen sind etwas flacher als die des proximalen Tubulus und tragen an der Oberfläche nur kurze Mikrovilli.

Der **Tubulus reuniens**, Verbindungstubulus, trägt teils hohe mitochondrienreiche Epithelzellen, teils ist das Epithel kubisch mit basalen Einfaltungen statt Interdigitationen.
Der **Tubulus renalis colligens**, **Sammelrohre** (**C17**), weist zu zwei Dritteln helle Hauptzellen mit deutlichen Zellgrenzen und zu einem Drittel dunkle Schaltzellen auf. Die Epithelhöhe nimmt papillenwärts zu.

Funktion der Niere. Die Nierenkörperchen bilden den **Harnfilter**, durch den pro Tag ca. 180 l **Primärharn** aus dem Blut abgepresst werden. Im Tubulussystem werden hiervon 178 l rückresorbiert und damit der **Sekundärharn** oder Endharn gebildet, dessen Menge 1,5–2 l pro Tag beträgt. Er wird über die ableitenden Harnwege ausgeschieden. Der juxtaglomeruläre Apparat steht über das Renin-Angiotensin-System im Dienste der allgemeinen **Blutdruckregulation** und der Kontrolle der **Filtratbildung**.

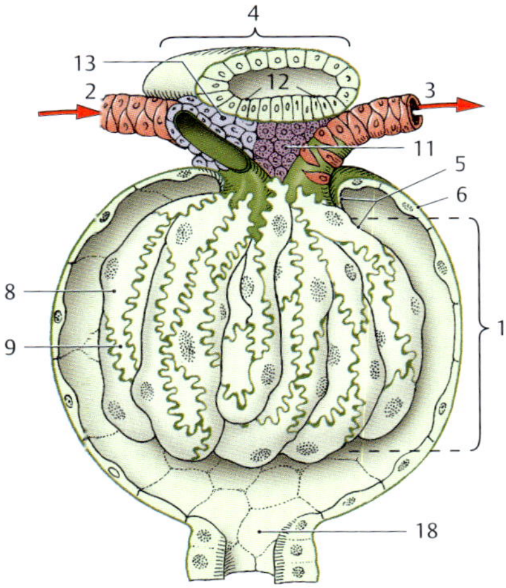

A Nierenkörperchen, räumlich

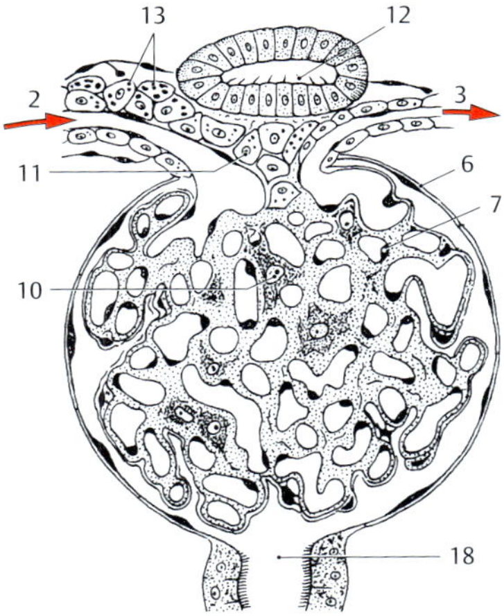

B Schnitt durch ein Nierenkörperchen

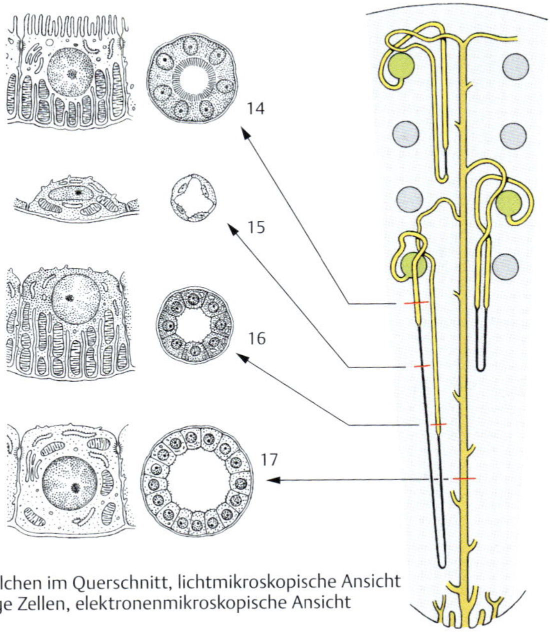

C Harnkanälchen im Querschnitt, lichtmikroskopische Ansicht zugehörige Zellen, elektronenmikroskopische Ansicht

Gefäße, Nerven und Lymphabfluss

Arterien. Die harnpflichtigen Substanzen werden den Nieren über die **A. renalis** (**A1**) zugeführt. Die *A. renalis dextra* entspringt etwa in Höhe von L1 aus der Aorta abdominalis (**A2**), die *A. renalis sinistra* in der Mehrzahl der Fälle etwas höher. Letztere ist meist auch kürzer als die A. renalis dextra. Die primären intrarenalen Äste der beiden Hauptarterien sind **Endarterien** und versorgen definierte Areale des Nierenparenchyms, die als **Segmente** bezeichnet werden können: *Segmentum superius, Segmentum anterius superius, Segmentum anterius inferius, Segmentum inferius* und *Segmentum posterius*. Aufgrund der komplizierten Entwicklung der Nieren variieren die genannten Segmente erheblich, häufig kommt es auch zu Anomalien im Gefäßverlauf der A. renalis.

Venen. Der Abfluss des Blutes aus den Nieren erfolgt über die **V. renalis** (**AC3**). Sie ist rechts kurz und verläuft gestreckt, links ist sie länger und gebogen und nimmt die *V. suprarenalis sinistra* und die *V. testicularis* bzw. *ovarica sinistra* auf.

Nerven. Die sympathische Innervation der Nieren erfolgt über den **Plexus renalis**, der in Begleitung der Vasa renalia verläuft und hauptsächlich aus dem benachbarten *Plexus coeliacus* hervorgeht. Sympathikusfasern begleiten und innervieren die intrarenalen Gefäße bis hin zum Gefäßpool des Glomerulus.

Regionäre Lymphknoten. Die Lymphe aus den Nieren fließt über Lymphkapillaren im perivaskulären Bindegewebe ab und gelangt in die **Lnn. aortici laterales**.

Topografie der Nieren

Lage. Die Nieren liegen rechts und links von der Wirbelsäule in den **Fossae lumbales**. Ihre Längsachsen konvergieren nach hinten oben. Der **obere Nierenpol** liegt auf Höhe des *12. Brustwirbels*, der **untere** auf Höhe des *3. Lendenwirbels* und die **Nierenpforte** auf Höhe des *1. Lendenwirbels*. Dabei liegt die rechte Niere in den meisten Fällen etwa eine halbe Wirbelhöhe tiefer als die linke. Die Lage der Nieren ist abhängig von der Atemphase und der Körperhaltung. **Dorsal** zieht die *12. Rippe* (**A4**) schräg an der Grenze vom oberen zum mittleren Organdrittel an der Niere vorbei. In gleicher Richtung verlaufen zwischen Niere und dorsaler Bauchwand von kranial nach kaudal-lateral absteigend die *Nn. subcostalis* (**A5**), *iliohypogastricus* (**A6**) und *ilioinguinalis*. Zwischen 12. Rippe und Niere liegen der *Recessus costodiaphragmaticus* der Pleurahöhle und das *Zwerchfell*, so dass sich Rippe und Nierenrückfläche nicht berühren.

Angrenzende Organe und Gefäße. Die oberen Nierenpole werden ventral von den Nebennieren, *Glandulae suprarenales* (**A7**), bedeckt. Die rechte Nierenvorderseite wird von der *Leber* und der *rechten Kolonflexur* berührt, nahe dem Hilum liegen die *V. cava inferior* (**A8**) und das *Duodenum*. Die Vorderseite der linken Niere wird von *Magen, Pankreas* und *linker Kolonflexur* berührt, nahe dem Hilum verläuft die *Aorta*.

A9 Ureter.

Nierenkapseln

Wichtig für den Lageerhalt der Nieren sind ein Fasziensack, Fascia renalis (**B10**), und eine Fettkapsel, Capsula adiposa (**BC11**). Der **Fasziensack** besteht aus einem *dünnen vorderen* und einem *kräftigen hinteren Blatt*. Die beiden Blätter sind kranial und lateral miteinander verbunden und umschließen jeweils Niere, Nebenniere und Fettkapsel einer Seite. Nach *medial* ist der Fasziensack offen, *kaudal* nur durch Fettgewebe abgeschlossen. Das Volumen der **Capsula adiposa** variiert in Abhängigkeit vom Ernährungszustand und kann bei extremer Abmagerung gänzlich fehlen. Dann kann die Niere ihren Halt verlieren und beckenwärts wandern. Man spricht in diesem Fall von einer **Senkniere**.

Klinischer Hinweis. Varietäten und **Missbildungen** im Bereich der Nieren treten häufig auf. Beispiele hierfür sind überzählige Nieren, Verlagerungen der Nieren oder Verschmelzungsnieren wie die sog. Hufeisenniere. Eine *Nierenaplasie* ist das völlige Fehlen einer Niere, eine *Nierenhypoplasie* die Unterentwicklung der Niere (*Zwergniere*). Vergrößerte Nieren mit doppeltem Becken, doppeltem Ureter oder Gabelureter nennt man *Doppelniere*.
Entzündliche Erkrankungen der Niere können die retrorenal verlaufenden *Nn. subcostalis, iliohypogastricus und ilioinguinalis* in Mitleidenschaft ziehen, mit ausstrahlenden Schmerzen in die Leistengegend und die äußeren Genitalien.

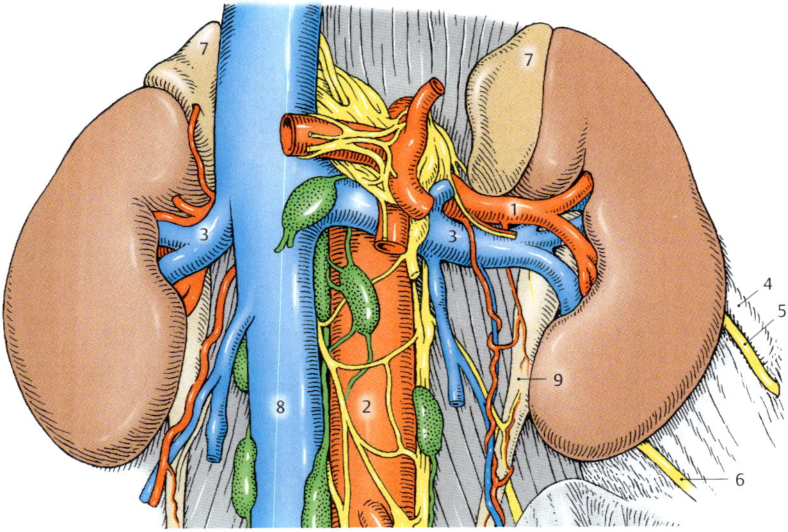

A Gefäße, Nerven und Topographie der Nieren

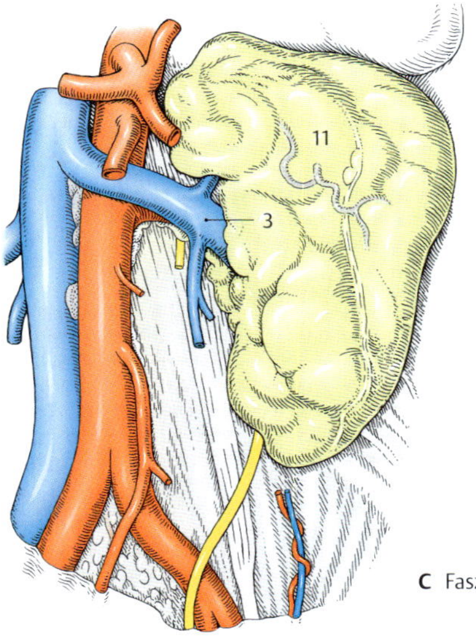

C Fasziensack der Niere

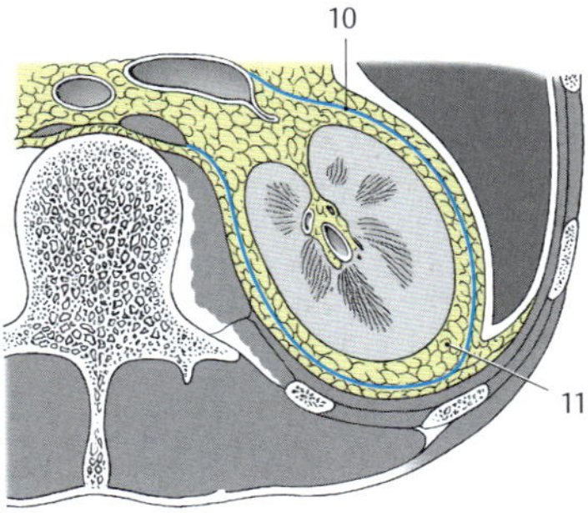

B Nierenkapseln, Querschnitt

Ableitende Harnwege

Nierenbecken und Harnleiter

Makroskopischer Aufbau

Nierenbecken und Nierenkelche (A). Das Nierenbecken, **Pelvis renalis** (**AB1**), ist der Sammelraum für den Harn, der aus der Vereinigung von 8–10 Nierenkelchen, **Calices renales** (**A2**), hervorgeht. Man unterscheidet kleine trompetenförmige Nierenkelche, *Calices renales minores* (**A2a**), die eine oder selten auch 2–3 Papillenspitzen umfassen, und 2–3 große Nierenkelche, *Calices renales majores* (**A2b**), die aus den kleinen Kelchen hervorgehen und in den Sammelraum des Nierenbeckens münden.

In Abhängigkeit vom Verzweigungstyp der Nierenkelche ist die **Form des Nierenbeckens** individuell unterschiedlich (**A**). Wenn die kleinen Nierenkelche konsequent in große münden, ist das Nierenbecken röhrenförmig und verzweigt, **ramifizierter** oder **dendritischer Typ**; münden aber auch kleine Nierenkelche direkt in das Nierenbecken, bildet dieses einen weiten Sack, **ampullärer Typ**. Das Volumen eines Nierenbeckens beträgt etwa 3–8 ml.

Ureter (B3). Der Harnleiter ist ein leicht abgeplattetes, dickwandiges Rohr, das Nierenbecken und Harnblase miteinander verbindet. Er ist 25–30 cm lang und wird anhand seines Verlaufes durch die verschiedenen Körperhöhlen in eine **Pars abdominalis** (**B3a**) und eine **Pars pelvica** (**B3b**) gegliedert. Im Endabschnitt durchsetzt er in schrägem Verlauf die Harnblasenwand, **Pars intramuralis**.

B4 Niere, **B5** Nierenhilum, **B6** A. renalis, **B7** V. renalis, **B8** Aorta, **B9** V. cava inferior, **B10** A. ovarica, **B11** A. iliaca interna, **B12** A. uterina.

Feinbau. Die Wand des Nierenbeckens ist dünn, diejenige des Ureters sehr dick. Im Querschnitt hat der Ureter ein sternförmiges Lumen (**C**). Die Wände beider Organe bestehen aus 3 Schichten: Die **Tunica mucosa** (**C13**) setzt sich aus dem für die harnableitenden Organe charakteristischen Übergangsepithel, *Urothel*, und einer *bindegewebigen Verschiebeschicht* zusammen. Das **Urothel** besteht aus *5–7 Zellreihen* und passt sich den unterschiedlichen Dehnungsverhältnissen der Organe durch Veränderung von Schichtenhöhe und Zahl der Zellreihen an. Die oberste Zellage weist apikal die lichtmikroskopisch sichtbare *Krusta* auf, die der Epitheloberfläche als Schutz vor dem hypertonen Harn dient. Im Nierenbecken hat die **Tunica muscularis** eine *innere Längs-* und eine *äußere Ringmuskelschicht*. Die Muskelgeflechte bilden in den Kelchen und am Übergang des Nierenbeckens zum Harnleiter *sphinkterartige Strukturen*. Im Ureter ist die Tunica muscularis (**C14**) besonders kräftig und wird harnblasenwärts durch eine *dritte äußere Längsmuskelschicht* ergänzt. Das *lockere Bindegewebe* der **Tunica adventitia** (**C15**) baut Nierenbecken und Ureter in die Umgebung ein. Im gefäß- und nervenreichen Bindegewebe des Nierenbeckens sind glatte Muskelzellen eingelagert, die dessen Weite regulieren.

Gefäße, Nerven und Lymphabfluss

Die Gefäße des **Nierenbeckens** (**B**) stammen aus den **Vasa renalia** (**B6, B7**), der Lymphabfluss entspricht dem der Nieren. Das Nierenbecken ist sensibel innerviert, d.h. seine Dehnung ist schmerzhaft.

Der **Ureter** wird durch kleine Äste von großen **Gefäßen aus der Umgebung** versorgt: *A. renalis* (**B6**), *A. testicularis* bzw. *ovarica* (**B10**), *A. pudenda interna* und *A. vesicalis superior*. Die gleichnamigen Venen laufen mit den Arterien. Die Lymphe fließt zu den **Lnn. lumbales** ab. Die Innervation erfolgt über die **Nn. splanchnici** durch Fasern des Parasympathikus für die Muskelwand, durch Sympathikusfasern für die Gefäßwand. Sensible Afferenzen laufen in den Nn. splanchnici.

Topografie von Nierenbecken und Pars abdominalis des Harnleiters

Das **Nierenbecken** (**A**) liegt größtenteils versteckt im Sinus renalis.

Die **Pars abdominalis des Ureters** beginnt am Austritt aus dem Nierenbecken mit der **1. Ureterenge**. Er verläuft dann auf der medialen Seite des M. psoas major (**B16**) nach kaudal und liegt dabei zwischen der Muskelfaszie (dorsal) und dem Peritoneum, das ihn ventral bedeckt. Im seinem Verlauf wird der Ureter von den Vasa testicularia bzw. ovarica (**B10**) überkreuzt. Er selbst kreuzt den N. genitofemoralis. Auf Höhe der Vasa iliaca communia bzw. der Vasa iliaca externa tritt der Ureter in das kleine Becken ein. Hier liegt die **2. Ureterenge** (Topografie der **Pars pelvica des Ureters** S. 244).

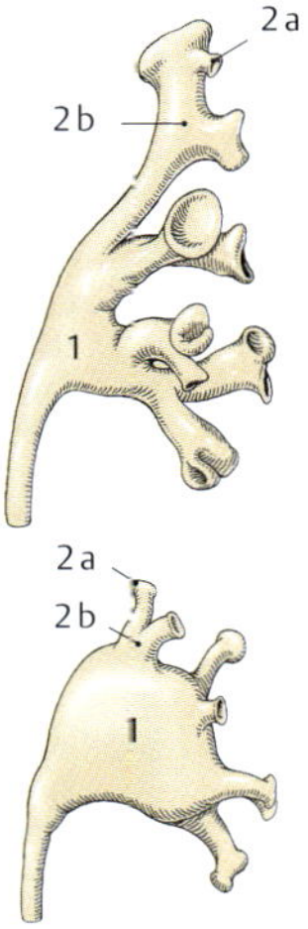

A Nierenbecken:
Ramifizierte Form (oben),
ampulläre Form (unten)

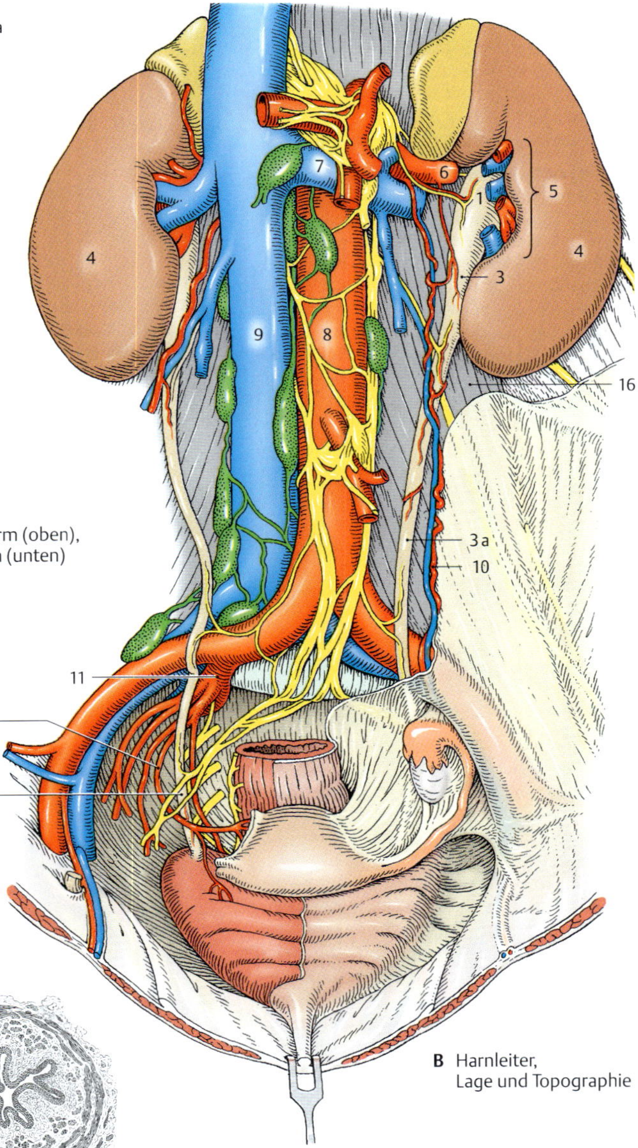

B Harnleiter,
Lage und Topographie

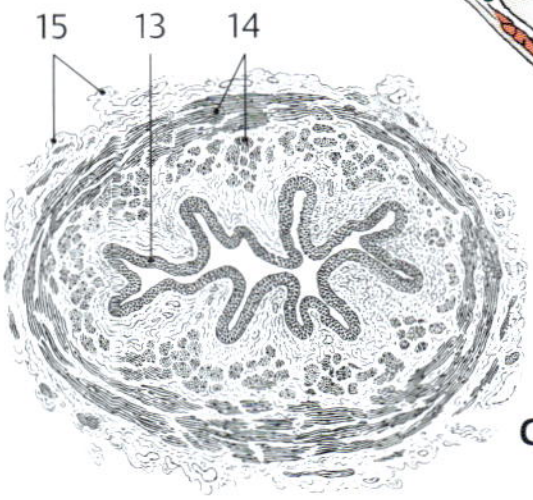

C Querschnitt durch den
Harnleiter, lichtmikroskopisch

Harnblase

Die Harnblase, **Vesica urinaria** (**A1**), ist ein muskuläres Hohlorgan, das seine Größe je nach Füllungszustand ändert. Sie liegt hinter den Schambeinen (**A2**) im subperitonealen Bindegewebsraum des kleinen Beckens.

Harnblasenabschnitte. Der Harnblasenkörper, **Corpus vesicae** (**AB3**), macht den größten Teil des Organs aus, er geht nach vorn und oben in die Harnblasenspitze oder -scheitel, *Apex vesicae* (**AB4**), über. An diesem ist der obliterierte Urachus befestigt, der im Lig. umbilicale medianum (**AB5**) (S. 188) zum Nabel zieht. In den nach hinten und unten ausladenden Blasengrund, **Fundus vesicae** (**A6**), münden von seitlich und hinten die Ureteren (**B7**). Nach vorne und unten geht der trichterförmige Blasenhals, **Cervix vesicae** (**B8**), in die Harnröhre (**AB9**) über.

Ist die Harnblase entleert, sinken Harnblasenscheitel und obere Wand schüsselförmig ein, bei Füllung schieben sie sich zwischen Peritoneum und Bauchwand nach vorne und oben, die Harnblase nimmt Eiform an. Sie kann sich je nach Füllmenge über den Oberrand der Symphyse erheben. Das **Fassungsvermögen der Harnblase** beträgt normalerweise etwa 500 ml, bei ca. 300 ml tritt Harndrang ein. Es können aber willkürlich auch größere Harnmengen zurückgehalten werden.

Klinischer Hinweis. Die stark gefüllte Harnblase kann ohne Verletzung des Peritonealraums oberhalb der Symphyse durch die Bauchwand hindurch punktiert werden (suprapubische Harnableitung).

Innere Oberfläche (C). Sie ist blassrot und lässt 2 Abschnitte erkennen: Im überwiegenden Teil der Harnblase weist die Schleimhaut Falten auf, da sie gegenüber der darunterliegenden Muskelschicht verschieblich ist. Bei starker Füllung verstreichen die Falten. Zwischen den beiden Uretereinmündungen, **Ostia ureteris** (**CD10**), und dem Austritt der Urethra, **Ostium urethrae internum** (**C11**), liegt im Bereich des Fundus das Blasendreieck, **Trigonum vesicae** (**CD12**). Hier ist die Schleimhaut faltenlos und glatt, da sie mit der darunterliegenden Muskelschicht fest verwachsen ist. In die innere Harnröhrenöffnung ragt beim Mann ein zäpfchenförmiger Wulst vor, *Uvula vesicae* (**D13**), der durch die darunterliegende Prostata aufgeworfen wird.

Feinbau. Die Wand der Harnblase ist dreischichtig. Die **Tunica mucosa** besteht aus *Übergangsepithel* (Urothel) und einer lockeren bindegewebigen Verschiebeschicht, *Lamina propria*, die im Bereich des Trigonum vesicae fehlt. In der **Tunica muscularis** sind überwiegend 3 verschiedene Schichten ausgebildet, die als *M. detrusor vesicae* bezeichnet werden. Im Bereich des Trigonum vesicae hingegen ist die Muskulatur nur zweischichtig. Sie stellt eine Fortsetzung der Muskulatur des Ureters dar. An den Einmündungen der Ureteren ist die glatte Muskulatur in komplizierten *Schlingen* angeordnet. Die **Tunica serosa**, die vom Bindegewebe der Tela subserosa begleitet wird, überzieht die Facies superior der Harnblase sowie den Teil der Facies posterior, der oberhalb vom Trigonum vesicae liegt.

Gefäße, Nerven und Lymphabfluss

Arterien. Die Harnblase wird aus **Ästen der A. iliaca interna** beider Seiten versorgt, *A. vesicalis superior* (aus der A. umbilicalis) und *A. vesicalis inferior*.

Venen. Ein Venengeflecht, **Plexus venosus vesicalis**, das um den Harnblasenfundus liegt, sammelt das venöse Blut aus der Harnblase, welches meist direkt über die *Vv. iliacae internae* abfließt.

Nerven. Wie im Bereich des Darmrohrs wird ein **extrinsisches** und ein **intrinsisches** (also ein außerhalb und ein innerhalb der Harnblasenwand gelegenes) Nervensystem unterschieden. Die **parasympathischen** Fasern des extrinsischen Systems entstammen den Segmenten S2 - S4 und wirken konstriktorisch auf den M. detrusor (miktionsfördernd), die **sympathischen** Fasern innervieren die glatte Muskulatur der Gefäßwände und bewirken vermutlich eine Kontraktion der Muskulatur im Bereich von Blasenhals und oberer Urethra.

Regionäre Lymphknoten. Die Lymphe aus der Harnblase fließt in verschiedene Richtungen ab: **Lnn. iliaci externi** sammeln die Lymphe aus der oberen Blasenwand und den seitlichen Abschnitten, **Lnn. iliaci interni** diejenige aus dem Blasenfundus und dem Trigonum vesicae. Die Lymphe der Blasenvorderwand wird letztendlich auch den Lnn. iliaci interni zugeführt.

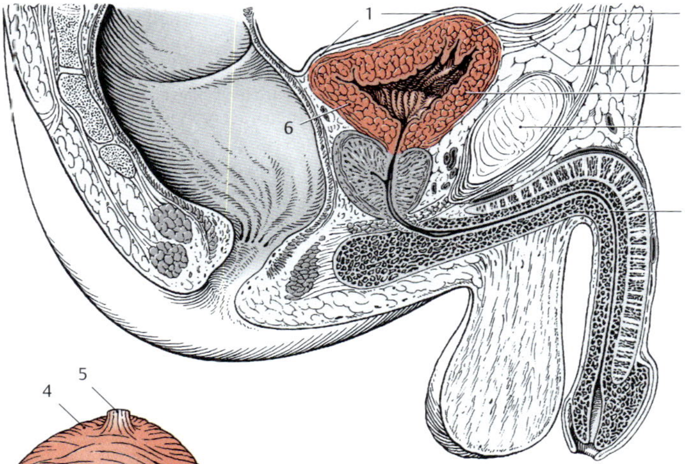

A Mediansagittalschnitt durch ein männliches Becken

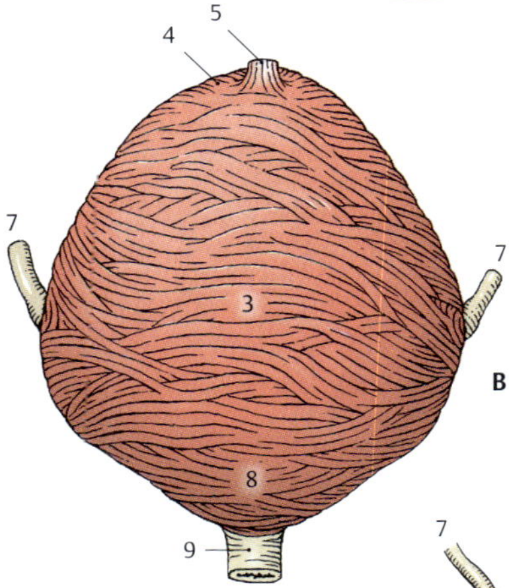

B Harnblase beim Mann von vorn

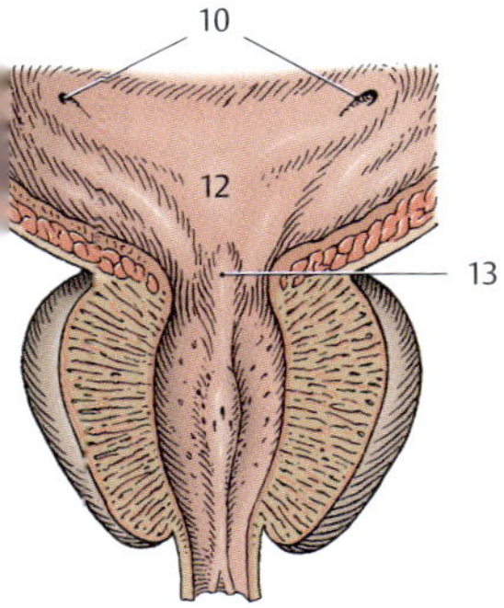

D Trigonum vesicae beim Mann

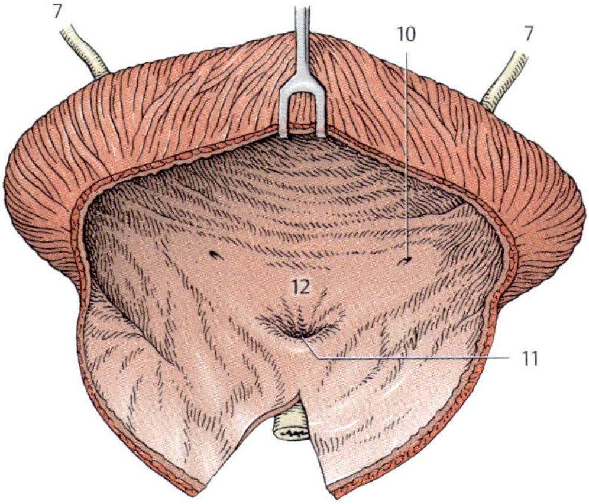

C Eröffnete Harnblase bei der Frau von vorn

Weibliche Harnröhre

Die weibliche Harnröhre, **Urethra** (**A1**), ist mit einer Gesamtlänge von 3–5 cm sehr kurz. Sie liegt hinter der Symphyse (**A2**), beginnt am **Ostium urethrae internum** (**A3**) und verläuft in einem nach vorne konkaven Bogen in enger Nachbarschaft zur Vorderwand der Vagina (**A4**) abwärts. Sie endet mit einem länglich gestellten Schlitz, **Ostium urethrae externum** (**A5**), im *Vestibulum vaginae* 2–3 cm hinter der Glans clitoridis (**A6**).

Feinbau

Die Wand der Urethra besteht aus einer in Längsfalten gelegten **Tunica mucosa**, die das typische *Übergangsepithel* trägt und einer an Drüsen (*Gll. urethrales*) und venösen Gefäßen reichen *Lamina propria* bzw. *Tunica spongiosa* aufsitzt, sowie einer zweischichtigen **Tunica muscularis**, die aus der Wandmuskulatur der Harnblase hervorgeht und sich in eine *innere Längs-* und eine *äußere Ringmuskelschicht* gliedert.
Die Urethra wird in einer nach dorsal offenen Schlinge von quergestreifter Muskulatur, **M. sphincter urethrae externus**, umfasst, die bis auf den Harnblasenhals reicht.

Die **männliche Harnröhre** wird als Harn-Samenröhre auf S. 262 abgehandelt.

Funktion der ableitenden Harnwege. Der aus den Nierenpapillenspitzen austretende Harn wird zunächst in den **Nierenkelchen** gesammelt und dann in das **Nierenbecken** weitergeleitet. Von hier aus wird der Harn nach Erreichen eines bestimmten Füllungsgrades in raschen Bewegungen in den **Ureter** ausgetrieben, wo er in peristaltischen Wellen nach distal befördert und portioniert an die **Harnblase** abgegeben wird. Bei einer individuell unterschiedlichen Füllungsmenge der Harnblase kommt es durch einen nervösen Reiz zur Einleitung der Entleerung, **Miktion**.

Topografie der harnableitenden Wege

Weibliches Becken. Nach seinem Abgang aus dem Nierenbecken (**1. Ureterenge**) und seinem intraabdominellen Verlauf (S. 240 **B**) tritt der **Harnleiter** vor dem Iliosakralgelenk in das kleine Becken ein, rechts in Höhe der Aufteilungsstelle der A. iliaca communis (**B7**), links in Höhe der A. iliaca externa. Hier liegt die **2. Ureterenge**. Im kleinen Becken der Frau verläuft der Ureter dann oberflächlich an der seitlichen Beckenwand dicht unter dem Peritoneum. Etwa auf Höhe der Spina ischiadica verlässt er die seitliche Beckenwand und verläuft in der Basis des Lig. latum uteri (**B8**) nach medial und vorn. Er unterkreuzt hier die A. uterina (**B9**) und erreicht in unterschiedlichem Abstand zur Vagina die hintere seitliche Harnblasenwand, die er von hinten lateral nach vorn medial schräg durchsetzt. Dieser intramurale Teil des Ureters ist etwa 2 cm lang und bildet die **3. Ureterenge**.
Die **Harnblase** (**AB10**) liegt subperitoneal hinter der Symphysis pubica. Vor der Harnblase liegt das von lockerem Bindegewebe ausgefüllte **Spatium retropubicum** (**A11**), das sich zwischen vorderer Bauchwand und Peritoneum bis zum Nabel fortsetzt und als Gleitlager für die bei Füllung aufsteigende Harnblase dient. Nach oben wird die Harnblase von Peritoneum bedeckt, nach hinten unten ist sie fest mit den umliegenden Strukturen verwachsen.
Die **weibliche Harnröhre** liegt zwischen Symphyse und Vorderwand der Vagina (**A4**).

Männliches Becken. Im kleinen Becken des Mannes (S. 254 **B**) verläuft der **Harnleiter** ebenfalls dicht unter dem Peritoneum an der seitlichen Beckenwand. Er erreicht oberhalb der Samenbläschen die hintere seitliche Blasenwand und unterkreuzt dabei den Ductus deferens.

Klinischer Hinweis. Im Bereich der Ureterengen besteht bei **Steinbildungen im harnableitenden System** die Gefahr von Steineinklemmungen.
Der Versuch des Ureters, durch Kontraktionen seiner Wandmuskulatur den Stein in Richtung Harnblase zu treiben, ist mit heftigen Schmerzen (Koliken) verbunden. Eine *Ureterostiumstenose* ist eine Stenosierung des prävesikalen terminalen Uretersegments mit Dilatation des Harnleiters (*Megaureter*).
Ureterverdopplungen kommen in etwa 2% der Fälle vor: Ureter duplex = doppelter Ureter; Ureter fissus = partiell gespaltener Ureter.

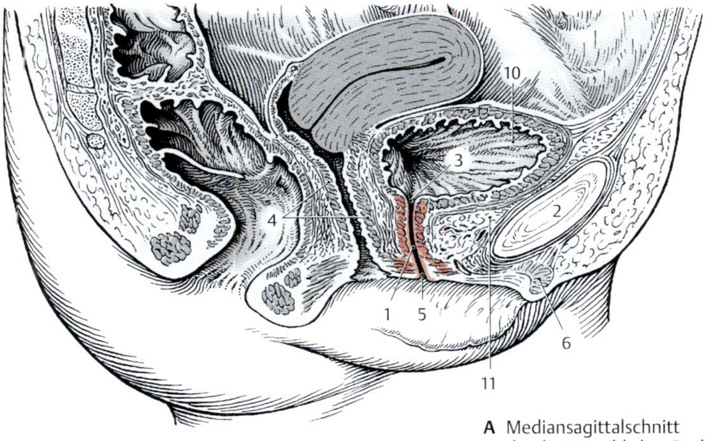

A Mediansagittalschnitt durch ein weibliches Becken

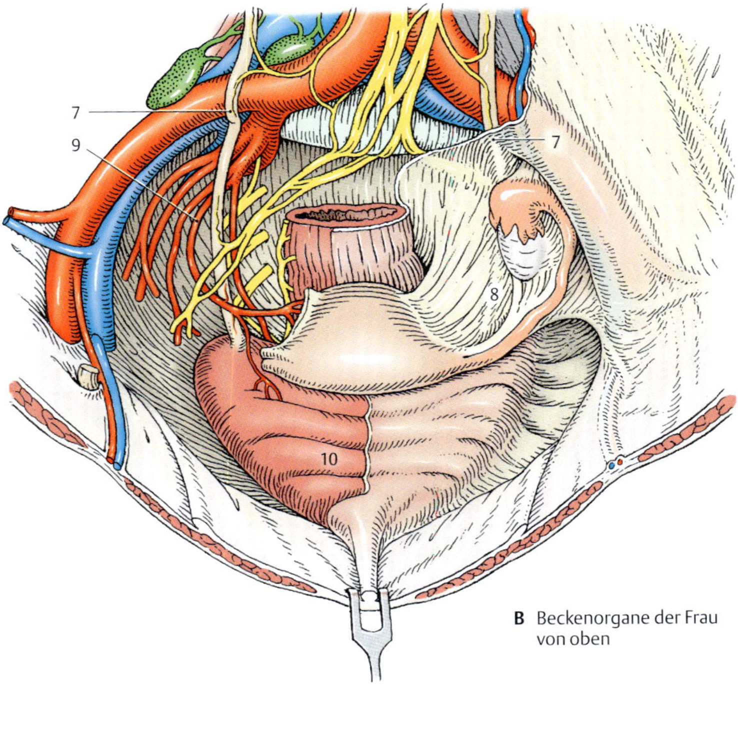

B Beckenorgane der Frau von oben

Männliches Geschlechtssystem

Überblick

Gliederung der Geschlechtsorgane

Die Organe des männlichen Geschlechtssystems, **Systema genitale masculinum**, werden aus topografischen und entwicklungsgeschichtlich bedingten Gründen in innere und äußere Geschlechtsorgane gegliedert:
Zu den **inneren** zählen *Hoden, Testis* (**A1**), *Nebenhoden, Epididymis* (**A2**), *Samenleiter, Ductus deferens* (**A3**) und die akzessorischen Geschlechtsdrüsen *Vorsteherdrüse, Prostata* (**A4**), *Bläschendrüse, Glandula vesiculosa* (**A5**) und *Cowper-Drüsen, Gll. bulbourethrales* (**A6**).
Zu den **äußeren** männlichen Geschlechtsorganen werden das *Glied, Penis* (**A7**), der *Hodensack, Skrotum* (**A8**) und die *Hodenhüllen* gerechnet.

Während sich die inneren Geschlechtsorgane aus der Urogenitalleiste kranial vom Beckenboden entwickeln, entstehen die äußeren Geschlechtsorgane aus dem unterhalb vom Beckenboden gelegenen Sinus urogenitalis.

Funktion. Im **Hoden** werden die männlichen Keimzellen, **Spermatozoen**, gebildet und über ein Kanälchensystem in den **Nebenhoden** transportiert, wo sie einem Reifungsprozess unterliegen. Über den **Samenleiter** gelangen sie in die **Harnsamenröhre**, aus der sie die Körperhöhle verlassen können. Auf ihrem Weg durch die ableitenden Samenwege werden den Keimzellen von den **akzessorischen Drüsen** Sekrete beigemischt. Das Endprodukt ist das **Ejakulat**. Im Hoden wird auch das männliche Geschlechtshormon, *Testosteron*, gebildet. Es wird über das Blutgefäßsystem aus dem Hoden abgegeben.

Peritonealsitus des männlichen Beckens

Die Cavitas peritonealis des Bauchraumes geht an der Linea terminalis in die Beckenhöhle, Cavitas peritonealis pelvis, über. Das **parietale Peritoneum** setzt sich, von der vorderen Bauchwand kommend, entlang der Wand des kleinen Beckens fort und überzieht die sich vorstülpenden Beckeneingeweide. Von der *vorderen Bauchwand* schlägt es auf den *Apex der Harnblase* (**AB9**) über und bedeckt deren gesamte *Facies superior* (**AB10**). Nach dorso-kaudal und lateral reicht es bis in Höhe der Ureterenmündungen. Da sich die *Kuppen der Bläschendrüsen* an der Rückseite der Harnblase bis auf Höhe der Ureterenmündungen oder gelegentlich noch weiter kranialwärts vorstülpen, werden sie meist auch von Peritoneum parietale überzogen, ebenso der *Ductus deferens* bis zu seinem Übergang in seinen letzten Abschnitt, der Ampulla ductus deferentis. In seltenen Fällen reicht das Bauchfell tiefer hinab und überzieht auch einen Teil der *Prostata*. Der Fundus vesicae wird hingegen nicht in die peritoneale Auskleidung einbezogen. Das Peritoneum schlägt vielmehr unter Bildung einer Bauchfelltasche, **Excavatio rectovesicalis** (**B11**), von der *Rückwand der Harnblase* auf die *Vorderwand des Rektums* (**B12**) über. Es überzieht dabei die vordere Wand der Flexura sacralis recti und geht in Höhe von S3 in die Serosa des Colon sigmoideum über. Die Excavatio rectovesicalis stellt die *tiefste Stelle der Bauchhöhle* im männlichen Organismus dar. Sie wird auf jeder Seite durch eine annähernd sagittale Falte, *Plica rectovesicalis*, begrenzt. Im subserösen Bindegewebe dieser Bauchfellfalte liegen die vegetativen Nerven des Plexus hypogastricus inferior. Bei gefüllter Harnblase entsteht auch zwischen vorderer Bauchwand und Apex vesicae eine Bauchfelltasche, **Spatium prevesicale** (Spatium retropubicum, Cavum Retzii).

B13 durch den Ureter aufgeworfenes Bauchfell.

Klinischer Hinweis. Bei einem **Harnverhalt** kann die prallgefüllte Harnblase ohne Verletzung des Bauchfells und folglich ohne Eröffnung der Bauchhöhle direkt oberhalb vom Symphysenrand punktiert oder extraperitoneal eröffnet (hoher Blasenschnitt, Sectio alta) werden.

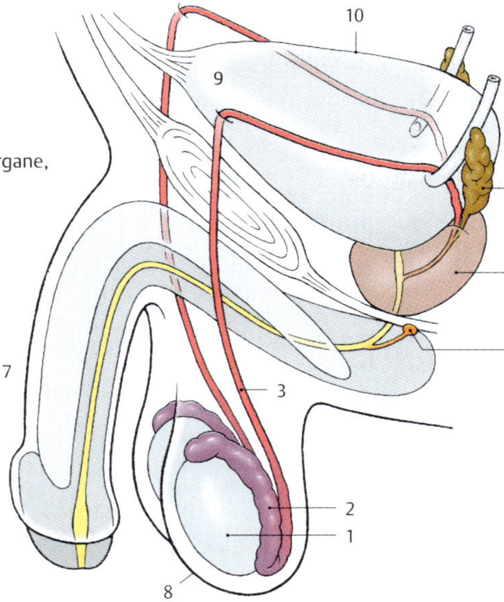

A Männliche Geschlechtsorgane, Schema

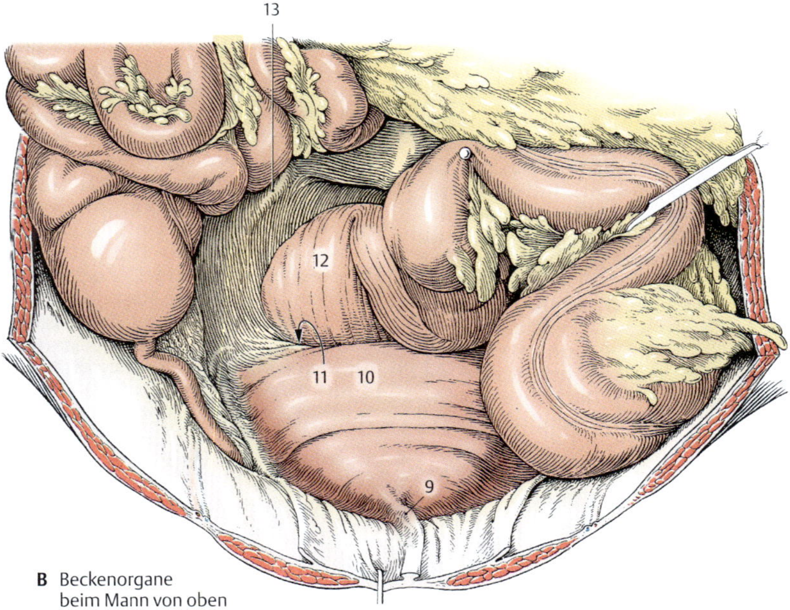

B Beckenorgane beim Mann von oben

Hoden und Nebenhoden

Makroskopischer Aufbau

Hoden, Testis. Die paarig angelegte männliche Keimdrüse ist *Bildungsort der Spermien* und liegt außerhalb der Körperhöhle im Hodensack, *Skrotum*. Der Hoden ist eiförmig und von prallelastischer Konsistenz. Er misst beim Erwachsenen längs etwa 4–5 cm und im queren Durchmesser ca. 3 cm. Der linke Hoden ist meist etwas größer als der rechte. Makroskopisch werden am Hoden ein oberer, **Extremitas superior** (**A1**), und ein unterer Pol, **Extremitas inferior** (**A2**), unterschieden. Der Hoden ist seitlich abgeplattet und weist eine **Facies lateralis** (**A3**) und eine **Facies medialis** (**B4**) auf, die an einem schmalen vorderen Rand, **Margo anterior** (**AB5**), und einem breiten hinteren, **Margo posterior** (**B6**), ineinander übergehen. Die Hoden liegen schräg im Skrotum, so dass der obere Pol nach vorne und lateral, der untere nach hinten und medial weist. Der Hoden wird von einer dicken weißen Bindegewebskapsel, **Tunica albuginea**, umschlossen. Am oberen Pol findet sich als entwicklungsgeschichtliches Überbleibsel des *Müller-Ganges* die **Appendix testis** (**B7**).

Nebenhoden, Epididymis (AB8). Sie liegen der dorsomedialen Fläche des Hodens schweifartig auf. Makroskopisch werden 3 Abschnitte unterschieden: Der Nebenhodenkopf, **Caput epididymidis** (**A8 a**), überragt den oberen Hodenpol. Nebenhodenkörper, **Corpus epididymidis** (**A8 b**), und Nebenhodenschweif, **Cauda epididymidis** (**A8 c**), liegen dem Hoden vollständig an. Der Nebenhoden hat unabhängig von der Tunica albuginea des Hodens eine eigene bindegewebige Kapsel, die den stark aufgeknäuelten, etwa 5 m langen Nebenhodengang, **Ductus epididymidis** (**AB9**), umfasst. Im Bereich des Nebenhodenkopfes liegt die **Appendix epididymidis** (**C10**) als entwicklungsgeschichtliches Überbleibsel der *Urnieren*.

Hoden- und Nebenhodenhüllen. Der Hoden entwickelt sich ursprünglich in der Bauchhöhle und wandert während der Fetalentwicklung in das Skrotum, *Descensus testis*. Dabei durchsetzt er über den Leistenkanal (Bd. 1 S. 96) die Schichten der Bauchwand. Als *Ausstülpung des Bauchfells* entsteht der **Processus vaginalis testis**, der dem Hoden als Leitschiene bei der Wanderung in das Skrotum dient. Postnatal verödet er bis auf das kaudale Ende, das als **Tunica vaginalis testis** (**C11**) eine *geschlossene seröse Hülle* um Hoden und Nebenhoden bildet. Das viszerale Blatt, **Lamina visceralis (Epiorchium)**, liegt der Tunica albuginea des Hodens überall dort auf, wo er nicht vom Nebenhoden bedeckt wird. Es überzieht auch den Nebenhoden weitestgehend und schlägt am Abgang des Samenstrangs auf das parietale Blatt, **Lamina parietalis (Periorchium)**, über. Zwischen Hoden und Nebenhoden liegt ein Spalt, *Sinus epididymidis* (**C12**), der kranial und kaudal durch eine Umschlagfalte, *Lig. epididymidis superius* und *inferius* (**A13**), begrenzt wird. Zwischen Epiorchium und Periorchium liegt ein flüssigkeitsgefüllter seröser Spaltraum, *Cavum serosum scroti*. Dem parietalen Blatt der Tunica vaginalis liegt außen die **Fascia spermatica interna** (**C14**) als *Fortsetzung der Fascia transversalis* auf. Diese wird von Fasern des M. cremaster (**C15**), **Fascia cremasterica**, bedeckt, der sich *aus dem M. obliquus internus abdominis* abspaltet. Als Fortsetzung der äußeren Bauchwandfaszie bzw. der Faszie des M. obliquus externus abdominis bildet die **Fascia spermatica externa** (**C16**) die äußere Hülle von Hoden und Nebenhoden bzw. Samenstrang.
Hoden, Nebenhoden und deren Hüllen liegen im Hodensack, **Skrotum** (**C17**). Dessen Haut ist als *Fortsetzung der äußeren Bauchhaut* anzusehen. Sie ist dünn, stark pigmentiert und besitzt Talgdrüsen und Haare. Das Unterhautgewebe ist fettfrei. Es besteht aus Bindegewebe und glatten Muskelzellen und wird deshalb als Fleischhaut, **Tunica dartos**, bezeichnet. Durch ein bindegewebiges **Septum scroti** wird der Hodensack zweigeteilt. Es wird außen durch eine bis zum Damm reichende Hautnaht, **Raphe scroti**, markiert.

Klinischer Hinweis. Zum Zeitpunkt der Geburt sollte der Hoden im Skrotum gelegen sein (**Reifezeichen** des männlichen Neugeborenen). Bleibt die Bauchfellausstülpung offen, kommt es zu einer angeborenen **Leistenhernie** (S. 334).

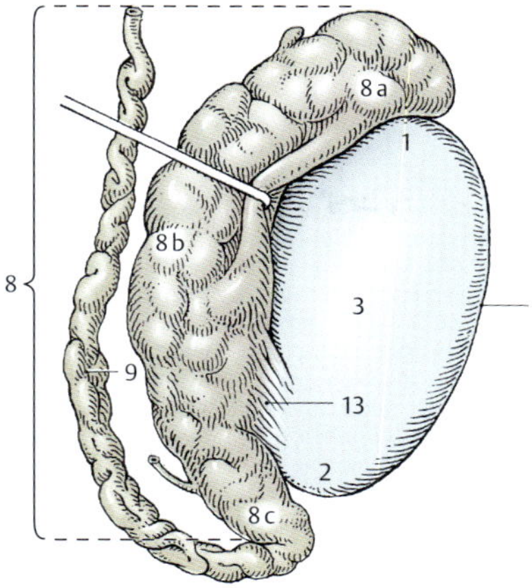

A Rechter Hoden von lateral

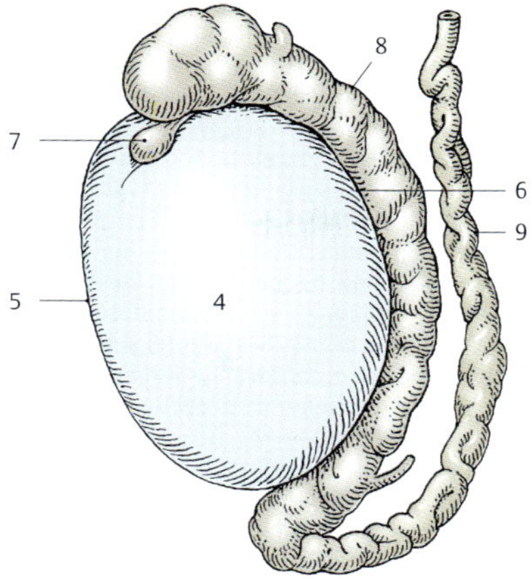

B Rechter Hoden von medial

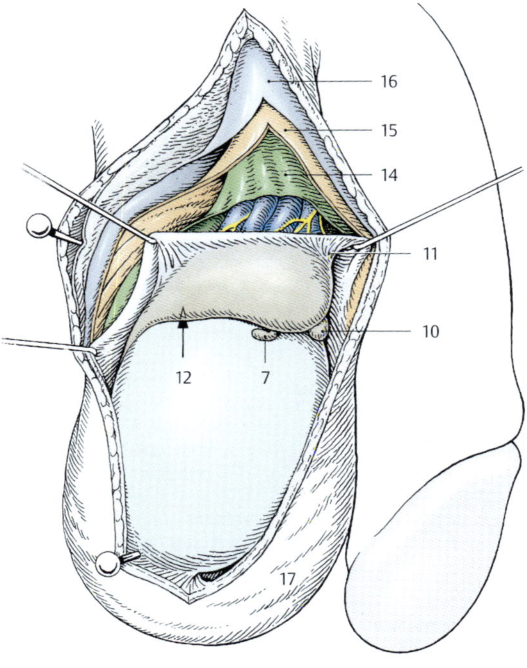

C Hodenhüllen

Feinbau

Organgerüst von Hoden und Nebenhoden. Von der Tunica albuginea des Hodens dringen Septen in das Organinnere vor, **Septula testis** (**AB1**), und unterteilen das Hodenparenchym in etwa 250 – 370 konische Läppchen, **Lobuli testis** (**A2**). Die Septen verlaufen radiär und konvergierend auf einen Bindegewebskeil zu, **Mediastinum testis** (**A3**). In den Hodenläppchen liegen mehrere gewundene **Samenkanälchen**, *Tubuli seminiferi contorti* (**B4**), die über kurze gerade Kanälchen, *Tubuli seminiferi recti* (**B5**), in ein netzartiges Kanälchensystem im Mediastinum testis, **Rete testis** (**B6**), übergehen. Dieses findet über **Ductuli efferentes testis** (**AB7**) Anschluss an den Nebenhodengang (**B8**). Jeder Ductulus efferens ist etwa 20 cm lang. Er ist zu einem konischen, 2 cm langen Knäuel, **Lobulus epididymidis**, aufgewunden, dessen Spitze zum Rete testis und dessen Basis zum Nebenhodengang weist.

Samenkanälchen des Hodens (C). Die Samenkanälchen, **Tubuli seminiferi**, haben einen Durchmesser von 180 – 280 µm und werden von lockerem, **interstitiellem Bindegewebe** (**C9**) umgeben, in dem Testosteron produzierende Zwischenzellen, *Leydig-Zellen*, liegen (S. 376). Direkt um die Samenkanälchen liegt eine 7 – 10 µm dicke Schicht aus **Myofibroblasten** und **Fibroblasten** (**CD10**). Die Kanälchen selbst werden vom sog. **Keimepithel** ausgekleidet, das aus den *Zellen der Samenbildung* und aus Stützzellen, *Sertoli-Zellen*, besteht. Die Länge aller Hodenkanälchen wird auf 300 – 350 m geschätzt.

Spermatogenese. Im Keimepithel (**D**) entstehen, ausgehend von den Stammzellen der Spermatogenese, den Spermatogonien, in mehreren Schritten die Samenzellen, Spermatozoen.

Bei den **Spermatogonien**, die entlang der Basalmembran liegen, werden 2 Typen unterschieden: *Spermatogonien Typ A* sind Stammzellen, die entweder ruhen oder durch mitotische Teilung weitere Stammzellen bilden. *Spermatogonien Typ B* (**D11**) sind als Vorläuferzellen der Spermatozoen anzusehen, d. h. sie treten in die Reifeteilungen (*Meiose*) und in anschließende Differenzierungsprozesse ein. Während dieser Vorgänge bleiben die Keimzellen immer durch Zytoplasmabrücken verbunden.

Aus mitotischen Teilungen der Spermatogonien Typ B gehen **Spermatozyten I** (primäre Spermatozyten) (**D12**) hervor, die nach Verdoppelung der DNA (4 n DNA) in die verschiedenen Stadien der Prophase der 1. Reifeteilung eintreten. Die Prophase der Meiose dauert bis zu 24 Tagen und bedingt eine Neukombination des genetischen Materials. In histologischen Präparaten fallen die Spermatozyten I durch ihre Größe auf. Die übrigen Phasen der 1. meiotischen Teilung laufen rasch ab und bringen 2 **Spermatozyten II** (**D13**) hervor (2 n DNA), die sich in der 2. meiotischen Teilung in **Spermatiden** (**D14**) teilen. Spermatiden sind die kleinsten Zellen im Keimepithel. Sie besitzen nur noch einen einfachen Chromosomensatz (22 Autosomen und 1 Geschlechtschromosom, 1 n DNA) und liegen in Büscheln an den Spitzen der Sertoli-Zellen (**D15**), von denen sie in das adluminale Kompartiment des Samenkanälchens (s. u.) abgegeben werden. Aus den Spermatiden gehen in einem langdauernden Reifungsprozess aus Kernkondensation, Akrosomen- und Geißelbildung **befruchtungsfähige Spermatozoen** (**D16**) hervor, die aus dem Keimepithel entlassen werden, Spermiogenese (**E**).

Spermatozoen. Das reife Spermatozoon (**F**) ist ca. 60 µm lang und besteht aus einem Kopf, **Caput** (**F17**), und einem Schwanz, **Cauda** (**F18**), der sich in *Hals* (**F18 a**), *Mittel-* (**F18 b**), *Haupt-* (**F18 c**) und *Endstück* gliedert. Der Kopf ist geprägt durch einen dichten *Kern* (**F19**), der von einer Kopfkappe, dem *Akrosom* (**F20**), umgeben wird. In Akrosom ist das Enzym *Akrosin* enthalten, das bei den Befruchtungsvorgängen eine wichtige Rolle spielt.

Sertoli-Zellen (D15). Sie fußen auf der Basalmembran und ragen mit ihren Fortsätzen ins Lumen des Samenkanälchens vor. Basal stehen sie durch zahlreiche Zellkontakte miteinander in Verbindung und bauen auf diese Weise die **Blut-Hoden-Schranke** auf. Das Keimepithel wird dadurch in ein **basales** und ein **adluminales Kompartiment** gegliedert. In den zwischen den Kontaktstellen der Sertoli-Zellen gelegenen maschenartigen Interzellularräumen sind die langsam zum Lumen des Samenkanälchens wandernden Keimzellen eingelagert. Sie werden von den Sertoli-Zellen mit Nährstoffen versorgt, dienen ihnen als Stützgerüst und sezernieren ferner eine Flüssigkeit, die dem Transport der Spermatozoen in den Nebenhoden dient.

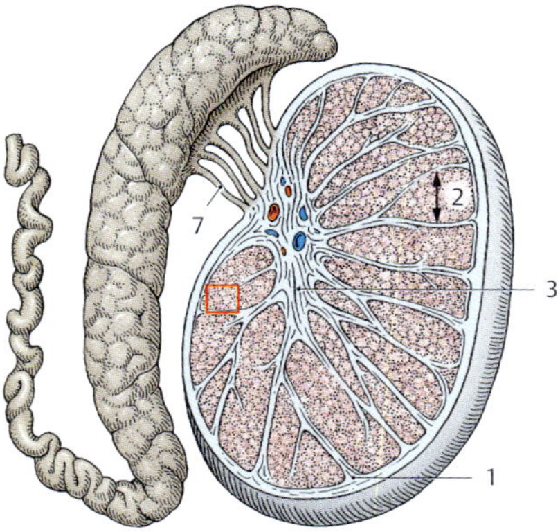

A Schnitt durch den Hoden, Nebenhoden intakt

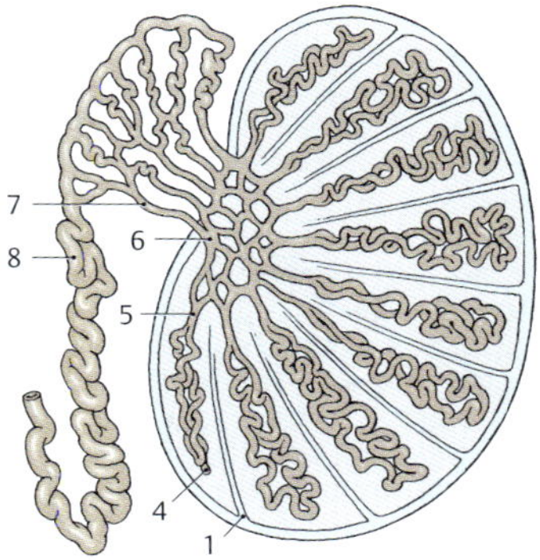

B Kanälchen von Hoden und Nebenhoden

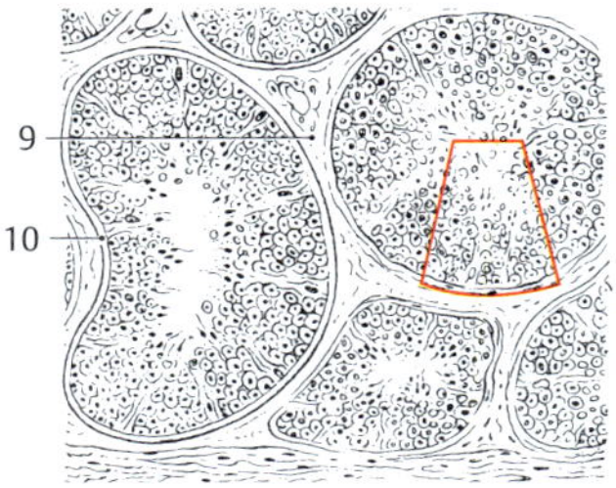

C Tubuli seminiferi contori, Übersicht, Ausschnitt aus A

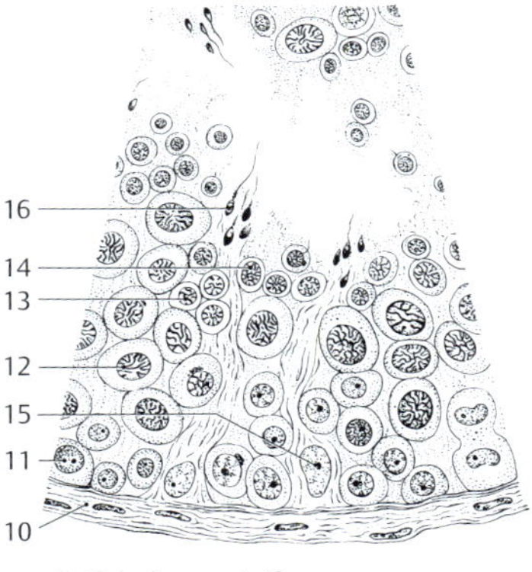

D Tubulus seminiferus, Vergrößerung, Ausschnitt aus C

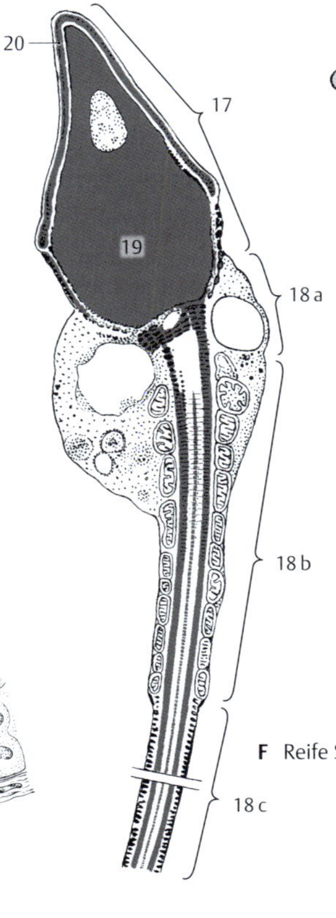

F Reife Spermatozoe

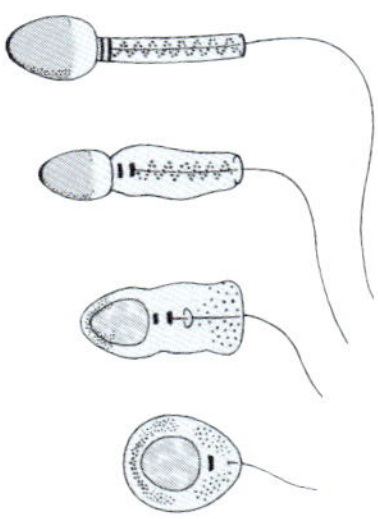

E Spermiogenese

Feinbau, Fortsetzung

Rete testis, Ductuli efferentes und Ductus epididymidis. Im Schnittpräparat durch Hoden und Nebenhoden (**A**) ist das Rete testis (**A1**) daran zu erkennen, dass es im Mediastinum testis liegt. Das **Rete testis (B)** ist ein mit einem *einschichtigen, platten bis kubischen Epithel* ausgekleidetes Spaltraumsystem, aus dem 12–20 Ductuli efferentes (**A2**) zum Nebenhodengang (**A3**) führen. Die **Ductuli efferentes** (**C**) gehen von den Spalträumen des Rete testis aus und besitzen ein *unterschiedlich hohes, mehrreihiges Epithel.* Es wechseln Abschnitte mit hochprismatischen Zellen und solche mit flachen Zellen ab. Das flache Epithel ist resorptiv tätig, das hochprismatische besitzt *Kinozilien* für den Transport der noch unbeweglichen Spermatozoen in weiter distal gelegene Gangabschnitte. Für alle Abschnitte des **Nebenhodenganges**, **Ductus epididymidis(D),** ist ein *zweireihiges hochprismatisches Epithel* mit *Stereozilienbesatz* charakteristisch. Dieses Epithel produziert u.a. die Steroid-5α-Reduktase (für die Umwandlung des Testosterons in die aktivere Form Dihydrotestosteron), neuroendokrine Peptide und sekretorische Proteine, die Bedeutung für die Reifung und Speicherung der Spermatozoen haben. Die Wand des Nebenhodenganges wird von wenigen Lagen glatter Muskelzellen gebildet.

Funktion von Hoden und Nebenhoden. In den Samenkanälchen des Hodens werden die **Samenzellen** gebildet. Dieser Prozess dauert etwa 74 Tage. Der Transport der Spermatozoen durch den Nebenhoden dauert weitere 8–17 Tage. Sie unterliegen dort einem **Reifungsprozess**, d.h. sie werden befruchtungsfähig. Darüber hinaus dient der Nebenhoden als **Speicherungsort** der reifen Samenzellen. Die für die Spermatogenese erforderlichen endokrinen und parakrinen Prozesse werden im Kapitel endokrines System abgehandelt (S. 376).

Neben der **hormonellen Regulation** ist die **Temperatur** für die Entwicklung reifer Samenzellen von entscheidender Bedeutung. Sie muss mindestens 2 °C unter der Körperkerntemperatur liegen.

Die **Hodengröße** nimmt in der Kindheit stetig zu und erreicht zwischen dem 20. und 30. Lebensjahr ihr Maximum. Im Alter wird der Hoden wieder kleiner. Im kindlichen Hoden sind die Samenkanälchen noch epitheliale Stränge ohne Lumen, die nur Sertoli-Zellen und Spermatogonien enthalten. Die Spermatogenese setzt in der Pubertät ein und hält meist bis ins hohe Alter an.

Klinischer Hinweis. In einem **Leistenhoden** können wegen der dort herrschenden höheren Temperatur als im Skrotum keine Spermien gebildet werden (Maldescensus testis).

Gefäße, Nerven und Lymphabfluss

Arterien. Der *Hoden* wird von der aus der Aorta, direkt unterhalb der Nierenarterie entspringenden **A. testicularis** versorgt, die mit einem Ast auch den *Nebenhoden* ernährt. Sie ist relativ lang, zieht im Retroperitonealraum abwärts und überkreuzt den M. psoas und den Ureter. Sie anastomosiert mit der **A. ductus deferentis** aus der A. umbilicalis (S. 256) und der **A. cremasterica** aus der A. epigastrica inferior, welche die *Hodenhüllen* versorgt. Das *Skrotum* wird von Ästen der **A. pudenda interna** versorgt.

Venen. Das Venengeflecht aus Hoden und Nebenhoden, *Plexus pampiniformis*, fließt über die **V. testicularis dextra** in die V. cava inferior und über die **V. testicularis sinistra** in die V. renalis sinistra. Der Abfluss des Venenblutes aus den Hodenhüllen und dem Skrotum erfolgt über die *V. saphena magna*, *V. epigastrica inferior* und *V. pudenda interna*.

Nerven. Sympathische Fasern aus dem **Plexus coeliacus** erreichen Hoden und Nebenhoden als Plexus testicularis über die Arterien. **Rr. scrotales** aus dem *N. ilioinguinalis* und dem *N. pudendus* innervieren das Skrotum. Der R. genitalis des N. genitofemoralis innerviert den M. cremaster.

Regionäre Lymphknoten. Die Lymphe aus Hoden und Nebenhoden fließt zu den **Lnn. lumbales**, die der Hodenhüllen und des Skrotums zu den **Lnn. inguinales**.

Klinischer Hinweis. Die weitlumigen klappenlosen Venen des Plexus pampiniformis können sich aus noch ungeklärter Ursache stark erweitern. Es entstehen **Varikozelen**, die links häufiger auftreten als rechts.

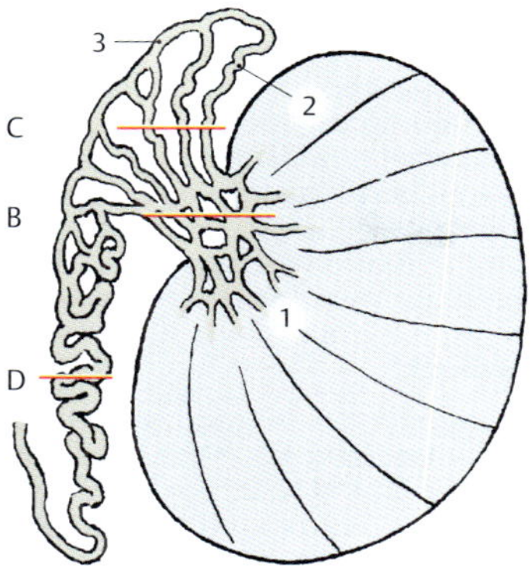

A Samenwege in Hoden und Nebenhoden

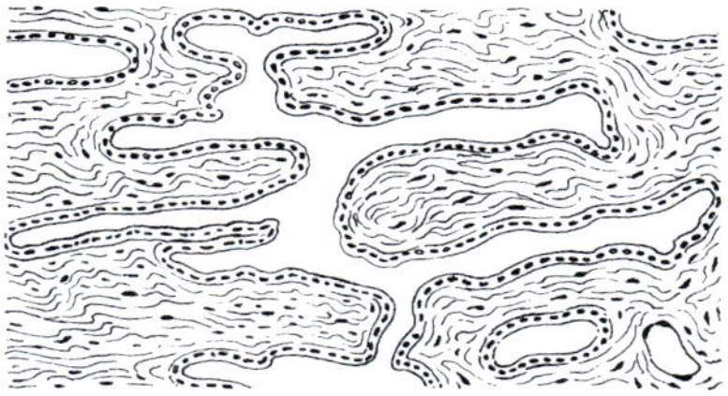

B Rete testis

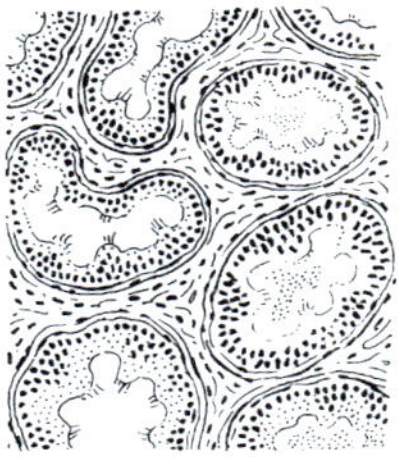

C Ductuli efferentes

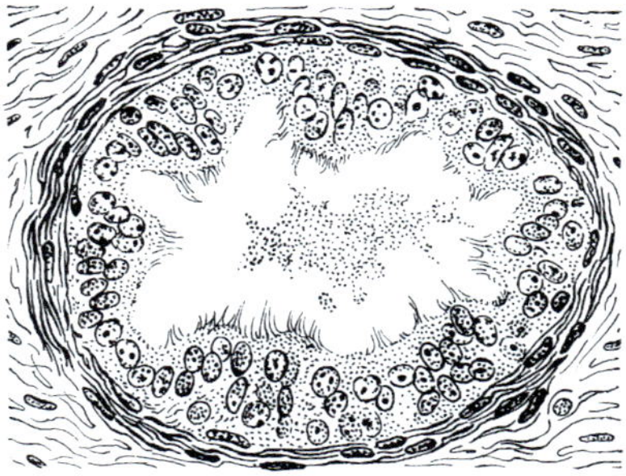

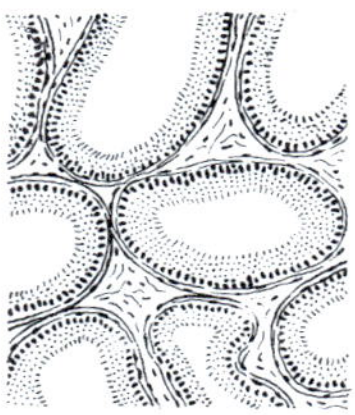

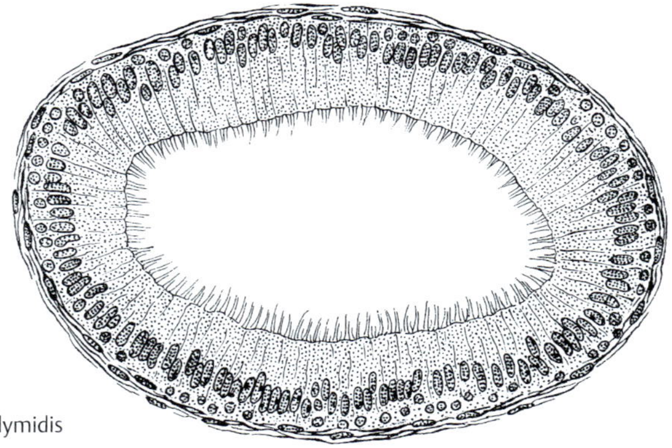

D Ductus epididymidis

Samenwege und akzessorische Geschlechtsdrüsen

Samenleiter

Makroskopischer Aufbau (A). Der Samenleiter, **Ductus deferens** (**A1**), ist ein 35 – 40 cm langes **Transportorgan**, das den Nebenhodengang fortsetzt und ihn mit der Harnröhre verbindet. Er ist ca. 3 – 3,5 mm dick und hat eine muskelstarke Wand. An seinem Ursprung aus dem Nebenhodenkopf verläuft der Ductus deferens noch gewunden und geht dann in einen längeren gestreckten Abschnitt über. Am Ende ist er spindelförmig erweitert, **Ampulla ductus deferentis** (**A2**), und mündet über das Spritzkanälchen, **Ductus ejaculatorius** (**A3**), in die Pars prostatica der männlichen Urethra.

Feinbau (**B**). Das unverhältnismäßig kleine sternförmige **Lumen** hat 3 – 4 längsverlaufende *Reservefalten*. Es wird von einem zweireihigen, stereozilientragenden prismatischen **Epithel** (**B4**) ausgekleidet, das einer dünnen Bindegewebsschicht aufliegt, in der viele elastische Fasern vorkommen. Im Bereich der Ampulla ductus deferentis weist die Schleimhaut zahlreiche Falten auf. Die Muskelwand, **Tunica muscularis** (**B5**), ist dick und besteht aus glatten Muskelzellbündeln, die in verschiedenen Steigungswinkeln verlaufen, so dass im Querschnitt eine *äußere Längs-*, eine *mitttlere Ring-* und eine *innere Längsmuskelschicht* entstehen. Der Ductus deferens wird über eine bindegewebige **Tunica adventitia** (**B6**) in die Umgebung eingebaut.

Funktion. Der Samenleiter dient dem durch muskuläre Kontraktionswellen bewirkten **Transport** von Samen und Samenflüssigkeit vom Nebenhoden bis zur Harnsamenröhre.

Gefäße, Nerven und Lymphabfluss

Arterien. Der Ductus deferens (**C**) wird durch die **A. ductus deferentis** (**C7**) versorgt, die aus dem durchgängigen Teil der *A. umbilicalis* stammt.

Venen. Der venöse Abfluss erfolgt über den **Plexus pampiniformis** (**C8**) und die **Plexus vesicalis** und **prostaticus**.

Nerven. Die vegetativen Nerven stammen aus dem **Plexus hypogastricus inferior**.

Regionäre Lymphknoten. Die Lymphe fließt über Lymphbahnen durch den Leistenkanal zu paraaortalen Lymphknoten im Retroperitonealraum, **Lnn. lumbales**, ab.

Topografie (A)

Der 1. Abschnitt des Ductus deferens verläuft an der *Innenseite des Nebenhodens*, **Pars scrotalis**, der 2. Abschnitt, **Pars funicularis**, liegt von Venen umgeben im *Funiculus spermaticus* (s. u.). Der 3. Abschnitt, **Pars inguinalis**, zieht durch den *Leistenkanal* und gelangt medial von den Gefäßen und Nerven durch den *Anulus inguinalis profundus* (**A9**). Danach verläuft der Ductus deferens im Retroperitonealraum *subperitoneal* und überkreuzt die Vasa epigastrica inferiores sowie die Vasa iliaca externa. Er tritt schließlich über die Linea terminalis ins kleine Becken ein, **Pars pelvica**.

Samenstrang (C)

Unter dem Begriff Samenstrang, **Funiculus spermaticus**, werden der **Ductus deferens** und die **begleitenden Leitungsbahnen** (*A. und V. testicularis, A. ductus deferentis, Plexus pampiniformis, vegetative Nerven* und R. genitalis des N. genitofemoralis) zusammengefasst. Er reicht vom Nebenhodenkopf bis zum inneren Leistenring, verbindet also den Hoden mit der Bauchhöhle. Er hat von außen nach innen folgende **Hüllen**: Skrotalhaut – Tunica dartos – Fascia spermatica externa (**C10**) – M. cremaster (**C11**) – Fascia spermatica interna (**C12**).

Klinischer Hinweis. Aufgrund seiner muskelstarken Wand ist der Ductus deferens im Samenstrang leicht tastbar.
Wegen seiner hautnahen Lage ist er zudem für chirurgische Eingriffe leicht zugänglich. Hier wird die Unterbindung des Ductus deferens (**Vasektomie**) durchgeführt, um den Samentransport zu unterbrechen und damit den Mann zeugungsunfähig zu machen.

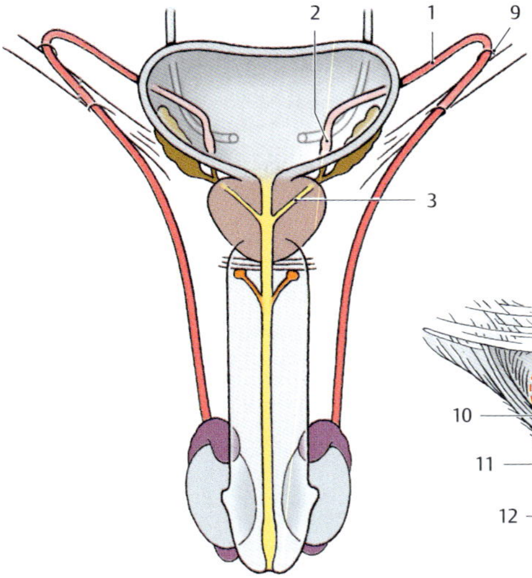

A Samenwege von vorn, Übersicht

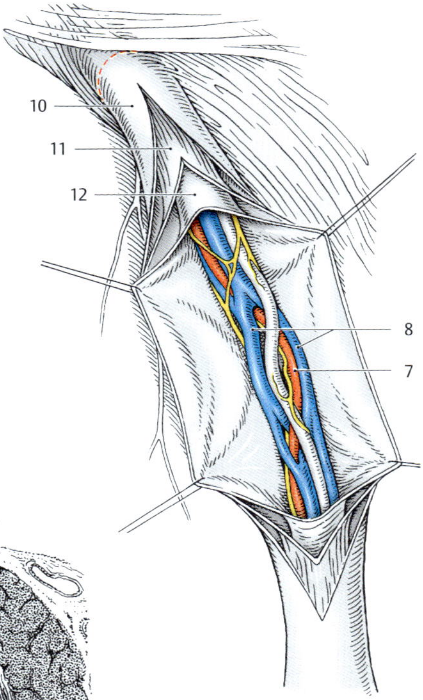

C Samenstrang

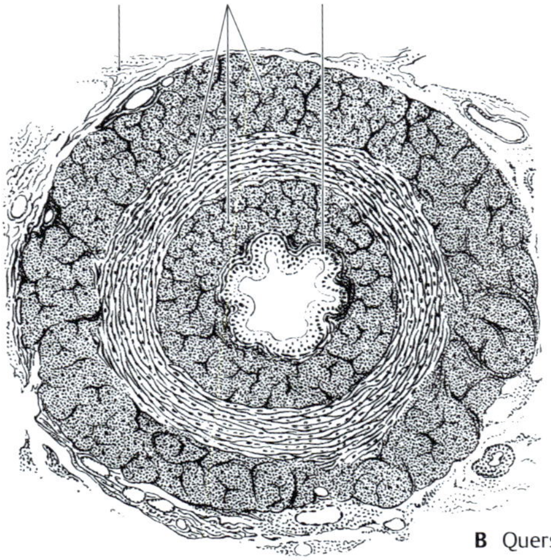

B Querschnitt durch den Samenleiter

Bläschendrüsen

Die paarigen Bläschendrüsen, **Glandulae vesiculosae** (**A1**), liegen an der Rückseite der Harnblase (**AC2**) lateral der Ampulla ductus deferentis (**A3**). Ihre lateralen Kuppen werden von Peritoneum überzogen, die übrigen Abschnitte liegen extraperitoneal. Eine Bläschendrüse ist etwa 5 cm lang, hat eine bukkelige Oberfläche und beherbergt einen ca. 15 cm langen, aufgewundenen Drüsenschlauch. Der Ausführungsgang, **Ductus excretorius**, vereinigt sich mit dem Ductus deferens und geht auf Höhe der Pars prostatica urethrae in den Ductus ejaculatorius (**AC4**) über.

Feinbau und Funktion. Charakteristisch für das **histologische Bild** sind zahlreiche Schleimhautfalten, die im Schnittpräparat ein Labyrinth von Gruben, Kammern und Nischen abgrenzen. Das **Epithel** ist ein- bis zweireihig, unterschiedlich hoch und sezerniert ein *alkalisches, sehr fruktosereiches Sekret*, das einen großen Teil der Samenflüssigkeit ausmacht. Die Wand des Bläschendrüsengangs ist muskelstark.

A5 Ureter.

Prostata

Die esskastaniengroße **Vorsteherdrüse** (**A-C6**) liegt unterhalb der Harnblase auf dem Beckenboden. Sie ist etwa 3 cm lang, 4 cm breit und 2 cm dick. Die Vorderfläche, **Facies anterior** (**B7**), ist zur Symphysis pubica gerichtet, die Rückfläche, **Facies posterior**, zum Rektum. Die **Facies inferolateralis** weist nach seitlich unten und grenzt an das vegetative Beckengeflecht, Plexus hypogastricus inferior. Ferner unterscheidet man eine mit dem Boden der Harnblase verwachsene **Basis prostatae** (**B8**) und eine auf das Diaphragma urogenitale gerichtete Spitze, **Apex prostatae** (**B9**). Die Prostata wird vom Anfangsteil der Harnröhre, *Urethra* (**BC10**), und von den *Ductus ejaculatorii* (**AC4**) durchbohrt. Die **makroskopische Gliederung** in einen *rechten* und *linken Lappen* sowie einen *Isthmus* bzw. *Mittellappen* ist von geringerer Relevanz als eine an embryologischen und pathologischen Gesichtspunkten orientierte Gliederung des Drüsengewebes.

Feinbau und Funktion. Die Prostata ist ein **exokrines Organ** und besteht aus etwa **40 tubuloalveolären Einzeldrüsen**, die mit ihren Ausführungsgängen, **Ductuli prostatici**, um den Samenhügel herum in die Harnröhre münden. Die Prostata wird von einer derben Bindegewebskapsel, **Capsula prostatica**, umgeben und besitzt ein typisches **fibromuskuläres Stroma**, d. h. die Einzeldrüsen sind in *Bindegewebe* mit starken Bündeln glatter Muskelzellen eingebettet. Das *Epithel* der tubulo-alveolären Drüsen ist zwei- bis mehrreihig und unterschiedlich hoch, die aktiven Drüsenzellen sind hochprismatisch. Das dünnflüssige **Sekret** der Prostata hat einen sauren pH (6,4) und enthält u. a. viele Enzyme, z. B. saure Phosphatasen und Proteasen. Es macht etwa 15 – 30 % der Samenflüssigkeit aus.

Klinischer Hinweis. Das Drüsengewebe kann aus klinischen Gesichtspunkten in 3 Zonen (**D-F**) gegliedert werden, die schalenartig um die Urethra angeordnet sind: eine **periurethrale Mantelzone** (gelb) umgibt die Urethra bis auf Höhe der Einmündung des Ductus ejaculatorius. Sie wird vom Drüsengewebe der **Innenzone** (grün) umgeben, das die Ductuli ejaculatorii umgibt. Den größten Teil des Drüsengewebes macht die **Außenzone** (rot) aus. Beim älteren Mann neigt das Drüsengewebe der Innenzone zur gutartigen Vergrößerung, **Prostatahyperplasie**. Diese führt zur Einengung der durchtretenden Urethra und damit zur Behinderung der Miktion. Das **Prostatakarzinom** beginnt meist in der Außenzone und ist eines der häufigsten Karzinome des älteren Mannes.

Gefäße, Nerven und Lymphabfluss

Arterien. Die arterielle Versorgung der *Bläschendrüsen* erfolgt über die A. vesicalis inferior, A. ductus deferentis und A. rectalis media, die *Prostata* wird über Äste der A. pudenda interna, der A. vesicalis inferior und der A. rectalis media versorgt.

Venen. Die Venen bilden ein Geflecht um die Prostata, **Plexus prostaticus**, das mit dem Plexus venosus vesicalis in Verbindung steht. Es nimmt den venösen Abfluss aus den Bläschendrüsen auf und fließt über die V. iliaca interna ab.

Nerven. In enger Nachbarschaft zu den Kuppen der Bläschendrüsen sowie an der dorso-lateralen Seite der Prostata liegen Teile des **Plexus hypogastricus inferior**, aus dem zahlreiche Nervenfasern in die Drüsen ziehen.

Regionäre Lymphknoten. Die Lymphe aus den *Bläschendrüsen* fließt zu den **Lnn. iliaci interni**, die aus der *Prostata* überwiegend zu den **Lnn. iliaci interni** und **sacrales**.

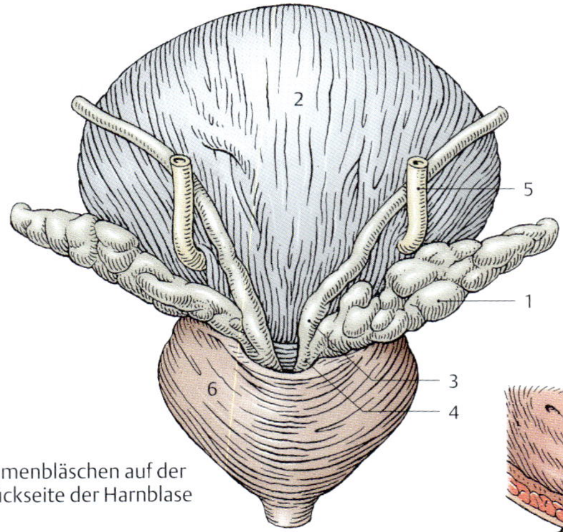

A Samenbläschen auf der Rückseite der Harnblase

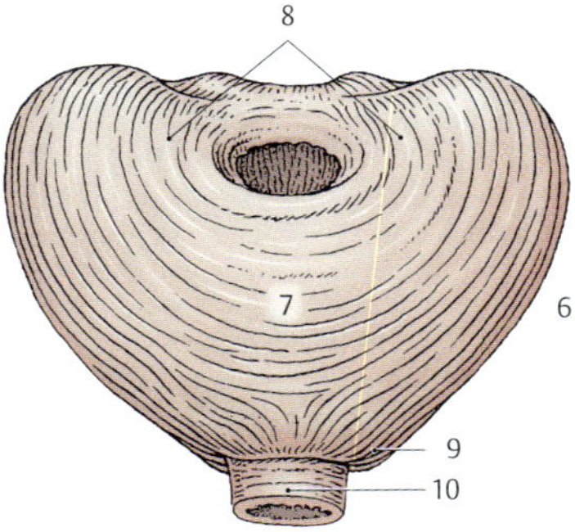

B Prostata von vorn

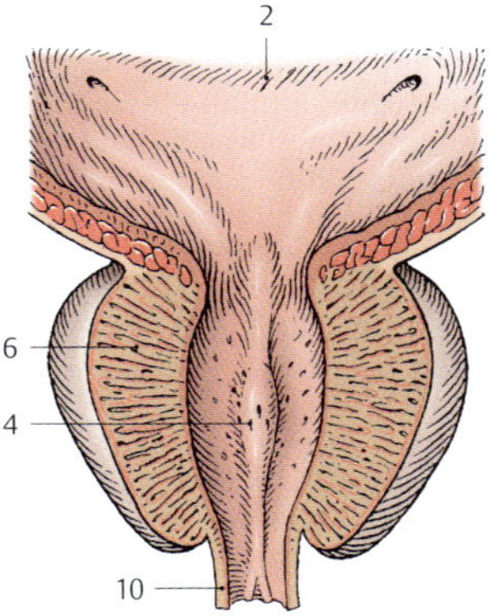

C Frontalschnitt durch Prostata und Urethra

Periurethrale Mantelzone
Innenzone
Außenzone

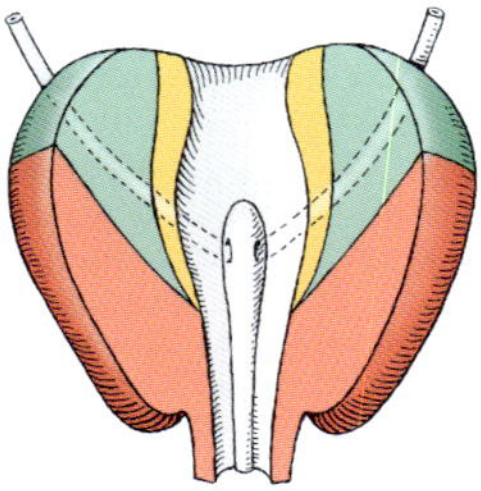

D Frontal

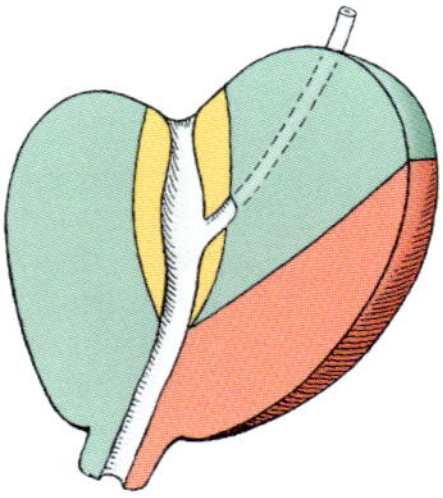

E Sagittal

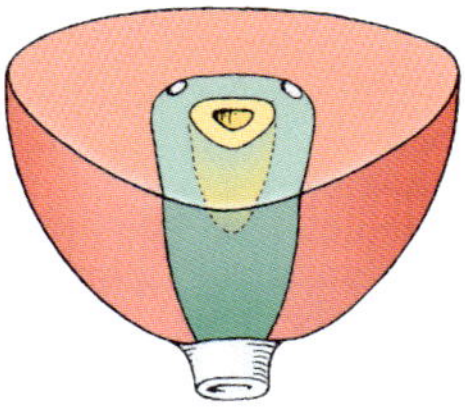

F Horizontal

D - F Schematisierte Schnitte durch die Prostata

Äußere Geschlechtsorgane

Penis

Das männliche Glied besteht aus dem zweikammerigen Penisschwellkörper, **Corpus cavernosum penis** (**ABC1**), und dem Schwellkörper der Harnsamenröhre, **Corpus spongiosum penis** (**ABC2**). Man unterscheidet zwischen einer **Radix penis** (**A3**), d.h. der am Os pubis und am Damm befestigten Peniswurzel, und einem frei beweglichen Penisschaft, **Corpus penis** (**A4**). An diesem werden wiederum eine abgeflachte obere Seite, *Dorsum penis*, und eine Unterseite, *Facies urethralis*, unterschieden.

Radix penis. Sie umfasst die Ursprungsteile des Penisschwellkörpers: Auf beiden Seiten entspringt vom unteren Schambeinast je ein Schwellkörperschenkel, **Crus penis** (**A5**), der vom quergestreiften *M. ischiocavernosus* (**A6**) umgeben wird. Zwischen den beiden Crura penis liegt das verdickte Ende des Corpus spongiosum, **Bulbus penis** (**A7**), das mit dem Diaphragma urogenitale (**A8**) verwachsen ist und vom *M. bulbospongiosus* (**A9**) bedeckt wird. Die Radix penis ist mit der Bauchwand und der Symphyse durch Bänder, *Lig. fundiforme* und *Lig. suspensorium penis*, verbunden (Bd. 1 S. 92).

Corpus penis. Die beiden Crura penis vereinigen sich unter der Symphyse zu einem zweikammerigen **Corpus cavernosum penis**, das den größten Teil des Penisschaftes ausmacht. Es wird von einer dicken, bindegewebigen Hülle, **Tunica albuginea corporum cavernosorum** (**BC10**), umgeben, von der median ein unvollständiges *Septum penis* (**B11**) zwischen beide Corpora cavernosa zieht und die Schwellkörper unvollständig voneinander trennt. Auf der Unterseite hat das Corpus cavernosum eine weite Rinne, die der Aufnahme des Corpus spongiosum dient und die bis zum konischen Ende des Schwellkörpers verläuft. Die bindegewebige Hülle des Harnröhrenschwellkörpers, **Tunica albuginea corporis spongiosi** (**B12**), ist relativ dünn. Eine derbe Faszie, **Fascia penis profunda** (**B13**), umhüllt beide Schwellkörper gemeinsam.

Glans penis. Das Corpus spongiosum penis nimmt in etwa 1 cm Entfernung von seinem kolbigen Ursprungsteil die Harnsamenröhre auf und endet mit der Eichel, Glans penis (**AC14**), die sich über das Ende der Penisschwellkörper stülpt. An der Spitze der Glans liegt die schlitzförmige Mündung der Harnröhre, **Ostium urethrae externum** (**C15**). Der stumpfe Rand der Basis, **Corona glandis** (**AC16**), ist vom Penisschaft durch eine Furche getrennt.

Penishäute. Der Penis wird von einer dünnen, fettfreien Haut überzogen, die einer dünnen subkutanen Faszie, **Fascia penis superficialis** (**B17**), aufliegt. Die Haut ist über dem Schaft verschieblich und an der Corona glandis angeheftet (**C**). Von hier aus bildet sie eine fettfreie Hautduplikatur, Vorhaut oder **Preputium penis** (**C18**), welche die Glans umschließt. An der Unterfläche ist die Vorhaut mit einem Bändchen, **Frenulum preputii**, an der Glans gerafft und fixiert. Das Frenulum wird vom inneren Blatt der Vorhaut gebildet.

Feinbau der Schwellkörper

Corpus cavernosum penis (C). Es enthält von *Endothel* ausgekleidete Hohlräume oder **Kavernen**, die in ein Gerüst aus *kollagenen* und *elastischen Fasern* und *Geflechten glatter Muskelzellen* eingebettet sind, **Trabecula corporum cavernosorum**. Die Hohlräume können unterschiedlich große Blutmengen aufnehmen: im leeren Zustand sind sie spaltförmig, bei Erektion erreichen sie einen Durchmesser von mehreren Millimetern. Außerdem kontrahiert sich die glatte Muskulatur zwischen den Kavernen, so dass es zur *Versteifung des Gliedes* kommt. Die Kavernen werden von sog. Rankenarterien, **Aa. helicinae** (aus der A. profunda penis, S. 262), gespeist, die mit besonderen *Sperreinrichtungen* versehen sind. Das Blut aus den Kavernen wird über sub- und epifasziale Venen abgeführt.

Corpus spongiosum. Es enthält ebenfalls weite, von *Endothel* ausgekleidete **Kavernen**, die jedoch als **erweiterte Abschnitte des Venensystems** anzusehen sind. Im Bereich des Schaftes verlaufen sie parallel zur Harnröhre, in der Eichel geschlängelt. Das *Bindegewebsgerüst* und die *Muskelgeflechte* sind schwächer ausgeprägt als in den Corpora cavernosa. Die Füllung der Kavernen im Corpus spongiosum führt lediglich zu einer *„weichen“ Schwellung*, so dass der Transport von Sperma durch die Urethra möglich ist.

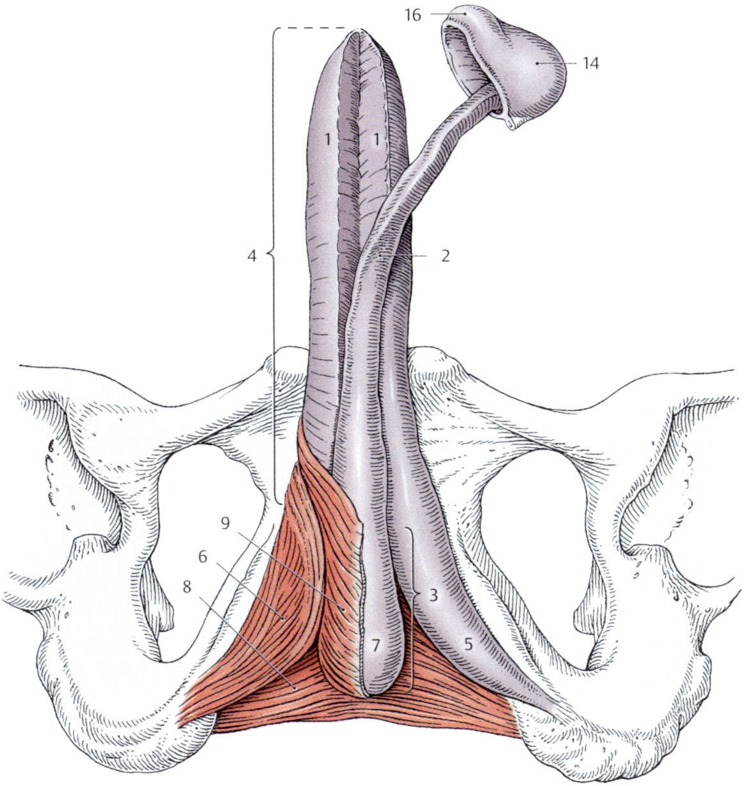

A Penisschwellkörper und Schwellkörpermuskeln, Ansicht von unten

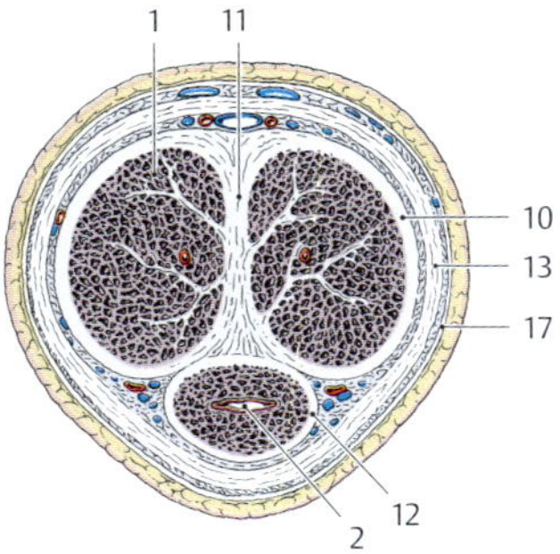

B Querschnitt durch den Penisschaft

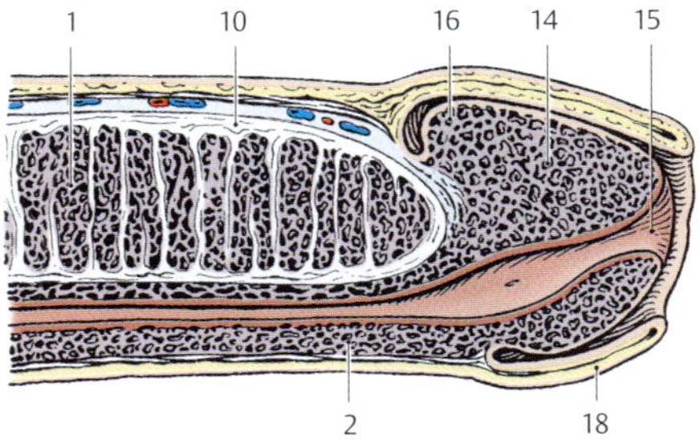

C Sagittalschnitt durch die Penisspitze

Penis, Fortsetzung

Gefäße, Nerven und Lymphabfluss

Arterien. Zur Versorgung der Schwellkörper gehen 3 paarige Arterien aus der A. pudenda interna hervor: Die **A. dorsalis penis** (**A1**) verläuft subfaszial am Dorsum penis und versorgt Eichel, Vorhaut und Penishaut. Die **A. profunda penis** (**A2**) verläuft inmitten der Corpora cavernosa, versorgt diese und gibt als Äste die *Aa. helicinae* ab. Die **A. bulbi penis** zieht zum Bulbus penis und erreicht das Corpus spongiosum und die Urethra.
Venen. Der venöse Abfluss erfolgt hauptsächlich über die unpaaren **Vv. dorsalis penis superficialis** (**A3**) und **profunda** (**A4**), die in den venösen *Plexus prostaticus* bzw. *Plexus vesicalis* münden. Sie sind klappenreich.
Nerven. Die sensible Innervation erfolgt durch den N. dorsalis penis, einem Ast des **N. pudendus**. Die vegetativen Fasern erreichen den Penis über den **Plexus hypogastricus inferior** und stammen aus dem *lumbalen Sympathicus* (Rückenmarkssegmente L1–L3) und dem *sakralen Parasympathicus* (Nn. erigentes) (Rückenmarkssegmente S2–S4).
Regionäre Lymphknoten. Die Lymphe des Penis gelangt zu den **Lnn. inguinales.**

Funktion. Die **Erektion** des männlichen Gliedes wird durch sexuelle Stimuli hervorgerufen, die in den vegetativen Zentren des Zentralnervensystems verarbeitet werden: Die Penisschwellkörper werden mit Blut gefüllt, die Aa. helicinae geöffnet und gleichzeitig der Blutabfluss gedrosselt. Erreicht die sexuelle Erregung ein bestimmtes Maß, wird das auf Rückenmarksniveau (L2/L3) liegende Ejakulationszentrum stimuliert und die **Orgasmusphase** mit *Emission* und *Ejakulation* eingeleitet.

Männliche Harnröhre

Die männliche Harnröhre, **Urethra masculina**, ist ca. 20 cm lang und größtenteils Harn- und Samenröhre zugleich. Sie besteht aus einem engen kurzen Anfangsteil, der am **Ostium urethrae internum** (**B5**) beginnt und durch die Wand der Harnblase tritt. Es folgt die 3,5 cm lange, durch die Prostata führende **Pars prostatica** (**BC6**). In deren Inneren findet sich an der Rückwand eine leistenartige Vorwölbung, *Crista urethralis*, die sich in der Mitte zum Samenhügel, *Colliculus seminalis* (**B7**), vergrößert. Hier münden seitlich die Ductuli ejaculatorii (**B8**) und auf der Kuppe der blindsackförmige Utriculus prostaticus. Als *Sinus prostaticus* (**B9**) wird die Rinne beiderseits des Colliculus seminalis bezeichnet. Am Unterrand der Prostata beginnt die **Pars intermedia** (**BC10**) der Urethra. Dieser kurze und engste Abschnitt der männlichen Harnröhre verläuft durch das Diaphragma urogenitale und geht in den längsten Abschnitt, die **Pars spongiosa** (**BC11**), über. Deren proximaler Abschnitt ist am Diaphragma urogenitale und der Symphyse fixiert. Ihr Lumen ist zur *Ampulla urethrae* erweitert und trägt die Mündungen der Ausführungsgänge der Gll. bulbourethrales (**B12**) (s. u.). Eine zweite Erweiterung der Pars spongiosa, *Fossa navicularis* (**BC13**), findet sich innerhalb der Glans penis. Die Fossa navicularis ist etwa 2 cm lang und verengt sich zur äußeren Harnröhrenmündung, **Ostium urethrae externum** (**B14**). In ihrem Dach liegt häufig eine Falte, *Valvula fossae navicularis*. Mit dem *Ostium internum*, der *Pars intermedia* und dem *Ostium externum* hat die männliche Urethra **3 Engen**, die übrigen Abschnitte sind weit.

Klinischer Hinweis. Die Engen und Krümmungen der Urethra sind beim **Einführen eines Katheters** zu berücksichtigen.

Feinbau. Die Wand der Harnröhre ist dünn und besteht aus 3 Schichten. Die **Schleimhaut** der Urethra hat Längsfalten. Das Epithel besteht bis zur Mitte der Pars prostatica aus *Übergangsepithel*, das dann in ein *mehrschichtiges hochprismatisches Epithel* übergeht. Dieses kleidet die Pars spongiosa bis auf die Fossa navicularis aus, wo es *mehrschichtig und platt* ist. Im Bereich der gesamten Pars spongiosa kommen muköse *Gll. urethrales (Littré-Drüsen)* vor.

Glandulae bulbourethrales. Die beiden im Diaphragma urogenitale liegenden erbsengroßen Drüsen (Cowper-Drüsen) sind tubuläre Drüsen mit hochprismatischem Epithel. Sie bilden ein fadenziehendes, muköses, schwach alkalisches Sekret, das über einen Ausführungsgang in den proximalen Abschnitt der Pars spongiosa urethrae abgegeben wird.

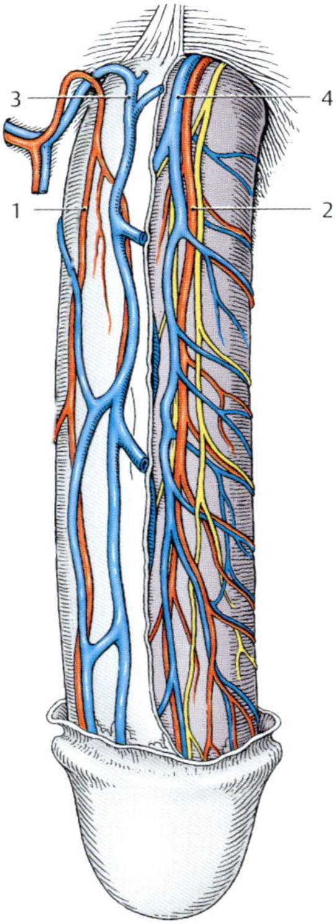

A Gefäße und Nerven des Penis

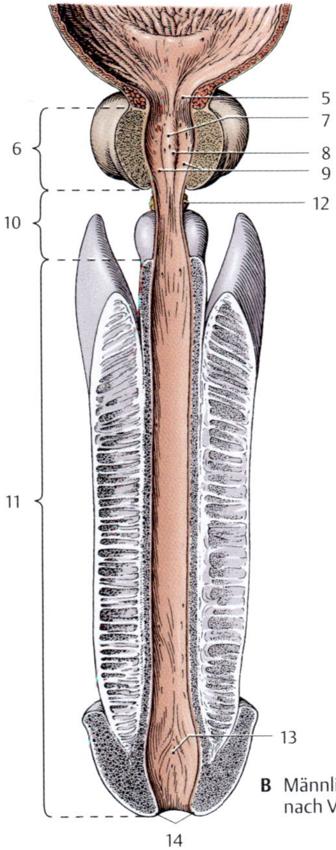

B Männliche Harnröhre, nach Verlauf eröffnet

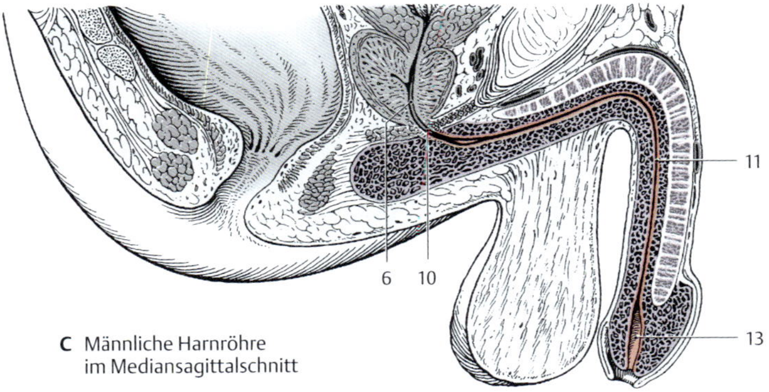

C Männliche Harnröhre im Mediansagittalschnitt

Topografische Anatomie

Schnittanatomie

Transversale Schnittebene auf Höhe der Hüftgelenke (A)

Die Schnittebene verläuft etwas schräg von ventral kranial nach dorsal kaudal, so dass sie ventral noch oberhalb der Symphysis pubica gelegen ist. An der seitlichen Beckenwand sind der *M. obturator internus* (**AB1**) und die *Vasa obturatoria* (**A2**) sowie der *N. obturatorius* (**A3**) knapp oberhalb vom Eingang in den *Canalis obturatorius* angetroffen. Laterodorsal erkennt man das *Lig. sacrospinale* (**A4**) beim Ansatz an der *Spina ischiadica* (**A5**). Vor dem *Os coccygis* (**A6**) liegt die *Ampulla recti* (**AB7**). Sie wird lateral und dorsal von spärlich perirektalem Binde- und Fettgewebe umgeben, das die Äste der Vasa rectalia superiora, die rektalen Nerven und Lymphknoten beherbergt. Ventral vom Rektum sind die *Bläschendrüsen* (**A8**) und die *Ampullae ductus deferentes* (**A9**) angetroffen. Lateral der Bläschendrüsen sind zahlreiche Anschnitte des vegetativen Beckengeflechtes, *Plexus hypogastricus inferior* (**A10**), und des *Plexus venosus prostaticus* (**A11**) zu erkennen. Die *Harnblase* (**A12**) ist in Höhe der Einmündung der *Ureteren* (**A13**) angeschnitten, wobei auf der linken Seite der intramurale Verlauf des Ureters zu überblicken ist. Die Harnblase wird ventral und lateral von Fettgewebe umgeben, das ihr bei zunehmender Füllung als Gleitlager dient.

AB14 M. gluteus maximus, **AB15** N. ischiadicus, **AB16** Caput femoris, **AB17** Collum femoris, **A18** M. pectineus, **A19** M. iliopsoas, **AB20** Vasa femoralia, **AB21** N. femoralis, **A22** M. rectus abdominis.

Transversale Schnittebene auf Höhe der Sitzbeinhöcker (B)

Die Schnittebene verläuft ventral durch die *Symphysis pubica* (**B23**), dorsal durch die *Steißbeinspitze*. Den Beckenorganen liegen seitlich die Anteile des *M. levator ani* (**B24**) an. Das Rektum wird dorsal von der *Puborektalisschlinge* (**B25**) umfasst. Lateral des M. puborectalis kommt der *Fettkörper der Fossa ischioanalis* (**B26**) zur Darstellung. Er wird seitlich vom *M. obturator internus* (**B1**) begrenzt, in dessen Faszienduplikatur die *Vasa pudenda* (**B27**) und der *N. pudendus* verlaufen. Dorsal wird die Fossa ischioanalis vom *M. gluteus maximus* (**B14**) bedeckt.

Ventral vom Rektum liegt die *Prostata* (**B28**), die wiederum ventral und lateral vom *Plexus venosus prostaticus* (**B11**) begleitet wird. Der dorsolateralen Kante der Prostata liegt der vegetative *Plexus hypogastricus inferior* (**B10**) an, der außen vom *Ductus deferens* (**B29**) begleitet wird. Zwischen Prostata und Symphyse liegt das *Spatium retropubicum*.

B30 M. obturator externus.

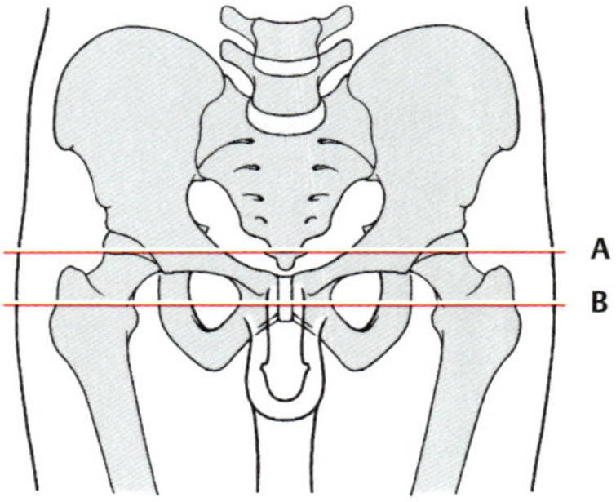

Lage der Schnittebenen

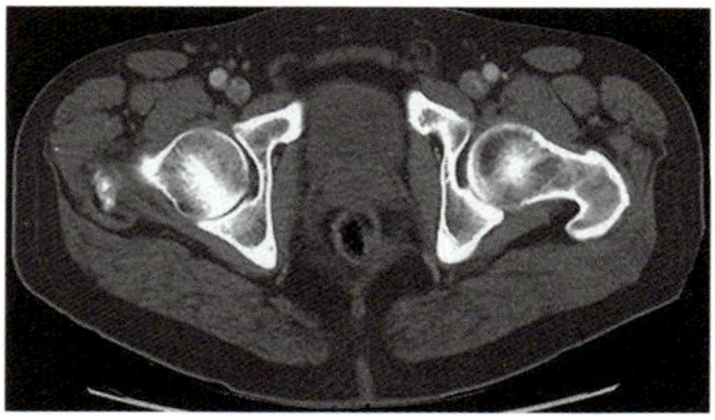

Ad A Korrespondierende Ebene im CT

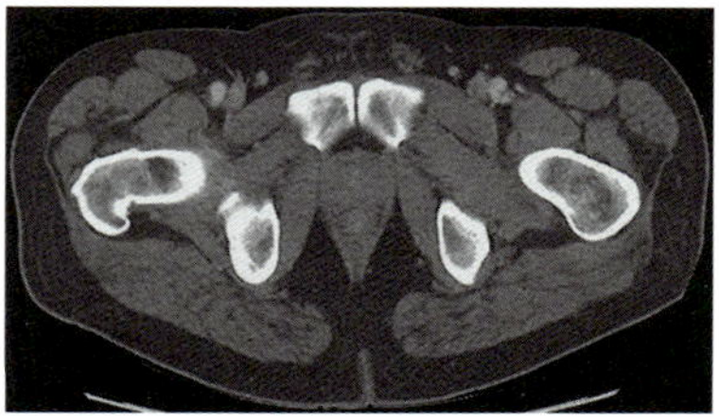

Ad B Korrespondierende Ebene im CT

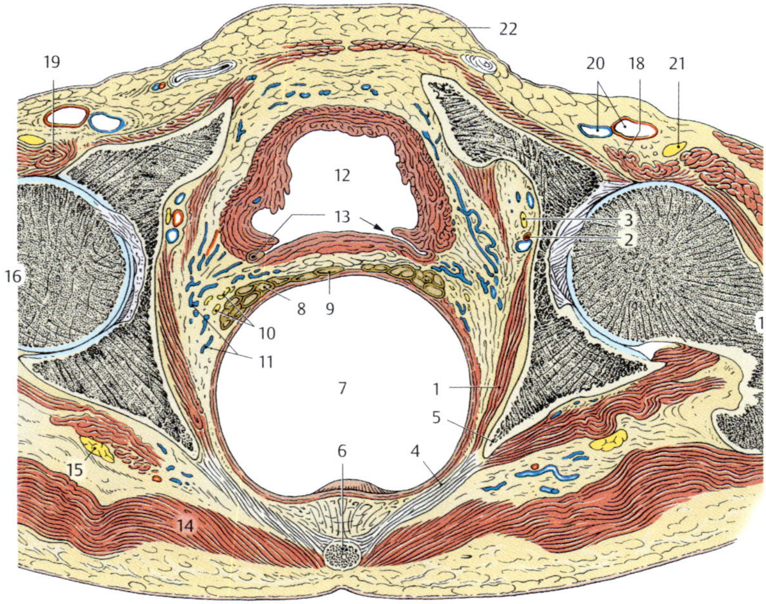

A Transversale Schnittebene durch das männliche Becken in Höhe der Hüftgelenke

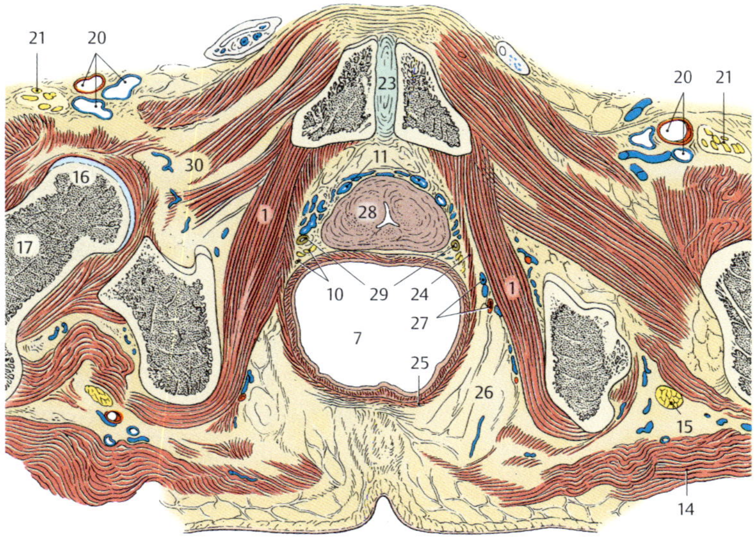

B Transversale Schnittebene durch das männliche Becken oberhalb der Sitzbeinhöcker

Weibliches Geschlechtssystem

Überblick

Gliederung der Geschlechtsorgane

Entsprechend der Gliederung des männlichen Geschlechtssystems werden die Organe des weiblichen Geschlechtssystems, **Systema genitale femininum**, aus topografischen und embryologischen Gründen in innere und äußere Geschlechtsorgane gegliedert:
Zu den **inneren** weiblichen Geschlechtsorganen zählen *Eierstock, Ovarium* (**AC1**), *Eileiter, Tuba uterina* (**AC2**), *Gebärmutter, Uterus* (**AC3**) und *Scheide, Vagina* (**A4**). Bei den **äußeren** weiblichen Geschlechtsorganen unterscheidet man die *großen* und *kleinen Schamlippen, Labia majora pudendi* (**B5**) und *Labia minora pudendi* (**B6**), den *Scheidenvorhof, Vestibulum vaginae* (**B7**), die *Vorhofdrüsen, Gll. vestibulares* (**A8**) und den *Kitzler, Clitoris* (**AB9**). Im klinischen Sprachgebrauch werden unter dem Begriff **Vulva** die *äußeren Geschlechtsorgane* einschließlich der *Mündungen von Harnröhre* (**AB10**) und *Scheide* sowie der *Mons pubis* (**B11**) als Fettpolster über der Symphyse zusammengefasst. *Eileiter* und *Eierstöcke* werden auch als **Adnexe** bezeichnet.

Funktion. Im **Ovar** reifen die weiblichen Eizellen heran. Die befruchtungsfähigen Eizellen werden zyklisch über den **Eileiter** in Richtung **Uterus** transportiert. Kommt es zur Befruchtung, nistet sich der junge Embryo (Blastozyste) in die entsprechend vorbereitete Uterusschleimhaut ein.

A12 Bulbus vestibuli, **A13** Crus clitoridis.

Peritonealsitus des weiblichen Beckens (C)

Die Cavitas peritonealis der Bauchhöhle setzt sich ohne scharfe Grenze über die Linea terminalis in die Beckenhöhle fort. Da im weiblichen Becken zwischen den Beckenorganen Harnblase (**C14**) und Rektum (**C15**) der Uterus (**AC3**) gelegen ist, weichen die Peritonealverhältnisse von denen des männlichen Beckens ab (S. 248). Wie beim Mann setzt sich das **Peritoneum parietale** der *vorderen Bauchwand* auf die Harnblase fort. Es überzieht den *Apex vesicae* und die *Facies superior vesicae* und schlägt von hier in Höhe der Corpus-Cervix-Grenze des Uterus auf die *Vorderfläche des Corpus uteri* um. Es überzieht die *Kuppe des Uterus* und die seitlich vom Uterus gelegene *Adnexe* und breitet sich dann auf die *Rückseite des Uterus* aus. Hier reicht es bis an die hintere Wand der Vagina bzw. bis an das hintere Scheidengewölbe, *Pars posterior fornicis vaginae*. Der Peritonealüberzug des Uterus heißt **Perimetrium**.
Da Uterus, Eileiter und Eierstöcke von Bauchfell überzogen werden, entsteht beiderseits des Uterus eine frontal gestellte, von Bauchfell bedeckte Platte, **Lig. latum uteri** (**C16**), die bis zur seitlichen Beckenwand reicht. Das Lig. latum uteri teilt den Peritonealraum des weiblichen Beckens somit in eine vordere und hintere Bauchfelltasche, **Excavatio vesicouterina** (**C17**) und **Excavatio rectouterina** (**C18**). Während die Excavatio vesicouterina abhängig vom Füllungszustand der Harnblase spaltförmig ist und nahezu verstreichen kann, ist die Excavatio rectouterina (**Douglas-Raum**) eine echte Bauchfelltasche, die den *tiefsten Punkt der Bauchhöhle* im weiblichen Organismus markiert. Sie wird seitlich durch die *Plica rectouterina* (**C19**) begrenzt, in der subserös faserreiches Bindegewebe, Lig. sacrouterinum, und der vegetative Plexus hypogastricus inferior verlaufen.

Klinischer Hinweis. Pathologische Flüssigkeitsansammlungen in der Peritonealhöhle drainieren zur **Excavatio rectouterina** und können über die Vagina punktiert und abgelassen werden. Der Douglas-Raum kann auch rektal ausgetastet werden.

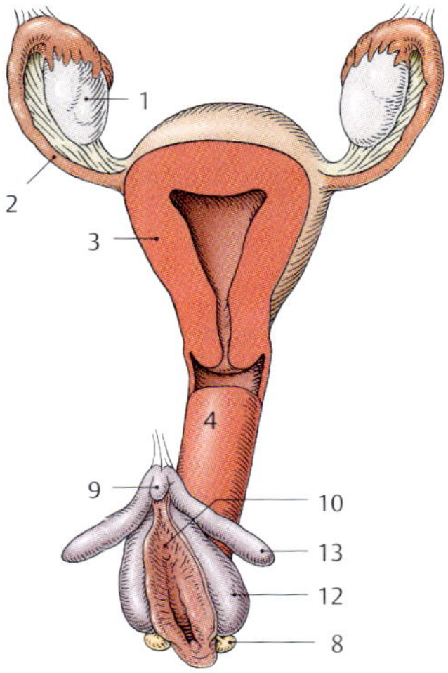

A Weib iche Geschlechtsorgane, Schema

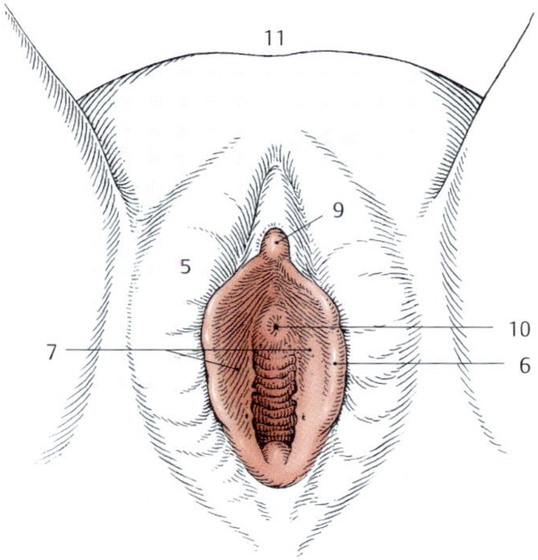

B Äußere weibliche Geschlechtsorgane

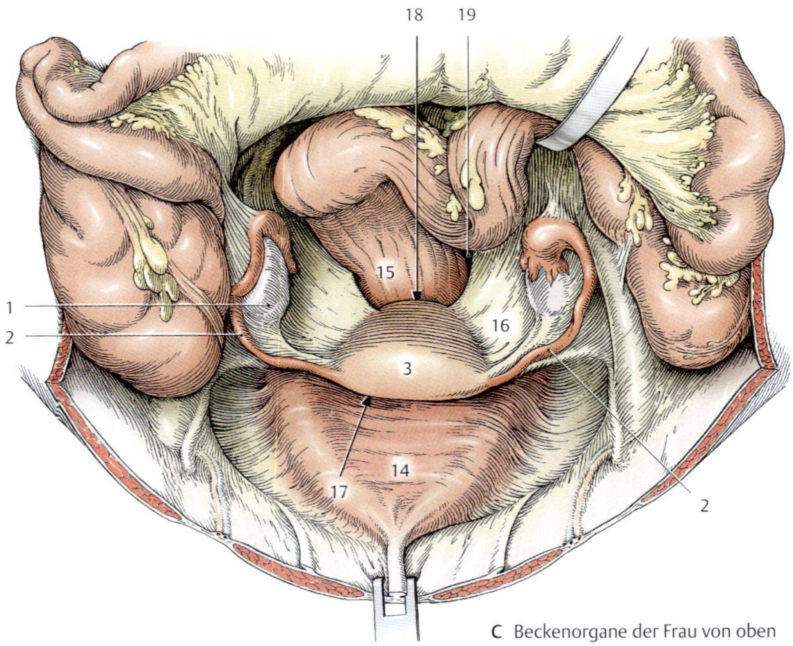

C Beckenorgane der Frau von oben

Eierstock und Eileiter

Der paarige Eierstock, **Ovarium** (**AB1**), ist die **weibliche Keimdrüse** und **Reifungsort für Follikel und Eizellen**. Seine regelrechte Lage ist beiderseits an der lateralen Beckenwand in der *Fossa ovarica* , die von der Teilung der A. iliaca communis begrenzt wird. Das Ovar ist mandelförmig, ca. 4 cm lang, 1,5 – 2 cm breit und etwa 1 cm dick. Die **Oberflächenbeschaffenheit** des Ovars ist altersspezifisch: Das kindliche Ovar hat eine glatte Oberfläche; bei der geschlechtsreifen Frau zeigt sie buckelartige Vorwölbungen. Bei der postklimakterischen Frau finden sich Narbeneinziehungen.

Makroskopischer Aufbau des Ovars

Makroskopisch werden eine **Facies medialis** (**B2**), die nach innen zu den Beckenorganen weist, und eine **Facies lateralis** (**B3**), die der lateralen Beckenwand anliegt, unterschieden. Der obere Pol des schräg gelegenen Organs wird **Extremitas tubaria** (**B4**), der untere **Extremitas uterina** (**B5**) genannt. Die konvergierenden Achsen beider Ovarien schneiden sich vor dem Uterus. Das Ovar liegt *intraperitoneal* und ist mit einer Bauchfellduplikatur, *Mesovarium* (**B6**), an der Rückseite des Lig. latum uteri (**B7**) befestigt. An den oberen Pol zieht das *Lig. suspensorium ovarii* mit den Ovarialgefäßen, vom unteren Pol zieht das *Lig. ovarii proprium* (**B8**) zum Tubenwinkel des Uterus. Am Anheftungsrand des Bauchfells, **Margo mesovaricus** (**B9**), liegt die Ein- und Austrittsstelle für Gefäße und Nerven, **Hilum ovarii**. Gegenüber dem Anheftungsrand befindet sich der freie konvexe Rand, **Margo liber** (**B10**), der einer vom Ureter aufgeworfenen Peritonealfalte gegenüberliegt.

Die Lage des Ovars ist insgesamt variabel. Es liegt bei der erwachsenen Frau (*Nullipara*) in der **Fossa ovarica**, einer Eindellung des Peritoneum zwischen den Vorwölbungen der A. iliaca interna und externa. Am Boden der Fossa ovarica liegen subperitoneal die Vasa obturatoria und der N. obturatorius, hinten wird sie von den Vasa iliaca externa begrenzt. Auch der Ureter liegt hier dem Ovarium eng benachbart und ist von ihm nur durch das Peritoneum parietale getrennt. Bei der *Multipara* ist das Ovar gewöhnlich etwas tiefer lokalisiert. Hier können sich Darmschlingen von unten her dem Ovar anlagern, auf der linken Seite das Colon sigmoideum, rechts das Caecum und vor allem die Appendix vermiformis.

Feinbau des Ovars

Das Ovar wird von einer derben, bindegewebigen Kapsel, **Tunica albuginea** (**CD11**), umgeben, die einen **epithelialen Überzug** besitzt. Dieser wird fälschlicherweise als *Keimepithel* bezeichnet und besteht aus überwiegend *kubischen Zellen*, die maßgeblich daran beteiligt sind, nach dem Eisprung die Oberfläche des Ovars zu reparieren. Das Organinnere wird von einem derben, zellreichen Bindegewebsgerüst, **Stroma ovarii**, durchsetzt und in Rinde, **Cortex ovarii** (**CD12**), und Mark, **Medulla ovarii** (**CD13**), gegliedert. Letzteres ist *gefäß- und nervenreich* und enthält *endokrine Zellen* (S. 378). Die endokrinen Hilumzellen ähneln den Leydig-Zellen des Hodens.

In der Rinde des **reifen Ovars** (**D**) finden sich zyklusabhängig verschiedene Stadien der *Eifollikel* (**CD14**) sowie *Gelbkörper* und deren Reste. Die Struktur des Rindenstromas ist charakteristisch: Züge von parallel gerichteten kollagenen Fasern und spindelförmigen Zellen durchflechten sich in verschiedenen Richtungen – **spinozelluläres Bindegewebe**.

In der Rinde des **Ovars eines weiblichen Neugeborenen** liegen *Primordialfollikel*, d. h. *primäre Eizellen, Oozyten*, die von einem einschichtigen flachen Follikelepithel umgeben sind und einen Durchmesser von 30 – 50 µm besitzen. Die Zahl der Primordialfollikel beträgt bei der Geburt 500 000 bis 1 000 000, ein großer Teil geht bis zur Pubertät zugrunde. Die Oozyten verharren bis zur Geschlechtsreife in der Prophase der Meiose (s. auch Lehrbücher der Embryologie und Biologie).

Klinischer Hinweis. Ovarialkarzinome (80 – 90% der Ovarialtumoren) gehen von der Epithelbedeckung des Ovars (Peritonealepithel) aus, das im Rahmen der Ovulation von der Oberfläche in das darunter liegende Stroma des Ovars gelangen kann.

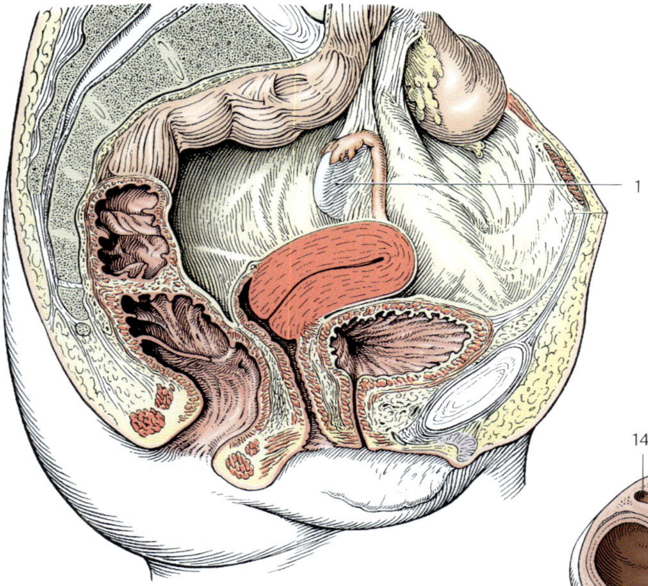

A Mediansagittalschnitt durch ein weibliches Becken, Eierstock in situ

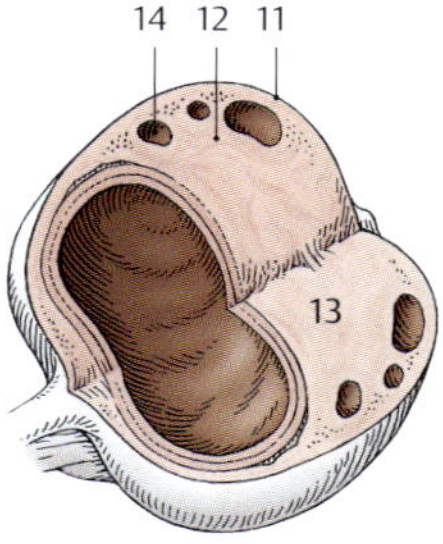

D Aufgeschnittener Eierstock mit sprungreifem Follikel

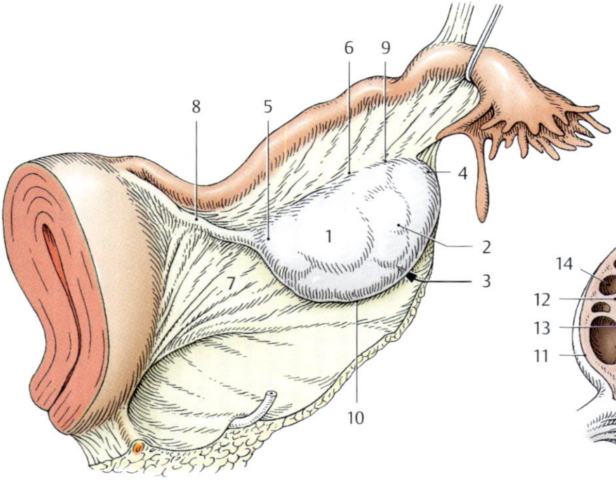

B Eierstock in situ, Ansicht von hinten

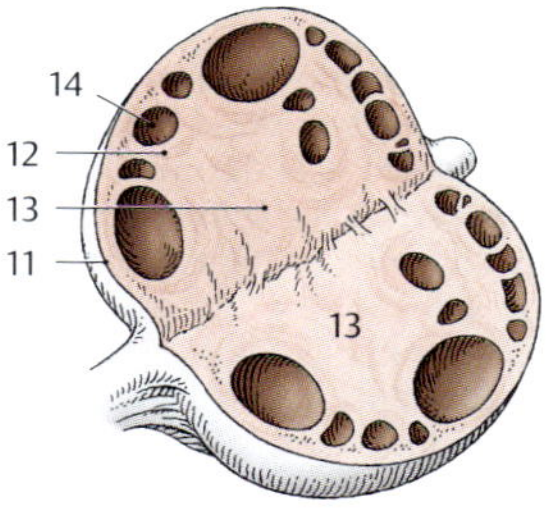

C Schnittpräparat durch den Eierstock

Follikel

Während der Geschlechtsreife der Frau tritt ein kleiner Teil der Follikel mit den zugehörigen Eizellen in einen hormonell gesteuerten Reifungsprozess ein. Im histologischen Präparat werden die Follikelstadien in Primär-, Sekundär- und Tertiärfollikel eingeteilt. Während der Follikelreifung wächst die Eizelle (**A1**) bis zu einer Größe von 150 μm heran.

Primär-, Sekundär- und Tertiärfollikel bilden sich von der frühen Kindheit bis zum Ende der Geschlechtsreife. Primär- und Sekundärfollikel sind kleine, mittlere und große **präantrale** Follikel, während Tertiärfollikel als kleine, mittlere und große **antrale** Follikel bezeichnet werden. Während der Geschlechtsreife gehen 99,9% der heranreifenden Eizellen zu Grunde (**Follikelatresie**). Bezogen auf etwa 400000 Eizellen bei der Pubertät, werden während der Geschlechtsreife einer Frau 300–400 Eizellen befruchtungsfähig.

Aus dem **Primordialfollikel** (**A2**) wird zunächst ein **Primärfollikel** (**A3**), in dem die primäre Eizelle von einem geschlossenen *einschichtigen Kranz kubischen Follikelepithels* umgeben wird. Zwischen Epithel und Eizelle kommt es zur Ausbildung der homogenen *Zona pellucida* (**A4**), die später über Verankerungsproteine zum Spermienrezeptor wird. Im **Sekundärfollikel** (**A5**) (Durchmesser über 400 μm) umgibt ein *mehrschichtiger Kranz von kubischen Follikelepithelzellen* die Oozyte. Die Follikelepithelzellen (**A6**) werden auch *Granulosazellen* genannt. Zwischen den Follikelepithelzellen kommt es zur Ausbildung von Spalten (erweiterte Interzellularräume), die mit einer Flüssigkeit, *Liquor folliculi*, gefüllt sind und *Lakunen* genannt werden. Das die Follikel umgebende Bindegewebe bildet eine *Theca folliculi interna* (**A7 a**), die steroidbildende Zellen aufweist, und eine *Theca folliculi externa* (**A7 b**), die aus kontraktilen Zellen besteht. Durch das Zusammenfließen der interzellulären Spalten entsteht beim **Tertiärfollikel** (antraler Follikel) (**A8**) (Durchmesser 0,4–1 cm) eine große, mit Liquor gefüllte Höhle, *Antrum folliculi* (**A9**), wodurch die Eizelle im *Cumulus oophorus* (**A10**) in eine exzentrische Lage gelangt. Die der Eizelle unmittelbar anliegenden Granulosazellen werden als *Corona radiata* (**A11**) bezeichnet, das mehrschichtige, den Follikelraum auskleidende Epithel bildet das *Stratum granulosum* (**A12**). *Theca folliculi interna* (**A7 a**) und *Theca folliculi externa* (**A7 b**) sind deutlich ausgebildet.

In jedem **Zyklus** wächst ein Tertiärfollikel innerhalb weniger Tage auf das Fünffache seiner Größe zum sprungreifen **Graaf-Follikel** (S. 270 **D**) heran, der die Tunica albuginea vorbuckelt und zum Zeitpunkt des Eisprungs, **Ovulation** (12.–15. Tag, s. S. 378), die Eizelle zusammen mit der Corona radiata in den Eileiter entlässt.

Die im Ovar verbleibende Follikelhöhle fällt zusammen und bildet zunächst ein **Corpus rubrum**, das sich zu einem Gelbkörper, **Corpus luteum** (**B13**) (Durchmesser etwa 3 cm), umwandelt. Die Zellen des Stratum granulosum differenzieren sich zu *Granulosaluteinzellen*, die der Theca interna zu *Thekaluteinzellen*. Von diesen Zellen werden *Progesteron* und *Östrogene* gebildet. Der Gelbkörper verweilt etwa 8 Tage lang im Stadium der Sekretion. Unterbleibt die Befruchtung der Eizelle, dann wird durch eine akut einsetzende Vasokonstriktion das Stadium der **Regression, Luteolyse**, eingeleitet. Lutealzellen gehen zugrunde, zurück bleibt eine bindegewebige Narbe, **Corpus albicans**. Tritt jedoch eine Schwangerschaft ein, so entwickelt sich der Gelbkörper weiter und wird zum **Corpus luteum graviditatis**, das bis zum 3. Monat zur Erhaltung der Schwangerschaft notwendig ist. Zur hormonellen Steuerung von gleichzeitig ablaufender Follikel- und Eireifung s. S. 378.

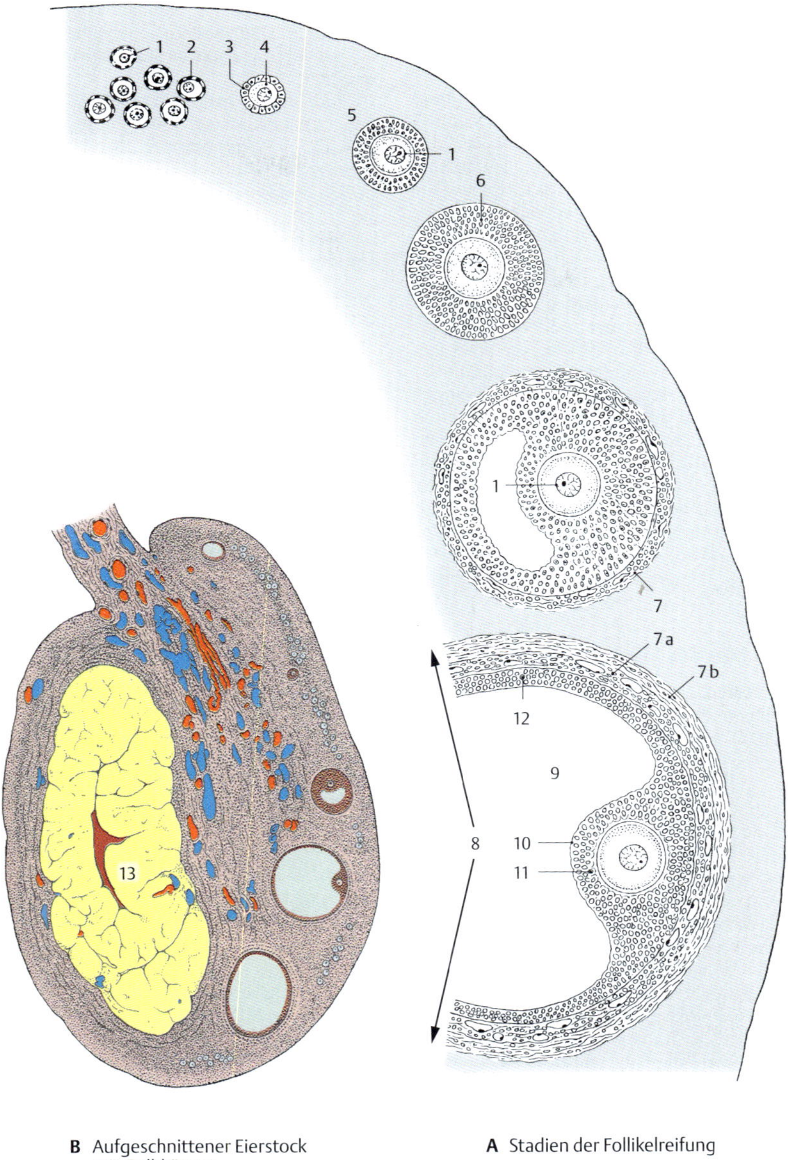

B Aufgeschnittener Eierstock mit Gelbkörper

A Stadien der Follikelreifung

Makroskopischer Aufbau des Eileiters

Die Eileiter, **Tubae uterinae** (**AB1**), verlaufen beiderseits des Uterus im *oberen Rand des Lig. latum* (**B2**). Jeder Eileiter (Salpinx) ist ein ca. 10–18 cm langer Schlauch, der sich mit dem freien Ende zur Bauchhöhle öffnet, **Ostium abdominale** (**B3**). Diese Öffnung ist trichterförmig, **Infundibulum tubae uterinae** (**AB4**), und besitzt etwa 15 mm lange fransenförmige Fortsätze, *Fimbriae tubae* (**AB5**), von denen eine besonders lange am Ovar haftet, *Fimbria ovarica* (**B6**). Der Fimbrientrichter setzt sich in die **Ampulla tubae uterinae** (**AB7**) fort, welche die lateralen zwei Drittel des Eileiters ausmacht. Uteruswärts wird der Eileiter zunächst enger, **Isthmus tubae uterinae** (**A8**), tritt dann durch die obere Ecke der Uteruswand, **Pars uterina** (**A9**) und öffnet sich über das enge *Ostium uterinum tubae uterinae* in die Uterushöhle. Die Tuben liegen *intraperitoneal* und sind über die *Mesosalpinx* (**B10**) mit dem *Lig. latum uteri* verbunden. Im Inneren besitzt der Eileiter längsverlaufende Schleimhautfalten.

Feinbau des Eileiters

Die **Wand** der Tuba uterina besteht aus 3 Schichten: Die Schleimhaut, **Tunica mucosa** (**CD11**), trägt ein *einschichtiges, hochprismatisches Epithel mit Flimmer- und Drüsenzellen*. Das Sekret der Drüsenzellen bildet zusammen mit angesaugter Peritonealflüssigkeit die *Tubenflüssigkeit*. Die Muskelschicht, **Tunica muscularis** (**CD12**), besteht aus mehreren Systemen. Man unterscheidet eine *subperitoneale*, eine *perivaskuläre* und eine *autochthone* oder *tubeneigene* Muskulatur. Die komplex angelegten Muskelschichten dienen der Eigenbewegung der Tube, der Fortbewegung der Eizelle sowie dem Transport der Tubenflüssigkeit und dem gegensinnig gerichteten Transport der Spermatozoen. Außen wird die Tube von einer **Tunica serosa** (**CD13**) umgeben, die eine Verschiebung der Tube gegen die Umgebung ermöglicht.

Funktion von Ovar und Tube. Das **Ovar** enthält die **weiblichen Keimzellen** und gibt sie zyklusabhängig als befruchtungsfähige Eizellen ab. Es produziert **Hormone** (Östrogene, Gestagene und andere Steroidhormone) und steuert das **zyklische Geschehen** im Genitaltrakt (S. 378).
Die **Tuba uterina** fängt die Eizelle am Ovar auf und transportiert sie zum Uterus. Sie ist gleichzeitig **Befruchtungsort**, d. h. in der Tube können Eizelle und Spermien aufeinandertreffen und verschmelzen.

Gefäße, Nerven und Lymphabfluss von Eierstock und Eileiter

Arterien. Das *Ovar* wird hauptsächlich aus der **A. ovarica** (**B14**) aus der Aorta abdominalis versorgt, zusätzlich vom **R. ovaricus** (**B15**) der **A. uterina** (**B16**). Die *Tuba uterina* wird aus anastomosierenden Ästen von A. ovarica und A. uterina versorgt. Der Ureter wird durch die A. uterina überkreuzt. Die Rami tubarii der A. ovarica und der Ramus tubarius der A. uterina bilden innerhalb der Mesosalpinx die *Eierstockarkade*.
Venen. Die Venen aus dem *Ovar* sammeln sich im **Plexus ovaricus**, aus dem die *V. ovarica* hervorgeht. Die Venen aus der *Tube* fließen über den **Venenplexus des Uterus** ab.
Nerven. Aus dem **Plexus mesentericus superius** und dem **Plexus renalis** gelangen sympathische und parasympathische Fasern über die Vasa ovarica zum Ovar und zur Tube. Letztere wird auch vom **Plexus uterovaginalis** aus dem Plexus hypogastricus inferior innerviert, dessen parasympathische Fasern aus dem Sakralmark stammen.
Regionäre Lymphknoten. Die Lymphe aus dem *Ovar* gelangt zu den **Lnn. lumbales.** Der Lymphabfluss aus der *Tube* führt zusätzlich zu den **Lnn. iliaci interni**.

B17 Ureter.

Klinischer Hinweis. Implantiert sich die Blastozyste außerhalb des Uterus, dann liegt eine *Extrauteringravidität* oder *ektopische Schwangerschaft* vor. Nistet sich die Blastozyste in die Eileiterschleimhaut ein, dann spricht man von einer *Tubargravidität* (98% aller Extrauteringraviditäten sind Eileiterschwangerschaften). Da sich der Eileiter nicht wie der Uterus dem wachsenden Fetus anpassen kann, kommt es ohne operativen Eingriff zur Ruptur lokaler Blutgefäße und zu tödlichen inneren Verblutungen der Schwangeren.

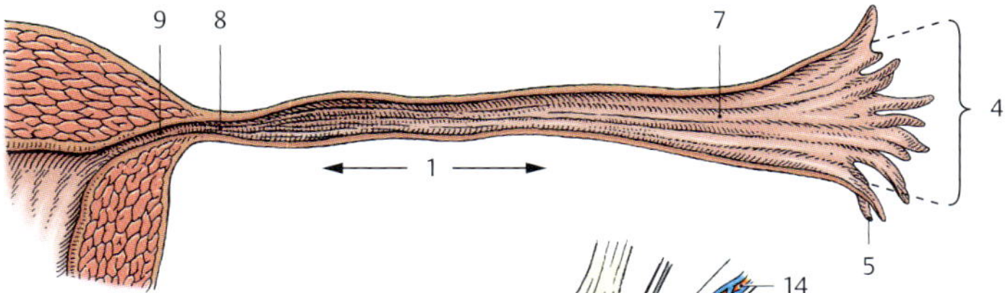

A Eileiter, Längsschnitt

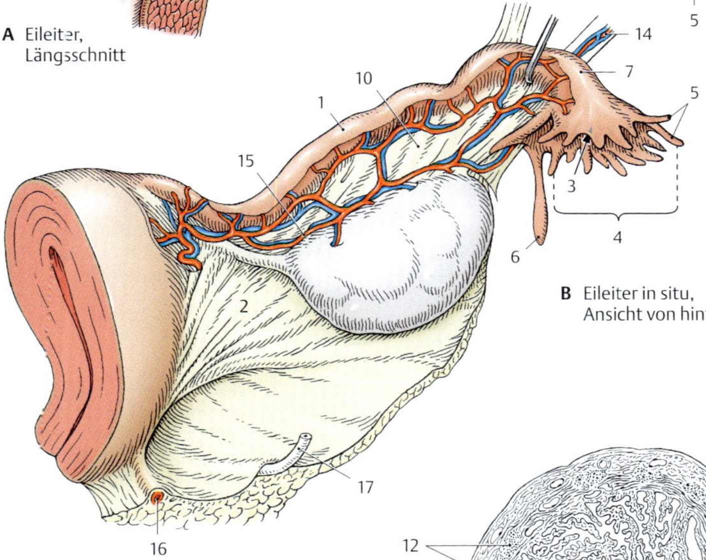

B Eileiter in situ, Ansicht von hinten

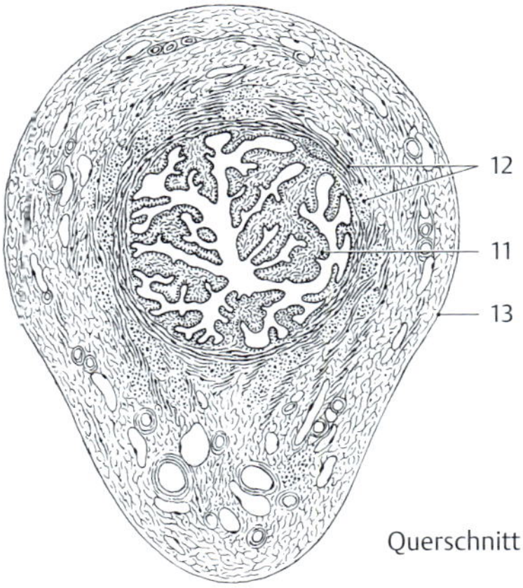

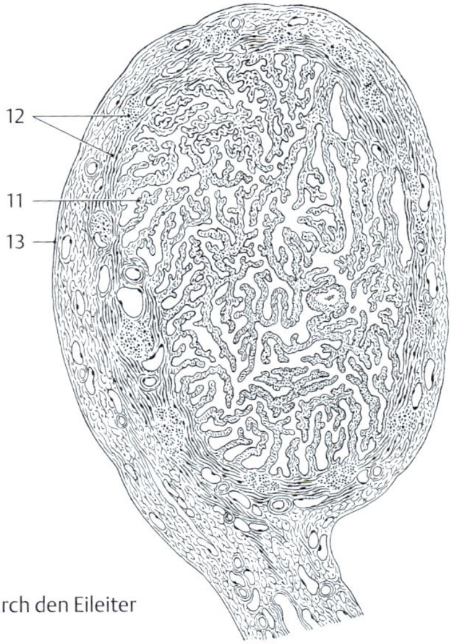

Querschnitt durch den Eileiter

C Isthmus

D Ampulle

Uterus

Makroskopischer Aufbau

Die Gebärmutter, **Uterus** (**AD1**), ist ein dickwandiges muskuläres Organ, das leicht nach vorne geneigt etwa in der Mitte des kleinen Beckens zwischen Harnblase und Rektum liegt. Der Uterus hat bei der geschlechtsreifen Frau die Gestalt einer von vorn nach hinten abgeplatteten Birne, ist etwa 7–8 cm lang und wiegt 50–70 g. Er wird äußerlich in Gebärmutterkörper, **Corpus uteri** (**B2**), und Gebärmutterhals, **Cervix uteri** (**AB3**), gegliedert.

Corpus uteri. Die oberen zwei Drittel des Organs besitzen eine abgeflachte Vorderfläche, **Facies vesicalis** (**A4**), und eine konvexe Hinterfläche, **Facies intestinalis** (**A5**). Beide Flächen werden von Peritoneum überzogen (s.u.). Als Gebärmuttergrund, **Fundus uteri** (**BC6**), wird der Teil des Uteruskörpers bezeichnet, der bei der geschlechtsreifen Frau die Verschmelzungsstellen von Tuben und Uterus, *Cornu uteri dextrum* (**B7**) und *Cornu uteri sinistrum* (**B8**), überragt. Am Übergang vom Gebärmutterkörper zum Gebärmutterhals befindet sich eine Enge, **Isthmus uteri** (**B9**), die äußerlich als seichte Einschnürung zu erkennen sein kann.

Cervix uteri (AB3). Das dünne untere Drittel des Uterus ist drehrund und nach hinten unten gerichtet. Mit einem Abschnitt, **Portio vaginalis cervicis** (**A10**), ragt die Cervix uteri in die Scheide, Vagina (**AB11**), vor. Der andere Abschnitt, **Portio supravaginalis cervicis** (**A12**), liegt oberhalb der Vagina. Am zervikalen Ende der Portio vaginalis liegt die äußere Mündung der Gebärmutterhöhle, **Ostium uteri** (**AC13**). Sie wird ventral von der vorderen Muttermundslippe, *Labium anterius* (**B14**), dorsal von der hinteren, *Labium posterius* (**B15**), umrahmt.

Organinnenraum (C). Er besteht aus einer von Schleimhaut ausgekleideten, spaltförmigen Höhle, **Cavitas uteri** (**C16**). Sie hat die Gestalt eines auf die Spitze gestellten, frontal ausgerichteten Dreiecks, an dessen oberen Ecken die beiden Tuben münden. Die untere Ecke setzt sich über den Kanal der Uterusenge mit dem **Ostium histologicum uteri internum** (**C17**) in den Zervikalkanal fort und mündet über das **Ostium uteri** (**AC13**) in die Scheide. Der Zervikalkanal, **Canalis cervicis** (**C18**), ist spindelförmig und weist ein faltiges Oberflächenrelief, *Plicae palmatae* (**C19**), auf. In der Schleimhaut des Zervikalkanals liegen Drüsen, *Glandulae cervicales*. Sie produzieren einen Schleim, der den Zervikalkanal pfropfartig verschließt. Insgesamt misst das Uteruslumen vom äußeren Muttermund bis zum Fundus ca. 6 cm.

Lage des Uterus. Sie ist abhängig vom Füllungszustand der Hohlorgane Harnblase und Rektum. Im Allgemeinen ist der Uterus als Ganzes bei leerer Harnblase nach vorne geneigt, **Anteversio uteri**. Dabei ist der Uteruskörper gegen die Zervix nach vorne abgewinkelt, **Anteflexio uteri**. Unter **Positio uteri** versteht man die Stellung des Uterus bzw. deren Abweichung in Bezug auf die Mediansagittalebene (Dentro- oder Sinistropositio).

Klinischer Hinweis. Die Portio vaginalis des Gebärmutterhalses wird vom Kliniker kurz als **„Portio"** bezeichnet. Dem **„äußeren Muttermund"**, Ostium uteri, steht im klinischen Sprachgebrauch der als **„innerer Muttermund"** benannte Kanal der Uterusenge entgegen. In der Schwangerschaft entfaltet sich der Isthmus uteri und wird zum sog. **„unteren Uterinsegment"**. Der innere vertikale Durchmesser von der Portio bis zum Fundus der Cavitas uteri beträgt 6–7 cm. Er wird mit einer skalierten Sonde ermittelt und als Sondenlänge angegeben.

Altersabhängige Veränderungen des Uterus. Der Uterus ist bei einem **Neugeborenen** walzenförmig und ragt aus dem kleinen Becken heraus, wobei der Uterushals im Verhältnis zum Uteruskörper relativ lang ist. Die typische oben beschriebene Gestalt des Uterus entsteht mit der **Geschlechtsreife**. Während der **Menstruation** ist der Uterus leicht vergrößert und stärker vaskularisiert. In der **Schwangerschaft** vergrößert sich die Gebärmutter so sehr, dass sie bis in die Regio epigastrica ragt. Im **Alter** atrophiert der Uterus, wobei der Körper verhältnismäßig groß bleibt und die Zervix stark zurückgebildet wird. Das **Ostium uteri** ist bei einer Frau, die nicht geboren hat, rund, nach der ersten vaginalen Geburt hat es die Form eines quergestellten Spaltes.

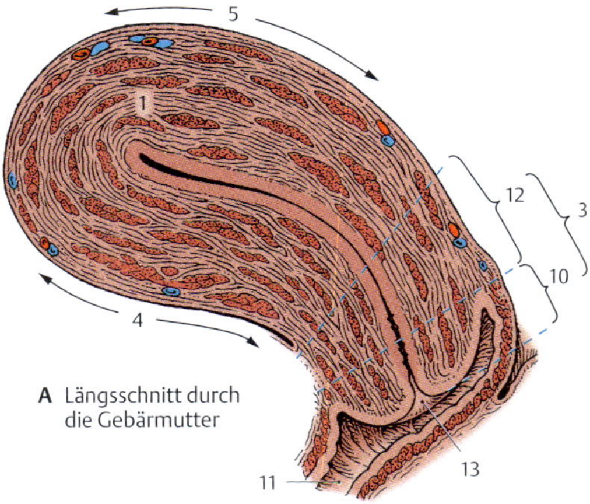

A Längsschnitt durch die Gebärmutter

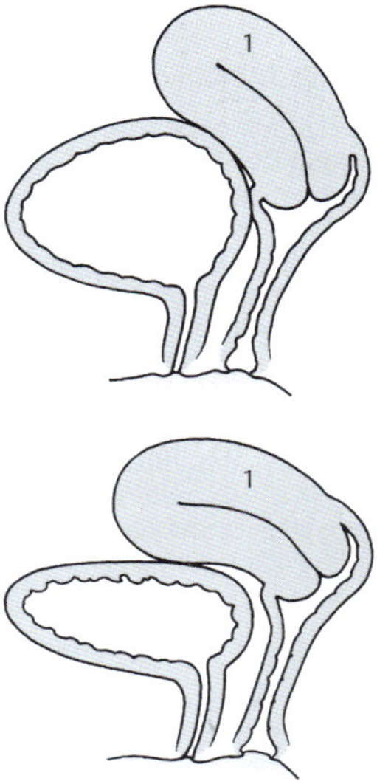

D Lage des Uterus bei gefüllter und leerer Harnblase

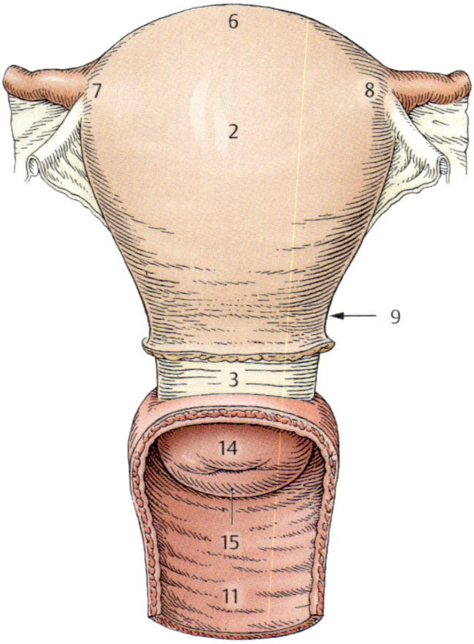

B Gebärmutter von vorne

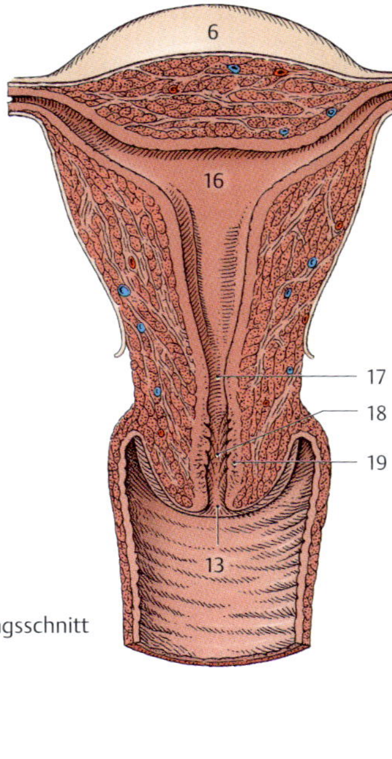

C Gebärmutter, Längsschnitt

Feinbau

Wandschichten des Uterus (A)

Das Lumen des Cavum uteri wird von einer Schleimhaut, **Tunica mucosa** (**AC1**) oder **Endometrium**, ausgekleidet. Wesentlichen Anteil an der Wand des Uterus hat die kräftige Muskelschicht, **Tunica muscularis** (**AC2**) oder **Myometrium**. Teile von Corpus und Fundus uteri werden von parietalem Peritoneum überzogen, **Tunica serosa** oder **Perimetrium** (**AC3**). Seitlich, an seinen Rändern, *Margines uteri* (**A4**), grenzt der Uterus direkt an Bindegewebe, das unter dem Begriff **Parametrium** (**AC5**) zusammengefasst wird. Das Bindegewebe rechts und links der Cervix uteri wird entsprechend als **Paracervix** bezeichnet.

Feinbau des Corpus uteri

Endometrium. Im Bereich des Corpus uteri sitzt es der Muskelschicht direkt auf. Es besitzt ein *zellreiches, faserarmes Bindegewebe* und trägt ein *einschichtiges hohes Epithel*, in das *Flimmerzellen* eingelagert sind und aus dem schlauchförmige Drüsen, *Glandulae uterinae*, hervorgehen. Man unterteilt das Endometrium in ein **Stratum functionale (II + III)**, „Functionalis", das zyklischen Veränderungen unterliegt, und ein **Stratum basale (I)**, „Basalis", das bei der Menstruation nicht abgestoßen wird und von dem der zyklische Schleimhautaufbau ausgeht.

Menstruationszyklus (B). Im gebärfähigen Alter bewirken die Hormone des Ovars an der Functionalis der Uterusschleimhaut zyklische Veränderungen: Während der **Proliferationsphase** (5. – 14. Tag) (**B7, 8**) wird unter dem Einfluss des *Östradiols* die abgestoßene Functionalis neu aufgebaut, die Drüsen vergrößern sich. In der nachfolgenden **Sekretionsphase** (15. - 28. Tag) (**B9,10**) nehmen die Drüsen unter der Einwirkung von *Progesteron und Östrogenen* weiterhin an Größe zu und bilden ein visköses Sekret, Blutgefäße werden vermehrt und verlängert. Die Zone der Drüsenschläuche wird zum *Stratum spongiosum (II)*. Oberflächlich hiervon entsteht eine dichte Zone, *Stratum compactum (III)*, in der große epithelähnliche Stromazellen, *Pseudodeziduazellen*, auftreten. Bei Nichtbefruchtung der Eizelle kommt es durch „Hormonentzug" zur Schrumpfung der Schleimhaut, **Ischämiephase** (Stunden), die zur Gewebeschädigung mit Blutung und Abstoßung der Functionalis führt, **Desquamationsphase**, Menstruation (1.– 4. Tag) (**B6**).

Klinischer Hinweis: Bei einer Ausschabung der Funktionalis, **Kürettage**, bleibt die *Basalis* erhalten, da sie mit dem *Stratum subvasculare* des Myometriums verzahnt ist. Endometrium kann aus der Uterushöhle in das Ovar oder in das Beckenperitoneum unter dem klinischen Bild der **Endometriose** verschleppt werden.

Myometrium. Es macht die weitaus breiteste Schicht der Uteruswand aus und besteht aus *glatten Muskelzellen, Bindegewebe* und *Gefäßen*. Man unterscheidet im Uteruskörper und -fundus **3 Muskelschichten**. Die **mittlere** ist die dickste Schicht. Sie ist besonders gefäßreich und hat daher ein schwammartiges Aussehen. Ihre Muskelzellen bilden ein dreidimensionales Netzwerk, das sich vorwiegend parallel zur Uterusoberfläche ausdehnt. Die mittlere Schicht ist der *hauptsächliche Austreibungsmotor* bei der Geburt. **Innere** (*Stratum subvasculare*) und **äußere** (*Stratum supravasculare*) Muskelschicht sind dünn.

Klinischer Hinweis. In der **Schwangerschaft** wächst der Uterus rasch durch Vergrößerung der glatten Muskelzellen auf das 7 – 10fache seiner ursprünglichen Größe. Gutartige Tumore des Myometriums sind *Leiomyome*, kurz *Myome* genannt.

Feinbau der Cervix uteri

Die **Schleimhaut der Cervix uteri** unterliegt nicht dem zyklischen Auf- und Abbau der Uterusschleimhaut; eine Functionalis und Basalis fehlt. Sie besitzt ein *hochprismatisches Epithel*, das einem *fibrozellulären Bindegewebe* aufliegt. Die **Zervikaldrüsen** sind verzweigte, tubuläre Epitheleinsenkungen (**D11**), die einen alkalischen Schleim produzieren. Im Gegensatz zu den übrigen Abschnitten wird die **Portio vaginalis cervicis** von einem *mehrschichtigen unverhornten Plattenepithel* bedeckt.

Klinischer Hinweis. Die **Übergangszone** zwischen dem hochprismatischen Epithel des Zervikalkanals und der Portio ist scharf und kann bei Frauen im gebärfähigen Alter vom Untersucher gut eingesehen und mittels Kolposkopie untersucht werden. Im Alter verlagert sich diese Übergangszone *in* den Zervikalkanal. Sie ist der Ort, an dem am häufigsten ein **Zervikalkarzinom** entsteht.

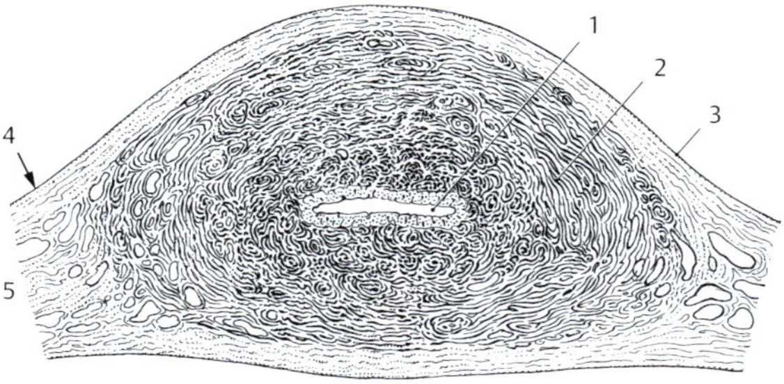

A Wandschichten der Gebärmutter im Querschnitt

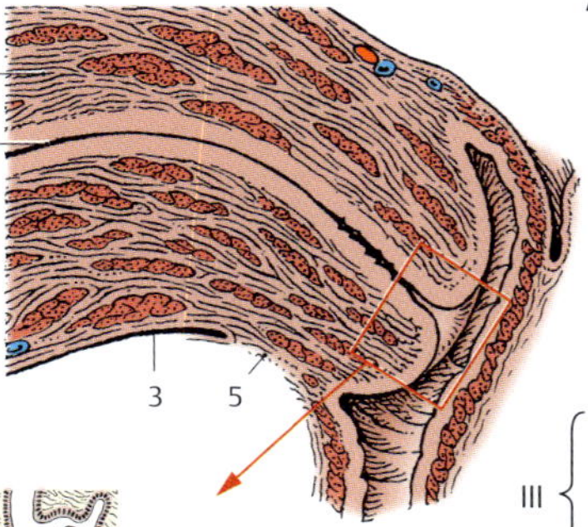

C Gebärmutter, Längsschnitt

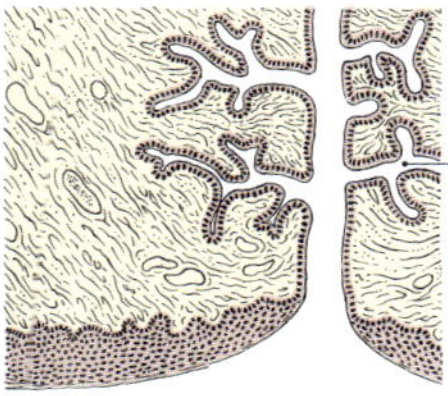

D Schleimhaut von Portio vaginalis und Gebärmutterhals

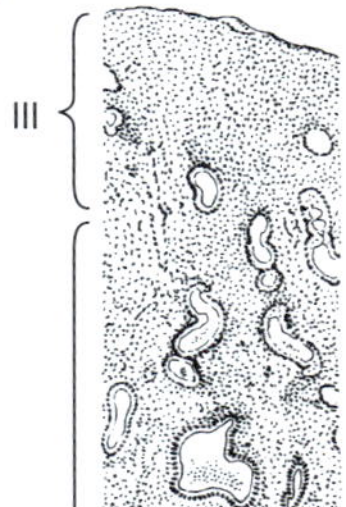
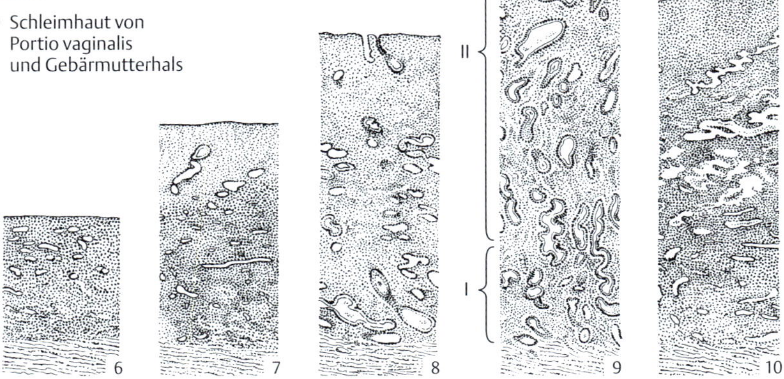

B Uterusschleimhaut während des Zyklus (Präparat Prof. Specht)

Gefäße, Nerven und Lymphabfluss

Arterien. Der Uterus (**AB1**) wird überwiegend von der **A. uterina** aus A. iliaca interna (**A2**) versorgt. Sie zieht im subperitonealen Bindegewebe über den Ureter (**A3**) zur Basis des Lig. latum uteri (Pfeil) und tritt in Höhe der Zervix an die Uteruswand heran. Sie teilt sich hier in den entlang der Uterusseitenwand geschlängelt *aufsteigenden Hauptast* und die *absteigende A. vaginalis* (**A4**). Im Bereich des Fundus anastomosiert der Hauptast der A. uterina mit dem entsprechenden Gefäß der Gegenseite und gibt einen *R. ovaricus* (**A5**) ab, der wiederum mit der A. ovarica (**A6**) anastomosiert, sowie einen *R. tubarius* (**A7**), der den Eileiter versorgt.

Venen. Netzartig ausgebildete klappenlose Venen bilden um Corpus und Cervix uteri einen **Plexus uterinus** (**A8**), der über die *Vv. uterinae* (**A9**) in die *Vv. iliacae internae* abfließt. Der Venenplexus liegt im Parametrium.

Lymphabfluss. Die Lymphe aus Corpus und Fundus uteri fließt im Wesentlichen in 3 Richtungen ab, nämlich entlang des *Lig. suspensorium ovarii* zu den **Lymphknoten entlang der Aorta**, entlang des *Lig. teres uteri* zu den **Lnn. inguinales superficiales** und über das *Lig. latum uteri* zu den **Lymphknoten an der Aufteilung der A. iliaca communis**, wohin auch ein Teil der Lymphe aus der Cervix uteri gelangt. Die Zervix entlässt weitere Lymphgefäße zu den parietalen Lymphknoten entlang der A. iliaca interna und nach dorsal zu Lnn. sacrales.

Nerven. Die vegetative Innervation des Uterus erfolgt über den *Plexus hypogastricus inferior (pelvicus)* und die *Nn. splanchnici pelvici* aus den Rückenmarkssegmenten S2–S4, die seitlich von der Cervix uteri ein Geflecht mit großen Ganglienzellen bilden, **Plexus uterovaginalis** (**A10**) (Frankenhäuser-Plexus).

Funktionen der Gebärmutter. Der nichtschwangere Uterus hat die Aufgabe, das Eindringen von Keimen über die Vagina ins Cavum uteri und in die Bauchhöhle zu verhindern. Er bereitet zyklisch die Eiaufnahme vor, dient während der Schwangerschaft als **Fruchthalter** und bei der Geburt als **Austreibungsorgan**.

Peritonealverhältnisse und ‚Uterushalteapparat'

Die **Bauchfellverhältnisse** des Uterus wurden bereits im Zusammenhang mit den Peritonealverhältnissen des weiblichen Beckens beschrieben (S. 268).

In der anatomischen und klinischen Literatur werden unterschiedliche Bindegewebsformationen, sog. **Bänder**, beschrieben, über die der Uterus mit benachbarten Strukturen verbunden sein soll und denen eine *Haltefunktion* zugeschrieben wird. In der Nomenklatur werden genannt: Lig. teres uteri (**B11**), Lig. latum uteri (**AB12**), Lig. rectouterinum und M. rectouterinus.

Das **Lig. teres uteri** entspringt im Bereich der Cornua uteri. Es enthält glatte Muskelzellen und verläuft über den Leistenkanal in das Unterhautfettgewebe der großen Schamlippen, wo es endet. Es ist ein *Derivat des Keimdrüsenbandes* und setzt das *Lig. suspensorium ovarii* fort.

Das **Lig. latum uteri** ist eine *Bauchfellduplikatur*, die sich zwischen lateralem Uterusrand und seitlicher Beckenwand ausspannt. Es enthält Bindegewebe, Gefäße und Nerven.

Die **Plica rectouterina** ist die *Bauchfellfalte entlang der Excavatio rectouterina*; sie wird von subperitonealem dichtem Bindegewebe und den vegetativen Nerven des Plexus hypogastricus inferior aufgeworfen. Das Bindegewebe nimmt seinen Ursprung neben der Zervix und zieht aufsteigend zur dorsolateralen Beckenwand. Es wird auch als **Lig. rectouterinum** bzw. als **Lig. sacrouterinum** beschrieben. Das Vorhandensein von glatter Muskulatur in diesem Band, **M. rectouterinus**, ist jedoch umstritten.

Im klinischen Sprachgebrauch wird darüber hinaus ein **Lig. cardinale** (Mackenrodt) beschrieben, das als bindegewebige Verdichtung die Cervix uteri an der lateralen Beckenwand fixieren soll.

Als existente Strukturen sind in der Literatur lediglich das Lig. teres uteri und das Lig. latum uteri unumstritten. *Haltefunktion* für den Uterus übernimmt im Wesentlichen die *Beckenbodenmuskulatur*, aber keines der aufgeführten Bänder.

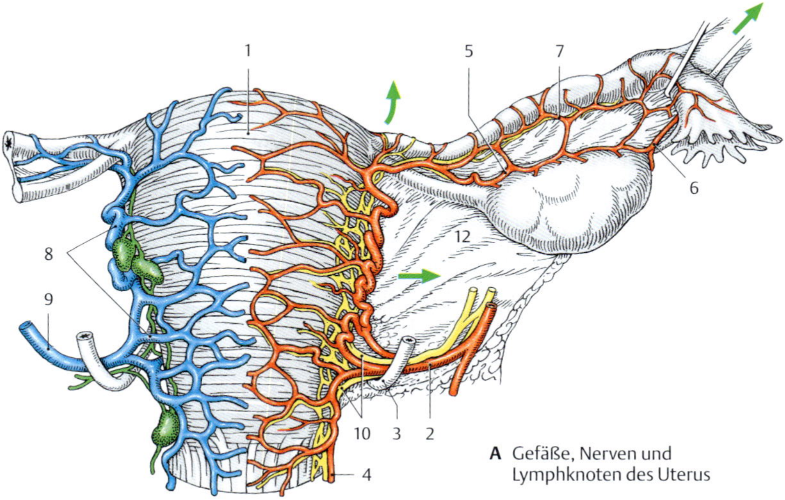

A Gefäße, Nerven und Lymphknoten des Uterus

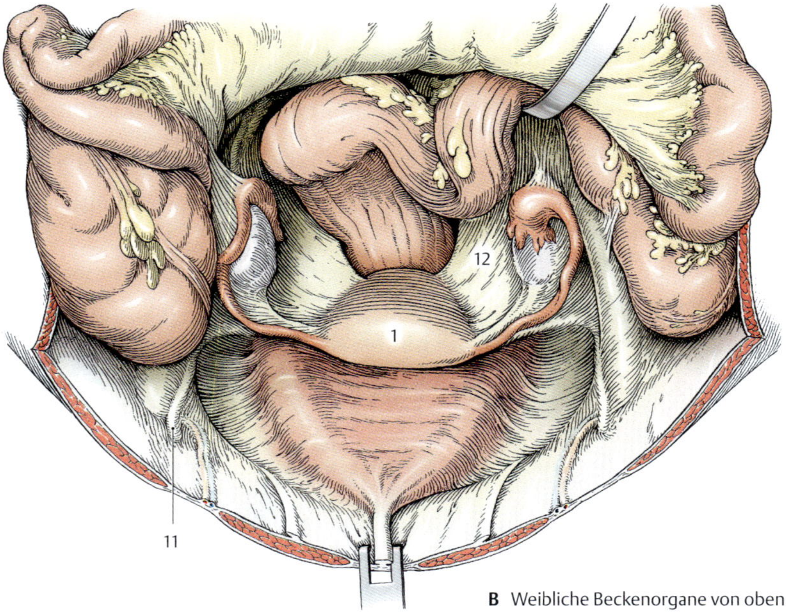

B Weibliche Beckenorgane von oben

Vagina und äußere Geschlechtsorgane

Makroskopischer Aufbau

Die Scheide, **Vagina** (**AB1**), ist ein dünnwandiges, fibromuskuläres Hohlorgan. Es reicht von der Cervix uteri (**A2**) bis zur Scheidenöffnung, **Ostium vaginae** (**A3**), im Scheidenvorhof, **Vestibulum vaginae**. *Ventral* liegen Harnblase (**A4**) und Harnröhre (**AB5**) in enger Nachbarschaft zur Scheide, *dorsal* Rektum (**A6**) und Analkanal (**A7**). Die Scheide verläuft etwa in der Beckenachse. Sie ist frontal abgeplattet, so dass Vorder- und Hinterwand einander berühren, gemeinsam umschließen sie einen H-förmigen Spalt (**B**). Die Hinterwand der Vagina ist etwa 1,5 – 2 cm länger als die Vorderwand. Das obere Ende der Vagina umgibt die Cervix uteri (**A**), so dass ein flaches vorderes, ein tiefes hinteres und ein seitliches Scheidengewölbe, **Fornix vaginae**, entstehen: *Pars anterior* (**A8**), *Pars posterior* (**A9**) und *Pars lateralis*. Im Bereich der Scheidengewölbe ist die Vagina am weitesten, mit der Pars posterior fornicis reicht sie bis an den tiefsten Punkt der Excavatio rectouterina (**A10**). Das untere Drittel der Vagina liegt unterhalb der Levatorenge und ist relativ eng. Der Vaginaleingang, **Introitus vaginae**, wird durch die Scheidenklappe, **Hymen** bzw. die **Carunculae hymenales**, umrandet (s. u.).

Schleimhautrelief (C). Es weist Querfalten auf, **Rugae vaginales** (**C11**). Durch die kräftig ausgebildeten *Venenplexus* in der Scheidenwand entstehen darüber hinaus Längswülste, **Columnae rugarum**. Der vordere Längswulst wird durch die enge Nachbarschaft zur Urethra zu einer deutlich ausgeprägten Längsfalte, **Carina urethralis vaginae** (**C12**), aufgeworfen.

Feinbau

Scheidenwand. Sie besteht aus einer dünnen **Tunica muscularis**, die hauptsächlich aus einem *Gitterwerk aus glatter Muskulatur* in Kombination mit *elastischen Fasern* besteht. Über adventitielles Bindegewebe, sog. **Parakolpium**, wird die Vagina in die Umgebung eingebaut.

Tunica mucosa. Die Schleimhaut besteht aus einem **glykogenreichen mehrschichtigen unverhornten Plattenepithel**, das einer bindegewebigen Tunica propria aufliegt. Das Vaginalepithel mit den Epithellagen *Stratum basale*, *Stratum parabasale*, *Stratum intermedium* und *Stratum superficiale* unterliegt *zyklischen Veränderungen*, die u. a. in unterschiedlichen Glykogeneinlagerungen der Epithelzellen zum Ausdruck kommen. Dies kann im Abstrichpräparat untersucht werden. Drüsen kommen in der Scheidenwand nicht vor. Das sog. **Scheidensekret** setzt sich aus dem *Transsudat der Venenplexus* in der Scheidenwand, aus *Zervikalsekret* und *abgestoßenen Epithelzellen* zusammen. Sein pH ist mit 4,0 – 4,5 sauer, was durch den Gehalt an *Milchsäure* bedingt ist. Die Milchsäure entsteht im Zuge der Zersetzung des Glykogens aus den abgeschilferten Epithelzellen durch Milchsäurebakterien, *Döderlein-Bakterien*.

Gefäße, Nerven und Lymphabfluss (D)

Arterien. Die Vagina wird über **Rr. vaginales** (**D13**) der *A. uterina* und über Äste aus der *A. vesicalis inferior* (**D14**) und der *A. pudenda interna* (**D15**) versorgt.

Venen. Der venöse Abfluss erfolgt über einen neben der Vagina gelegenen **Plexus venosus vaginalis**, der mit den Venenplexus der benachbarten Urogenitalorgane zusammenhängt und über die *Vv. iliacae internae* abfließt.

Nerven. Die autonome Innervation erfolgt wie beim Uterus über den **Plexus uterovaginalis**, die unteren Abschnitte der Vagina werden über den **N. pudendus** innerviert.

Lymphabfluss. Die Lymphe aus der Vagina fließt zu den **Lnn. iliaci externi et interni** sowie zu den **Lnn. inguinales superficiales**.

Funktion der Scheide. Die Vagina ist *Kopulationsorgan* und dient darüber hinaus der *Ableitung von Zervikalsekret* und *Menstruationsblut*. Bei der Geburt wird sie zum letzten, äußeren Abschnitt des *Geburtskanals*.

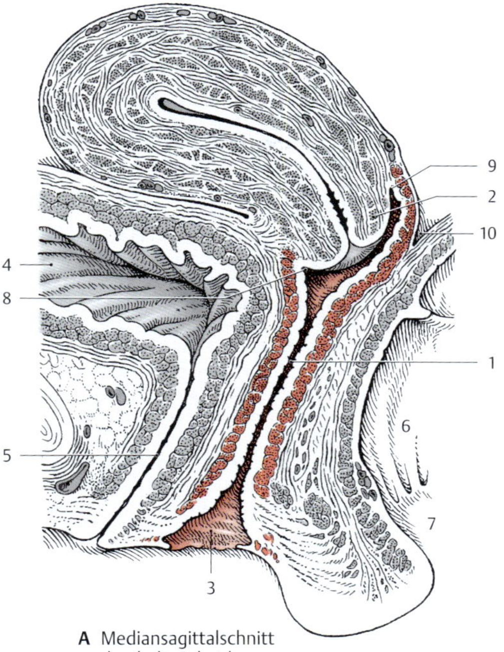

A Mediansagittalschnitt durch die Scheide

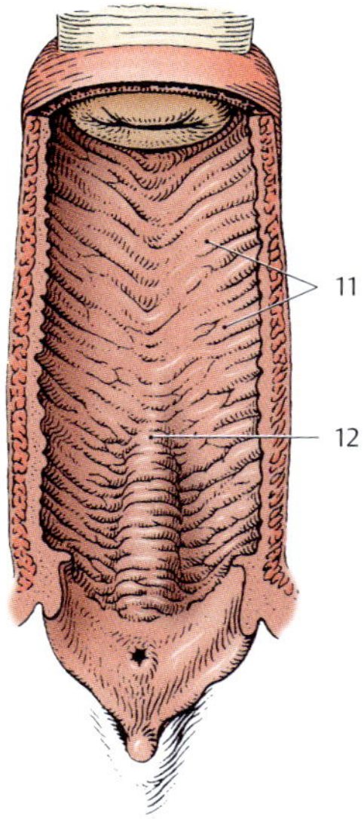

C Längsschnitt durch die Scheide mit Blick auf die vordere Wand

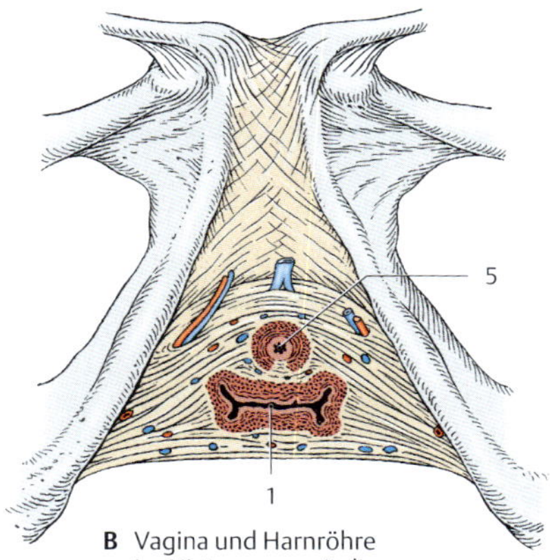

B Vagina und Harnröhre im Hiatus urogenitalis

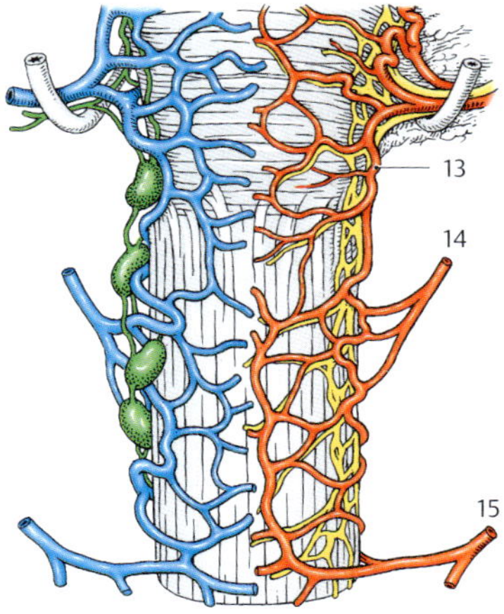

D Gefäße, Nerven und Lymphknoten der Scheide

Äußere Geschlechtsorgane

Schamberg und große Schamlippen. Die äußeren weiblichen Geschlechtsorgane liegen unter- bzw. außerhalb des Beckenbodens. Vorderer Anteil ist der Schamberg, **Mons pubis** (**A1**), ein *Haut-Fett-Polster*, das vor der Symphyse liegt und mit der Geschlechtsreife Terminalbehaarung trägt. Diese sog. Schambehaarung, **Pubes**, verläuft kranial geradlinig und setzt sich kaudal auf die großen Schamlippen, **Labia majora pudendi** (**A2**), fort. Letztere sind prominente längliche Hautfalten, die vom Mons pubis bis zum Damm, Perineum (**A3**), reichen und die Schamlippenspalte, **Rima pudendi,** umschließen. Sie entsprechen dem Skrotum des Mannes. Ventral laufen die Labia majora pudendi in der **Commissura labiorum anterior** (**A4**), dorsal in der **Commissura labiorum posterior** (**A5**) zusammen. An der Außenseite werden sie von pigmentierter Haut mit glatten Muskelzellen, Haaren, Talg- und Schweißdrüsen ausgekleidet. Auf der Innenseite ist das Epithel nur schwach verhornt und es kommen Talgdrüsen, aber keine Haare vor. Grundlage der Labia majora sind *Fettpolster* und *Venenplexus*. Ein großes zusammenhängendes Venengeflecht, das von einer Faszie umhüllt wird, bildet einen Schwellkörper, **Bulbus vestibuli** (**B6**). Er wird vom *M. bulbospongiosus* (**B7**) bedeckt und entspricht dem Harnröhrenschwellkörper beim Mann. Ventral hängen die Schwellkörper beider Seiten über die dünne *Pars intermedia bulborum* zusammen.

Kleine Schamlippen. Die **Labia minora pudendi** (**AB8**) sind fettfreie, dünne Hautfalten, die den Scheidenvorhof, *Vestibulum vaginae* (**AB9**), umrahmen. Sie sind hinten durch ein Hautbändchen, **Frenulum labiorum pudendi** (**A10**), verbunden, das mit der ersten vaginalen Geburt verschwindet. Vorne laufen die kleinen Schamlippen in je 2 Falten aus, von denen die beiden inneren ein Bändchen, **Frenulum clitoridis**, zur Clitoris (**A11**) bilden, während sich die beiden äußeren vor der Clitoris zum **Preputium clitoridis** (**A12**) vereinigen. Grundlagen der von dünner Epidermis ausgekleideten kleinen Schamlippen sind *Bindegewebe* und *Talgdrüsen*.

Scheidenvorhof. In das **Vestibulum vaginae** münden vorne die Urethra mit dem **Ostium urethrae externum** (**AB13**), hinten die Vagina mit dem **Ostium vaginae** (**AB14**), das durch die Scheidenklappe, **Hymen**, teilweise verschlossen sein kann. Die Ausbildung des Hymen ist sehr variabel, er reißt bei der ersten Kohabitation ein. Seine narbigen Reste werden nach einer vaginalen Geburt als **Carunculae hymenales** (**A15**) bezeichnet. Beiderseits der Scheidenmündung liegen am stumpfen Ende des Bulbus vestibuli die bohnengroßen Vorhofsdrüsen, **Glandulae vestibulares majores** (Bartholin-Drüsen), die mit einem 1,5 cm - 2 cm langen Ausführungsgang in den Scheidenvorhof münden. Daneben gibt es kleine Vorhofsdrüsen, **Glandulae vestibulares minores**, die ein schleimartiges Sekret absondern.

Clitoris. Sie ist ein erektiles, sensibles Organ (Nervenkörperchen, Tastkörperchen) und gliedert sich in die Abschnitte **Crus clitoridis** (**B16**), **Corpus clitoridis** (**B17**) und **Glans clitoridis** (**B18**). Grundlage der Clitoris ist Schwellkörpergewebe, *Corpus cavernosum clitoridis dextrum et sinistrum*, das mit je einem Schenkel von den unteren Schambeinästen entspringt, zum unpaaren Schaft, *Corpus clitoridis*, zusammenläuft und mit der *Glans clitoridis* endet. Im Schaft werden die Schwellkörper beider Seiten unvollständig durch ein *Septum corporum cavernosorum* getrennt. Wie der Penis ist die Clitoris über ein **Lig. suspensorium clitoridis** (Bd. 1 S. 92) (**B19**) am Symphysenunterrand befestigt. Die Schenkel der Schwellkörper werden vom *M. ischiocavernosus* (**B20**) bedeckt.

Gefäße, Nerven und Lymphabfluss

Arterien. Die Endäste der *A. pudenda interna* versorgen die äußeren weiblichen Geschlechtsorgane.

Venen. Das venöse Blut fließt über *V. pudenda interna*, *Vv. pudendae externae* und *V. dorsalis clitoridis profunda* in den Plexus venosus vesicalis ab.

Nerven. Die Innervation erfolgt über Äste des *N. pudendus*, des *N. ilioinguinalis* und des *N. genitofemoralis*.

Lymphabfluss. Die Lymphe aus dem äußeren Genitale fließt zu den *Lnn. inguinales*.

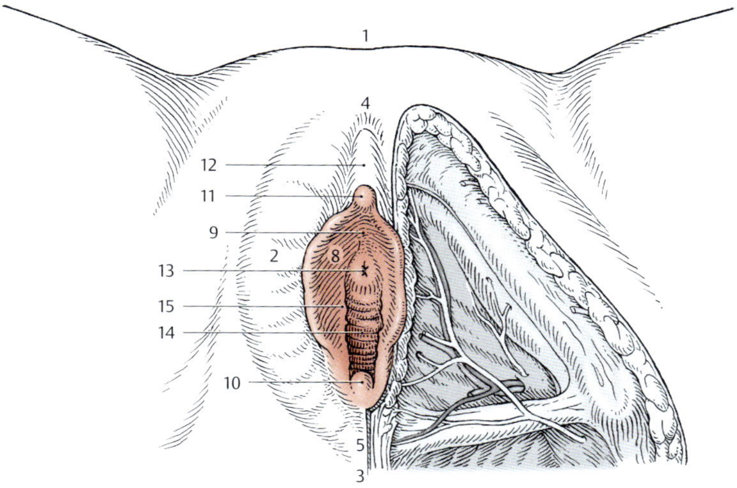

A Äußere weibliche Geschlechtsorgane und Spatium superficiale perinei

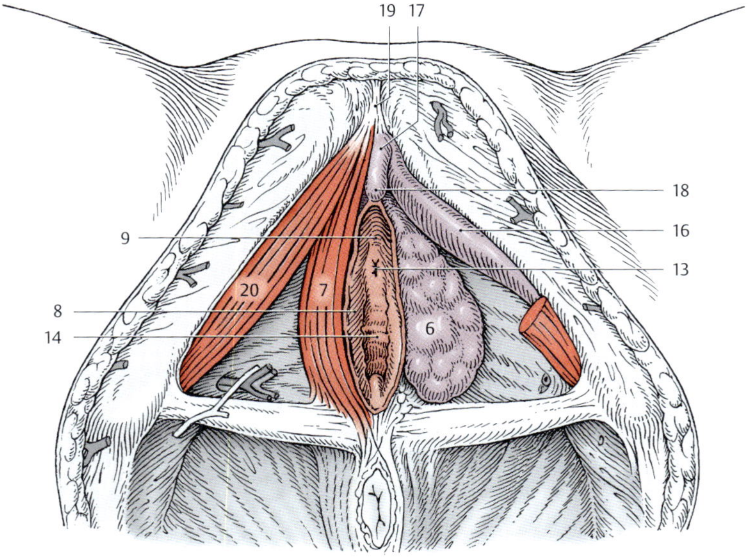

B Schwellkörper und Schwellkörpermuskeln bei der Frau

Topografische Anatomie

Schnittanatomie

Transversale Schnittebene auf Höhe der Hüftgelenke (A)

Die Schnittebene verläuft ventral durch die *oberen Schambeinäste* (**A1**), dorsal durch den *oberen Kokzygealwirbel* (**A2**). An der seitlichen Beckenwand ist der *M. obturator internus* (**A3**) angetroffen, der den Eingang zum *Canalis obturatorius* (**A4**) bedeckt. Lateral und dorsal überblickt man den Verlauf des *Lig. sacrospinale* (**A5**) bis zu seinem Ansatz an der *Spina ischiadica* (**A6**). Ventral vom Os coccygis liegt das *Rektum* (**A7**), das von einer eigenen adventitiellen Binde- und Fettgewebsschicht umgeben wird, in der zahlreiche Anschnitte der *Vasa rectalia superiora* (**A8**) zu erkennen sind. Ventral vom Rektum liegt die tiefste Einsenkung der weiblichen Peritonealhöhle, *Excavatio rectouterina* (**A9**) (Douglas-Raum). Ihre Bauchfellauskleidung überzieht die Rückseite der *Cervix uteri* (**A10**). Im Bindegewebe neben der Cervix uteri sind zahlreiche Anschnitte der *Vasa uterina* (**A11**) zu erkennen. Von der Cervix uteri verläuft dichtes Bindegewebe in Form des *Lig. rectouterinum* (**A12**) nach dorsolateral. Die ventral vom Uterus gelegene *Harnblase* (**A13**) ist kurz oberhalb der Einmündung der *Ureteren* (**A14**) getroffen. Die Harnblase wird ventral und lateral von reichlich Fettgewebe begleitet. Unabhängig von Struktur und Herkunft des Bindegewebes werden im klinischen Sprachgebrauch die Bindegewebsareale neben dem Rektum als *Paraproktium*, neben der Cervix uteri als *Paracervix* und neben der Harnblase als *Paracystium* bezeichnet.

A15 M. gluteus maximus, **A16** N. ischiadicus, **A17** Lig. capitis femoris, **A18** Caput femoris, **A19** Collum femoris, **A20** M. pectineus, **A21** M. iliopsoas, **A22** Vasa femoralia, **A23** N. femoralis.

Transversale Schnittebene auf Höhe der Sitzbeinhöcker (B)

Die Schnittebene verläuft ventral durch die *Symphysis pubica* (**B24**), dorsal durch die *Steißbeinspitze*. Den Beckenorganen liegen seitlich die Anteile des *M. levator ani* (**B25**) an (*M. pubococcygeus* **B25 a**, *M. iliococcygeus* **B25 b**). Das *Rektum* (**B7**) ist oberhalb der *Flexura anorectalis* angeschnitten, seine dorsale Wand ist daher schräg getroffen. Ventral vom Rektum liegt die *Vagina* (**B26**), die lateral von zahlreichen Gefäßanschnitten des *Plexus venosus vaginalis* (**B27**) begleitet wird. Die Harnwege sind auf Höhe der *Urethra* (**B28**) getroffen, die vom quergestreiften *M. sphincter urethrae* (**B29**) umfasst wird. Im *Spatium retropubicum* (**B30**) liegt Fettgewebe, das zahlreiche Gefäßanschnitte aufweist. Außerhalb der Beckenhöhle ist die *Fossa ischioanalis* (**B31**) zu überblicken, in deren lateraler Wand der *Canalis pudendalis* (**B32**) mit den *Vasa pudenda* und dem *N. pudendus* liegt.

B33 M. obturator externus.

Klinischer Hinweis. Schichtbilder der modernen bildgebenden Verfahren werden u.a. zur Beurteilung der **Größe und Ausbreitung von Tumoren** gemacht. Im weiblichen Becken müssen neben *Rektum- und Blasentumoren* solche von *Corpus und Cervix uteri* und vom *Ovar* beurteilt werden. Zur Vorbereitung auf einen operativen Eingriff bei größeren organüberschreitenden Tumoren muss insbesondere deren Ausbreitung in das subperitoneale Bindegewebe sowie in benachbarte Organsysteme bekannt sein.

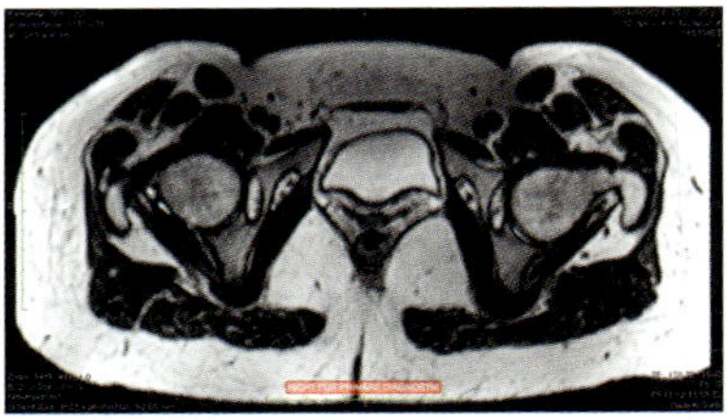

Ad A Korrespondierende Ebene im MRT

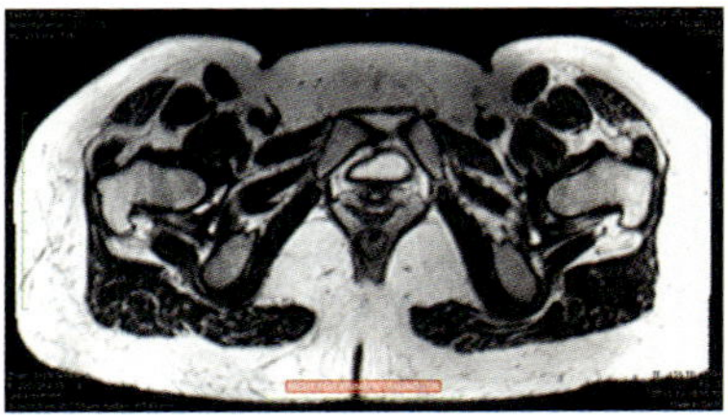

Ad B Korrespondierende Ebene im MRT

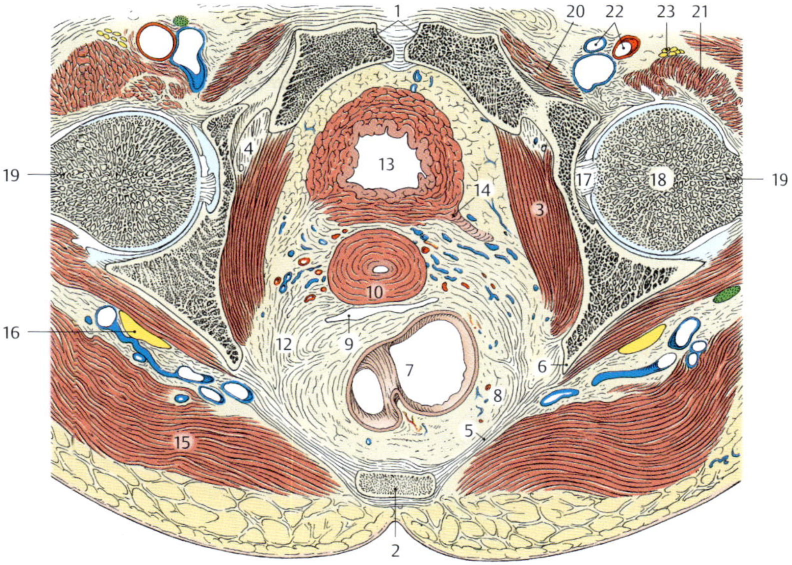

A Transversale Schnittebene durch das weibliche Becken auf der Höhe der Hüftgelenke

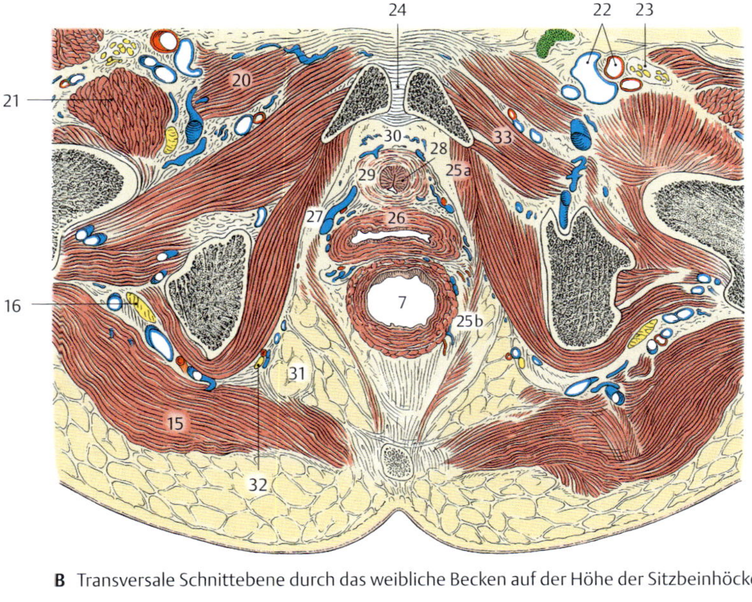

B Transversale Schnittebene durch das weibliche Becken auf der Höhe der Sitzbeinhöcker

Vergleichende Anatomie weibliches und männliches Becken

Weichteilverschluss

Der Ausgang der Beckenhöhle wird durch den Beckenboden, **Diaphragma pelvis**, so weit verschlossen, dass Enddarm und Urogenitalorgane gleichzeitig funktionsgerechte Öffnungen finden.
Das Diaphragma pelvis setzt sich aus dem **M. levator ani** (**AB1**) und dem **M. ischiococcygeus** (**AB2**) zusammen. Der M. levator ani wiederum setzt sich aus 3 gestaffelt angeordneten Muskelgruppen zusammen: *M. pubococcygeus* (**C1 a**) und *M. iliococcygeus* (**C1 b**) bilden die muskuläre Abschlussplatte des Beckens und gewährleisten damit den Lageerhalt der Becken- und Bauchorgane. Der dritte Levatorteil, *M. puborectalis* (**A-C1 c**), entspringt vom Os pubis und bildet in Höhe der Flexura anorectalis eine Schlinge um das Rektum. Er unterstützt die rektale Kontinenz und komprimiert zusammen mit den medialen Fasern der übrigen Levatorteile die im *Levatortor* (**C3**) gelegenen Urogenitalorgane. Die Muskelfaszie, die den M. levator ani auf der dem Becken zugewandten Seite überzieht, wird als **Fascia superior diaphragmatis pelvis** bezeichnet, diejenige, die den Muskel auf der Außenseite bedeckt, als **Fascia inferior diaphragmatis pelvis**.

Entsprechend der geschlechtsspezifischen Unterschiede des knöchernen Beckens weist auch der M. levator ani **geschlechtsspezifische Unterschiede** auf. Bei der Frau (**A**) ist der Muskel stärker von Bindegewebe durchsetzt als beim Mann (**B**), bei dem die Beckenbodenmuskulatur insgesamt kräftiger ausgebildet ist, vor allem zugunsten eines höheren M. puborectalis.

AB4 Os coxae, **AB5** Femur, **AB6** Kreuzbein mit Steißbein, **AB7** M. piriformis, **AB8** M. obturator internus mit Mm. gemellus superior und inferior, **AB9** M. quadratus femoris, **AB10** Tuber ischiadicum, **AB11** Spina ischiadica, **A12** Corpus anococcygeus, **AB13** Anus, **A14** Canalis pudendalis, **A15** N. ischiadicus, **A16** ischiokrurale Muskeln.

Klinischer Hinweis. Die Beckenbodenmuskulatur unterliegt vor allem bei Frauen, die mehrfach vaginal geboren haben, im Alter der Tendenz, dem Druck der Eingeweide nachzugeben. Es kommt zur Beckenbodendysfunktion oder -insuffizienz, was zum Organvorfall, **Prolaps**, oder zur Verschlussunfähigkeit der Organausgänge, **Inkontinenz**, führen kann.

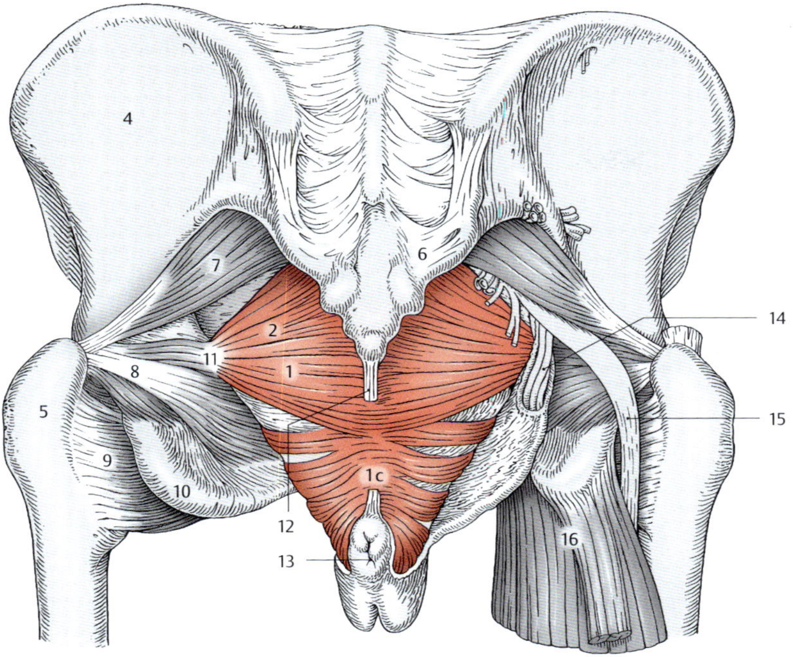

A Beckenbodenmuskulatur der Frau von hinten

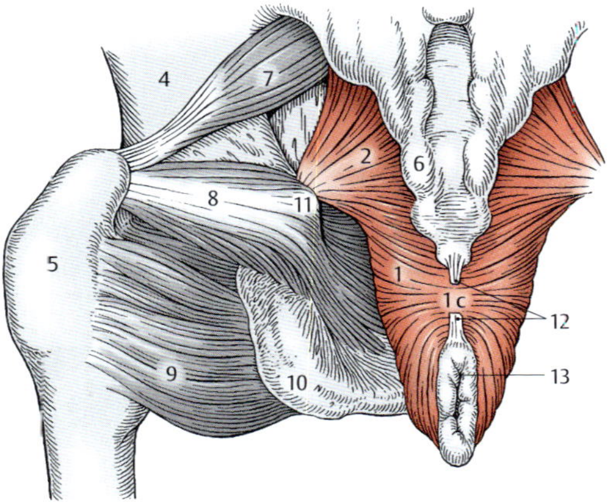

B Beckenbodenmuskulatur beim Mann von hinten

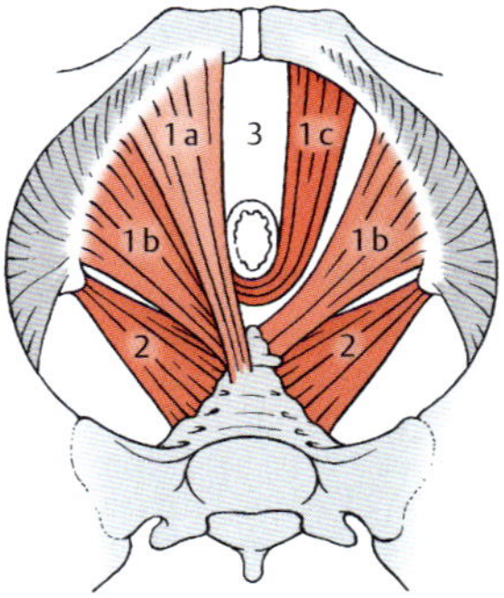

C Beckenbodenmuskulatur von oben

Weichteilverschluss, Fortsetzung

Transversale Schnittebene auf Höhe der Regio perinealis beim Mann (A)

Dorsal verläuft die Schnittebene durch die *Analöffnung* (**A1**), die vom *M. sphincter ani externus* (**AB2**) umgeben wird. Lateral und ventral hiervon liegt das Fettgewebe der *Fossa ischioanalis* (**AB3**). Ventral vom Analkanal sind die transversal verlaufenden quergestreiften Muskelfasern und Bindegewebszüge des *M. transversus perinei superficialis* (**A4**) angeschnitten. Vom *Ramus inferior ossis pubis* (**AB5**) entspringt beiderseits der *M. ischiocavernosus* (**AB6**), der das *Crus penis* (**A7**) umhüllt. Zwischen den Crura penis liegt der *Bulbus penis* (**A8**), in dem ventral der Anschnitt der *Urethra masculina* (**A9**) zu erkennen ist. Sie wird noch vom quergestreiften *M. sphincter urethrae externus* umfasst. Neben dem tangential getroffenen *Penisabschnitt* ist beiderseits ein Anschnitt durch den *Funiculus spermaticus* (**A10**) zu erkennen.

AB11 Mm. adductores.

Transversale Schnittebene auf Höhe der Regio perinealis bei der Frau (B)

Die Schnittebene liegt oberhalb der Analöffnung und trifft somit den *Analkanal* (**B12**), der vom Sphinkterkomplex aus *M. sphincter ani internus* (**B13**), *Längsmuskulatur* und *M. sphincter ani externus* (**B2**) umgeben wird. Ventral vom Analkanal ist die *Vagina* (**B14**) angeschnitten, deren ventrale Wand fest mit der *Urethra* (**B15**) verwachsen ist. Wie im Schnittpräparat des männlichen Beckens erkennt man beiderseits den Ursprung des *M. ischiocavernosus* (**B6**), der die *Crura clitoridis* (**B16**) umhüllt. Der *Bulbus vestibuli* (**B17**) umgibt *Vaginal- und Urethralöffnung*.

Fossa ischioanalis

Außerhalb vom Beckenboden befindet sich beiderseits ein pyramidenförmiger Raum, *Fossa ischioanalis* (grün im Textbild, **AB3**), der von einem Fettkörper ausgefüllt wird, *Corpus adiposum fossae ischioanalis*. Die **Basis** dieses Raums wird von *perinealer Haut* (**18**) bedeckt, die **Spitze** reicht etwa bis zur Vereinigung von *M. levator ani* und *M. obturatorius internus*. **Medial** begrenzen *M. sphincter ani externus* (**2**) und *M. levator ani* (**19**) bzw. dessen Faszie, *Fascia diaphragmatica pelvis inferior*, diesen Raum, **lateral** das *Tuber ischiadicum* (**20**) und die *Fascia obturatoria*. **Hinten** wird der Raum vom *M. gluteus maximus* (**21**) und dem *Lig. sacrotuberale* bedeckt, **vorne** reicht er bis an den Hinterrand des *Diaphragma urogenitale*.
In der lateralen Wand der Fossa ischioanalis verlaufen die *Vasa pudenda interna* und der *N. pudendus*. Sie liegen geschützt in einer Faszienduplikatur des M. obturatorius internus, *Canalis pudendalis (Alcock-Kanal)*.

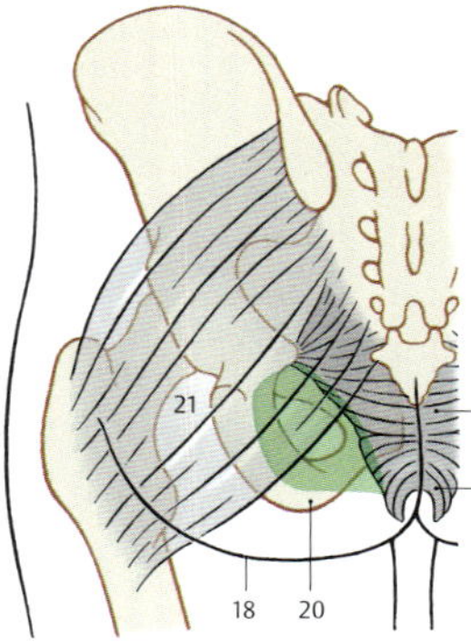

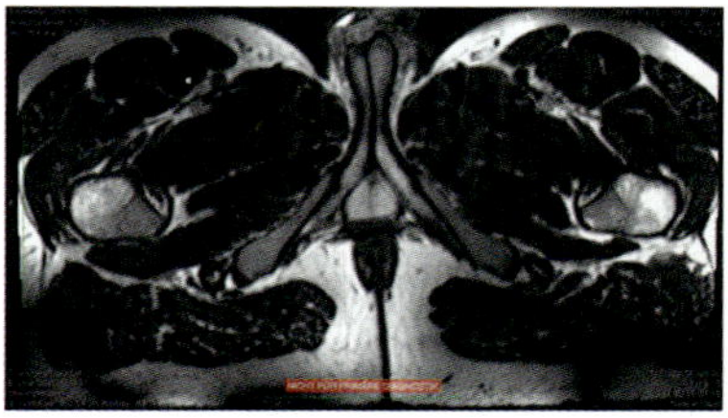

Ad A Korrespondierende Ebene im MRT

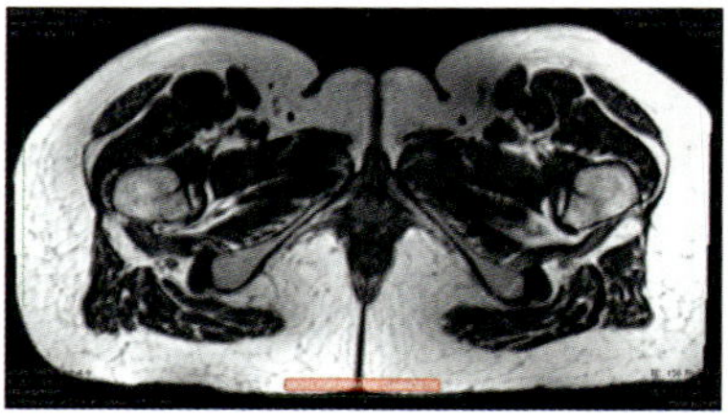

Ad B Korrespondierende Ebene im MRT

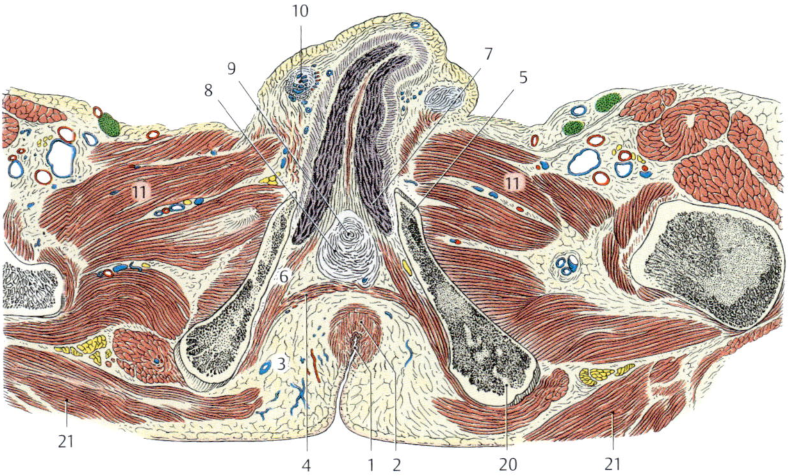

A Transversale Schnittebene auf der Höhe der Regio perinealis beim Mann

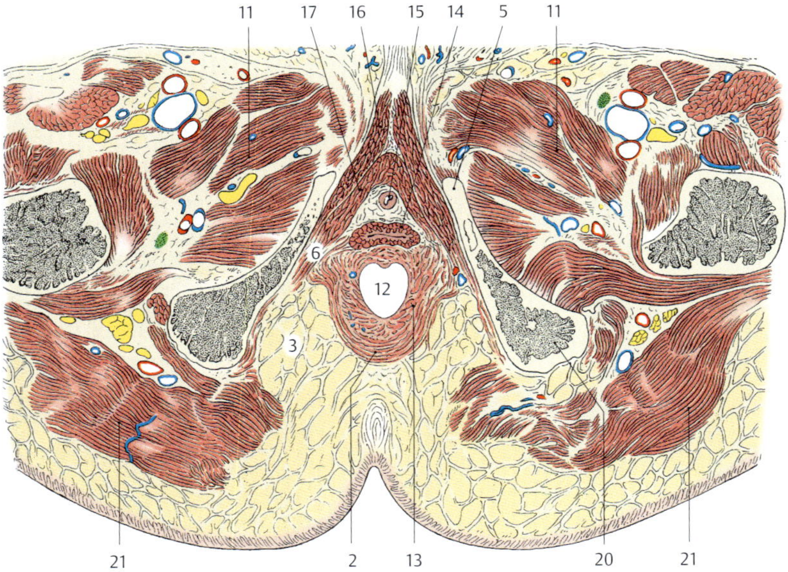

B Transversale Schnittebene auf der Höhe der Regio perinealis bei der Frau

Schwangerschaft und menschliche Entwicklung

Gameten

Alle Zellen enthalten die genetische Information in Form von fadenförmigen Desoxyribonukleinsäure(DNS)-Molekülen, die aus einem gewundenen Doppelstrang bestehen. Körperzellen enthalten diese Information doppelt in einem diploiden Chromosomensatz mit 46 Chromosomen, 44 Autosomen und 2 Gonosomen (Heterosomen). Vor der Teilung dieser Zellen (**Mitose**) wird die DNS verdoppelt und es entstehen aus einer Zelle 2 identische Tochterzellen, die wiederum einen diploiden Chromosomensatz enthalten.

Bei der Befruchtung (**Fertilisation, Konzeption**) *verschmelzen* Eizelle und Samenzelle. Dabei kommt es auf die Verschmelzung der beiden Zellkerne als Träger väterlichen und mütterlichen Erbmaterials an. Da bei den einzelnen Spezies die Chromosomenzahl konstant ist, muss vor der Befruchtung die Chromosomenzahl der verschmelzenden Gameten auf die Hälfte (haploider Chromosomensatz) reduziert werden. Diese Reduktionsvorgänge werden unter dem Begriff der **Meiose** oder **Reifeteilungen** zusammengefasst. Das Ziel der Meiose ist also die Produktion von **Gameten**, d. h. **Oozyten** und **Spermatozoen** zur geschlechtlichen Fortpflanzung. Gameten besitzen einen haploiden Chromosomensatz (23, X oder 23, Y). Durch Verschmelzung der haploiden weiblichen und männlichen Gamete entsteht die diploide, mitotisch teilungsfähige **Zygote**, deren Zellkern gleichermaßen aus mütterlichen und väterlichen Chromosomen zusammengesetzt ist (46, XX oder 46, XY).

In der *1. Reifeteilung* der Meiose werden die homologen Chromosomen, in der *2. Reifeteilung* die Chromatiden getrennt.

Bei der Meiose der **Spermatozyten**, die in den Tubuli seminiferi contorti der Hoden stattfindet, entstehen dabei 4 gleich große Gameten (*Spermatiden*).

Bei der **Eizelle** verläuft die 1. Reifeteilung noch vor der Ovulation *inäqual* mit Bildung einer kleinen Tochterzelle, **Polkörper** (**A1**). Zum Zeitpunkt der *Imprägnation* (Eindringen des **Spermatozoon** (**AB2**) in die Eizelle) befindet sich die Eizelle noch in der 2. Reifeteilung, bei der eine weitere rudimentäre Zelle, das **2. Polkörperchen** (**BCD3**), und die große haploide **Oozyte** entsteht, die den sog. weiblichen **Vorkern** (**BC4**) enthält. (Gelegentlich kommt ein 3. Polkörperchen vor, das infolge einer 2. meiotischen Teilung des 1. Polkörpers entstehen soll).

Die befruchtungsfähige Eizelle (**A5**) ist von einer dicken, azellulären Glykoproteinschicht, **Zona pellucida** (Glashaut), (**A-E6**), im Wesentlichen ein Produkt der **Follikelepithelzellen** (**AE7**), umgeben. Dadurch sind die Follikelepithelzellen (Granulosazellen), jetzt auch **Corona-radiata-Zellen** (**AE7**) genannt, von der Eizelloberfläche abgedrängt worden, sie bleiben aber durch lange, dünne Fortsätze (**E8**), die die Zona pellucida durchziehen, mit der Zellmembran (**E9**) der Eizelle unter Bildung von Nexus (Connexin 37) in Kontakt. Stellenweise senken sich diese Fortsätze mit knopfförmigen Auftreibungen (**E10**) in die Eizelloberfläche ein.

Das **genetische Geschlecht** wird mit der Fertilisation durch die Chromosomenkombination festgelegt, die Heterosomen XX kennzeichnen einen weiblichen, die Heterosomen XY einen männlichen Zellkern. Nach der Halbierung des Chromosomensatzes in der Meiose muss die „reife" (haploide) Eizelle demnach immer ein X-Chromosom, das „reife" Spermatozoon entweder ein X- oder ein Y-Chromosom besitzen. Bei der Fertilisation bestimmt mithin die Samenzelle das genetische Geschlecht des Keimes.

C13 männlicher Vorkern, **E11** Zytoplasma der Eizelle, **E12** Kern der Eizelle.

Das **Ejakulat** („Sperma" oder „Samen") besteht aus einem korpuskulären und einem flüssigen Anteil. Der *korpuskuläre Anteil* enthält neben abgeschilferten Epithelzellen des Genitaltraktes überwiegend **Spermatozoen**. Der *flüssige Anteil*, das sog. **Seminalplasma**, setzt sich aus den im Nebenhoden und den akzessorischen Geschlechtsdrüsen (Prostata, Samenblase) sezernierten Flüssigkeit zusammen. *Ejakulatmenge:* 2,0 ml oder mehr. *Gesamt-Spermatozoen-Zahl:* 40×10^6 pro Ejakulat oder mehr. Bei einem Gehalt von weniger als 20×10^6 Spermatozoen pro ml nimmt die Wahrscheinlichkeit der Befruchtung stark ab.

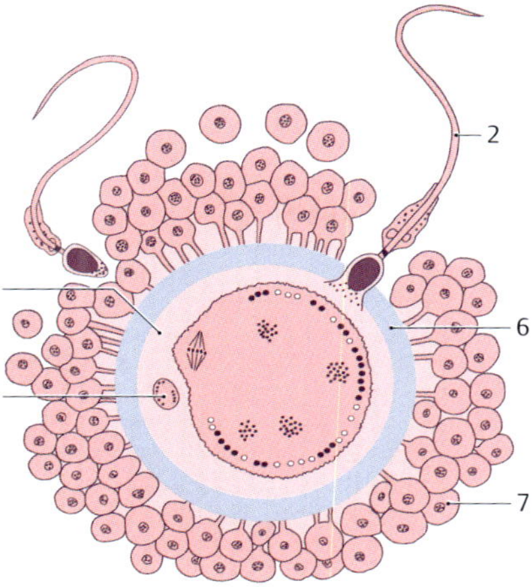

A Eindringen des Spermatozoons in die Corona radiata und Bindung an die Zona pellicula

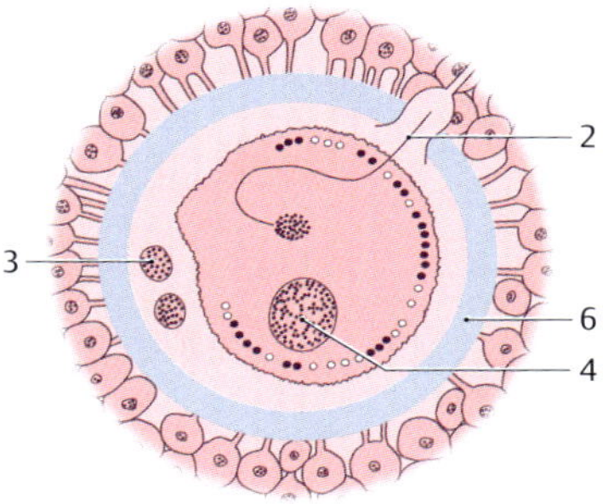

B 2. Reifeteilung mit Abschnürung des 2. Polkörperchens

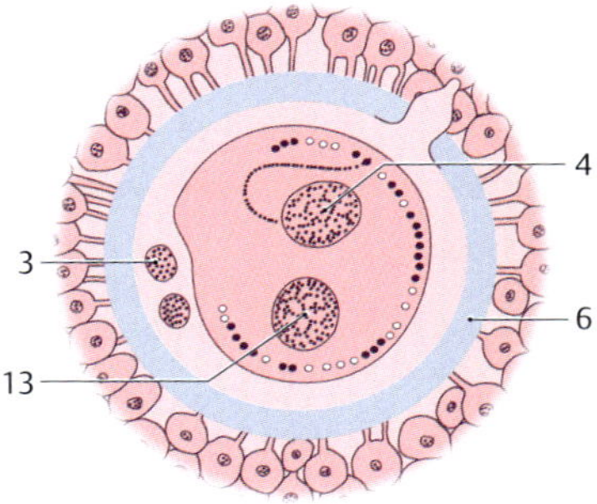

C Stadium mit männlichem und weiblichem Vorkern

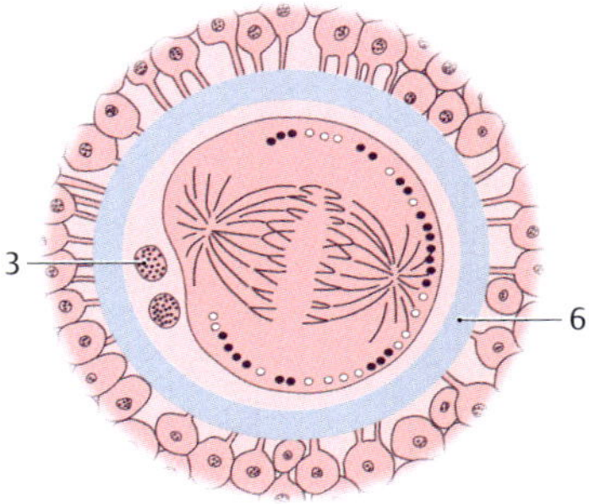

D Mitose der Zygote

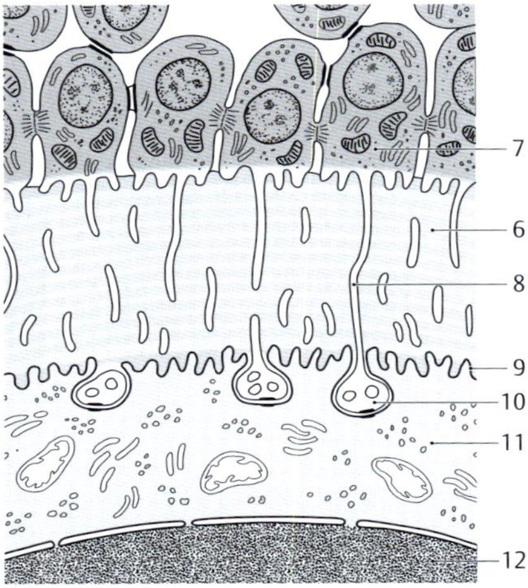

E Follikelepithel mit dem Randbereich einer Eizelle. Elektronenmikroskopische Dimension

Befruchtung

Vor der **Fertilisation** (Befruchtung, Konzeption) liegt die *Wanderung der Spermatozoen*, die wesentlich bestimmt wird durch das hormonell gesteuerte Milieu im weiblichen Genitaltrakt. Die Fertilität einer Frau hängt entscheidend davon ab, ob die Spermatozoen erfolgreich den Zervikalkanal passieren und bis zur *Ampulla tubae* vordringen können, wo unter physiologischen Bedingungen die Fertilisation stattfindet.

Während des menstruellen Zyklus ist der Zervikalkanal die meiste Zeit durch den zähen *Zervikalschleim* verschlossen und macht eine Ascension der Spermatozoen unmöglich. Erst unter dem zunehmenden Östrogeneinfluss entwickelt sich der für die Wanderung der Spermatozoen günstige Zervikalschleim: wässrig, spinnbar und alkalisch. Vor allem wird der sog. Schleimpfropf im äußeren Muttermund durchgängig.

Reaktionen der Spermatozoen

Die Samenzellen machen am Ende ihres Weges einen gleichfalls durch Östrogene geförderten Prozess, **Kapazitation**, durch. Dabei handelt es sich um einen biochemischen und physiologischen „Reifungsprozess", den eine Samenzelle durchlaufen muss, um in die Eizelle eindringen zu können. Diese Veränderungen an der Plasmamembran des Spermatozoon sind Voraussetzung für die nachfolgende **Akrosomreaktion**. Durch Perforation und vesikuläre Auflösung der Plasmamembran und der äußeren Akrosomenmembran der Samenzelle werden *lysosomale Enzyme*, u.a. die Protease Acrosin freigesetzt, die es dem Spermatozoon erlauben, die *Corona radiata* und die *Zona pellucida* zu durchdringen: Zunächst binden die Spermatozoen (**B1**) an **Rezeptoren** (**B2**) der Zona pellucida (**B3**). Nach Penetration der Zona pellucida gelangen die Spermatozoen in den engen **perivitellinen Spalt** (**C4**) zwischen Zona pellucida und Eizelloberfläche. Als Akrosomreaktion bezeichnet man demnach die Fusion der inneren Akrosomenmembran mit der Plasmamembran der Eizelle. Die eindringende Samenzelle liegt nun ohne Zellmembran im Zytoplasma der Eizelle. Das Akrosom entspricht also einem großen Lysosom, das sich über die Spitze des Zellkerns stülpt.

Bildung der Zygote

Nach Eindringen des Spermatozoon in die Eizelle wird das 2. Polkörperchen als Zeichen der Vollendung der 2. Reifeteilung ausgestoßen. Die Eizelle selbst reagiert auf den Kontakt mit der Samenzelle und auf ihr Eindringen mehrfach. Über Membranrezeptoren wird eine kortikale Reaktion ausgelöst: **Kortikale Vesikel** (**B5**) der Eizelle schütten ihren Inhalt (kortikale Granula, Enzyme) in den perivitellinen Spaltraum (**CD4**). Diese wird dadurch zu einer Änderung ihrer Struktur veranlasst, so dass weitere Samenzellen nicht mehr eindringen können (**D1**).

BCD3 Zona pellucida, **BCD4** perivitelliner Spalt, **BCD6** Plasmamembran der Eizelle, **D7** entleerte kortikale Vesikel.

Gleichzeitig kommt es zu einer *Dekondensation des paternalen Chromatins*. Morphologisch wird dies durch die Anschwellung des Spermatozoenkopfes sichtbar. Unter dem Einfluss von *Wachstumsfaktoren* bildet sich nun der väterliche Vorkern aus, der weibliche haploide Kern schwillt zum weiblichen Vorkern an. Durch die Vereinigung der beiden Vorkerne entsteht die Zygote mit diploidem Chromosomensatz (s. S. 295).

Der Kontakt zwischen Samen- und Eizelle führt nicht nur zur sofortigen *Depolarisation* der Eizellmembran, sondern auch zur *Aktivierung des Stoffwechsels*. Die *Translation* präformierter RNS setzt ein, neue RNS wird gebildet, die *Proteinsynthese* gesteigert. Mitosen werden in Gang gesetzt, das genetische Geschlecht ist festgelegt. Mit der Befruchtung wird die genetisch programmierte Entwicklung ausgelöst.

In der Abb. **A** sind wichtige Reaktionen vor und während des Befruchtungsvorganges schematisch zusammengefasst.

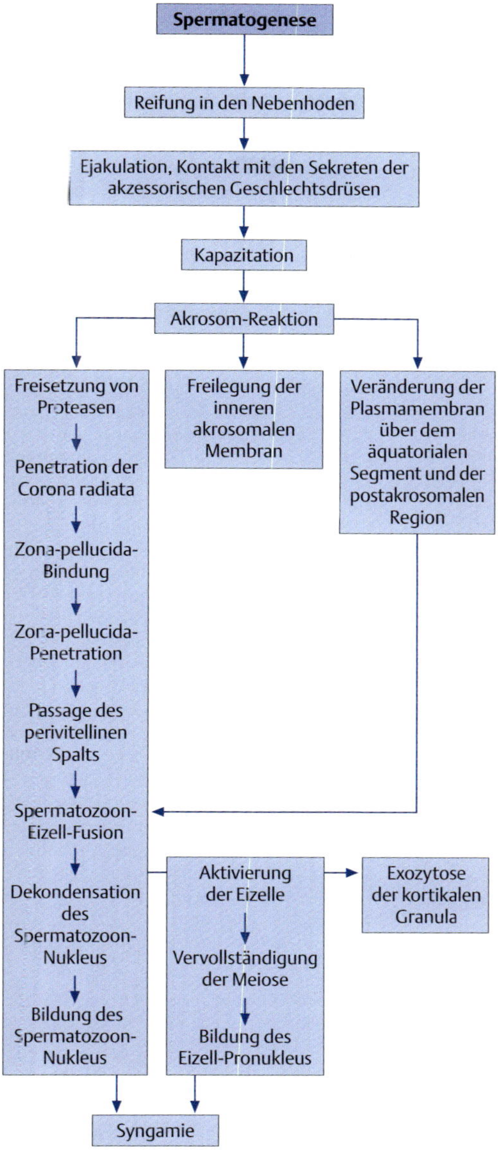

A Schematische Darstellung wichtiger Reaktionen vor und während des Befruchtungsvorganges

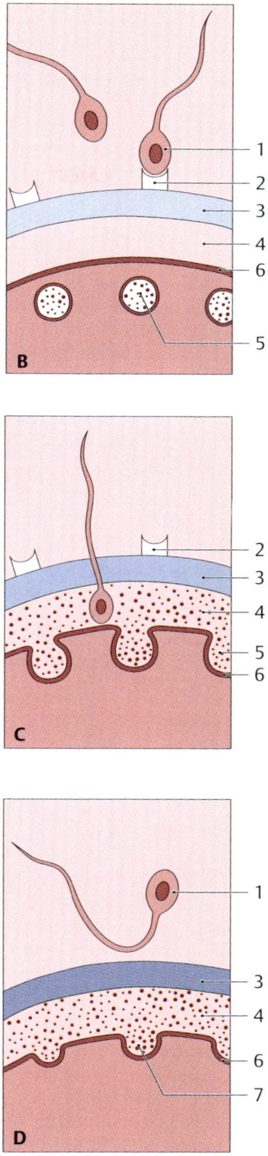

BCD Ablauf der kortikalen Reaktion

Frühe Entwicklung

Die bei der Ovulation freigesetzte Eizelle, von der **Zona pellucida** und der **Corona radiata** (= Follikelepithel- bzw. Granulosazellen) umhüllt, wird vom **Infundibulum tubae uterinae** über das **Ostium abdominale** aufgenommen; sie muss innerhalb von 6–12 Stunden befruchtet werden, danach wird sie befruchtungsunfähig. Die Fertilisation findet meist in der **Ampulla tubae uterinae** statt. Danach wandert die Zygote in 4 – 5 Tagen in den Uterus. Dabei wird sie durch den Zilienschlag der Tubenepithelzellen, die Sekretbildung bzw. den Sekretstrom im Eileiter und Kontraktionen der Tubenmuskulatur „transportiert". Diese Vorgänge werden hormonell gesteuert.

Die Entwicklung der Zygote wird ebenfalls hormonell gesteuert. Ihre Ernährung geschieht durch Stoffe des Tubensekrets wie Pyruvat, Laktat und Aminosäuren.

Furchung. Während ihrer Wanderung durch die Tube macht die Zygote eine Reihe von Mitosen durch, sog. **Furchungsteilungen**. Dabei werden die Teilungszellen, die **Blastomeren,** mit jeder Furchungsteilung kleiner, da sie nach wie vor von der nicht dehnungsfähigen Zona pellucida (**ABC1**) umgeben sind (vgl. S. 312).

Morula. Etwa am 3. Tag pc (= post conceptionem) erreicht die Zygote das 16-Zellen-Stadium und gleicht einer Maulbeere, **Morula** (**A**). Sie gliedert sich schließlich in einen zentralen inneren Zellhaufen, den **Embryoblasten** (**BC4**) (Anlage des Embryos) und in eine umhüllende Zellschicht, den **Trophoblasten** (**BC2**), aus dem später der fetale Plazentaanteil entsteht. Im Blastomerenstadium gleichen die Zellen einander; sie sind zytologisch *totipotent* bzw. *omnipotent* und noch nicht determiniert. Bis zum 8-Zellen-Stadium ist daher durch komplette Trennung eine Mehrlingsbildung möglich.

Blastozyste. In den folgenden Entwicklungsstadien entsteht durch Konfluieren erweiterter Interzellularräume und durch Flüssigkeitabsonderungen der Blastomeren ein flüssigkeitsgefüllter Hohlraum. Die Zygote heißt nun **Blastozyste** (**B**), der Hohlraum **Blastozystenhöhle** (**BC3**). Die Zellen der inneren Zellmasse (Embryoblast) liegen nun auf einer Seite, die Zellen der äußeren Schicht (Trophoblast) flachen sich ab und bilden die epitheliale Wand der Blastozyste (**BC2**). Parallel zu diesen Vorgängen wird die **Uterusschleimhaut** (**C78**) durch den Progesteroneinfluss aus dem **Corpus luteum** des Ovars auf die Implantation der Blastozyste vorbereitet. Die Uterusschleimhaut ist hoch aufgebaut, gefäßreich und aufgelockert, so dass der Keim in sie eindringen und Nahrung finden kann. Die Implantation (**C**) (Nidation) der Blastozyste in das Endometrium geschieht an einer für sie günstigen Stelle, von der sie nicht weiter bewegt werden kann, meist in der Hinter- (**D9**) oder Vorderwand (**D10**) der Uterushöhle.

C7 Stratum functionale endometrii, **C8** Uterusepithel, **D15** Rektum.

Implantation. Bei der Implantation (Einnistung, Tag 6–7 pc) unterscheidet man mehrere Phasen. Der erste Schritt ist die **Apposition,** d.h. die Blastozyste nimmt mit ihrem **Embryonalpol** (**BC4**) (Implantationspol) Kontakt zum Epithel des *Endometriums* auf. Es folgt die **Adhäsion**. Für diesen Vorgang werden *Adhäsionsmoleküle* benötigt, die nur etwa 24 Stunden zur Verfügung stehen (*Implantationsfenster*). Erst dann kommt es zur **Invasion**, bei der der Trophoblast des Embryonalpols unter Zottenbildung proliferiert, das Uterusepithel verdrängt und in das Endometrium eindringt (**C6**). Trophoblastzellen, die mit Zellen des Endometriums in Kontakt kommen, bilden den vielkernigen **Synzytiotrophoblasten**, an dem Zellgrenzen nicht mehr nachweisbar sind. Nicht fusionierte Trophoblastzellen werden als **Zytotrophoblast** bezeichnet; dieser bildet die innere Lage der Trophoblastzotten und besteht aus einem einschichtigen, isoprismatischen Epithel. Der ehemals einschichtige Trophoblast ist damit zweischichtig geworden (s. S. 312).

Klinischer Hinweis: Implantationen außerhalb der Uterushöhle, sog. Extrauteringraviditäten (ektope Graviditäten) im Bauchraum (**D11**) oder im Ovar (**D12**) zeigen, dass die Spermatozoen bis in die Bauchhöhle wandern und hier eine Eizelle befruchten können (Bauchhöhlenschwangerschaft). Unter den ektopen Graviditäten stehen die tubaren Graviditäten (**D13**) zahlenmäßig an erster Stelle (**Eileiterschwangerschaft**). Die fehlimplantierte Blastozyste kann mütterliche Gefäße arrodieren und zu bedrohlicher Blutung führen. Eine Implantation im Isthmus (**D14**) der Cervix uteri führt zur **Placenta praevia** (Plazenta vor dem Geburtsweg).

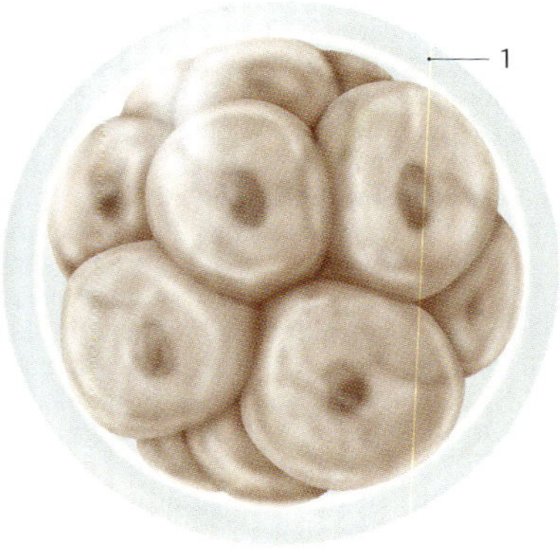

A Morula

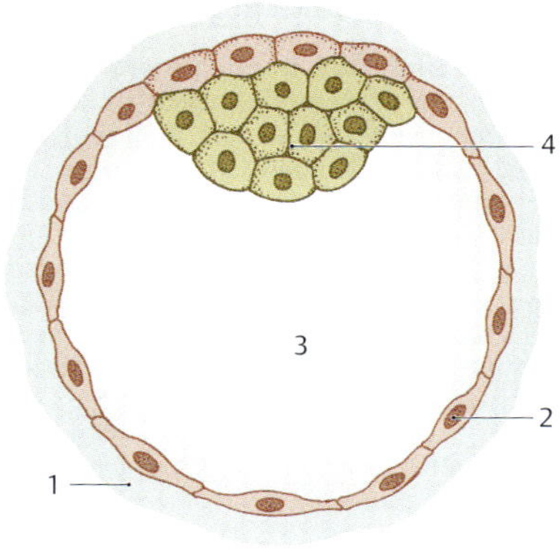

B Blastozyste

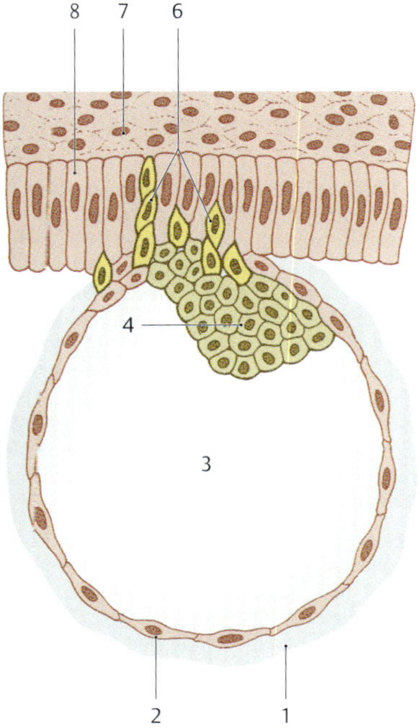

C Implantation

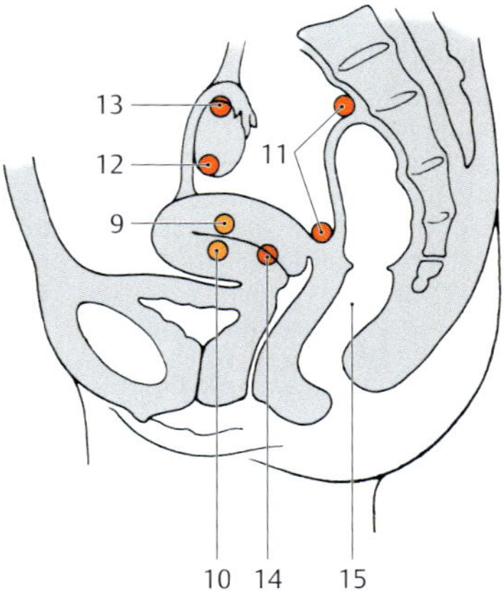

D Implantationsorte bei Extrauteringravidität und Placenta praevia

Frühe Entwicklung (Forts.)

Implantation und Dezidualisierung. Der den Embryo ernährende **Trophoblast** (später „Chorion") (**AB1**) bildet nach Auflösung der Zona pellucida Trophoblastzellen aus, die an der Kontaktzone mit Hilfe von Enzymen in das **Endometrium** (**AB2**), einsprossen (Implantation; s. auch Abb. **C**, S. 299). Sie bilden den kindlichen Anteil der **Plazenta** (**C3**). Gleichzeitig wandelt sich unter dem Progesteroneinfluss des *Corpus luteum* das Endometrium in ödematös aufgequollene, Glykogen und Lipide speichernde Zellen um: **Dezidualisierung**. Dieser Prozess beginnt in den Stromazellen um die implantierte Blastozyste, breitet sich dann aber aus und erfasst schließlich das ganze Endometrium. Aus dem Endometrium unter der Implantationsstelle wird die zwischen Keim und Myometrium gelegene **Decidua basalis**, der mütterliche Plazentaanteil (**C4**). Die dünne Endometriumschicht über der implantierten Blastozyste wird zur **Decidua capsularis**, die endometriale Auskleidung der restlichen Uterushöhle außerhalb des Implantationsortes bildet die **Decidua parietalis**. Mit zunehmender Schwangerschaftsdauer verschwindet die Decidua capsularis vollständig.

Amnionhöhle. Im Embryoblasten entsteht unter und über dem Keim je eine Höhle, Dottersack und Amnionhöhle. Während der **Dottersack** (**C5**) zu einem Bläschen rückgebildet wird, wächst die **Amnionhöhle** (**BC6**) mit dem **Embryo** (**ABC7**), der ab dem 3. Monat *Fetus* genannt wird. Die Amnionhöhle enthält die *Amnionflüssigkeit* (Fruchtwasser), am Ende der Gravidität etwa 1 Liter. In ihm schwimmt der Fetus am Zügel der Nabelschnur. Die Amnionflüssigkeit verhindert Verwachsungen des Embryos mit dem Amnion, fängt mechanische Einwirkungen auf und ermöglicht dem Fetus, sich zu bewegen.

ABC8 Uterushöhle, **ABC9** Myometrium.

Klinischer Hinweis. Ab der 14. Schwangerschaftswoche kann Amnionflüssigkeit durch die **Amniozentese** gewonnen und untersucht werden. Unter Ultraschallkontrolle wird die Amnionhöhle mit einer Kanüle durch die Bauchwand der Mutter und durch die Uteruswand hindurch punktiert.

Schwangerschaft

Hormone. Postovulatorisch nimmt die hypophysäre Gonadotropinsekretion ab. Jetzt übernehmen die Trophoblastzellen diese Aufgabe und synthetisieren das **human chorionic gonadotropin** (**hCG**), das u. a. den Fortbestand des Corpus luteum und die sekretorisch umgewandelte Uterusschleimhaut sichert; die Menstruation unterbleibt. Das *Corpus luteum graviditatis* stellt den Uterus bis zum 5. Monat ruhig, danach übernehmen die Hormone der Plazenta diese Aufgabe, das Corpus luteum wird rückgebildet. Der immunologische Schutz des Embryos wird u. a. durch den *„early pregnancy factor"* (EPF), der innerhalb weniger Stunden nach der Fertilisation freigesetzt wird, gesichert.

Schwangerschaftstest. Bereits 5–6 Tage nach der Fertilisation (Befruchtung) ist hCG im Blut und im Urin nachweisbar und ist Grundlage für die meisten (chemischen, biologischen oder immunologischen) Schwangerschaftstests. Der Schwangerschaftsnachweis ist demnach noch vor dem Ausbleiben der erwarteten Menstruation möglich.

Empfängnisverhütung – Kontrazeption. Zur Empfängnisverhütung stehen zahlreiche unterschiedliche Methoden zur Verfügung. Besonders bekannt sind die verschiedenen Formen der *hormonellen Kontrazeption* mit Substanzen, die wie Östrogene und Gestagene wirken. Diese oral zugeführten Substanzen hemmen über die negative Rückkopplung auf Hypothalamus und Hypophyse die Freisetzung von Gonadotropinen. Es fehlen dann der mittzyklische LH/FSH-Peak und die Ovulation (**Ovulationshemmer**).

Andere Methoden sind: Intrauterine Kontrazeption (**Intrauterinpessare**), chemische oder mechanische **Barrieremethoden** (Spermizide, Diaphragma, Portiokappe, Kondom) und Hemmung der Spermatozoen-Aszension durch Gestagene (**Minipille**).

In Abbildung **D** ist der Uterusstand im Verlauf der Schwangerschaft gezeigt.

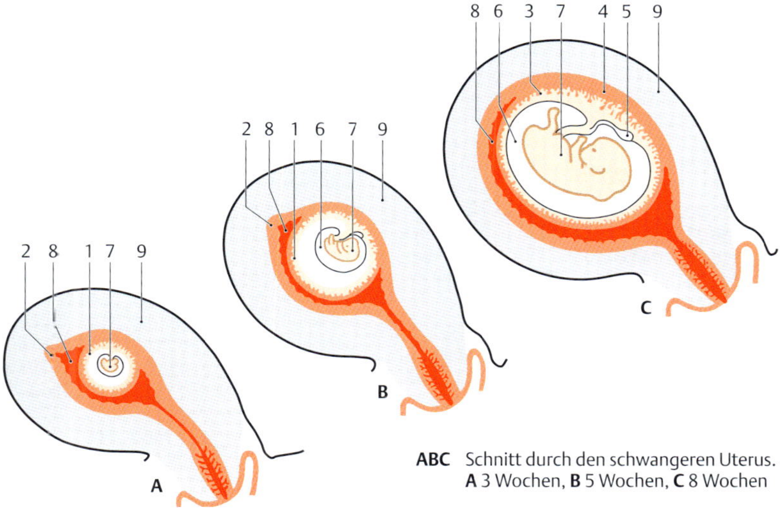

ABC Schnitt durch den schwangeren Uterus.
A 3 Wochen, **B** 5 Wochen, **C** 8 Wochen

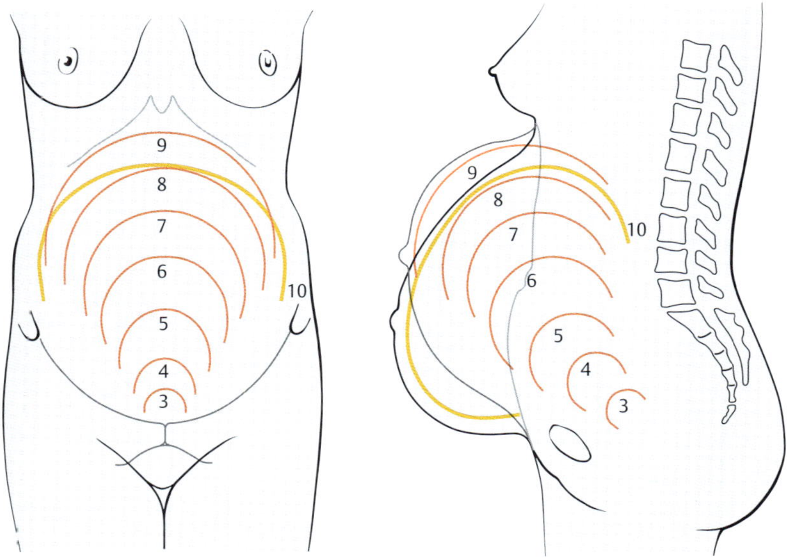

D Uterusstand im Laufe der Schwangerschaft,
1. – 10. Lunarmonat

Plazenta

Die Plazenta (**A1**) wird von einem embryonalen/fetalen Teil, dem **Chorion frondosum** (Zottenchorion) (**BC2**), und einem maternen Teil, der **Decidua basalis** (**BC3**), aufgebaut. Das ursprünglich im ganzen Umfang von Zotten bedeckte **Chorion** (**BC2**) trägt schließlich nur noch eine basale Zottenplatte, das Chorion frondosum, mit einer Zottenoberfläche von 9–14 m^2, die übrige Oberfläche ist zottenfrei und wird **Chorion laeve** genannt, das mit der Dezidua zu einer etwa 250 µm dicken Eihaut verwächst.

Zum Zeitpunkt der Geburt misst die Plazenta ca. 20 cm im Durchmesser, ist im Zentrum 3–4 cm dick, wiegt 350–700 g und hat die Form einer runden flachen Schüssel (**A1**). Der Schüsselboden wird von der *Decidua basalis* (= Uterusschleimhaut, materne Deziduazellen) und *extravillösen Trophoblastzellen* gebildet, deren oberer Teil **Basalplatte** (**BC3**) heißt. Sie begrenzt den **Intervillösen Raum** (IVR) (**BC7**) zur Uteruswand hin. Der Schüsseldeckel wird von der **Chorionplatte** (**BC2**) gebildet und begrenzt die Plazenta zur **Amnionhöhle** (**A14**). Die Chorionplatte besteht aus dem einschichtigen Amnionepithel (**BC15**), dem Amnion- und Chorionbindegewebe und extravillösen Trophoblastzellen. In ihr verzweigen sich die Nabelschnurgefäße (**C16**). Die von der Basalplatte gegen die Chorionplatte ragenden Plazentasepten (**Deziduasepten**) (**BC4**) unterteilen die schüsselförmige Plazenta in kleinere, napfförmige Einheiten, sog. **Plazentome**; sie bilden die **fetomaternalen Zirkulationseinheiten**.

Von der Chorionplatte (**BC2**) ragen 30–50 komplex verzweigte Zottenbäume (**C5**) in diese napfförmigen Einheiten hinein; sie sind durch **Haftzotten** (**C17**) mit der Basalplatte verwachsen und befestigen die chorialen Zottenbäume an der Uteruswand (Decidua). Der Raum zwischen Chorionplatte, Basalplatte und Zotten heißt **Intervillöser Raum** (IVR) (**BC7**), der ca. 150 ml mütterliches Blut fasst. Er stellt das *Zirkulationskompartiment* für das mütterliche Blut dar. Die fetalen Plazentazotten tauchen somit in den mütterlichen Blutstrom ein; die menschliche Plazenta ist demnach eine *Placenta haemochorialis*.

Die Zotten werden bis zum Ende des 4. Monats von einem zweischichtigen Epithel bedeckt, dem Synzytiotrophoblasten und dem Zytotrophoblasten. Der **Synzytiotrophoblast** (**BD6**), dessen freie Oberfläche mit Mikrovilli besetzt ist und vom mütterlichen Blut des IVR (**BC7**) umspült wird, ist durch Verschmelzung von Zellen entstanden und besitzt keine lateralen Interzellularspalten. Er ist die entscheidende Barriere zwischen maternaler und fetaler Zirkulation. Er nimmt Sauerstoff, Nährstoffe, Hormone u. a. aus dem mütterlichen Blut auf und sondert Schlackenstoffe, Hormone und CO_2 ans mütterliche Blut ab. Der von den mütterlichen Gefäßen herangeführte Sauerstoff (**BC** rote Gefäße) gelangt in das fetale Blut, das Kohlendioxid wird an das mütterliche Blut (**BC** blaue Gefäße) abgegeben. Der **Zytotrophoblast** (*Langhans-Zellen*) (**D8**) besteht zunächst aus einer geschlossenen Zelllage. Er wird in der zweiten Hälfte der Gravidität lückenhaft und nimmt gegen Ende bis auf 20 % ab (S. 381).

Die in der Uteruswand bzw. in der Decidua basalis verlaufenden *uteroplazentaren Arterien* ergießen das Blut über etwa 200 Öffnungen (**BC9**) in den IVR (**BC7**). Das Blut steigt gegen die Chorionplatte in den *subchorialen Raum* auf und flutet zwischen den Zotten wieder zu den weiten Venenöffnungen (**C10**) der Basalplatte zurück.

Plazentaschranke. Der fetale Kreislauf ist durch die **Plazentaschranke** (**D11**) vom mütterlichen Kreislauf getrennt (Mutter und Fetus können verschiedene Blutgruppen haben!). Alle Nährstoffe, die zwischen mütterlichem und fetalem Blut ausgetauscht werden, durchqueren die Plazentabarriere. Sie ist in der frühen Plazenta sechsschichtig und besteht aus dem Synzytiotrophoblasten (**BD6**), dem Zytotrophoblasten (**D8**), der Basallamina, dem fetalen Zottenbindegewebe (**D12**), der Basallamina der fetalen Kapillaren (**D13**) und dem Endothel, später nur noch aus dem Synzytiotrophoblasten, der Basallamina und dem Endothel.

Klinischer Hinweis: Durch Makro- oder Mikroläsionen der Zotten kann es zum Übertritt von fetalem Blut ins mütterliche Blut kommen. Bei Rh-negativer Mutter und Rh-positivem Feten entsteht eine Sensibilisierung der Mutter, die in folgenden Rh-positiven Schwangerschaften durch Rh-Antikörper den Feten bedroht.

C16 Nabelschnurgefäße, Nabelvene rot.

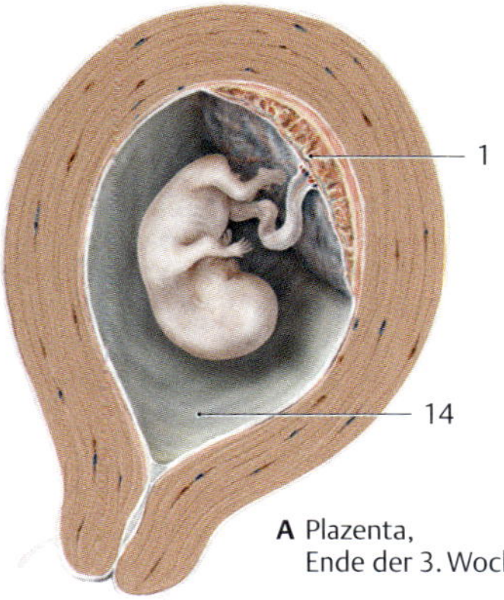

A Plazenta,
Ende der 3. Woche

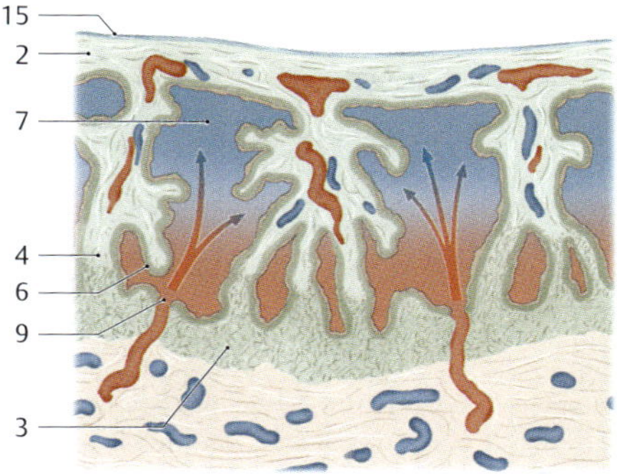

B Plazenta,
Zottenaufbau 4. Woche

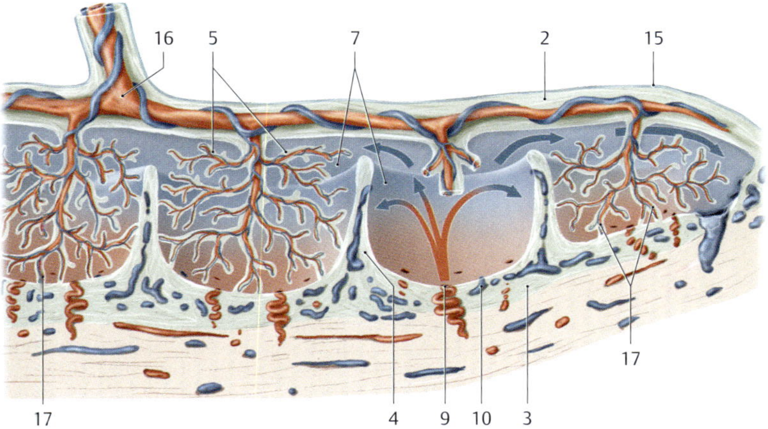

C Plazenta, zweite Hälfte der Gravidität

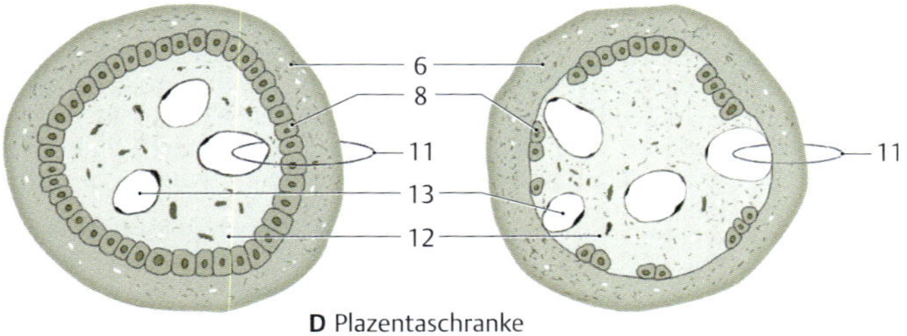

D Plazentaschranke
4. Woche – 4. Monat

Geburt

Hormonelle Steuerung. Die Geburt wird hormonell gesteuert. Eine wesentliche Rolle spielt dabei die fetale Nebennierenrinde (NNR), da von ihr neben *Kortisol* die Vorstufen für die Synthese der *Östrogene* gebildet werden. Der in den ersten 4 Schwangerschaftsmonaten vom Corpus luteum graviditatis, danach von der Plazenta aufrecht erhaltene Progesteronspiegel sowie das Hormon *Relaxin* verhindern während der Schwangerschaft Kontraktionen der Uterusmuskulatur (Myometrium). Der Geburt geht ein Abfall dieses *Progesteronspiegels* unmittelbar voraus, wodurch der Quotient Östrogen/Progesteron zunimmt und die von Progesteron zuvor verursachte Hyperpolarisation des Myometriums abnimmt. Die sinkenden Progesteronwerte führen außerdem an den glatten Muskelzellen zur Ausbildung von *gap junctions*, über die Erregungen schnell im gesamten Myometrium weitergeleitet werden. Ferner werden zunehmend Rezeptoren für das in den Ncll. paraventricularis und supraopticus gebildete und im Hypophysenhinterlappen gespeicherte Hormon *Oxytocin* und *α-adrenerge Hormone* gebildet, so dass die Empfindlichkeit des Uterus gegenüber diesen Hormonen ansteigt. Das durch Oxytocin sensibilisierte Myometrium löst in regelmäßigen Abständen Kontraktionen der Uterusmuskulatur (**Wehen**) aus. Voraussetzung für ein zügiges Voranschreiten der Geburt ist eine **„reife" Cervix uteri**, die während der gesamten Schwangerschaftsdauer als **Verschlussapparat** diente. Ihr derbes und festes Gefüge aus *Kollagenfasern* und *Grundsubstanzen* wird durch eine stete Zunahme des Flüssigkeitsgehaltes während der letzten 2–3 Wochen vor der Geburt aufgelockert. Mit dieser „Aufweichung" des Zervixbindegewebes wird eine plastische Verformbarkeit erreicht. Die Zervix wird erweitert, so dass der kindliche Kopf und der Körper bei der Geburt den Geburtskanal formen können. Das Kind ist bei gebeugtem Kopf und gekreuzten Armen und Beinen geburtsgerecht „verpackt" (**A**). Der Kopf hat den größten Durchmesser des kindlichen Körpers, so dass sich an die Geburt des Kopfes die der anderen Körperteile leicht anschließt.

A1 Uterus, **A2** Plazenta (Nabelschnur ist verdeckt), **A3** innerer Muttermund, **A4** äußerer Muttermund, **A5** Harnblase, **A6** Rektum, **A7** Vagina.

Geburtsmechanismus. Der geburtshilflich wichtigste Teil des kindlichen Körpers ist der bei der Geburt vorangehende und wegbahnende Kopf (die **Geburt aus Hinterhauptslage** ist die mit 96% häufigste Geburtsform, 3% sind Beckenendlagen, 1% Schräg- und Querlagen).

Gegen Ende der Schwangerschaft oder mit Beginn der Wehen tritt der kindliche Kopf in den Beckeneingang. Der Geburtskanal wird vom knöchernen Becken und den Weichteilen Cervix uteri, Vagina und Beckenboden gebildet. Beim normal entwickelten weiblichen Becken ist der **Beckeneingangsraum** (Übergang von großem zu kleinem Becken, Linea terminalis (**B8**), s. Bd. 1) queroval, der **Beckenausgangsraum** (zwischen Symphyse (**C9**), den Sitzbeinhöckern (**B10**) und dem nach dorsal gebogenen Steißbein (**C11**), s. Bd. 1) längsoval. In den jeweils größten Durchmesser dieser Ovale stellt sich der kindliche Kopf mit seinem größten, dem *sagittalen* Durchmesser ein, d. h. der Kopf muss auf seinem Weg durch das Becken eine schraubenförmige Drehung um 90° durchführen. Der Kopf folgt dann der nach vorn konkaven Führungslinie des Beckens und seiner Weichteile (**C12**), wobei der Kopf vor seinem Durchtritt unter der Symphyse (**C9**) aus der Beuge- in die Streckstellung geführt wird. Anschließend stellt sich auch die Schulterbreite zuerst in den queren Durchmesser des Beckeneingangs, dann in den sagittalen Durchmesser des Beckenausgangs ein, wobei der schon geborene Kopf erneut eine Drehung um 90° in der eingeschlagenen Richtung durchführt, gehalten und unterstützt vom Geburtshelfer, der durch Senken und Heben des Kopfes nacheinander die vordere und hintere Schulter „entwickelt", d. h. austreten lässt.

Die **Weichteile**, Uterushals, Vagina und Beckenboden, werden bei der Geburt zum **Weichteilansatzrohr** umgeformt.

A Schnitt durch den Uterus mit geburtsreifem Kind

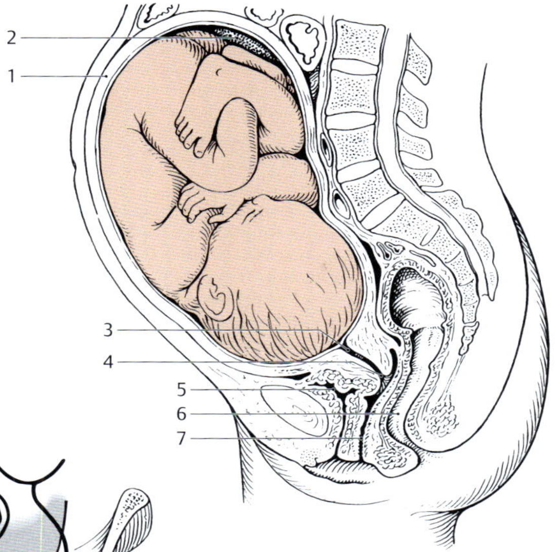

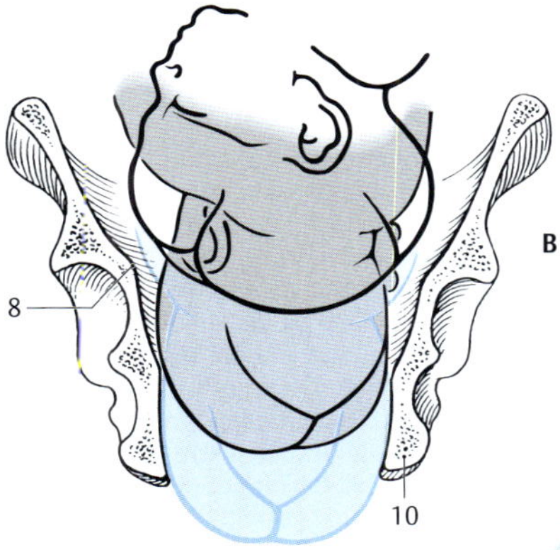

B Knöchernes Becken und kindlicher Kopf während der Geburt

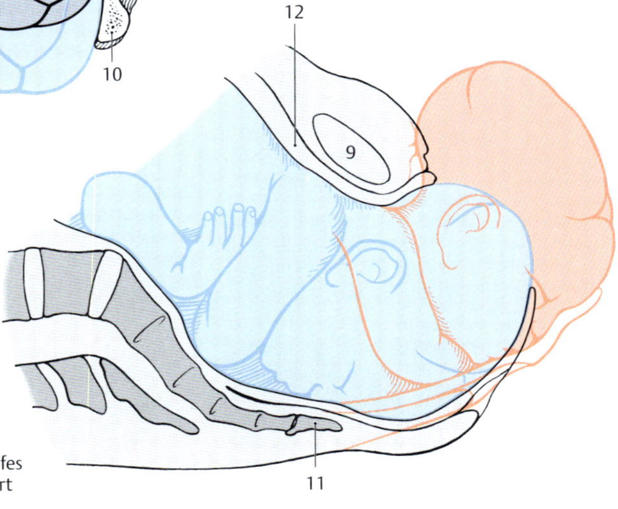

C „Durchschneiden“ des kindlichen Kopfes während der Geburt

Geburt (Forts.)

Eröffnungsphase

Am Geburtstermin kontrahiert sich der Uterus in der **Eröffnungsphase** regelmäßig etwa 3 mal pro 10 Minuten (**Eröffnungswehen**). Dabei werden die bisher dem Verschluss des Furchthalters dienenden Weichteile Cervix uteri, Vagina, Vulva und Beckenboden zu einem gleichmäßig weiten, runden, nach ventral gebogenen **Weichteilschlauch** (**„Weichteilansatzrohr"**) aufgeweitet und ausgezogen. Gleichzeitig kommt es zu einer Weiterstellung und Erschlaffung des *Levatorspalts* und der Schlinge des *M. bulbospongiosus* (**F11**). Die Eröffnung des Gebärmutterverschlusses verursacht infolge Spannung und Hypoxie des Uterus sowie Dehnung der Zervix und der Gewebe des kleinen Beckens Schmerzen. Die Eröffnungsphase, die in der Regel keiner Hilfe durch Pressen der Gebärenden bedarf, dauert bei Erstgebärenden 8–12 Stunden; sie ist bei späteren Geburten kürzer.

Unter der Wirkung der Eröffnungswehen wird die **Fruchtblase** (**C1**) gebildet, eine Vorstülpung von *Amnion* und *Chorion* („Fruchthüllen"). Sie liegt vor dem kindlichen Kopf (**BCD2**) und enthält **Amnionflüssigkeit** („Fruchtwasser"). Die stehende „Fruchtblase" geht also den Kindsteilen voraus und beteiligt sich an der elastischen Eröffnung der Weichteile, die während der Schwangerschaft durch Flüssigkeitseinlagerungen aufgelockert wurden. Die Fruchtblase wölbt sich durch den Halskanal hindurch immer mehr vor und erscheint schließlich nach Durchtritt durch den eröffneten äußeren Muttermund in der Scheide. Am Ende der Eröffnung der Cervix uteri kommt es zum *Blasensprung*, das Fruchtwasser fließt ab, die Gebärende „zeichnet", die Wehen folgen in kürzeren Abständen, die **Austreibungsphase** beginnt.

Cervix uteri. Bei der Eröffnung der Cervix uteri (**ABC4**) spielen aktive und passive Faktoren eine Rolle. *Passiv* wird der Uterushals dadurch erweitert, dass der Inhalt (**C3**) der stark vergrößerten **Zervixdrüsen** (vergl. **A4** Zervixdrüsen der Nichtschwangeren!) und der Venenplexus ausgepresst werden. Zur *aktiven* Umformung kommt es u.a. durch Zug der aus dem Uterus in die Zervix absteigenden und aus der Vaginalwand aufsteigenden Muskelbündel sowie durch Verschiebungen im Gefüge der hier mehr zirkulär verlaufenden Muskelbündel. Bei der Erstgebärenden wird die Cervix uteri schrittweise vom **inneren** (**CDE5**) zum **äußeren** (**A-E6**) **Muttermund** hin eröffnet, bei der Mehrgebärenden klafft der äußere Muttermund auch außerhalb der Schwangerschaft.

Vagina. Die etwa 10 cm lange Vagina (**A-E16**), deren Lichtung wesentlich größer als die der Cervix uteri ist, wird hauptsächlich *passiv* geweitet. Dabei spielen die Verdrängung der Flüssigkeiten aus ihren Gewebsanteilen und den Gefäßen und die Umlagerung von ringförmigen Muskel- und Bindegewebsstrukturen eine Rolle.

AB7 Excavatio rectouterina, **A-E8** hinteres Scheidengewölbe, Fornix vaginae.

Beckenboden. Der während der Gravidität durch Flüssigkeitseinlagerung aufgelockerte Beckenboden wird *passiv* geweitet („*Durchschneiden*" des kindlichen Kopfes). Die Dehnung ist besonders beim **M. levator ani** (**F9**) mit einer Änderung im Verlauf der Muskelbündel verbunden. Während die **Levatorplatte** beiderseits mit ihren **Levatorschenkeln** das **Levatortor** begrenzt, wird unter der Geburt die Levatorplatte nach abwärts gedrängt und dabei ihre obere Fläche gegen den Geburtskanal gestellt. Auch die sagittal gestellten **Mm. bulbospongiosi** (**F11**) weiten sich zu einem Ring. Dabei kommt es zu erheblichem Zug im Damm (**Centrum tendineum perinei F12**). Zum Schutz vor Zerreißung dieses Muskelgefüges im Damm wirkt der Geburtshelfer mit 2 Fingern diesem Zug entgegen (Dammschutz), d.h. der durchschneidende Kopf wird während der Wehe zurückgehalten und nur langsam herausgeleitet, äußerstenfalls kann ein Entlastungsschnitt, eine **Episiotomie**, den Dammriss verhindern. Nach der Geburt kommt es zur Rückordnung der Beckenbodenstrukturen.

F14 Kindlicher Kopf, **F13** M. sphincter ani externus, **F15** M. glutaeus maximus, **A-E16** Vagina.

Sagittalschnitte durch Cervix uteri und Vagina

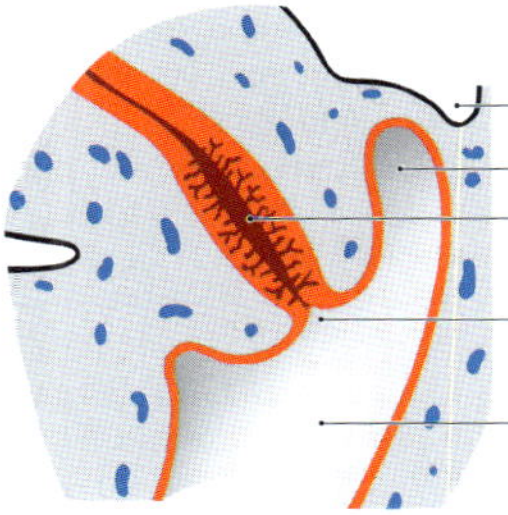

A bei der Nichtschwangeren

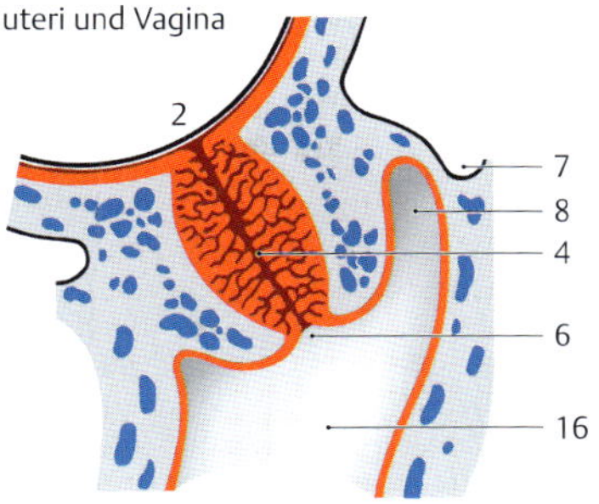

B bei der Schwangeren

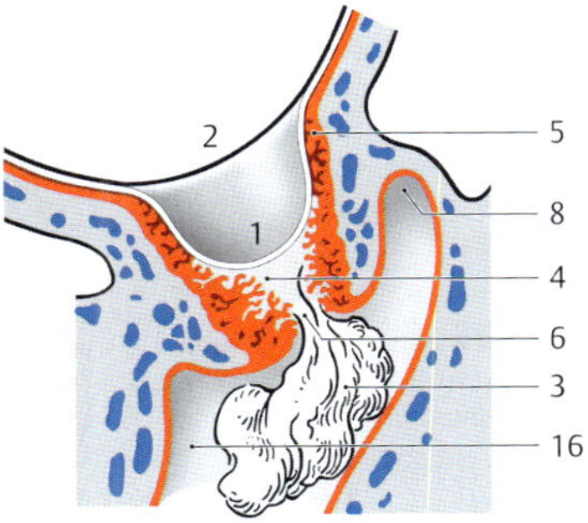

C unter der Geburt (Eröffnungsphase)

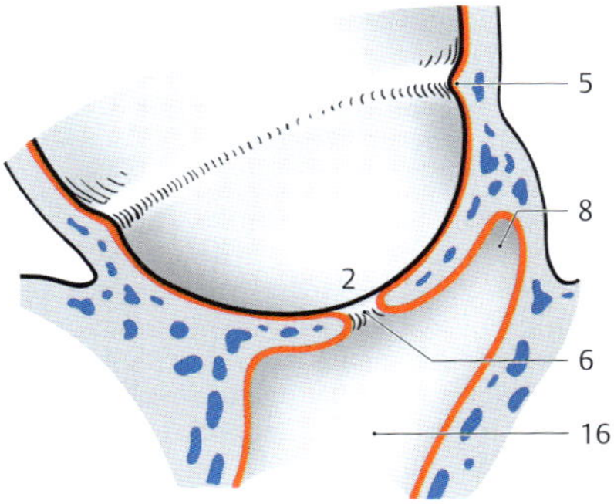

D unter der Geburt, Cervix uteri ist entfaltet

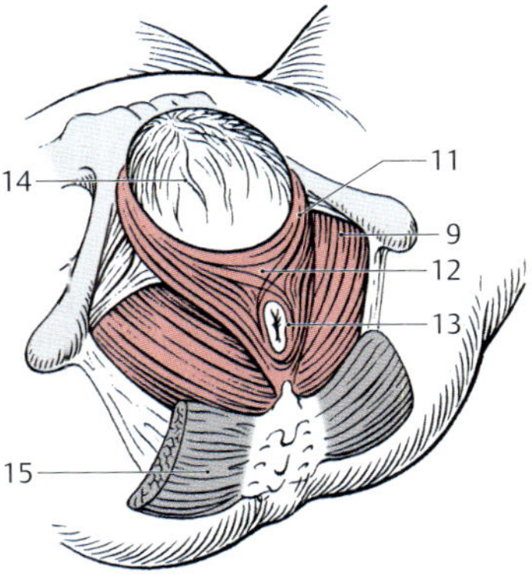

F Beckenbodenmuskulatur unter der Geburt

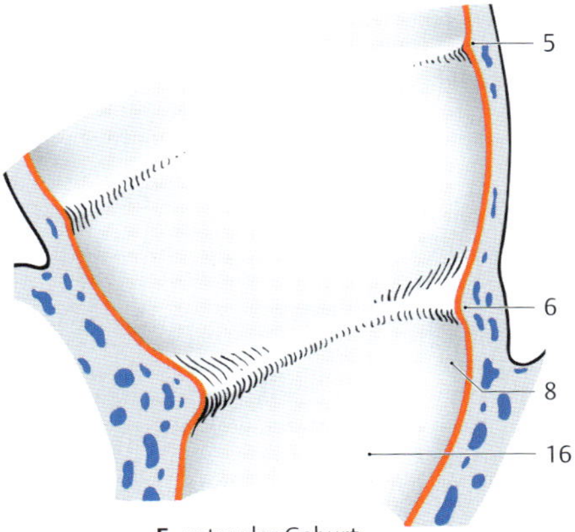

E unter der Geburt, äußerer Muttermund ist eröffnet

Geburt (Forts.)

Austreibungsphase

Die Austreibungsphase beginnt nach vollständiger Eröffnung des äußeren Muttermundes. Die Wehen werden stärker und folgen rascher aufeinander. Die Gebärende unterstützt durch Pressen im Rhythmus der Wehen die Austreibung (**Bauchpresse, Presswehen**). In der Austreibungsphase wird die Uterusmuskulatur stark verkürzt, wobei sie sich über das Kind (die „Fruchtwalze") zum Uterusfundus hin verschiebt (**Retraktion**). Den Widerstand, das **Punctum fixum**, findet der Uterusmuskel in der Verankerung des Uterushalses und im **Lig. teres uteri** (**A1**) jeder Seite.

A2 Tube, **B3** Harnröhre, **B4** Vulva, **B5** Anus, **B6** äußerer Muttermund, **B7** innerer Muttermund, **B8** Plazenta, **BC9** Vagina.

Beim Austrittsmechanismus muss das „Knie" des Geburtskanals (**B**) überwunden werden. Dabei legt sich der kindliche Kopf unter Führung der kleinen Fontanelle mit dem Nacken in den Schamfugenwinkel und geht aus der Beugehaltung in Streckhaltung über. Das Gesicht zeigt dann zum Kreuzbein (s. Abb. **BC** auf Seite 304). Der Hinterkopf tritt also zuerst unterhalb der Symphyse durch die Scheidenöffnung, gefolgt vom Gesicht, das am Damm zum Vorschein kommt (**vordere Hinterhauptslage**). Auf die Geburt des Kopfes folgen rasch die „Entwicklung" der Schulter und die Geburt des übrigen Körpers. Damit ist die Frau „entbunden". Nun wird die **Nabelschnur**, die das Neugeborene mit der noch ungeborenen Plazenta verbindet, unterbunden und durchtrennt (**Abnabelung**).

Der Geburtsvorgang verursacht beim Neugeborenen eine Hypoxie und eine metabolische Azidose. Die im Blut des Neugeborenen angereicherte Kohlensäure aktiviert das Atemzentrum im Gehirn, das Neugeborene beginnt mit dem „ersten Schrei" zu atmen. Gleichzeitig wird der fetale Kreislauf auf den postfetalen umgestellt (s. S. 8).

Geburt der Plazenta. Nach der Geburt des Kindes kontrahiert sich mit der ersten **Nachwehe** das Myometrium, der Uterus retrahiert sich auf ca. 15 cm Länge, der Fundus steht in Nabelhöhe. Dabei löst sich die Plazenta. Bei der Ablösung der Plazenta werden die großen uteroplazentaren Gefäße eröffnet, so dass Blut austritt und ein *retroplazentares Hämatom* entsteht. Die vollständige Lösung der Plazenta erkennt man aus der Form und der Härte des Uterus, er „steigt auf". Unter Pressen der Gebärenden und evtl. mit manueller Hilfe des Geburtshelfers wird die Plazenta 1–2 Stunden nach der Geburt des Kindes ebenfalls geboren. Die Uteruskontraktionen komprimieren auch die Uterusgefäße und führen im Bereich des Plazentabetts, das durch die Nachwehen auf etwa Handtellergröße schrumpft, zu einer physiologischen Blutstillung.

Rückbildungsvorgänge. Etwa 2 Stunden nach der Geburt sind noch alle Abschnitte des Weichteilrohrs weich und dehnbar, auch der Levatorspalt und die Bulbospongiosusschlinge, die erst nach einigen Stunden in ihre Ausgangslage zurückkehren. Die Cervix uteri ist etwa 1 Woche nach der Geburt wieder normal ausgebildet.

Die Zeitspanne zwischen Ausstoßung der Plazenta und vollständiger Rückbildung der genitalen und extragenitalen Schwangerschaftsveränderungen, die etwa 5–6 Wochen dauern, wird als **Puerperium** (Kind- oder Wochenbett) bezeichnet. Der Uterus wird durch *Abbauvorgänge* (Zelluntergang, Atrophie und Abbau der extrazellulären Matrix; der Uterus verliert etwa 1 kg an Gewicht) rasch verkleinert, nach 10 Tagen steht der Fundus in Höhe der Symphyse, die Schleimhaut ist epitheliasiert, der innere Muttermund ist geschlossen. Bis dahin wird Wundsekret abgeschieden, sog. **Lochien**, die aus Blutbestandteilen, abgestorbenem Deziduagewebe, aus Leukozyten und Bakterien bestehen. Gegen aufsteigende Infektionen, die zu Kindbettfieber führen können, mobilisiert der Körper lokale und allgemeine Abwehrfunktionen.

Die Blutgefäße des Uterus machen wie das Myometrium eine **Involution** durch, sie passen sich dem verminderten Blutbedarf an, z. T. gehen sie zugrunde.

Größe des Uterus C. Rot = unmittelbar nach der Entbindung; violett = 5. Tag, schwarz = 12 Tage nach der Entbindung.

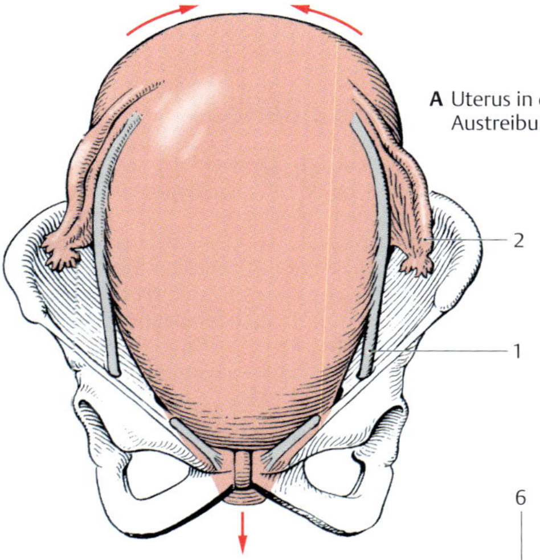

A Uterus in der Austreibungsphase

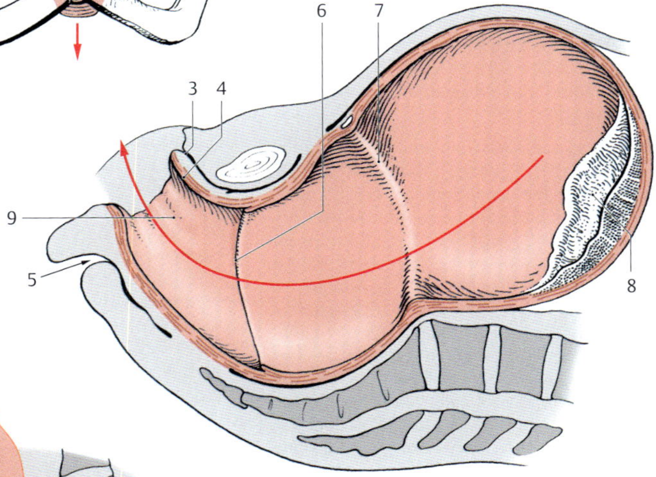

B Schnitt durch den Geburtskanal, Austreibungsphase

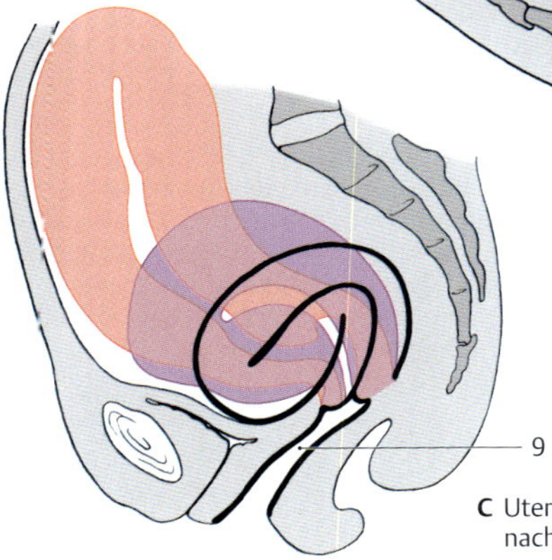

C Uterusrückbildung nach der Geburt

Überblick

Die Entwicklung des Menschen beginnt mit der Befruchtung, **Fertilisation**, und schreitet in einem kontinuierlichen Prozess aus morphologischen und funktionellen Veränderungen fort, der in verschiedene Phasen gegliedert werden kann und letztendlich mit dem Tod endet. Grundsätzlich wird die menschliche Entwicklung grob in eine vorgeburtliche, **pränatale**, Periode und eine nachgeburtliche, **postnatale**, Periode gegliedert. Die Geburt ist als zeitliche Grenze dieser Entwicklungsperioden anzusehen, jedoch nicht als Ende der Entwicklungsvorgänge. Vor der Geburt entziehen sich die Form- und Strukturänderungen des heranwachsenden *Embryos* (Frucht von der 3.–8. Entwicklungswoche) bzw. *Fetus oder Feten* (Frucht von der 9. Entwicklungswoche bis zur Geburt) weitestgehend der Beobachtung. Nach der Geburt sind die Form- und Strukturänderungen sichtbar und daher allgemein bekannt.

In der gynäkologischen und geburtshilflichen Diagnostik werden das *Alter* und die *Größe* der heranwachsenden Frucht nach dem 1. Tag der letzten Regel der Mutter errechnet. Auch die Dauer der *Schwangerschaft* wird ab diesem Tag berechnet. Da die Ovulation um den 12.–14. Tag erfolgt, ist diese Berechnung der Schwangerschaftsdauer um ca. 14 Tage zu lang (**A**). Der klinischen Berechnung liegt zugrunde, dass eine Schwangerschaft bis zur Geburt ca. 40 Wochen (entspricht 10 *Lunarmonaten* a 28 Tagen) dauert. Der tatsächliche Entwicklungsprozess des neuen Individuums beginnt mit der Verschmelzung von Eizelle und Samenzelle, d. h. der Fertilisation. In der embryologisch-morphologischen Zeitbestimmung, die den weiteren Beschreibungen in diesem Kapitel zugrunde gelegt wird, ist die Dauer der Schwangerschaft daher auf 38 Wochen, d. h. 9,5 Lunarmonate, veranlagt (**B**). Da sich der exakte Zeitpunkt der Fertilisation meistens jedoch nur schätzen lässt, sind pränatale Größen- und Altersbestimmungen immer mit einer gewissen Ungenauigkeit behaftet, insbesondere auch deshalb, weil die Zeitberechnungen nie völlig exakt die strukturelle Entwicklung des Individuums erfassen.

Pränatalperiode

Die pränatale Entwicklung von den Keimzellen bis zum Neugeborenen ist ein aufwendiger Wachstums- und Differenzierungsprozess, der in verschiedene Perioden gegliedert wird (**C**): Die **Präembryonalperiode** umfasst die ersten beiden Wochen, d. h. sie dauert von der Verschmelzung der Keimzellen (Fertilisation) bis zur Einnistung, *Implantation*, der befruchteten Eizelle in die Uterusschleimhaut.

Die **Embryonalperiode** umfasst die Wochen 3–8, die geprägt sind durch Bildung der *Organanlagen* des Embryos.

Die **Fetalperiode** reicht von der 9. Woche bis zur Geburt. Sie ist vor allem gekennzeichnet durch *Wachstum* und *Gewichtszunahme* des Feten.

Die anschließende **Neugeborenenperiode** reicht von der Geburt bis zum 28. postnatalen Tag. Sie wird in eine *frühe neonatale* Periode (bis zum 7. Tag) und eine *späte neonatale* Periode (bis zum 28. Tag) gegliedert. Über die frühe neonatale Periode hängt die späte neonatale Periode mit der *perinatalen Periode* zusammen, die vor der Geburt liegt und mit dem Ende der 24. Woche embryologischer Zeitrechnung beginnt. Kinder, die innerhalb der Perinatalperiode geboren werden, sind Früh- oder Neugeborene, solche jedoch, die vor der 24. Woche geboren werden, sind Aborte einer fehlgelaufenen Schwangerschaft.

Für die Untersuchung der Schwangeren und für die Diagnostik des heranwachsenden Embryos oder Feten mittels Ultraschall ist es wichtig, die wesentlichen Stadien der pränatalen menschlichen Entwicklung zu kennen. So können Störungen im Ablauf der Schwangerschaft oder in der Entwicklung frühzeitig erkannt werden.

A Gynäkologisch-geburtshilfliche Zeitrechnung vom ersten Tag der letzten Regel ausgehend

B Embryologisch-morphologische Zeitrechnung von der Fertilisation ausgehend

C Zusammenfassung der pränatalen Zeitperioden und der Neonatalperiode

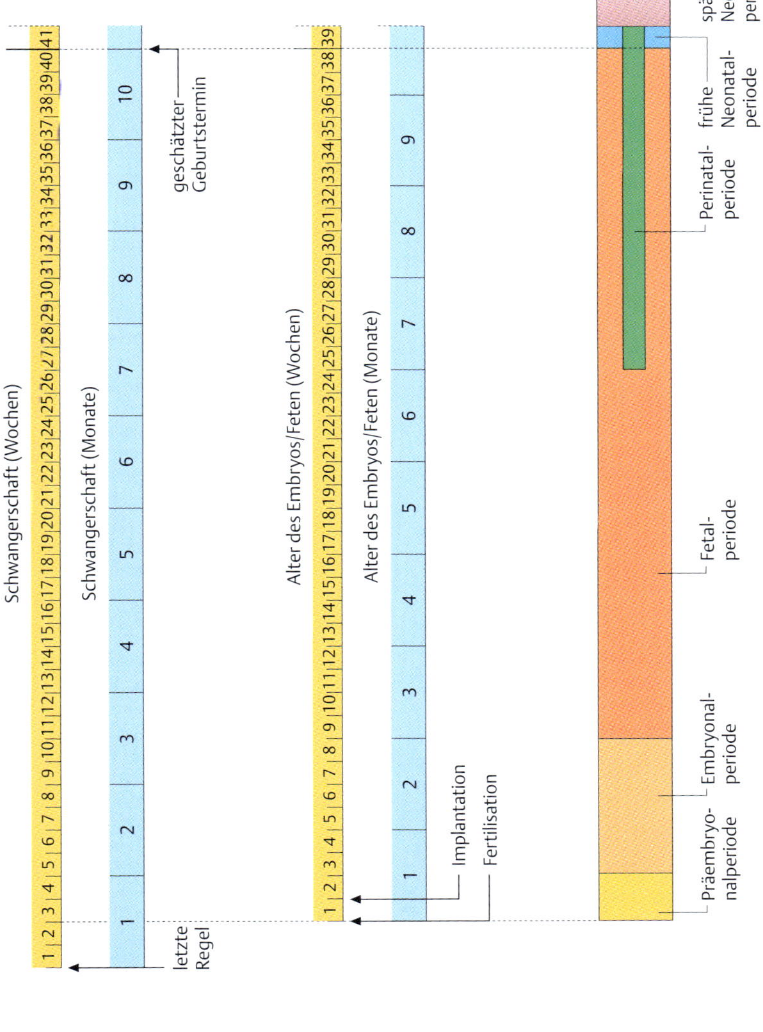

Stadieneinteilung

In der frühen Entwicklungsphase erfolgt die Beschreibung und Einteilung des Keimes (bzw. der Frucht) nach den *Carnegie Stadien 1–23*. Diese basieren auf morphologischen Beschreibungen der äußeren und inneren Strukturen des sich entwickelnden Keimes und der Plazenta; sie sind akzeptierte Grundlage für die Stadieneinteilung der menschlichen Frühentwicklung. Im Folgenden werden die wichtigsten Entwicklungsschritte der Stadien mit Schwerpunkt auf die *embryonale Anlage* kurz skizziert.

Präembryonalperiode

Stadium 1–3 (Woche 1). Die ersten 24 Stunden, Stadium 1, der menschlichen Entwicklung werden von der Fertilisation eingenommen. Im Stadium 2 beginnen mitotische Zellteilungen (**A**), die als *Furchung* bezeichnet werden. Die entstehenden Tochter-Zellen, **Blastomere**, bilden zunächst einen Zellhaufen, der, sobald er aus 12 oder mehr Zellen besteht, als **Morula** (**B**) (Maulbeere) bezeichnet wird. Dies alles geschieht während der Wanderung durch die Tuba uterina. Beim Erreichen des Uteruslumen kommt es am 4. Tag zum Auftreten einer flüssigkeitsgefüllten Höhle innerhalb der Morula, sodass im Stadium 3 die **Blastozyste** entsteht (**C**). Die Differenzierung der Zellen in der Morula führt zur Entstehung der äußeren Zellmasse, **Trophoblast** (**C1**), und der inneren Zellmasse, **Embryoblast** (**C2**).
Stadium 4–6 (Woche 2). Im Stadium 4 beginnt die Anheftung der Blastozyste an die Uterusschleimhaut. Stadium 5 ist erreicht, wenn die Implantation startet, die etwa vom 7.–12. Tag andauert (**D**). Aus dem Embryoblast wird die sog. zweiblättrige Keimscheibe, die aus den übereinanderliegenden Zelllagen, **Epiblast** (**D2 a**) und **Hypoblast** (**D2 b**), besteht. Im Embryoblasten ensteht die **Amnionhöhle** (**D3**), die bei der Untersuchung der Schwangeren im Ultraschall als erstes wahrgenommen wird. Die Keimscheibe besitzt bereits *dorso-ventrale Polarität*. Auf der Hypoblastseite entsteht der primäre Dottersack (**D4**).

Stadium 5 ist auf der plazentaren Seite durch Differenzierung des Trophoblasten in Zytotrophoblast und Synzytiotrophoblast gekennzeichnet. Extraembryonales Mesenchym entsteht und bildet zusammen mit dem Trophoblasten das *Chorion*, in dem die Chorionhöhle entsteht.

Im Stadium 6 (**E**) beginnt die Ausbildung des **Primitivstreifens** (**E4**), d.h. einer in kranio-kaudaler Achse gelegenen bandartigen Proliferationszone des Epiblasten, der am kaudalen Ende der Keimscheibe liegt. Die *bilaterale Symmetrie* des sich entwickelnden Organismus ist damit angezeigt.

Stadium 6 ist auf plazentarer Seite durch die Ausbildung von Chorionzotten charakterisiert.

Embryonalperiode

Stadium 7–9 (Woche 3). Im Stadium 7 schreitet die Entwicklung des Primitivstreifens fort. Er ist am kranialen Ende zum **Primitivknoten** (**E5**) verdickt. Die sog. *dreiblättrige Keimscheibe* aus **Ektoderm** (**E2 a**), **Mesoderm** (**E2 c**) und **Entoderm** (**E2 b**) wird gebildet (*Gastrulation*), indem aus Primitivstreifen und -knoten Epiblastzellen nach ventral und lateral wandern und sich zu den verschiedenen embryonalen Zelllinien differenzieren. Der Hypoblast wird dabei ersetzt. Ein Teil der Zellen wandert vom Primitivknoten nach kranial und wird zum *Kopf- oder Chordafortsatz*, der sich bis zur *Prächordalplatte* (oder *Bukkopharyngealmembran*) erstreckt. Am kaudalen Ende der Keimscheibe liegt die *Kloakenmembran*. Sowohl die Kloakenmembran als auch die Bukkopharyngealmembran bleiben frei von Mesoderm. Im Stadium 8 ist der Embryo eine dreiblättrige Keimscheibe und im Primitivstreifen bildet sich in der Medianebene eine Rinne, *Primitivrinne*, die mit der *Primitivgrube* endet, welche sich in den Chordafortsatz ausdehnt und den *Chordakanal* bildet. In komplexen Abläufen ensteht um diesen Kanal die *Chorda dorsalis* als primitives Achsenskelett. Im Stadium 9 (**F, G**) beginnt die *Neurulation*, worunter man die Ausbildung der **Neuralplatte** (**FG6**) mit den lateralen verdickten Rändern, **Neuralfalten** (**FG7**), und der unpaaren medianen Rinne, **Neuralrinne** (**FG8**), die auf halber Höhe von den ersten segmentalen Einheiten, **Somiten** (1–3) (**G9**) begleitet wird, versteht. Die Herzanlage besteht aus Herzschläuchen und bekommt am Ende der 3. Entwicklungswoche Anschluss an das embryonale Blutgefäßsystem.

C3 Blastozystenhöhle, **D1** Trophoblast, **FG4** Primitivstreifen, **FG5** Primitivknoten.

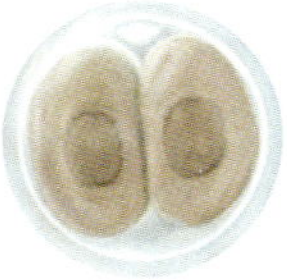

A Frühes Stadium 2

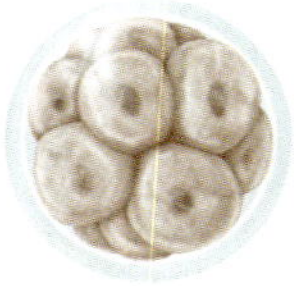

B Spätes Stadium 2

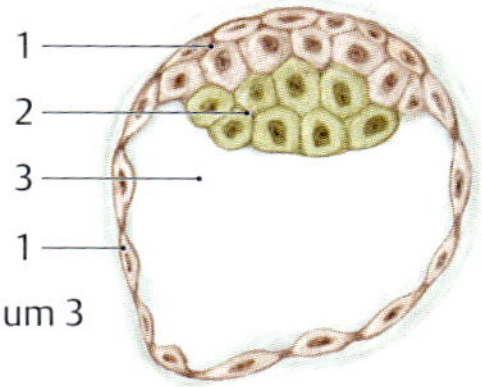

C Stadium 3

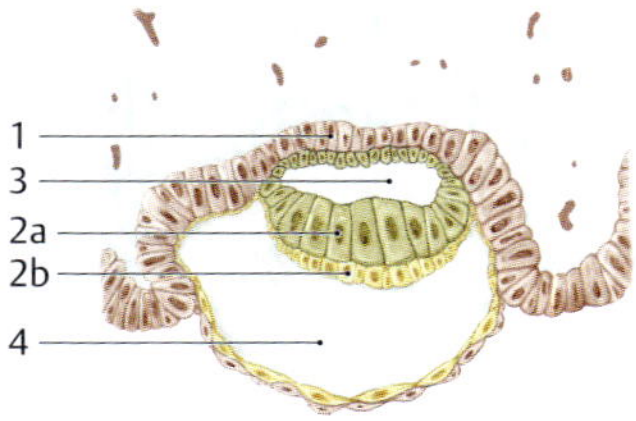

D Spätes Stadium 4

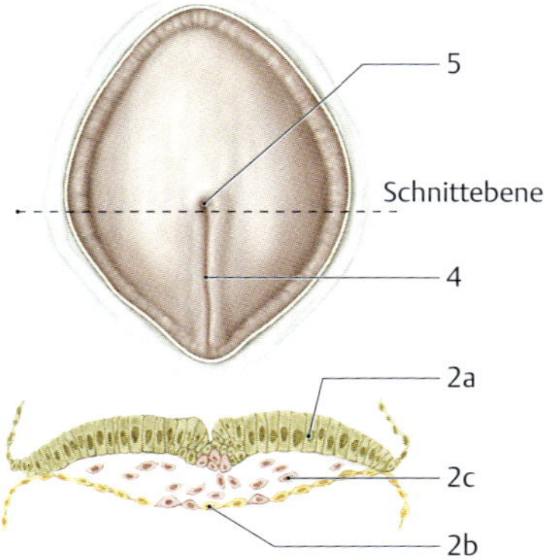

E Stadium 6, Aufsicht auf Querschnitt

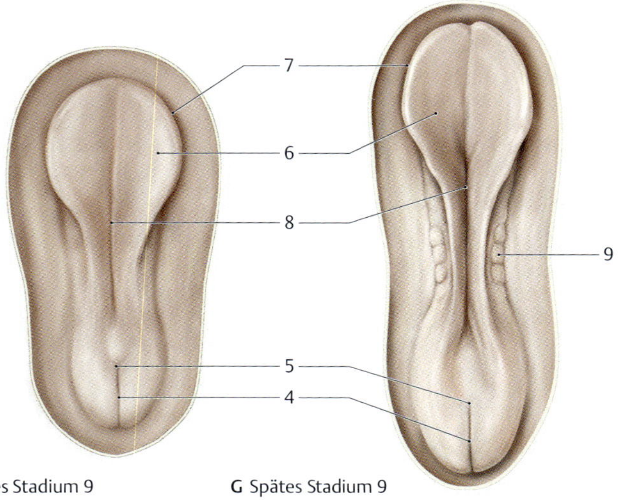

F Frühes Stadium 9 **G** Spätes Stadium 9

Embryonalperiode (Forts.)

Stadium 10–12 (Woche 4). In allen Stadien schreitet die Somitenentwicklung fort: im Stadium 10 können 4–12 Somiten, im Stadium 11 (**AB**) 13–20 Somiten (**AB1**) und im Stadium 12 21–29 Somiten gezählt werden. Im Stadium 10 beginnen die Neuralfalten (**AB2**) zum **Neuralrohr** zu verschmelzen. Am vorderen Ende entsteht das Gehirn, am hinteren das Rückenmark. Kranial und kaudal bleibt das Neuralrohr noch offen, **Neuroporus superior** (**AB3**) und **Neuroporus inferior** (**AB4**). Im Stadium 11 ist der Embryo gekrümmt und weist eine Kopf- (**B5**) und Schwanzfalte (**B6**) auf. Die ersten beiden Kiemenbogenpaare (**B7**) sind ebenso wie das Augenbläschen sichtbar. Der Neuroporus superior wird verschlossen. Im Stadium 12 sind 3 Kiemenbogenpaare vorhanden, der Neuroporus inferior schließt sich und das Ohrgrübchen ist erkennbar. Die Herzanlage besteht aus einer Schleife, in der kontraktile Aktivität beginnt. Die Knospen der oberen Extremität treten auf.

Stadium 13–15 (Woche 5). Der Embryo ist stark gekrümmt und besitzt 30 oder mehr Somiten (Anzahl schwer bestimmbar). Im Stadium 13 sind 4 Kiemenbogenpaare sichtbar, die Linsenplakode ist angelegt und die Knospen der unteren Extremitäten treten auf. Im Stadium 14 sind Linsen und Nasengrube erkennbar, der Augenbecher ist ausgebildet, die Differenzierung der Gliedmaßen schreitet fort. Im Stadium 15 sind die Hirnbläschen vorhanden und die Handplatten ausgebildet.

Stadium 16–18 (Woche 6). Diese Stadien sind durch weitere Differenzierung der Extremitäten charakterisiert, die Fußplatte (**C8**) und die Fingerstrahlen (**C9**) werden ausgebildet. Im Stadium 18 ist die Ellenbeuge erkennbar und die Zehenstrahlen treten auf. Die Ossifikation in den mesenchymalen Knochenanlagen beginnt. Zur Gesichtsentwicklung tragen die Ausbildung der Ohrhöckerchen, der Augen-Nasen-Furche, die Ausbildung von Nasenspitze und Augenlidern und die Pigmentierung der Augen bei.

Stadium 19–20 (Woche 7). Der Embryo ist nun weniger gekrümmt, da sich der Rumpf verlängert und streckt und der Kopf sich im Verhältnis zum Rumpf vergrößert. Auch die Extremitäten werden länger. Sie wachsen über die Herzanlage hinweg und sind nach ventral gerichtet. Die Darmschlingen des Mitteldarms verlagern sich aufgrund von Platzmangel innerhalb der Bauchhöhle in die Nabelschnur.

Stadium 21–23 (Woche 8). Die Stadien in der letzten Woche der Embryonalperiode sind durch Differenzierung der typisch menschlichen Merkmale charakterisiert. Der Kopf ist weniger gekrümmt und der Hals bildet sich aus (**DE10**). Das äußere Ohr (**D11**) entwickelt sich und die Augenlider (**D12**) treten auf. Die Extremitäten werden länger, die Finger (**D13**) sind mehrgliedrig und voneinander getrennt, die Zehen bilden sich aus und die chondrale Ossifikation beginnt. An den äußeren Genitalorganen deuten sich geschlechtsspezifische Unterschiede an.

Fetalperiode (Überblick)

Die Fetalperiode ist durch Differenzierung und Reifung der Organsysteme sowie durch das schnelle Wachstum des Feten charakterisiert. Die Körpergröße des Feten wird über die Scheitel-Steiß-Länge (SSL) (Sitzgröße) oder die Scheitel-Fersen-Länge (SFL) (Standgröße), die in mm bzw. cm gemessen werden, bestimmt. In der Ultraschalluntersuchung lässt sich darüber hinaus zur exakten Größen- und Altersbestimmung noch der Biparietale Durchmesser (BPD) des Schädels und die Femurlänge bestimmen. Das Gewicht des Feten startet mit ca. 10 g zu Beginn der 9. Woche und endet mit einem durchschnittlichen Geburtsgewicht bei ca. 3400 g.

Die wesentlichen Veränderungen des Feten werden in monatlichen Schritten festgehalten. Hierbei steht das „quasi“ disproportionale Wachstum des Kopfes in Bezug zu Rumpf und Extremitäten im Vordergrund. Während der Kopf zu Beginn der Fetalperiode nahezu die Hälfte der Körperlänge ausmacht, ist dies am Ende der Pränatalperiode nur noch ein Viertel.

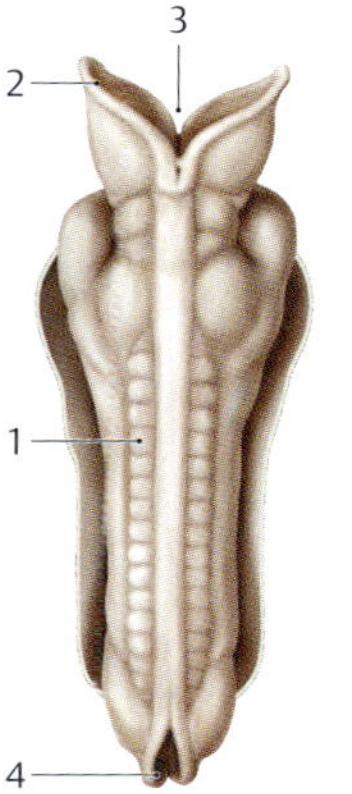

A Frühes Stadium 11, dorsale Ansicht

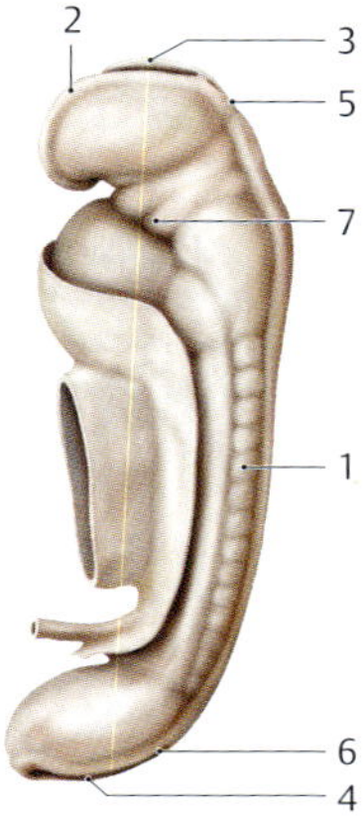

B Spätes Stadium 11, laterale Ansicht

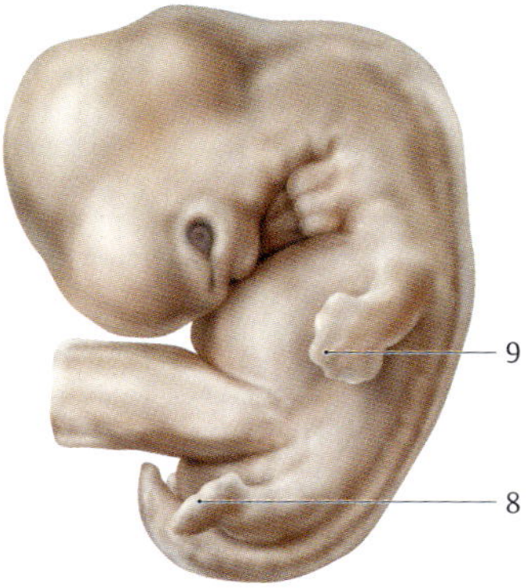

C Stadium 17

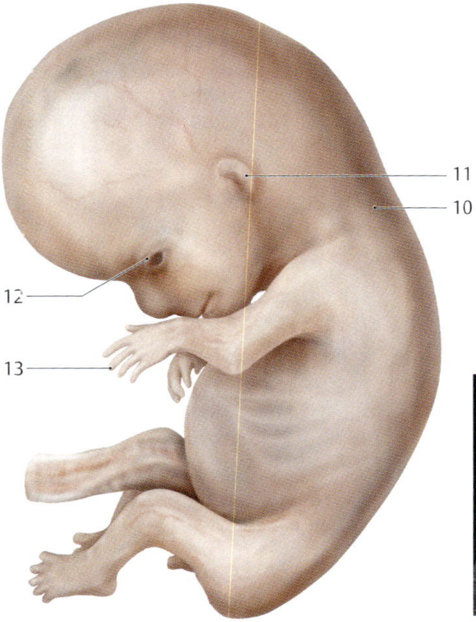

D Stadium 23

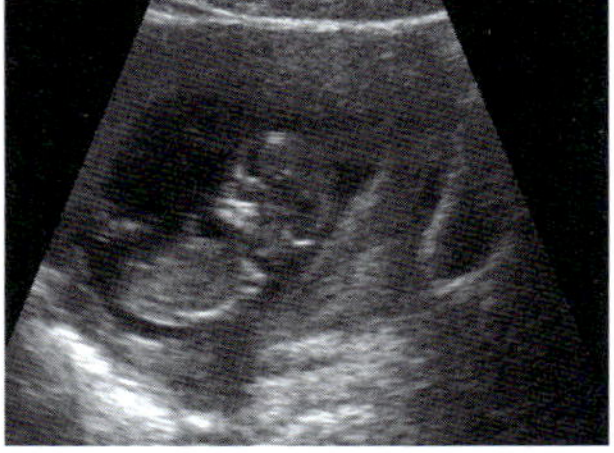

E Ultraschallbild zu Stadium 23

Fetalperiode (monatliche Entwicklung)

9.–12. Woche. Aufgrund des schnellen Größenwachstums verdoppelt sich die SSL bis Ende der 12. Woche. Hals und Extremitäten, insbesondere die obere Extremität, nehmen an relativer Größe zum Rumpf zu (**A**). Das Gesicht bekommt menschlichere Züge, da die ursprünglich weit lateral gelegenen Augen nach ventral wandern und die Ohren ihre endgültige Position seitlich am Kopf einnehmen. Die Augenlider verkleben miteinander und verschließen die Lidspalte. Die in der Nabelschnur gelegenen Darmschlingen verlagern sich bis in der 11./12. Woche in die nun vergrößerte Bauchhöhle zurück. In der 12. Woche erfolgt die endgültige Differenzierung zwischen äußeren männlichen und weiblichen Geschlechtsorganen.

13.–16. Woche. Dieser Zeitabschnitt ist durch sehr schnelles Wachstum von Rumpf, Hals und Extremitäten bestimmt. Der Kopf richtet sich auf. Am Körper treten *Lanugohaare* auf und das Muster der Kopfbehaarung wird erkennbar. Die Ossifikation schreitet so weit voran, dass die Knochen des 16 Wochen alten Feten (**B**) im Röntgenbild darstellbar sind.

17.–20. Woche. Das schnelle Wachstum des Feten verlangsamt sich wieder, die Gewichtszunahme ist in diesem Abschnitt nur gering. Auch die Abschnitte der unteren Extremität haben nun ihre endgültigen Proportionen erreicht (**C**). Von den Talgdrüsen wird Käseschmiere, *Vernix caseosa*, ein fettiges Material, sezerniert, das die Haut des Feten vor Mazeration durch die Amnionflüssigkeit (Fruchtwasser) schützt. Kopfbehaarung und Augenbrauen treten auf. In diesem Zeitabschnitt nimmt die Mutter erstmals die Bewegungen des Kindes wahr und es sollte eine Ultraschalluntersuchung routinemäßig durchgeführt werden (**D**).

21.–25. Woche. Die Gewichtszunahme schreitet fort. Da jedoch das subkutane Fettpolster noch nicht ausgebildet ist und die Haut des Kindes rasch wächst, sieht sie rot und schrumpelig aus. Die Fingernägel sind ausgebildet, Gesicht und Körper haben bereits das Aussehen wie bei einem Kind zum Geburtstermin. Lebensfähig sind Feten jedoch für gewöhnlich erst, wenn sie nach der 25. Woche geboren werden, da erst zu diesem Zeitpunkt die Funktionsfähigkeit des Respirationsystems gegeben ist.

26.–29. Woche. Durch die Ausbildung der subkutanen Fettpolster wird der Körper des Feten rundlicher und plumper und es kommt zu einer merklichen Gewichtszunahme in dieser Periode. Die Augenlider trennen sich, sodass die Augen wieder geöffnet sind (**D**). Augenbrauen und Wimpern sind gut entwickelt. Die Kopfhaare werden länger. Grundsätzlich sind Feten aus diesem Entwicklungsabschnitt bereits lebensfähig.

30.–34. Woche. Der Anteil des subkutanen Fettgewebes am Körpergewicht steigt weiter, auch Arme und Beine werden rundlicher, der Körper wird dicker und die Haut rosafarben. Während die Fingernägel bereits die Kuppen der Finger erreichen, bilden sich die Nägel an den Zehen erst aus. Bei männlichen Feten deszendieren die Hoden (*Descensus testis*).

35.–38. Woche. Im letzten Monat der Schwangerschaft wird insbesondere der Rumpf des Feten noch dicker. An der Bauchwand ist die Anheftungsstelle der Nabelschnur auf die Mitte gewandert. Die Zehennägel erreichen die Zehenspitzen und die Lanugohaare werden abgestoßen, sodass die Haut nur noch von Vernix caseosa überzogen wird. Während bei männlichen Feten die Hoden ins Skrotum deszendieren, liegen die Ovarien bei weiblichen Feten noch oberhalb des kleinen Beckens.

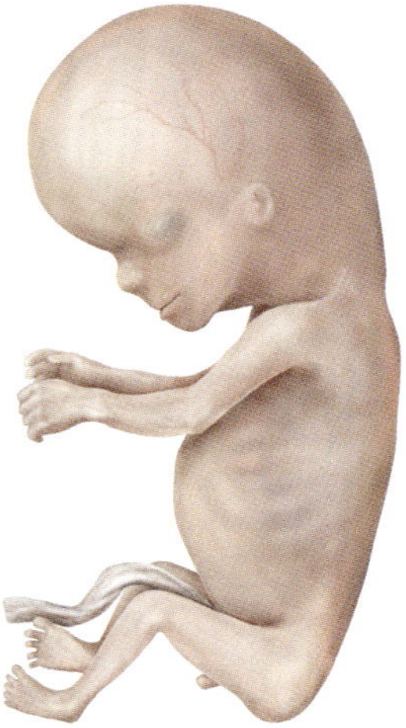

A Fetus 9. Woche

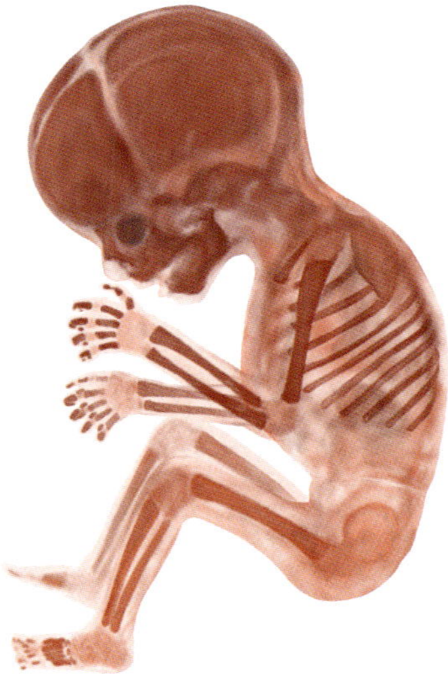

B Fetus 16. Woche, Skelettentwicklung, Alizarin-Rot

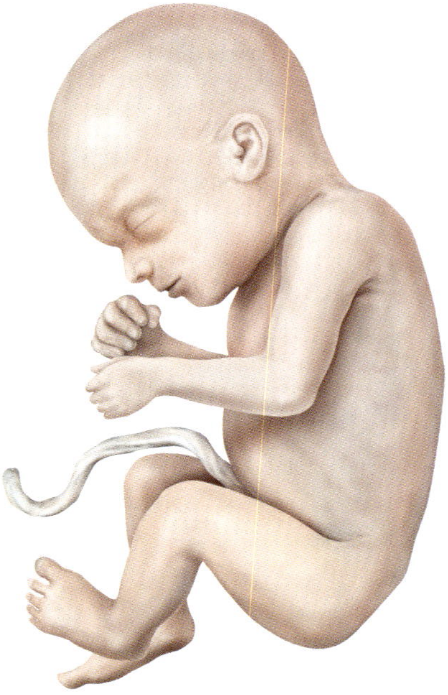

C Fetus 20. Woche

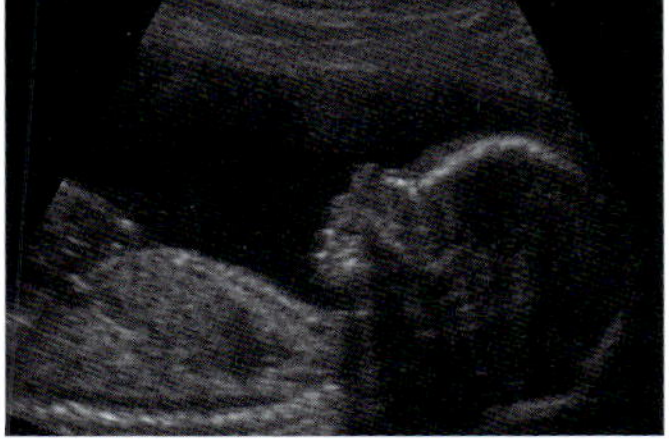

D Ultraschall

Entwicklung der Organsysteme

Körperhöhlen

Am Ende der dritten Woche treten im Seitenplattenmesoderm (**A1**) interzelluläre Spalten (Zölomspalten) auf, durch deren Verschmelzung die **intraembryonale Leibeshöhle, Zölom** (**AF2**), entsteht. Dieses unterteilt das Seitenplattenmesoderm in die dorsale **Somatopleura** (somatopleurales Mesoderm) (**ADF3**) und die ventral liegende **Splanchnopleura** (viszeropleurales Mesoderm) (**ADF4**). Die intraembryonale Zölomhöhle wird von einem einschichtigen Serosaepithel ausgekleidet. Aus der epithelialen Auskleidung der Somatopleura geht das parietale Blatt der serösen Höhlen hervor; entsprechend entwickelt sich aus der epithelialen Auskleidung der Splanchnopleura das viszerale Blatt der Organe.

Das intraembryonale Zölom entsteht zunächst im Bereich der Herzanlage (**B5**) und bildet für Herz und Lungen eine einheitliche **Pleuroperikardhöhle** (**B6**). Durch Faltung des Embryos vergrößert sich die intraembryonale Zölomhöhle und erstreckt sich nun vom Thorax bis zur Beckenregion. Zwischen dem Boden der Pleuroperikardhöhle und der Wurzel des Dottersackes liegt eine quere breite Mesodermplatte, **Septum transversum** (**C7**). Es trennt die Pleuroperikardhöhle unvollständig von der **Peritonealhöhle** (**DE8**), mit der sie über Zölomgänge, **Ductus pericardioperitoneales** (**C9**), verbunden ist. Die Peritonealhöhle (**DE8**) steht über das Nabelzölom mit dem Dottersack und dem extraembryonalem Zölom (Chorionhöhle) in Verbindung. Erst nachdem sich die entwickelnden Darmschlingen (**E10**) aus der Nabelschnur in die Peritonealhöhle verlagern, obliteriert diese Verbindung. Aus dem Septum transversum, in welches die Anlage der Leber hineineinwächst, wird letztendlich das Centrum tendineum des Zwerchfells. Durch Wachstumsprozesse in der weiteren Entwicklung werden die beiden Körperhöhlen voneinander abgetrennt.

Herz

Frühentwicklung (Woche 3). Die Entwicklung des Herzens und der Gefäße beginnt in der dritten Woche, wenn sich der noch scheibenförmige Embryo nicht mehr ausschließlich durch Diffusion ernähren kann. In der viszeralen Mesodermschicht des Seitenplattenmesoderm entstehen beiderseits vor der Neuralplatte Blutinseln (**FG11**), aus denen Blutzellen und primäre Gefäße hervorgehen. Herzmuskelvorläuferzellen wandern aus dem Epiblasten lateral vom Primitivstreifen hindurch und kommen kranial der Bukkopharyngealmembran (**GH12**) zu liegen. In der Nachbarschaft der kardialen Myoblasten (angiogenetisches Material) entsteht durch die Verschmelzung von Blutinseln ein von Endothel ausgekleideter, hufeisenförmiger Schlauch, der zusammen mit der muskulären Anlage die **kardiogene Zone** (**G13**) bildet. Durch die kranio-kaudale Faltung des Embryos am Ende der dritten Woche gerät die Herzanlage zunächst nach ventral zervikal und dann in die endgültige ventral thorakale Position, wo sich im kranialen Teil der Zölomhöhle die (Pleuro)Perikardhöhle gebildet hat. Die laterale Faltung des Embryos bewirkt, dass die paarige endotheliale Herzanlage zu einem zusammenhängenden **Endokardschlauch** (**H14**) wird, der außen von **Myokard** (**H15**) begleitet wird. Zwischen beiden Schichten entsteht eine breite, gallertige Basalmembran, **Herzgallerte**. Im weiteren Verlauf wird die Herzanlage von Serosaepithel, **Epikard**, überwachsen. Die Herzanlage wölbt sich mehr und mehr in die Perikardhöhle vor und ist dort zunächst über ein **dorsales Mesokard** (**H16**) befestigt, das sich schließlich zurückbildet, sodass die ursprünglich paarige Perikardhöhle durch den **Sinus transversus pericardii** ungeteilt verbunden wird.

A–F, H17 Neuralrohr, Neuralrinne

A–E18 Amnionhöhle

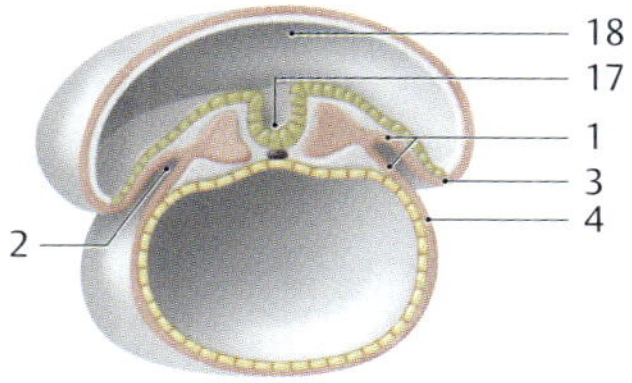

A Embryo, 3. Woche, Querschnitt

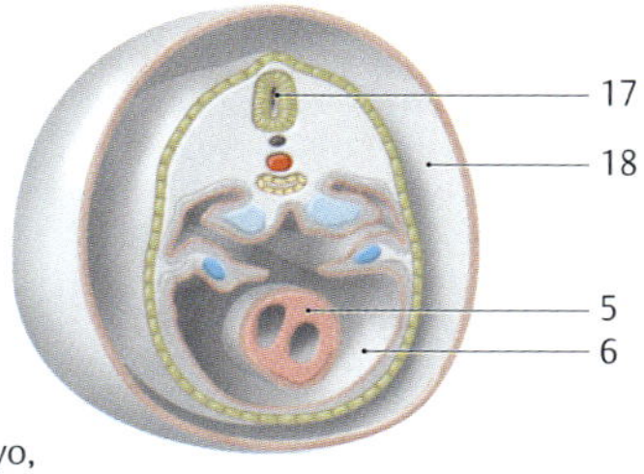

B Embryo, 5. Woche, Querschnitt

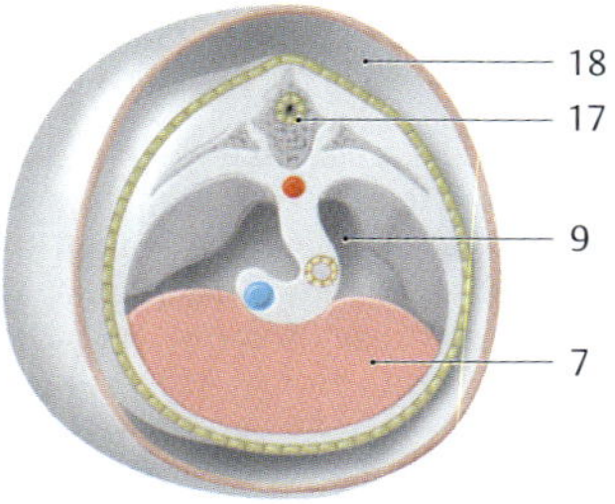

C Embryo, 5. Woche, Querschnitt

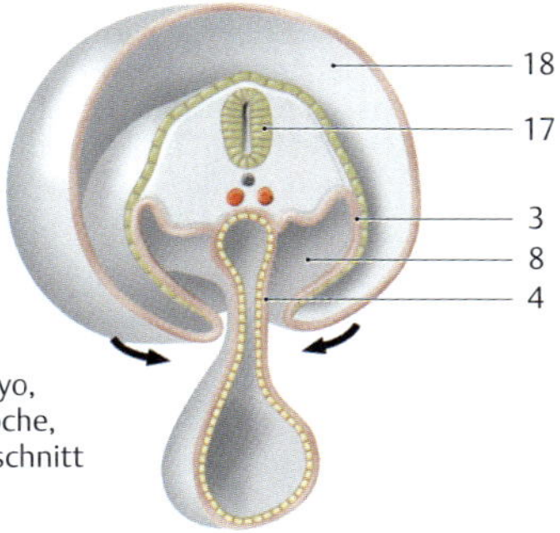

D Embryo, 4. Woche, Querschnitt

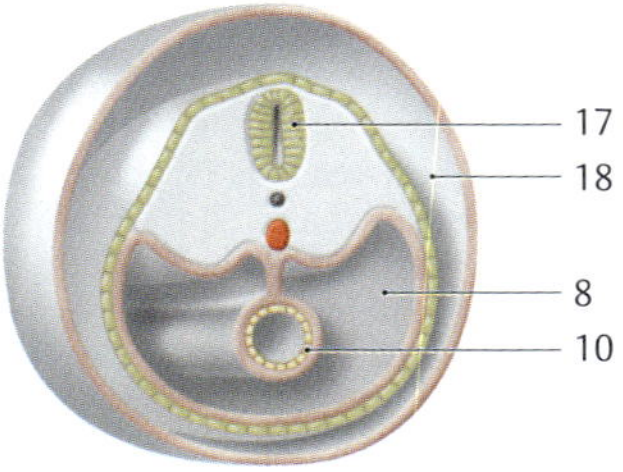

E Embryo, 5. Woche, Querschnitt

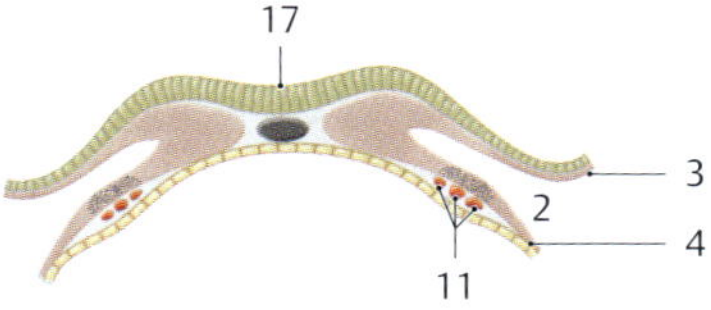

F Ausschnitt aus Embryo, 3. Woche

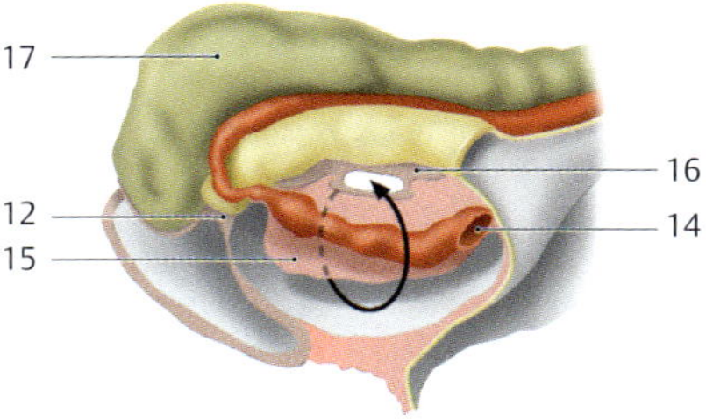

H Embryo, 3. Woche, seitliche Ansicht

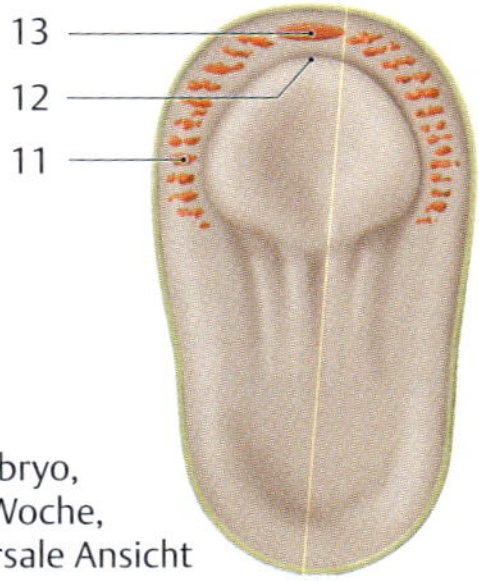

G Embryo, 3. Woche, dorsale Ansicht

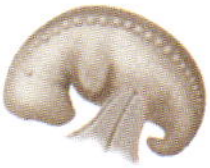

Embryo, 3. Woche

Herz, Fortsetzung

Herzschleifenbildung (Woche 4). Die schlauchförmige Herzanlage (**A**) besitzt am kranialen Pol den **Truncus arteriosus** (**A1**), am kaudalen Pol den **Sinus venosus** (**A2**). Sie beginnt am Ende der dritten Woche zu schlagen. In Folge wächst der Herzschlauch und krümmt sich stärker, wodurch der kraniale Pol nach ventral, kaudal und rechts gelangt (**BC**). Der kaudale Pol verschiebt sich nach dorsal, kranial und links. Die so entstandene **Herzschleife** besteht nun kranial aus dem **Bulbus cordis** (**BC3**) mit **Truncus arteriosus** (**BC1**) und **Conus arteriosus (cordis)** (**BC4**), einem gemeinsamen **Ventrikel** (**BC5**), einem gemeinsamen **Atrium** (**BC6**) und dem anschließenden **Sinus venosus** (**BC2**). Die Ausbildung der Herzschleife ist am 28. Tag abgeschlossen.

Entstehung intrakardialer Septen (Woche 5–7). Die Verbindung zwischen dem gemeinsamen Atrium und der Ventrikelanlage ist eng und bildet den **Atrioventrikularkanal** (**CG7**). An seiner dorsalen und ventralen Wand entsteht je ein kräftiger Wulst, **Endokardkissen** (**C8**). Diese wachsen mit kleineren lateralen Endokardkissen zusammen, so dass der Atrioventrikularkanal in einen rechten und linken Abschnitt unterteilt wird. Aus den Endokardkissen gehen Teile der Atrioventrikularklappen hervor. An der Herzoberfläche ist zwischen auf- und absteigendem Kammerschenkel ein **Sulcus interventricularis** (**C9**) markiert. Im Inneren bilden sich hier myokardiale Trabekel (**D10**) und das muskuläre **Septum interventriculare** (**EFG11**), das auf die Endokardkissen (**DE8**) zuwächst. Zwischen den Ventrikeln bleibt zunächst eine Öffnung, **Foramen interventriculare** (**E12**), erhalten. Es wird erst durch den membranösen Septumanteil (**F13**), der aus den Endokardkissen hervorgeht, endgültig verschlossen.

Vom Dach des einheitlichen, noch ungeteilten Vorhofs wächst am Ende der fünften Woche ein halbmondförmiges Septum, **Septum primum** (**D14**), in Richtung auf die Endokardkissen herab, ohne aber mit ihnen zu verschmelzen, so dass ein **Foramen** (Ostium) **primum** (**Pfeil in D**) ensteht. Im weiteren Verlauf verschmilzt das Septum primum dann mit den Endokardkissen und verschließt auf diese Weise das Foramen primum. Zuvor entstehen im oberen Teil des nun dünnen Septums Perforationen, die zusammenfließen und ein **Foramen secundum** (**Pfeil in E**) bilden. Rechts vom Septum primum entsteht eine neue halbmondförmige Leiste, **Septum secundum** (**EF15**), die auf die Endokardkissen zuwächst, den Vorhof jedoch nie vollständig unterteilt. Das Foramen secundum wird vom Septum secundum überlappt, die verbleidende Öffnung, **Foramen ovale** (**F16**), lässt das Blut im fetalen Kreislauf von rechts nach links strömen.

In der zunächst ungeteilten ventrikulären Ausflussbahn treten in der fünften Woche sowohl im proximalen Conus als auch im distalen Truncus arteriosus paarige, spiralig angeordnete Wülste, **Truncus-** und **Conuswülste** (**G17**), auf. Durch Wachstum der Truncuswülste ensteht ein **Septum aorticopulmonale** (**G18**), das zwei gegeneinander verwundene Ausflusskanäle, **Aorta** (**geteilter Pfeil**) und **Truncus pulmonalis** (**ungeteilter Pfeil**) voneinander trennt. Die wachsenden Conuswülste trennen die glattwandigen Ausflussbahnanteile der beiden Ventrikel.

Umbau des Sinus venosus (Woche 5–10). Der Sinus venosus erhält in der vierten Woche venöses Blut über je ein gleich großes rechtes und linkes **Sinushorn** (**H19**), welches den Einmündungsteil der großen embryonalen Venen bildet. Der Übergang zwischen Sinus venosus und primitivem Atrium ist zunächst weit und liegt in der Mitte. Als Ergebnis von Umformungen der embryonalen Venen und Ausbildung von Rechts-links-Kurzschlüssen des Blutstroms wachsen das rechte Sinushorn und die rechten Venen enorm. Schließlich wird das rechte Sinushorn in den Vorhof einbezogen und die Mündung dieses Sinus nach rechts verlagert. Die Grenze zwischen glattwandigem Sinus und trabekulär zerklüftetem rechten Vorhof wird später durch die **Crista terminalis** und den **Sulcus terminalis** markiert. Das linke Sinushorn verliert an Bedeutung, verkleinert sich und wird zum Sinus coronarius.

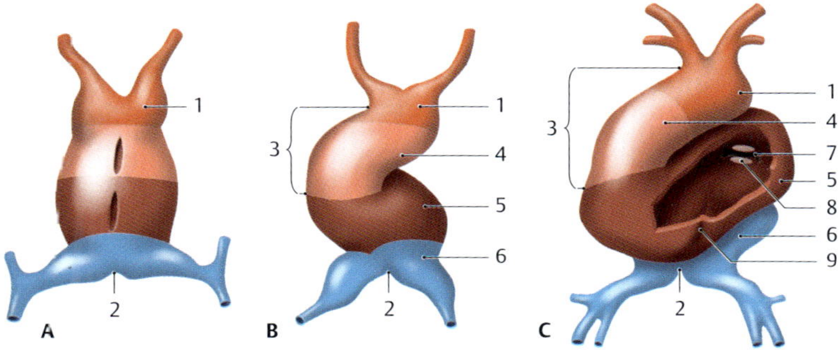

A–C Herzanlage von außen und ventral, 4. Woche

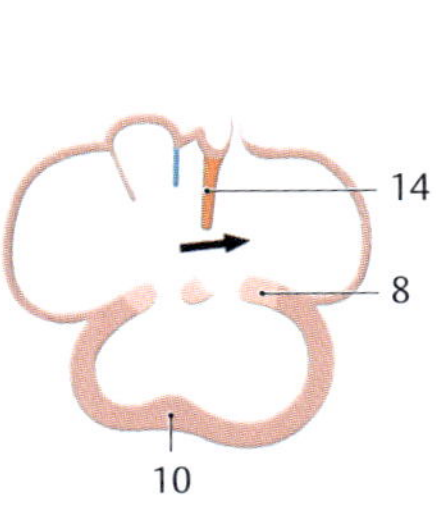

D Herzanlage von innen, 5. Woche

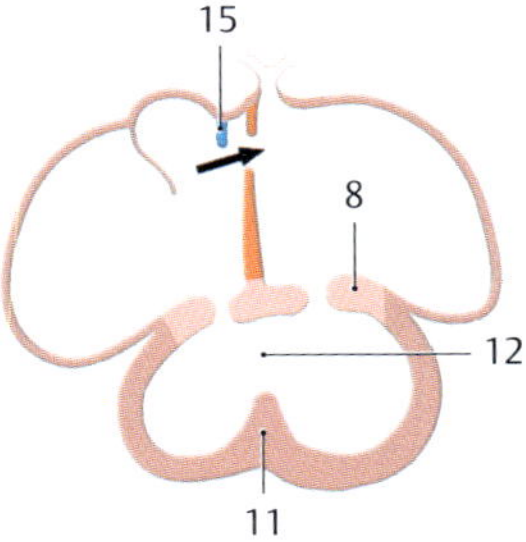

E Herzanlage von innen, 6. Woche

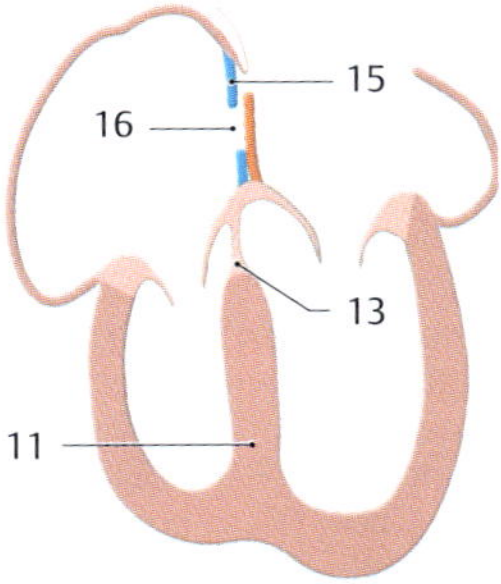

F Herzanlage von innen, Neugeborenes

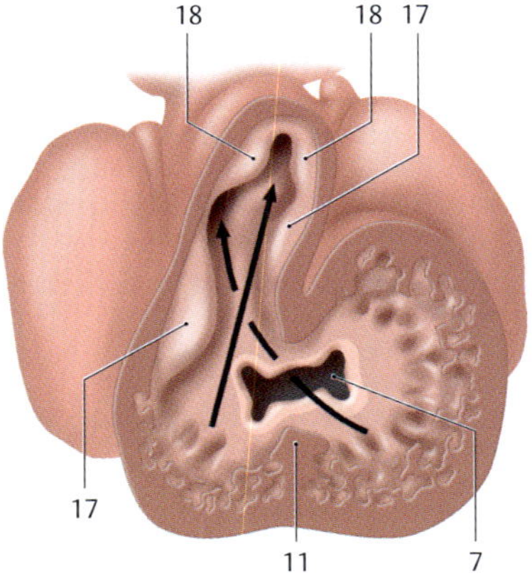

G geöffnete Herzanlage, 6. Woche

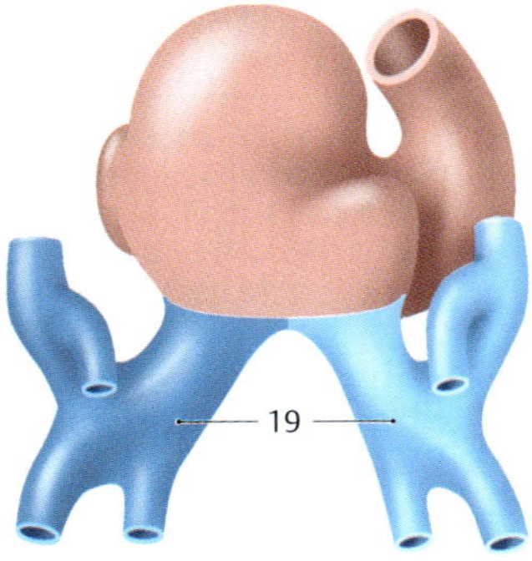

H Herzanlage von außen und dorsal, 4. Woche

Gefäßentwicklung

Übersicht. Bei der Bildung von Blutgefäßen wird unterschieden zwischen **Vaskulogenese**, bei der **Gefäße** aus Blutinseln hervorgehen, und **Angiogense**, bei der neue Gefäße auf der Basis bereits bestehender aussprossen. In der dritten Woche enstehen die ersten Blutinseln im extraembryonalen Mesoderm des Dottersackes, kurz danach im intraembryonalen Seitenplattenmesoderm. Aus den Blutinseln gehen einfache Endothelschläuche hervor, die zu Netzen fusionieren. Aus dem umgebenden Mesenchym entwickeln sich die übrigen wandbildenden Strukturen der sich differenzierenden Gefäßabschnitte. Sobald das primäre Gefäßnetz angelegt ist, enstehen weitere Gefäße durch eine VEGF (Vascular Endothel Growth Factor) stimulierte Vaskulogenese.

Arteriensystem. Das definitive menschliche Arteriensystem geht aus einem komplexen, paarigen frühembryonalen Aortensystem hervor. Es besteht aus der paarig angelegten dorsalen Aorta (**A1**), der paarigen ventralen Aorta (**A2**) (erweiterter Teil des Truncus arteriosus oder Saccus arteriosus), und den Aortenbogenarterien (**AI–VI**) (Schlund-, Kiemen- oder Pharyngealbogenarterien), die beide Gefäßabschnitte verbinden. Die entlang des Darmrohres verlaufende paarig angelegte dorsale Aorta verschmilzt bald unterhalb der sechsten Aortenbogenarterie zu einem unpaaren absteigenden Gefäß, das vor der Wirbelsäule gelegen ist. Kranial, im Bereich der Kiemen- oder Schlundbögen, werden beidseits sukzessive sechs begleitende Aortenbögen angelegt, die aber nicht alle zeitgleich vorhanden sind. Während der Bildung des sechsten Aortenbogens haben sich die beiden ersten bereits zurückgebildet. Bis zum Ende der Embryonalperiode wird das segmental angelegte System zum definitiven Arteriensystem umgebaut. Die wichtigsten Derivate sind u. a. (**B**):

1. Aortenbogen → A. maxillaris

2. Aortenbogen → A. hyoidea und A. stapedia

3. Aortenbogen → A. carotis communis (**B3**) und erster Abschnitt der A. carotis interna (**B4**)

4. Aortenbogen → links Arcus aortae (**B5**), rechts A. subclavia dextra (**B6**)

5. Aortenbogen → rudimentär und nur temporär vorhanden

6. Aortenbogen → links Ductus arteriosus (**B7**), A. pulmonalis sinistra (**B8**), rechts Truncus pulmonalis (**B9**)

Venensystem. Drei große Venenpaare münden Ende der vierten Woche über die Sinushörner in den Herzschlauch des Embryos (**C**): Vv. vitilinae (Dottersackvenen) (**C10**), die das sauerstoffarme Blut aus dem Dottersack herzwärts transportieren, Vv. umbilicales (Nabelvenen) (**C11**), die das sauerstoffreiche Blut aus der Plazenta führen, Vv. cardinales communes (Kardinalvenen) (**C12**), die das sauerstoffarme Blut aus dem Körper des Embryos selbst zum Herzen bringen. Auf Höhe des späteren Duodenums bilden die Vv. vitillinae Lebersinusoide aus, die Grundlage für die V. portae sind. Mit Reduktion des linken Sinushorns bildet sich die V. vitillina sinistra zurück.

Von den zunächst paarigen Vv. umbilicales bildet sich die rechte zurück, die linke übernimmt den Transport des sauerstoffreichen Blutes aus der Plazenta in den rechten Vorhof (s. Fetalkreislauf S. 8).

Das Kardinalvenensystem ist zunächst symmetrisch. Paarige Vv. cardinales anteriores (superiores) (**D13**) und Vv. cardinales posteriores (inferiores) (**D14**) münden in der vierten Woche über Vv. cardinales communes (**D15**) in die Sinushörner. Die Vv. cardinales superiores sind über eine Anastomose verbunden. In der fünften Woche treten weitere miteinander anastomosierende Kardinalvenen auf: Vv. supracardinales (**D16**), Vv. subcardinales (**D17**) und Vv. sacrocardinales (**D18**). Der größte Teil der Vv. cardinales posteriores bildet sich zurück. Insgesamt tragen die Kardinalvenen, wie folgt, zu den großen defintiven Venen des Hohlvenensystems bei:

V. cava superior (**D19**) ← V. cardinalis communis dextra, V. cardinalis superior dextra

V. brachiocephalica sinistra (D20) ← Anastomose zwischen Vv. cardinales anteriores

V. cava inferior (**D21**) (hepatokardialer Teil) ← V. vitellina dextra

V. cava inferior (**D22**) (renaler Teil) ← V. subcardinalis

V. cava inferior (**D23**) (sakrokardinaler Teil) ← V. sacrocardinalis dextra

V. iliaca communis sinistra (**D24**) ← Anastomose zwischen Vv. sacrocardinales

V. azygos (**D25**) ← V. supracardinalis dextra

V. hemiazygos (**D26**) ← V. supracardinalis sinsitra

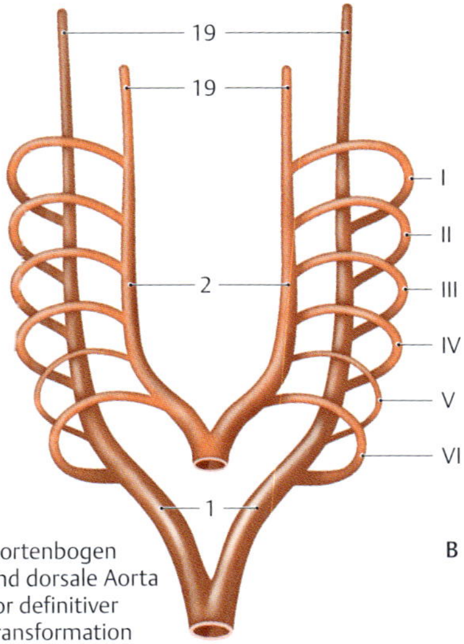

A Aortenbogen und dorsale Aorta vor definitiver Transformation

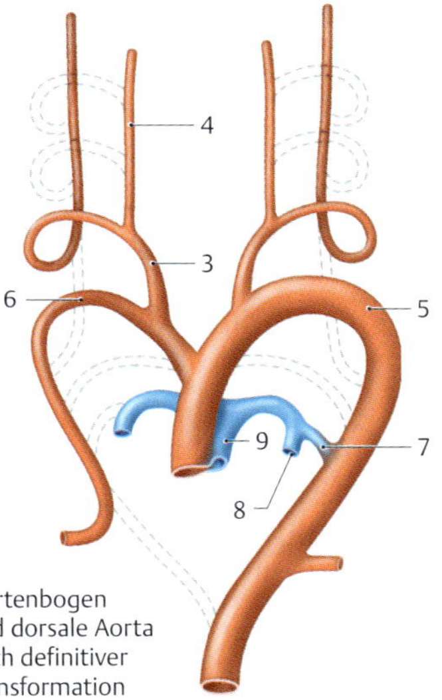

B Aortenbogen und dorsale Aorta nach definitiver Transformation

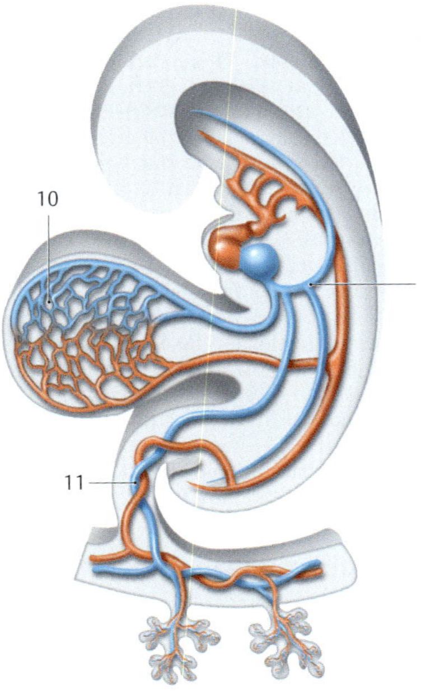

C Venensystem, 4. Woche

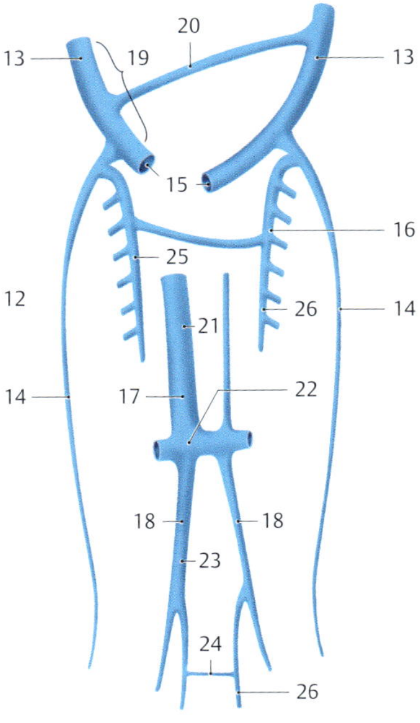

D große Venen, 7. Woche

Respiratorisches System

Während die Nase und die Nasennebenhöhlen in Zusammenhang mit der Gesichtsentwicklung entstehen, gehen die übrigen Abschnitte aus dem Vorderdarm hervor.

Nase und Nasennebenhöhlen. Das Gesicht eines fünf Wochen alten Embryos weist in der Umgebung der späteren Nase aus Oberflächenektoderm und aus Mesenchym der Neuralleiste bestehende Wülste (**A**) auf: Stirnnasenwulst (**A1**), medialer (**A2**) und lateraler (**A3**) Nasenwulst, Oberkiefer- (**A4**) und Unterkieferwulst (**A5**). Die Nasenwülste umschließen die Nasengrube, die sich bereits in der sechsten Woche zu Nasensäkken vertieft und zur primordialen Nasenhöhle (**B6**) wird. Diese wird von der primordialen Mundhöhle zunächst durch eine dünne Membrana oronasalis (**B7**) getrennt. Das Einreißen dieser Membran am Ende der sechsten Woche führt zur Verbindung von Nasen- und Mundhöhle über primäre Choanen (**C8**), die direkt über dem primären Gaumen liegen. Durch die Ausbildung von sekundärem Gaumen, von Nasenmuscheln an der lateralen Nasenwand und einem Nasenseptum aus den medialen Nasenwülsten entstehen die definitiven Nasenhöhlen (**D9**) und die definitiven Choanen, die nun an der Verbindung zwischen Nasenhöhle und Pharynx liegen. Die Nasennebenhöhlen entstehen in der Fetalperiode als Ausstülpungen der lateralen Nasenwand; ihre definitive Ausbildung erfolgt erst postnatal aus Oberflächenektoderm und aus Mesenchym der Neuralleiste.

Kehlkopf, Luftröhre und Bronchialbaum. In der ventralen Wand des Vorderdarms entsteht beim vier Wochen alten Embryo zunächst eine Ausstülpung, **Laryngotrachealrinne**, die sich zu einem **Tracheobronchialdivertikel** erweitert (**E10**). Dieses liefert die epitheliale Auskleidung für Larynx, Trachea und Bronchialbaum. Zunächst hat das Divertikel direkte Verbindung zum Vorderdarm. Durch sein Längenwachstum entstehen zwei Längsfalten (**E11**), die miteinander verschmelzen und das **ösophagotracheale Septum** ausbilden (**F12**). Dieses trennt einen ventralen respiratorischen Teil von einem dorsalen ösophagealen Teil. Kranial bleibt die respiratorische Portion durch den T-förmigen Larynxeingang zum Pharynx geöffnet. Kehlkopfknorpel und -muskeln gehen aus dem Mesenchym des 4.–6. Kiemenbogens hervor (**G**).

Laterale Ausstülpungen des Tracheobronchialdivertikels bilden die Lungenknospen (**FH13**), die zu Beginn der fünften Woche zu Hauptbronchien auswachsen. Die proliferierenden Lungenknospen wachsen in die Pleuroperikardkanäle (**H14**) hinein, die sich beiderseits zu einer von Perikard- und Peritonealhöhle unabhängigen Pleurahöhle mit Lamina visceralis (**I15**) und Lamina parietalis (**I16**) ausbilden.

Durch fortschreitende Proliferation entstehen rechts drei Lappen-, links zwei Lappenbronchien. Dem Muster der dichotomen Teilung entsprechend werden in Folge die Segmentbronchien (HI) und dann mehrere Generationen von Bronchien und Bronchioli gebildet. Diese Ausbildung der luftleitenden Anteile ähnelt zunächst dem Wachstum einer Drüse und wird als **pseudoglanduläre Phase** bezeichnet. Bis zur siebten Woche werden immer kleinere, englumige Kanäle gebildet, **kanalikuläre Phase (J)**, in deren Umgebung die entstehenden Blutgefäße (**J17**) aus der Splanchnopleura zunehmen. Erst in der 26. Woche bilden sich Terminalsäcke (**K18**) als Vorläufer der Alveolen aus, **Terminalsackphase**. Dabei gelangen die Kapillaren in enge Nachbarschaft zu den Terminalsäcken, in denen zwei verschiedene Zelltypen differenzieren, so dass bereits am Ende des sechsten Monats die Surfactant produzierenden Alveolarepithelzellen, Typ II nachgewiesen werden. In den beiden letzten pränatalen Monaten differenzieren und wachsen die Alveolen und bilden mit den benachbarten Kapillaren (**K**) die Blut-Luft-Schranke, **alveoläre Phase**.

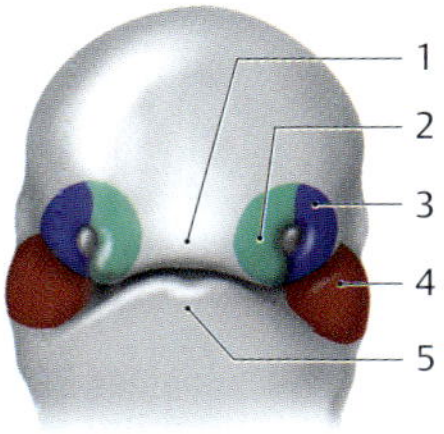

A embryonales Gesicht, 5. Woche

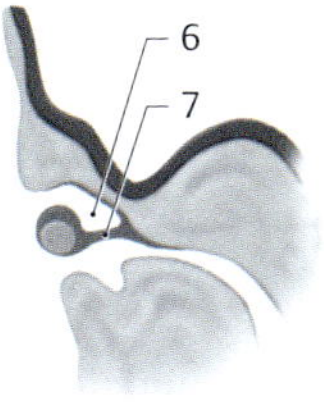

B embryonales Gesicht, 6. Woche, Sagittalschnitt

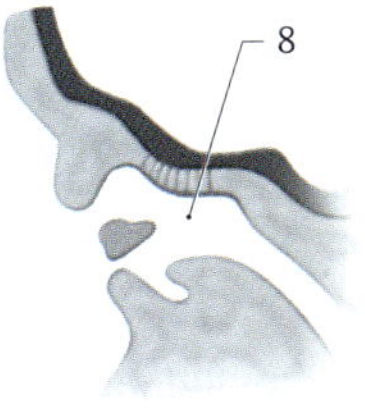

C embryonales Gesicht, 7. Woche, Sagittalschnitt

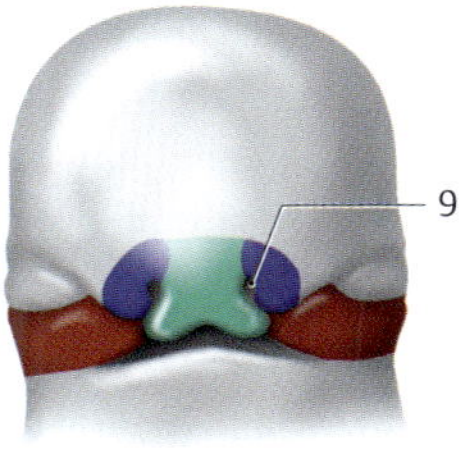

D embryonales Gesicht, 7. Woche

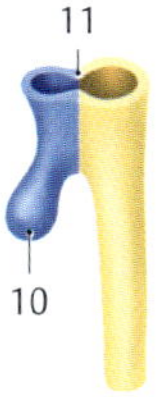

E respiratorisches Divertikel, 4. Woche

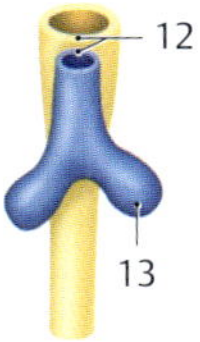

F Lungenknospen, 5. Woche

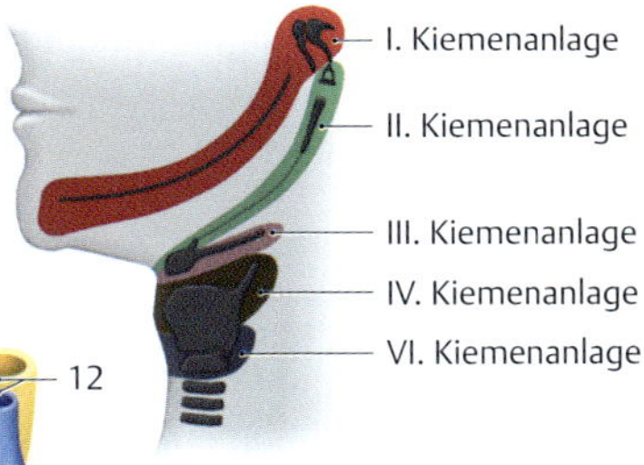

G Derivate der Kiemenbögen

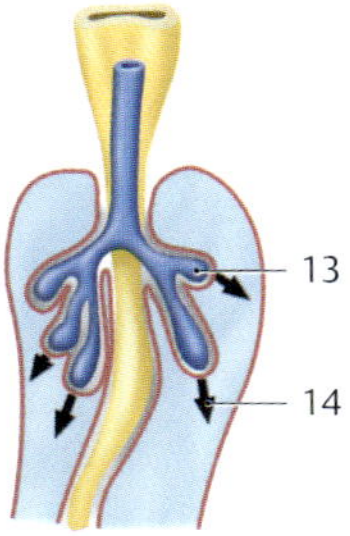

H Lungenanlage und Pleuroperikardkanal, 5. Woche

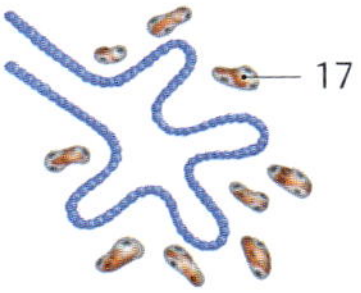

J Kanalikuläre Phase

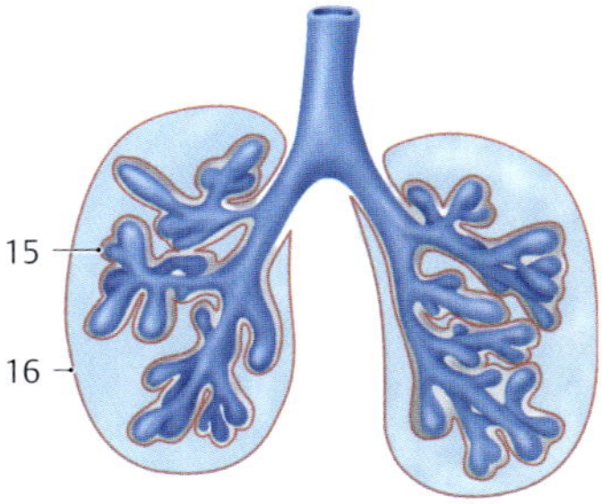

I Lunge und Pleurahöhle, 8. Woche

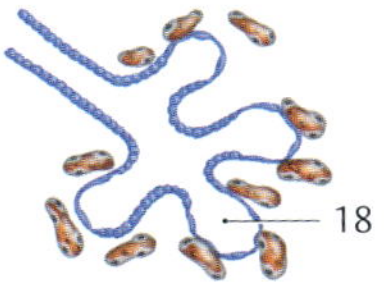

K Terminalsackphase

Verdauungssystem, Vorderdarm

Im Zuge der Faltungen des Embryos in der vierten Woche wird ein Teil des von Entoderm ausgekleideten Dottersackes in den Embryo einbezogen und bildet die primitive Darmanlage. Diese wird in Vorderdarm (**A1**), Mitteldarm (**A2**) und Hinterdarm (**A3**) gegliedert. Vorderdarm und Hinterdarm haben jeweils ein blindes Ende in der Bukkopharyngeal- (**A4**) bzw. der Kloakenmembran (**A5**), wo der Entodermschlauch an die Körperoberfläche und damit an das oberflächliche Ektoderm stößt.

Vorderdarm. Aus dem Vorderdarm, der von der Bukkopharyngealmembran bis zum Abgang des Dottersackes reicht, entstehen Teile der Mundhöhle und des Pharynx sowie das Atmungssystem, Ösophagus, Magen, das obere Duodenum und Leber inklusive Gallenwege.

Mundhöhle und Pharynx. Die Entwicklung von Mundhöhle und Pharynx hängt mit der Entwicklung von Gesicht und Hals und damit mit der Kiemenbogenentwicklung zusammen. Die Mundbucht (**BC6**), Stomatodeum, liegt im Bereich des ersten Kiemenbogens und wird in der fünften Woche zunächst von den paarigen Oberkieferwülsten (**BC7**), den medialen Nasenwülsten (**BC8**), dem Stirnnasenwulst (**BC9**) und einem Unterkieferwulst (**BC10**) begrenzt. Dadurch, dass die Oberkieferwülste aufeinander zuwachsen, verschmelzen die sich vergrößernden medialen Nasenwülste und werden zum sog. Zwischenkiefer (**D11**), der Teile der Oberlippe, des Oberkiefers, die vier oberen Schneidezähne und den primären Gaumen bildet. Der größte Teil des definitiven Gaumens geht hingegen aus zwei den Oberkieferwülsten entstammenden Platten (**DEF12**) hervor, die zunächst beiderseits neben der Zungenanlage liegen, sich durch rasches Wachstum aufrichten und bereits in der siebten Woche eine horizontale Position oberhalb der Zunge einnehmen, dann miteinander, mit dem primären Gaumen und dem Nasenseptum (**EF13**) verschmelzen. Aus dem Unterkieferwulst oder Mandibularbogen entstehen Unterlippe, Meckelknorpel und Kaumuskulatur (S. 325). In enger Nachbarschaft zum Meckelknorpel entsteht die Mandibula durch desmale Osteogenese. An der Entwicklung der Zungenanlage sind mehrere Wülste beteiligt, die bereits in der vierten Woche auftreten. Zwei seitliche Zungenwülste (**GH14**) und ein medianer Zungenwulst, Tuberculum impar (**GH15**), gehen aus dem ersten Kiemenbogen hervor, wachsen aufeinander zu und verschmelzen zur Pars presulcalis der Zunge (**H16**); ein weiterer medianer Wulst (**G17**), Copula, geht aus dem zweiten und dritten Kiemenbogen hervor und wird zur Pars postsulcalis (**H18**) der Zunge. Die entwicklungsbedingt unterschiedlichen Anteile der Zunge bleiben zeitlebens durch das Foramen caecum (**H19**) und den Sulcus terminalis (**H20**) markiert. Das Foramen ist Ursprung für die Schilddrüsenanlage. Die Epiglottis (**H21**) und deren Verbindungen zur Zunge werden von Baumaterial aus dem vierten Kiemenbogen gebildet, aus dem auch die Pharynxmuskulatur hervorgehen soll.

Mit dem Ösophagus beginnt das eigentliche Darmrohr, das sich insgesamt aus dem Entodermrohr und dem anliegenden Mesenchym aus der Splanchnopleura entwickelt. Der Ösophagus wird durch das ösophagotracheale Septum von der Anlage des Atmungssystems getrennt (S. 324). Er ist zunächst kurz, wächst aber aufgrund der Senkung von Herz-und Lungenanlage schnell in die Länge. Im oberen Drittel des Ösophagus entsteht quergestreifte, im unteren glatte Muskulatur.

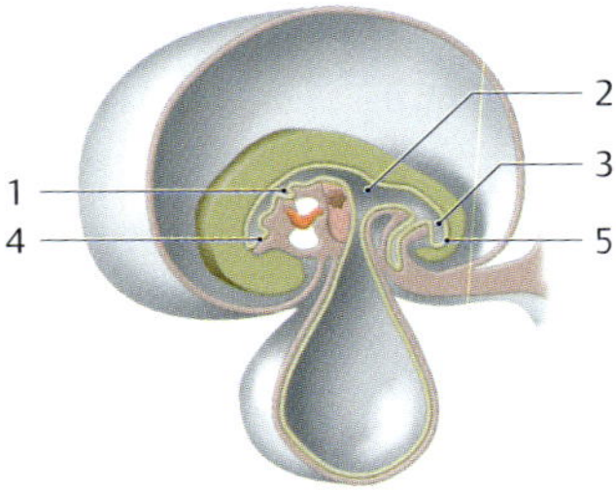

A Embryo, 4. Woche, Sagittalschnitt

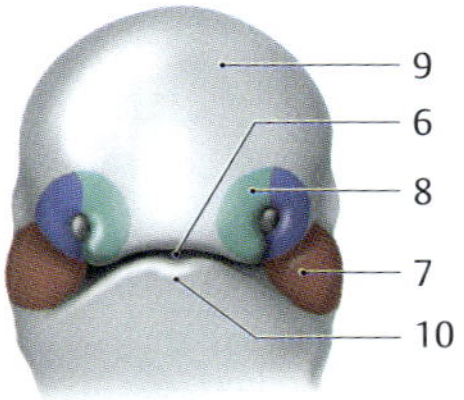

B embryonales Gesicht, 5. Woche

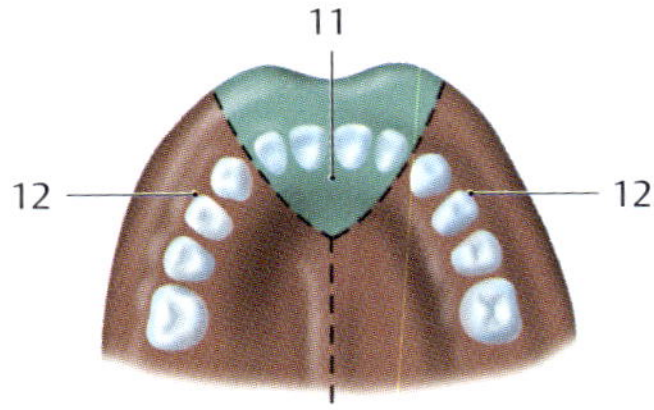

D Anteile des Zwischenkiefers

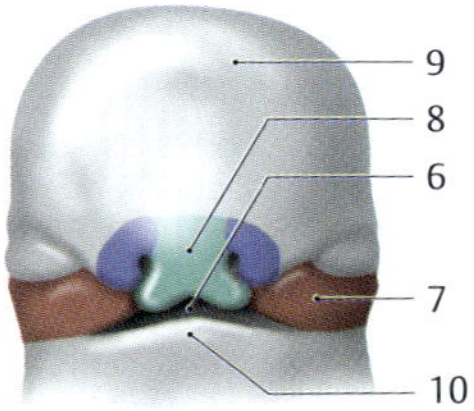

C embryonales Gesicht, 7. Woche

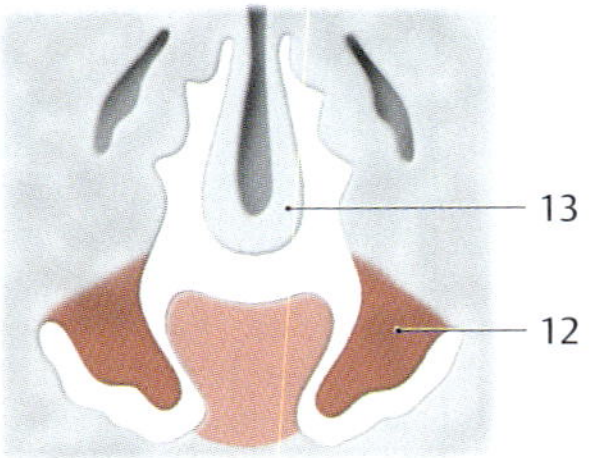

E Mundhöhle, 7. Woche, Frontalschnitt

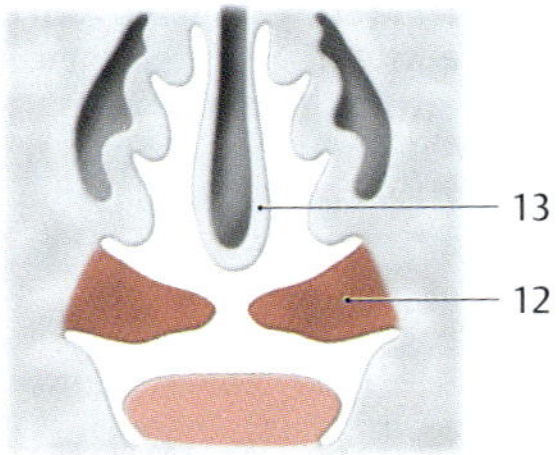

F Mundhöhle, 8. Woche, Frontalschnitt

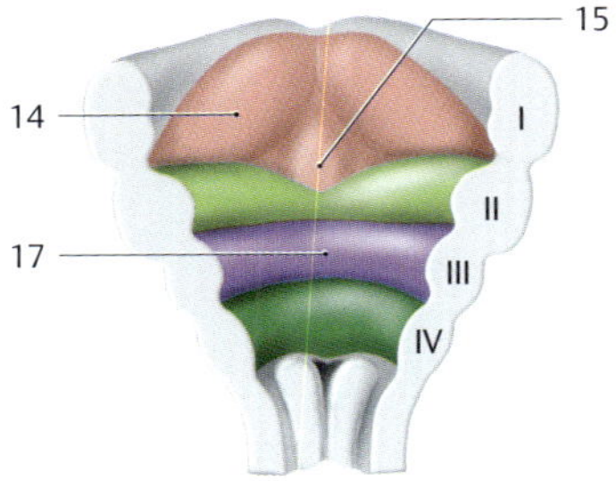

G ventraler Abschnitt Kiemenbögen, 5. Woche

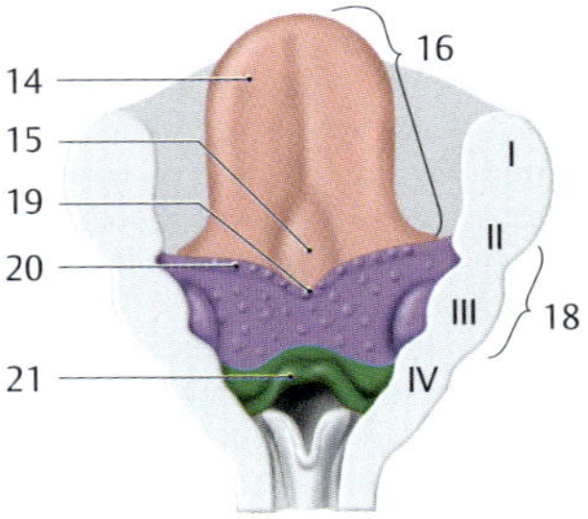

H ventraler Abschnitt Kiemenbögen, 5. Monat

Fortsetzung Verdauungssystem, Vorderdarm

Der **Magen** wird als spindelförmige Erweiterung des Vorderdarms in der vierten Woche sichtbar. Da die Magenabschnitte nicht gleichmäßig wachsen, ergeben sich Lageveränderungen für den Magen und das anschließende Duodenum, die als Magendrehung um die Längsachse (**A**) und um die anteroposteriore Achse (**B**) beschrieben werden. Dabei gelangt die linke Magenwand nach ventral, die rechte entsprechend nach dorsal. Der N. vagus, der den Magen innerviert, folgt beiderseits der Drehung. Durch kräftigeres Wachstum der ursprünglich hinteren Portion im Vergleich zur vorderen entstehen Curvatura major (**C1**) und Curvatura minor (**C2**). Dabei steigt die Pylorusportion nach rechts oben (**C3**), die Cardia gelangt nach links (**C4**). Da der Magen über das dorsale Mesogastrium (**DE5**) mit der hinteren, über das ventrale Mesogastrium (**DE6**) mit der vorderen Leibeswand in Verbindung steht, wird das dorsale Mesogastrium nach links verlagert, wodurch mit der Bursa omentalis (**EG7**) ein Spaltraum dorsal des Magens entsteht. Dabei gelangt das ventrale Mesogastrium in eine Position rechts der Mittellinie. Bedingt durch die Magendrehung und weiteres Wachstum stülpt sich das dorsale Mesogastrium schürzenartig unterhalb der großen Kurvatur vor (**F8**). Die zweiwandige (vierblättrige) Tasche wächst weiter und bedeckt Colon transversum (**FG9**) und Dünndarmschlingen (**FG10**). Schließlich verwachsen die Blätter zu einem einheitlichen Omentum majus (**G11**).

Das **Duodenum** (**DEH12**) wird vom Vorder- und vom oberen Abschnitt des Mitteldarms gebildet. Die Grenze zwischen beiden Abschnitten liegt distal vom Ursprung der Leberanlage und wird durch die zweigeteilte Gefäßversorgung aus Truncus coeliacus und A. mesenterica superior angezeigt. Im Zuge der Magendrehung entsteht die C-förmige Schleife des Duodenums, welche durch die Wachstumsprozesse der umliegenden Organe zusammen mit dem Pankreas (**H13**) an die dorsale Leibeswand in eine retroperitoneale Position gelangt; nur die Pars superior duodeni bleibt intraperitoneal. Im zweiten Embryonalmonat wird das Lumen in der oberen Portion des Duodenums durch proliferierende Zellen vorübergehend verschlossen.

Am kaudalen Ende des Vorderdarms entsteht zu Beginn der vierten Woche eine entodermale Aussackung, das **Leberdivertikel**. Es entwickelt sich zu Lebersträngen, wächst in das Septum transversum (**H14**) hinein und stülpt sich nach kaudal in die Bauchhöhle vor (**HI15**). Dabei wird das ventrale Mesogastrium zwischen Magen, Pars superior duodeni und Leberanlage zum Omentum minus (**E6**) verdünnt und jenes zwischen Leberanlage und vorderer Bauchwand zum Lig. falciforme hepatis (**E16**). Aus den distalen Abschnitten der Leberstränge entstehen die Gallenkapillaren. Gallenblase (**IJ17**) und Ductus choledochus haben ihren Ursprung im kaudalen Teil des Leberdivertikels (**IJ18**).

Die am weitesten kaudal gelegene Aussackung des Leberdivertikels bildet die **ventrale Pankreasanlage** (**IJ19**). Genau gegenüberliegend entsteht aus dem duodenalen Darmrohr eine dorsale Ausstülpung, **dorsale Pankreasanlage** (**IJ20**). Durch Ausbildung und Drehung der duodenalen Schleife gelangen ventrale Pankreasanlage und Ductus choledochus nach dorsal, wobei die ventrale Pankreasanlage definitiv in eine Position unterhalb und hinter die dorsale (**J**) gelangt. Die Ausführungsgänge beider Pankreasanlagen verschmelzen meist zu einem gemeinsamen Ductus pancreaticus (**J21**). Im dritten Entwicklungsmonat entstehen aus der epithelialen Pankreasanlage, über das gesamte Organ verteilt, die endokrinen Langerhans-Inseln.

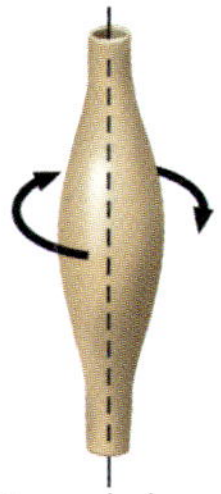
A Magendrehung um die longitudinale Achse

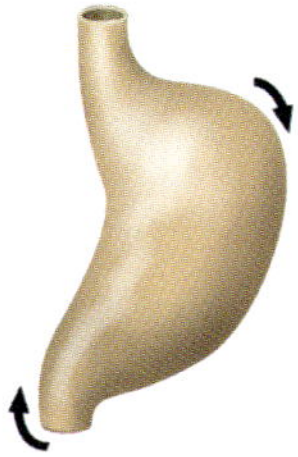
B Magendrehung um die anteroposteriore Achse

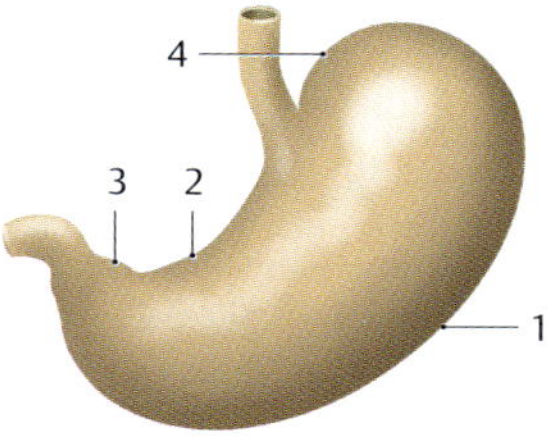

C Magen, definitive Position

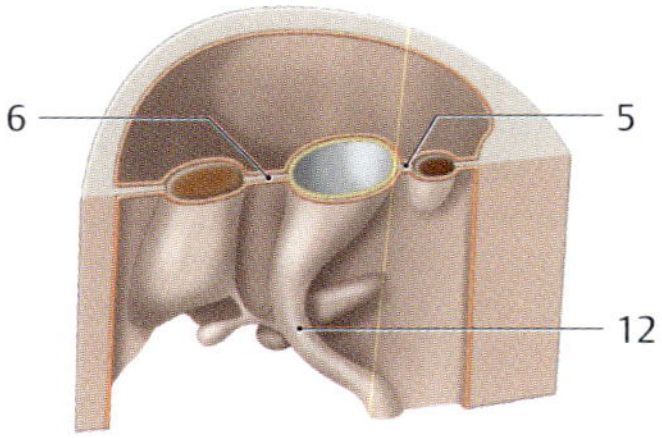

D Magen und Nachbarorgane, 5. Woche, Ansicht von links

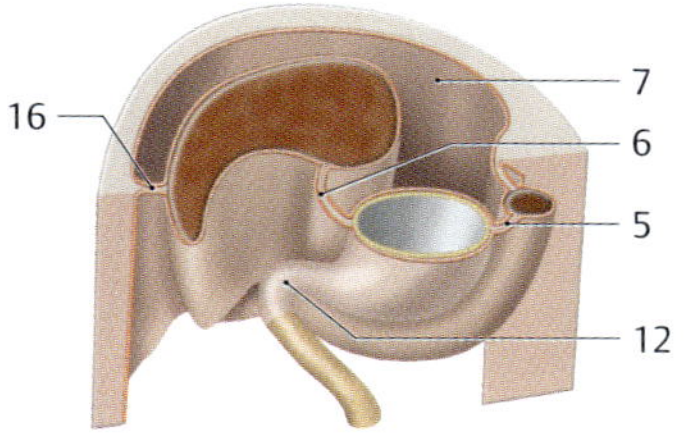

E Magen und Nachbarorgane, 11. Woche, Ansicht von links

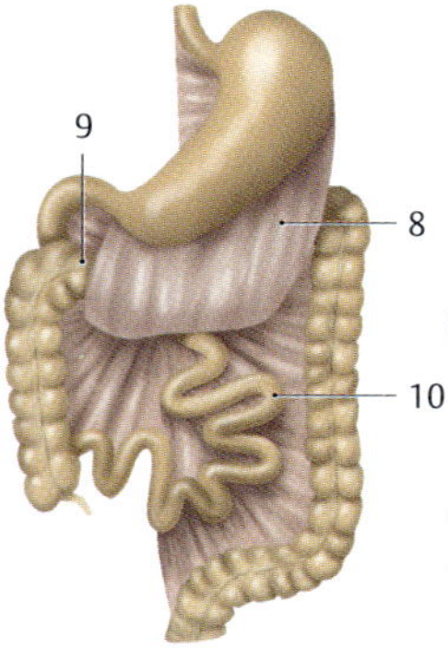

F Magen und Darm, ca. 5. Monat

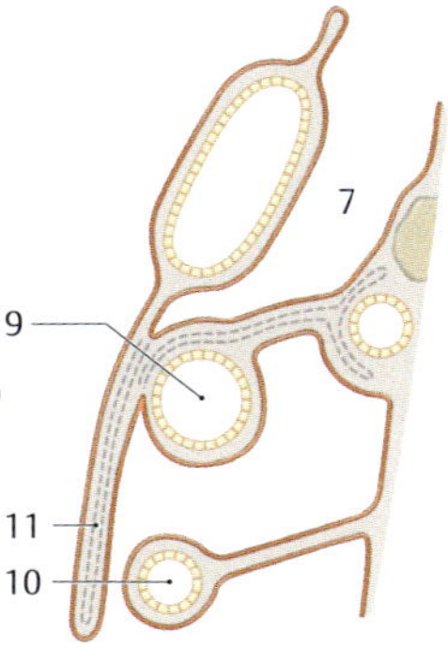

G Sagittalschnitt Oberbauch, Neugeborenes

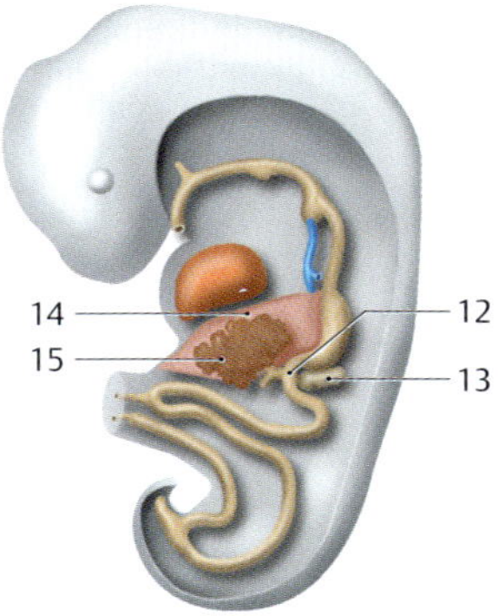

H Embryo, 6. Woche sagittale Ansicht

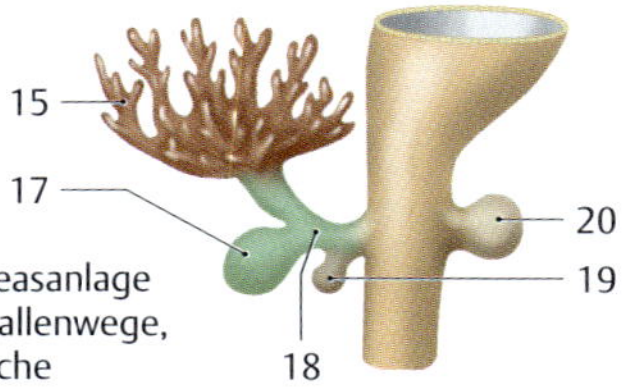

I Pankreasanlage und Gallenwege, 5. Woche

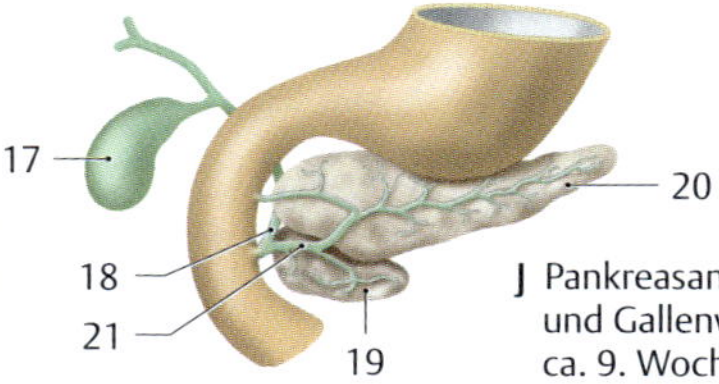

J Pankreasanlage und Gallenwege, ca. 9. Woche

Fortsetzung Verdauungssystem, Mitteldarm und Hinterdarm

Die kaudalen Abschnitte des Duodenums gehen, wie **Jejunum** und **Ileum** (**ABC1**), auch aus dem Mitteldarm hervor. Die Dünndarmabschnitte stehen über ein dorsales Mesenterium mit der hinteren Leibeswand in Verbindung, ein ventrales Mesenterium gibt es nicht. Ventral kommuniziert der Mitteldarm über den Dottersackgang, **Ductus vitellinus** (**ABC2**), mit dem Dottersack. Der Mitteldarm wächst rasch, wodurch eine ventral gerichtete primäre Schleife entsteht (**B**), in deren Achse die A. mesenterica superior (**B3**) liegt. Aus dem kranialen Schenkel der Nabelschleife gehen die Dünndarmschlingen hervor (**BC1**), aus dem kaudalen das Zäkum (**BC4**) und die Kolonabschnitte einschließlich der proximalen zwei Drittel des Colon transversum. Durch das schnelle Wachstum des kranialen Schenkels der Darmschleife wird das Darmrohr verlängert und findet keinen Platz mehr in der vorübergehend zu engen embryonalen Leibeshöhle. Die Dünndarmschlingen (**D1**) verlagern sich daher in der sechsten Woche in das extraembryonale Zölom der Nabelschnur (**D5**), physiologischer Nabelbruch. Zeitgleich mit dem Längenwachstum kommt es zu einer Drehbewegung der Darmschleife um ca. 270° gegen den Uhrzeigersinn (**BC**). Die Drehachse wird durch die A. mesenterica superior markiert. Jejunum und Ileum bilden im Zuge des Längenwachstums einige Schlingen aus. Dabei geraten die Schlingen des proximalen Jejunum (**EFG6**) in der zehnten Woche als erste Darmteile wieder in die Leibeshöhle und gelangen nach links. Die übrigen Dünndarmschlingen lagern sich nach rechts hinten (**EFG7**), was sich im Verlauf der definitiven Mesenterialwurzel widerspiegelt (**G8**). Im Zuge der Wiederaufnahme der Dünndarmschlingen in die Leibeshöhle obliteriert der Ductus vitellinus und die vordere Bauchwand wird ausgebildet.

Klinischer Hinweis: Bei 2–4% obliteriert der Ductus vitellinus nicht und es bleibt eine kleine Aussackung am Ileum erhalten, **Meckel Divertikel**.

Zäkum, **Colon ascendens** und die proximalen zwei Drittel des **Colon transversum** gehen aus dem kaudalen Schenkel der primären Nabelschleife (**BC4**) hervor und werden ebenfalls von Ästen der A. mesenterica superior versorgt. Die Dickdarmabschnitte sind an der „Hernienbildung“ beteiligt, haben Längenwachstum, bilden jedoch keine Schlingen aus. Das Zäkum, welches in der sechsten Woche als Knospe der kranialen primären Schleife entsteht (**CD9**), kommt bei der Rückverlagerung in die Leibeshöhle zunächst rechts kranial unterhalb der Leber zu liegen (**E9**) und wandert dann abwärts in die Fossa iliaca dextra (**FG9**). Dadurch gelangen Colon ascendens und Flexura coli dextra (**G10**) an die rechte dorsale Leibeswand und geraten durch Verschmelzung des Mesenteriums in eine sekundär retroperitoneale Lage. Das Colon transversum (**G11**) hingegen behält sein Meso, das mit der Hinterwand des Omentum majus verschmilzt. Die Appendix vermiformis (**FG12**) geht als Divertikel aus dem Zäkum hervor und liegt meist retrozäkal.

Das distale Drittel des **Colon transversum** (**G13**), das **Colon descendens** (**G14**), **Colon sigmoideum** (**G15**), **Rektum** (**GHI16**) und der **Analkanal** gehen aus dem Hinterdarm hervor, der zugleich die epitheliale Auskleidung für Harnblase und Urethra liefert. Am distalen Drittel des Colon transversum beginnt die arterielle Versorgung durch die A. mesenterica inferior (Hinterdarmarterie), die erst im Bereich des Analkanals von der A. rectalis inferior aus der A. pudenda interna abgelöst wird. Das Colon descendens gelangt an die linke dorsale Leibeswand in eine retroperitoneale Lage (**G14**), das Colon sigmoideum dagegen bleibt intraperitoneal (**G15**). Das Rektum ensteht aus der **Kloake** (**H17**), die am ventrokaudalen Ende des Embryos eine Entoderm-ausgekleidete sackförmige Erweiterung bildet, welche zunächst durch die **Kloakenmembran** (**H18**) verschlossen ist. Durch Wachstum des mesodermalen, urorektalen Septums (**H19**) in Richtung Kloakenmembran wird die Kloake in den ventral gelegenen Sinus urogenitalis (**H20**) für Harnblase und Urethra und das dorsal gelegene Anorektum geteilt. In der siebten Woche reißt die Kloakenmembran und die Urethral- (**I21**) bzw. Analöffnung (**I22**) sind frei. Durch epitheliale Proliferation wird die Öffnung des Analkanals nochmals kurzfristig durch eine sog. Analmembran verlegt.

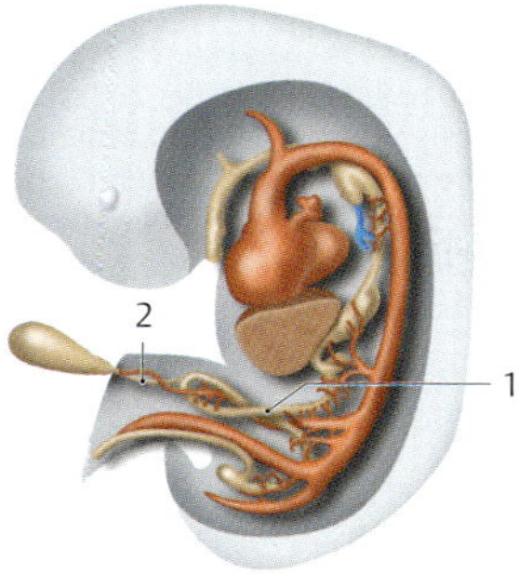

A Embryo, 6. Woche, Sagittalschnitt

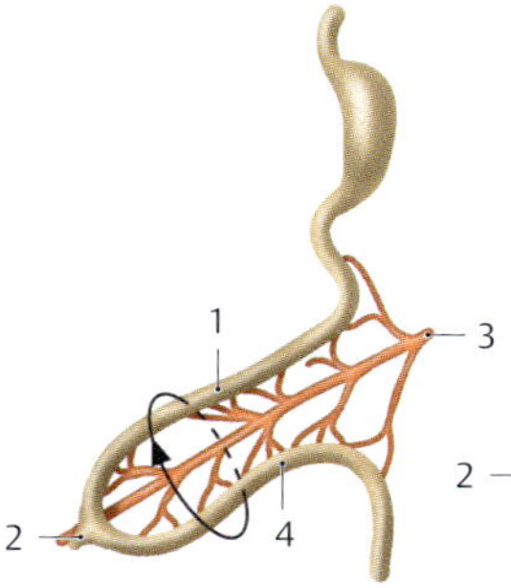

B Darmschleife um A. mesenterica superior

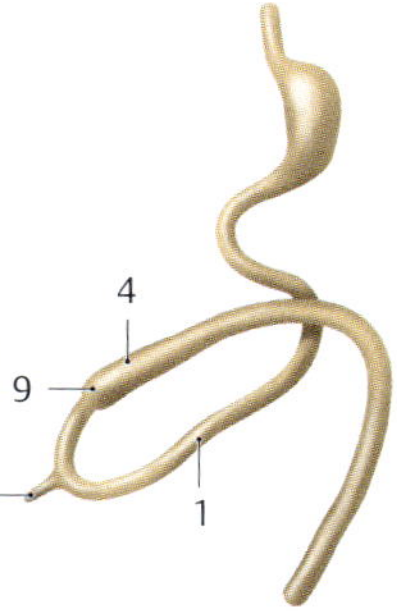

C Darmschleife nach der Drehung

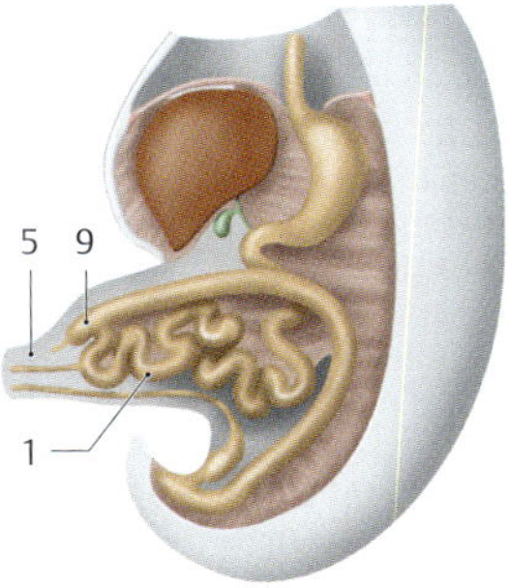

D Verlagerung von Darmschlingen in die Nabelschnur, 8. Woche

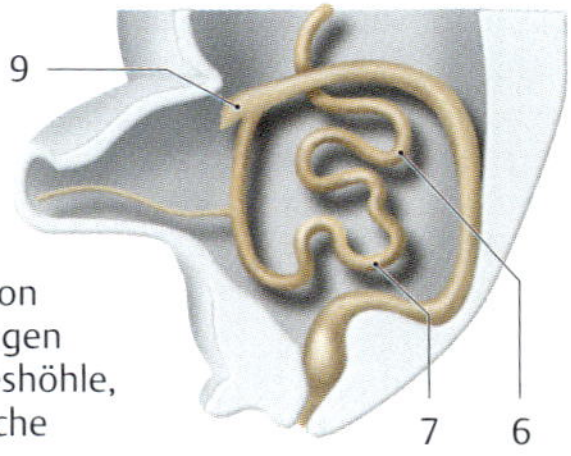

E Rückkehr von Darmschlingen in die Leibeshöhle, ca. 12. Woche

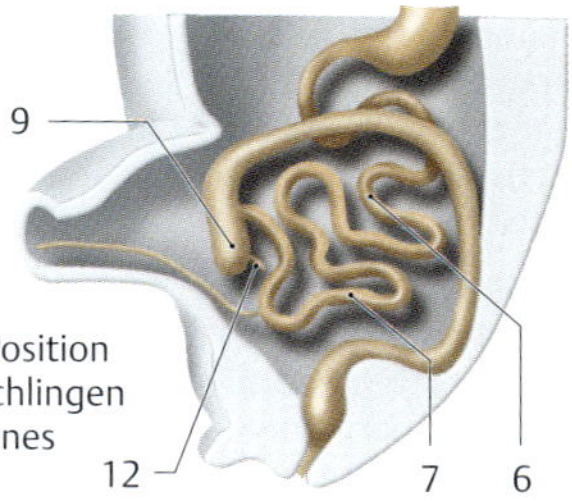

F definitive Position der Darmschlingen Neugeborenes

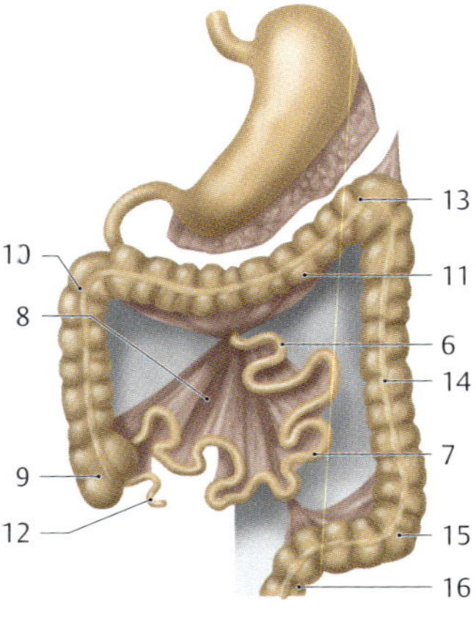

G definitive Peritonealverhältnisse von Dünn- und Dickdarm

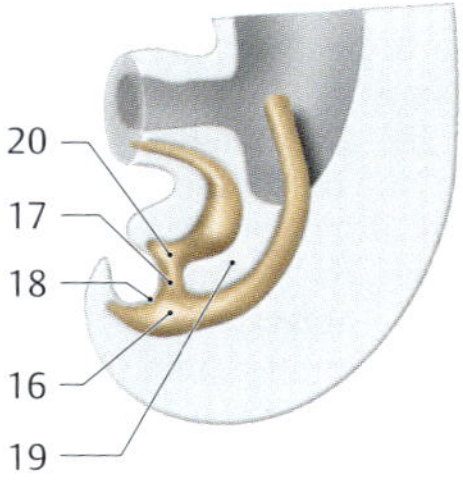

H Kloakenregion, 6. Woche, Sagittalschnitt

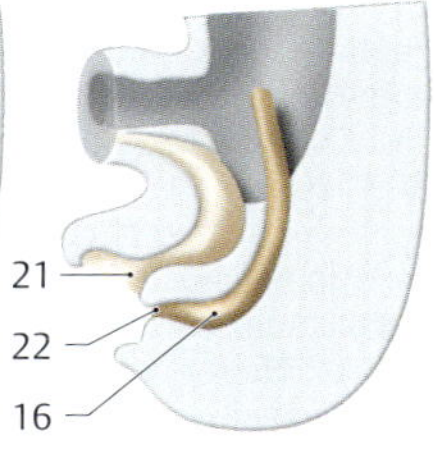

I Kloakenregion, 8. Woche, Sagittalschnitt

Entwicklung des Harnsystems

Das Harnsystem entwickelt sich gemeinsam mit dem Geschlechtssystem aus dem intermediären Mesoderm (**A1**), in dem von kranial nach kaudal drei Generationen von Nierenanlagen auftreten: **Pronephros** (**Vorniere**), **Mesonephros** (**Urniere**) und **Metanephros** (**Nachniere**). Von den segmental angelegten rudimentären und funktionslosen Strukturen der Vorniere (**B2**), die in der dritten Woche im Halsbereich entstehen, ist lediglich der Vornierengang (**B3**) für die weitere Entwicklung von Bedeutung. Die in der vierten Woche auftretende, segmentale Urniere erstreckt sich von thorakal nach lumbal (**B4**). Sie besteht aus Urnierenkanälchen, -gefäßschlingen und dem Urnieren- oder Wolff-Gang (**BC5**), der als Fortsetzung des Vornierengangs nach kaudal wächst. In der Nachbarschaft zum Wolff-Gang bilden sich S-förmige Urnierentubuli (**C6**), an die sich medial Kapillarschlingen (**C7**) mit aus dem Tubulusepithel stammenden Bowman-Kapseln anschließen. Die so entstandenen Funktionseinheiten (Nephrone) der Urniere münden lateral über Urnierentubuli in den Wolff-Gang. Während kaudal noch Urnierennephrone entstehen, degenerieren sie kranial bereits (**B**). Am Ende der vierten Woche erreicht der Wolff-Gang die Kloake (**B8**) und mündet dort. In der sechsten Woche entsteht medial vom Wolff-Gang die Genitalleiste (**C9**) als ein großes ovales Gebilde.

Mit dem Auftreten der Nachniere (**B10**) in der sechsten Woche beginnt die Entwicklung der permanenten Niere. Während die Morphogenese der Nachnieren-Nephrone in ähnlicher Weise verläuft wie bei der Urniere, unterscheidet sich die Entwicklung des harnableitenden Systems. Nahe der Einmündung in die Kloake sprosst die Anlage des Nachnierenganges als **Ureterknospe** (**B11**) aus dem Wolff-Gang aus. Diese Knospe stülpt sich zunächst mit ihrem blinden Ende in das noch unsegmentierte Nachnierenblastem. Während aus der Ureterknospe Ureter, Nierenbecken und Sammelrohre hervorgehen, bildet das mesenchymale Nachnierenblastem epitheliale Nierenbläschen (**D12**) aus, die in Nachbarschaft und Interaktion zu den Sammelrohren (**D13**) entstehen und aus denen verschiedene Tubulusabschnitte hervorgehen (**E14**). An einem Ende nehmen sie Verbindung mit dem Sammelrohr (**Pfeile in E**) auf, am anderen Ende bilden sie nach Einsprossung von Gefäßknäuel (**F15**) die Capsula glomerularis (Bowman-Kapsel) (**F16**).

Die Nachnierenanlage (**G10**) ist zunächst im Becken gelegen, gelangt aber in der weiteren Entwicklung nach kranial in das Abdomen (Aszensus) (**H10**). Dabei wechselt die Nierenanlage die Gefäßversorgung von Ästen der Aa. iliacae zu selbständigen Aortenästen, Aa.renales.

Harnblase (**GHI17**) und **Harnröhre** (**HI18**) entstehen aus dem Sinus urogenitalis (**GHI19**), der seinerseits aus dem ventralen Abschnitt der Kloake hervorgeht und sich in drei Höhenabschnitte gliedert. Der weite obere Abschnitt wird zur Harnblase, die zunächst über den Allantoisgang (**GH20**) mit dem Nabel in Verbindung steht. Dieser Gang obliteriert und wird zum Urachus in der Plica umbilicalis mediana, die an der vorderen Bauchwand verläuft. Während der Differenzierung der Harnblase wird der terminale Anteil des Wolff-Ganges (**JK21**) und damit auch die aus ihm entspringende Ureteranlage (**J22**) in die dorsale Harnblasenwand (**JK23**) einbezogen; Ureter und Wolff-Gang erhalten eine voneinander getrennte Mündung. Durch den Aszensus der Niere gelangen die Uretermündungen nach kranial (**IK24**), die nun kaudal gelegene Mündungen der Wolff-Gänge rücken zusammen und markieren beim Mann den Beginn der Pars prostatica der Urethra und in der Harnblase das Trigonum vesicae (**K25**). Der mittlere oder Beckenabschnitt des Sinus urogenitalis wird bei der Frau zur Urethra, beim Mann enstehen hieraus die Pars prostatica und die Pars intermedia urethrae. Aus dem unteren Abschnitt des Sinus urogenitalis geht beim Mann die Pars spongiosa urethrae hervor, bei der Frau das Vestibulum vaginae.

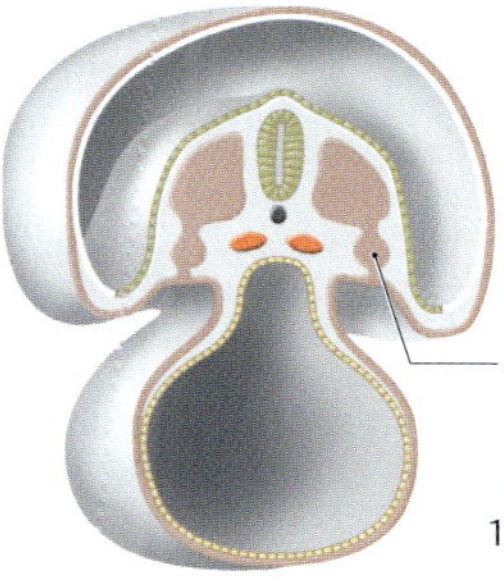

A Embryo, 3. Woche Querschnitt

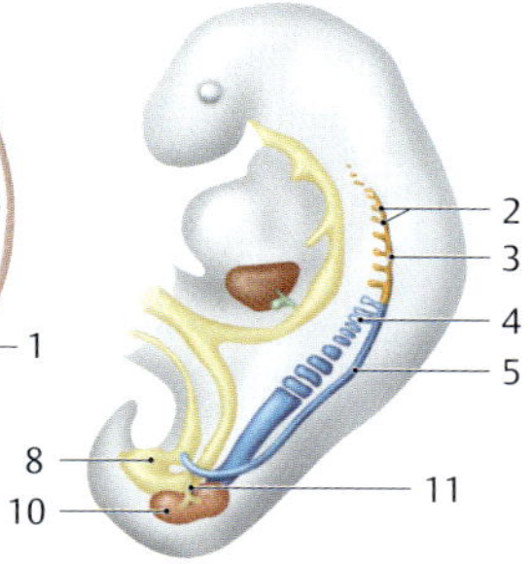

B Nierenanlage, 6. Woche

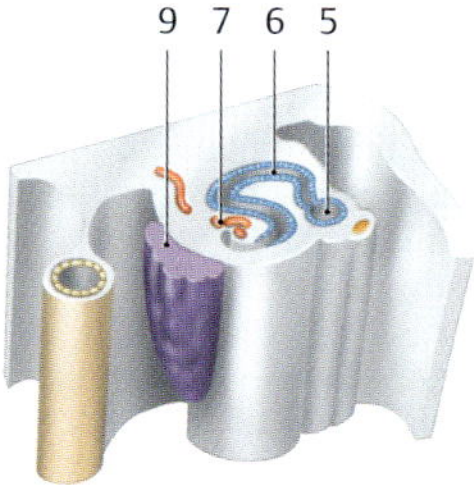

C Urniere, 5. Woche Querschnitt

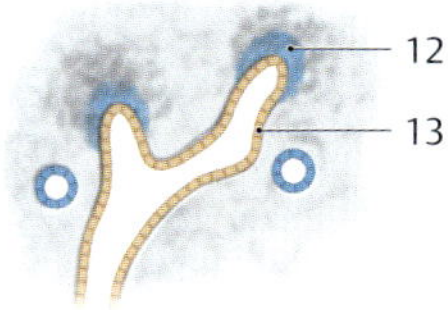

D epitheliale Nierenbläschen und Sammelrohre, Frühentwicklung

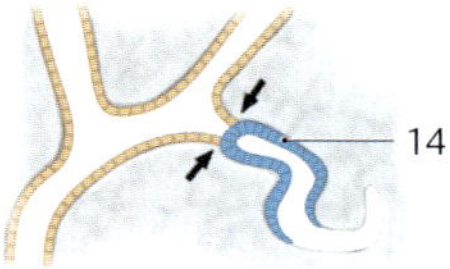

E Differenzierung Tubulus- und Sammelrohrsystem

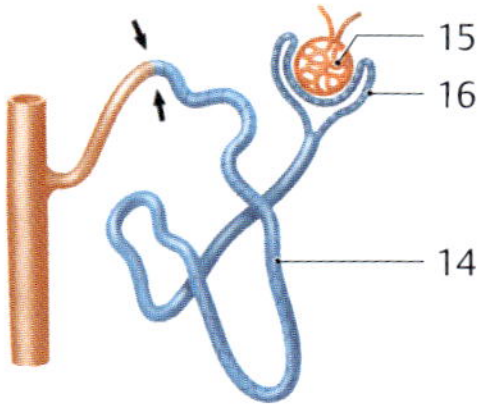

F Ausbildung von Harn- und Gefäßpol

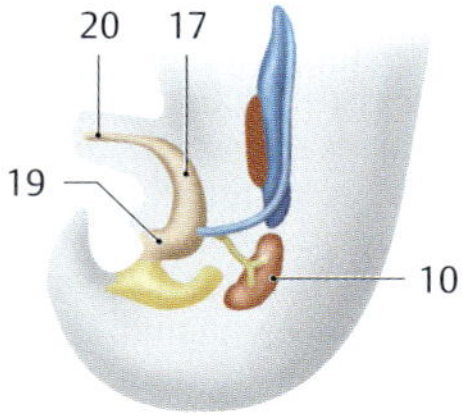

G Aszensus der Nierenanlage, Kloake, 6. Woche

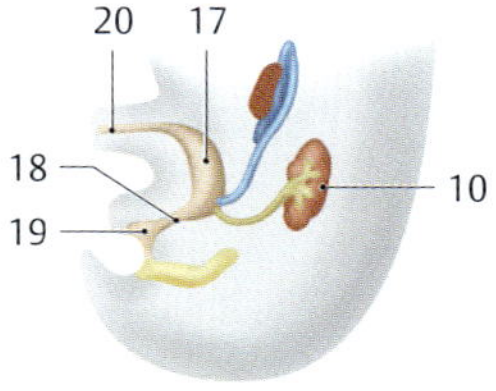

H Aszensus der Nierenanlage, Kloake, 7. Woche

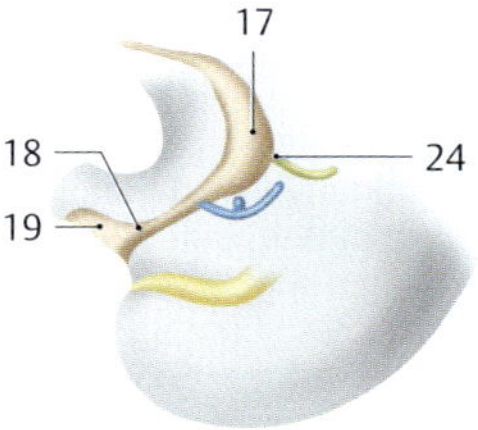

I Harnblase und Urethra, 8. Woche

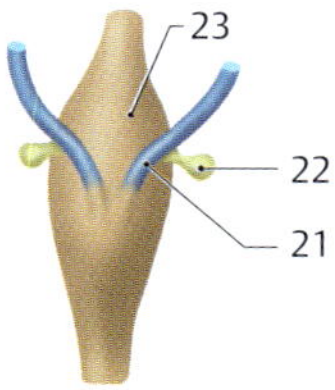

J Ureteranlage und Wolff-Gang, Frühentwicklung, dorsale Ansicht

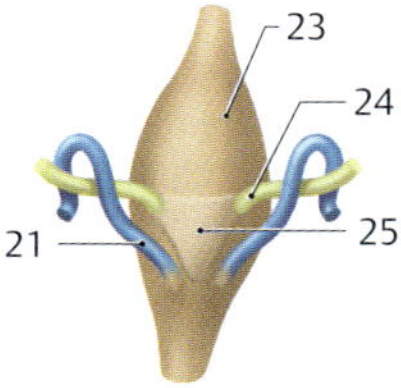

K Ureter und Wolff-Gang, definitive Mündungen, dorsale Ansicht

Entwicklung des Geschlechtssystems

Obwohl das Geschlecht des Embryos genetisch determiniert ist, sind die frühen Anlagen des Geschlechtssystems, die sich in Keimdrüsen (Gonaden), Geschlechtsgänge und äußere Geschlechtsorgane gliedern, noch indifferent. Daher ist es sinnvoll, die Entwicklung des männlichen und weiblichen Geschlechtssystems vergleichend zu betrachten und zu lernen.

Indifferente Gonade. In der fünften Woche verdickt sich das Zölomepithel am medialen Rand der Urnierenanlage zur **Genitalleiste** (**A1**). Die Epithelzellen bilden Stränge, die von Mesenchym umgeben und von Zellen der Urniere (**A2**) durchsetzt werden. So entsteht eine zunächst **indifferente Gonade** (**B**), in die in der sechsten Woche **primordiale Geschlechtszellen** (**AB3**) (Urgeschlechtszellen) einwandern. Diese stammen vermutlich aus dem Epiblasten, gelangen zunächst in den Dottersack und von dort in den Hinterdarm (**A4**). Die amöboid beweglichen Zellen wandern schließlich entlang des dorsalen Mesenteriums in das Zölomepithel und dringen in die Genitalleiste (**B1**) ein.

Hoden. Bei gentischer XY-Konstitution wird durch SRY (*Sex determing Region Y chromosome*) das Gonaden Meistergen TDF (*Testis determing factor*) gebildet und damit die Hodenbildung eingeleitet, so dass am Ende der siebten Woche der Hoden vom Ovar unterschieden werden kann. Im Zentrum der Hodenanlage (**CD**) entstehen die Hoden- oder Markstränge (**CD5**), die in Richtung Hilum (**CD6**) über das Rete testis in Verbindung stehen. Die Hodenstränge selbst bestehen aus primordialen Keimzellen und aus Vorläufern der Sertoli-Zellen. Sie sind kompakt bis zur Pubertät. Erst dann bekommen sie ein vollständiges Lumen und werden zu Tubuli seminiferi contorti. Unter dem Oberflächenepithel der Hodenanlage entwickelt sich faserreiches Bindegewebe zur Tunica albuginea (**CD7**) und aus dem interstitiellen Bindegewebe gehen Leydig-Zellen hervor, die von der achten Woche an Testosteron bilden, welches die Differenzierung der Sexualgänge und der äußeren Geschlechtsorgane beeinflusst.

Ovar. Bei genetischer XX-Konstitution und damit in Abwesenheit von TDF entwickelt sich die Gonade zum Ovar; dabei werden die primären Keimstränge im Zentrum der Gonade zunächst zu netzförmigen Zellansammlungen umgeordnet und schließlich durch vaskuläres Stroma ovarii (**EF8**) ersetzt. Der Rindenbereich wird durch das Auftreten von sekundären Keimsträngen (**E9**) aus dem Zölomepithel zunehmend breiter und dicker. Die Keimstränge sind mit dem Rindenstroma verzahnt. Im vierten Monat zerfallen die Keimstränge in Zellhaufen, die jeweils eine oder mehrere Keimzellen enthalten. Sie teilen sich mitotisch und werden mit Eintritt in die Prophase der Meiose zu synchron proliferierenden Oogonien. In der Fetalzeit werden sie durch die Anlagerung einer einschichtigen Lage aus Follikelzellen zu Primordialfollikeln (**F10**). Bis zur Geburt gehen von den etwa zwei Millionen gebildeten Primordialfollikeln die meisten zugrunde, so dass die Ovarien eines neugeborenen Mädchens nur noch einige hundertausend enthalten.

Deszensus der Gonaden. Hoden und Ovar werden vom Ort ihrer Entstehung in Höhe des ersten Lendenwirbels nach kaudal verlagert. Dabei gelangt der Hoden (**GHI11**) in einer ersten Phase in das kleine Becken, **transabdominaler Deszensus** (**GH**), in einer zweiten Phase passiert der Hoden den Leistenkanal, **transinguinaler Deszensus** (**I**). Die Hodenverlagerung ist testosteronabhängig und an eine Leitstruktur, **Gubernaculum testis** (**GHI12**), das aus der Urniere stammt, gebunden. Ventral vom Gubernaculum testis bildet das parietale Peritoneum eine trichterförmige Aussackung, **Processus vaginalis testis** (**H13**), die sich ebenso wie die übrigen Schichten der Bauchwand bis in das Skrotum fortsetzen. Der Hoden wandert hinter dem Gubernaculum testis abwärts. Nach erfolgtem Deszensus obliteriert der Processus vaginalis testis und der Hoden stülpt sich in das im Skrotum verbleibende Cavum serosi testis (**I14**) ein.

Das Ovar deszendiert bis an die seitliche Wand des kleinen Beckens entlang des Gubernaculum ovarii. Aus dessen kranialem Abschnitt geht das Lig. suspensorium ovarii hervor, aus dem kaudalen das Lig. teres uteri, welches den Leistenkanal durchsetzt und im Labium majus pudendi endet.

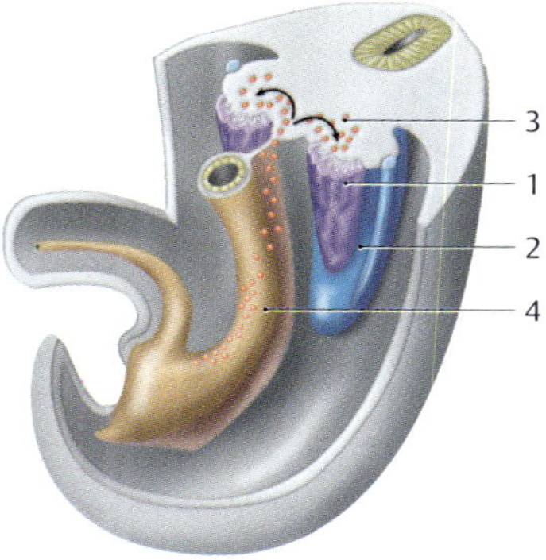

A Ausbreitungsweg der primordialen Geschlechtszellen, 6. Woche

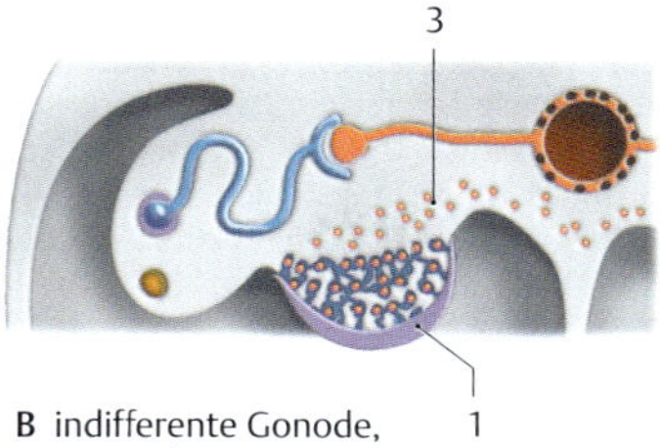

B indifferente Gonode, Querschnitt, 6. Woche

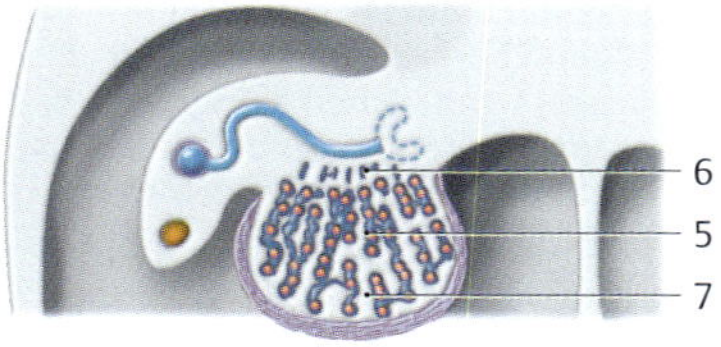

C Hodenanlage, Querschnitt, 8. Woche

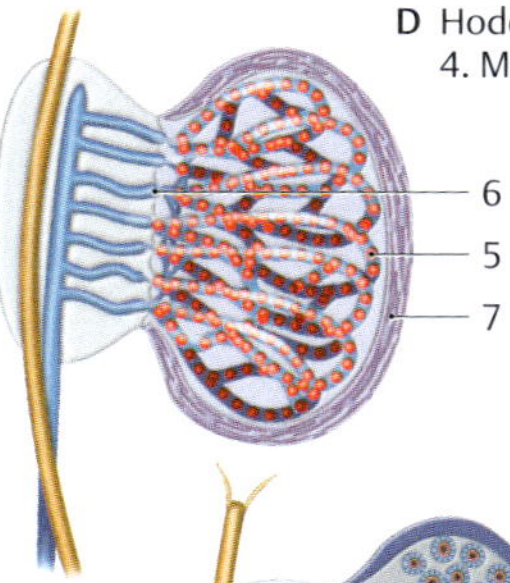

D Hodenanlage, 4. Monat

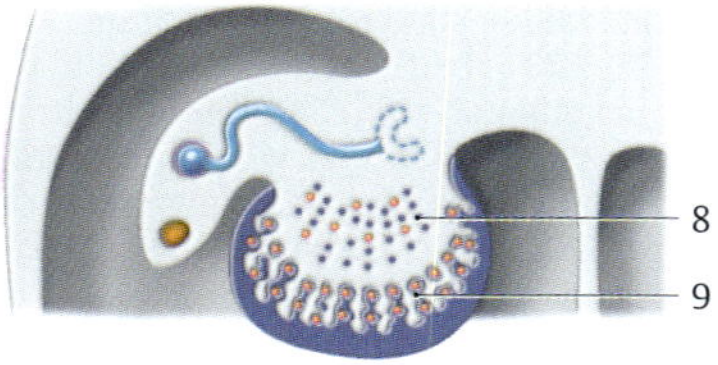

E Ovarialanlage, Querschnitt 7. Woche

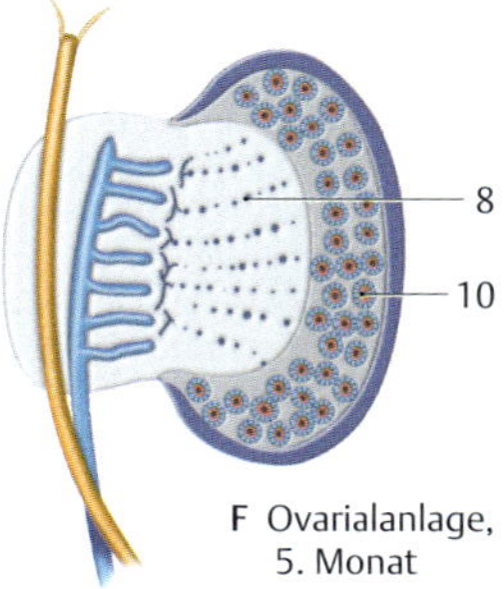

F Ovarialanlage, 5. Monat

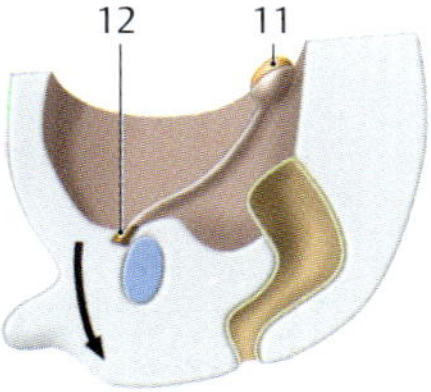

G Lage des Hodens, 2. Monat

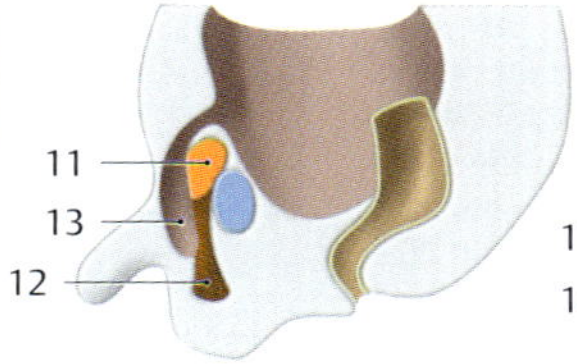

H Lage des Hodens, 3. Monat

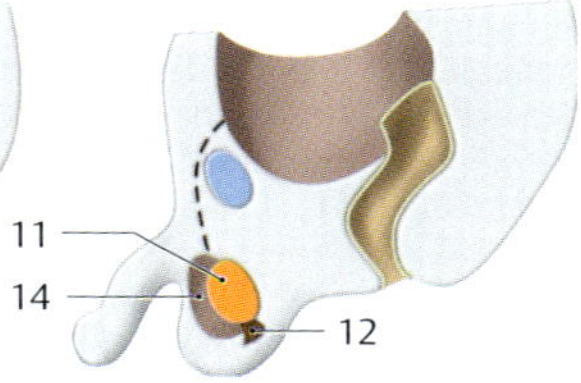

I Lage des Hodens, 7. Monat

Entwicklung Geschlechtssystem, Fortsetzung

Die Anlagen der Genitalgänge durchlaufen zunächst ein indifferentes Stadium und sind als Wolff-Gang (Ductus mesonephricus, **AB1**) und Müller-Gang (Ductus paramesonephricus, **AB2**) lateral der Urniere bei beiden Geschlechtern vorhanden.

Männliche Genitalgänge. Durch das von Sertoli-Zellen gebildeten AMH (*Anti-Müller-Hormon*) degeneriert der Müller-Gang beim männlichen Embryo nahezu vollständig, gleichzeitig bleibt der Wolff-Gang unter dem Einfluss von Testosteron trotz Rückbildung der Urniere erhalten. Der Wolff-Gang wird zum Ductus deferens (**C1a**), im hodennahen Abschnitt bildet er den Nebenhoden (**C1b**), in den aus Urnierentubuli stammende Ductuli efferentes (**C3**) münden. Die Anlage für die Samenbläschen sprosst aus den Endstücken des Wolff-Ganges aus, während die Prostata aus Epithelknospen der Urethra und dem umliegenden Mesenchym hervorgeht.

Weibliche Genitalgänge. Während beim weiblichen Embryo die Wolff-Gänge degenerieren, entwickeln sich die Müller-Gänge (**D2**) zu den entscheidenden Geschlechtsgängen und liefern die Anlagen für die Tuben (**D4**), den Uterus (**D5**) und den oberen Teil der Vagina (**D6**). Während sich die kranialen Abschnitte der Müller-Gänge zu den Eileitern (**EFG4**) entwickeln, fusionieren die kaudalen Abschnitte beider Seiten medial zum Uterovaginalkanal (**EF7**) und werfen seitlich jeweils ein Lig. latum uteri auf. Vorübergehend ist im Uterus, der sich allmählich in Corpus und Cervix differenziert, ein Septum zu erkennen (**E8**). Das fusionierte kaudale Ende der Müller-Gänge (**E9**) trifft auf den Sinus urogenitalis (**EF6, 10**), der seinerseits durch epitheliale Proliferation paarige Verdickungen, Sinuvaginalhörner, ausbildet. Diese werden zu einer soliden Vaginalplatte (**F11**), die in Richtung Uterovaginalkanal proliferiert und allmählich ein Lumen (**FG12**) ausbildet. Das Vaginalepithel entsteht somit aus mindestens zwei Anlagen; wo deren Grenze liegt, ist noch unklar. Sinus urogenitalis und Vaginallumen werden durch eine dünne Gewebsschicht, Hymen (**FG13**), getrennt.

Äußere Geschlechtsorgane. Das indifferente Stadium der äußeren Geschlechtsorgane entsteht aus dem Mesenchym, das die Kloake, die unterhalb des Nabels an der ventralen Leibeswand liegt, umgibt. Leichte Erhebungen um die Kloakenöffnung, Urogenital(Kloaken-)falten (**H14**), verschmelzen ventral zum Genitalhöcker (**H15**) und werden lateral von Genitalwülsten (**H16**) begleitet. Nach Einreißen der Kloakenmembran unterteilt das Septum urorectale die Kloakenöffnung in einen vorderen Sinus urogenitalis (**J10**) und eine hintere Analöffnung (**IJ17**) und wird zum Perineum (**IJ18**).

Männliche äußere Geschlechtsorgane. Unter dem Einfluss von Testosteron wächst der Genitalhöcker und wird zum Phallus (**I19**). Die Genitalfalten verschmelzen zur Harnsamenröhre und schließen allmählich die Urethralrinne (**I20**). An den so entstandenen Penis schließt das Skrotum (**IK21**) an, das sich aus der Vereinigung der Genital-(Skrotal-)wülste entwickelt.

Weibliche äußere Geschlechtsorgane. Bei XX-Konstitution wächst der Genitalhöcker nur wenig und wird zur Klitoris (**L22**). Die Genitalfalten bilden die Labia minora pudendi (**L23**), die Geschlechtswülste die Labia majora pudendi (**L24**). Der Sinus urogenitalis bleibt offen und wird zum Vestibulum vaginae, das die Mündungen der Urethra (**L25**) und der Vagina (**L26**) entlässt.

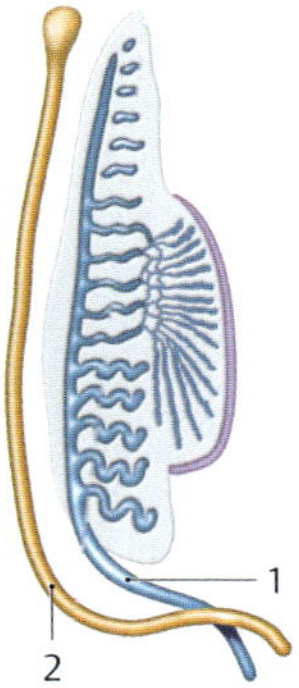

A Genitalgänge männlich, 5. Woche

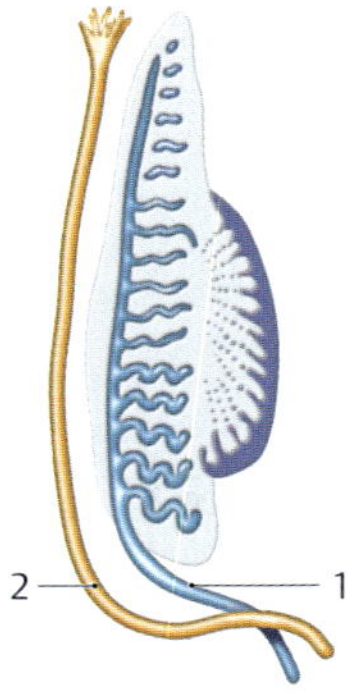

B Genitalgänge weiblich, 6. Woche

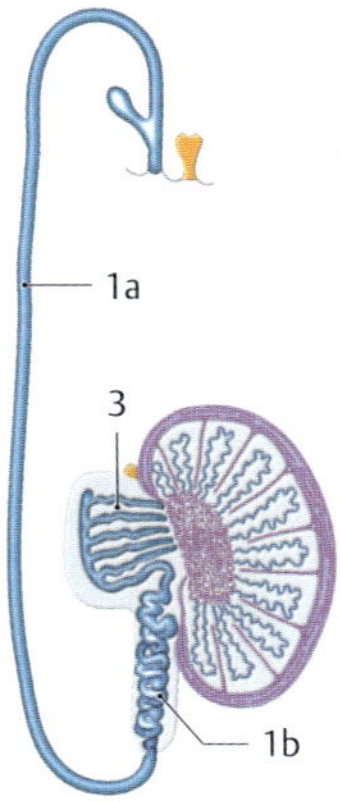

C Genitalsystem männlich, ca. 8. Monat

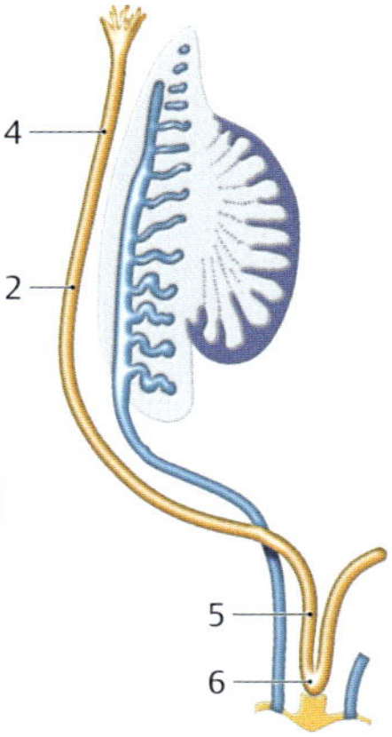

D Genitalsystem weiblich, Ende 2. Monat

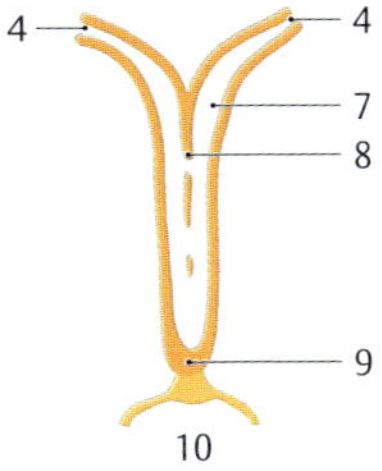

E Uterus und Vagina, 9. Woche

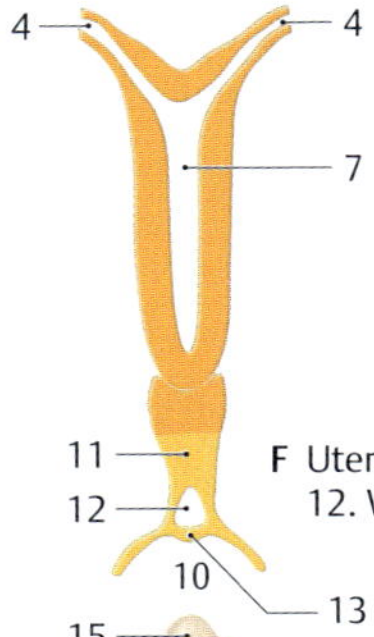

F Uterus und Vagina, 12. Woche

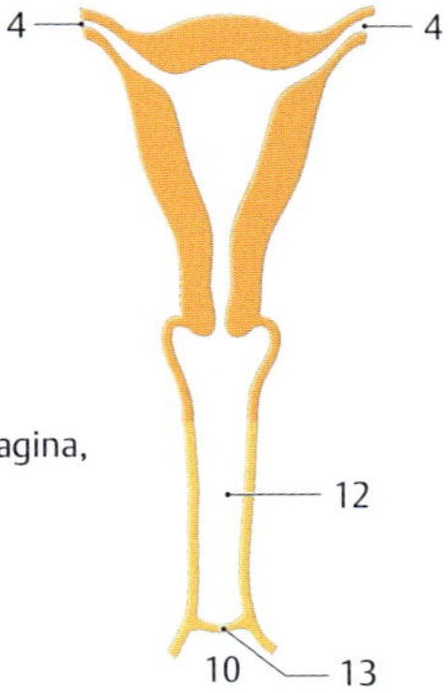

G Uterus und Vagina, Neugeborenes

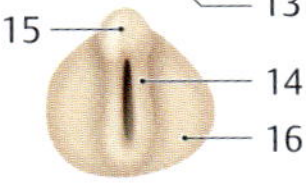

H indifferentes Stadium

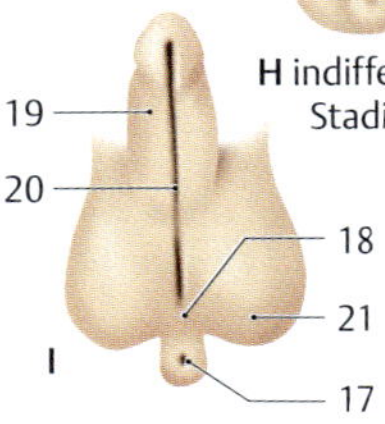

I

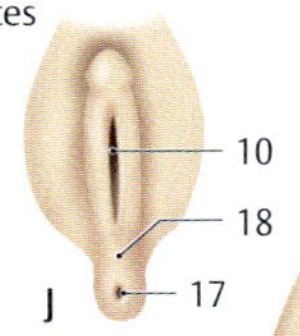

J

♂ ♀

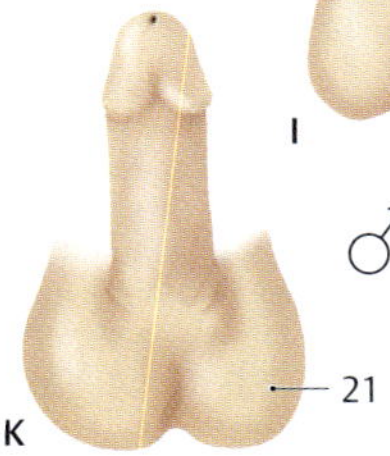

K

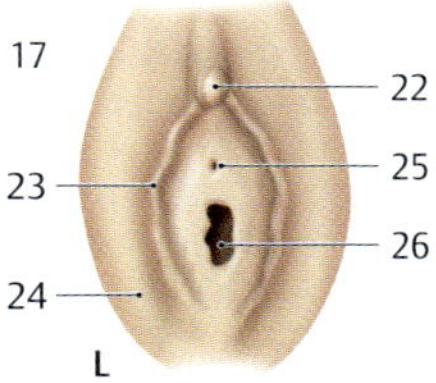

L

Entwicklungsstadien der äußeren Geschlechtsorgane

Das Neugeborene

Das Neugeborene hat ein durchschnittliches Körpergewicht von 3400 g und eine SSL von 360 mm entsprechend einer SFL von 50 cm. Etwa 16% des Körpergewichts entfallen auf Fettgewebe, so dass ein Neugeborenes ein rundliches Aussehen hat. Von allen Körperteilen ist der Kopf verhältnismäßig am größten, der Rumpf erscheint als ein Oval, dessen größte Breite in der Lebergegend liegt. Der Thorax ist fassförmig (**A1**), der Bauch lang (**A2**) und die Beckenregion (**A3**) schwach entwickelt. Die verhältnismäßig kurzen Beine befinden sich in O-Beinstellung, die Füße in Supinationsstellung. Die Kopfbehaarung ist sehr unterschiedlich ausgebildet, zumeist tritt kurze Zeit nach der Geburt ein Haarwechsel ein. Zum Zeitpunkt der Geburt ist das menschliche Kind im Vergleich zu anderen Primaten relativ unreif und hilflos. Abschluss und Reifung der Organsysteme sind auf die postnatalen Lebensabschnitte verschoben. Die morphologischen und funktionellen Charakteristika lassen sich wie folgt zusammenfassen:

Muskuloskeletales System. Grundsätzlich sind die Knochen des Neugeborenen spongiöser als die des Erwachsenen. Sie enthalten noch mehr rotes Knochenmark. Das Neurokranium ist im Verhältnis zum Viszerokranium erheblich größer. Zwischen den Knochen des Schädeldaches sind die **Fontanellen** ausgebildet. Die größte Fontanelle ist die vordere, **Fonticulus anterior** (**A4**). Sie schließt das Gebiet des Sinus sagittalis superior ein, dessen Pulsation auf die darüberliegende Haut übertragen wird. Diese Fontanelle schließt im 2. Lebensjahr. Die Verknöcherung des Skelettsystems ist insbesondere bei den Röhrenknochen weit fortgeschritten (s. Bd 1), ein Reifezeichen ist das Vorhandensein des sekundären Ossifikationszentrums in der distalen Femurepiphyse (**A5**).

Kardiovaskuläres System. Das Herz (**A6**) des Neugeborenen ist relativ groß. Die Herzfrequenz liegt postnatal bei 120–140/min. Die Umstellung des Kreislaufes erfolgt durch das Verschließen des Foramen ovale kurz nach der Geburt (s. S. 8).

Atmungssystem. Nach der ersten postpartalen Spontanatmung beträgt die Atmungsfrequenz des Neugeborenen 40–44 Atemzüge/Minute. Aufgrund der horizontalen Stellung der Rippen ist die Atmung des Neugeborenen eine sog. Bauchatmung, für die das noch relativ flach eingestellte Zwerchfell verantwortlich ist.

Verdauungssystem. Die Organe des Verdauungssystems sind in den ersten Lebensmonaten funktionell auf die Muttermilch und damit auf flüssige Nahrung ausgerichtet. In den ersten Lebenstagen scheidet das Neugeborene einen zähflüssigen, grünlichen Darminhalt, *Meconium*, aus. Die große Leber (**A7**) des Neugeborenen macht ca. 4% des Körpergewichts aus.

Harnsystem. Die Harnblase (**A8**) hat ihre endgültige Lage im kleinen Becken noch nicht erreicht und die Ureteren haben noch keinen pelvinen Abschnitt.

Männliches Geschlechtssystem. Es ist ein Reifezeichnen des männlichen Neugeborenen, dass die Hoden ins Skrotum (**A9**) deszendiert sind. Die äußeren Geschlechtsorgane sind relativ groß.

Weibliches Geschlechtssystem. Die großen Ovarien liegen in der Fossa iliaca, haben aber ihre endgültige Position im Becken noch nicht erreicht. Etwa $^{2}/_{3}$ der Größe des Uterus gehören der Cervix uteri an. Die äußeren Genitalorgane erscheinen zum Zeitpunkt der Geburt relativ groß. Als Reifezeichen werden die Labia minora von den Labia majora bedeckt.

Nervensystem. Da der Kopf des Neugeborenen $^{1}/_{4}$ der Körpergröße ausmacht ist auch das Gehirn proportional groß. Das Rückenmark reicht bis L2–L3 und die Myelinisation des Tractus corticospinalis tritt beim reifen Neugeborenen ein.

Haut. Die Haut des Neugeborenen ist dick, hat nur noch wenig Lanugohaare und ein kräftiges subkutanes Fettpolster (**A10**). Die Nägel überragen die Fingerkuppen und an der Fußsohle verläuft eine tiefe Fußsohlenfalte.

Klinischer Hinweis: So schnell wie möglich wird das Kind nach der Geburt auf sein allgemeines Erscheinungsbild untersucht. Die klinischen Evaluationsfaktoren sind: Herzfrequenz, Atemarbeit, Muskeltonus, Reflexe, Stammfarbe. Die Parameter werden im **Apgar Index System** bestimmt.

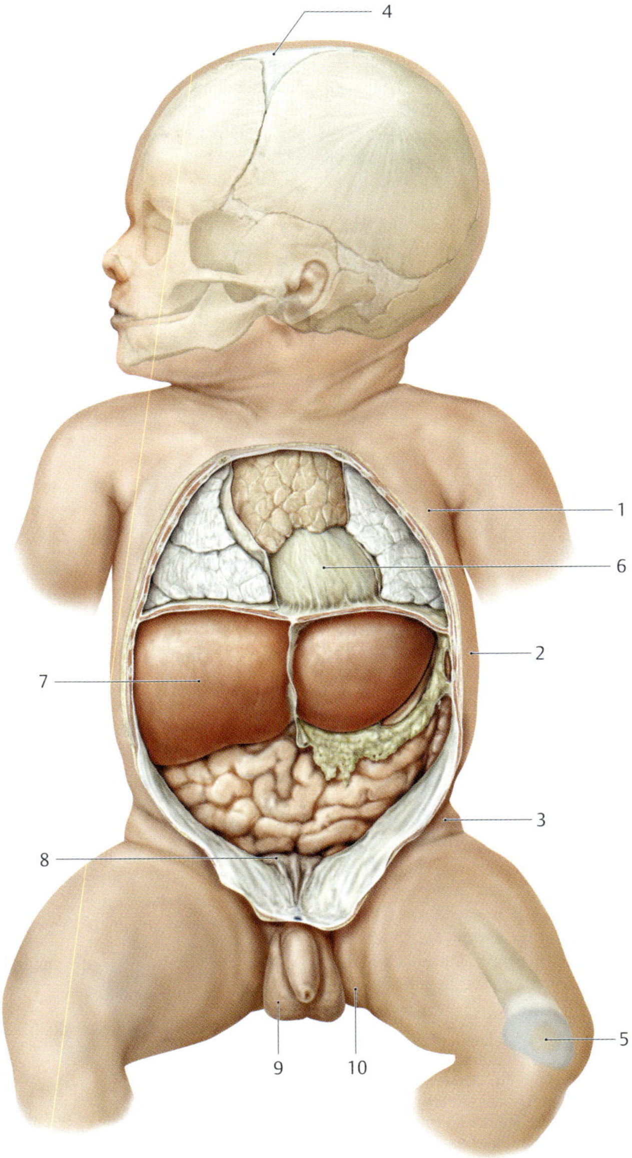

A Das Neugeborene

Postnatale Altersperioden

An die **Neugeborenenphase** schließt sich die **Säuglingsphase** an, die sich bis zum Ende des 1. Lebensjahres erstreckt, darauf folgt die **Kleinkindphase** vom 2.–6. Lebensjahr. Diese geht über in das **Schulkindalter** oder **frühe Schulalter** (7.–10. Lebensjahr), woran sich die **Adoleszenz** (11.–20. Lebensjahr) anschließt. Unter **Pubertät** versteht man die Geschlechtsreife(entwicklung), die mit einer hormonellen Umstellung im Alter von ca. 10 Jahren eingeleitet wird. Sie ist gekennzeichnet durch einen Wachstumsschub und Ausbildung der sekundären Geschlechtsmerkmale. Sie endet mit dem Erreichen der Erwachsenengröße und der Geschlechtsreife.

Gewichtsentwicklung. Das Geburtsgewicht, das bei Neugeborenen im Durchschnitt ca. 3,4 kg beträgt, verdoppelt sich im Alter von 5 Monaten, eine Verdreifachung erfolgt mit 1 Jahr, eine Vervierfachung mit $2^1/_2$ Jahren, eine Versechsfachung mit 6 Jahren und eine Verzehnfachung mit 10 Jahren. In den regelmäßigen Kontrolluntersuchungen werden Wachstum und Entwicklung anhand von sog. *Perzentilkurven* beurteilt. Hierbei gibt die 50. Perzentile den Durchschnittswert in einer gesunden Population an, z. B. für das Körpergewicht in Bezug zur Körpergröße (**A**). Zwischen der 3. und der 97. Perzentilen liegen 94% aller Kinder.

Längenentwicklung. Die Körperlänge beträgt bei der Geburt ca. 50–51 cm und erfährt in den ersten beiden Lebensjahren eine rasche Zunahme. Sie verlangsamt sich dann und erfährt mit Beginn der Adoleszenz eine beträchtliche Steigerung (sog. *Pubertätswachstumsschub*). Ein wichtiges Beurteilungskriterium ist das Verhältnis der Körpermaße: Länge und Gewicht sollten bei einem guten Ernährungszustand etwa im gleichen Perzentilenbereich liegen (**B**).

Unter *Akzeleration* versteht man die vom 7. Lebensjahr an zu beobachtende – im Vergleich zu früheren Jahrzehnten – beschleunigte Größen- und Gewichtszunahme im Kindesalter. Im Zusammenhang mit dieser säkulären Akzeleration tritt auch die *Menarche* (erstmaliges Auftreten der Regelblutung) heute im Mittel um ca. 2 Jahre früher ein.

Körperproportionen. Die Körperproportionen verändern sich dramatisch von der Neugeborenenperiode bis zum Erwachsenenalter; sie sind auf das größere Wachstum der Extremitäten im Verhältnis zu Kopf und Rumpf zurückzuführen. Beim Neugeborenen beträgt die Kopfhöhe etwa $^1/_4$ der Körperlänge, beim Erwachsenen hingegen nur noch $^1/_8$ (**C**). Während beim Neugeborenen die Körpermitte etwa am Nabel gelegen ist, befindet sie sich beim Erwachsenen am oberen (bei der Frau) bzw. unteren (beim Mann) Rand der Symphyse.

Körperoberfläche. Das Verhältnis zwischen Körperoberfläche und -volumen ist beim Neugeborenen und beim Kind größer als beim Erwachsenen. Die Körperoberfläche beträgt beim Neugeborenen ca. $^1/_4\,m^2$, $^1/_2\,m^2$ beim 2 jährigen, 1 m^2 beim 9jährigen Kind und 1,73 m^2 beim Erwachsenen. Dies ist u. a. bei der Dosierung von Medikamenten zu berücksichtigen und spielt bei der Prognose und Behandlung von Verbrennungen eine wichtige Rolle.

Skelettalter. Das Wachstumsverhalten des Kindes lässt sich recht genau über das Skelett- oder Knochenalter, in Beziehung zum chronologischen Alter, bestimmen. Hierzu werden Zahl, Größe und Ausformung der Knochenkerne, beispielsweise an Handröntgenbildern (Karpogramm), herangezogen. Hierüber kann auch die endgültige individuelle Erwachsenengröße ziemlich genau vorausgesagt werden.

Kopfumfang. Das Wachstum des Schädels wird in den ersten 4 Lebensjahren beobachtet und über den Kopfumfang bestimmt, der bei den meisten Kindern dem Verlauf der Perzentilenkurven folgt. Größenveränderungen sowie zeitliche Verschiebungen im Schluss der Fontanellen und Schädelnähte sind Hinweis für eine *Mikrozephalie* oder einen *Hydrozephalus*.

Zahnentwicklung (s. S. 162 – 164).

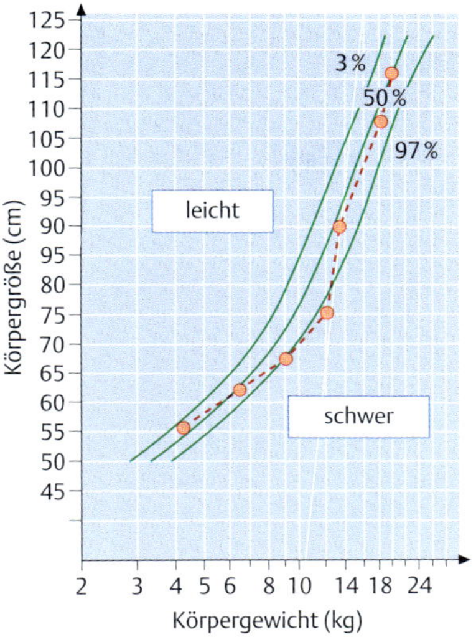

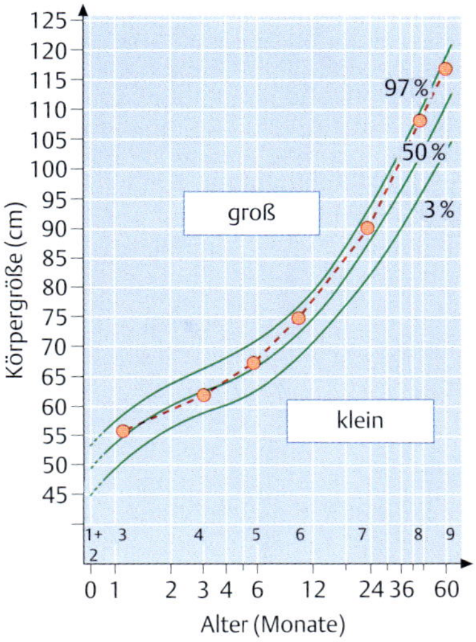

A Perzentilen Körpergewicht/Körpergröße

B Perzentilen Alter/Körpergewicht

Die rot gestrichelte Kurve zeigt am Beispiel eines gesunden Mädchens die Veränderungen von Körpergewicht und Körpergröße in den ersten 6 Lebensjahren.

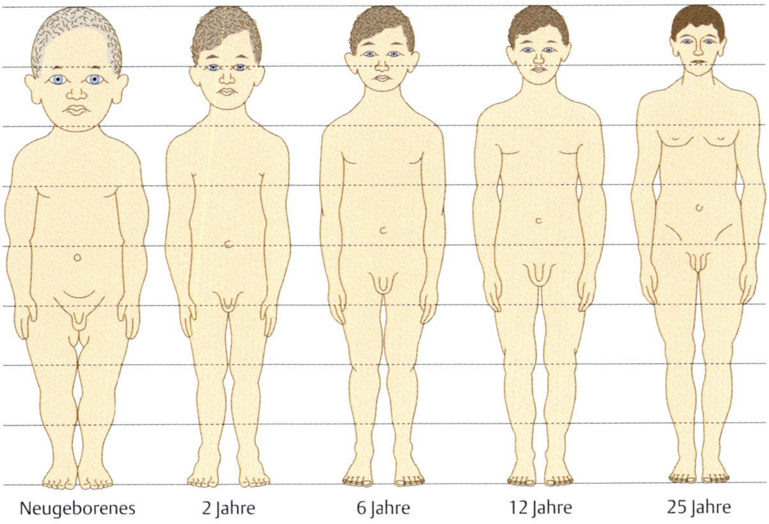

C Veränderungen der Körperproportionen

Endokrines System

Drüsen

Übersicht

Epithelzellen, deren Hauptaufgabe darin besteht, Stoffe mit einer bestimmten physiologischen Funktion und chemischen Zusammensetzung (*Sekret*) zu synthetisieren und auszuscheiden, nennt man **Drüsenzellen**, die Vorgänge der Rohstoffaufnahme aus dem Blut, der intrazellulären Synthese und der Abgabe des fertigen Produkts **Sekretion**. Drüsenzellen sind meist zu größeren Zellverbänden, den Drüsen, **Glandulae**, zusammengefasst.

Exokrine Drüsen (A)

Exokrine Drüsen geben ihr Sekret direkt oder über einen Ausführungsgang an eine äußere oder innere Epitheloberfläche ab. Sie können als **unizelluläre intraepitheliale Drüsenzellen** (**A1**) (Becherzellen) oder als **multizelluläre intraepitheliale Drüsen** (**A2**) (z. B. Glandulae olfactoriae) im Oberflächenepithel verbleiben oder aus dem Epithel äußerer und innerer Oberflächen in Form solider Epithelzapfen in die Tiefe wachsen. Die Verbindung zur Epitheloberfläche wird zum Ausführungsgang, es entstehen **vielzellige extraepitheliale Drüsen** (**A3**) (z. B. Brunner-Drüsen im Duodenum, Schweiß-, Duft- und Talgdrüsen der Haut). Das Drüsengewebe kann auch die Wandung des Ursprungsorgans verlassen und einen **extramuralen Drüsenkörper** bilden (z. B. Mundspeicheldrüsen, Tränendrüse, Pankreas; S. 156).

Extraepitheliale Drüsen (A3,C) sind organartig aufgebaute und durch lockeres Bindegewebe zusammengefasste epitheliale Zellverbände; sie bestehen aus einem **Ausführungsgangsystem** und sezernierenden **Drüsenendstücken**, den sekretorischen Funktionseinheiten exokriner Drüsen. Je nach deren Gestalt unterscheidet man **tubulöse** (**C1**) (schlauchförmige), **azinöse** (**C2**) (beerenförmige) und **alveoläre** (**C3**) (säckchenförmige) Endstücke. Ferner differenziert man:
Einfache Drüsen, die nur aus einem unverzweigten Endstück (**C1**) bestehen, das gestreckt verläuft (z.B. Magendrüsen) oder knäuelförmig gewunden ist (z. B. Schweißdrüsen).
Verzweigte Drüsen, bei denen mehrere sezernierende Endstücke in einen Ausführungsgang münden (**C4 -6**), z. B. Brunner-Drüsen.
Zusammengesetzte Drüsen, bei denen sich der Ausführungsgang zu einem Bäumchenwerk kleinerer Ausführungsgänge verzweigt; die Endstücke sind entweder rein tubulös (**C7**), rein azinös (**C8**) oder rein alveolär (**C9**), oder die Drüse besitzt verschiedene Endstücktypen (z. B. tubuläre und azinöse Endstücke, sog. **gemischte Drüsen**). Durch Verästelungen des Ausführungsgangsystems wird die Drüse in *Drüsenläppchen* und *Drüsenlappen* gegliedert.

Endokrine Drüsen (B)

Endokrine Drüsen besitzen keine Ausführungsgänge (**A4,5**). Sie geben die von ihnen gebildeten Wirkstoffe als **Inkrete (Hormone)** in *Blut- und Lymphgefäße* oder in die *Interzellularräume* ab. Hormone gelangen über den Blutkreislauf in den gesamten Körper. Die endokrinen Drüsen gehen entweder aus dem *Oberflächenepithel* hervor (epitheliale Derivate), wobei die Verbindung zur freien Epitheloberfläche verlorengeht (**A4,5**), oder sie entstehen aus *Zellen im Bindegewebe* (z. B. Zwischenzellen des Hodens). Andere sind *Abkömmlinge der Neuralleiste*. **Endokrine Drüsen** (**B**) sind *Hypophyse* (**B1**) (Hirnanhangsdrüse), *Corpus pineale* (**B2**) (Epiphyse, Zirbeldrüse), *Glandula thyroidea* (**B3**) (Schilddrüse), *Glandulae parathyroideae* (**B4**) (Epithelkörperchen), *Glandula suprarenalis* (**B5**) (Nebennierenrinde und Nebennierenmark). Daneben gibt es **endokrine Zellgruppen** in anderen Organen: *Langerhans-Inseln* des Pankreas, in ihrer Gesamtheit als *„Inselorgan"* bezeichnet (**B6**), *Leydig-Zellen* im Interstitium der Hodenkanälchen (**B7**) sowie *Thekaluteinzellen*, *Granulosaluteinzellen*, *Corpus luteum* (Gelbkörper) und *Hilumzellen* im Ovar (**B8**). Innerhalb von Epithelverbänden gibt es auch **einzelne endokrine Zellen**, z. B. im Magen-Darm-Trakt und im Respirationstrakt; in ihrer Gesamtheit werden sie als **„disseminiertes oder diffuses endokrines Zellsystem"** (S. 384 ff.) bezeichnet. Sie bilden *Peptidhormone* und/oder *Monoamine* und andere Wirkstoffe. Endokrine Zellen kommen darüber hinaus im *Hypothalamus* vor, einer Region im Zwischenhirn, in der mehrere Neurohormone-produzierende Nervenzellgruppen liegen.

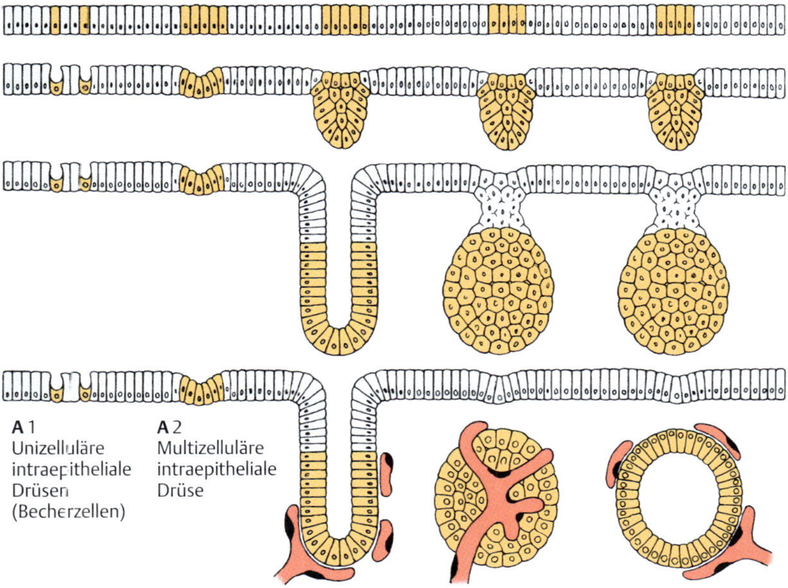

A 1 Unizelluläre intraepitheliale Drüsen (Becherzellen)

A 2 Multizelluläre intraepitheliale Drüse

A 3 Vielzellige extraepitheliale Drüse

A 4 Endokrine Drüse ohne Follikelbildung

A 5 Endokrine Drüse mit Follikelbildung

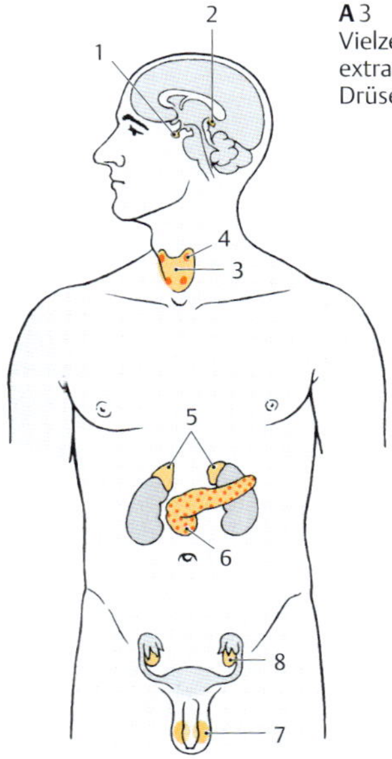

B Die endokrinen Drüsen, Übersicht

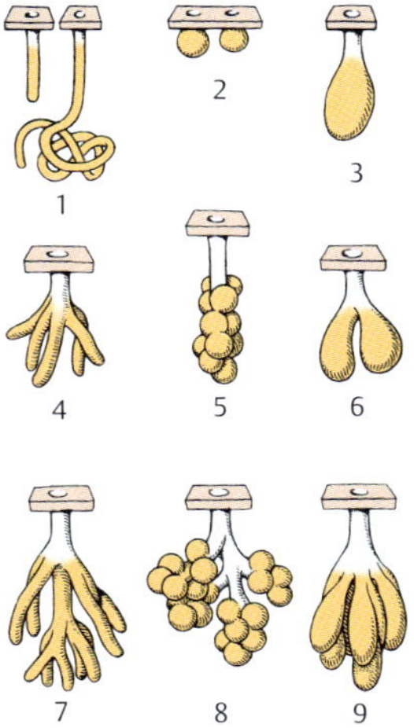

C Schemata der Drüsenformen; Endstücke hellbraun, Ausführungsgänge weiß

Lichtmikroskopische Klassifizierung der exokrinen Drüsenendstücke

Nach Gestalt und färberischem Verhalten unterscheidet man **seröse** und **muköse** Drüsenendstücke. Diese Bezeichnungen werden rein morphologisch, unabhängig von der chemischen Beschaffenheit ihrer Sekrete benutzt.

Seröse Drüsenendstücke (Azini) (kugel- oder beerenförmig; **A1**) werden von hohen, zur engen Lichtung hin pyramidenförmigen, polar differenzierten Zellen ausgekleidet. Ihr **apikales** Zytoplasma enthält meistens **azidophile** Sekretgranula, ihre **basalen** Zellabschnitte verhalten sich aufgrund des stark entwickelten rauen endoplasmatischen Retikulums (ER) **basophil**, d. h. mit basischen Farbstoffen anfärbbar (Ort der Synthese der Exportproteine). Die meist großen, runden Kerne liegen im basalen bis mittleren Zellbereich.

Beispiele für rein seröse Drüsen: Exokrines Pankreas, Gl. parotis, Von-Ebner-Spüldrüsen (in den Geschmacksknospen). Sie produzieren ein *dünnflüssiges, proteinreiches Sekret*.

Muköse Drüsenendstücke sind tubulös **(Tubuli)** (schlauchförmig; **A2**), im Querschnitt größer als die serösen Azini, und sie besitzen ein relativ weites Lumen. Ihre hohen, zur Lichtung hin konisch zulaufenden Zellen enthalten nur **basal** einen *schmalen Zytoplasmasaum*, in dem die *abgeflachten Kerne* liegen. Das **supranukleäre Zytoplasma** färbt sich kaum an, es ist *blass*, *hell* und *wabig* strukturiert. Die Zellgrenzen sind im Gegensatz zu den serösen Azini gut zu erkennen.

Muköse Drüsenendstücke produzieren saure, zähflüssige (visköse) Schleime, **Muzine**; dies sind Gemische von Mukoproteinen und Glykoproteinen, die u. a. der Gleitfähigkeit dienen (Transportschleim). **Beispiele:** Intraepitheliale Becherzellen, Oberflächenepithel des Magens, Duodenum.

Seromuköse Drüsen (tubuloazinös) enthalten sowohl seröse als auch muköse Endstücke; es sind **gemischte Drüsen**.

Beispiele: Gl. sublingualis und Gl. submandibularis; in beiden überwiegen die mukösen Tubuli, an deren Enden seröse Drüsenzellen in Form von Kappen sitzen (*seröse Halbmonde*).

Sekret- bzw. Inkret-Bildung. Die durch Diffusion oder Pinozytose aus der Blutbahn (**B1**) aufgenommenen **Rohstoffe** (Aminosäuren, Zucker) gelangen in die Zisternen des **granulären ER** (**B2**), in denen die Synthese und die posttranslationale Modifizierung von sekretorischen Proteinen, Muzinen und Lipoproteinen stattfindet. Diese gelangen mit Hilfe von Transportvesikeln zum **Golgi-Apparat** (**B3**) und werden von dessen Membranen in **Golgi-Vesikel** (**B4**) verpackt. Schließlich schnüren sich mit Sekret beladene Vesikel ab (**B5**) oder werden durch Exozytose freigesetzt (**B6**). Größere Sekretgranula sind lichtmikroskopisch als **Sekretkörnchen** sichtbar.

Mechanismen der Sekretabgabe

Merokrin (ekkrin) (Exozytose). Hierunter versteht man eine **Extrusion ohne Membranausscheidung** (**B6**, **C1**). Die noch von einer Golgi-Membran umschlossenen sekrethaltigen Vesikel lagern sich der Innenfläche der Zellmembran an. An der Berührungsstelle beider Membranen fusionieren diese und der Vesikelinhalt wird ohne Membranverlust nach außen abgegeben. Sekrete und Inkrete, die auf diese Art die Zelle verlassen, besitzen keine Membranumhüllung mehr (Extrusionsform der meisten exokrinen und endokrinen Drüsen).

Apokrin (Apozytose). Hierbei handelt es sich um eine **Extrusion mit Membranausscheidung** (**B5**, **C2**). Membranumhüllte Sekrete wölben zunächst die apikale Zelloberfläche vor und werden schließlich von ihr abgeschnürt, wobei auch Zytoplasmabestandteile der Zelle abknospen können. Das Sekretionsprodukt ist nach der Abschnürung von einer Membran umhüllt, z. B. das Milchfett der laktierenden Brustdrüse.

Holokrin (Holozytose). Dies ist eine **Extrusion mit Zelluntergang** (**C3**) und kommt nur bei den Talgdrüsen vor. Die Zellen bilden massiv Fetttröpfchen aus und sterben dann durch programmierten Zelltod (Apoptose) ab, d. h. die Zellen werden völlig in Sekret umgewandelt, das schließlich durch Lyse freigesetzt wird. Die Drüsenzellen müssen ständig von einer basalen Zellschicht (Regenerationsschicht) nachgebildet werden.

Molekulare Sekretion. Kleine Moleküle werden durch Transportproteine durch die Zellmembran geschleust (z. B. Magensäure) oder treten aufgrund ihrer Lipidlöslichkeit direkt durch die Zellmembran (Steroidhormone, Thyroxin).

Myoepithelzellen (A3) sind **kontraktile Epithelzellen** (Ektodermabkömmlinge), die zwischen den *basalen Drüsenzellmembranen* und/oder den *basalen Membranen des Gangepithels* und der *Basallamina* liegen. Myoepithelzellen enthalten *kontraktile Proteine* (Aktin-, Desmin- und Myosinfilamente). Ihre Kontraktion führt vermutlich zur „Auspressung“ der Endstücke, wodurch der initiale Sekretfluss in Gang gesetzt wird. Myoepithelzellen sind in allen Drüsen zu finden, die vom Ektoderm abstammen.

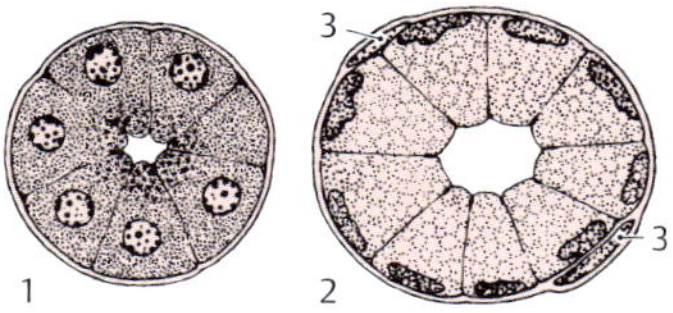

Merkmale	Seröses Endstück	Muköses Endstück
Gesamtquerschnitt	kleiner	größer
Erscheinungsform	Azinus oder Endkappe	Tubulus
Lumen	sehr eng	relativ weit
Kernform	kugelig	abgeplattet
Kernlage	(nicht ganz) basal	basal, wandständig
Zytoplasma	apikal granuliert	hell, wabig
Zellgrenzen	weniger deutlich	deutlicher
Schlussleisten	fehlen	nachzuweisen
Sekretkanälchen	interzellulär	fehlen

A Morphologische Unterscheidungsmerkmale der serösen (beerenförmigen) und mukösen (tubulösen) Drüsenendstücke

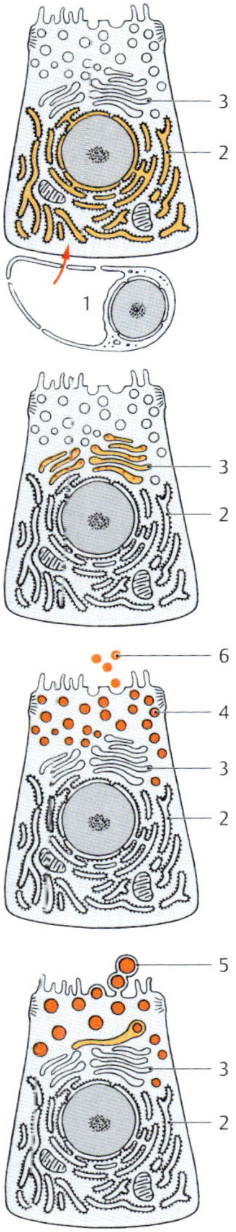

B
Bildung von eiweißhaltigen Sekreten und Formen der Ausschleusung, elektronenmikroskopische Dimension

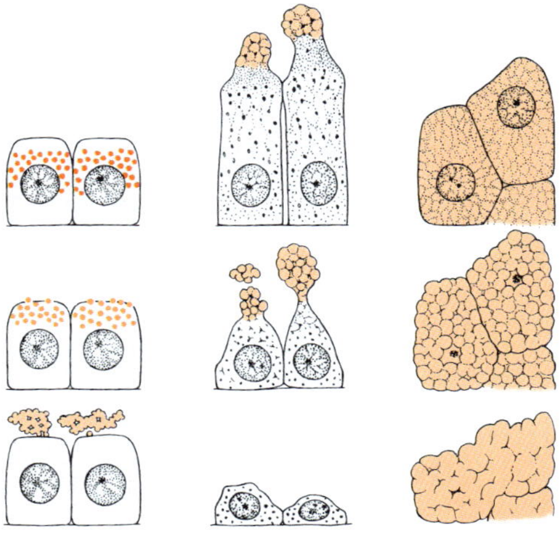

C Formen der Ausschleusung von Sekreten, lichtmikroskopische Dimension

Allgemeine Funktionsprinzipien endokriner Drüsen

Unter dem Begriff „Endokrines System" werden die **endokrinen Drüsen** und die **disseminierten Drüsenzellen** in verschiedenen Organen zusammengefasst. Endokrine Drüsen sind *stark vaskularisierte* Organe, die im Gegensatz zu exokrinen Drüsen *keine Ausführungsgänge* besitzen. Sie produzieren chemische Signalsubstanzen (**Hormone**), die Träger einer Information sind und gemeinsam mit dem Nerven- und dem Immunsystem die Kommunikation zwischen Zellen und Organen ermöglichen. Hormone wirken in kleinsten Konzentrationen und stimulieren bzw. hemmen die Leistungen anderer Zellen und Gewebe, indem sie an komplementär strukturierte **Rezeptoren** der Zielzellen binden. Diese Rezeptoren sind entweder *membranständig* oder intrazellulär (*intrazytoplasmatisch* oder *intranukleär*) lokalisiert. An letztere binden bevorzugt lipophile Hormone, die Zellmembranen durchdringen können (z. B. Steroid- und Schilddrüsenhormone).

Die **Drüsenorgane** des endokrinen Systems sind *einzeln* oder *paarig* angelegt und *hierarchisch* organisiert. Die Aktivität einzelner Drüsen wird durch Rückkopplungsprozesse, Feed-back-Mechanismen, reguliert. Generelles Prinzip: Ein Abfall des Hormonspiegels im Blut fördert die Hormonsekretion, ein Anstieg hemmt sie. Bei diesen Regulationsvorgängen wirken im allgemeinen mehrere Drüsen verschiedener Hierarchieebenen zusammen.

Arten der hormonvermittelten Informationsübertragung. Die Hormone der **endokrinen Drüsen** (**1**) beeinflussen über *lange Distanzen hinweg* ihr jeweiliges Zielgewebe bzw. Zielorgan, das auch eine nachgeordnete endokrine Drüse sein kann; das Blutsystem dient dabei als Überträgerstrecke des chemischen Signals.

Die Hormone des **autokrin-parakrinen Systems** (**2**) wirken nur in der *unmittelbaren Umgebung ihres Syntheseortes*; mit ihrer Hilfe steuert die endokrine Zelle sich selbst, benachbarte Epithelzellen oder zelluläre Strukturen in ihrer Nähe (glatte Muskelzellen, Mastzellen u. a.) (S. 384).

Die Hormone des **neurokrinen Systems** dienen der *lokalen Informationsübertragung*. Sekretorisch tätige Neurone des zentralen und peripheren Nervensystems setzen ihre Wirkstoffe (Peptide, Amine) über Nervenfasern und/oder Synapsen entweder als *Neurotransmitter* (**3**) oder *Neuromodulatoren* frei oder geben sie als *Neurohormone* (**4**) an Blutgefäße einer neurohämalen Region ab (S. 356). Hierdurch kann wiederum eine Fernwirkung des entsprechenden Hormons erzielt werden.

Hormonstoffklassen. Die verschiedenen Hormone lassen sich anhand ihres Bildungsortes, ihres Wirkortes, ihres Wirkmechanismus oder ihrer chemischen Struktur einteilen. Man unterscheidet beispielsweise:

Steroide, die in der *Nebennierenrinde*, den *Hoden*, den *Ovarien* und in der *Plazenta* synthetisiert werden (z. B. Mineralokortikoide, Glukokortikoide, Aldosteron, Sexualhormone); sie sind lipophil und somit membrangängig,

Aminosäurederivate (z. B. Adrenalin, Noradrenalin, Dopamin, Melatonin, Serotonin),

Peptide, d. h. aus Aminosäuren zusammengesetzte Ketten (Polypeptide) (z. B. Steuerhormone des Hypothalamus, Insulin, Glukagon),

Proteine (z. B. Gonadotropine, Wachstumshormon) sowie

Fettsäurederivate (z. B. Prostaglandine).

Hormonsynthese aus Vorläufermolekülen. Manche endokrine Zellen bilden mehr als ein Hormon. Bei Peptidhormonen können diese von einem gemeinsamen Vorläufer, einem **Präprohormon**, enzymatisch abgespalten sein und eine „**Peptidfamilie**" bilden. Die schematische Darstellung (**5**) zeigt ein solches Präprohormon, das aus 265 Aminosäuren bestehende **Pro-opiomelanocortin** (POMC) und seine durch proteolytische Spaltung entstandenen **Derivate** (Hypohysenvorderlappenhormone). POMC umfasst neben den Sequenzen des Signalpeptids das **ACTH** und das **β-LPH** sowie ein terminales Segment, das wiederum das Vorläufermolekül für **γ-MSH** darstellt. Durch proteolytische Spaltung des ACTH entstehen *α-MSH* und *CLIP*, während β-LPH zu *γ-LPH* und *β-Endorphin* gespalten wird. Die in einer Einzelzelle gebildeten Hormone können auch von unterschiedlichen Vorläufern abstammen (**6**) oder verschiedenen Stoffgruppen angehören (**7**). Dies gilt besonders für die Koexistenz von Peptiden und Aminen.

1 Endokrine Sekretion **2** Para- und autokrine Sekretion

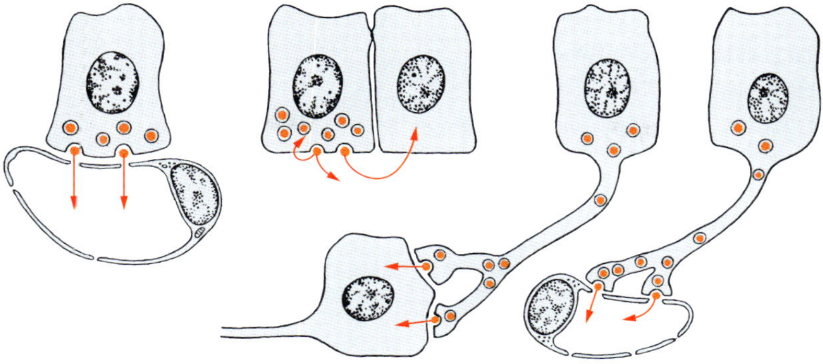

3 Neurotransmitter **4** Neurohormon

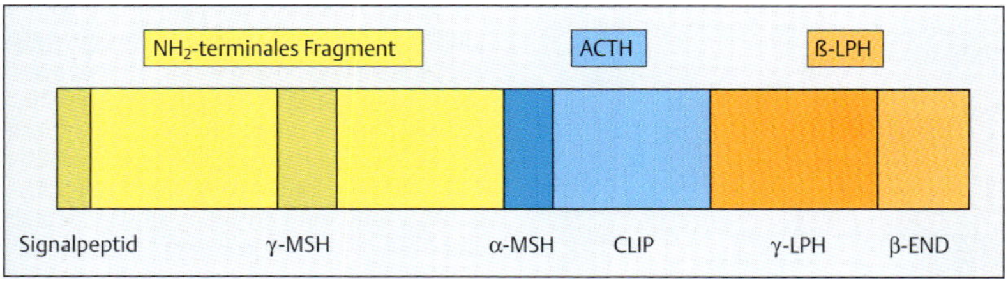

5 Pro-Opiomelanocortin (POMC)-Muttermolekül

Senkrechte Striche: Basische Aminosäurenpaare, Abspaltung aktiver Peptidhormone

- MSH – Melanozyten-stimulierendes Hormon
- ACTH – Adrenocorticotropes Hormon (Corticotropin)
- CLIP – Corticotropin-like intermediate lobe peptide
- LPH – Lipotropes Hormon
- END – Endorphin

6 Peptide unterschiedlicher Vorläufer simultan in einer Zelle, Beispiele

Somatostatin	+ Enkephalin
Substanz P	+ Enkephalin
Corticoliberin	+ Enkephalin
Corticoliberin	+ Vasopressin
Vasopressin	+ Dynorphin
Oxytocin	+ Cholecystokinin
TRF*	+ Somatostatin
TRF	+ Somatotropin
TRF	+ Substanz P

(* Thyrotropin-releasing factor)

7 Monoamine und Peptide simultan in einer Zelle, Beispiele

Noradrenalin	Somatostatin
	Enkephalin
	Neurotensin
	Vasopressin
Dopamin	Enkephalin
	Cholecystokinin (CCK)
Serotonin	Substanz P
	Thyrotropin-releasing factor (TRF)
	Calcitonin

Hypothalamus-Hypophysen-System

Makroskopischer Aufbau

Hypothalamus

Der Hypothalamus (**A1,B**) wird vom **untersten Abschnitt des Zwischenhirns**, Diencephalon, gebildet. Kaudal geht er im Bereich des Tuber cinereum über den Recessus infundibularis trichterförmig in den Hypophysenstiel (Infundibulum) (**A2, B**) über. **Dorsal** reicht er bis zu den Corpora mamillaria, **rostral** ist ihm das Chiasma opticum (**A6, B**) angelagert. Die **ventrale** Oberfläche des Hypothalamus ist die einzige von außen sichtbare Region des Zwischenhirns.

Funktion. Der Hypothalamus ist mit seinen Kernen zentrale Region für die Steuerung vegetativer Funktionen und über seine Verbindungen zur Hypophyse übergeordnetes Steuerorgan des endokrinen Systems (s. Bd. 3).

Hypophyse

Die walzenförmige Hypophyse (Hirnanhangsdrüse, Glandula pituitaria) ist etwa 600–900 mg schwer. Sie liegt in der **Fossa hypophysialis** der Sella turcica des Keilbeins im Zentrum der Schädelbasis und ist gegen die Hirnbasis durch ein Durablatt, *Diaphragma sellae* (**A7, B**), abgegrenzt. Dieses besitzt ein mittelständiges Loch für den Durchtritt des Hypophysenstiels. Die Hypophyse gliedert sich in die epithelial strukturierte Adenohypophyse und in die Neurohypophyse.

Adenohypophyse (**A3, B**) (Hypophysenvorderlappen, **HVL**). Sie gliedert sich in eine **Pars distalis**, die den größten Teil einnimmt, eine **Pars infundibularis**, die das Infundibulum (**A2, B**) und Teile des Tuber cinereum ventral bedeckt, sowie eine **Pars intermedia** (Mittellappen) (**A4, B**), die als schmale Zwischenzone an die Oberfläche der Neurohypophyse grenzt.

Neurohypophyse (A5, B) (Hypophysenhinterlappen, **HHL**). Sie enthält nur marklose Axone, Axonenden, Gliazellen (*Pituizyten*) und weitlumige Kapillaren. Sie ist durch das **Infundibulum** (Hypophysenstiel) (**A2, B**) mit dem Hypothalamus verbunden. In die Anfangsstrecke des Hypophysenstiels ragt der trichterförmige **Recessus infundibularis** (**B**) des 3. Ventrikels vor. Dessen dorsale Wand wölbt sich in einem umschriebenen Bereich gegen den Recessus vor, **Eminentia mediana** (**B**). Diese Region enthält einen funktionell wichtigen Gefäßbereich (S. 356).

Topografie. Man unterscheidet einen suprasellären und einen infrasellären Hypophysenabschnitt. Der **supraselläre** Teil umfasst den *Hypophysenstiel* (*Infundibulum* und die *Pars infundibularis der Adenohypophyse*), der enge Beziehungen zum ventral gelegenen Chiasma opticum aufweist. Auf dem Diaphragma sellae ruht das Tuber cinereum, umgeben vom Circulus arteriosus cerebri. Der **infraselläre** Teil besteht aus *Vorder- und Mittellappen der Adenohypophyse* sowie dem *neurohypophysären Hinterlappen* (extradurale Lage).

Blutkreislauf (s. S. 355, 357 und Bd. 3). Die Hypophyse wird von vier Arterien versorgt: Rechts und links entspringen je eine **A. hypophysialis inferior** aus der *Pars cavernosa der A. carotis interna* und bilden einen arteriellen Ring um die Neurohypophyse (Mantelplexus). Sie anastomosieren mit den **Aa. hypophysiales superiores**, die aus der *Pars cerebralis der A. carotis interna* hervorgehen. Diese ziehen zum ventralen Teil des Hypothalamus, zur Pars infundibularis der Adenohypophyse und zum Hypophysenstiel, wobei eine Trabekelarterie vor dem Hypophysenstiel absteigt, durch die Adenohypophyse hindurchtritt und Kapillarschlingen der Neurohypophyse speist. *Die Adenohypophyse enthält keinen direkten Zufluss aus diesen Arterien*, sondern nur auf dem Umweg über ein **Portalgefäßsystem**: Die beiden **oberen Hypophysenarterien** splittern sich nach ihrem Eintritt in das Infundibulum in haarnadelartige Kapillarschlingen (Spezialgefäße) auf (**Primärplexus**). Das Blut aus diesem Plexus wird in ein bis zwei **Portalgefäßen** (Vv. portales hypophysiales) gesammelt und fließt danach zur Adenohypophyse, in der sich die Gefäße erneut verzweigen und ein sinusartiges Kapillarnetz (**Sekundärplexus**) bilden, das die Drüsenzellen umgibt. Aus diesem gelangt das Blut in die oberflächlich liegenden **Venen** und von dort aus in den **Sinus cavernosus**. Das Kapillarnetz des Hinterlappens anastomosiert mit dem des Vorderlappens, ist aber direkt an die Blutgefäße des Kreislaufs angeschlossen. Ein Portalgefäßsystem besteht hier nicht.

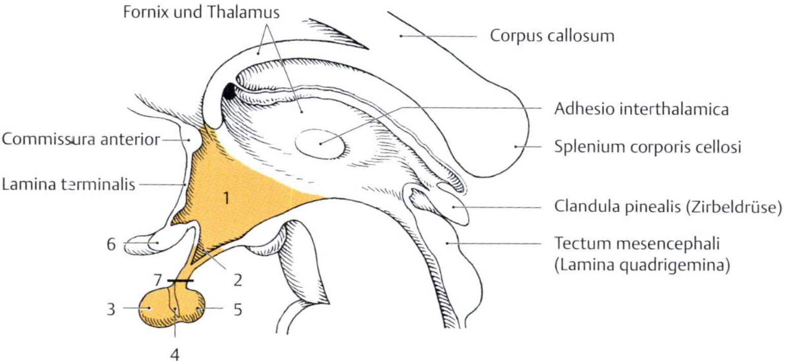

A Hypophyse und Hypothalamus (Zwischenhirn), Übersicht

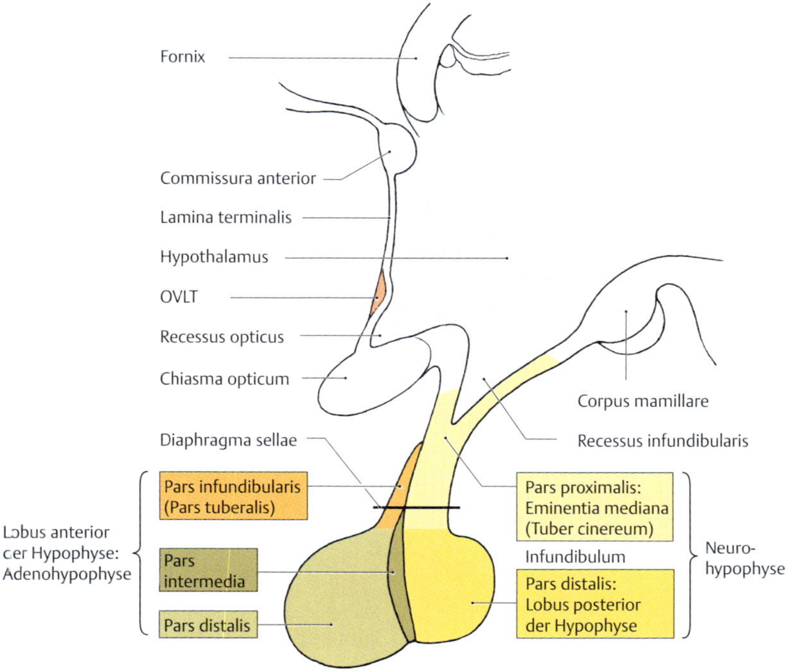

B Gliederung der Adeno- und Neurohypophyse

Mikroskopischer Aufbau der Hypophyse

Die Hypophyse ist von einer dünnen **Bindegewebskapsel** (**A1**) umschlossen, die nahe der Pars infundibularis (**A2**) auch die *portalen Gefäße* und *Arterien* zur Adenohypophyse einschließt. Die Venen bilden unter der Kapsel einen *Venenplexus*.

Adenohypophyse

Die Adenohypophyse (HVL) besteht aus unregelmäßigen **Strängen und Nestern von Epithelzellen**, die von weitlumigen **Kapillaren** (Sinusoide) mit fenestriertem Endothel und **retikulären Fasern** umgeben sind. Zwischen Adenohypophyse und Neurohypophyse liegt die Pars intermedia mit Kolloidzysten (**A6, D**).

Drüsenzellen (**A4, B**). Sie können mit Hilfe verschiedener Methoden angefärbt werden. Bei der Azanfärbung unterscheidet man aufgrund des färberischen Verhaltens drei Hauptgruppen von Drüsenzellen: azidophile (α-Zellen; **B7**), basophile (β-Zellen; **B8**) und chromophobe (γ-Zellen; **B9**) (kaum anfärbbare) Zellen. In den azidophilen und basophilen Zellen werden verschiedene Hormone gebildet, die entweder Polypeptidcharakter haben oder Glykoproteine sind. Die Proteohormone *Somatotropin (STH)*, das international als Growth Hormon (GH) bezeichnet wird, und *Prolactin (PRL)* entstehen in nicht-glandotropen **azidophilen**, mit Orange G färbbaren Zellen. Das Proteohormon *Corticotropin (ACTH)* sowie die Glykoproteinhormone *Thyrotropin (TSH)*, *Follitropin (FSH)*, *Lutropin (LH)*, *Lipotropin (LPH)* und *Melanotropin (MSH)* werden in den glandotropen **basophilen**, PAS-positiven Zellen gebildet. **Chromophobe** Zellen sind vermutlich nicht unmittelbar an der Hormonbildung beteiligt und werden deswegen in der Tabelle auf S. 359 nicht genannt. Nach derzeitiger Auffassung handelt es sich entweder um Vorstufen von hormonbildenden Zellen (*Stammzellen*) oder um *degranulierte*, also *entleerte Zellen* aller Zelltypen. Die sog. chromophoben **follikulären Sternzellen**, die mit langen dünnen Fortsätzen die ganze Drüse durchziehen, dabei Gruppen von Drüsenzellen unvollständig umgeben und den HVL in Areale unterteilen, sind offenbar eine der Glia nahestehende Zellart.

Die Drüsenzellen können hinsichtlich der von ihnen produzierten Hormone auch mit immunhistochemischen Methoden licht- und elektronenmikroskopisch identifiziert werden.

Anordnung der Drüsenzellen. Die Drüsenzellen sind weder streng nach Zellarten separiert noch sind sie gleichmäßig über die Drüse verteilt. Etwa 50% der Zellen sind chromophob, 10% erscheinen basophil, 40% azidophil. Die **STH**- und **PRL**-bildenden azidophilen Zellen liegen bevorzugt in den *seitlichen Abschnitten der Pars distalis*, die **ACTH**-, **MSH**- und **LPH**-haltigen basophilen Zellen kommen überwiegend im *zentralen* und *vorderen Teil der Drüse* vor. Die Zellen der *Pars infundibularis (tuberalis)* produzieren vorwiegend die Gonadotropine **FSH** und **LH**. **TSH**-bildende basophile Zellen sind häufig in der *vorderen zentralen Partie der Pars distalis* zu finden. Die chromophoben Zellen haben keine bevorzugte Lage.

Elektronenmikroskopische Darstellung. Die unterschiedlich färbbaren Zellen sind elektronenmikroskopisch durch den Gehalt an **membranumschlossenen Granula** (Bläschen mit elektronendichtem Kern) charakterisiert, deren Größe in Abhängigkeit vom jeweils umschlossenen Hormon zwischen 60 und 900 nm liegt. Die Zellen unterscheiden sich ferner durch Form und Lage der Granula sowie durch eine unterschiedliche Ausbildung von Ergastoplasma (Endoplasmatisches Reticulum) und Golgi-Apparat. Die Ausschleusung der Hormone vollzieht sich nach dem Modus der **Exozytose**.

Neurohypophyse

Die Neurohypophyse (**A5, C**) (HHL) besteht zu über 70% aus **nichtmyelinisierten Axonen**, deren Perikaryen in Kernen des Hypothalamus liegen, aus Axonenden, speziellen Gliazellen, den **Pituizyten**, und aus einem komplizierten System weitlumiger **Kapillaren**; Nervenzellen fehlen. In den marklosen Nervenfasern werden die in den hypothalamischen Kerngebieten gebildeten Hormone via axonalen Transport zum HHL an den Ort ihrer Abgabe ins Blut gebracht (**Neurosekretion**) (s. Bd. 3).

A3 Infundibulum (Hypophysenstiel), **B10** γ-Zelle, **B11** ε-Zelle

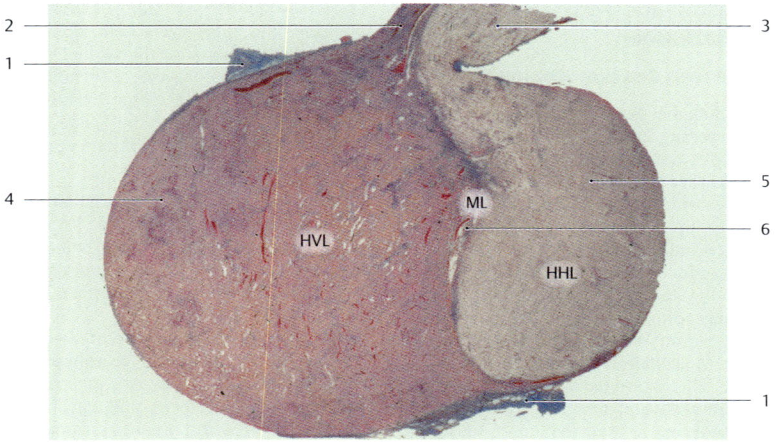

A Hypophysenvorderlappen (HVL), Hypophysenhinterlappen (HHL) und Mittellappen (ML, Pars intermedia). Färbung: Azan; Vergr. 7fach

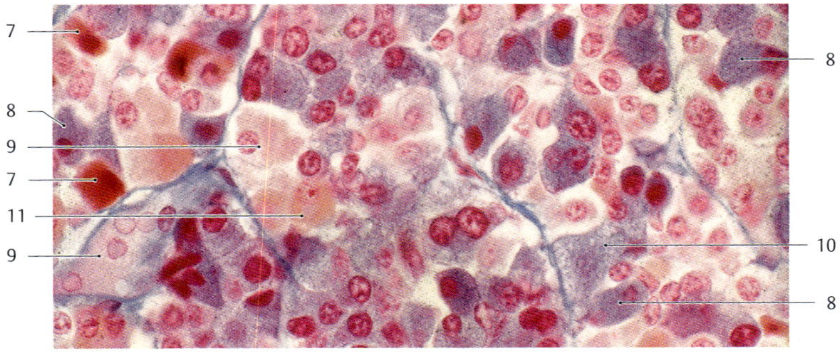

B Zellbild der Adenohypophyse. Färbung: Azan; Vergr. 400fach

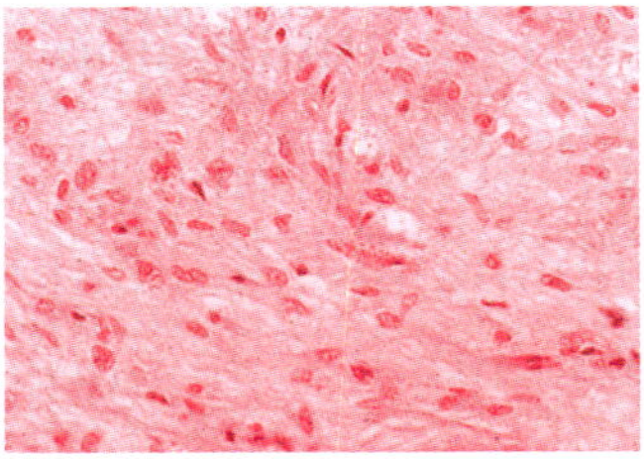

C Neurohypophyse. Bündel markloser Nervenfasern. Färbung: Hämotoxylin-Eosin; Vergr. 100fach

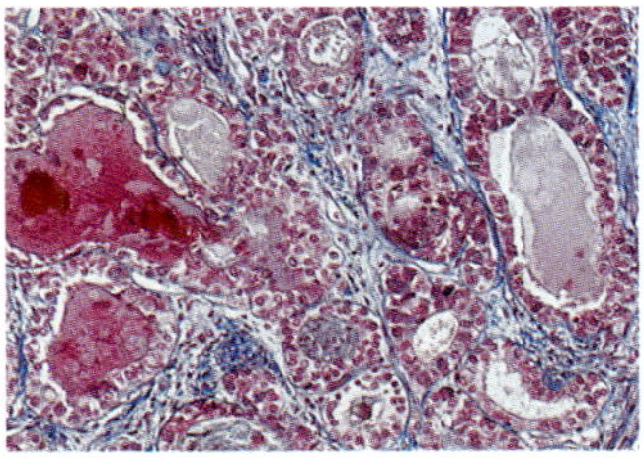

D Pars intermedia mit Kolloidzysten und Basophileninvasion. Färbung: Azan; Vergr. 80fach

Hypothalamo-hypophysäre Verbindungen

Efferenzen des Hypothalamus

Hauptaufgabe des Hypothalamus (**AB**) ist die **Steuerung des vegetativen Nervensystems** sowie des **endokrinen Systems**. Mithilfe entsprechender rezeptorischer Areale registriert er eingehende Informationen aus der Körperperipherie sowie aus anderen Hirngebieten und integriert sie im Hinblick auf übergeordnete Funktionsziele (z.B. Regulation von Stoffwechsel, Körpertemperatur, Nahrungsaufnahme, Fortpflanzung). Der Hypothalamus entsendet zwei Arten von Efferenzen: **neurale Efferenzen**, die im Hirnstamm zu viszeromotorischen Kerngebieten absteigen und über vegetative Nerven auf endokrine Drüsen wirken (s.Bd.3), sowie **hormonale Efferenzen**, die über das Hypothalamus-Hypophysensystem die nachgeordneten endokrinen Drüsen steuern.

Hormonale Efferenzen

Informationsträger sind die **Neurohormone**, die in den *Perikaryen, Axonen* und *Axonendigungen* der neurosekretorischen Nervenzellen, an Trägersubstanz gebunden, nachzuweisen sind. Die Hormone gelangen aus ihren Bildungsstätten, den Perikaryen, über die Axone zur Neurohypophyse und werden dort freigesetzt, entweder in der **distalen Neurohypophyse** (**B4**) (*Hauptabgabeort für Effektorhormone*) oder in der **Eminentia mediana** (**B5**) (proximale Neurohypophyse, *Hauptabgabeort für Steuerhormone*). Letztere gelangen über die Portalgefäße (**B6**) zum Hypophysenvorderlappen (HVL) (**B7**), wo sie die Synthese und Sekretion der HVL-Hormone beeinflussen. Die Hormonweitergabe an die Adenohypophyse erfolgt also über lokale Spezialgefäße und nicht über den großen Kreislauf.

Hormone des Hypothalamus und der Hypophyse

Nur wenige Hormone aus Hypothalamus oder Hypophyse wirken als Effektorhormone direkt auf die Erfolgsorgane. Die meisten Hormone entfalten ihre Wirkung indirekt als Steuerhormone, wobei diejenigen des Hypothalamus die Funktion der Adenohypophyse und diejenigen der Adenohypophyse die Funktion nachgeordneter peripherer endokriner Drüsen beeinflussen (*glandotrope Hormone*). Hypothalamus und Hypophyse bilden eine funktionelle Einheit und sind durch Blutgefäße miteinander verbunden.

Effektorhormone. Die hypothalamischen Hormone **Oxytocin** (OT) und **Vasopressin** (Adiuretin, ADH) wirken direkt auf das Erfolgsgewebe, also ohne Zwischenschaltung der Adenohypophyse. Sie gelangen in den Axonen neurosekretorischer Zellen zur Neurohypophyse, wo sie ins Blut abgegeben werden (**B4**) (s.Bd.3). Die Neurohypophyse fungiert in diesem Sinne als Stapel- und Abgabeorgan für Oxytocin und Vasopressin, sie produziert selbst keine Hormone. Die hypophysären Hormone **Somatotropin**, **Prolactin** und **Melanotropin** wirken gleichfalls als effektorische Hormone, d.h. ohne Zwischenschaltung einer nachgeordneten peripheren endokrinen Drüse – eine Vorstellung, die allerdings nur mit Einschränkungen zutrifft, da beispielsweise Somatotropin über die Stimulation von *Somatomedinen* in der Leber wirkt.

Steuerhormone. Der Hypothalamus steuert als oberste endokrine Instanz indirekt die der Adenohypophyse nachgeordneten peripheren endokrinen Drüsen, indem er durch Steuerhormone, Releasing hormones, **Liberine**, bzw. Release inhibiting hormones, **Statine**, die Freisetzung der Hormone in der Adenohypophyse fördert bzw. hemmt. Jedem Hormon der Adenohypophyse ist ein Steuerhormon zugeordnet. Steuerhormone gelangen in Axonen zur **Eminentia mediana** der Neurohypophyse (**B5**) und von dort aus in den **Portalgefäßen** (**B6**) zum **Kapillarplexus der Adenohypophyse** (**B7**).

Für ACTH, TSH, LH und FSH sind nur hypothalamische Freisetzungshormone, Liberine, bekannt. Deren Synthese wird bei einem Anstieg der in den peripheren Zielgeweben produzierten Hormone im Sinne eines negativen Rückkopplungsmechanismus reduziert. Die Freisetzung von Prolactin wird durch Dopamin (Prolactostatin bzw. Prolactin-release inhibiting factor, PIF) gehemmt.

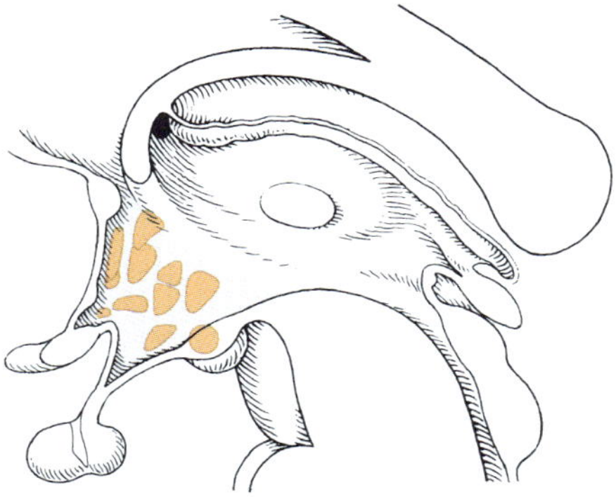

A Neurosekretorische Kerngebiete des Hypothalamus, Übersicht

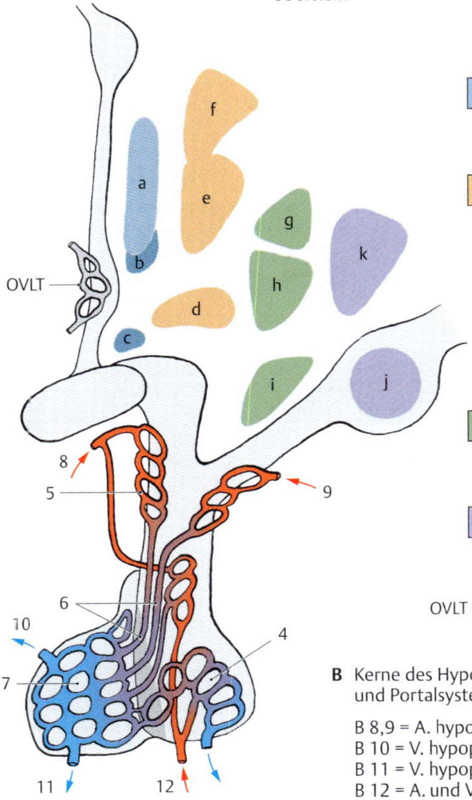

Präoptische Kerne
a = Ncl. praeopticus medialis
b = Ncl. praeopticus medianus
c = Ncl. suprachiasmaticus

Supraoptische Kerne
d = Ncl. supraopticus
e = Ncl. anterior hypothalami
f = Ncl. paraventricularis

Intermediäre tuberale Kerne
g = Ncl. dorsomedialis hypothalami
h = Ncl. ventromedialis hypothalami
i = Ncl. infundibularis (arcuatus)

Posteriore subthalamische Kerne
j = Corpus mamillare
k = Ncl. posterior hypothalami

OVLT = Organum vasculosum laminae terminalis

B Kerne des Hypothalamus (Diencephalon) und Portalsystem der Hypophyse

B 8,9 = A. hypophysialis superior
B 10 = V. hypophysialis superior
B 11 = V. hypophysialis lateralis
B 12 = A. und V. hypophysialis inferior

Hypothalamus-Neurohypophysen-System (A)

Die Perikaryen (Zellleiber) der neurosekretorischen Neurone des Hypothalamus-Neurohypophysen-Systems liegen in großzelligen Kerngebieten des Zwischenhirns, im **Nucleus paraventricularis** (**A1**) und im **Nucleus supraopticus** (**A2**). Die in den entsprechenden Zellen gebildeten Hormone *Oxytocin* (OT) und *Vasopressin* (Antidiuretisches Hormon, ADH) werden axonal zum Hypophysenhinterlappen (**A3**) transportiert und erst dort in das Kapillarnetz des HHL entlassen. Die neurosekretführenden Axone bilden den **Tractus hypothalamohypophysialis** (**A4**), der in der *Zona interna infundibuli* verläuft. Der Transportvorgang wird durch Axonanschwellungen, den sogenannten *Herring-Körpern*, sichtbar (s. Bd. 3). Beide Neurohormone sind an Trägersubstanzen, *Neurophysine*, gebunden.
Das **Kapillarnetz des HHL** (**A5**) ist direkt an die Blutgefäße des Kreislaufs angeschlossen, sodass die in Axonendigungen gespeicherten hypothalamischen Hormone direkt in die Zielgewebe in der Körperperipherie gelangen können. Die Neurohypophyse ist demnach Hormonspeicher und Hormonabgabeort, eine **neurohämale Region für die Effektorhormone** Vasopressin und Oxytocin.

Hypothalamus-Adenohypophysen-System (B)

Neurone aus den kleinzelligen Kerngebieten des Hypothalamus, dem **Ncl. infundibularis** (**B1**) und dem **Ncl. ventromedialis** (**B2**), bilden mit ihren Axonen den **Tractus tuberoinfundibularis** (**B3**), der in der *Zona externa infundibuli* verläuft. Die in den Perikaryen gebildeten Steuerhormone, *Releasing hormones* (Freisetzungshormone) bzw. *Release inhibiting hormones* (hemmende Steuerhormone), treten von den Axonendingungen in Spezialgefäße über und gelangen in den **Portalgefäßen** (**B4**) zum **Kapillarnetz der Adenohypophyse** (**B5**). Die Steuerhormone veranlassen bzw. inhibieren die Freisetzung der Vorderlappenhormone, die ihrerseits meist glandotrop sind, d. h. sie beeinflussen die Produktion und Freisetzung der Hormone nachgeordneter endokriner Drüsen (Schilddrüse, Nebennierenrinde, Geschlechtsdrüsen).
Die Perikaryen für die Steuerhormone *Luliberin (GnRH)*, *Somatostatin (SS)* und *Thyroliberin (TRF)* liegen verstreut in der **periventrikulären Zone** (**B6**), die Perikaryen eines jeden Hormons in einer anderen Gegend des sog. „hypophysiotropen Areals". Zusammengefasst im **Ncl. paraventricularis** (**A1**) liegen die Perikaryen für *Corticoliberin* (CRH). Im **Ncl. infundibularis** (**B1**) sind Perikaryen für *Prolactostatin* (PIF) und *Somatoliberin (GR-RH)* eingestreut. Der Ncl. infundibularis ist ein kleinzelliger, gut abgrenzbarer Kern in der Wand des Infundibulum. Er erhält nervale Afferenzen aus anderen Hirngebieten und reguliert die Freisetzung von Steuerhormonen in der Eminentia mediana.
Die efferenten, zur Eminentia mediana gerichteten marklosen Fortsätze der genannten Kerngebiete bzw. Hormonbildungsstätten bilden, jedes System für sich, innerhalb des Tractus tuberoinfundibularis weitestgehend geschlossene Bahnen (s. Bd. 3).

Eminentia mediana (**B7**). Sie ist die **neurohämale Region für die hypothalamischen Steuerhormone** und besteht aus *kapillären Gefäßknäueln*, die von außen radiär in die Hypophyse eindringen. Diese sind von ausgedehnten *perivaskulären Bindegewebsspalten* umgeben, in denen die Axone der neurohormonalen Nervenzellen enden. Hier werden die von den Kerngebieten des Hypothalamus herbeitransportierten Hormone abgeladen. Die Neurohormone gelangen anschließend auf dem Blutweg über die **portalen Gefäße** (**B4**) in die **Adenohypophyse**, wo sie die Freisetzung der Vorderlappenhormone veranlassen bzw. inhibieren. Die Neurohormone erscheinen in Form von unterschiedlich großen Bläschen mit dichtem Kern in den Axonen und Axonendigungen. Die Produktion und Abgabe der Neurohormone kann humoral über die Blutgefäße der Hypothalamuskerngebiete oder über das Zentralnervensystem gesteuert werden (z. B. Einfluss der Psyche auf den ovariellen Zyklus, Einfluss der taktilen Reizung der Mamille auf die Milchabgabe etc.).

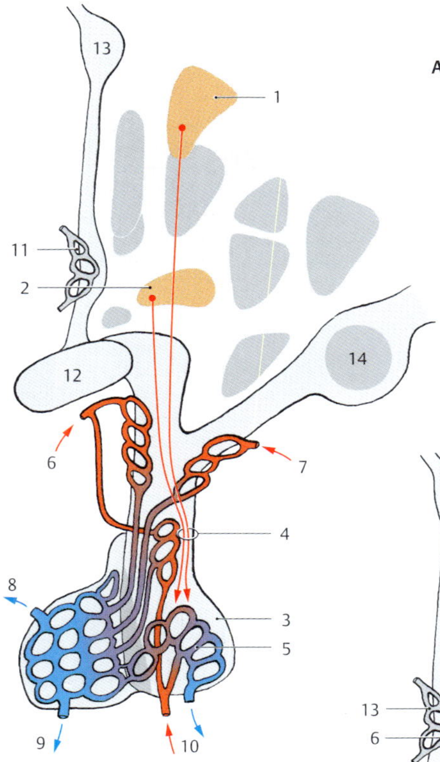

A Hypothalamus-Neurohypophysen-System, Schema

A 6, 7 = A. hypophysialis superior
A 8 = V. hypophysialis superior
A 9 = V. hypophysialis lateralis
A 10 = A. und V. hypophysialis inferior
A 11 = OVLT
A 12 = Chiasma opticum
A 13 = Commissura anterior
A 14 = Corpus mamillare

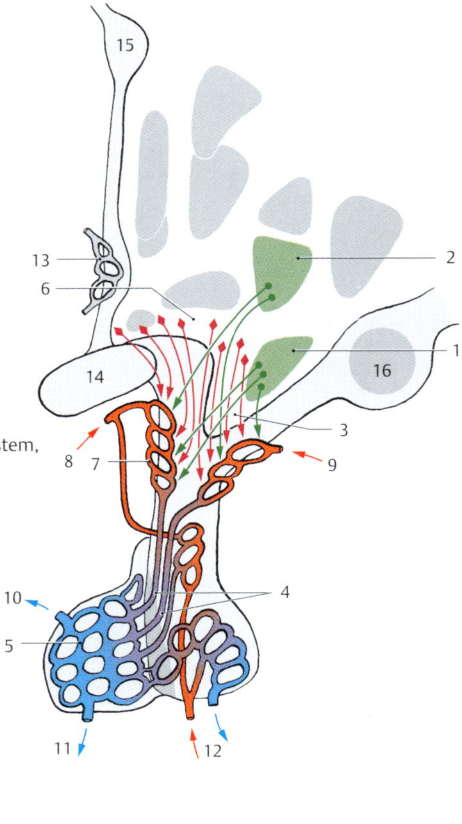

B Hypothalamus-Adenohypophysen-System, Schema

B 8, 9 = A. hypophysialis superior
B 10 = V. hypophysialis superior
B 11 = V. hypophysialis lateralis
B 12 = A. und V. hypophysialis inferior
B 13 = OVLT
B 14 = Chiasma opticum
B 15 = Commissura anterior
B 16 = Corpus mamillare

Hormonelle Efferenzen des Hypothalamus-Neurohypophysen-Systems

Bezeichnung der hypothalamischen Hormone und deren Synonyme	Abgabeort	Wirkung des Hormons
Oxytocin, OXT (Effektorhormon)	HHL	Kontraktion sensibilisierter glatter Muskelzellen im Uterus (Wehen), Kontraktion von Myoepithelzellen in der Brustdrüse, Unterfunktion: Wehenschwäche
Vasopressin, VP oder **Adiuretin, ADH** (Effektorhormon)	HHL	Steigert den Blutdruck und fördert die Wasserrückresorption in der Niere; bei einer Unterfunktion tritt der Diabetes insipidus auf
Steuerhormone – Liberine		
Folliberin Follicle stimulating hormone releasing hormone (oder factor) FSH-RH* oder (FSH-RF)	An den Schlingen der Portalgefäße in der Zona externa infundibuli	Fördert die Bildung und Sekretion von FSH in azidophilen Zellen der Adenohypophyse
Luliberin Luteinizing hormone releasing hormone (oder factor) **LHRH** (oder LHRF) Gonadotropin – releasing hormone **GnRH**	An den Schlingen der Portalgefäße in der Zona externa infundibuli	Fördert die Bildung und Sekretion von FSH und LH in azidophilen Zellen der Adenohypophyse
Corticoliberin Corticotropin releasing hormone (oder factor) **CRH** (oder CRF)	An den Schlingen der Portalgefäße in der Zona externa infundibuli	Fördert die Bildung und Sekretion von ACTH in basophilen Zellen der Adenohypophyse
Thyroliberin Thyrotropin releasing hormone (oder factor) **TRH** (oder TRF)	An den Schlingen der Portalgefäße in der Zona externa infundibuli und der Eminentia mediana	Fördert die Bildung und Sekretion von TSH in basophilen Zellen der Adenohypophyse
Somatoliberin Somatotropin releasing hormone (oder factor) oder **G**rowth **h**ormone releasing hormone (oder factor) **GH-RH** (oder GH-RF)	An den Schlingen der Portalgefäße in der Eminentia mediana	Stimuliert die Freisetzung von Somatotropin (STH) bzw. Growth hormone (GH) in azidophilen Zellen der Adenohypophyse
Prolactoliberin Prolactin releasing hormone (oder factor) **PRH** (oder PRF)	?	Stimuliert die Bildung und Sekretion von Prolactin in azidophilen Zellen der Adenohypophyse
Melanoliberin Melanotropin releasing hormone (oder factor) **MRH*** (oder MRF)	?	Angenommen wird, dass diese Substanz, in der Neurohypophyse freigesetzt, die Bildung und Ausschüttung von Melanotropin im Zwischenlappen der Hypophyse beeinflusst
Steuerhormone – Statine		
Prolactostatin Prolactin release inhibiting hormone (oder factor) **PIH** (oder PIF) (= Dopamin, DOPA)	?	Hemmt die Ausschüttung von Prolactin in azidophilen Zellen der Adenohypophyse

Steuerhormone – Statine (Fortsetzung)

Somatostatin Somatotropin release inhibiting hormone (oder factor) SRIH (oder SRIF)	An den Schlingen der Portalgefäße in der Zona externa infundibuli	Hemmt die Sekretion von Somatotropin in der Adenohypophyse, hemmt die durch TRH induzierten Sekretion von TSH; kommt auch in disseminierten endokrinen Zellen des Verdauungstraktes vor
Melanostatin Melanotropin release inhibiting hormone (oder factor) MIH* (oder MIF)	?	Soll die Freisetzung von Melanotropin im Zwischenlappen der Hypophyse hemmen

* Die Existenz dieser Wirkstoffe wird aufgrund indirekter Befunde postuliert, ihr chemischer Aufbau ist nicht bekannt

Hormone der Adenohypophyse

Bezeichnung der Hormone und deren Synonyme	**Zellbezeichnung (färberisches Verhalten)**	**Durchmesser der Granula im TEM***	**Wirkung des Hormons**
Wachstumshormon Somatotropes Hormon **Somatotropin – STH** = Growth hormone-GH	Somatotrope Zellen (azidophil)	300 – 500 nm	Stimuliert das Längenwachstum; Einfluss auf Kohlenhydrat- und Lipidstoffwechsel
Mammotropes Hormon Luteotropes Hormon **Prolactin – PRL oder LTH**	Mammotrope oder laktotrope Zellen (azidophil)	600 – 900 nm	Stimuliert die Proliferation des Brustdrüsengewebes und die Milchsekretion
Follikel-stimulierendes Hormon Follitropin – FSH	Gonadotrope Zellen (basophil)	350 – 400 nm	Wirkung auf die Gonaden; stimuliert die Follikelreifung und die Spermatogenese; stimuliert die Proliferation der Granulosazellen, die Östrogenbildung und die Expression von Lutropinrezeptoren
Luteinisierendes Hormon **Lutropin – LH** oder interstitielle Zellen stimulierendes Hormon – **ICSH**		170 – 200 nm	Löst die Ovulation aus, stimuliert die Proliferation von Follikelepithelzellen und die Synthese von Progesteron; stimuliert die Testosteronbildung in den interstitiellen Zellen (Leydig-Zellen) des Hodens; allgemeine anabole Wirkung
Thyrotropes Hormon **Thyrotropin** oder Thyroidea-stimulierendes Hormon – **TSH**	Thyrotrope Zellen (basophil)	200 – 300 nm	Stimuliert die Aktivität der Schilddrüse: Steigerung der O_2-Aufnahme und der Eiweißsynthese, beeinflusst den Kohlenhydrat- und Fettstoffwechsel
Adrenocorticotropes Hormon **Corticotropin – ACTH**	Kortikotrope Zellen (basophil)	200 – 500 nm	Stimuliert die Hormonbildung in der Nebennierenrinde, beeinflusst den Wasser- und Elektrolythaushalt und die Kohlenhydratbildung in der Leber
β-/γ-Lipotropin – LPH	Lipotrope Zellen (basophil)	200 – 500 nm	Beim Menschen ungenügend geklärt
α-/β-Melanotropin – MSH	Melanotrope Zellen (basophil)	200 – 500 nm	Melaninbildung, Pigmentierung der Haut, Schutz vor UV-Strahlung
β-Endorphin	(basophil)	200 – 400 nm	Opioide Wirkung

* TEM = Transmissionselektronenmikroskop

Pinealorgan

Makroskopischer Aufbau

Die ca. 10 mm lange und etwa 160 mg schwere Zirbeldrüse (**AB1, C**), **Epiphysis cerebri**, ähnelt in ihrer Form einem Pinienzapfen; sie wird deshalb auch **Corpus pineale (PIN)** oder Glandula pinealis oder Pinealorgan genannt. Sie liegt zwischen der *Commissura habenularum* (**C14**) und der *Commissura epithelamica* (**C15**) an der Hinterwand des III. Ventrikels. Der Hauptteil der Drüse ragt kaudal über das Ventrikeldach hinaus und liegt dann in der Einbuchtung zwischen den beiden *Colliculi superiores* (**AB3**) der Vierhügelplatte. Zwischen den beiden Kommissuren liegt der von Ependym überzogene **Recessus pinealis** (**BC6**); die übrige Oberfläche ist von Pia mater umhüllt. Die Zirbeldrüse zählt zu den **zirkumventrikulären Organen** und ist eine **neurohämale Region** (s. Bd. 3). Sie wird von den medialen und lateralen Aa. choroideae posteriores aus der rechten und linken A. cerebri posterior versorgt; das venöse Blut fließt über die V. cerebri magna ab.

Entwicklung. Die Zirbeldrüse geht aus dem Neuroepithel des Zwischenhirns im Dach des III. Ventrikels hervor und bleibt durch die Habenulae (**AB2**) mit anderen Hirnteilen verbunden. Im Laufe der Phylogenese hat sie eine komplizierte Umwandlung erfahren. Aus einem ursprünglich photorezeptiven Organ (**Parietalauge der Reptilien**) ist eine **neuroendokrine Drüse** geworden.

AB4 Thalamus, **A5** Taenia choroidea, **B7** Commissura anterior, **B8** Lamina terminalis, **B9** Chiasma opticum, **B10** Hypophyse, **B11** 3. Ventrikel, **B12** Corpus callosum, **B13** Fornix, **C7** Dach des 3. Ventrikels.

Feinbau

Die stark vaskularisierte Zirbeldrüse besteht aus den **organspezifischen Pinealozyten**, die in einem Gerüst von Astrozytenfortsätzen liegen. Sie sind durch bindegewebige Septen (**D16**) zu Läppchen (**D17**) zusammengefasst. Die an ihren Enden kolbig verdickten Fortsätze der Pinealozyten enthalten synaptische Lamellen assoziiert mit synaptischen Vesikeln und enden gemeinsam mit sympathischen Nervenfasern in den perikapillären Räumen.

Rückbildung. Schon frühzeitig geht Zirbelgewebe zugrunde. An seine Stelle treten häufig sog. **Gliaflecken**, die von *faserigen Astrozyten* gebildet werden. Ihre Einschmelzung führt zu flüssigkeitsgefüllten **Zysten**, die das Parenchym auf eine schmale Randzone zurückdrängen können. Bei fast allen erwachsenen Menschen tritt in der Zirbeldrüse Hirnsand, **Acervulus** (**D18**), auf, der aus einer geschichteten *kolloidalen organischen Substanz* besteht, die sich wiederum mit *Kalksalzen* imprägniert hat. Größere Kalkkonkremente, **Corpora arenacea** (**D18**), werden von Gitterfasernetzen umsponnen. Der Reichtum der Zirbeldrüse an Corpora arenacea ermöglicht die radiologische Lokalisation des Organs.

Innervation. Die Zirbeldrüse wird von *sympathischen* (noradrenergen) *Nerven* innerviert, deren Perikaryen im **Ganglion cervicale superius** liegen. Sie treten über den *Plexus caroticus internus* in den Schädel ein und erreichen die Zirbeldrüse über *periarterielle Nervengeflechte*. Die Pinealozyten sind **modifizierte Photorezeptorzellen**, die Informationen über die Helligkeit (Lichtmenge) von der Retina erhalten. In die von der Retina zur Zirbeldrüse ziehende Neuronenkette sind *hypothalamische* (Ncl. suprachiasmaticus) und *sympathische Kerne* eingeschaltet.

Hormone. Pinealozyten synthetisieren und sezernieren Indole und Peptide, insbesondere das **α-melanozyten-stimulierende Hormon (α-MSH)** und **Melatonin**. Bei Amphibien ruft das MSH eine Kontraktion der Melanozyten und damit eine Aufhellung der Haut hervor. Es wirkt also antagonistisch zum Melanotropin der Adenohypophyse. Melatonin, das enzymatisch aus Serotonin gebildet und nur bei Dunkelheit produziert wird, hemmt beim Menschen u. a. die Freisetzung gonadotroper Hormone und infolgedessen die Gonadenentwicklung. Zielorgan des Melatonins ist vermutlich auch die Schilddrüse.

Klinischer Hinweis. Die biologische Bedeutung des Melatonins ist nicht restlos geklärt. Es soll Einfluss auf den Rhythmus biologischer Prozesse haben und hilft bei Schlaflosigkeit und Jetlag. Bestimmte Formen der **Pubertas praecox** (vorzeitige Geschlechtsreife) sollen auf einer Unterfunktion der Zirbeldrüse beruhen. Ein Tumor der Zirbeldrüse kann durch Druck auf den Aquaeductus mesencephali die Liquorzirkukation blockieren und zu einem **Hydrocephalus occlusus** führen.

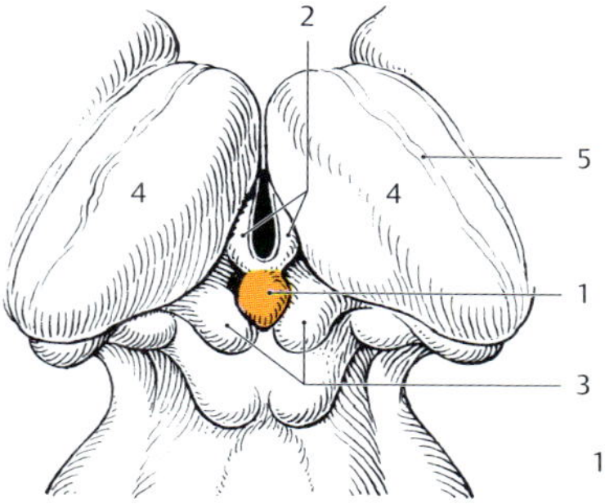

A Lage der Zirbeldrüse von hinten oben, Blick auf das Zwischenhirndach und Mittelhirn mit der Vierhügelplatte

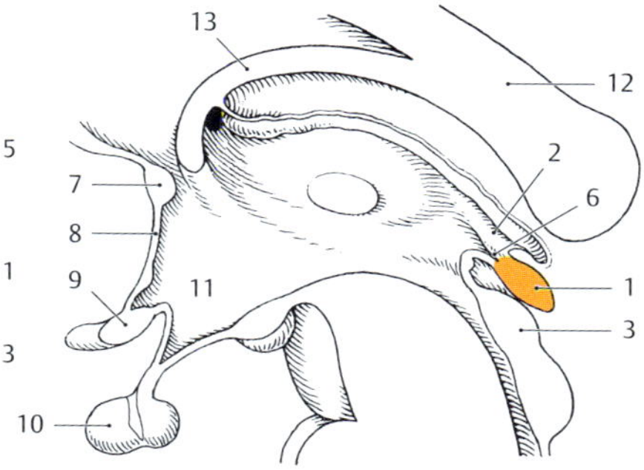

B Lage der Zirbeldrüse zum III. Hirnventrikel, Sagittalschnitt durch das Zwischenhirn

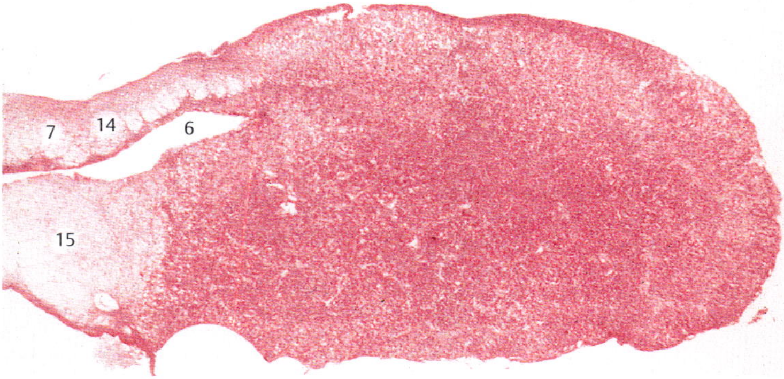

C Längsschnitt durch die Zirbeldrüse. Färbung: Hämatoxilin-Eosin; Vergr. 30fach

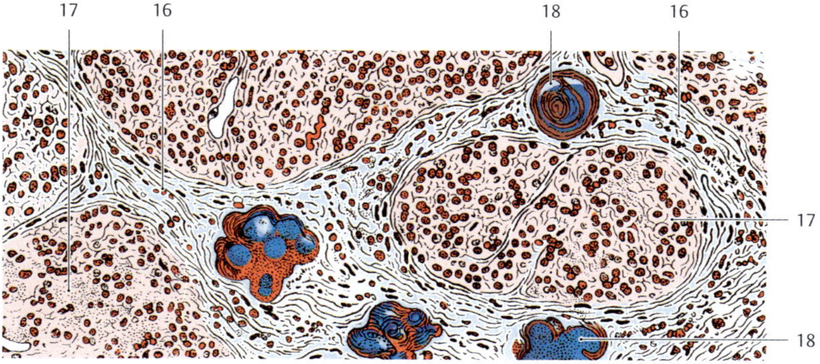

D Schnitt durch die Zirbeldrüse. Färbung: Azan; Vergr. 150fach

Nebennieren

Makroskopischer Aufbau

In den paarigen, retroperitoneal gelegenen Nebennieren (**A1 – 2**), **Glandulae suprarenales**, sind jeweils 2 endokrine Drüsen unterschiedlicher phylogenetischer Herkunft zu einem kompakten Organ (Corpus suprarenale) vereint und von einer gemeinsamen Bindegewebskapsel umgeben. Ein *mesodermaler Anteil*, die außen liegende **Nebennierenrinde** (Cortex) (**D9**), leitet sich vom Zölomepithel der hinteren Leibeswand ab und umschließt den *neuroektodermalen Anteil (Sympathicoblasten der Neuralleiste)*, das **Nebennierenmark** (Medulla) (**D10**). Jede Nebenniere wiegt etwa 4,2 – 5 g. Sie werden vom Fettgewebe der *Capsula adiposa perirenalis* umgeben und sitzen jeweils dem oberen Pol einer Niere auf (**AB1, AC2**). Auf der dorsalen Seite besitzt jede Nebenniere ein **Hilum**, aus dem *Venen* und *Lymphgefäße* austreten. *Arterien* und *Nerven* dringen dagegen an zahlreichen Stellen der **Oberfläche** in das Organinnere ein.

Topografie. Die **rechte** Nebenniere (**AB1**) ist in der Ansicht von **vorne** dreieckig mit einer deutlichen Spitze (*Apex*). Die **Basis** ihrer Facies renalis liegt dem *oberen Nierenpol* unmittelbar auf und ist entsprechend gerundet. **Seitlich** legt sie sich dem *medialen Schenkel des Zwerchfells* an und überlagert sowohl den *N. splanchnicus major* als auch teilweise die rechten Anteile des *Ganglion coeliacum*. **Ventral** wird ihre Facies anterior vom *rechten Leberlappen* und zum Teil von der *V. cava inferior* überdeckt.

Die **linke**, eher halbmondförmige Nebenniere (**AC2**) liegt dem *oberen medialen Nierenrand* an und hat keine Spitze. Auch sie überlagert den *N. splanchnicus major*, und nach **vorne** steht sie in engem Kontakt zur *Bursa omentalis* und zur *Magenhinterwand*.

Beide Nebennieren projizieren sich auf die hintere Bauchwand in Höhe des 11. und 12. Rippenhalses. Für beide Organe ist neben der engen Nachbarschaft zum *Ganglion coeliacum* bzw. zum *Plexus coeliacus* (**A3**) ein dichtes und verzweigtes Nervengeflecht, **Plexus suprarenalis**, charakteristisch, dessen Fasern aus dem *Plexus coeliacus*, vom *N. splanchnicus*, vom *N. phrenicus* und vom *N. vagus* stammen und von der Oberfläche her in das Organ eindringen.

Blutversorgung und Lymphabflusswege

Arterien. Jede Nebenniere erhält ihre arteriellen Zuflüsse über ein an der Oberfläche gelegenes subkapsuläres Arteriennetz, das drei Quellgebiete besitzt: 1. die **A. suprarenalis superior** aus der *A. phrenica inferior* ; 2. die **A. suprarenalis media** aus der *Pars abdominalis aortae* (**A4**) und 3. die **A. suprarenalis inferior** aus der *A. renalis* (**A5**). Zu dieser typischen Konstellation der arteriellen Gefäßversorgung existieren zahlreiche Ausnahmen. Aus den oberflächlichen Arterien gehen kurze Arteriolen hervor, die sich in ein **Kapillarnetz** aufzweigen, das schließlich in die Rinden- und Marksinus übergeht, aus denen das Blut in die Markvenen gelangt. Die **Markvenen** sind sinusartig erweitert und mit kräftigen, unregelmäßig verteilten longitudinalen Muskelpfeilern versehen, die als Drosseleinrichtungen wirken (*Drosselvenen*). Durch sie kann das mit Hormonen angereicherte Blut vorübergehend gestaut und bei Bedarf schnell in den Kreislauf abgegeben werden. Unabhängig davon gelangen auch **Aa. perforantes** direkt in das Nebennierenmark.

Venen. Das venöse Blut jeder Nebenniere sammelt sich jeweils nur in einer einzigen *V. centralis*, die nach dem Austritt im Hilum suprarenale als **V. suprarenalis sinister** in die *V. renalis* (**A6**) bzw. als **V. suprarenalis dexter** in die *V. cava inferior* (**A7**) mündet.

Nervenversorgung. Die Nerven der Nebennieren sind hauptsächlich Fasern der *Nervi splanchnici*, d. h. präganglionäre sympathische Nervenfasern aus dem *Nucleus intermediolateralis* der thorakalen Abschnitte (Th 5 – Th 12). Sie innervieren die chromaffinen Markzellen cholinerg.

Lymphabfluss. Die aus den Nebennieren austretenden Lymphgefäße folgen größtenteils den Arterien. Die primären Lymphknoten beider Nebennieren sind die **Nodi lymphatici paraaortici** et **lumbales** (**A8**). Einige Lymphgefäße begleiten die Nn. splanchnici thoracici; sie erreichen nach Durchtritt des Zwerchfells die **hinteren mediastinalen Lymphknoten**.

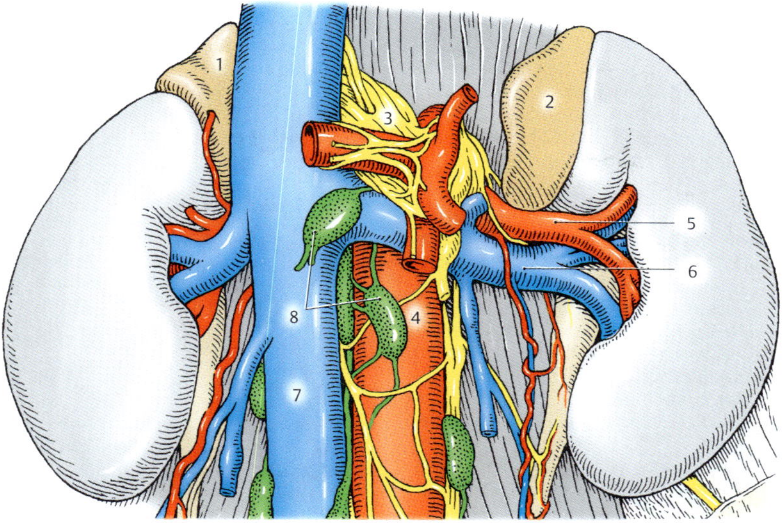

A Topographie der Nebennieren

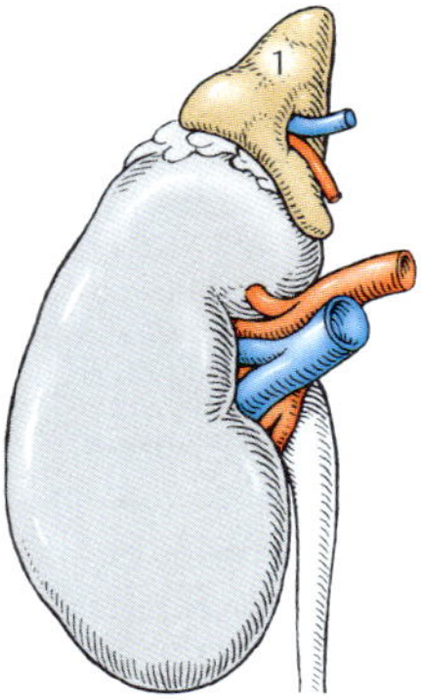

B Rechte Nebenniere

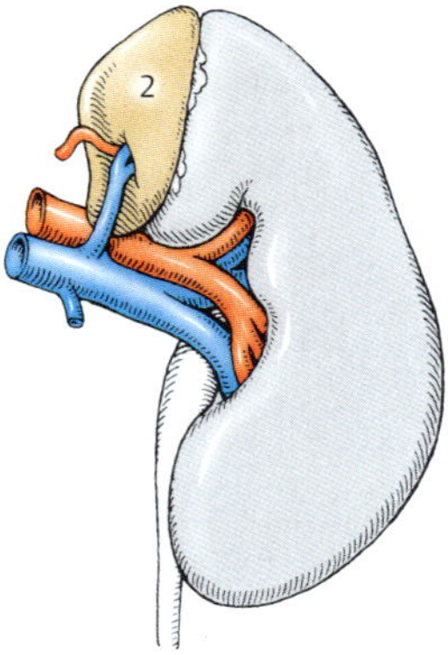

C Linke Nebenniere

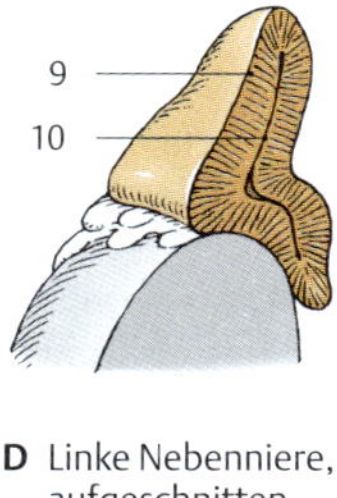

D Linke Nebenniere, aufgeschnitten

Feinbau der Nebennierenrinde (Cortex)

Das Epithelgefüge der Nebennierenrinde (Cortex) wird von Basallaminae umgeben und von Gitterfasern umsponnen. Es ist reich an Lipiden und deshalb bereits bei Betrachtung mit bloßem Auge gelblich. Die Rinde (**A, C**) gliedert sich in 3 Zonen:

Zona glomerulosa (**AC1**). Sie besteht aus **kleinen rundlichen Zellen** mit kompaktem Kern und dichtem, granuliertem Zytoplasma. Sie enthalten *reichlich glattes ER*, vereinzelt *Lysosomen* und *Fetttröpfchen*. Die *Mitochondrien* gehören überwiegend dem Crista-Typ an. Zwischen den Zellnestern verlaufen **weite Kapillarsinus**, die nach innen in die radiär orientierten sinusoiden Kapillaren der Zona fasciculata übergehen. Ihr Endothel besitzt Poren.

Zona fasciculata (**AC2, B**). Die Zellen sind in **parallel verlaufenden Strängen** und **Platten** angeordnet. Sie sind reich an *Lipiden*, *Cholesterin* und *Cholesterinestern*, die bei den üblichen histologischen Präparationsmethoden herausgelöst werden und deswegen wabig aussehen (Spongiozyten). Die Zellen sind ferner reich an *Vitamin A* und *Vitamin C* und enthalten *tubuläre* bzw. *sacculäre Mitochondrien*.

Zona reticularis (**AC3**). Ihre Parenchymzellen sind **netzartig** oder in **Ballen** angeordnet. Die Zellen sind relativ klein und lipidarm, ihr Zytoplasma ist azidophil. Mit zunehmendem Alter werden vermehrt Lipofuszingranula eingelagert.

Rindenumbauprozesse (D). Die Zona reticularis ist vor der Geburt kräftig entwickelt. Nach Überwindung einer **physiologischen Involution**, die kurz vor der Geburt beginnt und postnatal zunächst anhält (Fortfall des gonadotropen Choriongonadotropen Chorionhormons), erfolgt vom 3. Lebensjahr an der Aufbau der permanenten Rinde (**Aufbauperiode**). In dieser Phase verschiebt sich das Rinden-Mark-Verhältnis zuungunsten der Rinde. Im Erwachsenenalter sind Zona glomerulosa und Zona fasciculata stark entwickelt. Mit Eintritt des Klimakteriums bzw. beim Mann vom 6. Jahrzehnt an wird die Zona fasciculata breiter, während die Volumina der Zona glomerulosa und reticularis abnehmen. Man bezeichnet die Bereiche des Rindenumbaus als Transformationsfelder. Das **äußere Transformationsfeld** entspricht dem Bereich von Kapsel, Zona glomerulosa und äußerer Fasciculataregion, das **innere Transformationsfeld** dem Gebiet der inneren Fasciculataregion und der Zona reticularis.

A4 Nebennierenmark, **A5** Bindegewebskapsel.

In der Nebennierenrinde werden Steroidhormone gebildet. Man unterscheidet funktionell 3 Hauptgruppen:

Mineralokortikoide. Sie werden vorwiegend in der *Zona glomerulosa* gebildet und wirken auf den **Kalium- und Natriumhaushalt**, indem vermehrt Kalium ausgeschieden und Natrium rückresorbiert wird. Die wichtigsten Mineralokortikoide sind das **Aldosteron** und das **Desoxykortikosteron**.

Klinischer Hinweis. Eine vermehrte Sekretion führt zum primären Hyperaldosteronismus (**Conn-Syndrom**), bei dem ein *erhöhter Blutdruck* und eine *Hypokaliämie* auftreten. Aldosteron- und Kortisolmangel verursachen dagegen den **Morbus Addison** mit den klinischen Zeichen Hypotonie, Hyperkaliämie, Hyperpigmentation und Schwäche.

Glukokortikoide. Sie beeinflussen überwiegend den **Kohlenhydrat**- und **Eiweißstoffwechsel** sowie das **Immunsystem**. Glukokortikoide bewirken eine Erhöhung des Blutzuckerspiegels, eine Abnahme der Lymphozyten im Blut sowie eine Hemmung der Phagozytose (immunsuppressive und antiphlogistische Wirkungen). Glukokortikoide werden vornehmlich in der *Zona fasciculata* und der *Zona reticularis* sezerniert. Die wichtigsten sind das **Kortisol**, das **Kortison** und das **Kortikosteron**.

Klinischer Hinweis. Vermehrte Sekretion von Glukokortikoiden führt zum **Morbus Cushing**, der durch Stammfettsucht und Mondgesicht, erhöhte Blutzuckerwerte, erhöhten Blutdruck, peripheren Muskelschwund und Osteoporose charakterisiert ist. Entsprechende Erscheinungen treten auch bei hochdosierter therapeutischer Glukokortikoideinnahme auf.

Androgene. Sie werden in der *Zona reticularis* gebildet. Die wichtigsten Androgene sind das **Dehydroepiandrosteron** (DHEA) und das **Androstendion**, Testosteron selbst wird nur in geringen Mengen synthetisiert.

Klinischer Hinweis. Eine erhöhte Sekretion von adrenalen Androgenen verursacht das **Adrenogenitale Syndrom**.

Die beiden inneren Zonen der Nebennierenrinde sind hypophysen- (ACTH-)abhängig. Die Produktionsorte einzelner Hormone können bestimmten Zellformen oder Zonen jedoch noch nicht sicher zugeordnet werden. Eine Ausnahme bilden die Mineralokortikoide, von denen man weiß, dass sie in der Zona glomerulosa unabhängig vom Hypothalamus-Hypophysen-System unter Einfluss des Renin-Angiotensin-Systems der Niere entstehen.

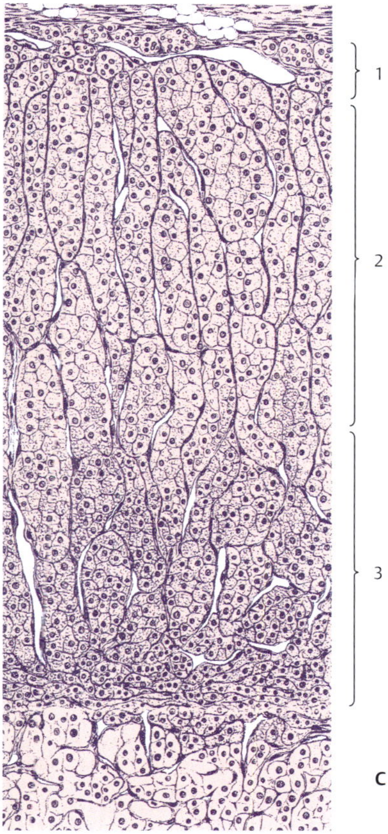

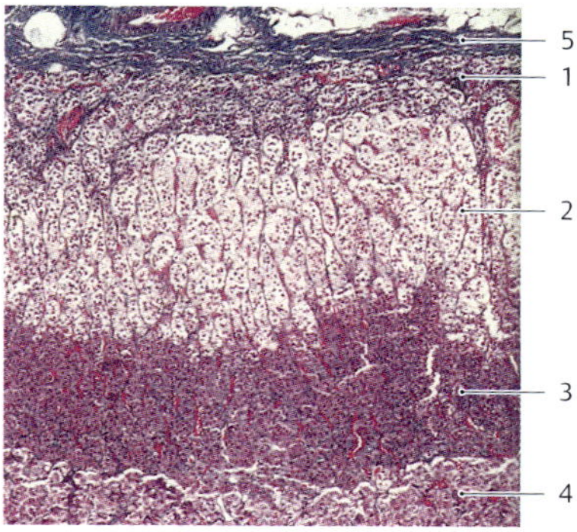

A Nebenniere, Übersicht.
Färbung: Azan; Vergr. 25fach

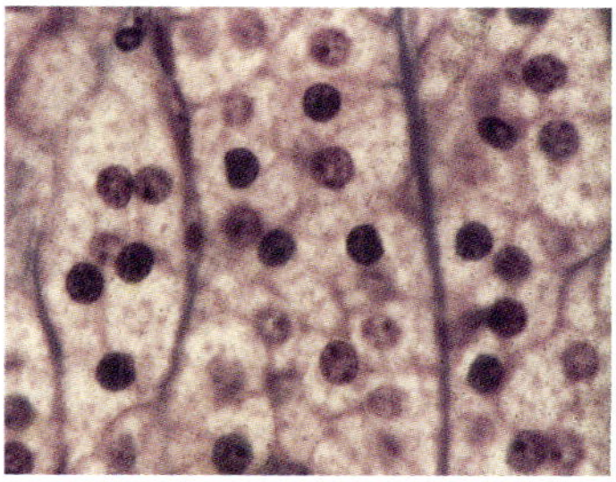

B Nebenniere, Zona fasciculata.
Färbung: Hämatoxilin-Eosin; Vergr. 800fach

C Schnitt durch die Nebennierenrinde, Zonen der Rinde

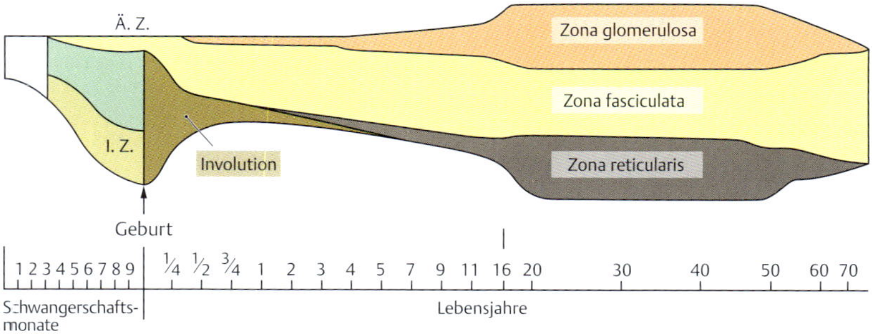

Ä. Z. = äußere Umbauzone
I. Z. = innere Umbauzone

D Umbau der Nebennierenrinde in verschiedenen Lebensaltern

Feinbau des Nebennierenmarks

Entwicklung. Das Nebennierenmark, **Medulla glandulae suprarenalis**, ist aus den *neuroektodermalen Symphaticoblasten* (Neuralleiste) hervorgegangen, die im Laufe der pränatalen Entwicklung durch die Rindenanlage hindurch einwandern. Aus ihnen gehen durch unterschiedliche Differenzierung mehrere Zelltypen hervor.

Aufbau. Das Mark besteht aus großen epithelartigen Zellen (**A1**). Sie sind in *Strängen* oder *Ballen* angeordnet, zwischen denen weite Kapillaren, **Sinuskapillaren** (**A2**), verlaufen. Die runden oder polygonalen und fortsatzlosen Zellen besitzen locker strukturierte Kerne. Ihr schwach basophiles Zytoplasma enthält *zarte Granula*, die sich durch Behandlung mit Chromsalzen in braunem Ton darstellen lassen. Die Markzellen werden deshalb auch **chromaffine** oder **phäochrome Zellen** genannt. In ihnen werden **Katecholamine** (*Adrenalin* und *Noradrenalin*) gebildet und in die Blutsinus abgegeben. Lichtmikroskopisch lassen sich die chromaffinen Markzellen aufgrund unterschiedlicher Eigenschaften ihrer Granula in A- (Adrenalin) und N-Zellen (Noradrenalin) einteilen.

A-Zellen. Sie überwiegen im menschlichen Nebennierenmark (etwa 80%). Sie sind reich an *saurer Phosphatase* und färben sich mit Azokarmin intensiv an, reagieren jedoch nicht mit Silbersalzen und zeigen auch keine Autofluoreszenz.

N-Zellen. Sie sind *argentaffin* und *autofluoreszierend* und machen etwa 5% der gesamten Zellpopulation des Markes aus. Ihre Anfärbbarkeit mit Azokarmin ist gering und die histochemische Reaktion auf saure Phosphatase verläuft negativ.

Auch **elektronenmikroskopisch** ist eine Differenzierung möglich. Die A-Zellen enthalten elektronendichte Granula mit einem durchschnittlichen Durchmesser von 200 nm, die der N-Zellen sind größer und messen etwa 280 nm. Die **chromaffinen Zellen** können aufgrund ihrer Herkunft als **modifizierte postganglionäre Zellen des Sympathicus** angesehen werden. Dementsprechend werden sie wie das 2. Sympathicusneuron im peripheren vegetativen Nervensystem von präganglionären sympathischen cholinergen Nervenfasern innerviert. In den chromaffinen Zellen und in den Nervenendigungen sind mittels immunfluoreszenzmikroskopischer und immunhistochemischer Methoden außerdem zahlreiche **Neuropeptide**, u. a. *Substanz P, Neuropeptid Y, VIP, β-Endorphin, α-Melanotropin, Somatostatin*, aber auch *Oxytocin* und *Vasopressin* nachweisbar.

Neben chromaffinen Zellen enthält das Nebennierenmark Nervenfasern und **multipolare sympathische Ganglienzellen** (**A3**), die lange Fortsätze haben und verstreut oder in kleinen Gruppen zusammenliegen. In ihrer Nähe sowie zwischen den chromaffinen Zellen kommen **Satellitenzellen** vor, die nur schwer von Bindegewebszellen zu unterscheiden sind.

Klinischer Hinweis. Chromaffine Zellen können entarten und Tumore, sog. **Phäochromozytome**, bilden, in denen eine Überproduktion von Katecholaminen stattfindet. Meistens handelt es sich um benigne Adenome. Klinische Symptome sind Bluthochdruck, begleitet von schweren Blutdruckkrisen, Herzklopfen, Kopfschmerzen, Schwitzen, Anstieg des Energieumsatzes u. a. m.

Paraganglien (Glomusorgane) (**C**) sind knötchenförmige, etwa erbsengroße **Epithelkomplexe**, die Ballen oder Stränge chromaffiner Zellen enthalten, die ebenfalls **Katecholamine** produzieren. Sie entstammen wie das Nebennierenmark (Paraganglion suprarenale) der Neuralleiste und werden im Hinblick auf das Nebennierenmark auch als *„extramedulläre chromaffine Zellgruppen"* bezeichnet. Diese freien Paraganglien, deren größtes als **Paraganglion aorticum abdominale** bekannt ist (Zuckerkandl-Organ am Ursprung der A. mesenterica inferior), liegen v. a. unregelmäßig verteilt im Retroperitonealraum. Weitere Paraganglien sind das **Glomus caroticum** (Paraganglion caroticum) (**C**), das in der Aufzweigung der A. carotis gelegen ist und als Chemorezeptor wirkt, das **Paraganglion subclavium**, obere, mittlere und untere **aortico-pulmonale Paraganglien** sowie das **Paraganglion nodosum**. Der sekretorische Reiz der von fenestrierten Kapillaren durchsetzten Paraganglien ist Hypoxie.

B4 Markzellen, **B5** Muskelpolster, **C6** kleine Gruppen chromaffiner Zellen, **C7** Kapillarsinus.

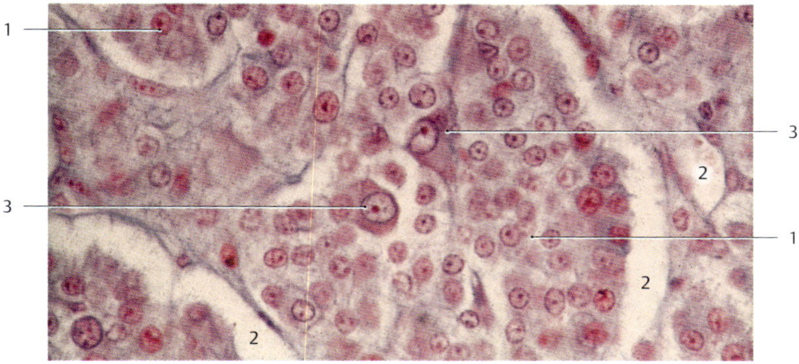

A Nebennierenmark. Färbung: Azan; Vergr. 400 fach

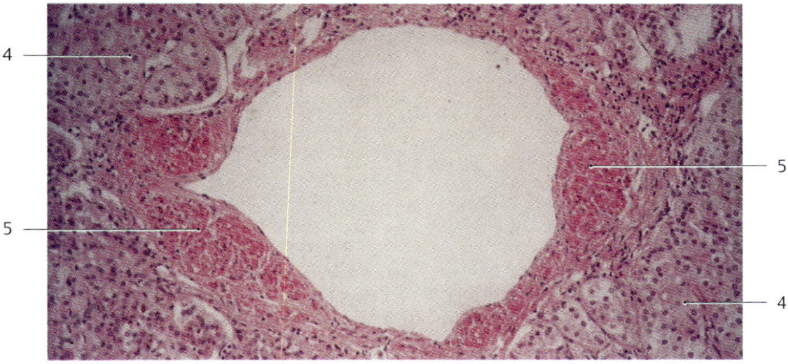

B Nebennierenmark mit einer Drosselvene. Färbung: Hämatoxylin-Eosin; Vergr. 80 fach

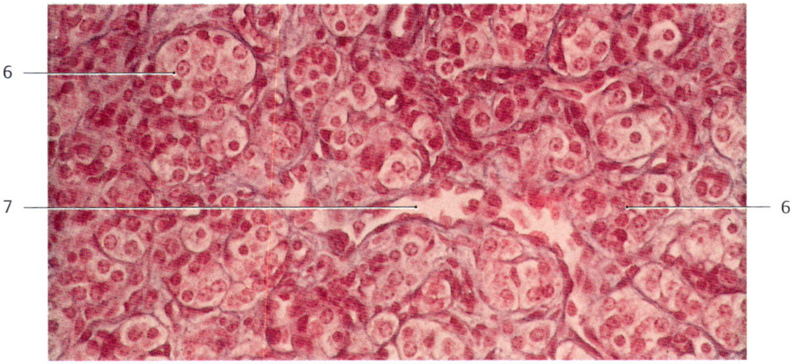

C Glomus caroticum. Färbung: Azan; Vergr. 200 fach

Schilddrüse

Makroskopischer Aufbau

Die Schilddrüse, **Glandula thyroidea**, entwickelt sich aus dem Epithel des Schlunddarmbodens (Foramen caecum am Zungengrund) und besteht aus zwei kegelförmigen Seitenlappen, **Lobus dexter** (**A – C1**) et **sinister** (**A – C2**), die zu beiden Seiten von Larynx und Trachea liegen. Sie sind basisnah über den **Isthmus glandulae thyroideae** (**AC3**) miteinander verbunden.

Größe und Gewicht der Schilddrüse variieren stark. Die isolierte Drüse wiegt beim Neugeborenen 2 – 3 g, beim Erwachsenen 20 – 60 g. Die Farbe des Organs ist gewöhnlich dunkelbraunrot.

Schilddrüsenlappen. Jeder Seitenlappen ist 4 – 8 cm hoch, 2 – 4 cm breit und in der Mitte 1,5 – 2,5 cm dick. Der rechte Lappen ist meist ein wenig breiter und länger als der linke. Die Lappen ziehen von kaudal schräg aufwärts nach dorsokranial; lockeres Bindegewebe und Verstärkungsbänder der Organkapsel (**C5**) befestigen die Lappen an Trachea, Ring- und Schildknorpel.

Topografische Beziehungen. Auf Querschnitten erscheinen die Seitenlappen dreieckig: Ihre **Vorderseitenflächen** sind konvex gekrümmt, die der Luftröhre und dem Kehlkopf anliegenden **Innenflächen** entsprechend konkav. Ihre **dorsalen Ränder** liegen jederseits den Scheiden der *großen Halsgefäße* an (**C7**, S. 121). Die **oberen Pole** beider Lappen erreichen die *Linea obliqua* der Schildknorpelplatte, die **unteren** den *4.* oder *5. Trachealring*. Die *kaudalen Zungenbeinmuskeln* (**C8**) bedecken die Schilddrüse nur unvollständig. Die *Lamina praetrachealis* (**C11**), das mittlere Blatt der Fascia cervicalis, zieht über sie hinweg.

C12 Haut des Halses, **C13** Platysma, **C14** oberflächliches Blatt der Halsfaszie und M. sternocleidomastoideus, **C15** tiefes Blatt der Halsfaszie, **C16** Speiseröhre, **B9, BC10** Epithelkörperchen, **C6** Capsula fibrosa, **A22** M. scalenus anterior, **A23** Ductus thoracicus, **A24** Truncus thyreocervicalis, **A25** V. thyroidea media.

Isthmus und Lobus pyramidalis. Der in Größe und Form variable, manchmal ganz fehlende Isthmus ist 1,5 – 2 cm breit und 0,5 – 1,5 cm dick. Von seinem kranialen Rand oder von dem eines Lappens, gewöhnlich des rechten, erstreckt sich ein längerer Fortsatz als Relikt des fetalen *Ductus thyroglossalis* kranialwärts gegen das Zungenbein, der **Processus sive Lobus pyramidalis** (**A4**). Auch er ist nach Größe und Form sehr variabel und fehlt gelegentlich ganz.

Schilddrüsenkapsel. Die Schilddrüse ist von einer kräftigen Capsula glandulae thyroideae (**C5, 6**) umhüllt, die aus 2 Blättern besteht. Die bindegewebige **Capsula interna** (**C5**) ist zart und allerorts mit dem Drüsenparenchym verwachsen. Sie entlässt gefäßführende Septen in das Drüseninnere, die größere und kleinere *Lobuli glandulae thyroideae* abgrenzen. Die **Capsula externa** (**C6**) (sog. „chirurgische" Kapsel) ist derber und wird als Teil der *Lamina praetrachealis* aufgefasst. Zwischen beiden Blättern befindet sich ein von lockerem Bindegewebe ausgefüllter **Verschiebespalt**, in dem *größere Gefäßverzweigungen* und dorsal die *Epithelkörperchen* (**B9, BC10**) liegen. Die Capsula externa steht hinten und seitlich mit dem Bindegewebe des Hals-Gefäßnervenstrangs (**C7**) in Verbindung.

Arterien. Die Schilddrüse gehört zu den bestdurchbluteten Organen des menschlichen Körpers. Sie wird von 2 Arterienpaaren versorgt: Die **A. thyroidea superior** (**A17**) gelangt als erster Ast der A. carotis externa (**A21**) in einem nach oben gerichteten Bogen unter Abgabe der *A. laryngea superior* zum kranialen Pol der Seitenlappen. Sie versorgt die *oberen*, *vorderen* und *seitlichen Teile* der Schilddrüse. Die **A. thyroidea inferior**, ein Ast des Truncus thyrocervicalis, steigt bis zur Höhe des 7. Zervikalwirbels auf und biegt dann nach medial und unten um. Sie versorgt die *unteren*, *hinteren* und *medialen Teile* des Organs. Gelegentlich findet man eine unpaare **A. thyroidea ima**.

Venen. Die venösen Abflusswege sammeln sich oben zu **Venae thyroideae superiores** (**A18**), die allein oder mit der V. facialis in die *V. jugularis interna* (**A19**) münden. Die **Vv. thyroideae inferiores** gehen aus dem im Spatium pretracheale liegenden Plexus thyroideus impar (**A20**) hervor. Sie münden hinter dem Sternum in die *Vv. brachiocephalicae*.

Lymphgefäße. Auch die Lymphgefäße gliedern sich in ein oberes und ein unteres Stromgebiet. Aus dem oberen und mittleren Teil der Drüse ziehen die Lymphbahnen zu den **Nodi lymphatici cervicales laterales** entlang der V. jugularis interna. Die kaudalen Lymphgefäße haben Verbindung zu den **Nodi lymphatici mediastinales anteriores**.

Nerven. Sympathische Afferenzen erhält die Schilddrüse über postganglionäre Fasern aus dem *Ganglion cervicale superius* sowie dem *Ganglion cervicothoracicum* des Truncus sympathicus in Form von periarteriellen Geflechten. **Parasympathisch** wird sie vom *N. laryngeus superior* und *N. laryngeus recurrens* versorgt.

Endokrines System

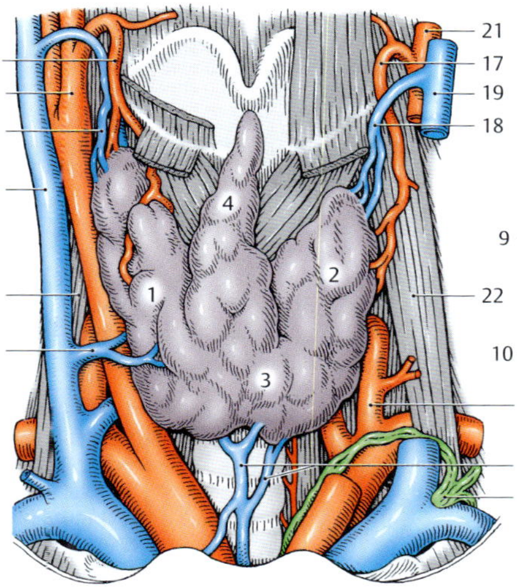

A Lage der Schilddrüse von vorn

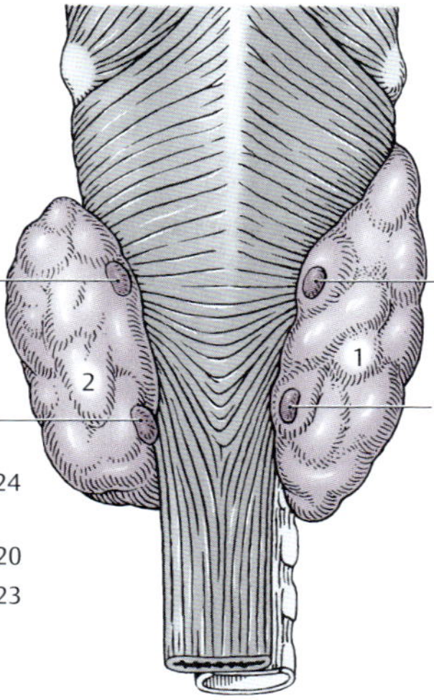

B Lage der Schilddrüse von hinten

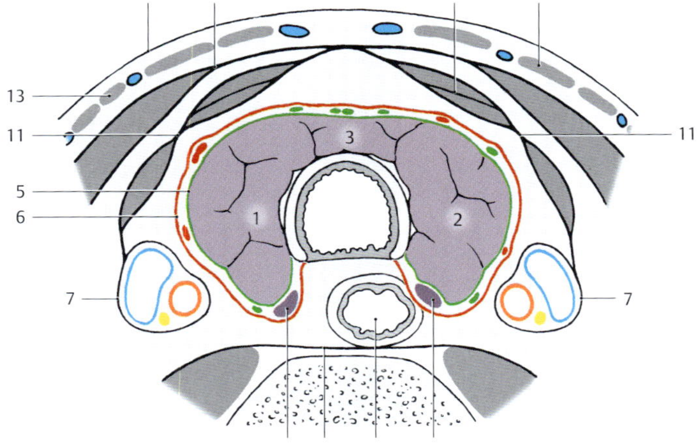

C Lage der Schilddrüse zu den Halsorganen, Horizontalschnitt, Schema

Feinbau

Der Feinbau der Schilddrüse ähnelt insofern dem einer exokrinen Drüse, als das in unregelmäßige Läppchen gegliederte Organ aus **geschlossenen Epithelfollikeln** (ca. 3 Millionen) zusammengesetzt ist. Diese sind Endkammern vergleichbar, die große Mengen eines hormonhaltigen Sekrets speichern. Dieses Sekret wird **Kolloid** (**AB1**) genannt.

Schilddrüsenfollikel. Die **Wand** der unterschiedlich großen (Durchmesser 50–900 μm), kugel- oder schlauchförmigen Follikel wird von einem *einschichtigen Epithel* mit *Schlussleisten* und deutlichen Zellgrenzen gebildet. Die **Höhe des Epithels** ist vom Funktionszustand abhängig; es ist *flach* bis *isoprismatisch* in der Phase der *Sekretstapelung* (inaktives Stadium) (**A2**), *prismatisch* oder gar *hochzylindrisch* während der *Sekretbildung* (aktives Stadium) (**B2**). Die Sekret-sezernierende bzw. Sekret-resorbierende apikale Zelloberfläche trägt kurze Mikrovilli (**C3**). Der Zellkern liegt in der Regel zentral, das Zytoplasma enthält alle bekannten Zellorganellen. Im Alter kommt vermehrt Abnutzungspigment vor. Die **Oberfläche der Follikel** ist von *feinen Bindegewebsfasern* (**AB4**) und einem dichten Netz *fenestrierter Kapillaren* umgeben (**C5, E**).

Parafollikuläre oder C-Zellen (C6). Die C-Zellen liegen im interfollikulären Bindegewebe und vereinzelt zwischen den polar gebauten Follikelepithelzellen. Sie sind zwar innerhalb der Basalmembran (**C7**) im Verband mit den Follikelepithelzellen lokalisiert, jedoch ohne Anschluss an das Follikellumen. Die parafollikulären Zellen enthalten *zahlreiche Mitochondrien*, einen gut ausgebildeten *Golgi-Apparat* und membranumhüllte *Granula* mit einem Durchmesser zwischen 100 und 180 nm. Diese enthalten das aus 32 Aminosäuren bestehende Hormon **Calcitonin**. Außerdem enthalten C-Zellen Serotonin und Dopamin, wahrscheinlich auch Somatostatin. Entwicklungsgeschichtlich entstammen die C-Zellen der Neuralleiste und sind damit neuroektodermaler Herkunft. C-Zellen werden zum **APUD-System** (Amine precursor uptake and decarboxylation) gerechnet.

Hormone. Die Schilddrüse produziert Thyroxin (T_4) und Trijodthyronin (T_3), ferner das Hormon Calcitonin. Das biosynthetische Hauptprodukt ist das T_4, während T_3 nur in geringem Umfang synthetisiert wird.

Thyroxin und **Trijodthyronin** stimulieren den Zellstoffwechsel und sind für die normale körperliche und geistige Entwicklung des Individuums unentbehrlich. **Calcitonin** senkt den Blutcalciumspiegel und fördert die Knochenbildung. Als Antagonist des in der Nebenschilddrüse gebildeten Parathormons hemmt es die Aktivität der Osteoklasten und damit die Knochenresorption.

Klinischer Hinweis. Eine Vergößerung der Schilddrüse wird Kropf oder Struma genannt. Bei einer Schilddrüsenüberfunktion (**Hyperthyreose**, z. B. Morbus Basedow) nehmen die Verbrennungsvorgänge in den Zellen zu. Die Folge sind Abmagerung, Temperaturerhöhung, beschleunigte Herztätigkeit sowie nervöse Übererregbarkeit der Patienten. Bei einer Unterfunktion (**Hypothyreose**, z. B. Hashimoto-Thyreoiditis) sind Stoffwechsel, Wachstum und geistige Tätigkeit verlangsamt, es kommt zu einer Verquellung des Unterhautbindegewebes, was *Myxödem* genannt wird. Bei **angeborener Unterfunktion** entstehen *Minderwuchs* und *Kretinismus* (Idiotie).

Hormonbildung und Hormonabgabe. Thyroxin und Trijodthyronin werden schrittweise gebildet und an Thyroglobulin, dem primären Syntheseprodukt der Follikelepithelzellen, gebunden im Follikellumen gespeichert, bis sie bei Bedarf an das Blut abgegeben werden. In der Schilddrüse sind also zwei im Gegenstrom gekoppelte Reaktionsabläufe angelegt: Zunächst wird in den Follikelepithelzellen **Thyroglobulin** gebildet, ein dimeres Protein. Basal aus dem Blut aufgenommenes **Jodid** wird in Anwesenheit von H_2O_2 zu **Jod** oxidiert und an **Tyrosinreste** des Thyroglobulins gebunden, das zu diesem Zeitpunkt bereits in die Follikelhöhle abgegeben wurde. Hier entstehen über verschiedene Kondensationsprozesse der jodierten Tyrosinreste **Tetrajodthyronin** bzw. **Trijodthyronin**. Danach setzt gegenläufig die durch *Thyrotropin* (TSH) der Adenohypophyse stimulierte **Resorption des Follikelinhaltes** (Kolloids) unter Ausbildung von Endozytosevesikeln ein. Diese fusionieren mit apikal im Zytoplasma der Follikelepithelzellen gelegenen Lysosomen, wobei die Bindungen zwischen Hormon und Thyroglobulin gelöst werden. Die Hormone werden anschließend durch Diffusion in den Kreislauf freigesetzt.

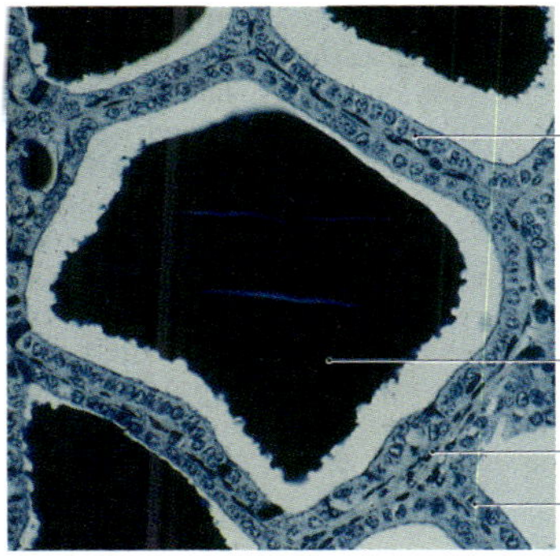

A Schilddrüsenfollikel (inaktives Stadium, Sekretstapelung). Färbung: Eisenhämatoxylin; Vergr. 200fach

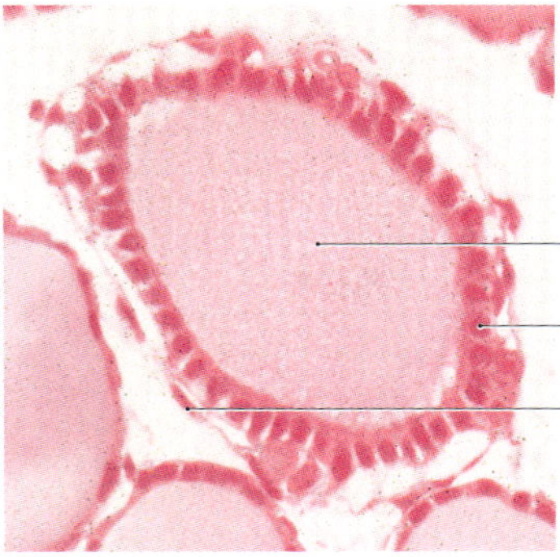

B Schilddrüsenfollikel (aktives Stadium, Sekretbildung). Färbung: Hämatoxylin-Eosin; Vergr. 200fach

C Parafollikuläre Zellen (C-Zellen) in der Wand eines Schilddrüsenfollikels, elektronenmikroskopische Dimension

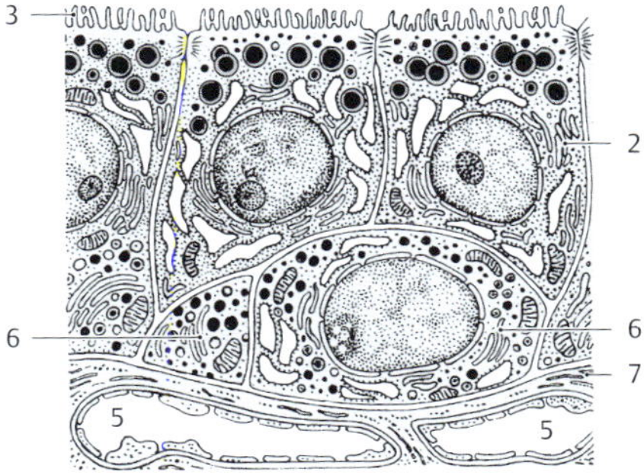

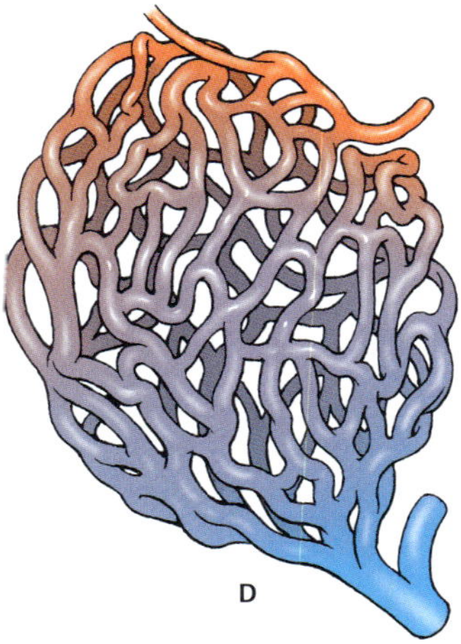

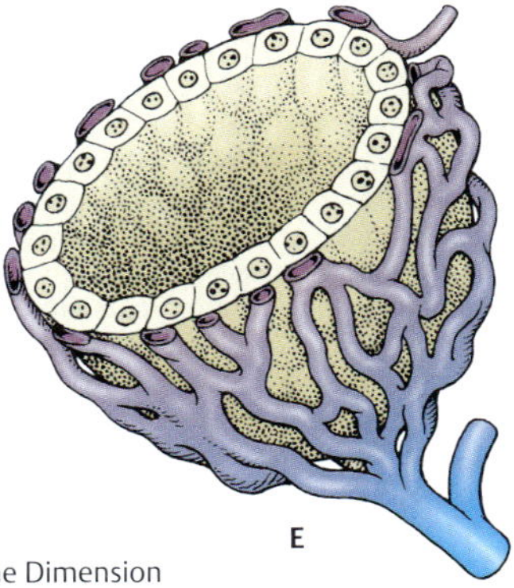

D, E Kapillarnetz an der Oberfläche eines Follikels, Mazerationspräparat, rasterelektronenmikroskopische Dimension

Nebenschilddrüsen – Epithelkörperchen

Lage. Die 4 rotbraunen oder gelblichen Epithelkörperchen, **Glandulae parathyroideae** (**B1**), gehen aus dem entodermalen Epithel der dorsalen Divertikel der 3. und 4. Schlundtasche hervor (**A**). Sie sind weizenkorngroß und linsenförmig (5 × 3 × 2 mm) und wiegen insgesamt 120 – 160 mg. Sie schmiegen sich der Schilddrüse dorsal an und liegen zwischen den beiden Blättern der Schilddrüsenkapsel. Die paarig angelegten **oberen Epithelkörperchen** (Derivate der 4. Schlundtasche) befinden sich auf Höhe des *kaudalen Ringknorpelrandes*, die gleichfalls paarig angelegten **unteren Epithelkörperchen** (Derivate der 3. Schlundtasche) an der Basis der Seitenlappen in Höhe des *3. und 4. Trachealknorpels*. Es gibt **zahlreiche Lagevarianten**, die entwicklungsgeschichtlich erklärbar und chirurgisch bedeutsam sind.

Gefäß- und Nervenversorgung. Jedes Epithelkörperchen besitzt eine eigene Arterie, **A. parathyroidea**, die aus einer der Schilddrüsenarterien, in der Regel aus der *A. thyroidea inferior* (**B2**), stammt. Die Venen münden in die auf der Oberfläche der Schilddrüse gelegenen **Vv. thyroideae**, die Lymphgefäße ziehen zu den Lnn. paratracheales. Die Nerven stammen aus den **autonomen periarteriellen Schilddrüsengeflechten**.

A1 – 5 Schlundtaschen, **A6** Äußerer Gehörgang, **A7** Sinus cervicalis, **A8** Gl. parathyroidea inf., **A9** Gl. parathyroidea sup. Die Pfeile symbolisieren die Zellwanderung. **B3** A. thyroidea superior, **B4** Speiseröhre, **B5** Trachea, **B6** Os hyoideum, Cornu majus, **B7** Laimer-Dreieck.

Feinbau. Die von einer **Bindegewebskapsel** umschlossenen Epithelkörperchen bestehen aus einem stellenweise kompakten, andernorts durch *Bindegewebsfasern* (**C1**) und *Fettzellen* (**C2**) in Balken und Zellnester aufgelockerten **Epithelgefüge**, das von einem dichten Netz *fenestrierter Kapillaren* durchsetzt wird. Man unterscheidet Hauptzellen und oxyphile Zellen. Besonders auffällig sind die großen und scharf begrenzten **wasserhellen Hauptzellen** (**C3**), deren Zytoplasma im gefärbten Schnittpräparat infolge Herauslösung von Fett- und Glykogeneinschlüssen größtenteils optisch leer erscheint. Das Zytoplasma der meist kleineren, gleichfalls Glykogen-haltigen **dunklen Hauptzellen** besitzt *schwach azidophile Granula* und *zahlreiche Mitochondrien*. Die **oxyphilen Zellen** (**C4**) unterscheiden sich von den Hauptzellen durch einen größeren Zellleib und eine ausgeprägte Affinität zu sauren Farbstoffen. Ihre *Azidophilie* (Oxyphilie) beruht auf der Anwesenheit *zahlreicher dicht gepackter Mitochondrien*. Ihr Zellkern ist klein, gelegentlich pyknotisch. Im Alter nehmen die oxyphilen Zellen zu. Ihre Bedeutung ist unklar.

Hormonwirkung. Das **Parathormon** (PTH, auch Parathyrin), ein aus 84 Aminosäuren bestehendes Polypeptidhormon, ist von zentraler Bedeutung für den Calcium- und Phosphatstoffwechsel und wird vermutlich in den aktivierten Hauptzellen gebildet. Es mobilisiert Calcium aus dem Knochen, indem es die Osteoklasten zum Knochenabbau stimuliert. In der Folge kommt es zu einem **Anstieg der Calciumkonzentration im Blut** (Hyperkalzämie). Gleichzeitig fördert PTH die Phosphatausscheidung durch die Niere (**Phosphaturie**), da es die Phosphatreabsorption im distalen Nierentubulus hemmt. Die Resorption von Calcium, Magnesium und Phosphat aus dem Darm wird gesteigert. Die Sekretion des Hormons wird über einen einfachen Rückkopplungsmechanismus reguliert.

Klinischer Hinweis. Eine Überfunktion (**Hyperparathyroidismus**), z. B. durch einen autonomen, endokrin aktiven Tumor (Adenom) führt demnach zu einer vermehrten Phosphatausscheidung und einem Anstieg des Blutcalciumspiegels. Es kommt zu pathologischen Calciumablagerungen in den Gefäßwänden und zu einer von komplizierten Umbauvorgängen des Knochens begleiteten Kalkarmut des Skelettsystems (Risiko der Spontanfraktur). Bei Mangel an Parathormon (**Hypoparathyroidismus**) kommt es hingegen zu einer übermäßigen Mineralisierung von Skelett und Zähnen. Der Calciumgehalt des Blutes ist vermindert (Hypocalzämie), wodurch es zu einer generellen Übererregbarkeit des neuromuskulären Systems bis hin zu Krämpfen (Tetanie) kommen kann. An **Knochenbildung** und **Knochenumbau** sind noch weitere Hormone beteiligt: Neben PTH stimuliert auch das in den Nieren gebildete Vitamin D-Hormon (**Calcitriol**) den Knochenabbau, **Calcitonin** aus den C-Zellen der Schilddrüse hemmt ihn, wirkt also antagonistisch zum Parathormon.

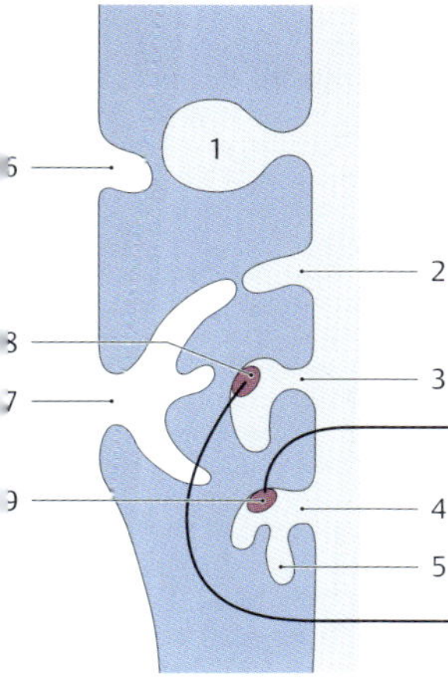

A Schema der Entwicklung des Kiemendarms

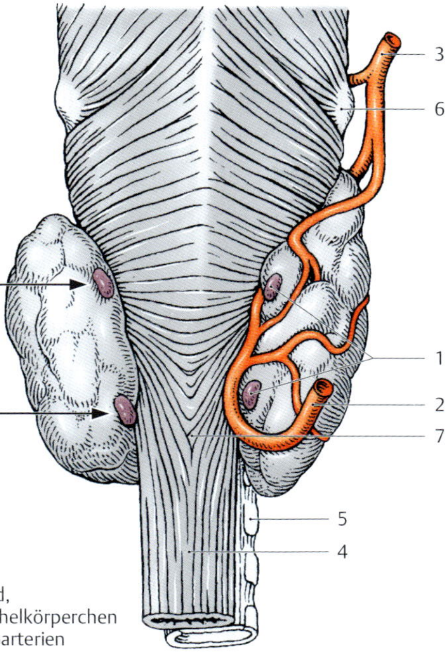

B Dorsale Pharynxwand, Topographie der Epithelkörperchen und der Schilddrüsenarterien

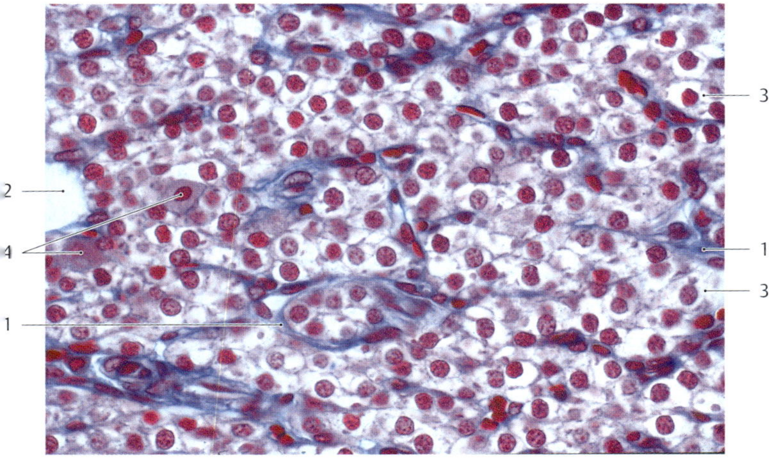

C Ausschnitt aus einem Epithelkörperchen. Färbung: Azan; Vergr. 400fach

Inselorgan des Pankreas

Im Pankreas (S. 221) liegen in oder am Rand der exokrinen Pankreasläppchen die **Langerhans-Inseln** (**AB**), die in ihrer Gesamtheit Inselorgan genannt werden (Gesamtgewicht 2 – 5 g). Die 0,5 – 1,5 Millionen Inseln (Durchmesser etwa 100 – 200 µm) erscheinen inmitten des intensiv anfärbbaren exokrinen Drüsenparenchyms als blasse Areale von runder oder ovoider Form (**A**). Es handelt sich um balkenförmig angeordnete, von Blutkapillaren mit fenestriertem Endothel durchsetzte **Epithelzellverbände**. Die Inseln entwickeln sich aus den endodermalen Epithelsprossen der ventralen und dorsalen Pankreasanlage.

AB1 Exokrine Drüsenazini, **A5** Gefäße im exokrinen Pankreas.

Feinbau

Anhand ihres färberischen Verhaltens und aufgrund ihrer Feinstruktur lassen sich in den Inseln **fünf verschiedene endokrine Zelltypen** nachweisen. Alle Zellen produzieren **Peptidhormone** und besitzen deshalb einen gut entwickelten Synthese- und Transportapparat.

A-Zellen (**B3**) (etwa 15 – 20 % aller Inselzellen) liegen bevorzugt in der Peripherie der Inseln, dem Kapillarsystem zugewandt. Sie produzieren das Hormon **Glukagon**, ein einkettiges Peptidhormon aus 29 Aminosäuren, ferner die neuronalen Proteine Chromogranin-A und Synaptophysin.

Klinischer Hinweis. Glukagon stimuliert in der Leber die Freisetzung von Glukose aus Glykogen (**Glykogenolyse**) und die Bildung von Glukose aus Aminosäuren (**Glukoneogenese**). Glukagon führt folglich zu einer **Erhöhung des Blutzuckerspiegels**. Darüber hinaus stimuliert es die Lipolyse.

B-Zellen (**B4**) (annähernd 70 %) sind gleichförmig über die gesamte Insel verteilt. Sie produzieren **Insulin**, ein Peptidhormon aus 51 Aminosäuren, das in etwa 270 nm großen β-Granula enthalten ist. Außerdem enthalten die B-Zellen den inhibitorischen Neurotransmitter **GABA** (γ-Aminobuttersäure).

Klinischer Hinweis. Insulin fördert die **Glykogensynthese** in der Leber und in der quergestreiften Muskulatur und **senkt den Blutzuckerspiegel**. Fehlt Insulin oder ist seine Menge zu gering, kommt es zu einer Erhöhung des Blutzuckerspiegels (**Hyperglykämie**). Ist der Blutzuckerspiegel dauerhaft über 120 mg pro 100 ml Serum erhöht, dann liegt eine Zuckerkrankheit, **Diabetes mellitus**, vor. Bei zu hohen Insulinmengen kann dagegen der Blutglukosespiegel so stark abfallen, dass es zu Bewusstlosigkeit und Atemlähmung kommen kann (**hypoglykämischer Schock**). Dies kann bei einer Überfunktion des Inselapparates passieren, z. B. in Folge eines *B-Zell-Tumors*, eines sog. *Insulinoms* oder *Inseladenoms*.

D-Zellen (etwa 5 % aller Inselzellen) liegen bevorzugt am Rande der Inselzellbalken und enthalten etwa 320 nm große, homogene Hormongranula. Diese sind mit **Somatostatin**, einem regulativen Peptidhormon aus 14 Aminosäuren, gefüllt.

Klinischer Hinweis. Somatostatin **hemmt die Ausschüttung von Insulin und Glukagon**. Ein D-Zell-Tumor, *Somatostatinom*, führt deshalb zu einer Erhöhung des Blutzuckers (Diabetes mellitus). D-Zellen enthalten zudem β-Endorphin.

PP-Zellen (F-Zellen) produzieren das **pankreatische Polypeptid** (PP), das auch in endokrinen Zellen des Darmepithels vorkommt. Es wirkt antagonistisch zum Cholezystokinin und hemmt die Sekretion der exokrinen Pankreaszellen.

Weitere Zelltypen. Die **D1-Zellen** oder VIP-Zellen enthalten das vasoaktive intestinale Polypeptid (**VIP**), das Blutgefäße erweitert und deren Permeabilität steigert. Gastrin-Zellen (**G-Zellen**) lassen sich im Inselorgan nur in der Embryonal- und Fetalperiode nachweisen.

Blutversorgung und Innervation. Die Blutversorgung übernehmen Arteriolen, die als **Vasa afferentia** aus den Läppchenarterien des exokrinen Pankreas hervorgehen und einen **insulären Kapillarplexus** (**AB2**) aufbauen. Dieser drainiert über zahlreiche **Vasa efferentia** in das **Kapillarsystem des exokrinen Pankreas** (Portalsystem). Das hormonhaltige Blut aus den Inseln fließt also durch das exokrine Pankreasgewebe und beeinflusst die Azinusfunktion, bevor es mit den **Pankreasvenen** zur **V. portae** und damit zur Leber gelangt. In Begleitung der Gefäße verlaufen sympathische und parasympathische Nervenfasern, die an der Oberfläche der Inselzellen synaptisch enden können.

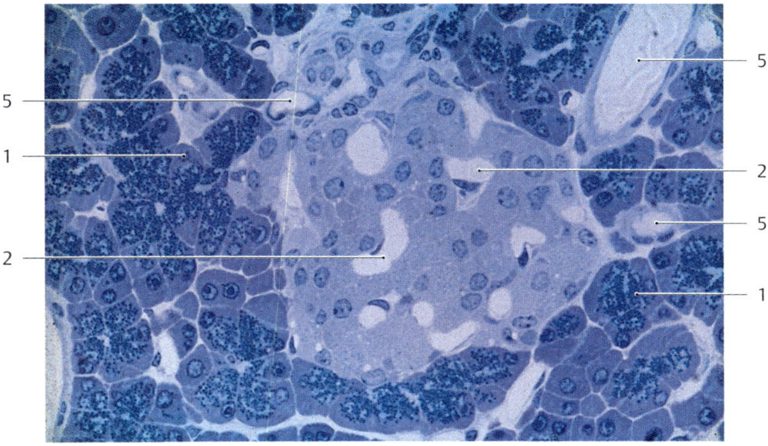

A Schnitt durch das Pancreas mit einer Langerhans-Insel.
Färbung: Methylenblau-Azur II; Vergr. 400 fach

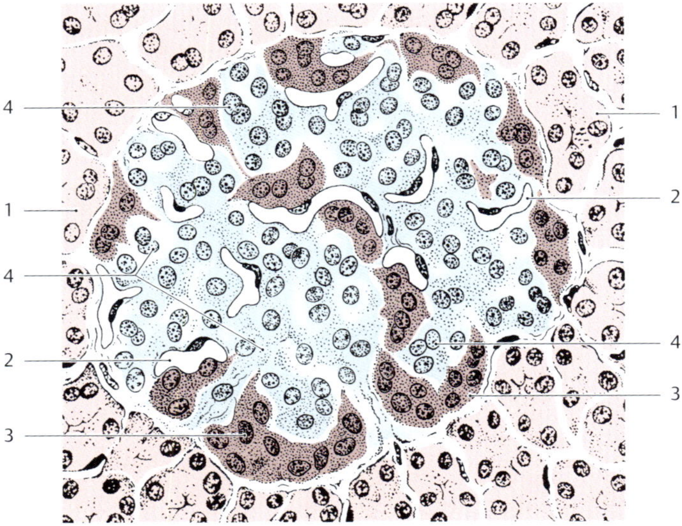

B Schnitt durch eine Langerhans-Insel der Bauchspeicheldrüse

Disseminiertes endokrines Zellsystem

Endokrine Funktionen des Hodens

Produzenten der männlichen Geschlechtshormone (**Androgene**) sind die interstitiellen **Leydig-Zellen** (**1**). Gemeinsam mit marklosen und markhaltigen Nervenfasern, Fibrozyten, Mastzellen, Makrophagen und Lymphozyten liegen sie im lockeren Bindegewebe (**2**) des Hodens zwischen den Tubuli seminiferi contorti (intertubulärer Raum) in unmittelbarer Nachbarschaft von Kapillaren (**3**). Ihr polygonaler Zellleib enthält einen *runden Kern* mit prominentem Nucleolus, ihr *azidophiles Zytoplasma* glattes endoplasmatisches Retikulum, Mitochondrien vom tubulären Typ, zahlreiche Lysosomen, Lipofuszingranula und sog. *Reinke-Kristalle* (**4**). Diese bestehen aus Proteinen und imponieren lichtmikroskopisch als längliche, rechteckige oder rautenförmige Elemente.

Testosteronwirkungen

Pränatal. Die Induktion des gonadalen Geschlechts sowie die Differenzierung der Hoden im Laufe der embryonalen und fetalen Entwicklung erfolgen Testosteron-unabhängig. Für alle anderen Organe des männlichen Genitalapparates ist Testosteron der **spezifische Wachstumsfaktor**. Es steuert die Ausprägung des männlichen Phänotyps bei genetisch männlichen Feten, verhindert die Obliteration der Wolff-Gänge und fördert deren Weiterentwicklung zu Samenblase und Samenleiter.

Postnatal. Nach der Geburt erfolgt zunächst eine Involution der Leydig-Zellen, die sich in einem starken Rückgang der **17- Ketosteroidausscheidung** des Neugeborenen äußert. Um das 5. Lebensjahr nimmt die Ketosteroidausscheidung allmählich wieder zu, steigert sich sprunghaft in der Pubertät als Zeichen der vollen Funktionsaufnahme der Leydig-Zellen und erreicht um das 25. Lebensjahr ihr Maximum. Danach beginnt sie wieder kontinuierlich abzufallen.

Durch direkte Einwirkung auf die Samenkanälchen stimuliert Testosteron die **Samenbildung** (Spermatogenese), über das Blutgefäßsystem wirkt es auf die ableitenden Samenwege und **entfaltet Samenblase** und **Prostata**. Es fördert Entwicklung und Erhaltung der **sekundären Geschlechtsmerkmale** (Muskelrelief, Behaarungstyp, Hautpigmentierung, Kehlkopfwachstum und Stimmbruch) und stimuliert die Schweiß- und Talgdrüsenfunktion (Pubertätsakne). Es fördert Libido und Potenz und nimmt Einfluss auf **geschlechtsspezifische Verhaltensweisen**. Testosteron und sein stärker wirksamer Metabolit *Dihydrotestosteron (DHT)* (**5**) induzieren in verschiedenen Zielorganen die Ausbildung von Androgenrezeptoren und die Synthese von 5α-Reduktase, ein Enzym, das Testosteron zum DHT umwandelt.

Hypothalamus-Hypophysen-Hoden-System

Die Samenzellbildung sowie die Ausschüttung von Testosteron im Hoden verlaufen nicht autonom, sondern werden von der Adenohypophyse durch gonadotrope Hormone gesteuert. Hemmung und Förderung der Hormonsekretion werden dabei im Sinne eines Feed-back-Mechanismus reguliert: Die von der Adenohypophyse sezernierten gonadotropen Hormone stimulieren die Hoden, während ein steigender Testosteronspiegel die Synthese von Gonadotropinen in der Adenohypophyse hemmt. In diesen Rückkopplungsmechanismus sind spezifische Hypothalamus-Kerne eingebunden, die über das Gonadotropin-Releasing Hormone (**GnRH**) die Bildung von LH (Luteinisierendes Hormon) und FSH (Follikelstimulierendes Hormon) in der Adenohpyophyse beeinflussen. **LH** stimuliert die Leydig-Zellen zur Synthese von Testosteron, **FSH** stimuliert die Sertoli-Zellen zur Bildung von *Inhibin* (Glykoprotein) und fördert die Samenzellbildung. Sertoli-Zellen bilden außerdem ein *Androgen-bindendes Protein (ABP)* (**6**).

Klinischer Hinweis. Eine verminderte Inhibinsekretion infolge eines Defektes der Sertoli-Zellen führt zu einer dauerhaften Erhöhung der FSH-Konzentration im Serum und weist auf eine schwere Störung der Spermatogenese hin – **hypergonadotroper Hypogonadismus**. Eine Sonderform dieses Krankheitsbildes ist das **Klinefelter-Syndrom**, eine angeborene numerische Chromosomenaberration mit der Karyotypformel 47 XXY.

Synopsis der hormonellen Steuerung der Spermatogenese

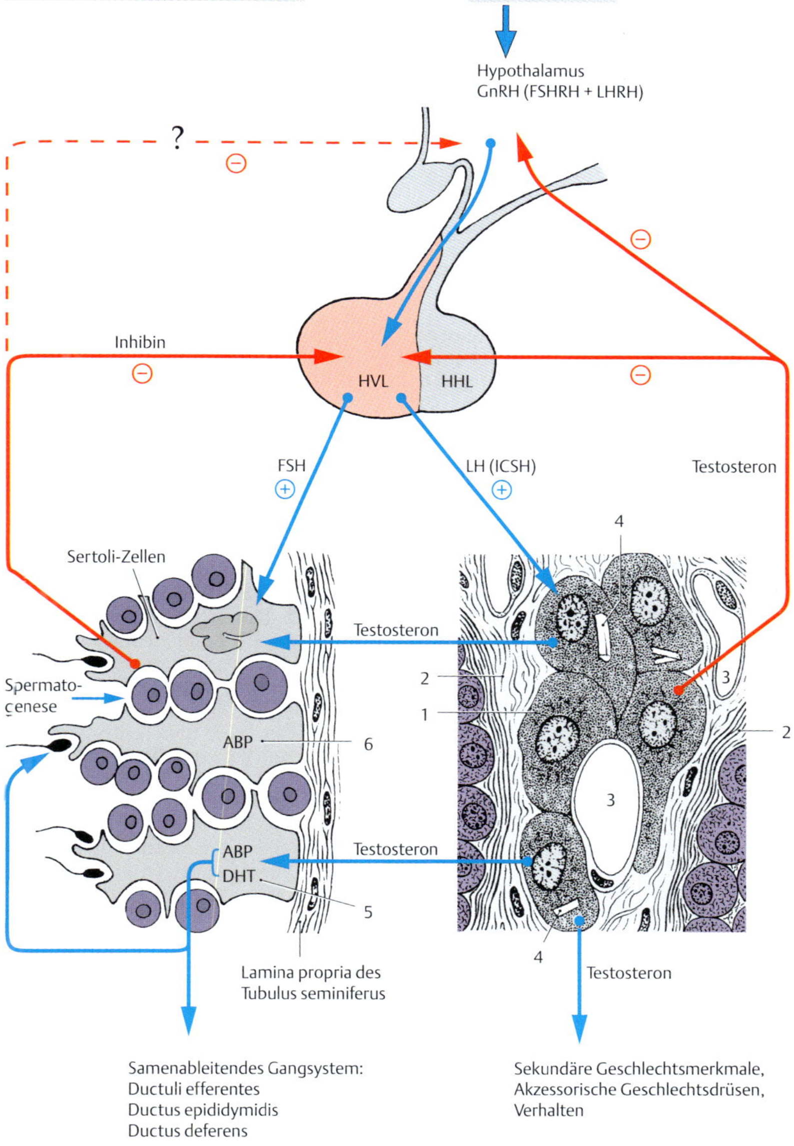

Endokrine Funktionen des Ovars

Dass endokrine Prozesse die Körperfunktion beeinflussen, wird v. a. beim weiblichen Sexualzyklus deutlich. Man unterscheidet dabei die Wirkungen des Hypothalamus-Hypophysen-Systems auf das Ovar von denen, die das Ovar auf die Uterusschleimhaut (S. 278) und rückwirkend auf Hypothalamus und Hypophyse ausübt.

Ovarieller Zyklus

Über eine pulsatile Ausschüttung des hypothalamischen Steuerhormons **GnRH** (= **G**onadotropin-**r**eleasing **h**ormone oder Gonadoliberin), das über das hypophysäre Pfortadersystem in die Adenohypophyse gelangt, werden Synthese und Freisetzung der Gonadotropine **FSH** (= **f**ollikel**s**timulierendes **H**ormon oder Follitropin) und **LH** (= **l**uteinisierendes **H**ormon) im HVL induziert.

1.–4. Tag des ovariellen Zyklus. Unter dem Einfluss des FSH werden mehrere **Primordialfollikel** rekrutiert.

Follikel- oder östrogene Phase, 5. – 14. Tag. In dieser Phase reifen Primordialfollikel über Primär- und Sekundärfollikel zu Tertiärfollikeln heran, unter denen zwischen dem 5. und 7. Tag der dominante Follikel ausgewählt wird. Dieser entwickelt sich zum **präovulatorischen Follikel** und synthetisiert in der späten Follikelphase (11.–14. Tag) nahezu die gesamte Estrogenmenge (**E**), wodurch die FSH-Freisetzung im HVL kurzzeitig gesenkt wird (negativ rückkoppelnde Wirkung der Estrogene). Der dominante Follikel setzt zudem Inhibin frei, das die FSH-Ausschüttung zusätzlich hemmt. Der fortgesetzte Anstieg der Estrogene stellt indessen ein Signal für die Adenohypophyse dar, massiv LH, aber auch FSH freizusetzen (**„LH-Gipfel“**, positiv rückkoppelnde Wirkung von Estradiol), wodurch um den 14. Zyklustag die endgültige Ausreifung der Eizelle und die **Ovulation** (Follikelsprung) ausgelöst werden.

Gelbkörper- oder gestagene Phase; 15.–28. Tag). Innerhalb weniger Stunden differenzieren sich die Follikelepithelzellen (Granulosazellen) zu **Granulosaluteinzellen**, die Zellen der Theca interna (S. 272) werden zu den Estrogen-produzierenden **Thekaluteinzellen** (Luteinisierung). Die Umbildung des nun „leeren“ Follikels zum **Corpus luteum** (Gelbkörper) findet nur unter dem Einfluss des LH statt. Fehlt der LH-Peak, bleibt die Ovulation aus. Im Corpus luteum menstruationis werden **Progesteron** (**P**) und **Estrogen** (**E**) synthetisiert, die über einen Rückkopplungsmechanismus die Ausschüttung von GnRH bzw. von FSH und LH blockieren. Bleibt die Befruchtung der Eizelle aus, beginnt um den 23. Tag die Rückbildung des Gelbkörpers, die Progesteronbildung versiegt. Hierdurch kommt es zur Ischämie des Endometriums, das in der **Menstruationsphase** (Desquamationsphase; Tag 1–5 des neuen Zyklus) abgestoßen wird.

An den zyklischen Regulationsmechanismen sind 2 weitere Hormone beteiligt: **PRL** (= Prolactin; auch mammotropes oder luteotropes Hormon genannt, LTH) und **PIF** (= Prolactin-release inhibiting factor; auch Prolactostatin). Prolactin stimuliert das Wachstum des Brustdrüsengewebes, induziert die Milchsynthese und die Milchfreisetzung.

Theca folliculi. Man unterscheidet eine gefäßreiche **Theca interna** und eine bindegewebsreiche **Theca externa**. In der Theca interna werden unter Kontrolle von LH **Androgene**, hauptsächlich Androstendion, gebildet, die Vorläufersubstanzen für die Biosynthese von Estrogenen.
Hilumzellen. Diese epitheloiden Zellen liegen im Hilum des Ovars und im angrenzenden Mesovar, meist in Gefäßnähe. Sie ähneln Leydig-Zellen des Hodens und produzieren **Androgene**.
Follikel-Atresie. Die meisten Follikel gelangen nicht zur Ovulation, sie bleiben uneröffnet (*a-tretisch*) und gehen zugrunde. Während Primär- und Sekundärfollikel spurlos verschwinden, hinterlassen atresierende Tertiärfollikel Zellen der Theca interna, die ein *funktionstüchtiges endokrines Thekaorgan* bilden und als interstitielle Zellen eine *ständige Estrogenquelle* darstellen.
Corpus albicans. Nachdem der Gelbkörper seine Funktion eingestellt hat, wird er durch sehnig glänzendes Bindegewebe (Narbengewebe) ersetzt.

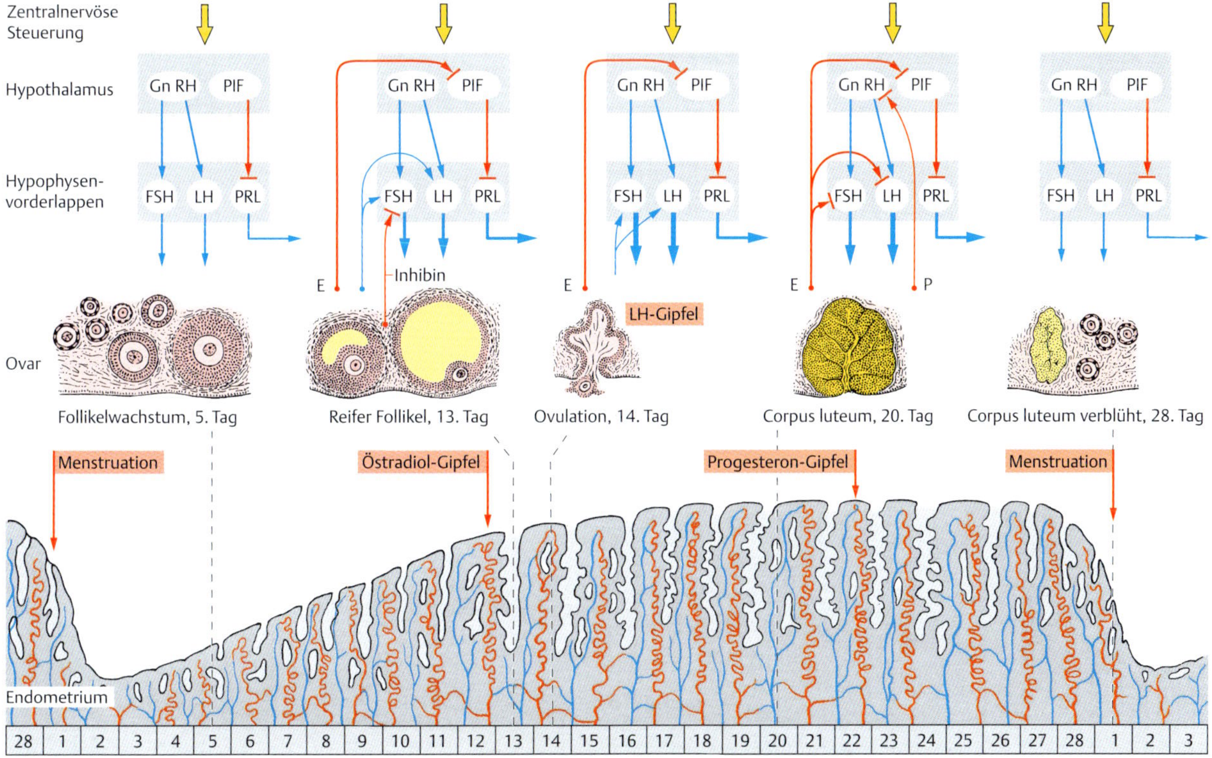

Hormonelle Steuerung des 28 tägigen ovariellen und uterinen Zyklus (Blau = Aktivierung, Rot = Hemmung)

Endokrine Funktionen der Plazenta

Die Plazenta gewährleistet nicht nur den selektiven **Stoffaustausch** zwischen Mutter und Fetus, sondern sie ist auch **Syntheseort zahlreicher Hormone** und **Wachstumsfaktoren**, durch die fetaler und maternaler Stoffwechsel sowie die Plazentafunktion selbst einer hormonalen Kontrolle unterzogen werden. **Bildungsort** der Proteohormone und der Wachstumsfaktoren ist vor allem der Überzug der Plazentazotten, an dem sich der äußere vielkernige **Synzytiotrophoblast** (**1**) und der unter ihm gelegene **Zytotrophoblast** (**2**) (Langhans-Zellen), unterscheiden lassen. Während der ganzen Schwangerschaft hindurch werden die Zytotrophoblast-Zellen in den Synzytiotrophoblasten einbezogen, sodass sie am Geburtstermin nur noch etwa 20% der inneren Oberfläche des Synzytiotrophoblasten bedecken.

Plazentare Proteohormone

(Human) Choriongonadotropin (hCG). Es ist das vorherrschende Proteohormon im ersten Drittel der Schwangerschaft und wird im Synzytiotrophoblasten synthetisiert.

Funktion. hCG **verhindert** den vorzeitigen Abbau (**Luteolyse**) des Gelbkörpers im Ovar der schwangeren Frau und **stimuliert die Progesteronsynthese** im Corpus luteum graviditatis. Dadurch bleiben Struktur und Funktion des Endometriums als unabdingbare Voraussetzung für das Fortbestehen einer Schwangerschaft erhalten. Störungen der hCG-Biosynthese verursachen einen Schwangerschaftsabbruch. Ferner wird unter dem Einfluss von hCG in den Leydig-Zellen männlicher Feten Testosteron synthetisiert, in der weiblichen Gonade Estrogene bzw. Gestagene, in erster Linie Progesteron.

Klinischer Hinweis. hCG wird über die Niere ausgeschieden. Der Nachweis von hCG im Harn schwangerer Frauen ist bereits frühzeitig möglich und Grundlage des **Schwangerschaftstests**. Der Nachweis von hCG wird heute immunologisch durchgeführt.

Weitere plazentare Proteohormone sind das **Chorionthyrotropin** (hCT = human choriothyrotropin), das **Chorion-Somatomammotropin** (hCS = human choriomammatropin oder humanes Plazentalaktogen) und das **Choriocorticotropin** (hCC = human choriocorticotropin).

Plazentare Steroidhormone

Über die sog. materno-feto-plazentare Einheit werden laufend Steroidhormone bzw. deren Vorstufen zwischen Mutter und Fetus ausgetauscht. Dies ist von Bedeutung, da die Plazenta und der Fetus für sich alleine nicht in der Lage sind, alle Produkte oder Zwischenstufen im Steroidhormonstoffwechsel zu bilden. Gegen Ende der Schwangerschaft werden täglich enorme Mengen an Steroidhormonen synthetisiert.

Progesteron. Die **Progesteronsynthese** in der Plazenta verläuft autonom, sie steigt im Laufe der Schwangerschaft stetig an. Das plazentar synthetisierte Progesteron wird zu etwa zwei Dritteln an den Kreislauf der Mutter und zu einem Drittel an den fetalen Kreislauf abgegeben.

Funktion. Die biologische Funktion des plazentaren Progesterons ist die **Ruhigstellung der Uterusmuskulatur**, Aufrechterhaltung der Dezidua und Differenzierung der Brustdrüse. In den ersten 5–6 Schwangerschaftswochen ist in dieser Hinsicht das ovariell unter dem Einfluss des hCG gebildete Progesteron von Bedeutung, danach überwiegt das plazentare Progesteron.

Östrogene. Auch sie werden in der Plazenta gebildet. Ausgangsstoffe sind die vom Fetus synthetisierten Steroidhormone *Dehydroepiandrosteronsulfat* (DHAS) und das *16α-Hydroxy-DHAS*. Das vorherrschende Östrogen am Ende der Schwangerschaft ist das **Östriol**. Funktion: Wachstum des Uterus und der Brustdrüse.

Sonstige Syntheseprodukte der Plazenta

Wachstumsfaktoren. Wachstumsvorgänge in der Schwangerschaft werden durch verschiedene Hormone und wachstumsregulierende Faktoren gesteuert. Das spezielle Wachstum des Feten wird v.a. durch **Insulin** und Insulin-ähnliche Wachstumsfaktoren (**IGFs, Somatomedine**) reguliert. Ein plazentaeigener Wachstumsfaktor wird im Bürstensaum des Synzytiotrophoblasten gebildet, vorwiegend im ersten Trimenon.

Plazentare Liberine und Statine. Im Zytotrophoblast der menschlichen Plazenta werden ferner ein **Gonadoliberin** (GnRH), ein **Corticoliberin** (CTF) und **Somatostatin** gebildet.

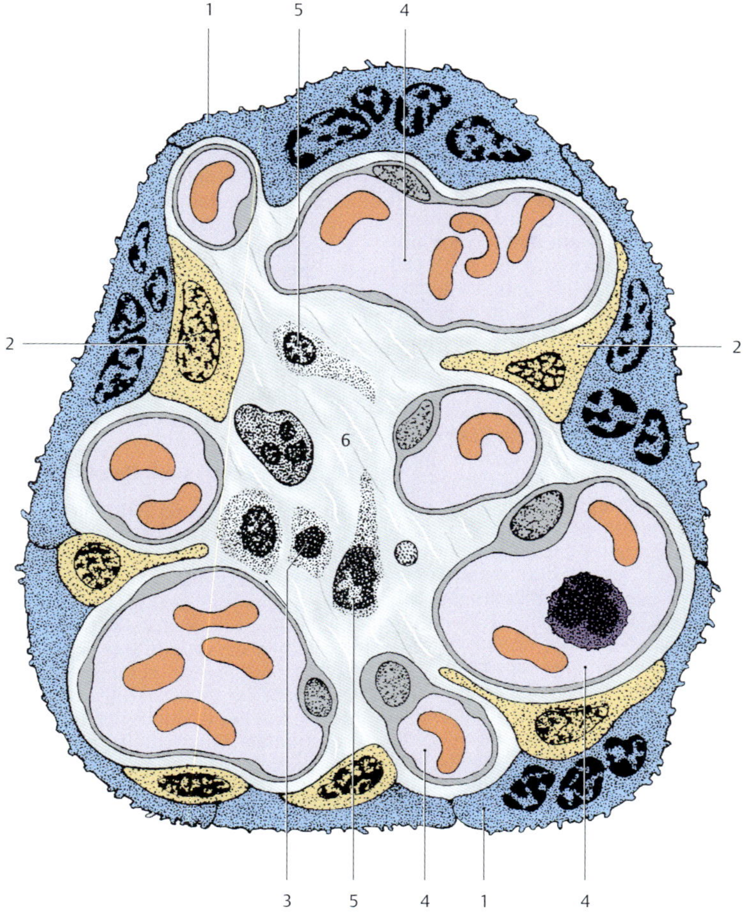

1 Synzytiotrophoblast, mehrkernig, an der Oberfläche kurze Mikrovilli
2 Zytotrophoblast, Langhans-Zelle
3 Hofbauerzelle, Makrophage
4 Fetale Kapillaren bzw. Sinusoide mit Erythrozyten
5 Fibroblast
6 Chorionmesoderm

Querschnitt durch eine Terminalzotte aus der reifen menschlichen Plazenta, elektronenmikroskopische Dimension (nach Prof. Dr. P. Kaufmann, Aachen)

Herzhormone – Atriale Peptide

In den dünnwandigen, trabekulären Anteilen der **Herzvorhöfe** und der **Herzohren** (**A1**) kommen Herzmuskelzellen (Kardiomyozyten) vor, die 0,2–0,4 µm große membranumhüllte Granula mit dichtem Inhalt (**B4**) besitzen und sich dadurch von den übrigen „Arbeitsherzmuskelzellen" unterscheiden. In diesen Sekretgranula wird ein von den Myokardiozyten selbst gebildetes Hormon gespeichert, das 28 Aminosäuren lange **Atriale natriuretische Peptid (ANP)** (Synonyma: Cardiodilatin/CDD bzw. Atriopeptid) und seine Vorstufe, das 131 Aminosäuren lange Pro-ANP. Die hormonbildenden Zellen des Herzens werden **myoendokrine Zellen** (**B**) genannt; das Herz übt also auch endokrine Funktionen aus.

Atriale myoendokrine Zelle. Sie besitzt wie die ventrikulären Myokardiozyten einen oder mehrere zentral gelegene längliche Kerne, die von einem ausgedehnten Sarkoplasma mit Myofibrillen und dazwischen gelagerten Mitochondriensäulen umgeben sind. Im Gegensatz zu den Zellen der Ventrikelmuskulatur besitzen die myoendokrinen Zellen aber einen **gut ausgebildeten sekretorischen Apparat**. Hier befinden sich Profile des *rauen endoplasmatischen Retikulums* (**B2**), ein stark entfalteter *Golgi-Apparat* (**B3**), der häufig subsarkolemmel gefunden wird, und Anhäufungen der *spezifischen Sekretgranula* (**B4**), die in die Nähe des Plasmalemms gelangen und durch Vorhofdehnung und durch Stimulation des Sympathikus durch Exozytose freigesetzt werden. Myoendokrine Zellen erhalten zudem **zahlreiche Afferenzen** über ein Nervengeflecht katecholaminerger, cholinerger und peptiderger Fasern, die vermutlich für die Sekretionsstimulation auch eine Rolle spielen.

B5 Kapillare.

Funktion. Die Herzhormone spielen für die Regulation des Blutdrucks, des Blutvolumens und des Wasser-Elektrolyt-Haushaltes eine wichtige Rolle. **Zielorgane** sind die *Niere*, die *glatte Gefäßmuskulatur*, die *Nebennierenrinde* und offenbar auch die *Hypophyse*. Die atrialen Peptide **senken das Blutvolumen und den Blutdruck**: In der Niere wird das arterielle Segment der kortikalen Blutgefäße dilatiert, das Vas efferens hingegen kontrahiert. Gleichzeitig bewirkt das ANP eine Natriurese, d. h. eine vermehrte Ausscheidung von Na^+-Ionen in der Niere. Der glomeruläre Filter erweitert sich, wodurch der tubuläre Transport beeinflusst und das Sekretionsverhalten des juxtaglomerulären Apparates verändert werden. Einen wichtigen Einfluss haben atriale Peptide auf die Aldosteron-produzierenden Glomerulosazellen der Nebennierenrinde sowie auf die Vasopressin-Freisetzung in der Neurohypophyse. Beide Systeme werden in ihrer Aktivität gehemmt, was letztendlich wiederum zu einer Blutvolumen- und Blutdrucksenkung führt.

Von Ventrikel-Myokardiozyten wird ein chemisch verwandtes Peptid mit ähnlicher Wirkung sezerniert, das *brain natriuretic peptide*, BNP. BNP ist bei einer Herzmuskelinsuffizienz im Plasma erhöht.

Herzganglien – Ganglia cardiaca

Das Herz besitzt rund 550 kleine Ganglien (Ggll.), die im epikardialen Fettgewebe liegen *(epikardiale Ganglien)* und über 14000 Nervenzellen enthalten, bei denen es sich überwiegend um multipolare parasympathische Neurone handelt. Die Ganglien sind unterschiedlich verteilt. Man unterscheidet **atriale** Ganglien (**C**), besonders dicht liegend nahe der Umschlagfalte des Perikardbeutels auf der Rückseite der Vorhöfe, und **ventrikuläre** Ganglien (**D**), hauptsächlich um die Aortenwurzel.

C und D Atriale und ventrikuläre Ganglien:

1 Truncus pulmonalis (bzw. Valva trunci pulmonalis)
2 Aorta (bzw. Valva aortae)
3 V. cava superior
4 Vv. pulmonales dextrae
5 V. cava inferior
6 Sinus coronarius
7 Vv. pulmonales sinistrae
8 superiore linke atriale Ggll.
9 superiore rechte atriale Ggll.
10 posteromediale linke atriale Ggll.
11 posteriore deszendierende Ggll.
12 anteriore deszendierende Ggll.
13 Aortenwurzel Ggll.
14 rechte marginale Ggll.

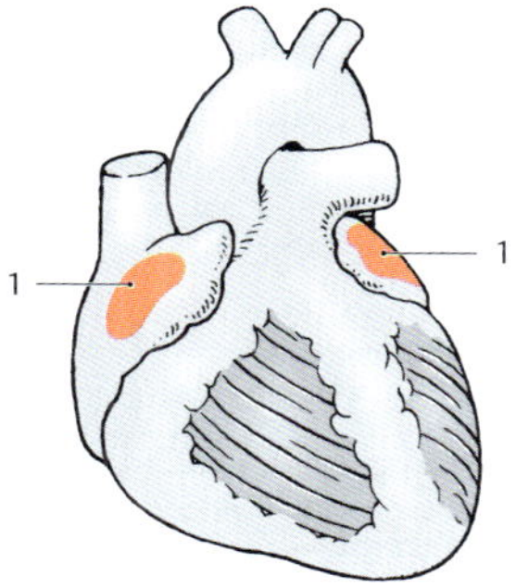

A Lokalisation der endokrinen Zellen in den Herzatrien

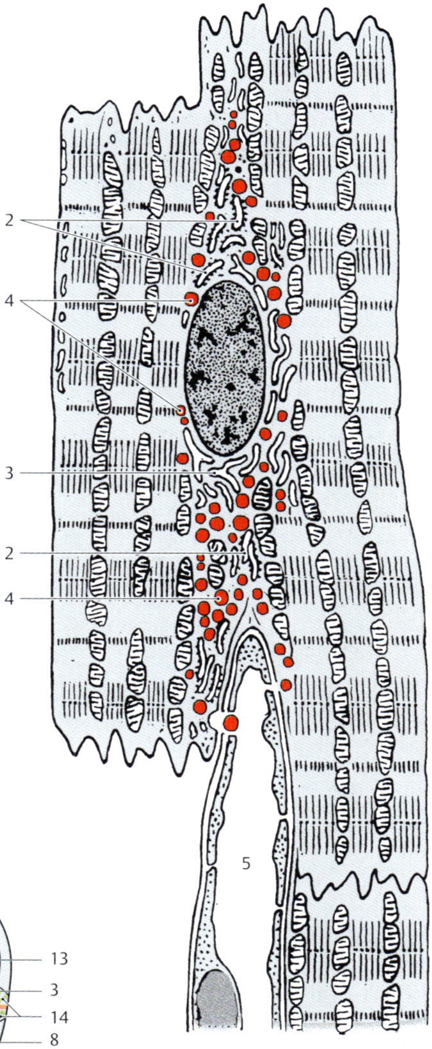

B Myoendokrine Zelle, elektronenmikroskopische Dimension

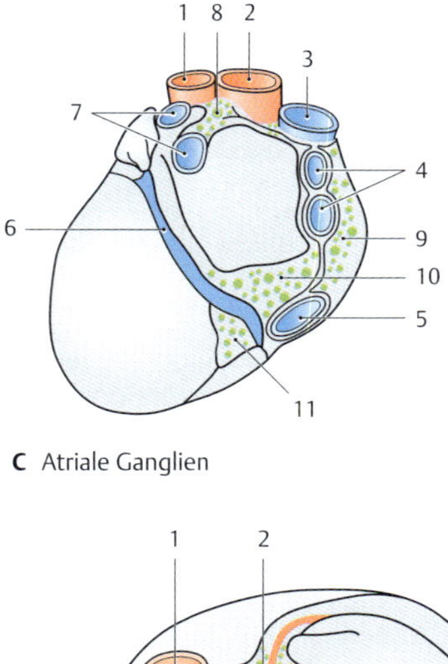

C Atriale Ganglien

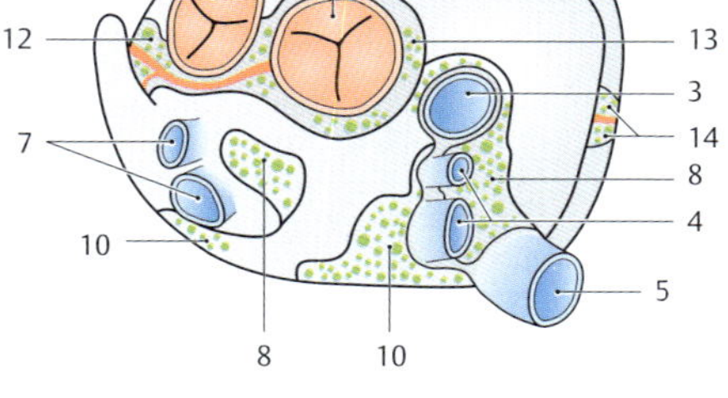

D Ventrikuläre Ganglien

Disseminierte endokrine Zellen in verschiedenen Organen

Neben den kompakten endokrinen Drüsen kommen **endokrine Einzelzellen** in den Epithelverbänden verschiedener Organe vor. In ihrer Gesamtheit werden sie als disseminiertes oder diffuses neuroendokrines System (**DNES**) bezeichnet. Die zugehörigen Zelltypen (etwa 40 verschiedene) enthalten und sezernieren **biogene Monoamine** (Serotonin, Histamin) und verschiedene Peptide, die sie durch Aufnahme und Decarboxylierung von Aminausgangssubstanzen bilden (**APUD-Zellkonzept**): Da viele endokrine Zellen sowohl rezeptorische als auch effektorische Funktionen besitzen und damit Sinnes- und Nervenzellen ähneln, werden sie auch als **Paraneurone** bezeichnet.

Die polar differenzierten disseminierten endokrinen Zellen lassen sich in zwei Gruppen einteilen:

Zellen des offenen Typs (A1). Ihr apikaler schmaler Pol erreicht das Lumen des betreffenden Hohlorgans. Sie tragen Mikrovilli (**A2**). Der Zellapex fungiert vermutlich als Rezeptor für luminale chemische Reize.

Zellen des geschlossenen Typs (A3). Sie besitzen keine Verbindung zur freien Epitheloberfläche.

Unabhängig von dieser Einteilung sind etwa 16 verschiedene Typen disseminierter endokriner Zellen anhand ihrer Sekretionsprodukte sowie ihrer spezifischen sekretorischen Granula differenziert worden.

Entero-endokrine Zellen. Die endokrinen Zellen des Magen-Darm-Traktes sind oval, flaschen- oder pyramidenförmig und sitzen breitbasig der Basallamina (**AC6**) auf. Ihre Sekretgranula liegen basal (**„basalgekörnte Zellen"**) (**B8**), und werden dort durch Exozytose (**AC4**) ausgeschleust.

Einige „klassische" entero-endokrine Polypeptidhormone (z. B. Gastrin, Cholezystokinin) kommen auch im endokrinen Pankreas (S. 374) vor. Andererseits werden typische Hormone der Langerhans-Inseln im Epithel des Magen-Darm-Traktes gefunden. Deshalb werden die zugehörigen Hormon-produzierenden Zellen auch unter dem Begriff Gastro-entero-pankreatisches-(**GEP**)-**System** zusammengefasst.

Magen. Hier überwiegen endokrine Zellen vom geschlossenen Typ. In Fundus und Korpus sind sie gleichmäßig im Epithel der Hauptdrüsen verteilt.

Dünndarm. Das Duodenum, bevorzugt der Bulbus duodeni, enthält zahlreiche endokrine Zellen im Krypten-, vereinzelt auch im Zottenepithel sowie in den Glandulae duodenales. Im Jejunum und Ileum nimmt deren Zahl ab. **Paneth-Zellen** (**B9**) sind apikal gekörnte Zellen, deren eosinophile Granula antimikrobielle Stoffe, z. B. α-Defensine und Lysozym enthalten.

Dickdarm. Endokrine Zellen finden sich überwiegend im Grunde der Krypten.

Respirationstrakt. Die endokrinen Zellen kommen einzeln im Epithel von Trachea und Bronchien vor, gruppenweise im Bereich der Bronchiolen. Da sie enge Beziehungen zu Nervenfasern haben, werden sie als **neuro-epitheliale Körperchen** bezeichnet. Hierbei handelt es sich vermutlich um *Chemorezeptoren*, die auf Veränderungen des O_2- bzw. CO_2-Gehaltes der Atemluft ansprechen.

Urogenitaltrakt. Endokrine Zellen liegen im Epithel der Urethra, in den Glandulae urethrales und in den Bartholin-Drüsen der Frau.

Steuerung und Wirkungsweise

Disseminierte endokrine Zellen werden über den Blutweg und/oder über das autonome Nervensystem gesteuert (**Innervation auf Distanz**). Zahlreiche der von den endokrinen Zellen gebildeten Hormone erreichen ihre Zielzellen gleichfalls auf dem Blutweg (**endokrine Wirkungsweise AC5**).

Einige Hormone (Amine oder Peptide) besitzen lokal begrenzte Wirkungen (**parakrine Wirkungsweise**) und beeinflussen stimulierend oder hemmend benachbarte endokrine Zellen (**AC7**) und normale Epithelzellen (**C10**) des betreffenden Epithelverbandes. Andere mögliche Zielzellen sind glatte Muskelzellen (**C11**), Nervenfasern (**C12**) und freie Zellen des Bindegewebes, z. B. Mastzellen (**C13**). Andere endokrine Zellen regulieren den *lokalen Blutfluss* durch direkte Wirkung auf die Kapillaren (**AC5**) oder indirekt durch Stimulierung der Freisetzung vasoaktiver Substanzen aus Mastzellen.

Einige Hormone werden nach dem **exokrinen Sekretionsmodus** über den apikalen Zellpol abgegeben (**AC4**). Extrazellulär vorhandene Hormone disseminierter endokriner Zellen können über einen Rückkopplungsmechanismus das Sekretionsverhalten des betreffenden endokrinen Zelltyps beeinflussen (**autokrine Wirkungsweise**).

Klinischer Hinweis. Disseminierte endokrine Zellen können Tumore (neuroendokrine Tumore – **NET**) entwickeln (z. B. benigne Adenome, bösartige Karzinome, Karzinoide).

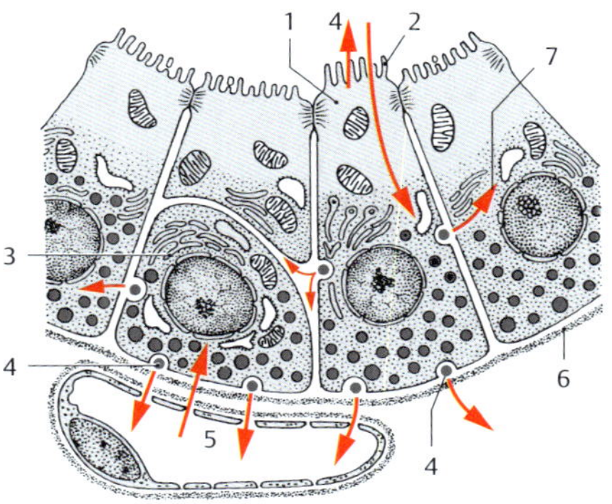

A Endokrine Zellen, offener und geschlossener Typ, elektronenmikroskopische Dimension

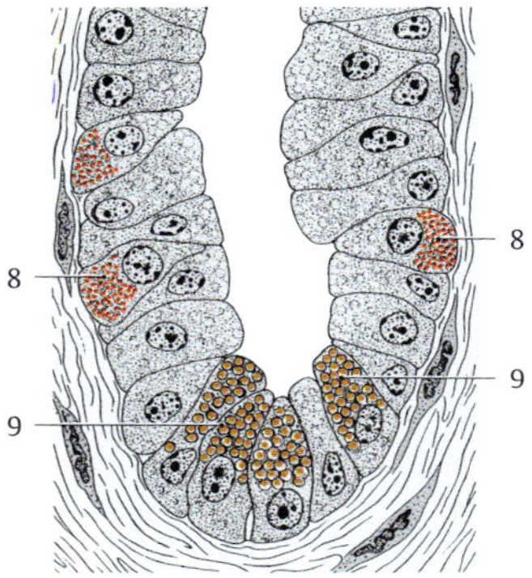

B Basalgekörnte Zellen und Paneth-Zellen im Duodenum des Menschen

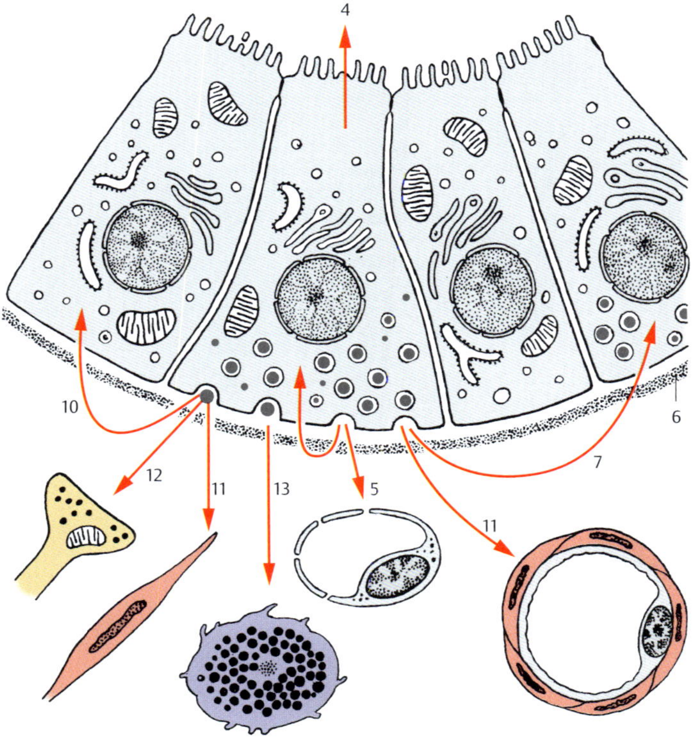

C Endokrine Drüsenzellen mit parakriner Wirkungsweise, elektronenmikroskopische Dimension

Syntheseprodukte disseminierter endokriner Zellen und ihre Wirkungen

Zelltyp	Hormon	Syntheseort	Freisetzungsreize	Wirkung
A	Glukagon	A-Zellen der Langerhans-Inseln	Abfall der Glukosekonzentration im Blut (Hypoglykämie); proteinreiche Mahlzeiten; starke körperliche Arbeit und Stress	Erhöht den Blutzuckerspiegel; in der Leber Gegenspieler von Insulin: Abbau von Glykogen (Glykogenolyse) zur Bereitstellung von Glukose aus der Leber; stimuliert die Glukoneogenese und die β-Oxidation der freien Fettsäuren in der Leber; lipolytische Wirkung im Fettgewebe
B	Insulin (A- und B-Kette) und dessen Vorstufen: Proinsulin, Präproinsulin (Speicherhormon des Körpers)	B-Zellen der Langerhans-Inseln	Anstieg der Glukosekonzentration im Blut (Hyperglykämie)	Senkt den Blutzucker (Glukoseutilisation); hemmt den Abbau von Eiweißen und Fetten (lipogene Wirkung); fördert die Glykogenbildung
D	Somatostatin = Somatotropin Release Inhibiting Factor (SRIF)	D-Zellen der Langerhans-Inseln; Fundus, Corpus und Pylorus des Magens, Dünn- und Dickdarm; Nervenendigungen	Fettsäuren, Glukose, Peptide und Gallensäuren im Dünndarm	Senkt die Magensaftsekretion und die Gastrinfreisetzung; senkt die Vagusaktivität, die interdigestive Motilität, die VIP- und Motilinfreisetzung und die Nahrungsabsorption im Dünndarm; hemmt andere endokrine Zellen
D1	Vasoaktives intestinales Polypeptid (VIP)	Nervenzellen, Nervenendigungen	Neurotransmitter	Bewirkt Relaxation glatter Muskulatur (Vasodilatation, Sphinkterkontrolle); stimuliert die Darmsekretion und die Freisetzung mehrerer Hormone; hemmt die Magensäure- und Gastrinsekretion

EC	Serotonin (5-OH-Tryptamin) und verschiedene Peptide	Enterochromaffine Zellen in Pylorus, Dünn- und Dickdarm, vereinzelt im Pankreas und in den Bronchien; ZNS	?	Wirkt kontrahierend auf die glatte Muskulatur der Gefäße (Vasokonstriktion), der Darmwand und der Bronchien; steigert die cholinerge sekretomotorische Nervenaktivität; erhöht die Darmmobilität
ECL EC-like	Histamin	Enterochromaffine Zellen im Magenfundus; Mastzellen, Basophile	Erhöhte Aktivität des N. vagus	Steigert die HCl- und Pepsinogensekretion, verstärkt lokal die Durchlässigkeit von Kapillaren; Kontraktion der glatten Muskulatur; Juckreiz
ENK	Enkephaline	Magen, vorwiegend Antrum, Dünn- und Dickdarm; Nervenendigungen	?	Inhibieren die Wirkung von Somatostatin
G	Gastrin	Antrum, Pylorus, Duodenum und proximales Jejunum	Peptide im Magen; erhöhter pH des Magensaftes; vagale Efferenzen und hohe Katecholaminkonzentrationen im Plasma; Nahrungsaufnahme	Stimuliert die HCl-Sekretion der Belegzellen und die Pepsinogensekretion; erhöht die Magenmotilität, besonders die Peristaltik des Magenantrums; stimuliert die Sekretion des exokrinen Pankreas, die Gallensekretion und die Kontraktion der Gallenblase (CCK-Wirkung); vermindert die Wasser- und Elektrolytresorption im Dünndarm; es wirkt trophisch (wachstumsfördernd) auf die Epithelzellen in Magen und Duodenum
GRP	Gastrin-releasing-peptide (GRP = Bombesin)	Magen und Duodenum; Bronchien; Nervenendigungen	Erhöhte Pankreassekretion; erhöhte CCK-Freisetzung	Stimuliert die Freisetzung von Gastrin und damit die Magensäuresekretion; in den Bronchien vermutlich parakrine Wirkungen auf die glatte Muskulatur der Bronchialwand

Syntheseprodukte disseminierter endokriner Zellen und ihre Wirkungen (Fortsetzung)

Zelltyp	Hormon	Syntheseort	Freisetzungsreize	Wirkung
I	Cholezystokinin (CCK) = Pankreozymin (PZ)	Duodenum, Pankreas und Gehirn	Fettsäuren, Aminosäuren, Peptide und Trypsin im Duodenum; erniedrigter pH im Darm	Stimuliert die Pankreasenzym-, die Pepsinogen- und die Gallengangsekretion; steigert die Gallenblasenkontraktion; vermindert die HCl-Sekretion; stimuliert die Inselzellen und wirkt trophisch für das Pankreas; potenziert die Sekretinwirkung; vermittelt das Gefühl der Sättigung („Sattheitshormon“)
K	Glucose-dependent insulin-releasing peptide = gastric inhibitory peptide (GIP)	Jejunum	Fettsäuren, Aminosäuren und Glukose im Duodenum; niedriger pH-Wert im Duodenum	Antagonist zum Gastrin; fördert die Insulinsekretion; hemmt die HCl-Sekretion und die Magenmotilität
L	Enteroglukagon = glucagon-like peptide 1 (GLP-1)	Distaler Dünndarm und Kolon	Fettsäuren und Glukose im Ileum	Wie die A-Zellen des Inselorgans; steigert die Insulinfreisetzung; hemmt die Magen- und Darmmobilität; trophisch für die Epithelzellen in den Darmkrypten
Mo	Motilin	Duodenum	Fett- und Gallensäuren im Duodenum; erniedrigte Somatostatinspiegel	Stimuliert die Magenentleerung und die Magenmotorik; Kontraktion der glatten Muskulatur
N	Neurotensin (NT)	Duodenum	Fettsäuren im Dünndarm	Hemmt die Magensaftsekretion; bewirkt, nach einer Mahlzeit an das Blut abgegeben, Hyperglykämie; Blutdrucksenkung
P	Pancreatic polypeptide (PP)	Inselorgan	Peptide im Dünndarm; Vagusaktivität	?

S	Sekretin (+ Serotonin)	Duodenum und Jejunum	Erniedrigter pH-Wert im Duodenum; Gallen- und Fettsäuren im Duodenum	Abgabe eines HCO_3-reichen Pankreassekretes; stimuliert die Abgabe von Pepsin und die Darm-, Pankreas- und Gallensekretion; hemmt die Magenentleerung und ist antitrophisch für das Magenepithel
T	Tetragastrin (TG)	Dünndarm	?	?
	Neuropeptid Y (NPY)	Nervenendigungen	Neurotransmitter	Potenziert Noradrenalin
	Substanz P (p = pain)	Nervenendigungen	Neurotransmitter	Stimuliert die Kontraktion der glatten Muskulatur und die Sekretomotorik

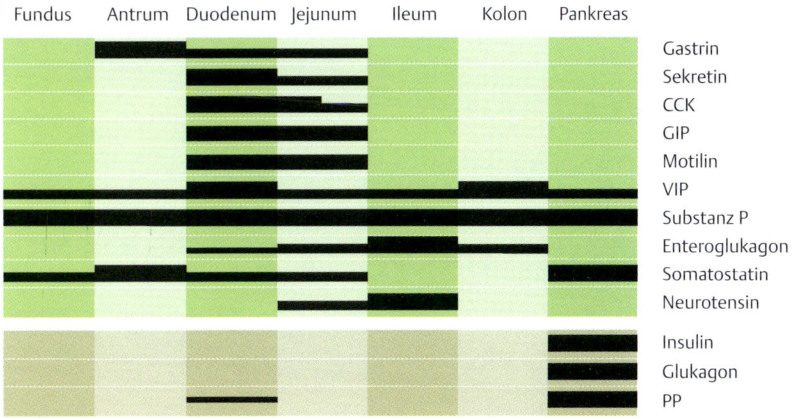

Verteilung einer Auswahl gastrointestinaler endokriner Zellen beim Menschen

Hämolymphatisches System

Blut

Blutbestandteile

Das Blut, ein flüssiges Organsystem, besteht aus einer gerinnungsfähigen Flüssigkeit, dem **Blutplasma**, und aus geformten Bestandteilen, den **Blutzellen,** die im Blutplasma suspendiert sind. Lässt man Blut gerinnen und zentrifugiert dann, erhält man **Blutserum** (= Blutplasma ohne gerinnungsaktive Proteine).

Blutmenge. Sie ist eine **Funktion des Körpergewichts**. Eine normale Blutmenge (etwa 8% = 1/12 des Körpergewichtes) ist zur Aufrechterhaltung des Kreislaufs und des inneren Milieus erforderlich. Als **Hämatokrit** bezeichnet man den prozentualen Volumenanteil aller Blutzellen am Gesamt-Blutvolumen (100%). Er beträgt im Mittel 45%.

Funktion. Das Blut vermittelt den **Stoffaustausch** der Zellen (Zufuhr von Sauerstoff und Nährstoffen, Abtransport von CO_2 und Stoffwechselendprodukten) und dient ferner dem **Transport** von Hormonen, Antikörpern und Abwehrzellen sowie der konvektiven Wärmeabgabe über die Haut.

Erythrozyten. Ihre Zahl hängt vom O_2-Bedarf des Körpers und vom O_2-Angebot ab. Der menschliche Erythrozyt ist zellkernfrei und misst etwa 7,5 μm im Durchmesser (S. 395). Er hat aufgrund seiner bikonkaven Scheibenform eine optimale Gasaustauschfläche, seine Verformbarkeit, die für die Mikrozirkulation bedeutsam ist, beruht auf seinem Membranskelett. Sein Inhalt besteht zu über 90% aus dem eisenhaltigen **Hämoglobin**, welches das Blut im oxygenierten Zustand hellrot, im desoxygenierten dunkelrot erscheinen lässt. Jugendliche Erythrozyten im Blut (etwa 1%) heißen **Retikulozyten**. Sie enthalten basophile Granula und netzartige Strukturen (*Substantia reticulogranulofilamentosa*). Die **Lebensdauer** der Erythrozyten beträgt 100–120 Tage. Danach werden sie v. a. in Milz und Leber abgebaut. Aus den eisenfreien Hämoglobinanteilen entstehen in der Leber Gallenfarbstoffe, das Eisen wird bei der Erythropoese im Knochenmark wieder verwendet.

Klinischer Hinweis. Eine **Zunahme von Retikulozyten** im peripheren Blut tritt nach Blutverlusten auf und ist Zeichen einer gesteigerten Erythrozytenneubildung. Eine starke Erhöhung der Erythrozyten im Blut heißt **Polyglobulie**, eine Erniedrigung **Anämie**. Erythrozyten tragen auf ihrer Oberfläche unterschiedliche zuckerhaltige Makromoleküle, Glykolipide bzw. Glykoproteine (*Glykocalyx*), die antigene Eigenschaften besitzen. Diese bestimmen die Blutgruppenindividualität im **AB0-System**.

Leukozyten. Die weißen (farblosen) Blutkörperchen (ca. 5000/μl Blut) sind amöboid beweglich. Sie stehen im Dienste der Infekt- und Fremdkörperabwehr, ihre Zahl schwankt tageszeitlich und ist abhängig von Faktoren wie Verdauungstätigkeit, körperliche Arbeit, etc. Eine Vermehrung über 10 000/μl nennt man **Leukozytose**, eine Verminderung unter 2000/μl **Leukopenie**. Zu den Leukozyten rechnet man *Granulozyten, Monozyten* und *Lymphozyten.*

Granulozyten. Ihr Zellkern ist gelappt und durch Einschnürungen in einzelne Segmente gegliedert - **segmentkernige** Granulozyten. Die Segmentierung fehlt bei jugendlichen Zellen - **stabkernige** Granulozyten. Je nach Anfärbbarkeit ihrer Granula unterscheidet man 3 Zelltypen: **Neutrophile** Granulozyten besitzen kleine azurophile Granula, die *lysosomale Enzyme* und *bakterizide Stoffe* enthalten. **Eosinophile** Granulozyten mit dicht liegenden eosinophilen Granula sind wie die Neutrophilen zur *Phagozytose*, vor allem von Antigen-Antikörper-Komplexen, befähigt und an der *Begrenzung allergischer Reaktionen* beteiligt. Ihr Kern ist weniger segmentiert. **Basophile** Granulozyten beherbergen bizarr geformte, nicht segmentierte Kerne und grobe Granula, die sich mit basischen Farbstoffen blauschwarz anfärben. Die Granula enthalten das gerinnungshemmende *Heparin* sowie *Histamin*, das die Gefäßdurchlässigkeit steigert und allergische Sofortreaktionen auslöst, ferner *chemotaktische Faktoren*. Eine Verminderung der Granulozyten führt zur **Agranulozytose**.

Thrombozyten. Die Blutplättchen sind keine eigenständigen Zellen, sondern unregelmäßig geformte *Zytoplasmaabschnürungen von Megakaryozyten*. Sie zerfallen leicht und setzen dabei die gerinnungsfördernde *Thrombokinase* frei, ferner transportieren sie das lokal vasokonstriktorische *Serotonin*.

Mangel an Blutplättchen = Thrombozytopenie, Überschuss an Blutplättchen = Thrombozytose.

A Abkömmlinge des roten Knochenmarks

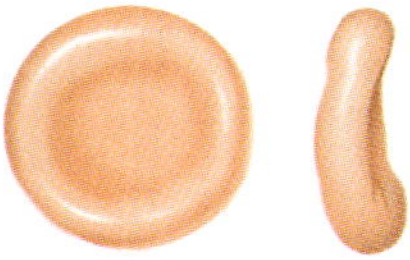

Rote Blutkörperchen (Erythrozyten)

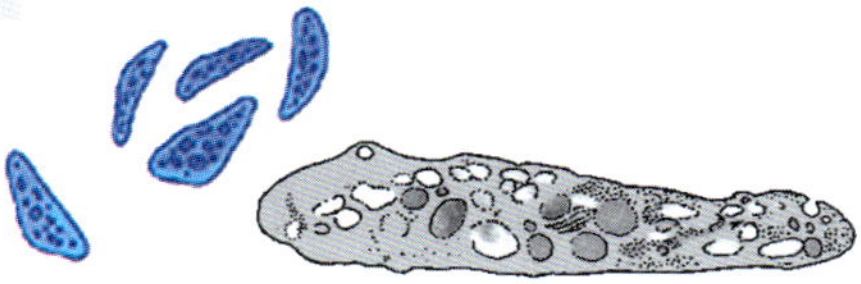

Blutplättchen (Thrombozyten),
licht- und elektronenmikroskopisch

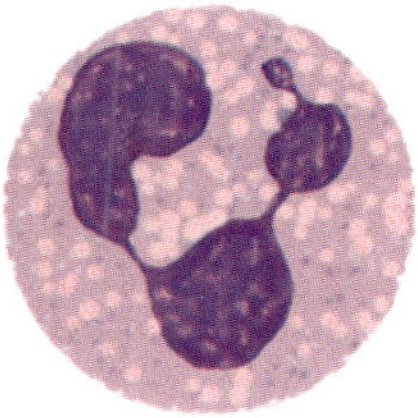

Neutrophiler Granulozyt

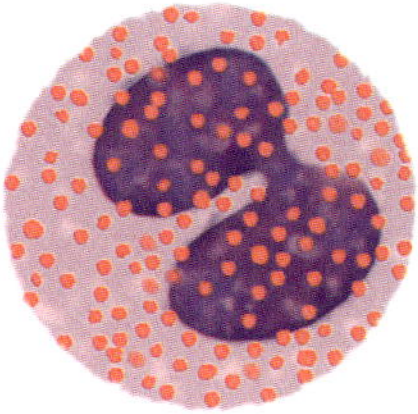

Eosinophiler Granulozyt

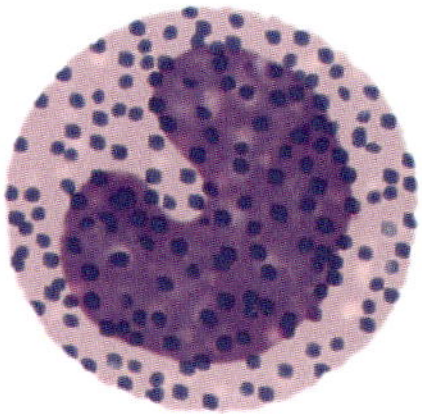

Basophiler Granulozyt

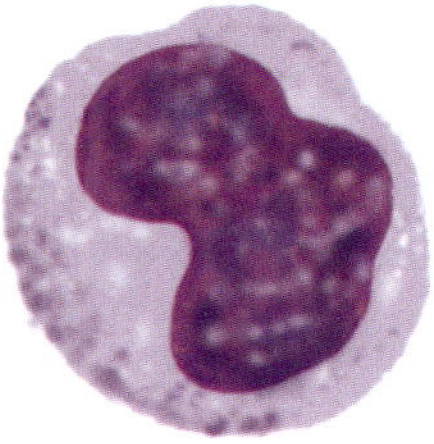

Monozyt

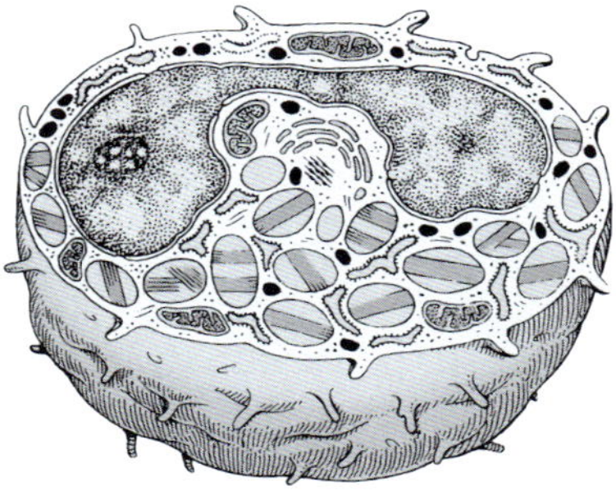

Eosinophiler Granulozyt,
elektronenmikroskopische Dimension

B Abkömmlinge der lymphatischen Organe

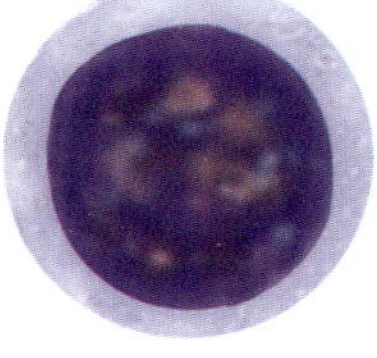

Kleiner Lymphozyt

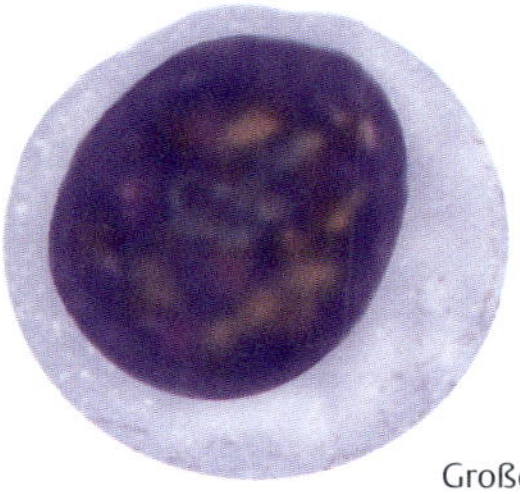

Großer Lymphozyt

Normalwerte der Blutzellen im Differentialblutbild und ihre Funktionen

Zelltyp	Anzahl pro µl Blut (Normalbereich)	Prozent der Leukozyten (Mittelwert)	Lebensdauer–Verweildauer im Blut	Funktion
Gesamtleukozytenzahl	7400 (4000–9000)	100		Abwehrvorgänge im Organismus
Neutrophile Granulozyten	4250 (2200–6300)	55–70	6–7 Stunden	Unspezifische Abwehr Mikrophagen, Chemotaxis, Phagozytose und Lyse von Parasiten (Viren, Bakterien), Leukodiapedese, Bildung von Lysozym, Laktoferrin, O_2-Radikale Freisetzung von leukotaktisch wirksamen Stoffen (Leukotriene)
• Segmentkernige	4150 (2000–6300)	50–70		
• Stabkernige	285 (120–450)	3–5		
Eosinophile Granulozyten	220 (80–360)	2–4	8 Stunden	Abwehr von Parasiten, z. B. Fadenwürmern (Nematoden), Synergie mit Mastzellen und basophilen Granulozyten, z. B. bei allergischen Reaktionen
Basophile Granulozyten	45 (0–90)	0–1	5–6 Stunden	Freisetzung von Histamin und Heparin, Abwehr von Parasiten und Helminthen
Monozyten	265 (80–540)	2–6	15–20 Stunden	Vorläuferzellen des mononukleären Phagozytensystems (MPS) (S. 380), Makrophagen
Lymphozyten	2150 (1000–3300)	5–40	Monate–Jahre	B- und T-Lymphozyten, humorale und zellvermittelte Immunität
Erythrozyten	♂ 4,6–5,9 Mill ♀ 4,0–5,5 Mill		ca. 120 Tage	Transport von Sauerstoff und CO_2, CO_2/O_2-Austausch in der Lunge
Thrombozyten	150 000–450 000		9–12 Tage	Blutstillung und Blutgerinnung

Größenverhältnisse (Durchmesser) der verschiedenen Blutzellen

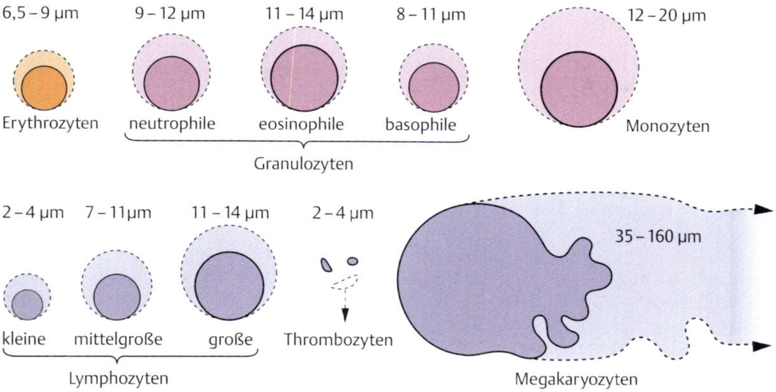

Wichtige Proteine im Plasma bzw. im Serum und ihre Funktionen

Protein	Konzentration g/l	Funktionen
Albumin	36 – 50 (55 – 65 %)	Aufrechterhaltung des kolloidosmotischen Drucks im Blut; Transport von Ca^{2+}, Bilirubin, Fettsäuren und anderen lipophilen Substanzen
α_1-Globuline	1 – 4 (2,5 – 4 %)	Transport von Lipiden und Lipoproteinen, Thyroxin und NN-Rinden-Hormonen
α_2-Globuline	5 – 9 (7 – 10 %)	Oxidasefunktion, Plasmainhibitor
β-Globuline	6 – 11 (8 – 12,5 %)	Transport von Lipoproteinen und Eisen, Komplementproteine
γ- oder Immunglobuline (IgA, IgD, IgE, IgG, IgM)	7 – 15 (11 – 20 %)	Mehrzahl der zirkulierenden Antikörper, Abwehrvorgänge
Fibrinogen	2 – 4,5	Blutgerinnung (Vorstufe für lokale Fibrinbildung)
Prothrombin	0,06 – 0,10	Blutgerinnung (Vorstufe von Thrombin)

Blutbildung – Hämatopoiese

Pränatale Blutbildung

Der Ort der embryonalen und fetalen Blutbildung, **Hämatopoiese**, wechselt während der vorgeburtlichen Entwicklung mehrere Male. Man unterscheidet folgende Blutbildungsperioden (**C**):

Megaloblastische (mesoblastische) Periode. Die erste Blutbildung beginnt etwa 2 Wochen nach Befruchtung im **extraembryonalen Mesoderm** der **Dottersackwand** und des **embryonalen Bauchstieles**. Das Mesenchym dieser als Blutinseln bezeichneten Herde liefert sowohl Blutstammzellen, **Hämozytoblasten**, als auch **Angioblasten**, primäre Zellen der Gefäßanlagen. Ende der 3. Woche nehmen die Blutgefäße des Embryos Verbindung mit den extraembryonalen Gefäßen auf und führen Blut. Die noch kernhaltigen großen Erythrozyten (Durchmesser 15–18 µm) heißen *Megaloblasten*. Granulozyten und Lymphozyten fehlen. Die megaloblastische Periode dauert bis Ende des 3. Fetalmonats.

Hepatolienale Periode. Mit Beginn der 6. (7.) Embryonalwoche beteiligt sich auch das **mesenchymale Gewebe** von **Leber, Milz und Lymphknoten** an der Blutbildung. Die *Erythrozyten* verlieren den Kern und erreichen normale Größe, unreife Formen nehmen ab. *Megakaryozyten* und *Granulozyten* treten auf. Die hepatolienale Periode klingt vom 5. Schwangerschaftsmonat an allmählich ab.

Medulläre (myeloische) Periode. Im 5. Fetalmonat setzt Blutbildung im **Knochenmark** aller Knochen, den definitiven Blutbildungsstätten, ein („rotes Knochenmark"). Die zunächst noch unreifen *Granulozyten* sind am Ende des 6. Monats weitgehend ausdifferenziert, *Monozyten* entstehen. *Lymphozyten* werden im 4. Monat zuerst in der Leber, dann im Knochenmark gebildet. Von hier aus wandern sie teils in den Thymus ein und besiedeln im Anschluss als *T-Lymphozyten* die lymphatischen Organe, wo sie sich weiter vermehren, teils gelangen sie als künftige *B-Lymphozyten* aus dem Knochenmark direkt in die peripheren lymphatischen Organe (spezifisches Abwehrsystem, S. 400).

Postnatale Blutbildung

Nach der Geburt entstehen Blutzellen v. a. im roten Knochenmark, **Medulla ossium rubra** (**A**), die Lymphozyten vermehren sich in den **lymphatischen Organen** Thymus, Lymphknoten und Milz. Die Lymphozytopoiese erreicht um das 6. Lebensjahr die Größenordnung des Erwachsenen.

Mit Abschluss des Längenwachstums zieht sich die medulläre Blutbildung auf das **Mark der Röhrenknochenepiphysen** sowie der **kurzen platten Knochen** zurück. Bei chronischen Blutverlusten oder bei Schädigung des Knochenmarks kann die Blutbildung in den Diaphysen und im Bindegewebe von Leber und Milz wieder einsetzen.

Knochenmark. Es füllt die Markhöhlen der Röhrenknochen und die Lücken der Spongiosa aus. Als Markorgan wiegt es etwa 2000 g. Die Hälfte davon ist beim Erwachsenen rotes, die andere Hälfte gelbes Knochenmark (Fettmark).

Das **rote Knochenmark** beherbergt zwischen Knochenbälkchen und Fettzellen (**B1**) gelegenes *retikuläres Bindegewebe* (fibroblastische Retikulumzellen), in dessen Maschen die *hämatopoietischen Herde* liegen (Zellen der *Erythrozytopoiese* **B2**, der *Granulozytopoiese* sowie *Knochenmarksriesenzellen* **B3** für die Thrombozytopoiese). Es wird von weiten *Blutsinus mit fenestriertem Endothel* durchzogen, die aus den Vasa nutricia des Knochens hervorgehen. Ausgereifte Blutzellen gelangen durch Lücken in den Endothelzellen in die Marksinus. Diese münden in Markvenen, die den gleichen Verlauf wie die Arterien nehmen. Das Knochenmark enthält keine Lymphgefäße.

B4 Eosinophiler Myelozyt.

Hämozytoblast. Er ist **pluripotente Stammzelle** für die Bildung aller Blutzellen. Er ist funktionell, nicht aber morphologisch eindeutig charakterisiert und ähnelt am ehesten einem mittelgroßen Lymphozyten. Pluripotente Stammzellen können im Ruhezustand verharren oder sich teilen, entweder ohne Änderung ihrer Eigenschaften oder unter Spezialisierung auf eine der verschiedenen Blutzellreihen. Aus dem gemeinsamen Stammbaum (S. 399) zweigt zuerst die lymphozytäre Reihe ab.

Klinischer Hinweis. Eine Vermehrung von Bindegewebsfasern im Knochenmark wird **Myelofibrose** genannt.

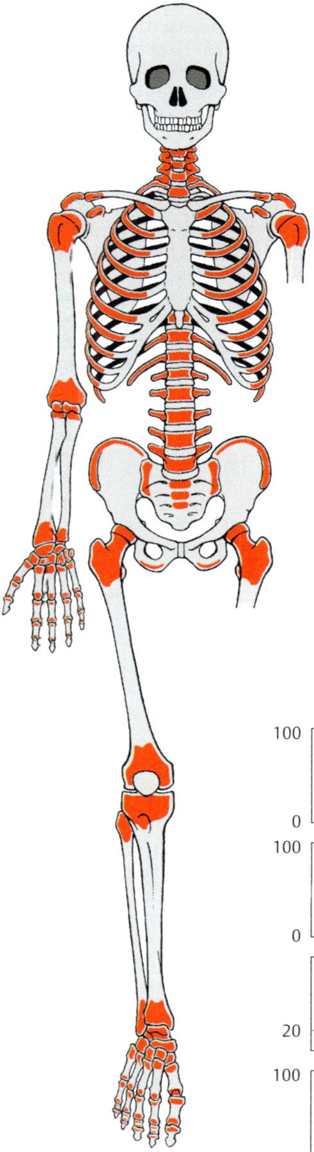

A Rotes Knochenmark beim Erwachsenen

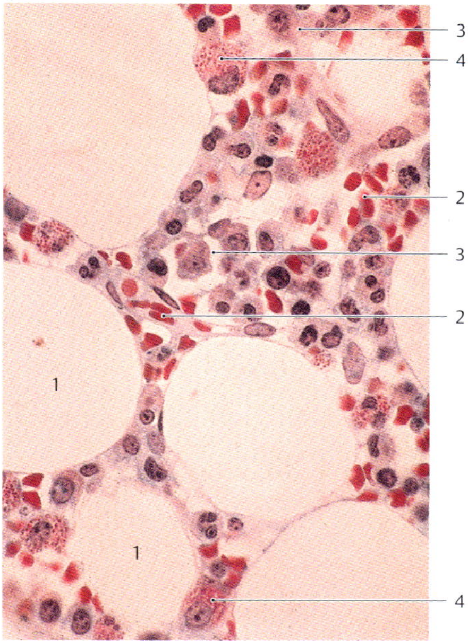

B Knochenmark. Färbung: May-Grünwald, Giemsa; Vergr. 440fach

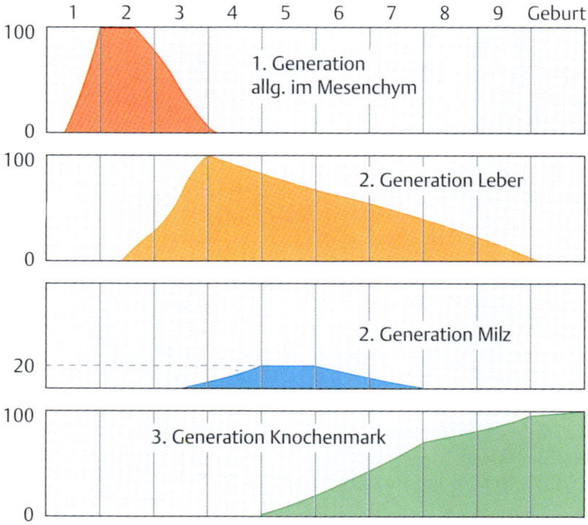

C Blutbildung in der Embryonal- und Fetalzeit

Blutbildung – Hämatopoiese

Die Zellen des Blutes und der Abwehrsysteme entstehen teils im roten Knochenmark (Erythro-, Granulo-, Mono-, Lympho- und Thrombozyten), teils in lymphatischen Organen (Zellen des Immunsystems). Gemeinsame Stammzelle aller Blutzellen ist der multipotente **Hämozytoblast** (**1**). Aus seiner Mitose gehen zwei Zellen hervor, die eine bleibt pluripotent, die andere wird in Abhängigkeit vom Einwirken verschiedener Wachstums- und Differenzierungsfaktoren zur irreversibel determinierten **Progenitorzelle** (unipotente Stammzelle jeweils einer Blutzellreihe). Vorläuferzellen werden zu **Blasten** und über Zwischenstufen zu **reifen Blutzellen**.

Erythrozytopoiese. Ihr gehören etwa 30% der unreifen Knochenmarksblutzellen an. Aus dem **Hämozytoblasten** (**1**) entstehen **Proerythroblast** (**2**) und **Erythroblast** (**3**). Beide sind morphologisch identifizierbar. Die in 4 Teilungsschritten verlaufende Proliferation der polychromatischen Erythroblasten führt zur Verkleinerung der Zellen und ihrer Kerne, während die Menge des Hämoglobins zunimmt; die Zellen werden azidophil. Erythroblasten sind meistens perisinusoidal in kleinen Gruppen angeordnet, in deren Zentren 1–2 Retikulumzellen liegen, die sowohl Eisen für die Hämsynthese zur Verfügung stellen („*Ammenzellen*") als auch regulierend auf die Erythropoiese einwirken.
Zellteilungen der Erythroblasten führen zu **Normoblasten** (**4**), aus denen der inzwischen exzentrisch verlagerte dichte Zellkern ausgestoßen und von Knochenmarksmakrophagen phagozytiert wird. Dieser Vorgang führt zum **Erythrozyten** (**5**). Nicht völlig ausgereifte Erythrozyten, **Retikulozyten** (**6**), enthalten noch netzförmig angeordnete Reste von basophilen Ribosomen, die *Substantia granulofilamentosa*. Der wichtigste Regulationsfaktor der Erythropoiese ist das in der Niere gebildete Hormon **Erythropoietin**, ein Glykoprotein, ferner werden *Vitamin B_{12}*, *Folsäure* und *Wachstumsfaktoren* benötigt.

Eisenkreislauf. In der Milz werden überalterte Erythrozyten phagozytiert und abgebaut. Das Hämoglobineisen wird vorübergehend in den Phagozyten des retikulären Bindegewebes als **Hämosiderin** gespeichert (Nachweis mittels Berliner-Blau-Reaktion). Aus Hämosiderin wird **Ferritin** freigesetzt. Auf dem Blutweg - jeweils 2 Fe^{3+}-Ionen an ein Proteinmolekül **Transferrin** gebunden – gelangt das Eisen ins Knochenmark, wo es von Retikulumzellen aufgenommen und wieder an die umliegenden Erythroblasten abgegeben wird.

Granulozytopoiese. Die Entwicklung der 3 granulozytären Reihen führt über den kaum mit Granula ausgestatteten **Myeloblasten** (**7**) und den **Promyelozyten** (**8**) zum granulierten **Myelozyten** (**9**). Die Anfärbbarkeit seiner Granula definiert seine Zugehörigkeit zur neutrophilen, eosinophilen oder basophilen Entwicklungslinie, die jeweils über den **Metamyelozyten** (**10**) und den **stabkernigen** (**11**) zum terminal differenzierten **segmentkernigen Granulozyten** (**12**) führt. Kriterium der **Reife** sind *fadenförmige Kerneinschnürungen* mit meist 3–4 Segmenten. Granulozyten wandern durch die Wand der Knochenmarksinus ins Blut. Das Knochenmark beherbergt ein Vielfaches der im Blut zirkulierenden Granulozytenanzahl; bei Bedarf können zusätzliche Zellen rasch mobilisiert werden. Die Neubildung von Granulozyten wird generell von Wachstumsfaktoren stimuliert. Ebenso kann sie generell oder selektiv gehemmt werden, z.B. Reduzierung der Eosinophilen durch Adrenalin oder Glukokortikoide.

Monozytopoiese. Monozyten (**13**) leiten sich von **Monoblasten** (**14**) über **Promonozyten** ab.

Thrombozytopoiese. Die Megakaryozyten (**15**), Knochenmarksriesenzellen, entstehen über Vorstufen, **Megakaryoblast** (**16**) und **unreifer Megakaryozyt** (**17**). **Megakaryozyten** (**15**) haben einen großen gelappten Kern und ein feingranuliertes Zytoplasma mit pseudopodienartigen Ausläufern. Die **Thrombozyten** (**18**) entstehen durch Fragmentierung der Megakaryozyten, die nach wiederholter Thrombozytenbildung zugrunde gehen.

Lymphozytopoiese. Die immunologisch inkompetenten Vorläuferzellen verlassen das Knochenmark und werden in lymphatischen Organen zu T- oder B-Lymphozyten (**19**) geprägt. Nach Primärkontakt mit Antigenen entstehen T- oder B-**Immunoblasten** (**20**), aus denen bei T-Prägung **Immunozyten** (**21**), bei B-Prägung **Plasmazellen** (**22**) oder **Gedächtniszellen mit T- oder B-Prägung** (**23**) hervorgehen (S. 402).

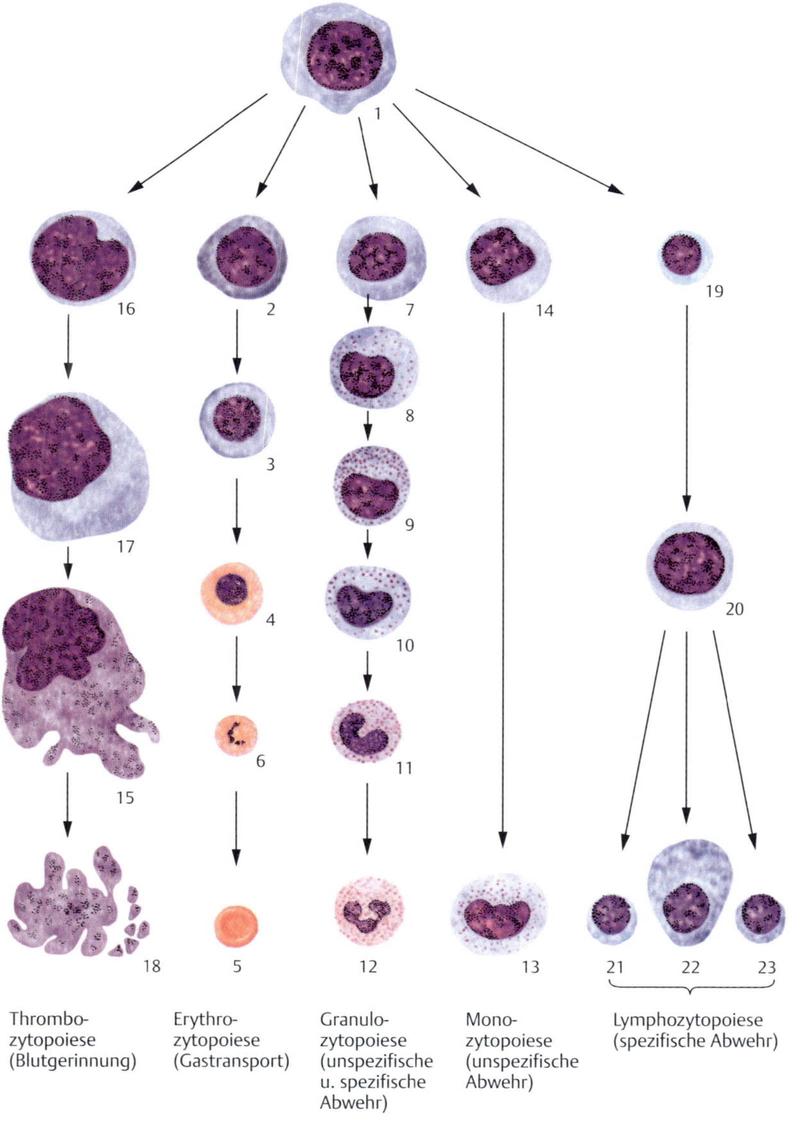

Bildung der Blut- und Abwehrzellen in den Blutbildungsstätten

Abwehrsysteme

Unser Organismus wird täglich mit zahlreichen mikrobiellen Erregern (Bakterien, Viren, Protozoen, Pilzen) und giftigen Fremdstoffen konfrontiert, die über Haut, Magen-Darm-Trakt oder Atemwege in das Körperinnere gelangen. Gemessen an der großen Zahl infektiöser Keime, die unsere Umwelt und die Nahrung besiedeln, erkrankt der Mensch nur selten, und wenn, sind die meisten Infektionen zeitlich begrenzt und hinterlassen kaum bleibende Schäden. Dies verdanken wir einem wirksamen **Immunsystem** (Abwehrsystem), das auf einem komplizierten Zusammenspiel von Zellen und löslichen Proteinen beruht.

Die **Hauptaufgabe** des Immunsystems besteht also darin, das Eindringen infektiöser Mikroorganismen zu verhindern oder bereits eingedrungene Keime und/oder Fremdstoffe zu bekämpfen. Der Begriff „**Immunität**" bezeichnet in diesem Zusammenhang die Fähigkeit, körpereigene („Selbst") von körperfremden („Nicht-selbst") Strukturen zu unterscheiden und gegen „Nicht-selbst" spezifische Antikörper (= *humorale Immunabwehr*) und/oder spezifisch reagierende Lymphozyten (= *zellvermittelte Immunabwehr*) zu bilden. **Antigene** sind lösliche oder partikuläre Substanzen, die eine solche Immunantwort auslösen. Der Kontakt mit dem Antigen hinterlässt im Organismus eine Art Erinnerung, **immunologisches Gedächtnis**, das bei erneuter Konfrontation mit demselben Antigen für eine schnelle Immunantwort sorgt.

Spezifisches Abwehrsystem (erworbene oder adaptive Immunität). Hauptakteure sind die **immunologisch kompetenten T-Lymphozyten** (zelluläre Immunantwort) und die von den **B-Lymphozyten** produzierten löslichen **Antikörper** (humorale Immunantwort). Beide Lymphozytenarten entwickeln ihre **Immunkompetenz** über Vorläuferzellen (S. 398). Körpereigene Substanzen werden von den Lymphozyten als „Selbst" erkannt und im Unterschied zu Fremdmaterial („Nicht-selbst") nicht angegriffen.

Klinischer Hinweis. Das Ausbleiben einer Immunantwort auf körpereigene Komponenten wird als **immunologische Toleranz** bezeichnet. Tritt diese Toleranz gegenüber körperfremden Antigenen auf, können fatale gesundheitliche Folgen resultieren. Umgekehrt führt eine Hyperreagibilität des spezifischen Abwehrsystems zur Zerstörung körpereigener Strukturen und Moleküle und damit zu **Autoimmunerkrankungen**.

Unspezifisches Abwehrsystem (natürliche oder angeborene Immunität). Es hat eine augenblickliche und lokale Vernichtung von Krankheitserregern (Fremdkörpern) sowie von im Körper entstandenen entarteten Zellen zum Ziel.

Die wichtigsten Zellen der unspezifischen Abwehr sind die **Phagozyten**:

Neutrophile Granulozyten (S. 392 ff. und S. 403 **E**) sammeln sich in den ersten Stunden im Entzündungsherd, angelockt durch Krankheitserreger und Zellabbaustoffe. Sie phagozytieren körperfremdes Material und bauen es mit Hilfe *lysosomaler Enzyme* ab. Zugleich scheiden sie *proteolytische Enzyme* zur Erweichung des entzündlichen Infiltrats aus, was zur Abszessbildung führen kann. Die Granulozyten gehen dabei zugrunde, wodurch Eiterkörperchen entstehen.

Makrophagen (S. 403 **G**) stammen von Monozyten ab. Als **mobile „Exsudatmakrophagen"** wandern sie in Entzündungsherde ein und bilden in serösen Höhlen die *Pleura-* und *Peritonealmakrophagen*, in den Lungen die *Alveolarmakrophagen*. **Sessile Gewebsmakrophagen** sind die *Kupffer-Sternzellen* der Leber sowie die *histiozytären Retikulumzellen* in Milz, Lymphknoten und Knochenmark. Diese Zellen werden als **mononukleäres Phagozytensystem, MPS** (früher retikulo-endotheliales System, RES, oder retikulo-histiozytäres System, RHS, genannt), zusammengefasst. Sie spielen auch im spezifischen Abwehrsystem eine wichtige Rolle und produzieren als hochaktive sekretorische Zellen eine Vielzahl humoraler Faktoren, die wiederum zur Einwanderung und Aktivierung neuer Phagozyten führen. Phagozytose und Zytotoxizität werden durch humorale Faktoren wie Lysozym, Akut-Phase-Proteine, Zytokine und Proteine des sog. Komplementsystems unterstützt. Zu den von Monozyten abstammenden Makrophagen gehören auch die *Osteoklasten*, die Knochen abbauen, und die *Mesogliazellen*, Abwehr- und Abraumzellen im Zentralnervensystem.

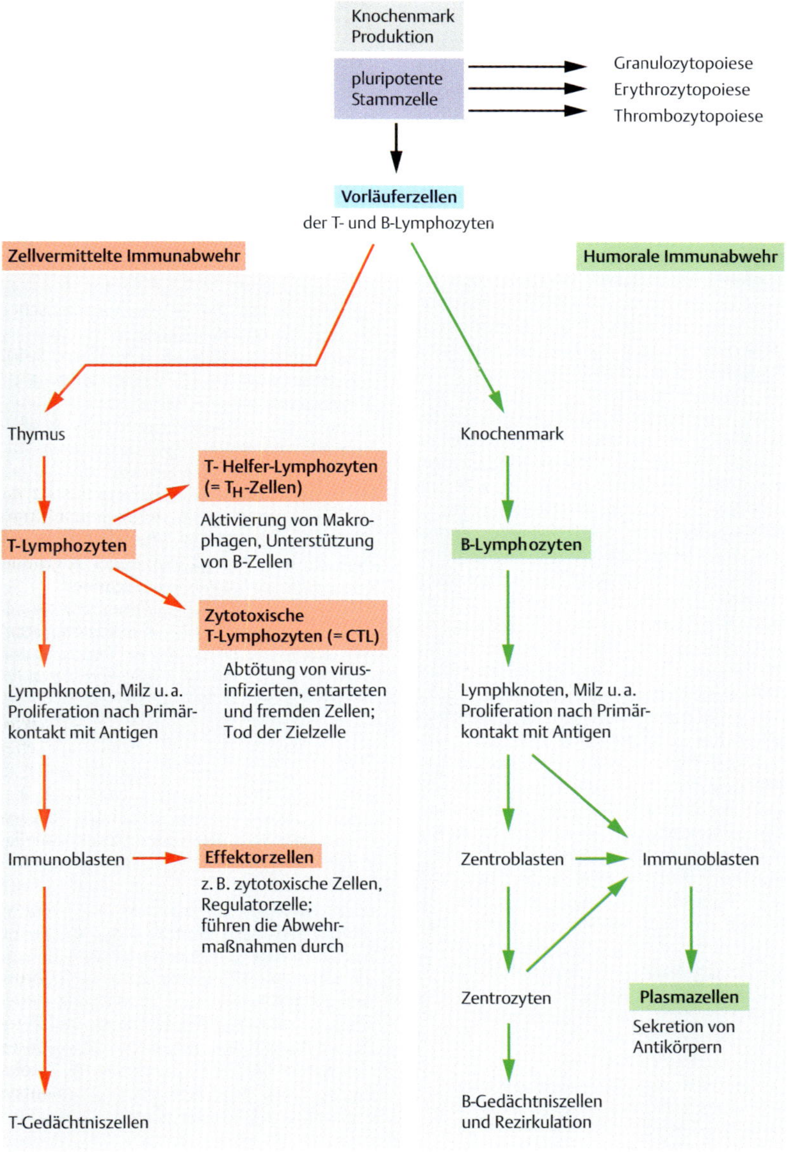

A Zweigleisigkeit des Immunsystems

Zellen des Immunsystems

Die Zellen des spezifischen Immunsystems sind die Lymphozyten (**A**). Man unterscheidet **T-Zellen** und **B-Zellen**. Sie zeichnen sich durch einen meist runden, chromatinreichen Kern aus (**A**).

T-Lymphozyten. Die thymusabhängigen Lymphozyten entwickeln sich in der **Thymusrinde** zu verschiedenen Subtypen (s.u.) und werden einer Auslese unterzogen - nur diejenigen Zellen verlassen den Thymus, die körpereigenes Gewebe erkennen und Abwehrfunktionen ausschließlich gegen körperfremde Stoffe entwickeln. Diese T- Lymphozyten gelangen auf dem Blutweg in die **T-Regionen lymphatischer Organe** und treten als immunkompetente Zellen über den Lymphweg erneut in den Blutstrom ein. Die Lymphozyten sind durch bestimmte Oberflächenmoleküle charakterisiert. Sie tragen einen **T-Zell-Rezeptor**, der für die spezifische Bindung des Antigens verantwortlich ist.
Subpopulationen (S. 401). Hierzu gehören u.a. die **T-Helfer-Zellen**, deren Rolle hauptsächlich in der *Koordination der Immunantwort* liegt. Durch die Ausschüttung von Zytokinen beeinflussen sie Entwicklung, Differenzierung und Aktivierung anderer Immunzellen, z.B. der B-Lymphozyten, deren Immunantwort (Proliferation und Sekretion von Antikörpern) von der Hilfe spezifisch gegen das entsprechende Antigen reagierender T-Zellen abhängt. **T-Suppressor-Lymphozyten** dagegen können die Immunantwort der B-Zellen, der T-Helfer-Zellen und der zytotoxischen T-Zellen über einen bisher noch nicht näher bekannten Mechanismus unterdrücken. **Zytotoxische T-Lymphozyten** können antigene Zellen, speziell virusinfizierte und entartete körpereigene Zellen, durch direkten Kontakt zerstören und spielen bei der Abstoßung von Allotransplantaten eine wichtige Rolle. Die von ihnen freigesetzten zytotoxischen Peptide, z.B. *Perforin*, lysieren die Zielzellen, ohne hierbei selbst zerstört zu werden.

Die Spezifität jeder dieser Funktionen wird mit dem ersten Antigenkontakt, dem **Primärkontakt**, erworben, durch den der T-Lymphozyt zunächst zum proliferierenden **T-Immunoblasten** (**B**) aktiviert wird. Zeitgleich mit der Proliferation der T-Immunoblasten entstehen **Gedächtniszellen**, die langfristig das auslösende Antigen wiedererkennen.

B-Lymphozyten. Sie sind ebenfalls immunkompetente Zellen und vermitteln die spezifische humorale Immunabwehr. Sie tragen auf ihrer Membran **Immunglobulin-Rezeptoren** (Antikörper) mit hoher Spezifität. Nach Kontakt mit dem „passenden" Antigen (Schlüssel-Schloss-Prinzip) proliferieren sie und differenzieren sich größtenteils zu Antikörper-produzierenden Plasmazellen (= **direkte Plasmazellbildung**).

Plasmazellen (C, F) sind ausdifferenzierte große **basophile** Zellen (Durchmesser 15–20 µm). Ihr Kern liegt exzentrisch und weist eine lichtmikroskopisch erkennbare **Radspeichenstruktur** auf (**C**). Als **effektivste Antikörperproduzenten** enthalten sie ein ausgedehntes raues endoplasmatisches Retikulum (**F1**), die Bildungsstätte der Immunglobuline. Die Plasmazelle teilt sich nicht mehr; ihre Lebensdauer beträgt etwa 4 Tage. Die Immunglobuline werden in das Bindegewebe abgegeben und erreichen auf dem Blutweg das Antigen, mit dem sie sich verbinden und es dabei vernichten.

Indirekte Plasmazellbildung. Bei wiederholtem Kontakt mit einem bestimmten Antigen (**Sekundärkontakt**) werden spezifische **Gedächtniszellen** aktiviert. Diese besitzen bereits Rezeptoren für das betreffende Antigen und entstehen im Rahmen des Erstkontakts aus B-Lymphozyten über verschiedene Zwischenformen (**Zentroblast, Zentrozyt**) im Keimzentrum des Sekundärfollikels (S. 410). Gedächtniszellen reagieren auch noch nach Jahren auf „ihr" Antigen mit einer raschen Differenzierung in Antikörper-produzierende Plasmazellen. Gedächtniszellen bilden damit die zelluläre Basis des immunologischen Gedächtnisses.

Mastzellen (D). Sie stammen von hämatopoietischen Vorläuferzellen des Knochenmarks ab und beherbergen große Granula, die wegen ihres Gehaltes an Heparin (Hemmung der Blutgerinnung) und Chondroitinsulfat stark basophil sind. Die Mastzelle ist die wichtigste Effektorzelle bei allergischen Geschehen. Mastzellen kommen überall im Bindegewebe vor, besonders reichlich in Gefäßnähe und in allen Schleimhäuten.

E Neutrophiler Granulozyt mit Phagolysosomen (1),
G Makrophage mit Phagosom (1).

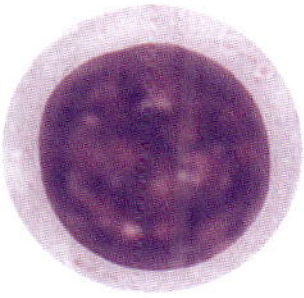

A Lymphozyt

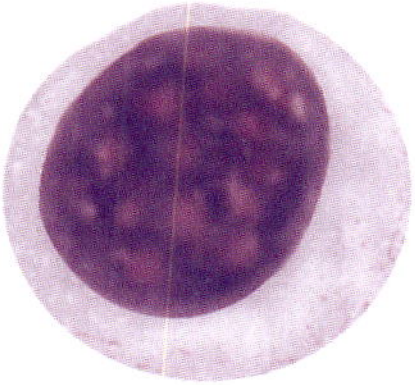

B Immunoblast

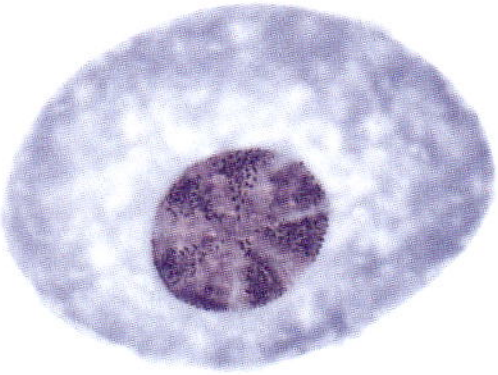

C Plasmazelle, lichtmikroskopisch

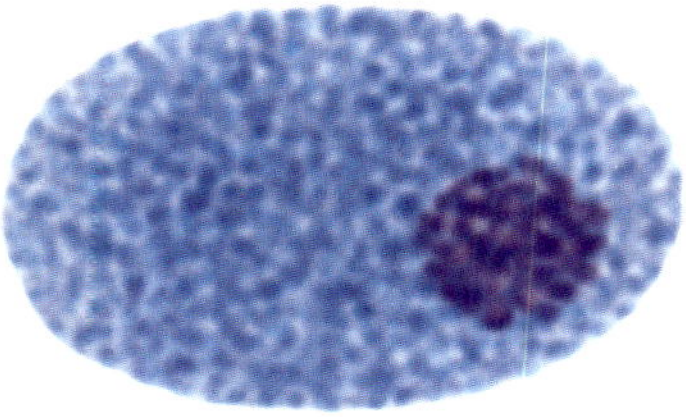

D Mastzelle

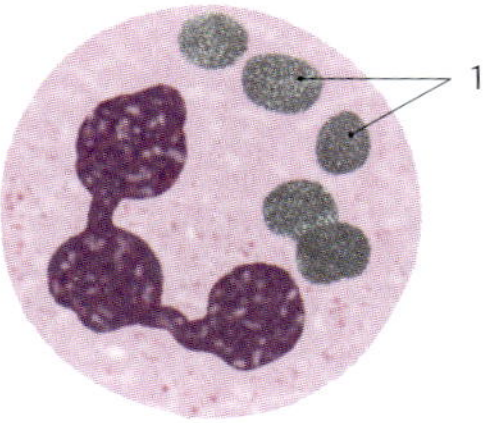

E Neutrophiler Granulozyt mit Phagolysosomen

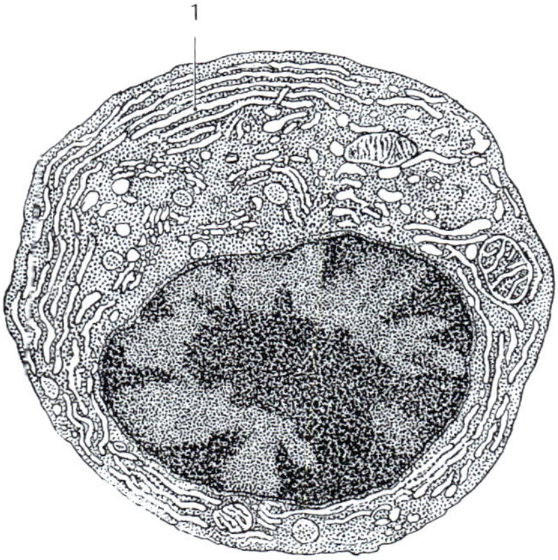

F Plasmazelle, elektronenmikroskopische Dimension

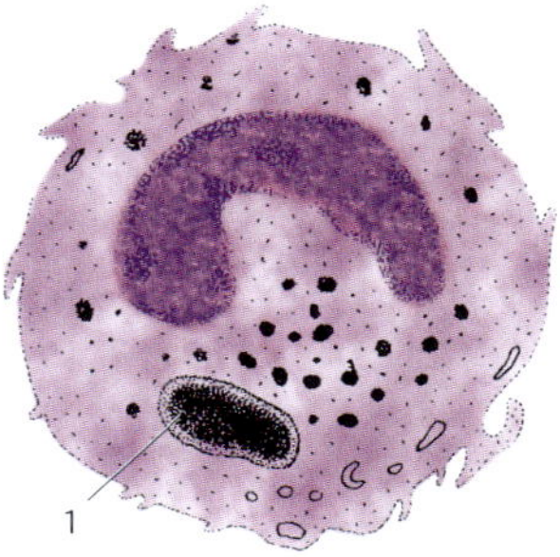

G Makrophage mit Phagosom

Zellen des Immunsystems

Lymphatische Organe

Übersicht

Die lymphatischen Organe sind wichtige Organe des spezifischen Abwehrsystems (S. 400 ff.). Die **primären lymphatischen Organe** dienen der Bildung, Entwicklung und Reifung der Immunzellen. In den **sekundären lymphatischen Organen** findet die Auseinandersetzung der Immunzellen mit Fremdstoffen statt.

Primär lymphatische Organe

Medulla ossium. Das Knochenmark (S. 396) enthält u. a. die aus Hämozytoblasten hervorgegangenen Lymphozytenstammzellen, ferner die Vorläuferzellen des mononukleären Phagozytensystems (MPS).

Thymus, Bries. Er nimmt innerhalb der lymphatischen Organe eine übergeordnete Stellung für die Ausbildung des Immunsystems ein (S. 406).

Sekundär lymphatische Organe

Lymphoepitheliale Organe. Hierzu zählen: *Tonsilla pharyngealis* (Rachenmandel), *Tonsilla palatina* (Gaumenmandel), *Tonsilla lingualis* (Zungenmandel), *Tonsilla tubaria* am Eingang der Ohrtrompete (Tuba auditiva), *Seitenstränge* in der seitlichen und hinteren Pharynxwand (S. 416).

Schleimhaut-assoziiertes lymphatisches Gewebe – Mucosa Associated Lymphoid Tissue, **MALT.** Hierzu zählen: Darm-assoziiertes lymphatisches Gewebe - Gut Associated Lymphoid Tissue, **GALT:** intraepitheliale Lymphozyten und Lymphozyten der Lamina propria, Noduli lymphatici solitarii innerhalb der Lamina propria mucosae des Dünndarms, Noduli lymphatici aggregati, Peyer-Plaques, innerhalb der Lamina propria mucosae und der Tela submucosa des Dünndarms und des Wurmfortsatzes (S. 418), Bronchus-assoziiertes lymphatisches Gewebe - Bronchus Associated Lymphoid Tissue, **BALT**; ferner lymphatisches Gewebe des Urogenitaltraktes, der Conjunctiva palpebrae sowie der tränenableitenden Wege.

Haut-assoziiertes lymphatisches Gewebe – Skin Associated Lymphoid Tissue, **SALT.**

Lymphoretikuläre Organe. Hierzu zählen *Lymphknoten* (S. 410) und *Milz* (S. 412).

Bauelemente

Zelluläre Elemente. In den lymphatischen Organen kommen vor: B- und T-Lymphozyten, Monozyten (**A**) und Makrophagen, polymorphkernige Granulozyten, Mastzellen (**B**) und Plasmazellen, natürliche Killerzellen.

Retikuläres Bindegewebe. Es ist eine spezielle Form des faserarmen Bindegewebes. Seine verästelten, fortsatzreichen **fibroblastischen Retikulumzellen** mesenchymalen Ursprungs bilden einen weitmaschigen dreidimensionalen Gewebsverband (**C**). Sie bringen die mit Silbersalzen imprägnierbaren **retikulären Fasern** hervor. Man unterscheidet ferner **histiozytäre Retikulumzellen**, die zur Phagozytose befähigt sind und als Monozyten-Abkömmlinge gelten. **Dendritische Zellen** haben bäumchenartig verzweigte Ausläufer, mit denen sie Lymphozyten umfassen. Zu unterscheiden sind *interdigitierende dendritische Zellen (IDC)* mit unregelmäßig geformten Kernen und langen fingerartigen Fortsätzen, die Kontakte mit T-Lymphozyten eingehen, und *follikuläre dendritische Zellen (FDC)*, die mehrkernig sein können und fast ausschließlich in den Keimzentren (S. 410) vorkommen. Dendritische Zellen sind *akzessorische Zellen des Immunsystems.*

B- und T-Zell-Regionen. Die lymphatischen Organe und Gewebe werden lokal unterschiedlich von B- und T-Lymphozyten besiedelt. B-Lymphozyten sind bevorzugt in Primär- und Sekundärfollikeln (S. 410) angesiedelt, T-Lymphozyten dagegen in variablen, für die einzelnen lymphatischen Organe spezifischen Bereichen.

Lymphgefäße. Sie führen aus den Interstitien und den interzellulären Bindegewebsbereichen der Organe und Gewebe (ausgenommen ZNS) einen Teil der Gewebsflüssigkeit in das venöse Blut zurück (S. 410).

Epitheloide Venulen sind postkapilläre Venulen mit kubischem bis zylindrischem Endothel (High endothelial Venules, **HEV**), das auf seiner Oberfläche Adhäsionsmoleküle trägt, die von Rezeptoren auf zirkulierenden Lymphozyten erkannt werden und über Ausmaß der Lymphozytenrückkehr (**Homing**) entscheiden.

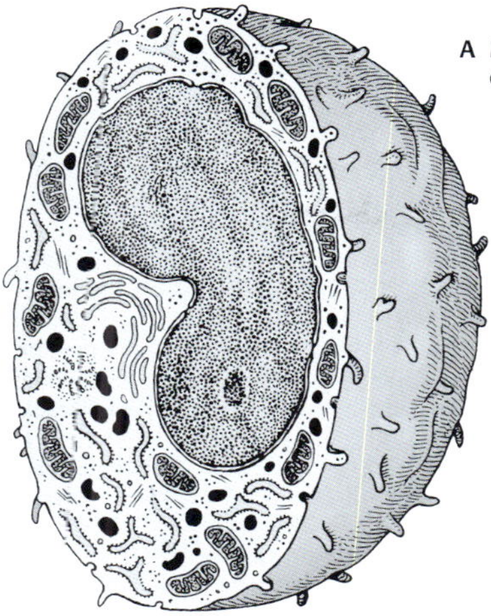

A Monozyt aus dem retikulären Bindegewebe, elektronenmikroskopische Dimension

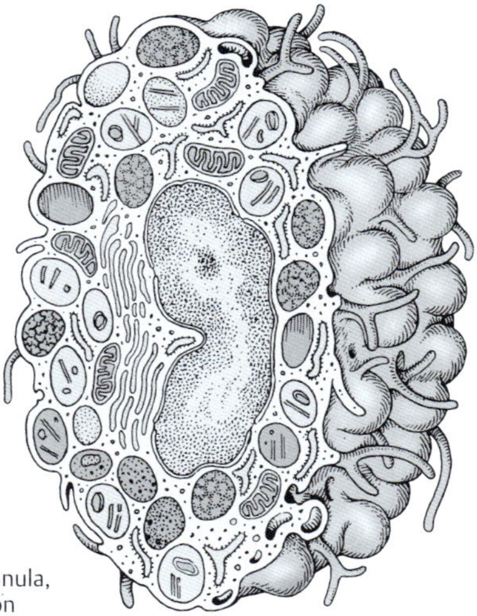

B Mastzelle mit elektronendichten Granula, elektronenmikroskopische Dimension

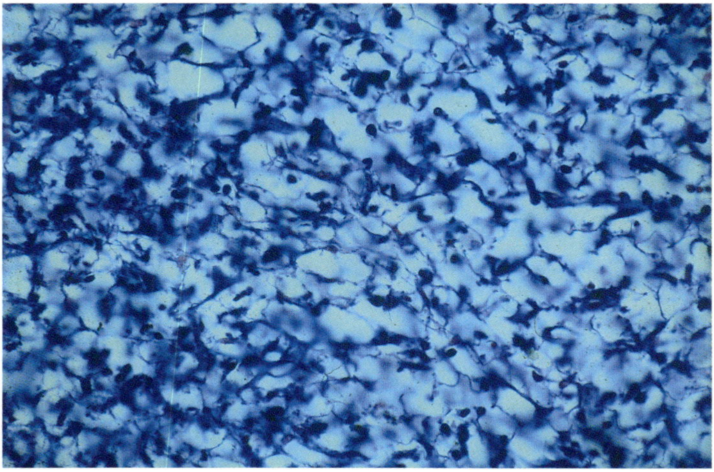

C Retikuläres Bindegewebe der Milz. Färbung: Methylblau-Eosin; Vergr. 200fach

Thymus

Der Thymus, Bries, ist das primäre lymphatische Organ des T-Zell-Systems und damit das **übergeordnete Steuerorgan** für die Ausbildung der Immunabwehr. Er wird zu den branchiogenen Organen gerechnet.

Entwicklung

Das **Thymusepithel** geht beiderseits aus dem ventralen Entoderm der 3. Schlundtasche und vermutlich aus dem Ektoderm der Vesicula cervicalis hervor. Sein Grundgerüst besteht aus **Retikulumzellen** epithelialer Herkunft, die sich folglich von den Retikulumzellen des gefäßbegleitenden mesenchymalen retikulären Bindegewebes unterscheiden. In die rein epitheliale Anlage wachsen bereits in der 8. Embryonalwoche **Kapillaren** ein; zwischen der 9. und 12. Woche wird die Oberfläche der epithelialen Thymusanlage durch einwachsende **Mesenchymsepten** modelliert, wodurch *Pseudolobuli* entstehen. Die Thymusanlage gelangt schließlich beiderseits hinter der Schilddrüsenanlage ins Mediastinum, wobei die Verbindung mit dem Schlund verloren geht. Das Stützgewebe aus epithelialen Thymusretikulumzellen wird ab der 8./9. Schwangerschaftswoche von **Lymphozytenstammzellen** mesenchymaler Herkunft besiedelt, und zwar zunächst von Zellen aus den Blutinseln des Dottersakkes, dann von Zellen aus dem hämatopoetischen Gewebe der Leber und Milz und nach der Geburt schließlich von Lymphozytenvorläuferzellen des Knochenmarks. Aus den Vorläuferzellen gehen unter starker Proliferation **T-Lymphozyten** (Thymus-Lymphozyten), ferner **Regulatorzellen** (*T-Helfer-Zellen, T-Suppressor-Zellen*) und **zytotoxische T-Zellen** hervor. Alle im Thymus vorkommenden lymphoiden Zellen werden auch **Thymozyten** genannt.

Gestalt und Lage

Der Thymus besteht aus **2** meist ungleich großen, nicht oder unvollständig miteinander verwachsenen **Lappen**. Er liegt hinter dem Sternum im **oberen Mediastinum** (**A**) vor den großen Leitungsbahnen, d.h. vor den *Venae brachiocephalicae* und der *Vena cava superior* über dem Herzbeutel. Er wird beiderseits von den Umschlagrändern der Pleura costalis in die Pleura mediastinalis begrenzt. Die Umschlagränder bilden in Höhe des Sternalansatzes der 2. Rippe das **„Thymusdreieck"** (rotes Dreieck in **A**), dessen untere Spitze gegen die obere Spitze des „Herzdreiecks" gerichtet ist.

Beim **Neugeborenen** (**B**) ist der paarig angelegte Thymus ein etwa 5 cm langer sowie ein je 1,5 cm breiter und dicker Strang. Er wiegt etwa 11 – 13 g. Im 1. – 3. Lebensjahr nimmt sein Gewicht auf etwa 27 g zu. Auf dem Höhepunkt seiner Entwicklung, der Pubertät, wiegt der Thymus zwischen 20 und 30 g.

Beim **Kind** ist der Thymus besonders stark entwickelt. Beide Thymuslappen reichen kranial bis zum Unterrand der Schilddrüse, kaudalwärts bis in den 4. Interkostalraum. Der Thymus kann in dieser Größe eine Verbreiterung des Röntgenschattens der Herzbasis hervorrufen. Ein oberer Fortsatz kann sich einseitig oder beidseitig durch die obere Thoraxapertur hinter das mittlere Blatt der Halsfaszie ausdehnen.

Beim **Erwachsenen** kommt nur noch ein funktionstüchtiger **Thymusrest** (**C**) vor, der hinter dem Manubrium sterni einen wesentlich kleineren Raum einnimmt als der Thymus beim Jugendlichen.

Gefäße, Nerven und Lymphabfluss

Arterien. *Rr. thymici* kommen hauptsächlich von der **A. thoracica interna** sowie aus den **Aa. pericardiacophrenicae**, gelegentlich auch aus den Schilddrüsenarterien.

Venen. *Vv. thymici* ziehen zu beiden **Vv. brachiocephalicae**, kleine Venen auch zu den Vv. thyroideae inferiores.

Lymphgefäße. Sie ziehen zu den **Nodi lymphatici mediastinales anteriores** an den Vv. brachiocephalicae und am Aortenbogen. Der Thymus hat keine afferenten Lymphgefäße.

Vegetative Nerven. Sie stammen vom **N. vagus** und vom **Truncus sympathicus**. Sie ziehen sowohl mit den Herznerven und ihren Geflechten als auch mit dem N. phrenicus und den Gefäßnerven zum Thymus. Gefäße und Nerven ziehen in Bindegewebssepten in die Tiefe des Organs bis zur Mark-Rinden-Grenze, von wo sie unter Verzweigungen in das Mark eindringen und die Rinde versorgen.

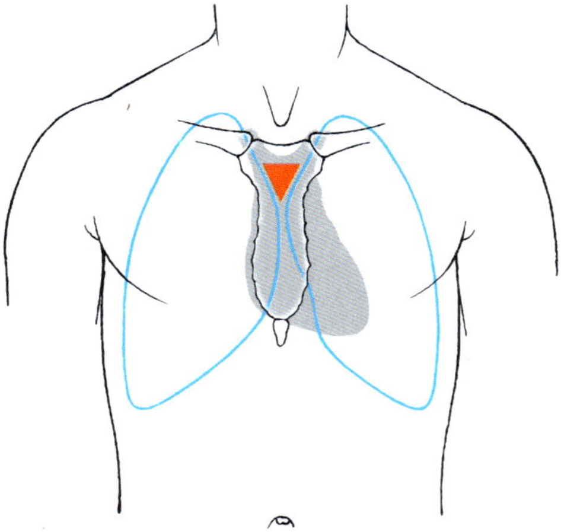

A Lage des Thymus

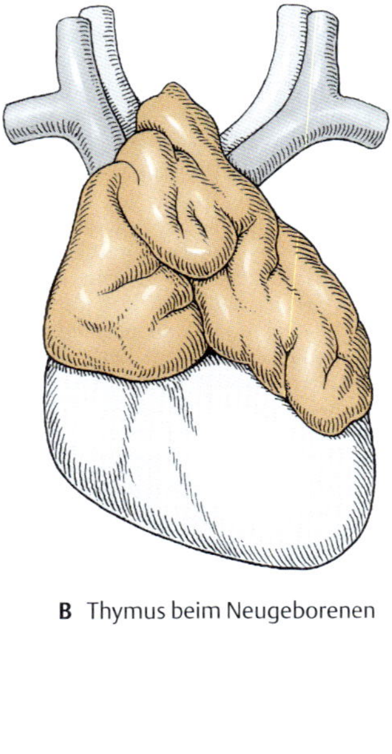

B Thymus beim Neugeborenen

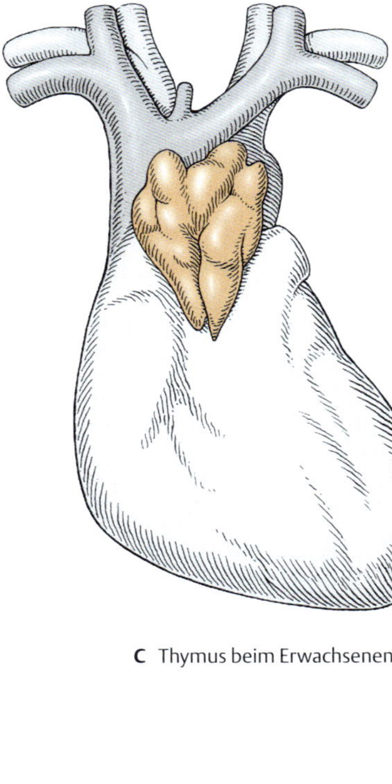

C Thymus beim Erwachsenen

Feinbau des Thymus

Der Grundaufbau des Thymus ist durch **epitheliale Retikulumzellen** (Epitheliozyten) und **Lymphozyten** bestimmt (lymphoepitheliales Organ). Er setzt sich aus strauch- oder baumartig verzweigten **Gewebssträngen** zusammen, die im Anschnitt wie *Läppchen* (**A1, B**) aussehen und in eine äußere zellreiche **Rinde** (**AB2**) und ein zentrales zellärmeres **Mark** (**A–C3**) gegliedert werden. Außen wird der Thymus von einer **Bindegewebskapsel** umgeben, von der aus kurze gefäßführende *Septen* ins Organinnere ziehen (**AB4**).

Epitheliale Retikulumzellen oder **Thymusepithelzellen.** Sie haben große, blass gefärbte Kerne und ein schwach eosinophiles Zytoplasma, das Zytokeratinfilamente enthält. Ihre langen, schlanken **Fortsätze** stehen untereinander durch *Desmosomen* in Verbindung und bilden ein schwammartiges **Maschennetz**, in dem sich T-Lymphozyten befinden.

Rinde. Die Räume des epithelialen Maschengitters sind dicht mit T-Lymphozyten (Thymozyten) (**AB2**) gefüllt und erscheinen dadurch dunkler gefärbt. Unter der bindegewebigen Kapsel (**B4**) befindet sich eine **geschlossene Schicht kortikaler Epitheliozyten** mit ausgeprägten *Golgi-Komplexen* und *Zisternen des rauen endoplasmatischen Retikulums*. In der unmittelbar darunter gelegenen **Rinden-Randzone** vermehren sich die in den Thymus eingewanderten Lymphozyten. Sie werden von den Fortsätzen der Epitheliozyten (*Ammenzellen*) umschlossen.

Die Population der kleinen Lymphozyten der Thymusrinde erneuert sich alle 3–4 Tage. Thymuslymphozyten gelangen ständig ins Blut, mit steigendem Lebensalter jedoch in geringerer Menge. Die größte Zahl der in den Thymus eingewanderten Lymphozyten geht bereits in der Thymusrinde während der Ausbildung der körpereigenen Immuntoleranz zugrunde.

Mark. In dem engen epithelialen Maschennetz (**A–C3**) kommen weniger Lymphozyten vor. An der **Rinden-Mark-Grenze** bilden **medulläre Retikulumzellen** einen epithelartigen Zellverband. Charakteristisch sind die **eosinophilen Hassall-Körperchen** (**C5**) (Durchmesser: 30–150 μm), kugelige Gebilde aus zwiebelschalenförmig angeordneten *degenerierten Retikulumzellen*. Sie können aus wenigen Zellen bestehen oder 0,1–0,5 mm große Zysten mit Zelldetritus bilden. Hassall-Körperchen entstehen im Zusammenhang mit Immunvorgängen; ihre Bedeutung ist unbekannt. **C6** Myoide Zelle.

Vaskularisation. Rami thymici aus der A. pericardiacophrenica (S. 52, S. 406) durchbrechen die Organkapsel, verlaufen in den *bindegewebigen Septen*, gelangen in das *Thymusparenchym* und lösen sich an der Rinden-Mark-Grenze in Arteriolen und Kapillaren auf.

Die **kortikalen Kapillaren** haben ein *Endothel ohne Poren*. Sie sind von einer *Basalmembran, perivaskulärem Bindegewebe* und einer *geschlossenen Lage von Epitheliozyten* umgeben. Diese Schichten sind das morphologische Korrelat der **Blut-Thymus-Schranke**: Antigene können nicht in das Thymusparenchym gelangen. Die venösen Abflüsse folgen den arteriellen Gefäßen.

Altersveränderungen. Mit der Pubertät wird das Thymusparenchym, insbesondere die Rinde, zurückgebildet, **Altersinvolution** (**D**). Durch Speicherung von Fett (**D7**) in den gefäßbegleitenden fibroblastischen Retikulumzellen entsteht der *Thymusfettkörper* (Corpus adiposum retrosternale). Es bleiben jedoch immer funktionstüchtige Thymusreste erhalten (*Thymusrestkörper*). Von der Altersinvolution ist die **akzidentelle Involution** zu unterscheiden, die nach Bestrahlungen, v. a. aber auch nach Infektionen und Vergiftungen auftreten kann.

Funktion. Der Thymus spielt für die **Ausbildung des zellulären Immunsystems** eine zentrale Rolle. Bis zur Pubertät ist er die wichtigste Quelle der T-Lymphozyten. In der Thymusrinde proliferierende Lymphozyten treten mit den Fortsätzen der epithelialen Retikulumzellen in Kontakt, wobei sie mit körpereigenen Antigenen in Berührung kommen. Dabei werden sie immunologisch geprägt, d. h. sie lernen „Selbst" von „Nicht-selbst" zu unterscheiden. Körperfremde Antigene würden die Prägung stören und müssen deshalb aus der Rinde ferngehalten werden. Dies geschieht durch die auf die Rinde beschränkte **Blut-Thymus-Schranke**. Immunkompetente T-Lymphozyten gelangen im Thymusmark durch das fenestrierte Kapillarendothel in den Kreislauf und besiedeln in peripheren Lymphorganen die thymusabhängigen Zonen. „Falsch geprägte" Lymphozyten werden von Makrophagen phagozytiert. Produktion, Differenzierung und Reifung der T-Lymphozyten im Thymus sowie die Ausdifferenzierung der peripheren lymphatischen Organe werden durch das in den epithelialen Retikulumzellen gebildete Polypeptidhormon **Thymopoietin** und vermutlich durch weitere humorale Faktoren (*Thymosin, Thymulin*) stimuliert bzw. reguliert.

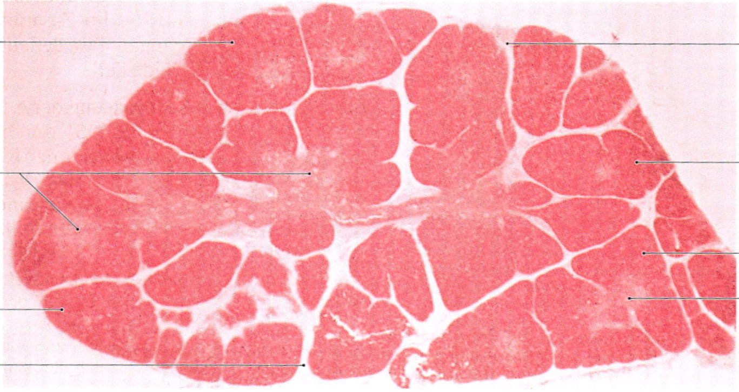

A Thymus (Übersicht). Färbung: Erythrosin; Vergr. 25fach

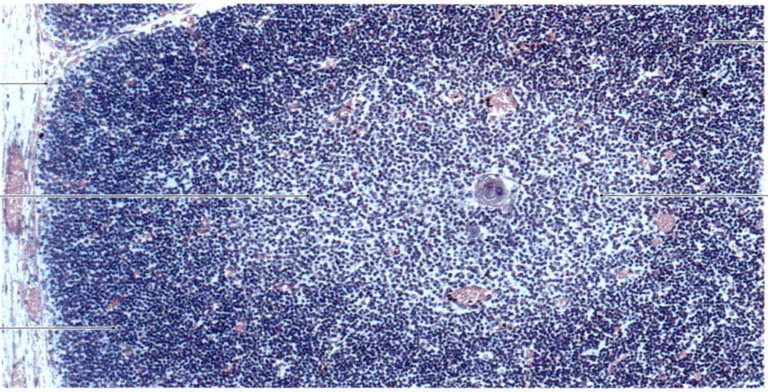

B „Thymusläppchen“. Färbung: Hämatoxylin-Eosin; Vergr. 80fach

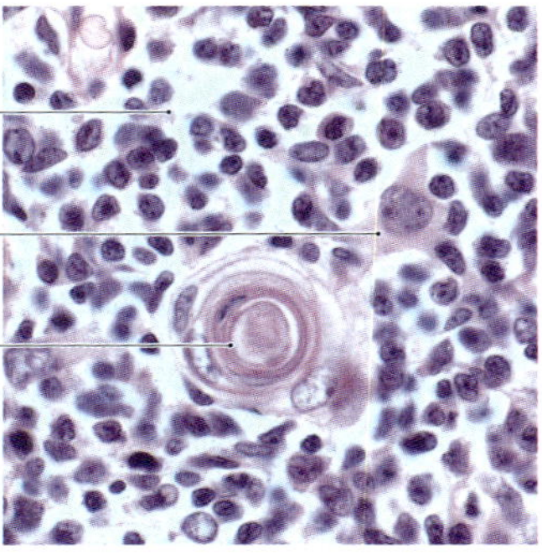

C Hassall-Körperchen. Färbung: Hämatoxylin-Eosin; Vergr. 400fach

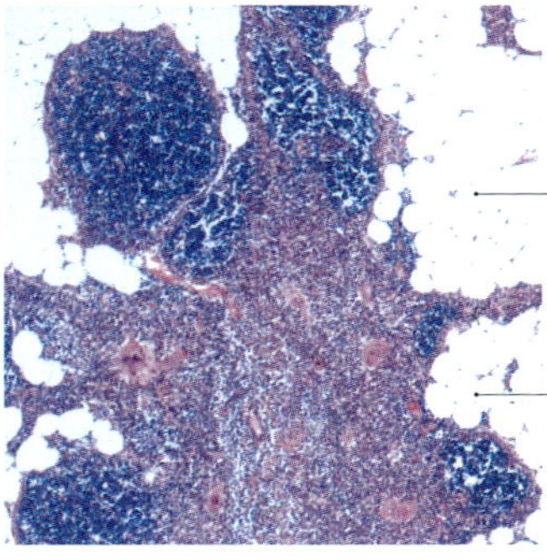

D Thymusrestkörper. Färbung: Hämatoxylin-Eosin; Vergr. 30fach

Lymphknoten

Lymphknoten, **Nodi lymphatici**, sind bohnenförmige lymphoretikuläre Organe (**A**) unterschiedlicher Größe (wenige Millimeter bis über 1 cm lang), die als biologische Filter in das Lymphgefäßsystem eingeschaltet sind. **Regionäre Lymphknoten** sind erste Filterstation für die Lymphe und die darin transportierten Antigene eines Organs oder einer umschriebenen Körperregion. **Sammellymphknoten** erhalten Lymphe aus mehreren regionären Lymphknoten.

Aufbau. Der Lymphknoten ist von einer **Bindegewebskapsel** (**A–D1**) umschlossen, von der aus Bindegewebssepten, **Trabekel** (**AB2**), als Stützgerüst radiär in das Innere ziehen und ihn segmentartig unterteilen. Mehrere Lymphgefäße, **Vasa afferentia** (**A3**), führen auf der konvexen Seite Lymphe heran, am Hilum verlässt sie den Lymphknoten über **Vasa efferentia** (**A4**).
Im Parenchym *(Pulpa)* werden **Rinde (Cortex)**, **Parakortikalzone** und **Markstränge (Medulla)** unterschieden. Wegen ihres Zellreichtums erscheint die Rinde (**AB5**) in gefärbten Schnittpräparaten dunkel. Im heller erscheinenden Mark (**AB6**) sind die Lymphozyten weniger dicht gelagert.

Funktionelle Gliederung

Kompartiment der Lymphknotensinus. Die Vasa afferentia entleeren sich in einen unter der Lymphknotenkapsel gelegenen lymphozytenarmen Sinus marginalis (**Randsinus**) (**AD7**), den einzelne Retikulumzellen durchqueren, *Sinusretikulum*. Radiär durch die Rinde verlaufende **Intermediärsinus** (**A8**) führen in zentral gelegene weitlumige **Marksinus** (**AB9**), die mit den Vasa efferentia am Hilum kommunizieren. In den von flachen Endothelzellen ausgekleideten Sinus kommen neben Lymphozyten Makrophagen und Monozyten vor.
Gefäßkompartiment. Am Lymphknotenhilum treten kleine Arterien ein und kleine Venen aus. Im Mark teilen sich die Arterien in Arteriolen. Diese gehen in der Rinde in ein **Kapillarnetz** über, das die Follikel korbartig umhüllt und diese vaskularisiert. Im Parakortex (s. u.) trifft man auf spezialisierte postkapilläre Venulen mit einem kubischen Endothel (**High endothelial Venules = HEV**), das mit *„lymphocyte homing receptors"* ausgestattet ist. Diese werden von Lymphozyten erkannt und erleichtern deren Übertritt aus dem Blut in den Lymphknoten. Die Lymphozyten verlassen den Lymphknoten über die Vasa efferentia (**A4**).
Parenchymatöses Kompartiment. Die Rinde enthält die **Lymphfollikel** (**C**) und entspricht der *B-Zell-Region*, die markwärts folgende Parakortikalzone der *T-Zell-Region*. In den Marksträngen liegen hauptsächlich Plasmazellen und Makrophagen. Wenn Lymphfollikel aus gleichartigen Lymphozyten (nicht immunkompetenten B-Zellen) bestehen, spricht man von **Primärfollikeln**. Die meisten Follikel besitzen dagegen ein heller gefärbtes *Keimzentrum* (**C10**) mit aktivierten B-Lymphozyten *(Zentroblasten* und *Zentrozyten)* und follikulär dendritischen Zellen (**Sekundärfollikel**, **C**) Hier hat bereits ein Antigenkontakt stattgefunden.

CD11 Lymphozytenwall des Sekundärfollikels.

Funktion. Lymphknoten erfüllen **Filterfunktionen** und garantieren **Immunreaktionen**. Auf dem Weg durch den Lymphknoten werden Fremdkörper, Krankheitserreger, Zelltrümmer, Tumorzellen und Farbstoffe von Sinusendothelzellen festgehalten und phagozytiert. Antigene werden ebenfalls von Makrophagen, den Hilfszellen der Immunabwehr, aufgenommen, aufbereitet und den Zellen des spezifischen Immunsystems als Antigen präsentiert, wodurch je nach Qualität des Antigens eine T- oder B-Zell-Reaktion ausgelöst wird.

Klinischer Hinweis. Lymphknoten können isoliert erkranken, **Lymphadenopathien**. In Lymphknoten verschleppte Tumorzellen können sich weiter vermehren und **Lymphknotenmetastasen** bilden.

Lymphgefäße. Die Lymphgefäße bilden ein **Drainagesystem**, das Gewebsflüssigkeit in das venöse Blutgefäßsystem zurückführt. Es beginnt blind mit Gewebskanälen, also endothelfreien Lücken im Interstitium, über die Lymphe in dünnwandige Lymphkapillaren gelangt. Es folgen **Präkollektoren** mit Trichter- und Taschenklappen. Sie gehen in **Kollektoren** (Sammelgefäße) mit typischer Wandgliederung (*Intima, Media, Adventitia*) über. Kollektoren gelangen als **afferente Lymphgefäße** in die Lymphknoten. Die **efferenten Lymphgefäße** werden auch postnodale Lymphgefäße genannt, die entweder zu weiteren Lymphknoten (Sammellymphknoten) ziehen oder sich den Lymphstämmen, **Trunci lymphatici**, anschließen. Diese vereinigen sich schließlich zu Lymphgängen, **Ductus lymphatici**. Der stärkste Lymphgang ist der *Ductus thoracicus* mit einem Durchmesser von mehreren Millimetern.

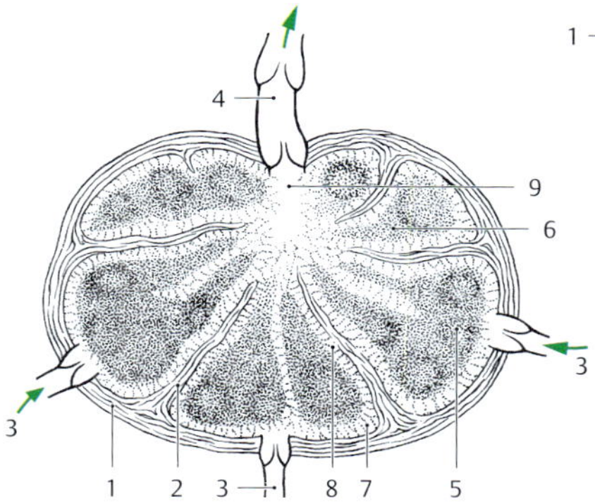

A Weg der Lymphe durch den Lymphknoten, Schema

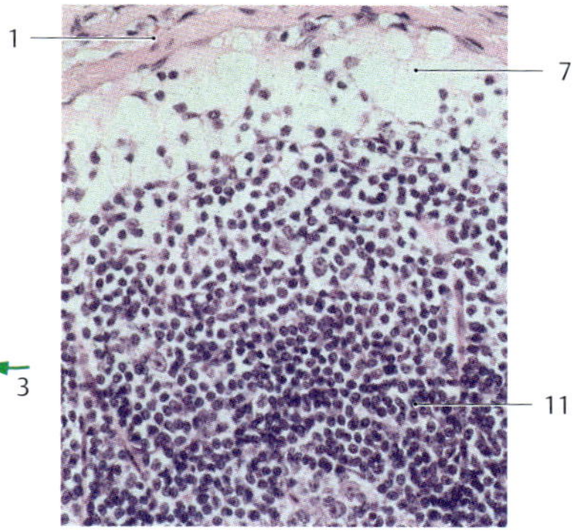

D Randsinus. Färbung: Hämalaun-Eosin; Vergr. 200fach

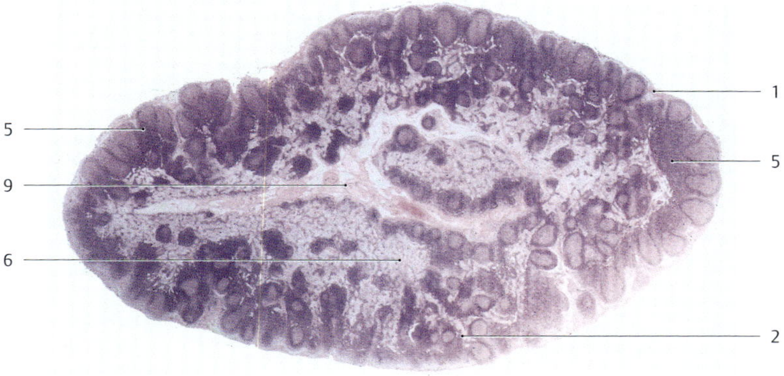

B Lymphknoten aus der Leistengegend. Färbung: Hämatoxylin-Eosin; Vergr. 20fach

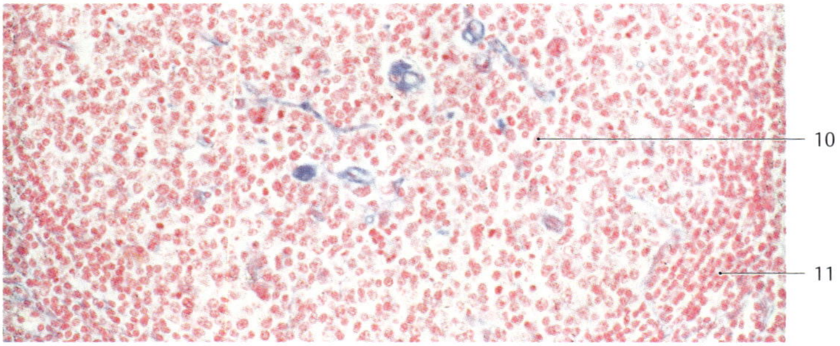

C Lymphfollikel. Färbung: Azan; Vergr. 200fach

Milz

Die Milz, Lien (Splen), ein unpaares **lymphoretikuläres Organ**, ist im Gegensatz zu den Lymphknoten in den Blutstrom eingeschaltet, kann aber wie diese mit einem **Filter** verglichen werden. Zudem erfüllt die Milz **Immunfunktionen**.

Organentwicklung. Die Milzanlage, ein **Mesodermderivat**, erscheint in der 5. Embryonalwoche als nicht vaskularisierte Mesenchymverdichtung zwischen den Blättern des Mesogastrium dorsale. Mit der **Vaskularisation** der Milzanlage in der 16. Woche differenzieren sich die Mesenchymzellen zum typischen retikulären Grundgewebe. Gleichzeitig beginnt die **Besiedlung mit lymphatischen Zellen**. In den ersten Entwicklungsmonaten ist die Milz ein wichtiges **Blutbildungsorgan**. **Nebenmilzen** entstehen aus versprengten Milzanlagen; sie kommen einzeln oder in Mehrzahl vor und sind erbsen- bis hühnereigroß. Meist liegen sie bei der Hauptmilz oder an den Ästen der A. splenica, sie treten aber auch an der großen Kurvatur des Magens, im großen Netz und andernorts auf.

Makroskopie

Die Milz ist blaurot, weich und hat die Form einer Kaffeebohne (**B**). Sie ist 10–12 cm lang, 6–8 cm breit, 3–4 cm dick und wiegt 150–200 g.

Flächen und Ränder. Die konvexe Zwerchfellfläche, **Facies diaphragmatica** (**B1**), ist nach oben gerichtet, die konkave, facettierte Eingeweidefläche, **Facies visceralis** (**C**), nach unten. Der vorn oben gelegene Milzrand, **Margo superior** (**BC2**), ist schmal und trägt Einkerbungen, der nach hinten unten gerichtete Rand, **Margo inferior** (**BC3**), ist breit und stumpf. Der hintere obere Pol, **Extremitas posterior** (**BC4**), reicht bis zu 2 cm an den Körper des 10. Brustwirbels heran, der vordere untere Pol, **Extremitas anterior** (**BC5**), bis etwa zur mittleren Axillarlinie – er ist schwer zu tasten. Die Milz wird hauptsächlich durch das **Lig. phrenicocolicum** gehalten, das von der linken Kolonflexur zur seitlichen Rumpfwand zieht und den Boden der *Milznische* bildet.

Hilum splenicum. Die Ein- und Austrittsstelle der Gefäße und Nerven auf der Eingeweidefläche (**C**) ist bandartig schmal, lang und verläuft in der **Hilumrinne**, durch die die Facies visceralis in ein *oberes* und *unteres Feld* geteilt wird. Das hinter dem Hilum gelegene Feld (**D6**) berührt die linke Niere (**D7**), das vor ihm gelegene *Magen* (**D8**), *Pankreasschwanz* (**D9**) und *linke Kolonflexur*.

D12 Leber

Lage. Die Milz liegt **intraperitoneal**, hinten in der linken Regio hypochondriaca (**A**) unter dem Zwerchfell in Höhe der 9.–11. Rippe. Ihre Längsachse verläuft parallel zur 10. Rippe (**A1**).

A2 Unterrand der Lunge,
A3 Unterrand der Pleura.

Vom Milzhilum zieht das **Lig. gastrosplenicum** (**CD10**) zur großen Kurvatur des Magens (**D8**), in ihm verlaufen *A.* und *V. gastrica brevis* sowie die *A. gastroomentalis sinistra*. Zu rückwärtiger Rumpfwand und Zwerchfell zieht das kürzere **Lig. splenorenale** (**CD11**) mit *A.* und *V. splenica*. Bis hierher reicht der **Recessus lienalis** der Bursa omentalis (Pfeil) (S. 185). Die Milz ist atemverschieblich.

Klinischer Hinweis. Traumatische Milzrupturen führen zu Blutungen in die Peritonealhöhle. Die Patienten klagen über den sog. Flankenschmerz und infolge einer Phrenikusreizung ausstrahlende Schmerzen in die linke Schulter.

Gefäße, Nerven und Lymphabfluss

Arterien. Die **A. splenica** (A. lienalis) (S. 44) (**C12**), stärkster Ast des Truncus coeliacus, zieht am Oberrand des Pankreas (**D9**) entlang und erreicht über das Lig. splenorenale das Milzhilum. Die ersten Aufteilungen liegen noch im Lig. splenorenale, sodass die Arterie mit sechs oder mehr *Rami splenici* in das Organ eindringt.

Venen. Die **V. splenica** (V. lienalis) (**C13**) entsteht am Milzhilum aus mehreren Venen der Milz und ist eine der drei großen Wurzelvenen der Pfortader (S. 216). Sie verläuft hinter dem Pankreas (**D9**).

Lymphabfluss. Die Lymphgefäße ziehen über **Nodi lymphatici splenici** am Milzhilum zu **Nodi lymphatici pancreatici superiores** am Oberrand des Pankreas und zu den **Nodi lymphatici coeliaci** am Truncus coeliacus.

Nerven. Parasympathicus- und Sympathicusfasern, d. h. *viszerosensible* und *viszero-* bzw. *vasomotorische Nervenfasern* aus dem *Plexus coeliacus* begleiten als **Plexus splenicus** die A. splenica zur Milz. Die Myofibroblasten der Milztrabekel und die Balkenarterien werden von adrenergen Nervenfasern versorgt, die u. a. eine Kontraktion des Trabekel-Kapsel-Systems steuern.

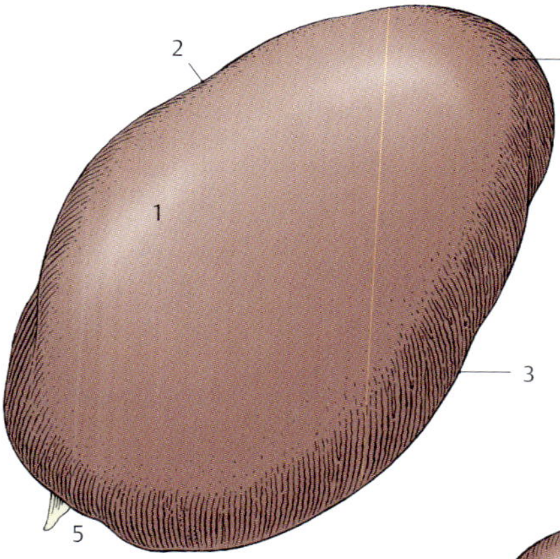

B Milz von oben (Zwerchfellfläche)

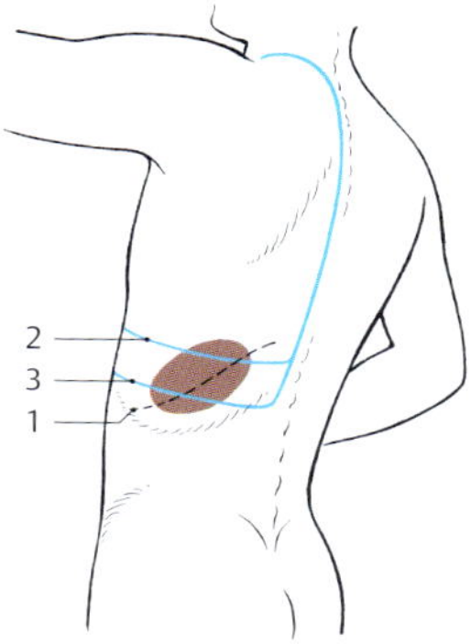

A Lage der Milz zur Körperoberfläche

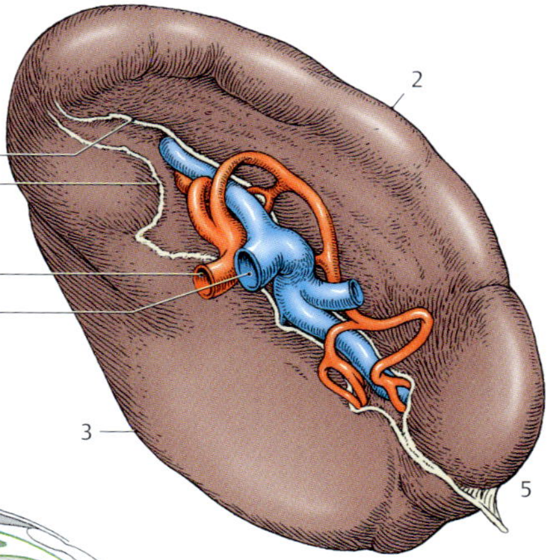

C Milz von unten (Milzhilum)

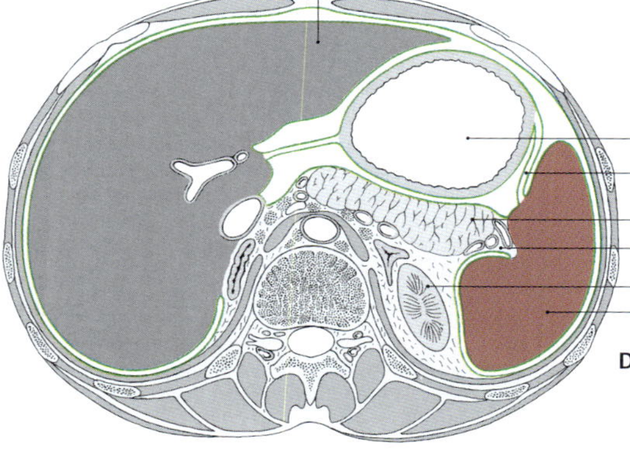

D Lage der Milz zu Bauchfell und Baucheingeweiden, Horizontalschnitt durch den Oberbauch, Schema

Feinbau der Milz

Die Milz hat eine von Peritonealepithel überzogene dünne **Bindegewebskapsel** (**AB1**), von der aus mehrere Bindegewebsbalken, **Trabekel** (**B2**), in das Organinnere ziehen und es in mehrere Segmente unterteilen. Die meisten Trabekel sind am Milzhilum verankert. Zwischen Milzkapsel und Milztrabekeln liegt das von Blutgefäßen durchsetzte „weiche" retikuläre Bindegewebe, die **Milzpulpa**.

Pulpa. Die **„rote Pulpa"** (**A3**) zeichnet sich durch einen hohen Blutgehalt aus und besteht aus **Pulpasträngen** und dazwischen liegenden **venösen Sinus**. Die **„weiße Pulpa"** (**A4**) setzt sich aus Lymphfollikeln und periarteriellen Lymphscheiden (PALS) zusammen. Im Grenzbereich zur roten Pulpa schließt sich an die Milzfollikel eine weniger zelldichte **Marginalzone** (**B9**) (überwiegend B-Lymphozyten) an.

Blutgefäße. Der Milzaufbau lässt sich am besten aus der Gefäßarchitektur verstehen. Die Äste der am Hilum eindringenden **A. splenica** verlaufen als **Trabekelarterien** (**B5**) gemeinsam mit den Trabekelvenen (**B6**) und treten als **Pulpaarterien** in das Parenchym ein. Innerhalb der Pulpa werden sie allseits von *periarteriellen Lymphozytenscheiden* (PALS) (überwiegend T-Lymphozyten) umschlossen und setzen sich als **Zentralarterien** (**B7**) in die Lymphstränge, teils auch in Lymphfollikel (**B8**) fort. Jede Zentralarterie gibt zahlreiche Seitenäste ab, die das Maschenwerk der Marginalzone (**B9**) versorgen oder direkt in die Sinus der roten Pulpa münden. Die Lymphfollikel (B-Region) (**B8**) liegen den Lymphsträngen (T-Region) seitlich an. Schließlich teilt sich jede Zentralarterie distal der PALS in ein Endbäumchen von etwa 50 Arteriolen auf (**Pinselarteriolen**) (**B10**), die in die umgebende rote Pulpa gelangen, wo sie unter weiterer Aufteilung in Kapillaren übergehen. Diese werden eine kurze Strecke von einer spindel- oder eiförmigen Hülse, der *Schweigger-Seidel-Hülse (Ellipsoid)* (**B11**), aus dicht gepackten Makrophagen und kontraktilen Zellen umgeben (**Hülsenkapillaren**). Den Hülsenkapillaren folgen **arterielle Kapillaren**, die größtenteils über die perisinusoidal gelegenen **Maschenstränge** des retikulären Bindegewebes (**B12**) in die weiten **Milzsinus** (**B13**) der roten Pulpa münden (*„offener Kreislauf"*). Einige Kapillaren können auch direkt in Milzsinus einmünden (*„geschlossener Kreislauf"*). Der Blutabfluss erfolgt schließlich über **Pulpa**- und **Trabekelvenen** (**B6**), die der **Vena splenica** zustreben.

Pulpastränge und venöse Sinus. Die Pulpastränge bestehen aus einem Netz von Retikulumzellen; hier liegen auch Plasmazellen und Makrophagen. Die venösen Sinus der roten Pulpa bilden ein weitmaschiges Netz weitlumiger Bluträume, die miteinander kommunizieren. Die **Sinuswand** besteht aus *spindelförmigen, längs orientierten Endothelzellen* (**C14**), deren Kerne in das Sinuslumen vorspringen. Zwischen ihnen bestehen *schlitzförmige Lücken* (Endothelschlitze), durch die Blutzellen (**C15**) aus dem umgebenden Pulpastrang in das Sinuslumen eintreten können. Dem Sinusendothel fehlt eine durchgehende Basalmembran. Es folgen *Retikulinfäserchen* in Form zirkulär verlaufender Ringfasern (**C16**) und eine unvollständige Lage von *spezialisierten Retikulumzellen* mit *phagozytierenden Makrophagen* (**C17**) bzw. *retikuläres Gewebe* (**C18**).

C19 Mitose, **C20** Makrophage.

Blutzellbildung. In der Milz werden in großem Umfang Lymphozyten und Plasmazellen gebildet. Bei Insuffizienz des Knochenmarks, aber auch bei anderen krankhaften Zuständen, setzt die in der Fetalentwicklung vorübergehend vorhandene Granulozytenbildung und Erythrozytopoiese der Milz wieder ein.

Blutzellmauserung und Speicherung. Überalterte Erythrozyten werden in der roten Milzpulpa festgehalten, von Makrophagen aufgenommen und abgebaut. Der Blutfarbstoff der Erythrozyten, das **Hämoglobin**, wird zu **Bilirubin** abgebaut, über die Pfortader der Leber zugeleitet und mit der **Galle** ausgeschieden. Das Hämoglobineisen wird an ein Protein gebunden und als **Transferrin** zum Knochenmark transportiert, wo es für die Erythroblasten erneut zur Verfügung steht. Bei einem Überangebot von Hämoglobineisen wird dieses in der Milz gespeichert und kann mikroskopisch als **Hämosiderin**, in extremen Fällen makroskopisch anhand einer Braunverfärbung des Organs (**Hämosiderose**), nachgewiesen werden.

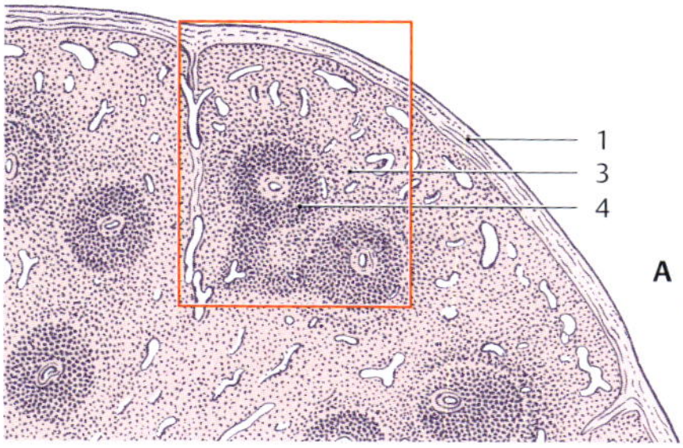

A Schnitt durch die Milz, Übersicht

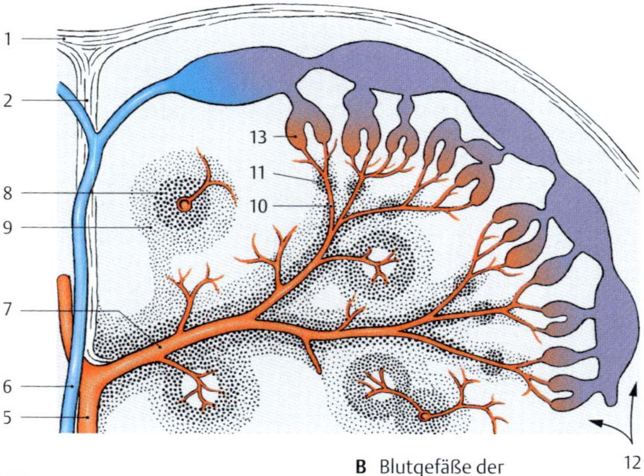

B Blutgefäße der Milz, Schema (Ausschnitt aus A)

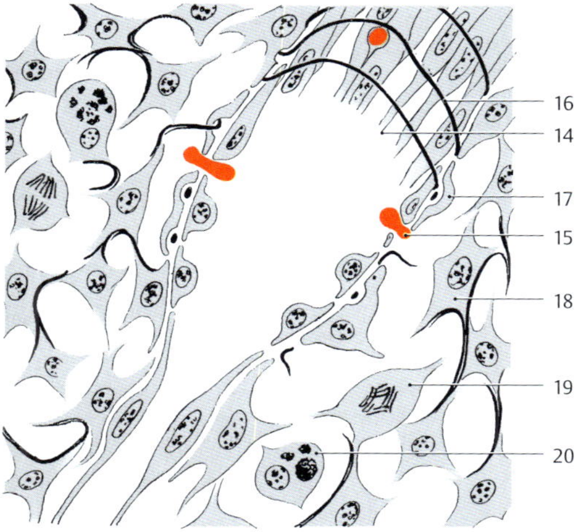

C Mündung eines Sinus in die Pulpavenen

Tonsillen

Die **Tonsillen** (Mandeln) umgeben die Ausgänge der Mund- und Nasenhöhle in den Rachen und werden in ihrer Gesamtheit als **Waldeyer-Schlund-** oder lymphatischer **Rachenring** bezeichnet. Sie sind sekundär lymphatische Organe. Wegen ihrer Nähe zum Epithel werden sie auch **lymphoepitheliale Organe** genannt.

Allgemeiner Aufbau. In den Tonsillen liegt lymphatisches Gewebe in Form dicht gedrängter Sekundärfollikel unmittelbar unter dem Schleimhautepithel, dessen Oberfläche durch Erhebungen und Einsenkungen (**Krypten**) zerklüftet ist. Die **Sekundärfollikel** bestehen aus einem hellen *Reaktionszentrum* und einem dunkleren *Lymphozytenwall*, der auf der dem Epithel zugewandten Seite zu einer *Lymphozytenkappe* verdichtet ist. Lymphozyten und Granulozyten wandern v. a. in der Tiefe der Krypten in das Epithel ein, wodurch der Epithelverband schwammartig aufgelockert wird. Infolge dieser **Leukodiapedese** sind der epitheliale Zellverband und die Grenze zum lymphoretikulären Gewebe häufig nicht mehr zu erkennen. **Efferente Lymphgefäße** führen aus den Tonsillen in tiefer gelegene Lymphknoten. Tonsillen sind gegen die Umgebung durch kapselähnliches, derbes Bindegewebe abgegrenzt.

Tonsilla pharyngea. Die Rachenmandel (**AC1, E**) wölbt sich hinter den Choanen blumenkohlartig aus der Ebene des **Pharynxdaches** vor. Anstelle von tiefen Krypten kommen hier zwischen sagittal gestellten Schleimhauterhebungen nur **flache Buchten** vor. Die Rachenmandel wird entsprechend ihrer Lage im Epipharynx von einem mehrreihigen, kinozilientragenden und becherzellhaltigen hochprismatischen (respiratorischen) Epithel (**E12**) bedeckt.

Klinischer Hinweis. Bei Kindern kann die Rachenmandel infolge von Infekten vergrößert sein (Adenoide oder **Polypen**). Sind die Choanen verlegt, kann es zu Sinusitiden, Mundatmung und Schlafstörungen kommen, bei zusätzlicher Verlegung der Tuba auditiva zur chronischen Otitis media.

Tonsilla palatina. Die Gaumenmandeln (**AB2, D**) (S. 145 – 149) liegen in der von den Gaumenbögen (**AB3**) gebildeten Bucht, der **Fossa tonsillaris**. Sie sind von Mundschleimhaut (mehrschichtiges unverhorntes Plattenepithel) überzogen und besitzen 10 – 20 kryptenartige Einsenkungen, **Fossulae tonsillares** (**D8**). In den Tonsillen liegt das lymphatische Gewebe in Form von **Folliculi aggregati** (**D7**) vor.

Die Gaumenmandeln sind wichtige Immunorgane, in denen eine lebhafte Vermehrung von B-Lymphozyten stattfindet. Sie kommen mit Krankheitserregern, die durch Mund und Nase eindringen, in Kontakt und gewährleisten so die frühzeitige Aktivierung der spezifischen Abwehr (**„immunologisches Frühwarnsystem“**).

Klinischer Hinweis. Ein übermäßiger Keimbefall führt zu einer akuten Entzündung der Gaumenmandeln (**Tonsillitis**). Kennzeichnend sind Halsschmerzen (Angina tonsillaris) und eine Erschwerung des Schluckaktes (Dysphagie). Vergrößerte Mandeln können operativ entfernt werden (**Tonsillektomie**).

A6 Kehlkopfeingang, **C10** Sella turcica, **C11** weicher Gaumen, **D13** Epithel der Mundhöhle.

Tonsilla lingualis. Die Zungenmandel (**A4**) (S. 149) mit höckeriger Oberfläche liegt am Zungengrund; sie ist flach und besitzt viele kryptenartige Mundschleimhauteinsenkungen, die von Sekundärfollikeln umgeben sind (sog. **Zungenbälge**). In den Kryptengrund münden die mukösen Glandulae linguales posteriores.

Tonsilla tubaria. Die Tubenmandel (**A5**) liegt an der inneren Mündung der Tuba auditiva unter der Schleimhaut und kann als Fortsetzung der Tonsilla pharyngealis angesehen werden. Sie besteht aus einer Ansammlung kleinerer Sekundärfollikel.

Klinischer Hinweis. Eine Vergrößerung der Tubenmandel kann das Ostium pharyngeum tubae auditivae verlegen. Mögliche Folgen sind Schwerhörigkeit, nasale Sprache und chronische Otitis media.

Seitenstränge. Mit diesem Begriff wird die Gesamtheit des lymphatischen Gewebes in der Schleimhaut der seitlichen und hinteren Rachenwand zusammengefasst (**A7**). An der hinteren Rachenwand kann es kleine Knötchen ausbilden.

Klinischer Hinweis. An einer entzündlichen Anschwellung der Rachenschleimhaut (Pharyngitis, **Seitenstrangangina**) mit Halsschmerzen und Dysphagie ist dieses lymphatische Gewebe beteiligt.

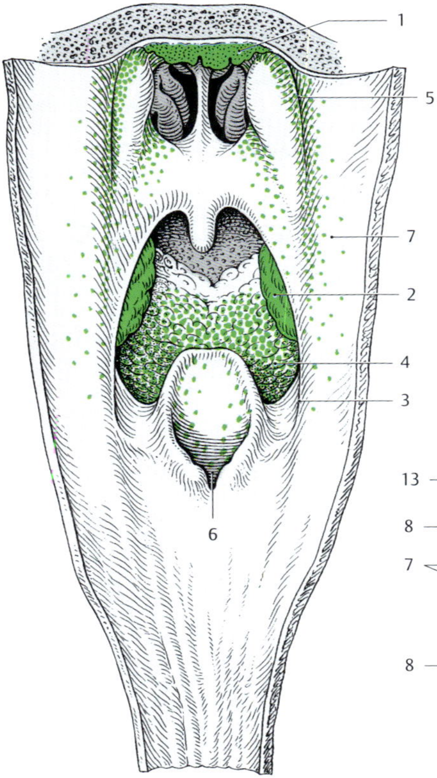

A Rachen, von hinten eröffnet, Lage des lymphatischen Gewebes (grün)

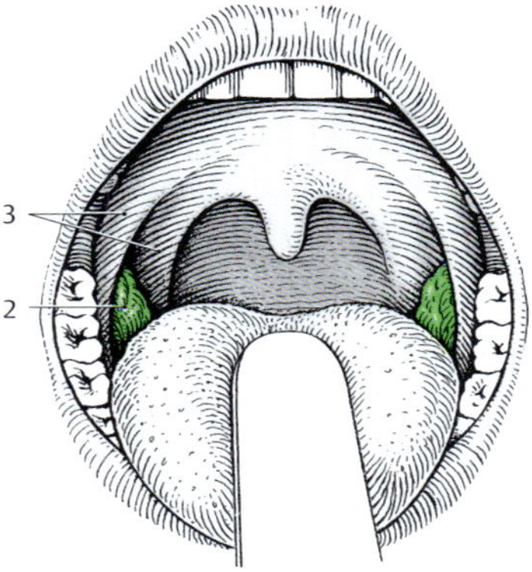

B Blick in die Mundhöhle, Lage der Gaumenmandeln

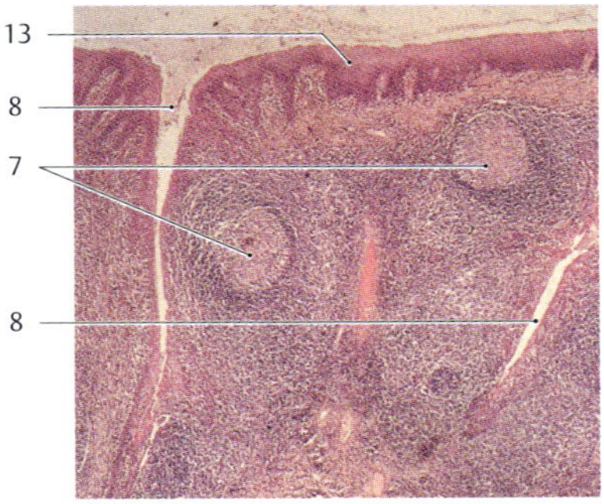

D Tonsilla palatina. Färbung: Hämatoxylin-Eosin; Vergr. 20fach

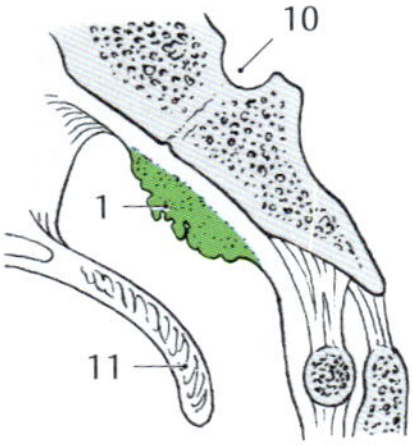

C Lage der Rachenmandel beim Neugeborenen, medianer Sagittalschnitt durch das Rachendach

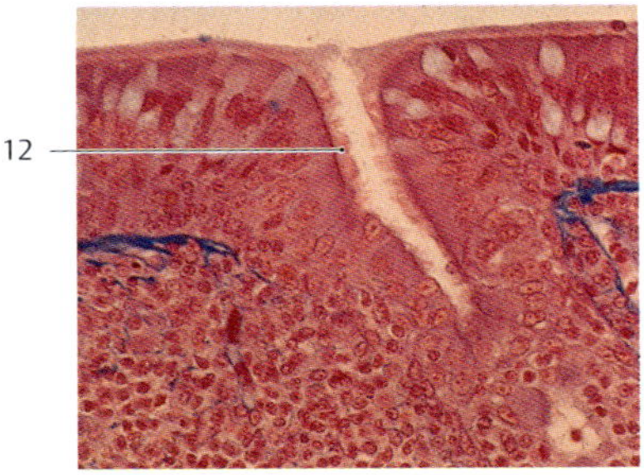

E Tonsilla pharyngea. Färbung: Azan; Vergr. 25fach

Mukosa-assoziierte lymphatische Gewebe (MALT)

Organisiertes lymphatisches Gewebe kommt auch in der Lamina propria der Schleimhaut der Atemwege **(BALT)**, des Urogenitaltraktes, der Konjunktiva des Auges, der Haut **(SALT)** und in großer Menge in der Schleimhaut des Magen-Darm-Traktes **(GALT)** vor.

GALT

Als Darm-assoziiertes lymphatisches Gewebe (Gut Associated Lymphoid Tissue, GALT) werden die in Ösophagus-, Magen-, Dünndarm-, Dickdarm- und Wurmfortsatzschleimhaut eingelagerten Teile des spezifischen Abwehrsystems zusammengefasst. Es besteht aus verschiedenen Komponenten.

Einzelzellen sind v. a. **intraperitoneal gelegene Lymphozyten**, von denen etwa 70% zu den Suppressorzellen gerechnet werden, sowie diffus in der Lamina propria mucosae verteilte immunologische **Effektorzellen** wie Lymphozyten, Plasmazellen, Makrophagen, eosinophile Granulozyten und spezialisierte Mastzellen (Mukosamastzellen).

Noduli lymphatici solitarii. Hierbei handelt es sich um **knötchenförmige Ansammlungen von Lymphozyten** in der Lamina propria des Dünndarms. Man unterscheidet **Primärfollikel** mit gleichmäßiger Verteilung von Lymphozyten (Antigenkontakt hat noch nicht stattgefunden) und **Sekundärfollikel** mit hellem Zentrum und dunklem Saum aus kleinen, dicht liegenden Lymphozyten (Antigenkontakt hat stattgefunden). Helle Zentren sind Reaktionszentren und gleichzeitig Keimzentren, da hier Lymphozyten neu gebildet werden (S. 410).

Noduli lymphatici aggregati (Peyer-Plaques) (AD1) sind große **Ansammlungen von Lymphfollikeln** in der Lamina propria mucosae und Tela submucosa des Wurmfortsatzes (**D1**) und des Ileums (v. a. gegenüber dem Mesenterialansatz). Je 10–50 Follikel bilden 1–4 cm lange Platten, welche die an dieser Stelle zotten- und kryptenfreie Darmschleimhaut kuppelartig in das Darmlumen vorwölben. Die vorgewölbten Schleimhautareale nennt man **Dom** (**AB2**), das bedeckende Saumepithel entsprechend **Domepithel** (**B3**). Es ist eher kubisch als hochprismatisch, enthält keine Becherzellen und weist spezialisierte Enterozyten auf, die anstelle von Mikrovilli Mikroplicae tragen (M-Zellen: von „microfold cells"). **M-Zell-Areale** (**C**) mit intraepithelial gelegenen Lymphozyten (**C8**) sind zusätzlich von Lymphozyten und Makrophagen (**C9**) unterlegt. Zu den strukturellen Elementen der Peyer-Plaques gehören ferner **B-Lymphoblasten** (**B4**), die **Corona** (**B5**), ein aus kleinen B-Lymphozyten bestehender Saum um die Follikel herum, und die sog. **interfollikuläre Region** (**B6**), die hauptsächlich von T-Lymphozyten besiedelt wird.

B7 Lamina muscularis mucosae, **D2** Schleimhaut mit Krypten, **D3** Tela submucosa, **D4** Tunica muscularis.

Funktion. Unter den Schleimhaut-assoziierten lymphatischen Geweben bildet das GALT einen **selbständigen lymphatischen Organkomplex**, der sich mit zahlreichen Antigenen wie Bakterien, Parasiten, Viren und Nahrungsmittelallergenen auseinandersetzt. Die dabei zu berücksichtigende **Kontaktoberfläche** des Darmes beträgt nach Schätzungen etwa 100 m^2 und ist damit 60mal größer als die Hautoberfläche.
Die B-Lymphozyten in der Lamina propria der Schleimhäute reifen zu Antikörper-sezernierenden Plasmazellen heran. Sie produzieren alle Antikörperklassen, wobei **IgA** (Immunglobulin A) mit etwa 80% überwiegt. IgA wird an ein Sekretprotein der Enterozyten gebunden und von diesen in das Darmlumen sezerniert. T-Lymphozyten sind zum überwiegenden Teil T-Helferzellen.
Im Bereich der Peyer-Plaques werden Antigene von M-Zellen des Domepithels abgefangen, phagozytiert und benachbarten T-Lymphozyten präsentiert. Diese erreichen das Zentrum der Lymphfollikel, wo sie ihre Informationen an B-Lymphozyten weitergeben, die schließlich auf dem Lymphweg auswandern. Sie gelangen über regionale Lymphknoten und den Ductus thoracicus in den allgemeinen Blutkreislauf; über den Blutweg kehren sie bevorzugt in die Darmschleimhaut zurück (**„Lymphozytenrezirkulation"**), wo die weitere Entwicklung zu IgA-sezernierenden Plasmazellen abläuft. Der Antigenkontakt innerhalb einer Peyer-Platte kann so zu einer generalisierten Abwehrreaktion im gesamten Dünndarm führen. Aktivierte B-Lymphozyten wandern über Lymph- und Blutweg auch in andere sekretorisch tätige Organe ein, z. B. in die Brustdrüse oder in Speichel- und Tränendrüsen, und führen dort zur Produktion von IgA, das gleichfalls mit den spezifischen Sekreten dieser Drüsen abgegeben wird.

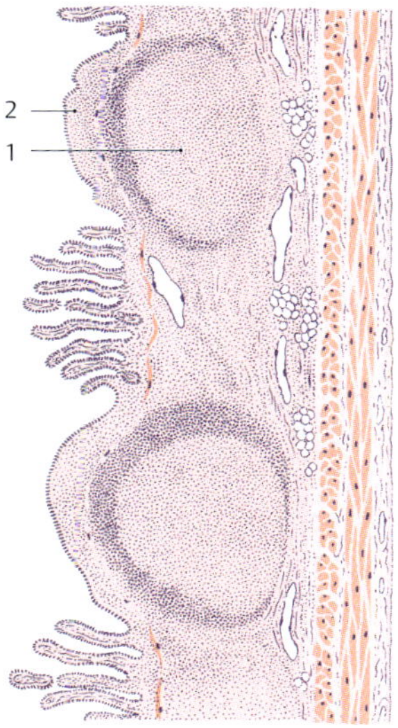

A Längsschnitt durch das Ileum mit Peyer-Plaques

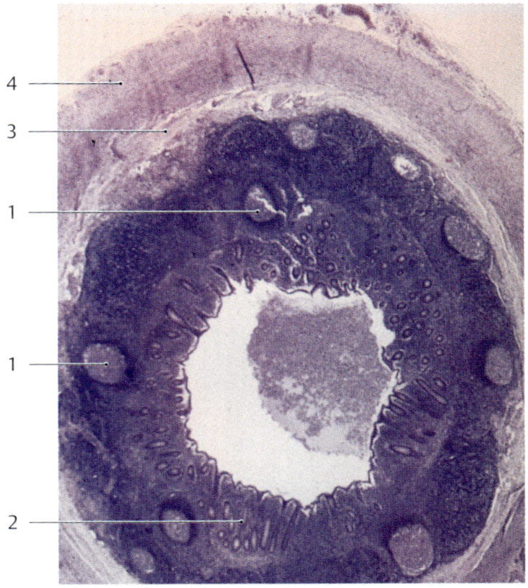

D Querschnitt durch den Wurmfortsatz. Färbung: Hämatoxylin-Eosin; Vergr. 3fach

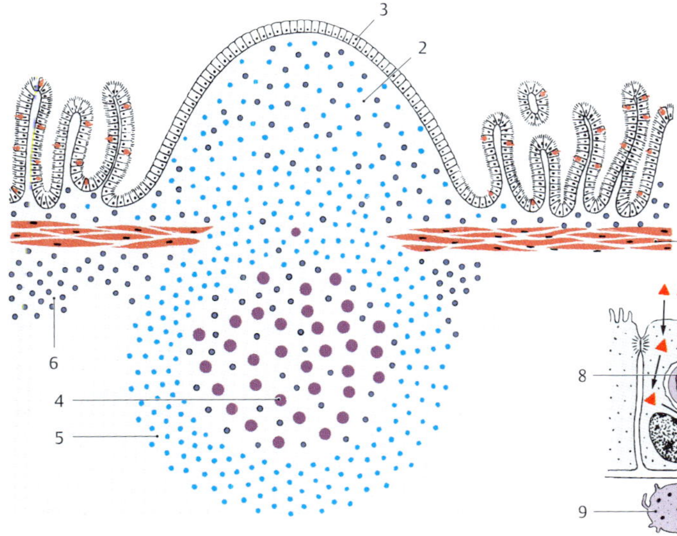

B Schema des Aufbaus von Peyer-Plaques

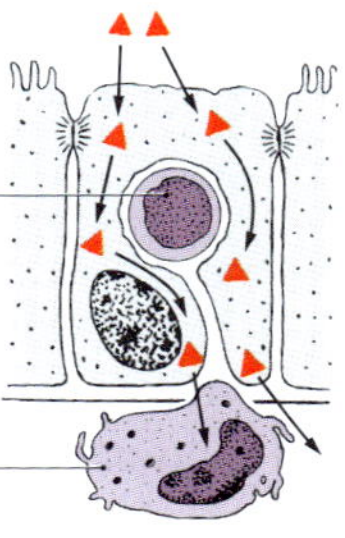

C M-Zelle, schematisch

Haut

Hautdecke

Allgemeiner Aufbau und Aufgaben

Die Haut, **Cutis** (oder Hautdecke, **Integumentum commune**), hat in Abhängigkeit von der Körpergröße eine Gesamtfläche von etwa 1,6 – 2,0 m^2. Sie umgibt den Körper als schützende Hülle und grenzt ihn gegen die Umwelt ab (Grenzorgan zwischen innerem Milieu und Umwelt). Sie besteht aus **Ober-** und **Unterhaut** und macht etwa 16 % des Körpergewichtes aus. Die Dicke von Ober- und Unterhaut schwankt regional zwischen 1 – 5 mm, diejenige der Oberhaut im Schnitt zwischen 0,04 – 0,3 mm (in Arealen starker mechanischer Beanspruchung wie Hohlhand und Fußsohle ist sie mit 0,75 – 1,4 mm besonders dick, in Schwielen misst sie bis zu 2 – 5 mm). Frauen haben in der Regel eine dünnere Haut als Männer. An den Körperöffnungen geht die äußere Haut kontinuierlich in die Schleimhäute von Mund, Nase, Enddarm, Harnröhre und Scheide über. Spezifische Bildungen der Haut sind die **„Hautanhangsgebilde"** - *Hautdrüsen*, *Haare* und *Nägel*.

Aufgaben

Die äußere Haut ist ein Organ mit sehr vielfältigen Aufgaben: Sie dient dem **Schutz** des Körpers vor mechanischen, chemischen und thermischen Schäden und vor vielen Krankheitserregern.
Ihre immunkompetenten Zellen sind an Abwehrprozessen beteiligt; die Haut ist ein hochaktives **Immunorgan**. Sie dient der **Temperaturregulierung** mit Hilfe veränderlicher Durchblutung und Flüssigkeitsabgabe durch Hautdrüsen (Schutz gegen Wärmeverlust).
Sie ist am **Wasserhaushalt** beteiligt, indem sie einerseits den Körper vor Austrocknung schützt, andererseits über Drüsensekrete Flüssigkeit und Salze abgibt (Regulation von Wasserhaushalt und Ausscheidung).
Sie besitzt **nervöse Strukturen**, die sie zu einem Druck-, Berührungs-, Temperatur- und Schmerzsinnesorgan machen.
Sie bewirkt die **Transformation von Pro-Vitamin D** in bioaktive Metabolite. In ihr wird aus 7-Dihydroxycholesterin durch eine UV-Licht vermittelte Photooxidation Vitamin D synthetisiert.
Sie wirkt durch Erröten, Erblassen, „Haarsträuben" u. a. als **Kommunikationsorgan**.
Sie besitzt einen **elektrischen Widerstand**, der bei seelischer Belastung eine Änderung erfährt – Grundlage für den sog. Lügendetektor.

Hautbeschaffenheit. Die Haut ist **weich, elastisch, dehnbar** und durch **Hornbildung** ihres Epithels charakterisiert. Außer im Bereich von Hohlhand, Fußsohle und Kopfschwarte ist sie locker mit dem darunter liegenden Gewebe verbunden und damit **leicht verschieblich**. Über Gelenken bildet sie **Reservefalten**, sodass diese die erforderliche Bewegungsfreiheit erhalten. Die Haut kann sich, besonders beim Tragen von Kunststoffwäsche und bei trockener Luft, elektrostatisch aufladen, wobei Spannungen von mehreren 1000 Volt entstehen.

Klinischer Hinweis. Die Haut ist mehr als jedes andere Organ der direkten Beobachtung zugänglich und trägt damit zur **Diagnostik zahlreicher Allgemeinerkrankungen** bei. So lässt eine bläuliche Verfärbung (Zyanose) z. B. auf Herzkrankheiten, eine umschriebene Rötung (Hyperämie, Erythem) auf eine Infektion schließen. Bei einer auffallend weißen Haut ist an eine Anämie oder an eine Depigmentierung (Melanin fehlt), bei einer gelben Verfärbung an ins Blut übergetretene Gallenfarbstoffe, z. B. bei einer Leberzirrhose, zu denken.

Hautfarbe

Die normale gesunde Hautfarbe wird hauptsächlich von **vier Komponenten** bestimmt: vom Melanin (braunschwarzer Farbstoff) der Melanozyten (**A**), vom Karotin aus der pflanzlichen Nahrung (**B**) sowie vom oxygenierten (**C**) und desoxygenierten Blut (**D**) der Hautgefäße. Diese Komponenten prägen die Hautfarbe lokal unterschiedlich, was bis zu einem bestimmten Grad durch äußere Einflüsse (z. B. durch Sonnenbestrahlung oder Nahrung), in der Regel aber genetisch sowie geschlechts- und rassenspezifisch bedingt ist. Die **Melaninpigmentation** (**A**) tritt verstärkt in der Haut der Achselhöhle, der äußeren Geschlechtsorgane, der Innenseite der Oberschenkel sowie in der perianalen Haut auf. **Karotin** (**B**) erzeugt einen gelblichen Farbton, hauptsächlich in Gesicht, Handteller und Fußsohle. Die rote Farbe des **arteriellen Blutes** (**C**) bestimmt die Hautfarbe von Gesicht, Handteller, Fußsohle, oberer Rumpfhälfte und Gesäßbacken. Die bläuliche Farbe des **venösen Blutes** (**D**) überwiegt in der unteren Rumpfhälfte und auf Hand- und Fußrücken.

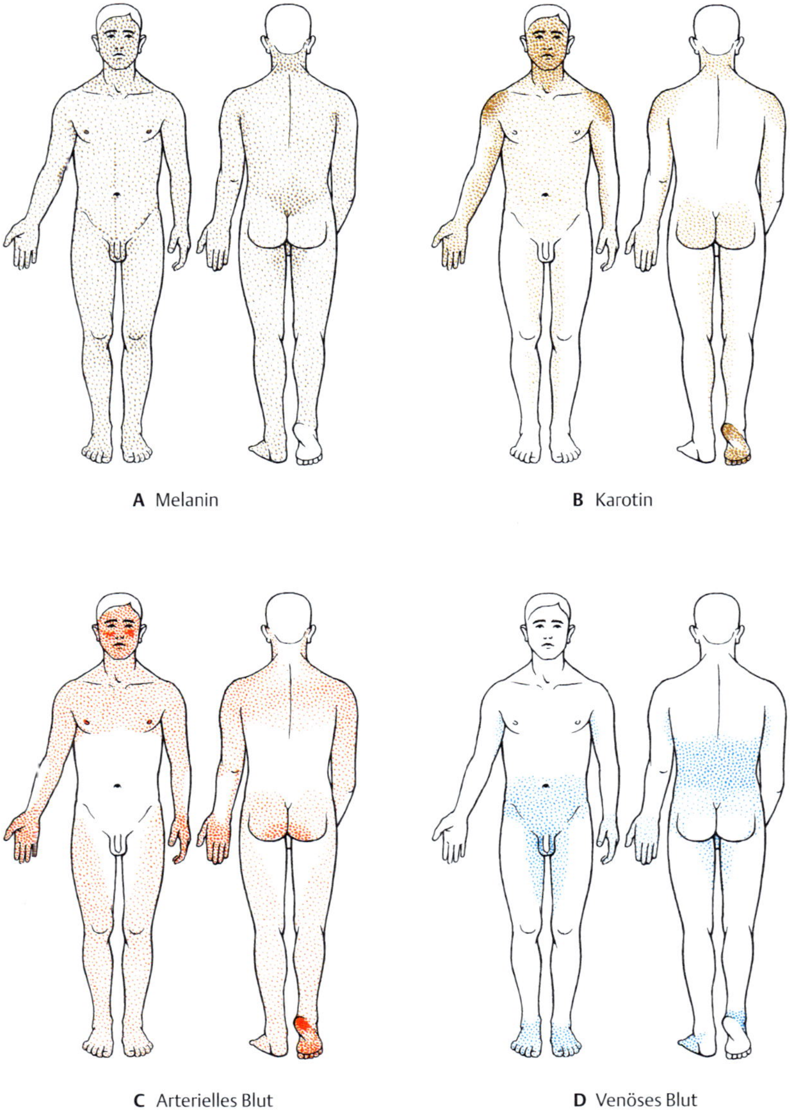

Verteilung der Farbkomponenten
der Haut beim Lebenden

Hautoberfläche

Das äußere Erscheinungsbild (Oberflächenrelief) der Haut ist gekennzeichnet durch **Furchen** und **Falten** sowie durch **Felder** und **Leisten**. Grobe Furchen treten in Form von *Bewegungsfurchen* an den Gelenken und als *mimische Furchen* im Gesicht auf.

Spannungslinien. An der Haut lassen sich Linien maximaler und minimaler Spannung festlegen. Die unter dem Spiel der Muskeln entstehenden, für die Chirurgie bedeutsamen **Hautspannungslinien** (**A**) (Spaltlinien) werden als „Kraftlinien" bezeichnet, im englischen Schrifttum als „Relaxed Skin Tension Lines". Diese Kraftlinien verlaufen im allgemeinen quer zur Faserrichtung der Muskulatur und entsprechen häufig den Hautfalten, bei der Altershaut den sog. Runzeln.

Klinischer Hinweis. Hautschnitte sollten so geführt werden, dass sie in den Hautspannungslinien verlaufen, weil sich dann die Wunden mit einem Minimum an Spannung vernähen lassen. Schneidet man dagegen senkrecht zum Verlauf dieser Spannungslinien, klafft die Haut, die Heilung dauert länger, und das kosmetische Resultat ist unbefriedigend.

Bei erheblicher Überdehnung der Haut, z. B. der Bauchhaut in der Schwangerschaft oder bei Fettleibigkeit, entstehen Einrisse im Gefüge der Lederhaut (S. 428), die zunächst als blaurote, später als helle Streifen, **Striae distensae** (Schwangerschaftsstreifen), sichtbar werden. Sie entwickeln sich gewöhnlich senkrecht zur Dehnungsrichtung.

Felderhaut (B). Der größte Teil unserer Haut zeigt ein Muster von dreieckig, rhombisch oder polygonal verlaufenden Furchen, sodass eine Felderung zustande kommt (rhombische Felderung). Auf den **erhabenen Flächen** münden die *Schweißdrüsen*, in bestimmten Körperregionen auch *Duftdrüsen*. In den **Furchen** dagegen stehen die *Haare* und liegen die *Poren der Talgdrüsen*. Die Bindegewebspapillen der Papillarschicht (S. 426 ff.) sind oft nur schwach entwickelt. In den behaarten Abschnitten bilden die Papillen mit Haarbälgen und Schweißdrüsenausführungsgängen gruppenartige Figuren in der Hautoberfläche, sog. *kokardenförmige Epithelleisten* und *rosettenförmige Epithelwälle*.

Leistenhaut (C). Auf Fußsohle und Handteller, vor allem an den Fingerbeeren, besitzt die Hautoberfläche feine, parallel verlaufende, etwa 0,5 mm breite, durch Parallelfurchen getrennte Leisten, auf denen Schweißdrüsen (**C1**) münden. Haare, Talg- und Duftdrüsen fehlen. Die Leisten machen die Haut rauh und griffsicher. Sie werden durch die **reihenförmige Anordnung der Papillen des Stratum papillare** des Coriums gebildet (S. 428). Diese ist genetisch festgelegt und damit für jeden einzelnen Menschen charakteristisch. Hierauf beruht die Anwendung des Fingerabdrucks (*Daktylogramm*) im Erkennungsdienst (*Daktyloskopie*). An der Fingerbeere werden **4 Typen von Leistenmustern** hervorgehoben, die selbst variabel sind: *Bogen* (**DI**), *Schleife* (**DII**), *Wirbel* (**DIII**) und *Doppelschleife* (**DIV**).

Hautregeneration. Die Haut regeneriert gut. Nach Verletzungen (Substanzverluste, Wunden) wirken die Abwehrzellen in der Lederhaut lokal Infektionen entgegen, Kapillaren und Bindegewebsstrukturen bilden sich neu. Vom Rand einer Verletzung wächst Epithel auf das regenerierende Bindegewebe, es kommt zur **Narbenbildung**. Zunächst bestimmt die starke Kapillarisierung die rötliche Farbe der Narbe, später schimmern Kollagenfasern weißlich durch das Epithel. Hautanhangsgebilde (Drüsen, Haare) werden im Narbenbereich nicht mehr gebildet.

Altersveränderungen. Sie bestehen in *Rückbildung (Atrophie) des Coriums, Verdünnung der Epidermis, Abflachung des Papillarkörpers* und *Schwund des subkutanen Fettgewebes* (S. 426 ff.). Diese Veränderungen stehen allerdings in keiner festen Beziehung zur allgemeinen körperlichen Alterung, sondern hängen auch von langfristig einwirkenden exogenen Faktoren (Sonnenlicht, Witterung, Klima) und dem Pigmenttyp der Haut ab. Altersveränderungen sind am stärksten ausgeprägt bei hellhäutigen Menschen sowie an unbedeckten und stark lichtexponierten Körperstellen (Gesicht, Nacken, Handrücken, Unterarm). Mit einer Änderung der chemischen Beschaffenheit der Bindegewebsgrundsubstanz gehen Flüssigkeitsverarmung und Abnahme der elastischen Fasern in Lederhaut und Subcutis einher. Die Haut wird relativ weit, dünn, schlaff, knitterbar und leicht verletzlich; abgehobene Hautfalten sinken nur träge in das Hautniveau zurück, es kommt zu Unregelmäßigkeiten der Pigmentation. Ultraviolettbestrahlung („Höhensonne") beschleunigt den Elastizitätsverlust der Haut.

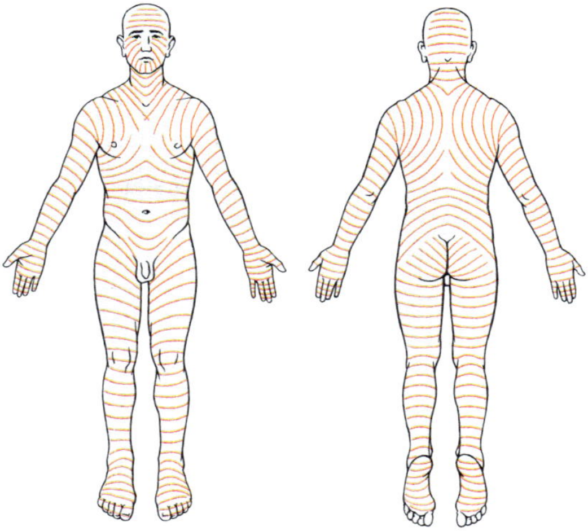

A Hautspannungslinien

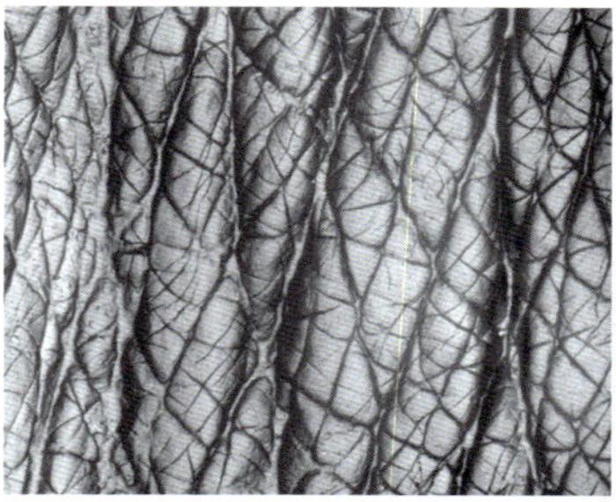

B Felderhaut, rasterelektronenmikroskopisch

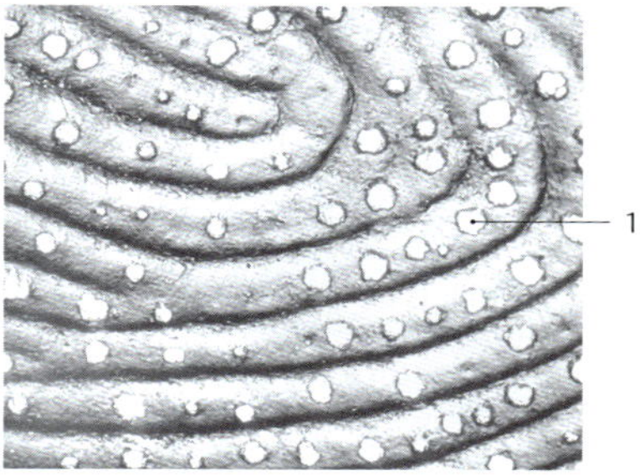

C Leistenhaut, rasterelektronenmikroskopisch

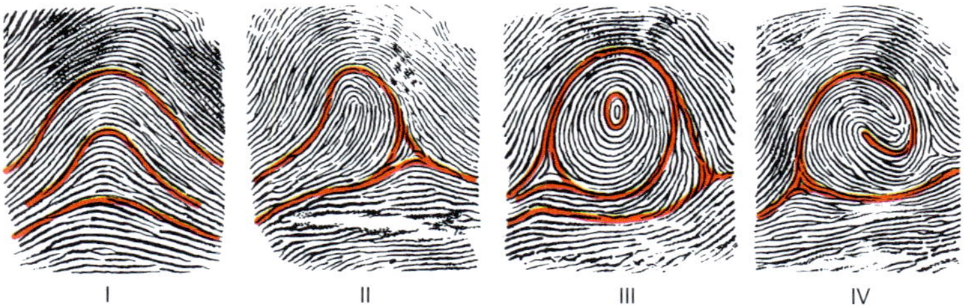

D Papillarleisten der Fingerkuppe

Hautschichten

Die Haut (Cutis) besteht aus Oberhaut, **Epidermis** (**AB1**), einem *mehrschichtigen verhornenden Plattenepithel*, und aus Lederhaut, **Corium** (Dermis) (**ABCD2**), einer *Bindegewebsschicht*. Im Corium unterscheidet man die zapfenförmig mit der Epidermis verzahnte Papillarschicht, *Stratum papillare* (**CD2**), und die Geflechtschicht, *Stratum reticulare*, die hauptsächlich der Reißfestigkeit dient. Epidermis und Corium sind deutlich gegeneinander abgegrenzt, zwischen bindegewebigem Corium und bindegewebiger **Subcutis** (Tela subcutanea, Unterhaut) (**AB3**) besteht meist keine scharfe Grenze. Die Unterhaut stellt die Verbindung zu den unter der Haut gelegenen Strukturen (Faszien, Knochenhaut) her, enthält *Fettgewebe* und führt *größere Gefäße und Nerven* (S. 428).

Leistenhaut: **A4** merokrine Schweißdrüse (**D4** Ausführungsgang), **A5** Vater-Pacini Lamellenkörperchen, **A6** Meißner-Tastkörperchen. **Felderhaut**: **B7** Haar, **B8** Talgdrüse, **B9** Haarmuskel, **B10** apokrine Duftdrüse.

Oberhaut

In der basalen Schicht der Epidermis entstehen durch Mitosen laufend neue Zellen, die innerhalb von 30 Tagen an die Oberfläche wandern und dabei Hornsubstanzen bilden. Die hierdurch bedingte Schichtenbildung des Epithels ist in der Leistenhaut (**A**) deutlich ausgeprägt, in der Felderhaut (**B**) hingegen nur angedeutet:

Regenerationsschicht. Das Stratum germinativum umfasst Stratum basale und Stratum spinosum. Das **Stratum basale** besteht aus einer Lage von *hochprismatischen Zellen* (**C11**), die der Basallamina direkt aufsitzen. Es folgt das **Stratum spinosum** (Stachelzellschicht) (**CD12**) mit 2 – 5 Lagen großer *polygonaler Keratinozyten*, deren stachelförmige Fortsätze durch *Desmosomen* miteinander verhaftet sind. Das Zytoplasma enthält ein dichtes Netzwerk *intermediärer Filamente* (Keratinfilamente, Tonofilamente), die in die Desmosomen einstrahlen. Die Gesamtheit der 18 – 20 μm schmalen Interzellularräume bildet ein Spaltsystem.

Hornbildungsschicht. Sie umfasst Stratum granulosum (**CD13**) und Stratum lucidum (**CD14**). Die abgeflachten und nun oberflächenparallel orientierten *Keratinozyten* des dünnen **Stratum granulosum** (2 – 3 Zelllagen) enthalten *lamellierte Körperchen* (*Odland-Körperchen*) und *basophile Keratohyalinkörner*, die den Beginn der Verhornung anzeigen. Der Inhalt der Odland-Körperchen (Glykoproteine, Lipide und Enzyme) wandelt sich extrazellulär in Lipidschichten um, die die Interzellularspalten ausfüllen und undurchlässig machen. Die Lipide bilden eine Barriere zum Schutz vor Flüssigkeitsverlust. Schließlich entsteht die dünne Glanzschicht, **Stratum lucidum (CD14**), in der keine Zellkerne und keine Zellgrenzen mehr zu erkennen sind. Die verhornenden Zellen enthalten eine azidophile, stark lichtbrechende Substanz, *Eleidin*, die der Glanzschicht ihren Namen gab.

Hornschicht. Im reißfesten und fast völlig undurchlässigen **Stratum corneum** (**CD15**), dessen Zellen keine Kerne und keine Organellen mehr enthalten, verbacken die extrem flachen *Korneozyten* und die Hornsubstanzen (*Keratin*) zu Platten, die schließlich kontinuierlich als Horn-(Haut)-Schuppen abgeschilfert werden. Sie sind widerstandsfähig gegen Säuren, quellen aber in Alkalien (Seifenlauge). Die Hornbildung wird durch Vitamin A gesteuert. Bei Vitamin A-Mangel kommt es zu überschießender Hornbildung, *Hyperkeratose*.

Epidermale Symbionten. Unter diesem Begriff fasst man nichtkeratinisierende Epidermiszellen zusammen. In den unteren Zellschichten liegen **Melanozyten (C16)**, das Pigment *Melanin* produzierende Dendritenzellen neuroektodermaler Herkunft. Ihr Zellleib liegt unmittelbar der Basallamina an, ihre dendritischen Fortsätze gelangen in den Interzellularräumen bis in das mittlere Stratum spinosum. Melanozyten geben ihr Pigment an die basalen Epidermiszellen ab. Ein Melanozyt versorgt etwa 5 – 12 Basalzellen. Melanin schützt das Stratum basale (Mitosen!) vor den schädlichen UV-Strahlen.

Die stark verzweigten **Langerhans-Zellen (C17**) sind suprabasale, im Stratum spinosum gelegene Dendritenzellen des Immunsystems. Sie stammen aus dem Knochenmark, können Antigene bilden, ruhende T-Helfer-Lymphozyten stimulieren und damit primäre Immunantworten einleiten. Im Stratum basale kommen vereinzelt auch **Merkel-Zellen** vor, Tast-Sinneszellen neuroektodermaler Abstammung, die der Basallamina direkt aufsitzen und mit benachbarten Basalzellen durch Desmosomen verbunden sind. Unter der Merkel-Zelle liegt jeweils eine Nervenendplatte, die aus einem markhaltigen Axon hervorgeht.

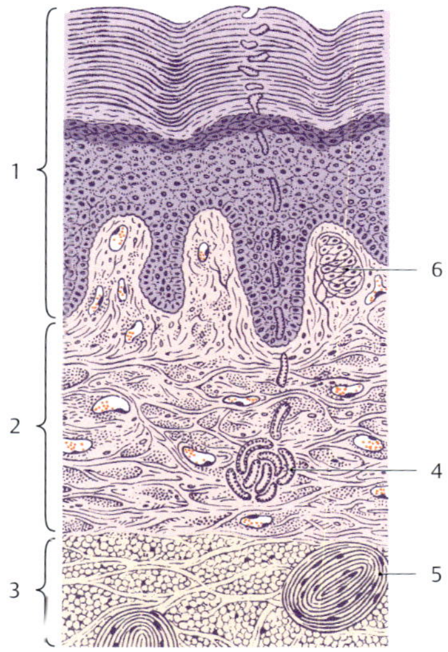

A Schnitt durch die Leistenhaut

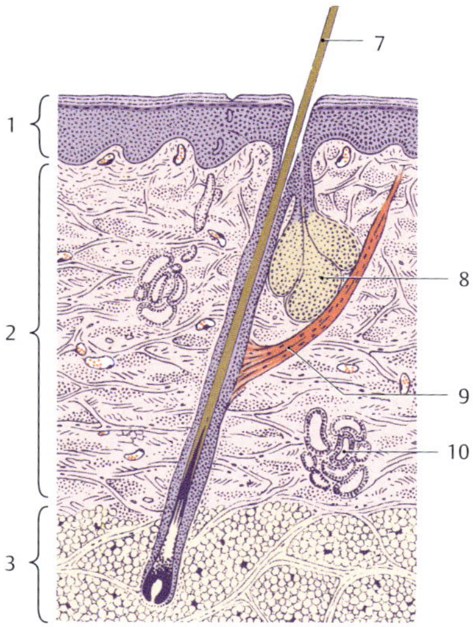

B Schnitt durch die Felderhaut

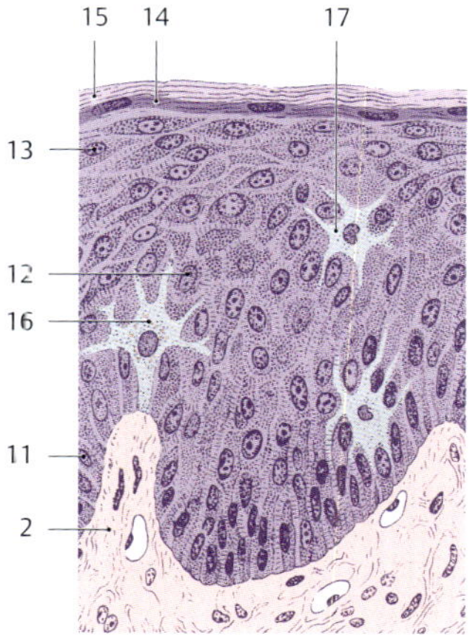

C Pigmentzellen (Melanozyten) und Langerhans-Zellen der Epidermis

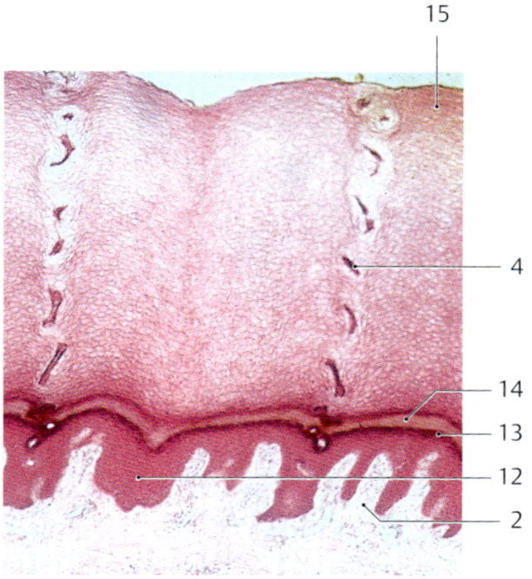

D Schnitt durch die Leistenhaut. Färbung: Hämatoxylin-Eosin; Vergr. 40fach

Lederhaut

Die Lederhaut (**AB2**), Dermis oder Corium, ist wesentlich dicker als die Epidermis (**AB1**). Hier liegen die epidermalen Anhangsorgane, Blut- und Lymphgefäße, Bindegewebszellen, freie Zellen des Immunsystems sowie Nervenendapparate und Nerven. Ihre große **Reißfestigkeit** und **reversible Verformbarkeit** (Elastizität) beruhen auf sehr festen, innig miteinander *verflochtenen Kollagenfasern*, die von *elastischen Netzen* durchsetzt werden. Die Dehnbarkeit der Haut resultiert hauptsächlich aus Winkelverstellungen in den Maschen dieses Kollagenfasergeflechts, die elastischen Netze wirken im Sinne eines Rückstellmechanismus. Man unterscheidet **2 Dermisschichten**:

Stratum papillare (A4) (papilläre Dermis). Es grenzt unmittelbar an die Epidermis und ist mit dieser (Reteleisten) durch **zapfenförmige Kollagenfaserschleifen**, die Bindegewebspapillen, verzahnt. Sie ragen in entsprechende Vertiefungen der Epidermis hinein und wirken dadurch einer Abscherung der Oberhaut entgegen. Höhe und Anzahl der Papillen korrelieren mit der mechanischen Beanspruchung des jeweiligen Körperabschnitts; sie sind z.B. in der Haut des Augenlids gering, über Knie und Ellenbogen stark entwickelt. Der Papillarkörper enthält **haarnadelförmige Kapillarschlingen** (**B12**), **feine Nerven** und **sensible Nervenendigungen**. Die Kollagenfasern sind hier auffallend dünn. Diese locker gebaute Schicht enthält mehr Kollagen vom Typ III als vom Typ I.

Stratum reticulare (A5) (retikuläre Dermis). Der lockere Kollagenfaserfilz (Kollagen Typ III) des Stratum papillare geht über in die **straffen Kollagenfaserbündel** des Stratum reticulare, die hier ein dichtes Maschenwerk bilden (Kollagen Typ I). Dieses ist annähernd parallel zur Hautoberfläche ausgerichtet und wird von einem Netz **elastischer Fasern** begleitet. Zwischen den Faserbündeln liegen Fibroblasten, Makrophagen, Mastzellen und vereinzelt Lymphozyten. Die Zwischenräume enthalten eine **gelartige Grundsubstanz**, in der Proteoglykane (Hyaluronsäure, Chondroitin- und Dermatansulfat), Proteine und Mineralien vorkommen. Da Proteoglykane ein hohes Wasserbindungsvermögen besitzen, kommt dem Corium eine entscheidende Funktion für die *Regulation des Hautturgors* zu.

Unterhaut

Die Unterhaut (**AB3**), **Tela subcutanea (Subcutis)**, stellt die Verbindung zwischen Haut und Körperfaszie (**A6**) bzw. Knochenhaut her und ermöglicht die Verschieblichkeit der Haut. Die Subcutis enthält regional unterschiedlich große Anteile von Fettgewebe, ist *Fettspeicher* und *Isolator gegen Wärmeverluste*. Man unterscheidet Baufett und Depotfett: das **Baufett** wird durch straffe Bindegewebsfaserzüge steppkissenartig in Kammern unterteilt, z.B. auf der Fußsohle (Druckpolster). Häufiger ist das **Depotfett**, z.B. als Fettpolster unter der Haut des Rumpfes, *Panniculus adiposus*. Die **Fettverteilung** ist genetisch bedingt und u.a. hormonell gesteuert: Männer neigen eher zum Fettansatz im Bauchbereich, während es bei Frauen vorwiegend an Hüften, Gesäß und Brust angelagert wird. Stellenweise ist die Subcutis locker und fettfrei (Augenlider, Ohrmuschel, Lippe, Penis, Skrotum u.a.). Im Gesicht und auf der Kopfschwarte (Galea aponeurotica) ist die Unterhaut fest mit der Muskulatur und mit Sehnen verbunden (Grundlagen der Mimik).

A7 Haar, **A8** Talgdrüse, **A9** Haarmuskel, **A10** merokrine Schweißdrüse, **A11** Muskelschicht.

Blutgefäße. Die **Arterien** (**B15**) bilden zwischen Cutis und Subcutis ein Geflecht, aus dem Äste zu den Haarwurzeln, den Schweißdrüsen (**B14**), zu den Fettpolstern der Subcutis und zum Papillarkörper ziehen. Hier entsteht ein **subpapillärer Plexus**, aus dem Kapillarschlingen (**B12**) in die Papillen ziehen. Die **Venen** (**B16**) bilden Netze unter den Papillen, im Corium und zwischen Cutis und Subcutis, sog. **kutaner Venenplexus** (**B13**). Durch **arteriovenöse Anastomosen** einschließlich spezieller Shunts, den *Glomusanastomosen* an den Akren (z.B. Fingerkuppen, Nasenspitze), kann die Strömungsgeschwindigkeit beeinflusst werden. Veränderungen der Hautdurchblutung sind für die Thermoregulation besonders wichtig. Auch die Lymphgefäße bilden Plexus.

Nerven und Sinnesorgane der Haut s. S. 434

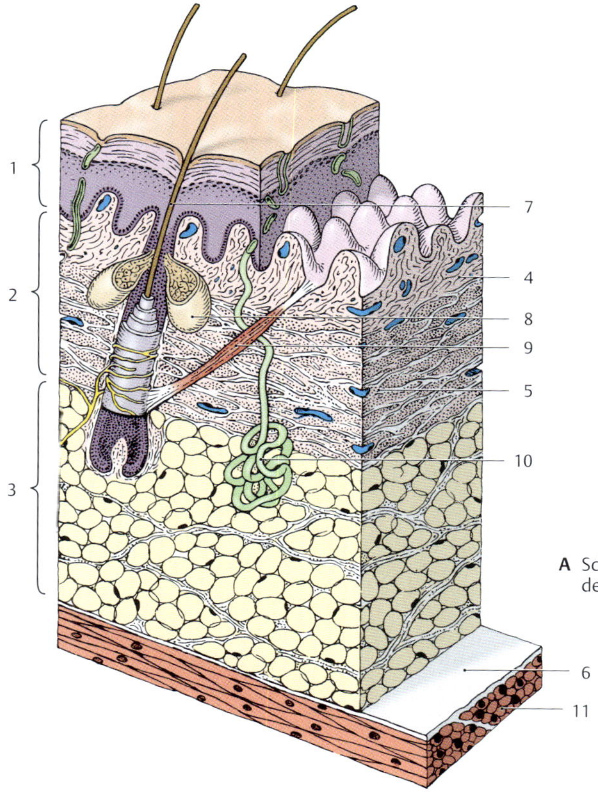

A Schichtengliederung der Haut und Unterhaut

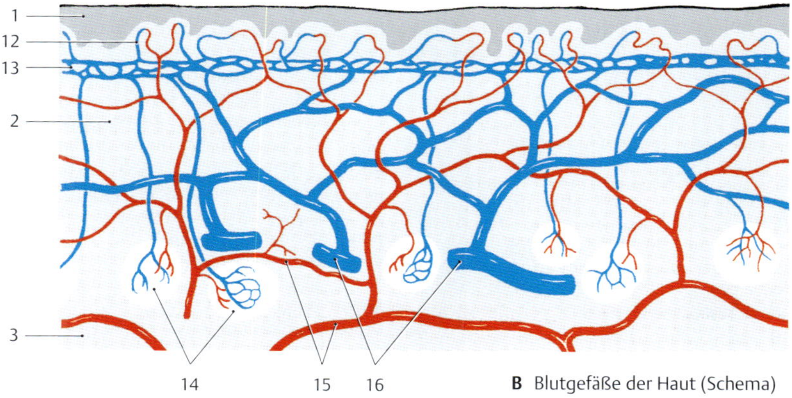

B Blutgefäße der Haut (Schema)

Hautanhangsgebilde

Drüsen der Haut

Die Hautdrüsen (**A–E**) sind wie Haare und Nägel Anhangsgebilde der Haut. Sie entstehen aus soliden Epithelzapfen der Epidermis, die in das sie umgebende Mesenchym (Corium) eindringen und sich dort zu den verschiedenen Drüsenarten differenzieren.

Schweißdrüsen

Ekkrine Schweißdrüsen (AB). Die etwa 2–4 Millionen cholinerg innervierten **Glandulae sudoriferae eccrinae** sind individuell und regional unterschiedlich über den gesamten Körper verteilt; sehr dicht stehen sie an Stirn, Handteller und Fußsohle, spärlicher an Nacken und Oberschenkel. Ekkrine Schweißdrüsen sind **enge unverzweigte Epithelschläuche** (**AB1**), die sich tief in das Corium oder die obere Subcutis einsenken und deren Endabschnitte zu einem Knäuel von 0,3–0,5 mm Durchmesser aufgewunden sind (**Knäueldrüsen**). Die schlauchförmigen **Endstücke** werden von einem *einschichtigen,* gelegentlich von einem mehrreihigen *kubisch-zylindrischen Epithel* gebildet, dessen Zellen Fetttröpfchen, Glykogenkörnchen und Pigmentgranula enthalten. Zwischen Drüsenzellepithel und Basalmembran liegen diskontinuierlich verteilt kontraktile, ektodermale *Myoepithelzellen* (**B2**). Das Endstück setzt sich in den leicht korkenzieherartig geschlängelten, von einem *zweischichtigen kubischen Epithel* ausgekleideten **Ausführungsgang** (**A3**) fort, der auf der Epidermisoberfläche mündet. Die Drüsenschläuche sind von einem feinfaserigen Bindegewebe (**AB4**) umgeben, das reich an Kapillaren und Nervenfäserchen ist.

Ihr **saures Sekret** (pH 4,5) hemmt das Bakterienwachstum (*Säureschutzmantel*), dient durch Verdunstung der *Wärmeregulation* (Verdunstungskälte) sowie der *Ausscheidung der Elektrolyte* Na^+, K^+, Cl^- und HCO_3^- (Kochsalzgehalt etwa 4%). Die normale Schweißbildung beträgt 100 bis 250 ml pro Tag, bei anstrengender körperlicher Arbeit und hohen Außentemperaturen können bis zu 5 Liter pro Tag gebildet werden.

A9 Fettvakuolen; **B10** Kapillaren.

Apokrine Schweißdrüsen (CD). Die adrenerg innervierten Duftdrüsen, **Glandulae sudoriferae apocrinae**, treten an behaarter Haut (Achselhöhle, Mons pubis, Labia majora, Skrotum, Umgebung des Anus), aber auch an Brustwarze und Warzenhof sowie im Vestibulum nasi auf. Duftdrüsen sind **einfache tubuläre Knäueldrüsen** mit oft alveolär erweiterten Endstücken. Sie liegen in der Subcutis und münden in den Haarbalg. Ihre sezernierenden Schlauchabschnitte werden von einem *einschichtigen Epithel wechselnder Höhe* ausgekleidet. Charakteristisch sind in die Schlauchlichtung hineinragende *Zytoplasmakuppen* (**C5**), die nach dem Modus der Apozytose abgeschnürt werden. Zwischen Drüsenepithel und der Basalmembran liegen dicht gelagerte spindelförmige *Myoepithelzellen* (**CD6**).

Apokrine Schweißdrüsen produzieren ein **alkalisches Sekret**, das *Duftstoffe* enthält, die im Geschlechtsleben und für das Sozialverhalten eine Rolle spielen. Die Sekretion setzt mit der Pubertät ein. Apokrine Schweißdrüsen können Sitz von Abszessen sein. Modifizierte Schweißdrüsen sind die *Glandulae ceruminosae* des äußeren Gehörganges und die *Glandulae ciliares* (Moll-Drüsen) des Augenlides.

Talgdrüsen

Die holokrinen Talgdrüsen (**E**), **Glandulae sebaceae pilorum**, gehen zumeist aus Haaranlagen hervor und münden in den Haartrichter des Haarbalgs. Nicht an Haare gebundene, sog. freie Talgdrüsen, kommen vor am Lippenrot, an der Nasenöffnung, an der Saumgegend der Wangenschleimhaut sowie an Brustwarze, Augenlid, Labia minora, Glans penis und Preputium. Die voll entwickelten, in der oberen Schicht des Coriums liegenden Talgdrüsen sind **multilobuläre, beerenförmige Einzeldrüsen** (sog. Talgkolben) mit gemeinsamem Ausführungsgang. Die teilungsfähigen **Talgkolben** besitzen eine periphere Schicht von *proliferierenden Matrixzellen* (Keimzellen) (**E7**). Diese schieben sich ins Innere der völlig lichtungslosen Talgkolben vor und wachsen dort zu polyedrischen, schwach anfärbbaren Zellen heran, die zunehmend von *Fettvakuolen* durchsetzt und deren Kerne pyknotisch werden (**E8**). Schließlich werden die Zellen völlig in Talg, **Sebum**, umgewandelt.

Der Talg, von dem täglich 1–2 g produziert werden, gelangt aus dem Haartrichter auf die Oberfläche der Haare und der Epidermis und macht diese geschmeidig und widerstandsfähig gegen Wasser. Talg ist zudem wegen seines Gehalts an Fettsäuren keimtötend.

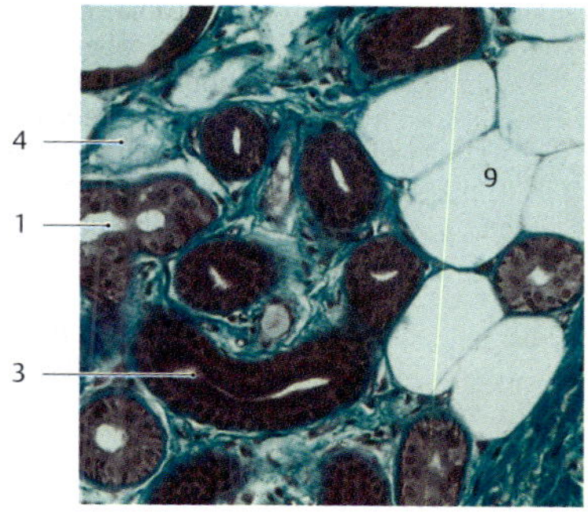

A Ekkrine Schweißdrüsen. Färbung: Trichrom; Vergr. 130fach

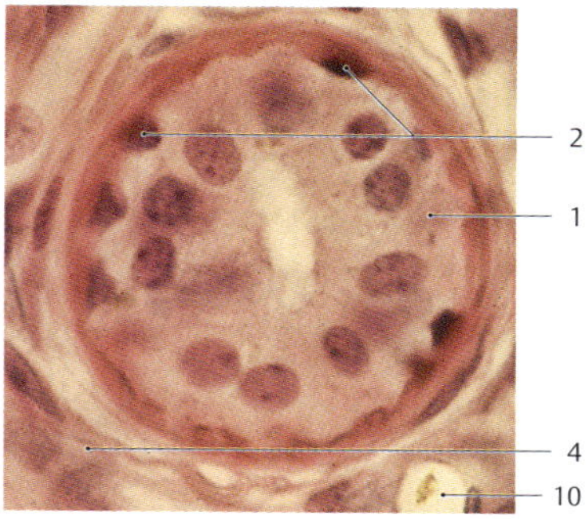

B Ekkrine Schweißdrüse. Färbung: Hämatoxylin-Eosin; Vergr. 600fach

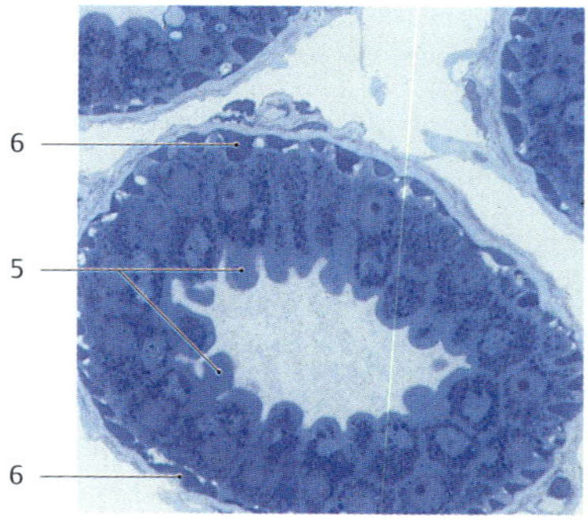

C Apokrine Schweißdrüsen. Färbung: Methylenblau-Azur II; Vergr. 400fach

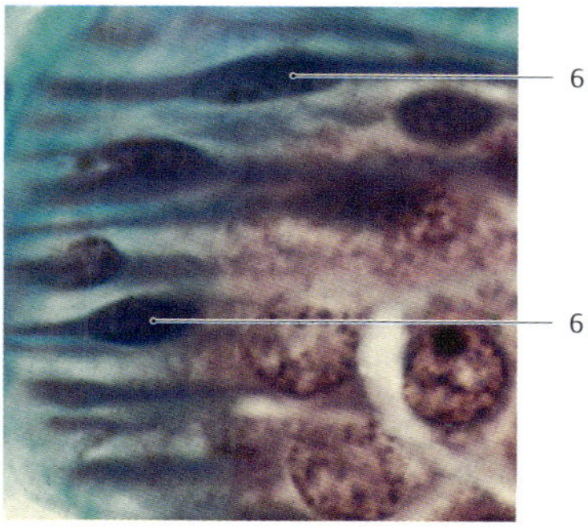

D Apokrine Schweißdrüse. Färbung: Trichrom; Vergr. 650fach

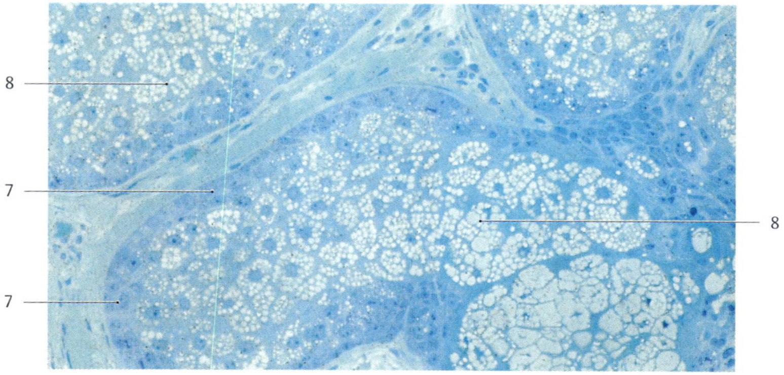

E Holokrine Talgdrüsen. Färbung: Methylenblau-Azur II; Vergr. 200fach

Haare

Haare, **Pili**, sind biegsame und zugfeste Hornfäden, die wie die Nägel von der Epidermis gebildet werden (Verhornungsprodukte der Epidermis). Sie dienen der *Tastempfindung* und dem *Wärmeschutz*. Man unterscheidet mehrere Haartypen: **Lanugohaare** (Flaum- oder Wollhaar) treten beim Feten bis zum 6. Lebensmonat auf, sie sind kurz, dünn, kaum gefärbt und wurzeln in der Lederhaut. Sie werden abgelöst von einem Zwischenhaarkleid (**Woll-** oder **Vellushaar**), das v. a. in der Pubertät durch Terminalhaare ersetzt wird. **Terminalhaare** sind länger, dicker, pigmentiert, stehen in Gruppen und wurzeln in der oberen Subcutis. Zu ihnen gehören Haupt-, Achsel-, Scham- und Brusthaare, Wimpern, Brauen und Barthaare. Unbehaart sind die innere Handfläche, die Fußsohle und Teile der äußeren Genitalien.

Das Terminalhaar steckt schräg zur Oberfläche (Haarstrich, Wirbel) in der zylindrischen **Wurzelscheide**. In diese mündet die *Talgdrüse* (**A – D1**). Oberhalb davon liegt der **Haartrichter** (Infundibulum), unterhalb entspringt ein glatter Muskel, **M. arrector pili** (**A – D2**). Er zieht unter die Epidermis, kontrahiert sich bei Kälte oder seelischen Empfindungen wie Schreck und Furcht und stellt das Haar auf (Haarsträuben, Gänsehaut). Er kann außerdem die Talgdrüsen komprimieren.

Feinbau. Man unterscheidet Haarwurzel, Radix pili (**A3**), und den frei aus der Haut herausragenden Haarschaft, Scapus pili (**A – D4**). Die **Haarwurzel** sitzt mit der Haarzwiebel, *Bulbus pili* (**A5**), auf der bindegewebigen *Haarpapille* (**A6**), einer zapfenförmigen Aufwölbung des Coriums. *Bulbus, Papille* und *umgebendes Bindegewebe* nennt man **Haarfollikel**. Der **Haarschaft**, der vollständig verhornte Teil des Haares, besteht hauptsächlich aus der festen *Rinde*, die sich aus langgestreckten, dachziegelartig übereinander liegenden verhornten Zellen mit eingelagerten Tonofilamenten zusammensetzt. Sie umgeben das *Mark* röhrenförmig. Form und Anordnung der Hornzellen sind interindividuell verschieden.

Haarbildung. Sie ist eine **modifizierte Hornbildung**, die von einer umschriebenen Einsenkung der Epidermis (**A – D7**) ausgeht; das Haar ist die Hornspitze, die epitheliale Wurzelscheide (**A8**) der epidermale Trichter und die bindegewebige Wurzelscheide (**A9**) (Haarbalg) ihr „Papillarkörper". Das Haar wächst aus den Zellen der Haarzwiebel, ernährt von der Haarpapille. Bei einer Zerstörung dieser Matrix kann es nicht mehr nachwachsen.

Haarfarbe. Sie wird durch **Einlagerung von Melanin** hervorgerufen, das von den aus der Neuralleiste stammenden **Melanozyten der Matrix** gebildet und an die Zellen der Haarzwiebel abgegeben wird. Beim Ergrauen nimmt der Pigmentgehalt ab, die Melaninproduktion erlischt, die Melanozyten gehen zugrunde. Im Bulbus weißer Haare gibt es keine Melanozyten mehr. Auch die Einlagerung von Luftbläschen im Mark führt zu weißem Haar. Beim Albino erzeugen die Melanozyten aufgrund eines Enzymmangels kein Pigment.

Haarwechsel. Die Lebensdauer eines Haares variiert je nach Typ und Lokalisation zwischen einigen Wochen und mehreren (3 – 5) Jahren, die der Wimpern und Brauen beträgt 100 bis 150 Tage. Das Haar wächst zyklisch. Auf Wachstum (0,3 – 0,4 mm täglich; **Anagenphase**) folgen Rückbildung (**Katagenphase**) und Ruhezeiten (**Telogenphase**), danach fällt das Haar aus. Etwa 80 % der Haarfollikel befinden sich in der Wachstumsphase, 15 – 20 % in Ruhe. Täglich gehen etwa 50 – 100 Haare verloren. Die Matrix stellt ihre Tätigkeit ein, die Melanozyten ziehen sich vorübergehend zurück, die epitheliale Haarzwiebel (**B – D10**) wird von der bindegewebigen Papille abgehoben und zusammen mit dem kolbenartig verdickten und aufgefaserten unteren Ende nach außen geschoben (**BCD**), *Kolbenhaar* (**D11**). Aus den restlichen Zellen an der strangartig ausgezogenen Papille (**C12**) entsteht ein neuer Bulbus (**D13**), aus dem ein neues Haar wächst.

Haarkleid (E). Es wird hormonell beeinflusst. **Androgene** stimulieren in der Bart- und Genitalregion das Haarwachstum. Für den Mann sind die rautenförmig zum Nabel aufsteigende Schambehaarung, die Behaarung der Oberschenkelinnenflächen und der Brust sowie die Bartbehaarung typisch. **Östrogene** verlängern die Anagenphase, wodurch es zu einer Verdichtung des Haarbestandes kommt. Für die Frau sind eine dreieckige Schambehaarung und geringere Terminalbehaarung des Rumpfes typisch.

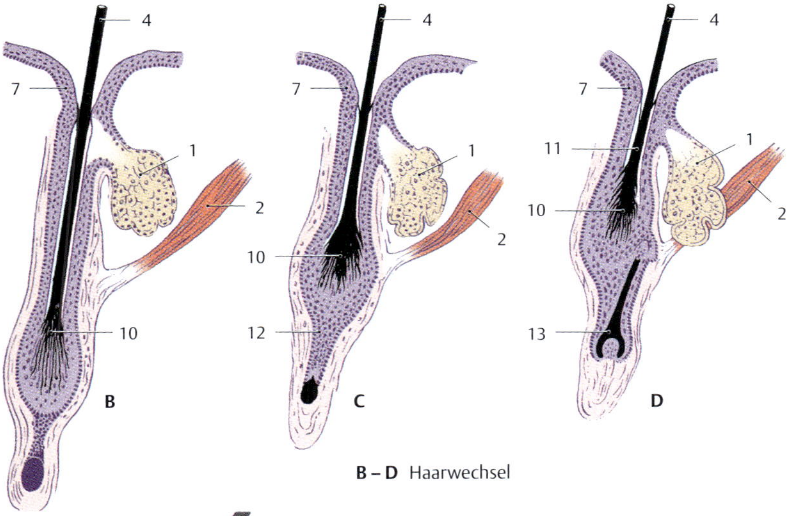

B – D Haarwechsel

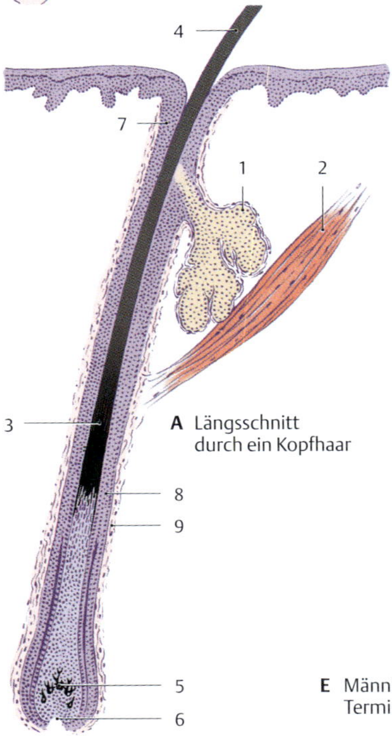

A Längsschnitt durch ein Kopfhaar

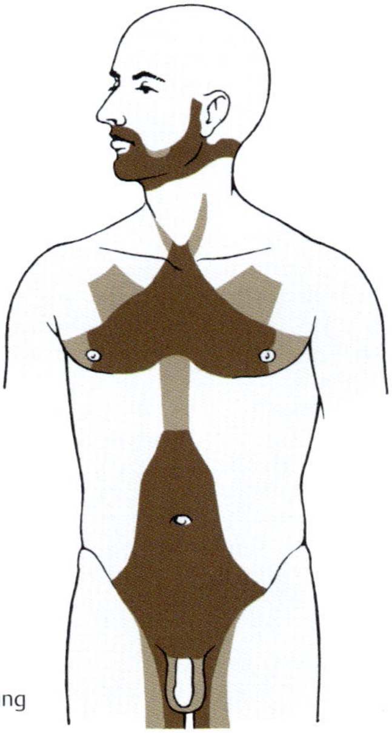

E Männliche Terminalbehaarung

Nägel

Die Nägel, **Ungues**, Produkte der Epidermis, schützen Finger- und Zehenendglieder und dienen gleichzeitig der Tastempfindung, indem sie ein Widerlager für den Druck auf die Tastballen, z. B. auf die Fingerbeeren (**C12**), bilden. Bei Verlust eines Nagels ist die Tastempfindung im betroffenen Endglied eingeschränkt.

Aufbau. Nägel sind trübe, aber dennoch durchscheinende, gewölbte, etwa 0,5 mm dicke **Hornplatten** (Nagelplatten) (**BC1**), die aus polygonalen, dachziegelartig angeordneten *Hornschuppen* zusammengesetzt und mit drei Lagen einander kreuzender *Tonofibrillen* verbacken sind. Sie liegen dem **Nagelbett** (**BC2**) und dem Hyponychium (**B3**) (s. u.) auf. Proximal ist der Nagel von einer Hautfalte, dem **Nagelwall** (**BC4**), umgeben, der im Bereich der **Nagelwurzel** (**B5**) die ca 0,5 cm tiefe **Nageltasche** bildet. In der Tiefe der Tasche liegt die Nagelmatrix (**B6**). Ihre vordere Grenze, ein weißes Feld, wird als Lunula (**A7**) bezeichnet. Vom freien Rand des Nagelwalls (**BC4**) wächst ein epitheliales Häutchen, das **Eponychium** (**C8**), auf die Nageloberfläche, das bei der Nagelpflege von der Lunula gehoben wird. Der seitliche Nagelrand ist in eine Rinne, den **Nagelfalz** (**C9**), eingelassen. Der proximale Nagelfalz setzt sich nach distal in das Nagelhäutchen, **Cuticula**, fort.

Nagelbett und Hyponychium (**BC2**). Das Nagelbett wird proximal von epithelialem Gewebe unter der Nagelwurzel (**B5**), der **Matrix** (**B6**), gebildet, aus der wöchentlich etwa 0,5 – 1,0 mm Nagel nachwächst. Das Nagelbett setzt sich distal der **Lunula** (**A7**) in das dunkelrosa durch den Nagel schimmernde **Hyponychium** (**AB3**) fort; es besteht nur noch aus einem *Stratum germinativum*, auf dem der Nagel distalwärts vorgeschoben wird. Es setzt sich scharf gegen das Stratum corneum des Nagels ab. Sein Papillarkörper wird von *schmalen Längsleisten* gebildet, die mit entsprechenden Leisten des Coriums verzahnt sind. Das Corium wiederum wird mit dem Periost der Fingerendphalangen (**C10**) durch *starke Retinacula* verbunden. In den Coriumleisten befinden sich *Kapillarschlingen*, die die Rosatönung des Nagels verursachen. Das Hyponychium setzt sich nach distal in den **Nagelsaum** (**B11**) fort.

Klinischer Hinweis. Nägel zeigen bei einigen Krankheiten diagnostisch wichtige Veränderungen in Größe, Oberfläche und Farbe. Nach Verletzungen im Bereich der Matrix kommt es häufig zu bleibenden Nagelveränderungen. Ist die Matrix völlig zerstört, wird kein Nagel mehr gebildet. Im Alter stellt sich bei vielen Menschen eine Längsriffelung der Nagelplatte ein, nicht selten auch eine schindelartige Oberflächenbeschaffenheit. Abnorme Brüchigkeit der Nägel äußert sich in Einreißen, Splitterung oder Spaltung vom freien Nagelrand her (Onychorrhexis).

Haut als Sinnesorgan – Organe der somatoviszeralen Sensibilität

Alle Schichten der Haut sind reich mit Nerven versorgt, zum kleineren Teil mit **vegetativen Nerven**, die zu Drüsen, glatten Muskelzellen und Gefäßen ziehen, zum größeren Teil mit **sensiblen Nerven**. Sie machen die Haut zu einem für das Leben des Menschen unentbehrlichen Sinnesorgan, mit dem **Berührungs-**, **Temperatur-**, **Schmerz-** und **Vibrationsempfindungen** wahrgenommen werden. Die Sinnesqualitäten wie auch die sensiblen Nerven sind unterschiedlich auf die Haut einzelner Körperareale verteilt. **Nervenendkörperchen** verschiedenster Bauweise (Organe der somatoviszeralen Sensibilität) werden mit verschiedenen Sinnesqualitäten in Zusammenhang gebracht. Mechanorezeptoren der Haut sind u. a. die **Ruffini-Körperchen** (Rezeption von Druck) in der Dermis der Leisten- und Felderhaut, die **Meissner-Tastkörperchen** (**D1**) (Berührung), die in den Papillen der Leistenhaut liegen (besonders dicht an den Fingerspitzen, Tastsinn), die **Vater-Pacini-Körperchen** (**D2**) (Vibration), die vor allem in der Subcutis (**D3**) anzutreffen sind. Die Abbildung (**D**) gibt hiervon allerdings nur eine grobe Vorstellung. Mechanorezeptoren des Bewegungsapparates sind die **Muskelspindeln** und **Golgi-Sehnenorgane** (Einzelheiten s. Bd. 3).

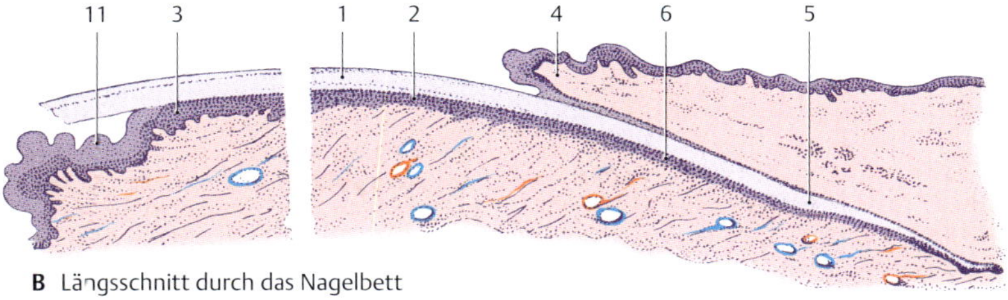

B Längsschnitt durch das Nagelbett

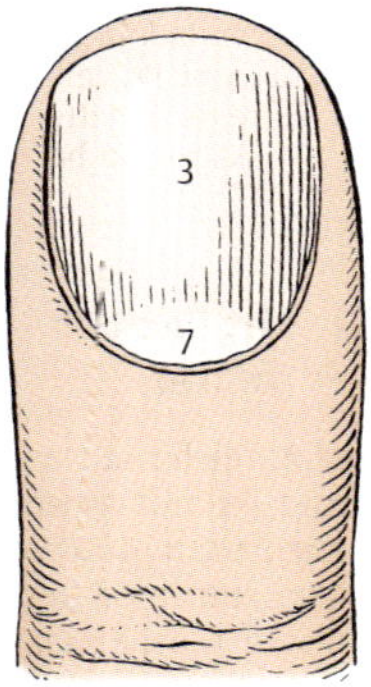

A Fingernagel

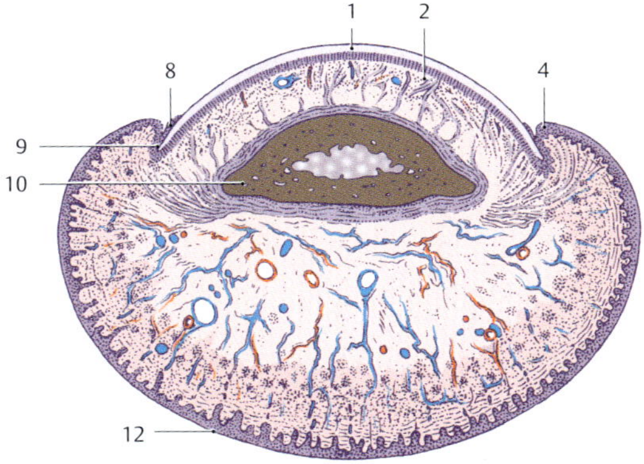

C Querschnitt durch ein Fingerendglied

D Schematische Darstellung der Hautinnervation

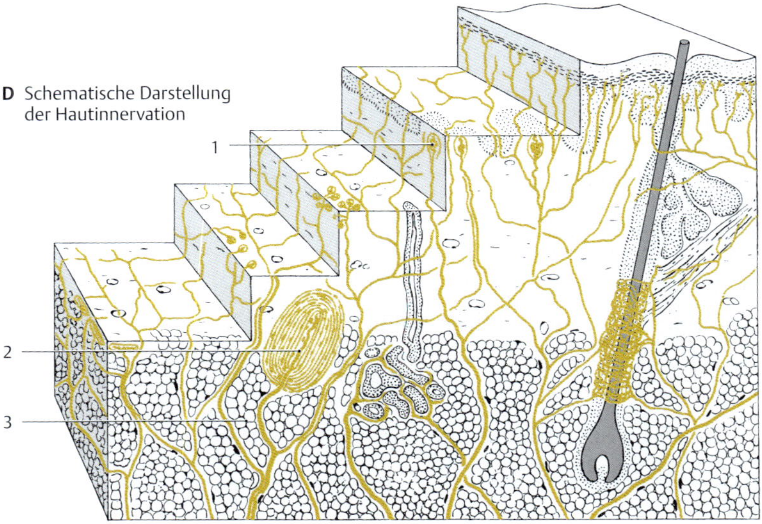

Weibliche Brust und Brustdrüse

Die Brust, **Mamma**, besteht aus der Brustdrüse, **Glandula mammaria** und einem bindegewebigen Stroma. Das Drüsengewebe entwickelt sich aus Anlagen apokriner Drüsen.

Brustentwicklung. Bei beiden Geschlechtern entsteht gegen Ende des 1. Embryonalmonats beiderseits am Rumpf zwischen Kiemenbogenregion und Schwanz (Achsel-Leistenbeuge) eine streifenförmige Epithelverdickung, der **Milchstreifen**, aus dem in der 6. Embryonalwoche zwischen den Abgangsstellen der Gliedmaßen die **Milchleiste** hervorgeht. In ihr bilden sich Gruppen apokriner Drüsen aus. Im Laufe des 3. Schwangerschaftsmonats wird die Milchleiste bis auf einen Rest oberhalb des 4. Interkostalraums, den sog. **Milchhügel**, zurückgebildet. Die **Anlage der definitiven Milchdrüse** besteht aus etwa 15–20 Epithelkanälchen mit endständigen Epithelzapfen, aus denen später das Drüsenparenchym hervorgeht.

Beim **Neugeborenen**, auch beim Knaben, sind die Brustdrüsen unter dem Einfluss der mütterlichen Plazentahormone so weit entwickelt, dass sie eine tast- und sichtbar vorgewölbte Oberfläche bilden und in den ersten Tagen nach der Geburt die sog. *Hexenmilch* abgeben. In der **Kindheit** wächst die Drüse nur langsam, mit Eintritt in die Pubertät aber rascher, und es entsteht zunächst die sog. *Knospenbrust*. Grundsätzlich gilt, dass sich die weibliche Brust im Verlauf der **pubertären Entwicklung** unter dem Einfluss von Östrogen, Prolactin und Wachstumshormon individuell mit großer Varianz in Größe, Form und Konsistenz ausbildet. Dabei spielen unterschiedliche Grade der Fetteinlagerung eine wichtige Rolle. In der **Schwangerschaft** setzt ein starkes Wachstum der Drüse ein. Gegen Ende der Schwangerschaft beginnt sie Milch zu produzieren. Beim **Abstillen** kommt es zur Rückbildung der Drüsen und zu verstärkter Bindegewebsbildung.

Makroskopischer Aufbau

Brust (B). Bei der geschlechtsreifen Frau haben die Brüste die Gestalt von verformten Halbkugeln (Schalen-, Halbkugel- oder Kegelbrust). Sie liegen zwischen der 3.–7. Rippe, beiderseits in der Mitte zwischen Brustbein und Achselhöhle auf der *Fascia pectoralis*. Zwischen Drüsenkörper und Faszie liegt eine dünne Schicht *interstitiellen Bindegewebes*, die die Verschieblichkeit der Drüse auf der vorderen Brustwand ermöglicht (**D**). Fixiert wird die Brust durch kollagene Faserbündel, die sog. **Ligamenta suspensoria mammaria** (Cooper-Bänder) zwischen Corium und Bindegewebssystem der Mamma, sodass sich die Lage der Brust bei verschiedenen Körperhaltungen nur geringfügig ändert. Häufig ragt ein Fortsatz, **Processus lateralis sive axillaris,** über den Rand des Brustmuskels in die Achselhöhle (**C**). Die Rinne zwischen beiden Brüsten heißt Busen, **Sinus mammarum sive Sulcus intermammarius**.

Brustwarze. Die 10–12 mm hohe, leicht nach oben und außen gerichtete **Papilla mammaria** (Mamille) (**A1**) erhebt sich meist in der Mitte des dunkler getönten Warzenhofes, **Areola mammae** (**A2**). Die gerunzelte Haut der Brustwarze und des Warzenhofes ist meist dunkler gefärbt als diejenige der weiteren Umgebung, besonders bei Frauen, die geboren haben. Die Papillenspitze bleibt unpigmentiert. In der Peripherie des Warzenhofs liegen 10–15, meist kreisförmig angeordnete knötchenförmige Erhebungen, **Glandulae areolares mammae** (Montgomery-Knötchen) (**A3**). Sie enthalten *apokrine* und *ekkrine Schweißdrüsen* sowie *holokrine Talgdrüsen*, die während der Laktation vermehrt sezernieren und dadurch die Brustwarze für die kindlichen Lippen feucht halten.

Varietäten. Bei flacher oder eingezogener Brustwarze (**Flachwarze, Hohlwarze**) kann der Saugakt beeinträchtigt sein. Es können mehr oder weniger stark entwickelte zusätzliche Brustdrüsen auftreten, **Mammae accessoriae** (Hypermastie) (**E**); wenn nur zusätzliche Brustwarzen entwickelt sind, spricht man von **Hyperthelie**.

Männliche Brust. Die Anlage der **Mamma masculina** entspricht derjenigen der Frau, sie bleibt aber unterentwickelt. Der Drüsenkörper ist etwa 1,5 cm breit und 0,5 cm dick und enthält nur vereinzelte verzweigte Epithelgänge. In der Pubertät kann vorübergehend eine intensivere Entwicklung einsetzen, die zu einer stärkeren Ausbildung des Drüsenkörpers führt, **Gynäkomastie**.

Klinischer Hinweis. Störungen der Verschieblichkeit sowie der Symmetrie der Brüste, auch in Bezug auf die Stellung der Brustwarzen, können ihre Ursache in Erkrankungen der Brust (Krebs!) oder des Bewegungsapparates haben. Über die **Häufigkeit von Brustkrebs** in den Quadranten der Brust geben die Zahlen in (**C**) Auskunft. Lymphgefäßversorgung der Brüste s. S. 82.

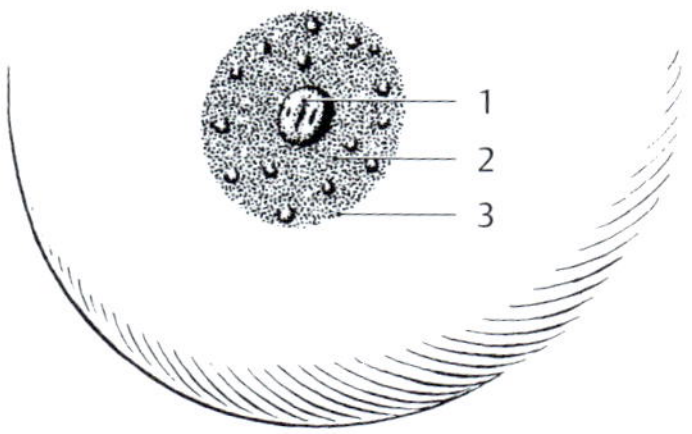

A Weibliche Brust mit Warzenhof und Mamille

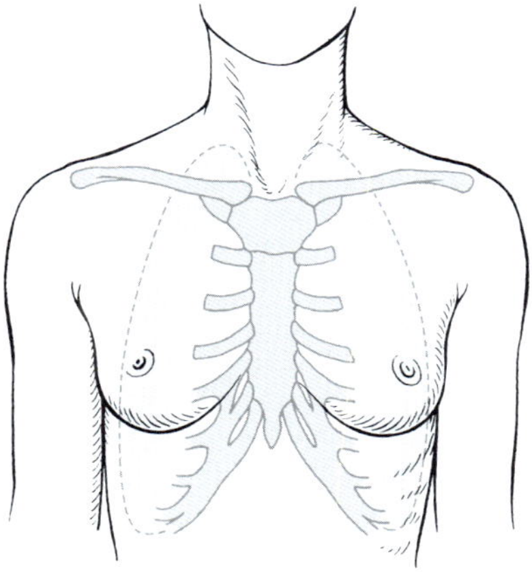

B Weibliche Brust, bezogen auf den Brustkorb

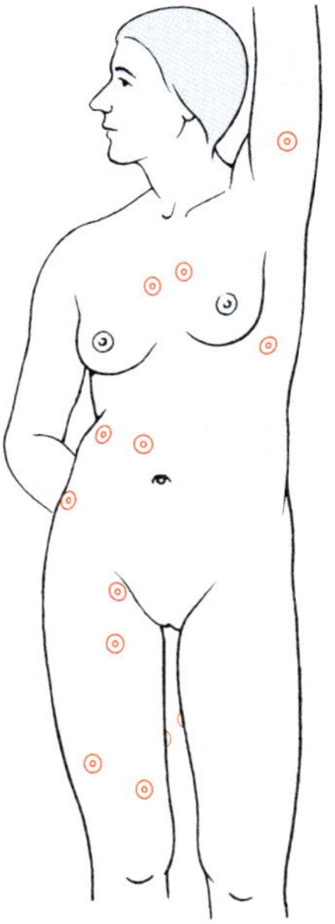

E Überzählige Anlagen von Brustdrüsen und Brustwarzen

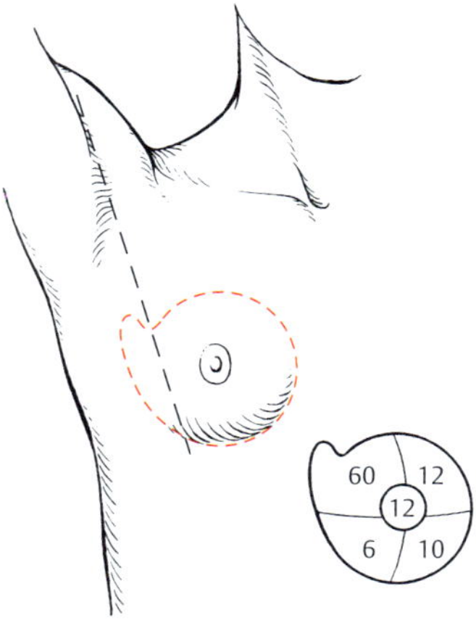

C Ausdehnung der weiblichen Brustdrüse in die Achselhöhle und Krebshäufigkeiten nach Bailey

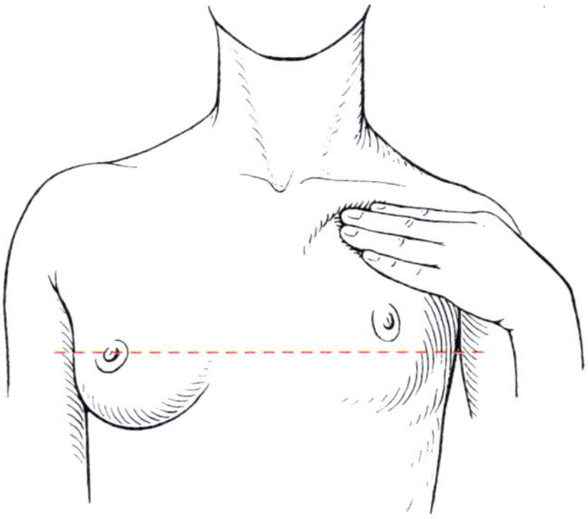

D Verschieblichkeit der weiblichen Brust

Haut

Feinbau und Funktion

Die Mamma besteht aus dem Drüsenkörper, **Glandula mammaria** (**A1**), der sich aus kegelförmigen Drüsenlappen, *Lobi glandulae mammariae*, zusammensetzt, und aus Fettgewebe, **Corpus adiposum mammae** (**A2**), das von Bindegewebe umgeben und gekammert wird. Die Größe der Mamma ist v.a. von der Größe des Fettkörpers abhängig. Bei kleinen Brüsten überwiegt das Drüsen-, bei großen das Fettgewebe. Die Straffheit der Brust hängt von der Beschaffenheit des Bindegewebes und von der Füllung der Fettkammern ab.

Die **Rückbildung des Drüsengewebes** setzt zwischen dem 35. und 45. Lebensjahr ein. Die Drüsenlappen werden zunächst abgebaut und durch Fettgewebe ersetzt, die Ligg. suspensoria mammaria (**A3**) verlieren ihre Festigkeit. Mit zunehmendem Alter nimmt auch das Fettgewebe ab.

A4 Fascia pectoralis, **A5** M. pectoralis major, **D** Röntgenbild der Brustdrüsengänge (Mammografie)

Nichtlaktierende Brustdrüse (B). Die Architektur der geschlechtsreifen nichtlaktierenden Mamma ist durch die unregelmäßige radiäre Anordnung von **15 – 20 verzweigten tubulösen Einzeldrüsen** charakterisiert, deren gewundene Endverzweigungen die Lobi glandulae mammariae bilden. Jeder Drüsenlappen hat einen Milchgang, **Ductus lactifer colligens** (**A-C6**), ein epitheliales verästeltes Röhrchen mit geringer Lichtung. Seine Zweige, **Ductus lactiferi** (**AB7**), sind durch Bindegewebe (**BC8**) voneinander getrennt, tragen ein zwei- bis mehrschichtiges Epithel und sind an ihren Enden knospenförmig verdickt. Unterhalb der Brustwarze, im Niveau der Warzenbasis, erweitern sich die Milchgänge zu den etwa 1 – 2 mm weiten, spindelförmigen Milchsäckchen, **Sinus lactiferi** (**A9**), die sich zur Zeit der Laktation bis zu 8 mm erweitern können. Sie gehen in enge **Ausführungsgänge** über, die auf der Mamillenoberfläche münden. Milchgänge, verzweigte Tubuli und Endstücke sind in ein festes **bindegewebiges Stroma** (**BC8**) eingebettet, das nur in unmittelbarer Umgebung der genannten Strukturen aufgelockert ist, sog. *Mantelbindegewebe* (**B10**). Während des ovariellen Zyklus vergrößert sich die Brust durch Sprossung der Milchgänge um 15 – 45 ml.

Laktierende Brustdrüse (C). Bereits in der 5. – 6. Schwangerschaftswoche sprossen unter Östrogeneinfluss die Milchgänge aus, gleichzeitig werden neue Drüsenknospen gebildet und das Bindegewebe zurückgedrängt. Etwa in der Mitte der Schwangerschaft werden die Milchgänge kanalisiert, die seit- und endständigen Knospen entwickeln sich unter Prolaktin- und Progesteroneinfluss zu Alveolen (**C11**), die von einem einschichtigen kubischen bis prismatischen Epithel ausgekleidet sind. Parallel mit der Zunahme des Drüsenparenchyms nehmen Binde- und Fettgewebe ab, die Brust schwillt an und verändert ihre Konsistenz. Im 9. Schwangerschaftsmonat beginnt die Prolactin-induzierte Bildung der sog. Vormilch, **Kolostrum**, die Fetttröpfchen, Lymphozyten, Phagozyten und Zelltrümmer enthält. Etwa drei Tage nach der Geburt „schießt die Milch ein" (**Übergangsmilch**), die neben Lipidtröpfchen Proteine, Milchzucker, Ionen und Antikörper enthält. Etwa vom 14. Tag post partum wird die **reife Frauenmilch** sezerniert.

Auf dem **Höhepunkt der Laktation** werden in den nunmehr zylindrischen Drüsenzellen **Fetttröpfchen** gebildet, die membranumhüllt in die Alveolenlichtung abgegeben werden (*Apozytose*). Gleichzeitig erfolgt eine lebhafte Produktion von Protein, vor allem von **Kasein**. Alveolen und Milchgänge werden von *Myoepithelzellen* umfasst, die sich unter Oxytocin-Einfluss kontrahieren und damit zur Milchabgabe beitragen. Die Ausschüttung von Prolactin und Oxytocin wird durch taktile Reizung der Brustwarze unterhalten (*neurohormonaler Reflex*). Beim **Abstillen** kommt es zu einem Milchstau. Die Alveolen werden überdehnt und reißen, die Milchproduktion versiegt. Phagozyten beseitigen die Milchreste; das Drüsengewebe wird zurückgebildet.

Unter Brustwarze und Warzenhof (S. 436) liegt ein System von *ringförmig* und *radiär angeordneten glatten Muskelzellen* (**A12**), die über kräftige *elastische Fasern* in der Haut, an Milchgängen und Venen verankert sind. Dieses **elastisch-muskulöse System** bewirkt die **Erektion der Brustwarze**, indem es den Warzenhof zusammenzieht und Venen und Milchgänge erweitert. Beim Stillen entleert der Säugling durch alternierenden Druck von Lippen und Kiefer die Milchsäckchen, die sich anschließend wieder füllen.

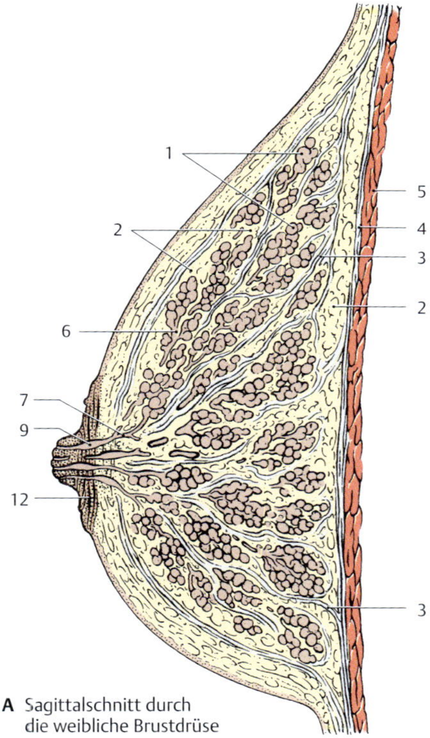

A Sagittalschnitt durch die weibliche Brustdrüse

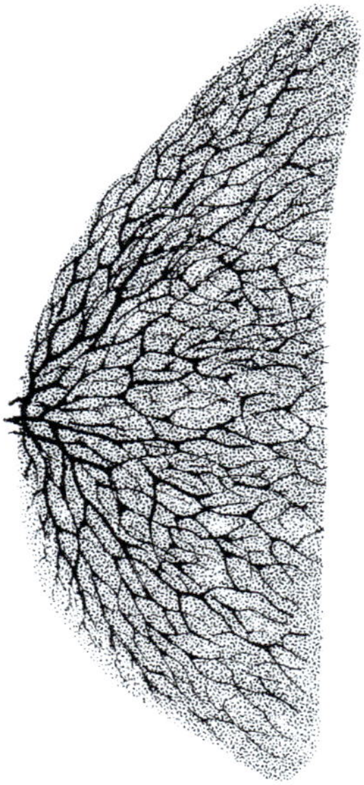

D Röntgenbild der Brustdrüsengänge, Mammographie

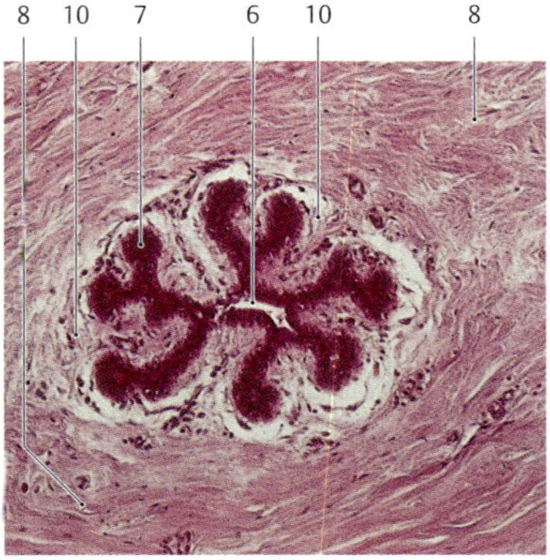

B Nichtlaktierende Brustdrüse. Färbung: Hämatoxylin-Eosin; Vergr. 80fach

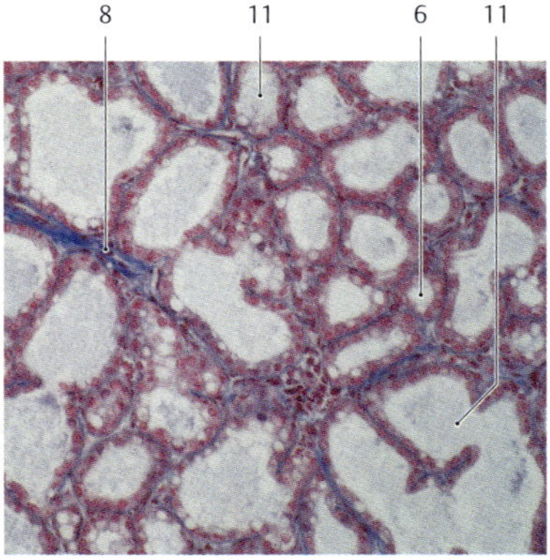

C Laktierende Brustdrüse. Färbung: Azan; Vergr. 120fach

Weiterführende und ergänzende Literatur

Anatomie

Appell HJ, Stang-Voss C. Funktionelle Anatomie. 4. Aufl. Heidelberg: Springer 2008

Aumüller G. Duale Reihe Anatomie. Buch und DVD. 2. Aufl. Stuttgart, New York: Thieme 2010

Benninghoff A. Anatomie. Makroskopische Anatomie, Histologie, Embryologie, Zellbiologie. Hrsg. von Drenckhahn D. München, Jena: Urban & Fischer. Bd. 1. Zellen- und Gewebelehre, Entwicklungslehre, Skelett- und Muskelsystem, Atemsystem, Verdauungssystem, Harn- und Genitalsystem. 17. Aufl. 2008; Bd. 2. Herz-Kreislauf-System, Lymphatisches System, Endokrines System, Nervensystem, Sinnesorgane, Haut. 16. Aufl. 2004

Bommas-Ebert U, Teubner P, Voß R. Kurzlehrbuch Anatomie und Embryologie. 3. Aufl. Stuttgart, New York: Thieme 2011

Buchmann P. Lehrbuch der Proktologie. 4. Aufl. Bern, Göttingen, Toronto, Seattle: Hans Huber; 2002

Caspar W. Medizinische Terminologie. 2. Aufl. Stuttgart, New York: Thieme 2007

Drake LR, Vogel W, Mitchell AWM. Gray's Anatomie für Studenten mit Student Consult-Zugang. Übersetzt und herausgegeben von Friedrich Paulsen. Jena, München: Elsevier-Urban & Fischer 2007

Gertz SD. Basiswissen Neuroanatomie. Leicht verständlich, knapp, klinikbezogen. Übersetzung und Bearbeitung von Schünke M und Schünke G. 4. Aufl. Stuttgart, New York: Thieme 2003

Faller A. Die Fachwörter der Anatomie, Histologie und Embryologie, Ableitung und Aussprache. 29. Aufl. München: Bergmann 1978

Faller A, Schünke M. Der Körper des Menschen. Einführung in Bau und Funktion. 16. Aufl. Stuttgart, New York: Thieme 2012

Feneis H, fortgeführt von Dauber W. Feneis' Bild-Lexikon der Anatomie. 10. Aufl. Stuttgart, New York: Thieme 2008

Frick H, Leonhardt H, Starck D. Allgemeine Anatomie. Spezielle Anatomie I, Extremitäten, Rumpfwand, Kopf, Hals. Taschenlehrbuch der gesamten Anatomie, Bd. I. 4. Aufl. Stuttgart, New York: Thieme 1992

Frick H, Leonhardt H, Starck D. Spezielle Anatomie II. Eingeweide, Nervensystem, Systematik der Muskeln und Leitungsbahnen. Taschenlehrbuch der gesamten Anatomie, Bd. II 4. Aufl. Stuttgart, New York: Thieme 1992

Fritsch H, Lienemann A, Brenner E, Ludwikowski B. Clinical Anatomy of the Pelvic Floor. In: Advances in Anatomy, Embryology and Cell Biology. Vol. 175. Berlin, Heidelberg, New York, Hong Kong, London, Milan, Paris, Tokyo: Springer 2004

Hansen JT, Lambert DR. Netters Klinische Anatomie. Stuttgart, New York: Thieme 2006

Henne-Bruns D. Duale Reihe Chirurgie. 4. Aufl. Stuttgart, New York: Thieme 2012

Kahle W, Frotscher M. Taschenatlas Anatomie. Bd. 3. Nervensystem und Sinnesorgane. 11. Aufl. Stuttgart, New York: Thieme 2013

Köpf-Maier P. Wolf-Heideggers Anatomie des Menschen. Bd. 1: Allgemeine Anatomie, Rumpfwand, obere und untere Extremität. Bd. 2: Kopf und Hals, Brust, Bauch, Becken, ZNS, Auge, Ohr. 6. Aufl. Basel: Karger 2004

Lippert H. Lehrbuch Anatomie. 8. Aufl. München, Jena: Urban & Fischer/Elsevier 2011

Moses KP, Banks JC, Nava PB, Petersen D. Atlas of Clinical Gross Anatomy. Elsevier Mosby 2005

Netter FH. Atlas der Anatomie. 4. Aufl. München: Elsevier 2008

Netter FH. Atlas der Anatomie. 5. Aufl. München: Elsevier 2011

Platzer W. Taschenatlas der Anatomie. Bd. 1. Bewegungsapparat, 11. Aufl. Stuttgart, New York: Thieme 2013

Rauber/Kopsch. Anatomie des Menschen. Lehrbuch und Atlas. Hrsg. von Leonhardt H, Tillmann B, Töndury G, Zilles K. Band I: Bewegungsapparat. Hrsg. und bearbeitet von Tillmann B. 3. Aufl. Stuttgart, New York: Thieme; 2003 Band II. Innere Organe. Hrsg. von Leonhardt H. Stuttgart, New York: Thieme; 1987 Band III: Nervensystem und Sinnesorgane. Hrsg. und bearbeitet von Krisch B, Kubik S, Lange W, Leonhardt H, Leuenberger P, Töndury G und Zilles K. Stuttgart, New York: Thieme; 1987 Band IV: Topographie der Organsysteme. Systematik der Leitungsbahnen. Hrsg. und bearbeitet von Leonhardt H, Tillmann B, Zilles K. Stuttgart, New York: Thieme 1988

Rohen J, Lütjen-Drecoll, E. Funktionelle Anatomie des Menschen. 11. Aufl. Stuttgart, New York: Schattauer 2006

Rohen J. Topographische Anatomie des Menschen. 10. Aufl. Stuttgart, New York: Schattauer; 2000, Nachdruck 2008

Schiebler TH, Korf HW Anatomie. 10. Aufl. Berlin, Heidelberg: Steinkopff/Springer 2007

Schünke M, Schulte E, Schumacher U, Voll M, Wesker K. PROMETHEUS – LernAtlas der Anatomie. Allgemeine Anatomie und Bewegungssystem. 3. Aufl. Stuttgart, New York: Thieme 2011

Schünke M, Schulte E, Schumacher U, Voll M, Wesker K. PROMETHEUS – LernAtlas der Anatomie. Kopf, Hals und Neuroanatomie. 3. Aufl. Stuttgart, New York: Thieme 2012

Schulze P, Donalies C. Anatomisches Wörterbuch. Lateinisch-Deutsch/Deutsch-Lateinisch. 8. Aufl. Stuttgart, New York: Thieme 2008
Schumacher GH, Aumüller G. Topographische Anatomie des Menschen. 7. Aufl. München, Jena: Elsevier - Urban & Fischer 2004
Sobotta J. Anatomie des Menschen. Der komplette Atlas in einem Band. Hrsg. von Putz R, Pabst R. München, Jena: Elsevier-Urban & Fischer 2007
Standring S. Gray's Anatomy. 40th ed. New York, Edinburgh, London, Oxford, St. Louis, Sidney, Toronto: ELSEVIER Churchill Livingstone 2008
Terminologia Anatomica. International Anatomical Terminology. Ed. by the Federative International Programme on Anatomical Terminologies (FIPAT). 2nd ed. Stuttgart, New York: Thieme 2011
Thiel W. Photographischer Atlas der Praktischen Anatomie. 2. Aufl. Berlin, Heidelberg, New York, Hongkong, London, Mailand, Paris, Tokyo: Springer 2006
Tillmann B. Atlas der Anatomie mit Muskeltrainer. 2. Aufl. Berlin, Heidelberg: Springer 2009
Tillmann B. Farbatlas der Anatomie–Zahnmedizin - Humanmedizin. Kopf, Hals, Rumpf. Stuttgart, New York: Thieme 1997
Trepel M. Neuroanatomie mit StudentConsult-Zugang. Struktur und Funktion. 5. Aufl. Jena, München: Elsevier-Urban & Fischer 2011
Ulfig N. Kurzlehrbuch Neuroanatomie. 1. Aufl. Stuttgart, New York: Thieme 2008
Waldeyer A. Anatomie des Menschen. Hrsg. von Anderhuber F, Pera F, Streicher J. 19. Aufl. Berlin, New York: Walter de Gruyter 2012
Whitaker RH, Borley NR. Anatomiekompass. Taschenatlas der anatomischen Leitungsbahnen. 2. Aufl. Stuttgart, New York: Thieme 2003

Histologie, Zellbiologie und mikroskopische Anatomie

Alberts B, Johnson A, Lewis J, Raff M, Roberts K, Walter P. Hrsg. u. übers. von Schäfer U. Molekularbiologie der Zelle. 5. Aufl. Weinheim: Wiley-VCH 2011
Bucher O, Wartenberg H. Cytologie, Histologie und mikroskopische Anatomie des Menschen. 12. Aufl. Bern: Huber 1997
Junqueira LC, Carneiro J, Hrsg. Von Gratzl M: Histologie. 6. Aufl. Berlin, Heidelberg: Springer 2005
Kühnel W. Taschenatlas Histologie. 12. Aufl. Stuttgart, New York: Thieme 2008
Lüllmann-Rauch R. Taschenlehrbuch Histologie. 4. Aufl. Stuttgart, New York: Thieme 2012
Michna H. The Human Macrophage System: Activity and Functional Morphology. In: Bibliotheca Anatomica. Ed. W. Lierse. Basel: Karger 1988
Rohen J, Lütjen-Drecoll E. Funktionelle Histologie. 4. Aufl. Stuttgart, New York: Schattauer 2000
Sobotta J. Atlas Histologie. Zytologie, Histologie und Mikroskopische Anatomie. Hrsg. von Welsch U. 7. Aufl. München, Jena: Urban & Fischer 2005
Sobotta J. Lehrbuch Histologie. Hrsg. von Welsch U. München, 3. Aufl. Jena: Elsevier-Urban & Fischer 2010
Ulfig N. Kurzlehrbuch Histologie. 3. Aufl. Stuttgart, New York: Thieme 2011

Embryologie, Entwicklungsbiologie und Kinderheilkunde

Baraitser M, Winter RM. Fehlbildungssyndrome. 2. Aufl. Bern, Göttingen, Toronto, Seattle: Hans Huber 2001
Christ B, Brand-Saberi B. Molekulare Grundlagen der Embryonalentwicklung. Berlin: Lehmanns Media 2004
Christ B, Wachtler F. Medizinische Embryologie. Molekulargenetik–Morphologie–Klinik. Wiesbaden: Ullstein Medical 1998
Drews U. Taschenatlas Embryologie. 2. Aufl. Stuttgart, New York: Thieme 2006
Hinrichsen KV (Hrsg.). Humanembryologie. Lehrbuch und Atlas der vorgeburtlichen Entwicklung des Menschen. Berlin, Heidelberg: Springer 1990
Moore KL, Persaud TVN, Viebahn C. Embryologie. München, Jena: Elsevier-Urban & Fischer 2007
Niessen KH. Pädiatrie. 6. Aufl. Stuttgart, New York: Thieme 2001
O'Rahilly R, Müller F, Rager G. Embryologie und Teratologie des Menschen. Bern, Göttingen, Toronto, Seattle: Huber 2002
Sadler TW. Medizinische Embryologie. 11. Aufl. Stuttgart, New York: Thieme 2008
Ulfig N. Kurzlehrbuch Embryologie. 2. Aufl. Stuttgart, New York: Thieme 2009

Bildgebende Verfahren

Fleckenstein P, Tranum-Jensen J. Röntgenanatomie. Normalbefunde in Röntgen, CT, MRT, Ultraschall und Szintigraphie. München, Jena: Elsevier - Urban & Fischer 2004
Kopp H, Ludwig M. Checkliste Doppler- und Duplexsonografie. Checklisten der aktuellen Medizin. 4. Aufl. Stuttgart, New York: Thieme 2012
Koritke JG, Sick H. Atlas anatomischer Schnittbilder des Menschen. München: Urban & Schwarzenberg 1982
Möller TB, Reif E. Röntgennormalbefunde. 4. Aufl. Stuttgart, New York: Thieme 2003
Möller TB, Reif E. Taschenatlas der Schnittbildanatomie. Bd. 2. Thorax, Abdomen, Becken. Computertomographie und Kernspintomographie. 3. Aufl. Stuttgart, New York: Thieme 2010
Oestmann JW. Radiologie. Vom Fall zur Diagnose. 2. Aufl. Stuttgart, New York: Thieme 2005
Weiser HF, Birth M (Hrsg.). Viszeralchirurgische Sonographie. Lehrbuch und Atlas. Berlin, Heidelberg: Springer 2000

Herz-Kreislauf-System

Anderson RH, Becker AE. Anatomie des Herzens. Ein Farbatlas. Stuttgart, New York: Thieme 1982
Balletshofer B, Claussen C, Häring HU. Herz und Gefäße. Ein handlungsorientierter Leitfaden für Medizinstudenten. Tübinger Curriculum. Stuttgart, New York: Thieme 2006
Bargmann W, Doerr W. Das Herz des Menschen. Bd. I. Stuttgart, New York: Thieme 1963
Block B. Pol-Leitsymptome. Herz-Kreislauf-System. Stuttgart, New York: Thieme 2006
Földi M, Casley-Smith JR. Lymphangiology. Stuttgart: Schattauer 1983
Kubik S. Visceral lymphatic system. In Viamonte (jr.) M, Rüttimann A. Atlas of Lymphography. Stuttgart, New York: Thieme 1980
Loose KE, van Dongen RJAM. Atlas of Angiography. Stuttgart, New York: Thieme 1976
Staubesand J. Funktionelle Morphologie der Arterien, Venen und arteriovenösen Anastomosen. In: Angiologie. Hrsg. von Heberer G, Rau G, Schoop W, begr. von Ratschow M. 2. Aufl. Stuttgart, New York: Thieme 1974
Tomanek RJ, Runyn RB. Formation of the Heart and its Regulation. Basel: Birkhäuser 2001

Atmungssystem

Becker W. Atlas der Hals-Nasen-Ohren-Krankheiten einschließlich Bronchien und Ösophagus. 2. Aufl. Stuttgart, New York: Thieme 1991
Block B. Pol-Leitsymptome. Respiratorisches System. Stuttgart, New York: Thieme 2006
Crystal RG, West JB, Barnes PJ, Weibel ER (eds). The Lung. Scientific Foundations., 2 Vol. 2nd ed. Philadelphia: Lippincott Williams & Wilkins 1997
Lang J. Klinische Anatomie der Nase, Nasenhöhle und Nasennebenhöhlen. Stuttgart, New York: Thieme 1995
Muarray JF. Die normale Lunge. Grundlagen für Diagnose und Therapie von Lungenkrankheiten. Stuttgart, New York: Thieme 1978
Tillmann B, Wustrow I. Kehlkopf. In Berendes J, Link R, Zöllner F. Hals-Nasen-Ohren-Heilkunde in Praxis und Klinik (S. 1–101). 2. Aufl. Bd. IV/I. Stuttgart, New York: Thieme 1982

Verdauungssystem

Berkovitz BKB, Boyde A, Frank RM, Höhling HJ, Moxham BJ, Nalbandian J, Tonge CH. Teeth. Handbook of Microscopic Anatomy (ed. by Oksche A, Vollrath L.). Vol V/6. Berlin, Heidelberg: Springer 1989
Block B. Pol-Leitsymptome. Gastrointestinaltrakt. Leber, Pankreas und biliäres System. Stuttgart, New York: Thieme 2006
Krentz K. Endoskopie des oberen Verdauungstraktes. Atlas und Lehrbuch. 2. Aufl. Stuttgart, New York: Thieme 1982
Liebermann-Meffert D, White H. The Greater Omentum. Berlin, Heidelberg: Springer 1983
Motta P, Muto M, Fujita T. Die Leber: Rasterelektronenmikroskopischer Atlas. Stuttgart: Schattauer 1980
Schroeder HE. The Periodontium. Handbook of Microscopic Anatomy (ed. By Oksche A, Vollrath L). Vol. V/5. Berlin, Heidelberg: Springer 1986
Schroeder HE. Orale Strukturbiologie. Entwicklungsgeschichte, Struktur und Funktion normaler Hart- und Weichgewebe der Mundhöhle und des Kiefergelenks. 5. Aufl. Stuttgart, New York: Thieme 2000
Stelzner F. Die anorectalen Fisteln. 3. Aufl. Berlin, Heidelberg: Springer 1981

Harnsystem

Gosling JA, Dixon JS, Humpherson JR. Funktionelle Anatomie der Nieren und ableitenden Harnwege. Ein Farbatlas. Stuttgart, New York: Thieme 1990
Inke G. Gross Structure of the Human Kidney. Advances of Morphological Cells Tissues, p. 71. New York: Liss AR 1981
Kuhlmann U. u. a. (Hrsg). Nephrologie. Pathophysiologie-Klinik-Nierenersatzverfahren. 5. Aufl. Stuttgart, New York: Thieme 2008
Sökeland J, Rübben H. Taschenlehrbuch Urologie. 14. Aufl. Stuttgart, New York: Thieme 2007

Männliches Geschlechtssystem

Aumüller G. Prostate gland and seminal vesicles. In: Oksche A. Vollrath L. Handbuch der mikroskopischen Anatomie des Menschen. Bd. 7/6. Berlin, Heidelberg: Springer 1979
Holstein AF, Rossen-Runge EC. Atlas of human spermatogenesis. Berlin: Grosse 1981
Nieschlag E, Bartlett J. Testes. In Bettendorf G, Breckwoldt M (Hrsg.): Reproduktionsmedizin. S. 100–115. Stuttgart: Fischer 1989
Schirren C. Praktische Andrologie, 2. Aufl. Berlin: Schering 1982
Wartenberg H. Differentiation and development of the testes. In: Burger H, de Kretser D (eds.): The Testis. New York: Raven Press 1981

Weibliches Geschlechtssystem

Benirschke K, Kaufmann P, Baergen RN. Pathology of the Human Placenta. 5th ed. New York: Springer 2006
Breckwoldt M, Kaufmann M, Pfleiderer A. Gynäkologie und Geburtshilfe. 5. Aufl. Stuttgart, New York: Thieme 2007
Döring GK. Empfängnisverhütung. Ein Leitfaden für Ärzte und Studenten. 12. Aufl. Stuttgart, New York: Thieme 1990
Frangenheim H, Lindemann H-J. Die Laparoskopie in der Gynäkologie, Chirurgie und Pädiatrie. 3. Aufl. Stuttgart, New York: Thieme 1977

Horstmann E, Stegner H-E. Tube, Vagina und äußere weibliche Geschlechtsorgane. In: Handbuch der mikroskopischen Anatomie des Menschen. Erg. zu Bd. VII/1. Hrsg. von Bargmann W. Berlin, Heidelberg: Springer 1966
Kaufmann P. Plazentation und Plazenta. In: Hinrichsen KV (Hrsg): Humanembryologie. Berlin, Heidelberg, New York: Springer 1991
Krebs D, Schneider HPG. Reproduktion, Infertilität, Sterilität. München, Wien, Baltimore: Urban & Fischer 1998
Künzel W. Schwangerschaft I. In: Bender HG, Diedrich K, Künzel W, Klinik der Frauenheilkunde und Geburtshilfe, Band 4. 4. Aufl. München, Jena: Urban & Fischer 2002
Künzel W. Schwangerschaft II. In: Bender HG, Diedrich K, Künzel W, Klinik der Frauenheilkunde und Geburtshilfe, Band 5. 4. Aufl. München, Jena: Urban & Fischer 2002
Künzel W. Geburt I. In: Bender HG, Diedrich K, Künzel W, Klinik der Frauenheilkunde und Geburtshilfe, Band 6. 4. Aufl. München, Jena: Urban & Fischer 2002
Künzel W, Wulf KH. Geburt II. In: Wulf KH, Schmidt-Matthiessen H, Klinik der Frauenheilkunde und Geburtshilfe, Band 7. 4. Aufl. München, Jena: Urban & Fischer 2002
Netter FH. NETTERs Gynäkologie. Stuttgart, New York: Thieme 2006
Stauber M, Weyerstahl T. Duale Reihe Gynäkologie und Geburtshilfe. Buch und CD-ROM. 3. Aufl. Stuttgart, New York: Thieme 2007

Endokrines System

Aschoff J, Daan S, Groos GA. Vertebrate Circadian Systems. Structure and Physiology, Berlin, Heidelberg: Springer 1982
Bachmann R. Die Nebenniere. In: Handbuch der mikroskopischen Anatomie des Menschen, Bd. VI/5, hrsg. von Bargmann W. Berlin, Heidelberg: Springer 1954
Bargmann W. Die Schilddrüse. In v. Möllendorff W. Handbuch der mikroskopischen Anatomie des Menschen, Bd. VI/2. Berlin, Heidelberg: Springer 1939 (S. 2–136)
Bargmann W. Die Epithelkörperchen. In v. Möllendorff W. Handbuch der mikroskopischen Anatomie des Menschen, Bd. VI/2. Berlin, Heidelberg: Springer 1939 (S. 137–196)
Bargmann W. Die Langerhansschen Inseln des Pankreas. In v. Möllendorff W. Handbuch der mikroskopischen Anatomie des Menschen, Bd. VI/2. Berlin, Heidelberg: Springer 1939 (S. 197–288)
Bargmann W. Über die neurosekretorische Verknüpfung von Hypothalamus und Neurohypophyse. Z. Zellforsch. 34: 610–634 (1949)
Bargmann W. Das Zwischenhirn-Hypophysensystem. Berlin, Heidelberg: Springer 1964
Bargmann W. Die funktionelle Morphologie des endokrinen Regulationssystems. In Altmann HW, Büchner F, Cottier H u. Mitarb. Handbuch der allgemeinen Pathologie, Bd. VIII/1. Berlin, Heidelberg: Springer 1971 (S. 1–106)
Bargmann W., Scharrer B. Aspects of Neuroendocrinology. Berlin, Heidelberg: Springer 1970
Bloom SR, Polak JM. Gut Hormones, 2nd ed. Edinburgh: Churchill-Livingstone 1981
Böck P. The Paraganglia. In Oksche A, Vollrath L. Handbuch der mikroskopischen Anatomie des Menschen, Bd. VII/8. Berlin, Heidelberg: Springer 1973
Costa E, Trabucchi M. Regulatory Peptides, from Molecular Biology to Function. New York: Raven Press 1982
Coupland RE, Forssmann WG. Peripheral Neuroendocrine Interaction. Berlin, Heidelberg: Springer 1978
Coupland RE, Fujita T. Chromaffin, Enterochromaffin and Related Cells. Amsterdam: Elsevier 1976
Cross BA, Leng G. The Neurohypophysis: Structure, Function and Control. Progr. Brain Res. 60, 1983
Diedrich K. Endokrinologie und Reproduktionsmedizin I. In: Wulf K-H und Schmidt-Matthiesen H, Klinik der Frauenheilkunde und Geburtshilfe, Band 1. 4. Aufl. München, Jena: Urban & Fischer 2001
Diedrich K. Endokrinologie und Reproduktionsmedizin II. In: Wulff K-H und Schmidt-Matthiesen H, Klinik der Frauenheilkunde und Geburtshilfe, Band 2. 4. Aufl. München, Jena: Urban & Fischer 2003
Felig Ph, Frohman LA. Endocrinology and Metabolism, 4th ed. New York: McGraw-Hill 2001
Fujita T. Endocrine Gut and Pancreas. Amsterdam: Elsevier 1976
Fujita T. Concept of paraneurons. Arch. Histol. Jap. 40, (Suppl.): 1–12 (1977)
Fuxe K, Hökfelt T, Luft R. Central Regulation of the Endocrine System. New York: Plenum Press 1979
Guillemin R. Control of adenohypophysial functions by peptides of the central nervous system. Harvey Lect. 71: 71–131 (1978)
Gupta D. Endokrinologie der Kindheit und Adoleszenz. Stuttgart: Thieme 1997
Heitz PhU. Das gastro-entero-pankreatische endokrine System. Med. uns. Zeit 4: 15–22 (1980)
Hesch RD. Endokrinologie. Teil A Grundlagen. München, Wien, Baltimore: Urban & Schwarzenberg 1989
Hesch RD. Endokrinologie. Teil B Krankheitsbilder. München, Wien, Baltimore: Urban & Schwarzenberg 1989
Kalimi MY, Hubbard JR. Peptide Hormone Receptors. Berlin: de Gruyter 1987
Krieger DT, Liotta AS, Brownstein MJ, Zimmermann EA. ACTH, β-Lipotropin, and related peptides in brain, pituitary, and blood. Recent Progr. Horm. Res. 36: 277–344 (1980)

Krisch B. Immunocytochemistry of neuroendocrine systems (vasopressin, somatostatin, luliberin). Progr. Histochem. Cytochem. 13/2: 1–167 (1980)

Krisch B. Ultrastructure of regulatory neuroendocrine neurons and functionally related structures. In Ganten D, Pfaff D: Morphology of Hypothalamus and its Connections. Current Topics in Neuroendocrinology, Vol. 7. Berlin, Heidelberg: Springer 1986 (pp. 251–290)

Marischler C. BASICS Endokrinologie. München: ELSEVIER-Urban & Fischer 2007

Neville AM, O'Hare MJ. The Human Adrenal Cortex. Berlin, Heidelberg: Springer 1982

Oksche A, Pévet P. The Pineal Organ: Photobiology, Biochronometry, Endocrinology. Developments in Endocrinology, vol. XIV. Amsterdam: Elsevier 1981

Pearse AGE. The diffuse neuroendocrine system and the APUD concept: related „endocrine" peptides in brain, intestine, pituitary, placenta and anuran cutaneous glands. Med. Biol. 55: 115–125 (1977)

Polak JM. Regulatory Peptides. Basel: Birkhäuser 1989

Reinboth R. Vergleichende Endokrinologie. Stuttgart, New York: Thieme 1989

Scharrer E, Korf HW, Hartwig HG. Functional Morphology of Neuroendocrine Systems. Berlin, Heidelberg, New York, London, Paris, Tokyo: Springer 1987

Schulster D, Levitski A. Cellular Receptors for Hormones and Neurotransmitters. New York: Wiley 1980

Vollrath L. The pineal organ. In Oksche A, Vollrath L.: Handbuch der mikroskopischen Anatomie des Menschen, Bd. VI/7. Berlin, Heidelberg: Springer 1981

Welsch U. Die Entwicklung der C-Zellen und des Follikelepithels der Säugerschilddrüse. Elektronenmikroskopische und histochemische Untersuchungen. Ergebn. Anat. Entwickl.-Gesch. 46: 1–52 (1972)

Hämolymphatisches System

Aiuti F, Wigzell H. Thymus, Thymic Hormones and Lymphocytes. London: Academic Press 1980

Begemann M. Praktische Hämatologie. Klinik, Therapie, Methodik. 11. Aufl. Stuttgart, New York: Thieme 1998

Bessis M. Living Blood Cells and their Ultrastructure. Berlin, Heidelberg: Springer 1973

Brücher H. Knochenmarkzytologie. Diagnostik und klinische Bedeutung. Stuttgart, New York: Thieme 1986

Dormann A, Luley C, Heer C. Laborwerte. 5. Aufl. München, Jena: Elsevier-Urban & Fischer 2009

Dörner K. Taschenlehrbuch Klinische Chemie und Hämatologie. 7. Aufl. Stuttgart, New York: Thieme 2009

Drößler K, Gemsa D. Wörterbuch der Immunologie. 3. Aufl. Heidelberg, Berlin: Spektrum Akademischer Verlag 2000

Eisen HN. Immunology, 3rd ed. New York: Harper & Row 1981

Frick P. Blut- und Knochenmarksmorphologie, Blutgerinnung. 19. Aufl. Stuttgart, New York: Thieme 2003

Haferlach T, Bacher U, Theml H, Diem H. Taschenatlas der Hämatologie, 6. Aufl. Stuttgart, New York: Thieme 2012

Ham AW, Axelrad AA, Cormack DH. Blood Cell Formation and the Cellular Basis of Immune Responses. Philadelphia: Lippincott 1979

Keller R. Immunologie und Immunpathologie, 4. Aufl. Stuttgart, New York: Thieme 1994

Kirchner H, Kruse A, Neustock P, Rink L. Cytokine and Interferone. Botenstoffe des Immunsystems. Heidelberg, Berlin, Oxford: Spektrum Akademischer Verlag 1993

Lennert K, Harms D. Die Milz/The Spleen. Berlin, Heidelberg: Springer 1970

Lennert K, Müller-Hermelink H-K. Lymphozyten und ihre Funktionsformen–Morphologie. Organisation und immunologische Bedeutung. Anat. Anz., Suppl. 138: 19–62 (1975)

McDonald GA, Dodds TC, Cruickshank B. Atlas der Hämatologie, 3. Aufl. Stuttgart, New York: Thieme 1979

Müller-Hermelink HK. The Human Thymus, Histophysiology and Pathology. Current Topics of Pathology, Berlin, Heidelberg: Springer 1985

Müller-Hermelink HK, von Gaudecker B. Ontogenese des lympathischen Systems beim Menschen. Amat. Anz. Suppl. 74 (1980) 235–259

Noll S, Schaub-Kuhnen S. Praxis der Immunhistochemie. Hrsg. von Höfler H und Müller K-M. München, Jena: Urban & Fischer 2000

Queißer W. Das Knochenmark. Morphologie, Funktion, Diagnostik. Stuttgart, New York: Thieme 1978

Ruzicka F. Elektronenmikroskopische Hämatologie. Wien: Springer 1976

Staines N, Brostoff J, James K.: Immunologisches Grundwissen. 3. Aufl. Heidelberg: Spektrum Akademischer Verlag 1999

Tischendorf F. Die Milz: In: Handbuch der mikroskopischen Anatomie des Menschen, Bd. VI/6, hrsg. von Bargmann W. Berlin, Heidelberg: Springer 1969

Haut

Breathnach AS. An atlas of the ultrastructure of human skin. London: Churchill 1971

Fitzpatrick TB, Eisen AZ, Wolff K, Freedberg IM, Austen KF. Dermatology in General Medicine, 2nd ed. New York: McGraw-Hill 1979

Halata Z. Die Sinnesorgane der Haut und der Tiefensensibilität. In Handbuch der Zoologie, Bd. VIII Mammalia, Teilband 57. Herausgegeben von Niethammer J, Schliemann H, Starck D. Berlin, New York: Walter de Gruyter 1993

Horstmann E. Die Haut. In: Handbuch der mikroskopischen Anatomie des Menschen, Erg. zu Bd. III/1, hrsg. von Bargmann W. Berlin, Heidelberg: Springer 1957

Iggo A, Andres KH. Morphology of cutaneous receptors. Ann. Rev. Neurosci. 5: 1–31 (1982)

Kobori T, Montagna W. Biology and Disease of the Hair. Baltimore: University Park Press 1975

Odland GF. Structure of the skin. In Goldsmith LA.: Biochemistry and Physiology of the Skin. New York: Oxford University Press 1983 (pp. 3–63)

Plewig G, Landthaler M, Burgdorf WHC, Hertl M, Ruzicka T. Braun-Falco's Dermatologie, Venerologie und Allergologie. 6. Aufl. Berlin, Heidelberg: Springer 2012

Rassner G. Dermatologie. Lehrbuch und Atlas. 9. Aufl. München: Elsevier-Urban & Fischer 2009

Bildquellenverzeichnis

- 433 B – D nach Aubertin G: Das Vorkommen von Kolbenhaaren und die Veränderungen derselben beim Haarwiederersatz. Arch mikrosk Anat 47: 472 – 500 (1896)
- 425 A nach: Bethmann; Zoltán
- 347 A nach: Bucher O, Wartenberg H: Cytologie, Histologie und mikroskopische Anatomie des Menschen. 11. Aufl. Bern: Huber 1989
- 433 E nach: Conrads
- 423 A – D nach: Edwards EA, Duntley SQ: The pigments and color of living human skin. Am J Anat 65: 1 – 34 (1939)
- 81 ABC, 83 ABDF, 85 ABCD, 97 C nach: Feneis H: Anatomisches Bildwörterbuch der internationalen Nomenklatur. 8. Aufl. Stuttgart: Thieme 1998
- 389 endokrine Zellen nach: Heitz PU: Das gastro-entero-pankreatische endokrine System. Medizin unserer Zeit 4: 15 – 22 (1980)
- 429 B nach: Horstmann E: Die Haut. In: Handbuch der mikroskopischen Anatomie des Menschen. Erg. zu Bd. III/1, hrsg. von W Bargmann. Berlin: Springer 1957
- 397 AB nach: Knoll
- 401 Immunsystem nach: Müller-Hermelink HK, von Gaudecker B: Ontogenese des lymphatischen Systems beim Menschen. Verh Anat Ges 74: 235 – 259 (1980)
- 419 B nach Pabst R: The anatomical basis for the immune function of the gut. Anat Embryol 176: 135 – 144 (1987)
- 25 AB, 31 ABC, 33 A, 35 B, 83 E, 103 AB, 105 B, 121 A, 125 AB, 131 B, 137 A, 139 A, 179 AB, 185 AB, 187 B, 189 B , 195 AB, 197 C, 201 B, 207 B, 217 B, 223 AB, 231 C, 239 A, 241 B, 243 A, 245 AB, 249 B, 251 C, 257 C, 263 C, 269 C, 271 A, 281 A, 285 AB, 369 AB nach: Platzer W: Atlas der topographischen Anatomie. Stuttgart: Thieme 1982
- 435 B nach: Rauber/Kopsch: Anatomie des Menschen. Lehrbuch und Atlas. Hrsg. von H Leonhardt, B Tillmann, G Töndury, K Zilles. Band III: Nervensystem/Sinnesorgane, hrsg. und bearb. von B Krisch, S Kubik, W Lange, H Leonhardt, P Leuenberger, G Töndury, K Zilles. Stuttgart: Thieme 1987
- 365 C nach: Rotter W: Die Entwicklung der fetalen und kindlichen Nebennierenrinde. Virchows Arch path Anat 316 (1949)
- 381 Terminalzotte nach: Schiebler TH, Kaufmann P: Reife Plazenta. In: Becker V, Schiebler TH, Kubli F (Hrsg.): Die Plazenta des Menschen. Stuttgart, New York: Thieme; S. 51 – 100 (1981)
- 367 AC nach: Watzka M: Die Paraganglien. In: Handbuch der mikroskopischen Anatomie des Menschen, Bd. VI/4. Springer: Berlin 1943
- 435 D nach: Weddell G: The morphology of peripheral nerve terminations in the skin. Quart J Microsc Sci 95: 483 – 501 (1954)
- 425 D nach: Wendt GG: Fingerleisten und Krankheit. Zur menschl. Vererbungs- und Konstitutionslehre 30: 588 – 601 (1952)

Sachverzeichnis

Halbfette Seitenzahlen verweisen auf Haupttextstellen

A

C

E

F

G

H

I

J

K

L

M

N

R

T

W

Z